HANDBUCH DER EXPERIMENTELLEN PHARMAKOLOGIE

BEGRÜNDET VON A. HEFFTER

ERGÄNZUNGSWERK

HERAUSGEGEBEN VON

W. HEUBNER UND **J. SCHÜLLER**
PROFESSOR DER PHARMAKOLOGIE
AN DER UNIVERSITÄT BERLIN

PROFESSOR DER PHARMAKOLOGIE
AN DER UNIVERSITÄT KÖLN

NEUNTER BAND

DIE WIRKSTOFFE DES HYPOPHYSENVORDERLAPPENS

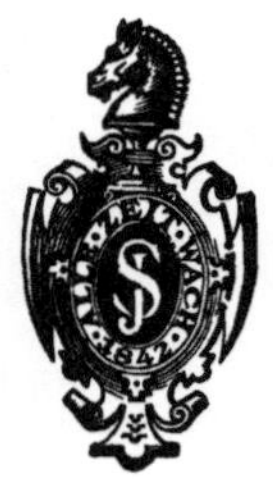

BERLIN
VERLAG VON JULIUS SPRINGER
1941

ISBN 978-3-642-89331-5   ISBN 978-3-642-91187-3 (eBook)
DOI 10.1007/978-3-642-91187-3

DIE WIRKSTOFFE

DES

HYPOPHYSENVORDERLAPPENS

VON

PROF. DR. **K. J. ANSELMINO** UND PROF. DR. **FR. HOFFMANN**

OBERMEDIZINALRAT UND DIREKTOR   UNIVERSITÄTS-FRAUENKLINIK
DER LANDESFRAUENKLINIK   BERLIN
DER RHEINPROVINZ · WUPPERTAL-ELBERFELD

MIT 129 ABBILDUNGEN

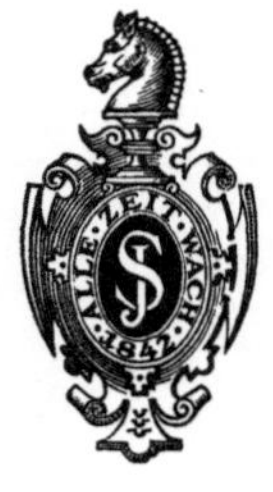

BERLIN
VERLAG VON JULIUS SPRINGER
1941

UNSEREN LEHRERN

Vorwort.

Es mag etwas ungewöhnlich sein, wenn sich als Autoren dieses Bandes des Handbuches der experimentellen Pharmakologie zwei Frauenärzte vorstellen, die mitten in ihrer klinischen Tätigkeit stehen. Es möge uns daher erlaubt sein, diesen unseren Seitensprung hier zu rechtfertigen und zu schildern, wie wir aus rein klinischen Fragestellungen heraus zu Untersuchungen über den Hypophysenvorderlappen gelangten, die uns in der Folge nicht mehr los ließen.

Im Jahre 1929 waren die beiden Autoren in der Düsseldorfer Frauenklinik mit gemeinsamen Untersuchungen über das Wesen der Schwangerschaftstoxikosen beschäftigt, jener rätselhaften Erkrankungen, denen immer wieder das ganz besondere Interesse der Gynäkologen gegolten hat, und die immer noch eins der wichtigsten ungelösten Probleme der Frauenheilkunde darstellen.

Bei Eklampsiekranken machten wir zunächst die Feststellung, daß das Blut der Kranken Stoffe enthält, welche — entsprechend den charakteristischen klinischen Erscheinungen der Kranken — beim Versuchstier Diuresehemmung und Blutdrucksteigerung hervorrufen. Wir waren geneigt, diese Stoffe als die antidiuretische bzw. die pressorische Komponente des Hypophysenhinterlappenhormons anzusprechen und die Anwesenheit dieser Stoffe im Blute der Kranken als Ausdruck einer krankhaften Überfunktion des Hypophysenhinterlappens anzusehen. Damit glaubten wir die Eklampsie selbst im wesentlichen als eine innersekretorische Störung mit vorwiegender Beteiligung des Hypophysenhinterlappens auffassen zu dürfen.

Als wir dann mit einer ähnlichen Fragestellung im gleichen Jahre an die Untersuchung von Hyperemesiskranken herangingen, stellten wir fest, daß das Blut dieser Kranken eine Substanz enthält, welche den Blutketonkörpergehalt von Versuchstieren innerhalb weniger Stunden beträchtlich steigert. Welche Substanz konnte dies sein? Während wir bei dem Nachweis der pressorischen und der antidiuretischen Substanz des Blutes der Eklampsiekranken ohne weiteres auf die pressorische und die antidiuretische Substanz des Hinterlappens gestoßen wurden, war eine ketogene Substanz bis dahin unbekannt. Aus Analogiegründen mit der Eklampsie glaubten wir, in erster Linie an ein Hormon denken zu müssen, und untersuchten daraufhin alle damals bekannten Hormone auf eine etwaige ketogene Wirkung mit dem Erfolg, daß sich nur mit dem damaligen Handelsprolan der I.G. Farbenindustrie und mit Vorderlappenextrakten die gleiche Ketonämie erzeugen ließ wie mit dem Serum der Hyperemesiskranken. In weiteren Untersuchungen ergab sich dann aber, daß die ketogene Substanz des Handelspräparates und der Vorderlappenextrakte mit dem gonadotropen Faktor sowie mit den sonstigen, damals bekannten Vorderlappenhormonen nicht identisch sein konnte, sondern offenbar ein neues Vorderlappenhormon darstellte, für welches wir aus Gründen, die in diesem Buch dargelegt sind, den Namen Fettstoffwechselhormon des Hypophysenvorderlappens vorschlugen.

Damit hatten wir, ohne es zu wollen, ein Hormon gefunden und waren beim Hypophysenvorderlappen angelangt. Der weitere Ausbau und die Abgrenzung des Fettstoffwechselhormons führten uns dann immer tiefer in alle möglichen

Probleme der Physiologie und Pharmakologie des Hypophysenvorderlappens
hinein, mit deren Lösung wir uns die Voraussetzungen und die Grundlage für
die Weiterverfolgung unserer klinischen Arbeiten schaffen wollten, und deren
letztes Ergebnis das vorliegende Buch bildet.

Wenn sich die Niederschrift aus äußeren Gründen sehr gegen unseren Willen
verzögerte, so bedauern wir das nur deshalb, weil der Ausbruch des Krieges uns
die Beschaffung mancher neuerer Arbeiten sehr erschwerte. Aber dieser Nachteil
wird mehr als ausgeglichen durch die zunehmende Klärung, die sich auf dem Gebiete der Physiologie und Pharmakologie des Vorderlappens anzubahnen beginnt.
Es war natürlich unmöglich, die vielen Tausende von Arbeiten einzeln zu zitieren,
die sich mit unserem Gegenstande beschäftigen. Dennoch haben wir die weitaus
große Mehrzahl berücksichtigt, und wir hoffen und glauben, daß uns keine Arbeit
von Bedeutung entgangen ist bzw. von uns unberücksichtigt gelassen wurde.

Die Bearbeitung der beiden Teile dieses Buches, von denen der erste den
Einfluß des Vorderlappens auf die Wachstums- und Stoffwechselvorgänge und
der zweite die Einwirkung auf die innersekretorischen Drüsen und die Lactation
behandelt, wurde von den Autoren völlig unabhängig voneinander vorgenommen.

Wuppertal-Elberfeld und Berlin, im Juni 1941.

K. J. ANSELMINO.   FR. HOFFMANN.

Inhaltsverzeichnis.

Einleitung.

(Von K. J. Anselmino und Fr. Hoffmann.)

I. Die bisher erschienenen Arbeiten über die Wirkungen und die Wirkstoffe des Hypophysenvorderlappens haben zur Auffindung zahlreicher Hormone geführt, die in entscheidender Weise Stoffwechsel, Wachstum und Fortpflanzung beeinflussen. Der Versuch jedoch, eine Übersicht über den derzeitigen Stand unserer Kenntnisse von der Physiologie und Pharmakologie des Hypophysenvorderlappens (HVL.), von seinen Wirkungen und Wirkstoffen zu geben, stößt auf ungewöhnliche Schwierigkeiten. So verschiedenartig und weitreichend sind die Angriffspunkte, an denen diese winzige Drüse ihre Wirkung entfaltet, so mannigfaltig und zusammenhanglos, ja häufig widerspruchsvoll erscheinen die Ergebnisse der vielen tausend Arbeiten, die diesen Fragenkomplex behandeln, daß wir uns zunächst einer schier unenrwirrbaren Fülle von Erscheinungen gegenübersehen.

Diese Unübersichtlichkeit ist in erster Linie der Vielzahl von Wirkstoffen zuzuschreiben, die im Vorderlappen gebildet werden, und die kaum irgendein Gebiet der Lebensprozesse unbeeinflußt lassen.

Des weiteren haben zahlreiche Vorderlappenhormone ihren Angriffspunkt an nachgeordneten endokrinen Drüsen, in denen sie die Ausschüttung der für diese Drüsen spezifischen Hormone veranlassen. Diese entfalten ihrerseits nun nicht nur die für sie spezifische Wirkung, sondern beeinflussen darüber hinaus auch wieder rückläufig den HVL., verursachen dort die Ausschüttung weiterer Wirkstoffe und erschweren damit eine Analyse der Wirkung des zunächst eingesetzten HVL.-Wirkstoffes außerordentlich. So bewirkt z. B. die Zufuhr des follikelstimulierenden Hormons des HVL. zunächst eine Follikelreifung und sekundär die Bildung von Follikelhormon, das seinerseits nicht nur die bekannte oestrogene Wirkung entfaltet, sondern auch rückläufig im HVL. die Ausschüttung des luteinisierenden Vorderlappenhormons verursacht, das seinerseits am Ovar Luteinisierung von Follikeln und Bildung von Corpus luteum-Hormon hervorruft, so daß schließlich die spezifische Wirkung des ursprünglich zugeführten Follikelreifungshormons völlig verwischt ist.

Schließlich aber unterhält auch der Vorderlappen besonders enge Verbindungen zu den vegetativen Zentren des Zwischenhirns, deren räumliche Nachbarschaft keinen Zufall darstellt und von deren Impulsen er weitgehend beeinflußt wird. So verläuft in dem obengenannten Beispiel die luteinisierende Wirkung des Follikelhormons über das Zwischenhirn, von wo der Impuls zur Ausschüttung des luteinisierenden Faktors dem HVL. durch den Hypophysenstiel zugeleitet wird.

Bei dieser Sachlage wäre es für die Forschung ganz besonders wichtig, die einzelnen Vorderlappenhormone frei von Verunreinigungen mit anderen Vorderlappenwirkstoffen isoliert der experimentellen Prüfung zugänglich zu machen. Aber hier erhebt sich eine neue, und zwar die entscheidende Schwierigkeit: Die meisten HVL.-Hormone sind äußerst labil; sie werden durch all die Methoden zerstört, die der Chemiker in erster Linie zur Reindarstellung von Stoffen anzuwenden pflegt, und sie setzen daher ihrer Isolierung ungewöhnliche Schwierigkeiten entgegen. Trotz aller Bemühungen ist es bisher nicht gelungen, auch nur ein einziges Vorderlappenhormon so weit zu reinigen, daß eine Verunreinigung mit anderen Vorderlappenwirkstoffen mit Sicherheit auszuschließen wäre. Bei unseren Versuchen sind wir daher zur Zeit auf die Anwendung von mehr oder weniger rohen oder gereinigten Drüsenextrakten angewiesen und bemühen uns doch, die Wirkung der einzelnen Hormone zu erforschen.

In diesen Drüsenextrakten unterliegt aber wieder der Gehalt bzw. das Verhältnis der verschiedenen wirksamen Stoffe beträchtlichen Schwankungen je nach Art und Alter, Pflege und Ernährung der Tiere, von denen die Drüsen gewonnen wurden, nach der Jahreszeit, der Behandlung der Drüsen und manchen unkontrollierbaren Bedingungen, so daß daher manchmal Versuche, die mit einer Drüsensendung ein völlig eindeutiges Bild ergeben, sich mit anderen Sendungen nicht ohne weiteres reproduzieren lassen. Dazu treten erhebliche Unterschiede in der Reaktionsfähigkeit der Versuchstiere nach Art, Alter, Ernährung, Jahreszeit und Landschaft.

Aus dieser Sachlage ergeben sich die ungeheuren Schwierigkeiten der Materie und die derzeitige Unsicherheit darüber, mit wieviel Vorderlappenhormonen wir es zu tun haben, und welche Einzelwirkungen jedem dieser Hormone zukommen. Diese Frage kann zur Zeit nicht oder nur sehr unvollkommen beantwortet werden. Wir sind bisher darauf angewiesen, die Ausfallserscheinungen nach Vorderlappenentfernung zu studieren und die Wirkungen der Vorderlappenzufuhr festzustellen, beides miteinander zu vergleichen und daraufhin zu versuchen, die verantwortlichen Vorderlappenwirkstoffe mit bisher bekannten Vorderlappenhormonen zu identifizieren bzw. von ihnen zu unterscheiden. Diese Unterscheidung kann nach Lage der Dinge häufig nur eine verhältnismäßig grobe sein, und sie ist daher meist nicht restlos überzeugend. Und so schwanken die jüngsten Angaben in der Literatur zwischen ein paar und fast einem Dutzend Vorderlappenwirkstoffen. Es erscheint bei dieser Sachlage müßig, in einen Streit darüber einzutreten, welche der bisher beschriebenen Vorderlappenwirkstoffe tatsächlich die Bezeichnung Hormone verdienen und welche nicht, solange wir nicht die isolierten Hormone in der Hand haben.

Darüber hinaus besteht ja noch nicht einmal in der Definition des Hormonbegriffs Übereinstimmung. Zu welchen Widersprüchen man hier gelangt, mögen folgende Beispiele aus der jüngsten Zeit zeigen: HOUSSAY definiert auf dem Internationalen Physiologen-Kongreß Zürich 1938 ein Hormon in Anlehnung an die klassische Formulierung folgendermaßen: „Hormone est le produit spécifique d'un tissu endocrine, qui par le milieu intérieur va à distance puis produit des effets specifiques importants."[1] Demgegenüber versteht SEITZ in seinem vor kurzem erschienenen Buch „Wachstum, Geschlecht und Fortpflanzung" (Berlin: Julius Springer 1939), das sich ganz besonders mit hormonalen Fragen befaßt, unter dem Begriff Hormon „alle im Körper selbst entstandenen Wirk- und Reizstoffe, gleichgültig, ob sie in einer innersekretorischen Drüse (Inkrete) gebildet werden oder ob sie in Geweben von gewöhnlichem Aussehen (Gewebshormone, Hormoide) entstehen. Die Inkrete sind nur eine Untergruppe der Hormone und stellen einen Sonderfall dar. Die ausschließliche Betrachtung des hormonalen Problems nach typischen innersekretorischen Organen kann als überholt angesehen werden".

Wenn zu derartig weitgehenden Differenzen selbst in der Definition dessen, was als Hormon anzusehen ist, noch die eben geschilderten Schwierigkeiten des Forschungsgebietes hinzutreten, dann muß sich eine Diskussion über die Hormon-

---

[1] Diese Definition dürfte kaum ausreichen, um die bisher isolierten und therapeutisch so überaus wichtigen Hinterlappenwirkstoffe als Hormone gelten zu lassen.

natur der einzelnen Vorderlappenwirkstoffe ins Uferlose verlieren. Es erscheint uns daher nützlicher, diese Frage im Augenblick nicht zu überwerten und zunächst im Zweifelsfalle lieber unverbindlich von Wirkstoffen als von Hormonen zu sprechen; es mag dann der Zukunft überlassen bleiben, die Spezifität bzw. die Hormonnatur dieser einzelnen Wirkstoffe festzustellen, sobald die Voraussetzungen dafür geschaffen sind. Daß diese Auffassung weit verbreitet ist, scheint uns die überaus häufige Anwendung der Ausdrücke „Substanz", „Faktor", „Prinzip" u. ä. in der Literatur zu beweisen.

Es kann nicht wundernehmen, wenn bei diesen Schwierigkeiten Widersprüche und Polemiken im Schrifttum an der Tagesordnung sind und das ihre zur Erschwerung der Übersicht beitragen. Allerdings sollte dieser Umstand ein größeres Maß an Zurückhaltung in der abfälligen Kritik fremder Arbeiten veranlassen, als sie von vielen Seiten geübt wird. Leider stößt man immer wieder auf Veröffentlichungen, in denen ein Nachuntersucher etwas nicht bestätigen kann, was inzwischen zur selbstverständlichen Arbeitsgrundlage aller führenden Laboratorien geworden ist; oder es muß die Ergänzung oder Berichtigung eines vor Jahren erhobenen Befundes oder seiner Deutung dazu herhalten, um die Untersuchung, auf der der Nachuntersucher aufbaut, herabzusetzen oder in Zweifel zu ziehen.

II. Es erscheint uns zur Vermeidung von Mißverständnissen notwendig, unserer Darstellung der Vorderlappenwirkstoffe einige grundsätzliche Bemerkungen vorauszuschicken, welche die viel diskutierte Frage der Vielzahl der Vorderlappenwirkstoffe betrifft:

Die Erkenntnis, daß in der Hypophyse zahlreiche Hormone vorkommen, wurde anfänglich nur sehr zögernd aufgenommen. Heute weiß man aber sicher, daß in der Hypophyse eine Reihe von Hormonen gebildet wird, und man weiß weiterhin, insbesondere durch die jüngsten Untersuchungen von ROMEIS (1940)[1], daß die anatomischen Voraussetzungen dafür ohne weiteres gegeben sind, wenn man als solche das Vorhandensein zahlreicher verschiedener Zelltypen verlangen will. ROMEIS hat in außerordentlich sorgfältigen und umfassenden Studien gezeigt, daß allein im Vorder- und Hinterlappen des Menschen mindestens acht verschiedene Zelltypen vorkommen, denen er sekretorische Funktionen beimißt. Dazu kommen aber noch nach ROMEIS verschiedene, einstweilen zahlenmäßig nicht sicher festzulegende Zelltypen in der Zwischenzone und in der Pars tuberalis.

Unbekannt ist indessen noch die genaue Zahl dieser Wirkstoffe, und welche Einzelwirkungen jedem von ihnen zukommen. Es wäre aber verfehlt, nach Feststellung mehrerer Einzelwirkungen eines Rohextraktes diese ohne weiteres auf die gleiche wirksame Substanz zu beziehen, einfach weil diese Einzelwirkungen sich auf den ersten Blick ähnlich sehen oder Beziehungen zueinander zu haben scheinen, oder weil man nicht in der Lage ist, den wirksamen Vorderlappenextrakt so weit zu fraktionieren, daß man auf die Verschiedenheit der auslösenden Wirkstoffe schließen darf. Auch eine noch so weitgehende Reinigung von Vorderlappenwirkstoffen läßt beim heutigen Stand der Dinge dennoch die Möglichkeit offen, daß sich der scheinbar hochgereinigte Wirkstoff noch in zwei oder mehr Einzelkomponenten aufspalten läßt. Die Geschichte der Isolierung der Hinterlappenhormone sollte hier eine Lehre sein. Solange daher nicht feststeht, ob zwei verschiedene Stoffwechselwirkungen, z. B. eine Blutzuckersteigerung und die Abschwächung der Insulinhypoglykämie, auf den gleichen Wirkstoff zurückgehen, scheint es uns nützlicher, von zwei verschiedenen Faktoren, in unserem Beispiel einem blutzuckersteigernden und einem insulinantagonistischen Faktor,

---

[1] ROMEIS: Handb. d. mikroskop. Anat. d. Menschen. Bd. VI/3. Berlin: Julius Springer 1940.

zu sprechen und die Identität dieser Faktoren zunächst offenzulassen, als einfach ihre Identität ohne weiteres anzunehmen. Denn bisher hat sich herausgestellt, daß der Drang nach allzu großer Vereinfachung und nach Zusammenwerfen aller möglichen Vorderlappenwirkungen in den großen Topf eines Universalhormons den Verhältnissen nicht gerecht wird, die eben beim Vorderlappen grundsätzlich anders liegen als bei allen anderen Hormondrüsen.

Das kann natürlich keineswegs bedeuten, daß deshalb jeder bisher beschriebene Wirkstoff vom anderen verschieden ist und ein neues Hormon darstellt, wie es häufig von oberflächlichen Beurteilern dargestellt wird. Nichts wäre falscher als das. Jeder Wirkstoff, der eine spezifische Vorderlappenwirkung entfaltet, ist zwar letzten Endes ein Hormon, ohne daß es nötig ist, deshalb in einen Streit über die Definition eines Hormons einzutreten. Aber nicht jeder derartige Wirkstoff ist ein neues Hormon! Im Gegenteil erwächst der Forschung mit jedem neuen Wirkstoff, der gefunden wird, um so dringender die Aufgabe, festzustellen, welche Wirkstoffe miteinander identisch sind. Aber diese Aufgabe ist bei der Kompliziertheit der Verhältnisse viel schwieriger, als sie auf den ersten Blick erscheint, weil sich auf Schritt und Tritt der Mangel einer chemischen Bearbeitung der Vorderlappenhormone, das Fehlen einer Vorderlappenchemie, bemerkbar macht. Die chemische Reindarstellung der Vorderlappenhormone erscheint daher zur Zeit als die dringlichste Aufgabe, ja geradezu als die Voraussetzung für eine endliche Klärung zahlreicher schwebender Fragen.

III. Unter den bisher beschriebenen Vorderlappenwirkstoffen lassen sich unschwer zwei große Gruppen unterscheiden:

Die Wirkstoffe der ersten Gruppe haben einen morphologisch faßbaren Angriffspunkt an bestimmten innersekretorischen Drüsen, deren Wachstum sie stimulieren, deren Funktion sie anregen und deren histologische Struktur sie verändern. So finden wir nach Exstirpation des Vorderlappens Atrophie, umgekehrt nach Vorderlappenextraktzufuhr Hypertrophie fast der gesamten inkretorischen Drüsen, die von einer entsprechenden Minder- oder Mehrbildung und -ausschüttung der für diese Drüsen spezifischen Hormone begleitet ist. Auf diese Weise ist der Vorderlappen eine Art übergeordnete Befehlsstelle für den endokrinen Apparat, dessen Funktionszustand er mittels zahlreicher, jeweils spezifisch auf bestimmte nachgeordnete Drüsen wirkender Hormone beeinflußt. Weil diese Wirkstoffe auf bestimmte Drüsen gerichtet sind, kann man sie als die glandotrope Gruppe der Vorderlappenhormone zusammenfassen.

Die zweite Gruppe von Vorderlappenhormonen scheint unmittelbar auf Wachstum und Stoffwechsel einzuwirken. Die Exstirpation des Vorderlappens auf der einen, die übermäßige Zufuhr von Vorderlappenextrakten auf der anderen Seite haben eine Reihe von charakteristischen Stoffwechsel- und Wachstumsstörungen zur Folge, für die sich bisher ein drüsiger Angriffspunkt nicht sicher feststellen läßt. Aber es wurde bereits in einem Referat vor dem Internationalen Physiologen-Kongreß in Zürich (1938)[1] ausgeführt, daß auch für diese Hormonwirkungen die Auffindung zwischengeschalteter endokriner Drüsen und somit die Festlegung eines einheitlichen Wirkungsmechanismus für alle Vorderlappenhormone im Bereich der Möglichkeit liegt.

Aus diesem Stand des Problems der Vorderlappenwirkstoffe zu der Zeit, als dies Buch in Angriff genommen wurde, ergab sich die Einteilung in die beiden Teile: die Gruppe der glandotropen und die Gruppe der wachstums- und stoffwechselwirksamen Wirkstoffe. Diese Einteilung ermöglichte eine getrennte Bearbeitung beider Teile.

---

[1] ANSELMINO: Verh. Internat. Physiol. Kongr. Zürich **1938**, Kongr.-Bericht I.

Erster Teil.

Wirkungen und Wirkstoffe des Hypophysenvorderlappens, soweit sie zu Wachstum und Stoffwechsel unmittelbare Beziehung haben.

(Von KARL JULIUS ANSELMINO.)

Einleitung. Wenn man unter all den Arbeiten, die sich mit den unmittelbaren Stoffwechsel- und Wachstumswirkungen und den stoffwechsel- und wachstumswirksamen Wirkstoffen des HVL. befassen, eine Einteilung vornehmen will, so kann man, grob gesehen, zwei große Gruppen unterscheiden, die ich als die vornehmlich physiologisch und die vornehmlich pharmakologisch orientierte Arbeitsrichtung bezeichnen möchte.

Die erste Gruppe arbeitet vorwiegend mit den klassischen Methoden der Physiologie und versucht zunächst die Stoffwechsel- und Wachstumskorrelationen des Vorderlappens festzustellen. Ihr bevorzugtes Studienobjekt ist das hypophysenlose Tier, dessen Verhalten unter allen möglichen Bedingungen sie zum Gegenstand ihrer Forschung macht; daneben aber interessieren sie auch die Folgen der Überfunktion der Drüse. Auf diesem Wege gelangt die physiologische Arbeitsrichtung schließlich zu einer Vorstellung von der physiologischen Bedeutung der Drüse im Rahmen des Gesamtorganismus, und fast nur nebenbei taucht dann schließlich die Frage auf, welche Wirkstoffe im einzelnen für die beobachteten Wachstums- und Stoffwechselwirkungen verantwortlich sind.

Demgegenüber bemüht sich die zweite, vornehmlich mit pharmakologischen Methoden arbeitende Forschungsrichtung zunächst um Einzelwirkungen des Vorderlappens, um mit diesen Wirkungen als Test zu versuchen, die zugrunde liegenden Wirkstoffe zu finden, sie mit schon bekannten Vorderlappenhormonen zu identifizieren bzw. sie von diesen zu unterscheiden. Die Ergebnisse dieser Arbeitsrichtung sind demzufolge mehr pharmakologischer Art und bestehen in erster Linie in einer Aussage über Abgrenzung, Testierung und Darstellung verschiedener Wirkstoffe. Aber daraus erwächst dann schließlich auch für die pharmakologische Arbeitsrichtung die Frage nach der physiologischen Bedeutung dieser Wirkstoffe, nach ihrer gegenseitigen Abhängigkeit und ihrer Rolle im Stoffwechselgeschehen des Gesamtorganismus.

Es ist klar, daß diese beiden Arbeitsrichtungen keinen Gegensatz darstellen, sondern daß sie sich schließlich an einem Punkte treffen müssen, um ihre Ergebnisse aufeinander abzustimmen und zu einem großen, harmonischen Bilde zu vereinigen. Dieser Punkt ist heute noch nicht ganz erreicht. Aber weil die Ergebnisse beider Gruppen in mancher Beziehung noch so unvermittelt, ja manchmal scheinbar völlig fremd, ohne sichtbare Beziehungen, ja scheinbar voller Widersprüche nebeneinander stehen, ergibt sich allzu leicht — und manchmal für die unmittelbar Beteiligten am allermeisten — der Eindruck eines heillosen Durcheinanders und einer hoffnungslosen Verwirrung, aus der kein Weg zu einer klaren Ordnung zu führen scheint. Und daraus erwächst häufig entweder ein Standpunkt der Resignation oder des Überdrusses, der sich lieber anderen Arbeitsgebieten zuwendet, oder gar eine Stellungnahme ablehnender Kritik, welche häufig nur als der Ausdruck eines allzu eng begrenzten eigenen Blickfeldes erscheint.

Aus diesen Überlegungen ergibt sich die Einteilung meines Anteiles an diesem Buche: Im ersten Teil werden die physiologischen Allgemeinwirkungen des HVL. auf Wachstum und Stoffwechsel behandelt. Im zweiten Teil folgt eine Darstellung der pharmakologischen Ergebnisse, d. h. der für die Wachstums- und Stoffwechselwirkungen verantwortlichen Wirkstoffe bzw. dessen, was wir bisher darüber wissen. Im dritten Teil schließlich werde ich versuchen, soweit es mir möglich ist, eine Theorie der Wachstums- und Stoffwechselwirkung des Vorderlappens zu geben, welche dem heutigen Stand unseres Wissens entspricht.

I. Allgemeinwirkungen des Hypophysenvorderlappens auf Wachstum und Stoffwechsel.

A. Wirkung des Hypophysenvorderlappens auf das Wachstum.

1. Einleitung.

Die Akromegalie war das erste klinische Krankheitsbild, das als Ausdruck einer Störung in der Funktion der Hypophyse, und zwar einer Überfunktion, angesehen werden durfte (PIERRE MARIE, MINKOWSKI). Damit war der erste Hinweis dafür gegeben, daß die Hypophyse für die Regulierung der Wachstumsvorgänge von Bedeutung ist. Eine wertvolle Ergänzung erfuhr diese Erkenntnis durch den von PALTAUF gebrachten Nachweis, daß die Unterfunktion der Hypophyse unter bestimmten Bedingungen von einer Wachstumsstörung begleitet ist, die der Akromegalie bzw. dem hypophysären Hochwuchs gerade entgegengesetzt ist, nämlich dem hypophysären Zwergwuchs. Durch diese Beobachtungen wurde schon sehr früh das Interesse von Klinik und Laboratorium gerade auf die Beziehungen der Hypophyse und — wie die spätere Forschung ergab — insbesondere des Vorderlappens zum Wachstum gelenkt. Die Auffassung vom Wesen dieses Einflusses des HVL. auf das Wachstum hat allerdings, wie wir noch sehen werden, im Laufe der Zeit erhebliche Wandlungen durchgemacht. Aber obschon in der Folge zahlreiche neue hypophysäre Krankheitsbilder beschrieben wurden, welche insbesondere die Bedeutung der Hypophyse für Stoffwechsel und Fortpflanzung in den Vordergrund rückten, und obschon die Forschung gerade auch die Bedeutung des Vorderlappens für Fortpflanzung und Stoffwechsel besonders nachdrücklich feststellte, hat dennoch das Problem der Beeinflussung des Wachstums durch den HVL. bis heute nichts an Interesse eingebüßt. Die weiteren Etappen der Forschung sind — wie auf allen Gebieten der Endokrinologie so auch bei diesem Problem — dadurch gekennzeichnet, daß sich der klinischen Beobachtung als erstes die Versuche der Entfernung der Drüse und des Studiums der Ausfallserscheinungen beim Versuchstier anschlossen, und daß als zweiter Schritt die Wirkung künstlicher Zufuhr von Drüsenextrakten beim Tier studiert wurde. Dementsprechend wollen wir im folgenden unsere Betrachtung der allgemeinen Wirkung des HVL. auf das Wachstum gliedern. Die Schilderung der Versuche zur Isolierung eines besonderen, für die beobachteten Wachstumswirkungen verantwortlichen Wirkstoffes wird dann im zweiten Teil meines Beitrages folgen.

2. Wirkung der Hypophysektomie auf das Wachstum.

Die erste mir bekannte experimentelle Erzeugung einer Wachstumsstörung durch die Hypophysektomie beim Tier stammt von Aschner, der 1909 und 1912[1] berichtete, daß der Entfernung der Hypophyse bei jungen Hunden ein unmittelbarer Wachstumsstillstand folgt. In der Folge wurde diese Beobachtung von zahlreichen Autoren an den verschiedensten Tierarten bestätigt.

So fanden bei jungen, wachsenden *Hunden* Wachstumsstillstand im Gefolge der Hypophysektomie: Houssay und Hug (1921)[2], Dandy und Reichert (1925, 1938)[3], Guinsbourg (1927)[4], Reichert (1928, 1929)[5], Koster und Geesink (1929)[6], Downs (1931)[7] u. a. Bei der *Ratte* wurde ebenfalls ein prompter Wachstumsstillstand nach der Hypophysektomie festgestellt u. a. von P. E. Smith (1926)[8], Richter und Wislocki (1930)[9], Pencharz und Long (1931)[10], Koyama (1931)[11], Thompson und Gaiser (1932)[12], Collip, Selye und Thomson (1933)[13], Evans, Pencharz und Simpson (1935)[14] und vielen anderen (Abb. 1).

Von sonstigen Tieren, deren Wachstum nach der Hypophysektomie sistiert, seien erwähnt das Schwein [Robinson (1937)[15]] und das Frettchen [Parkes und Rowlands (1938)[16]].

Wenn somit der Eintritt eines Wachstumsstillstandes als Folge der Hypophysektomie nicht bezweifelt werden kann, so wurde doch eine Zeitlang von Camus und Roussy (1922)[17] diese Wirkung weniger dem Ausfall der Hypophyse, als vielmehr der mit der Operation verbundenen und damals als unvermeidlich angesehenen Schädigung der umliegenden Gehirnpartien, insbesondere des Hypothalamus, zugeschrieben. Demgegenüber konnten aber bereits Houssay und Hug (1923)[18] zeigen, daß selbst ausgedehnte Läsionen der infundibulo-hypothalamischen Region ohne Entfernung der Hypophyse bei jungen Hunden keine Wachstumsstörung zur Folge haben.

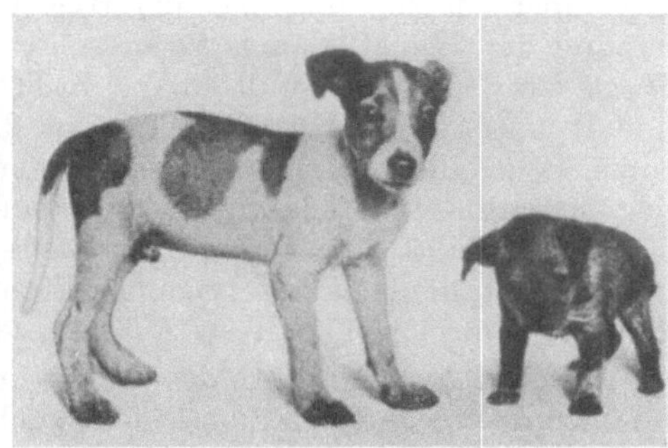

Abb. 1. Zwei fast 4 Monate alte junge Geschwisterhunde; bei dem Hunde rechts wurde im Alter von 3 Wochen die Hypophyse exstirpiert. Wachstumsstillstand. Die Behaarung ist unverändert geblieben. Starker Kontrast in der Lebhaftigkeit der beiden Tiere. [Nach Dandy u. Reichert: Bull. Hopkins Hosp. **62**, 122 (1938).]

---

[1] Aschner, B.: Wien. klin. Wschr. **1909**, 1730 — Pflügers Arch. **146**, 1 (1912).

[2] Houssay u. Hug: C. r. Soc. Biol. Paris **85**, 1215 (1921).

[3] Dandy u. Reichert: Bull. Hopkins Hosp. **37**, 1 (1925); **62**, 122 (1938).

[4] Guinsbourg: Zit. nach Ber. Physiol. **45**, 661 (1927).

[5] Reichert: Endocrinology **12**, 451 (1928) — Proc. Soc. exper. Biol. a. Med. **25**, 709 (1928); **27**, 204 (1929).

[6] Koster u. Geesink: Pflügers Arch. **222**, 293 (1929).

[7] Downs: Arch. of Path. **12**, 37 (1931).

[8] Smith, P. E.: Anat. Rec. **32**, 221 (1926) — J. amer. med. Assoc. **88**, 158 (1927).

[9] Richter u. Wislocki: Amer. J. Physiol. **95**, 481 (1930).

[10] Pencharz u. Long: Science (N. Y.) **74**, 206 (1931).

[11] Koyama: Jap. J. med. Sci., Trans. **5**, 41 (1931).

[12] Thompson u. Gaiser: Yale J. Biol. a. Med. **4**, 677 (1932).

[13] Collip, Selye u. Thompson: Virchows Arch. **290**, 23 (1933).

[14] Evans, Pencharz u. Simpson: Endocrinology **19**, 509 (1935).

[15] Robinson: Zit. Ber. Physiol. **105**, 248 (1938).

[16] Parkes u. Rowland: Proc. roy. Soc. Lond. B **125**, 214 (1938).

[17] Camus u. Roussy: J. Physiol. et Path. gén. **20**, 535 (1922).

[18] Houssay u. Hug: C. r. Soc. Biol. Paris **89**, 51 (1923).

Dennoch wurde diese Frage kürzlich durch eine Veröffentlichung von WEST-MAN und JACOBSOHN (1938)[1] erneut zur Diskussion gestellt. Die Autoren fanden, daß die Durchtrennung des Hypophysenstiels bei jungen Ratten zwar nicht unmittelbar, aber doch nach einigen Wochen zu einer erheblichen Verlangsamung, jedoch nicht zu einem völligen Sistieren des Wachstums führt, eine Erscheinung, die so gedeutet wird, daß die Stieldurchtrennung zu einer Störung in der Produktion des Wachstumshormons im HVL. führt.

Zeitlich tritt der Wachstumsstillstand bei der *Ratte* unmittelbar nach der Hypophysektomie ein, so daß bei Tieren von über 60—70 g Gewicht trotz günstigster Pflege und Fütterungsbedingungen nach EVANS nicht ein Gramm Gewichtszunahme mehr beobachtet wird. Eine Ausnahme machen lediglich nach den Angaben von COLLIP, SELYE und THOMPSON (1933)[2] 21 Tage alte und weniger als 35 g schwere Ratten, bei denen nach der Hypophysektomie das Gewicht noch bis auf etwa 60 g ansteigt, eine Beobachtung, die im wesentlichen auch von FREUD und DINGEMANSE (1940)[3] bestätigt wird. Doch ist EVANS (1935)[4] demgegenüber der Meinung, daß derartige Gewichtszunahmen auf eine durch Verletzung des Hypothalamus verursachte Fettsucht zurückzuführen sind. Beim *Hund* wird teils ein unmittelbarer Stillstand im Wachstum angegeben [DANDY und REICHERT (1925)[5]], teils wird auch das völlige Sistieren des Knochenwachstums, kontrolliert durch Röntgenaufnahmen, erst auf etwa 2—3 Wochen nach der Operation datiert [DANDY und REICHERT (1938)[5]]. EVANS[4] vertritt die Ansicht, daß selbst eine geringfügige weitere Wachstumszunahme als Beweis für die Unvollständigkeit der Hypophysektomie angesehen werden darf, eine Ansicht, die von zahlreichen anderen Autoren geteilt wird.

Als objektiver Maßstab des Wachstumsstillstandes nach der Hypophysektomie wurde insbesondere das Skeletwachstum gemessen. Bei jungen *Hunden* nimmt das Skelet, wie insbesondere auch durch Röntgenmessungen der Röhrenknochen festgestellt werden konnte (DANDY und REICHERT[5]), nicht mehr an Größe zu, die Epiphysen bleiben offen, die zweite Dentition bleibt aus, die Schädelentwicklung ist gehemmt [MORTIMER (1937)[6]]. Bei der *Ratte* treten dagegen nach SMITH[7] eine Schrumpfung und eine Degeneration des Epiphysenknorpels ein, in deren Gefolge das Knochenwachstum sistiert. Die Schneidezähne, die sonst ununterbrochen wachsen, bleiben in der Entwicklung zurück. Der Durchbruch der Molarzähne ist verzögert und histologische Veränderungen an den Molaren und Schneidezähnen werden nachweisbar [SCHOUR und VAN DYKE (1932)[8]]. Das Schwanz- und Wirbelwachstum stockt unverzüglich [FREUD, LEVIE und KROON (1939)[9]], begleitet von einer Schließung der Wirbelepiphysen, die irreversibel ist. Diese Autoren wollen daher den Wachstumsdefekt nach der Hypophysektomie in den wachsenden Epiphysenknorpel lokalisieren und die Veränderungen gleichsetzen mit denen, die nach Abschluß der normalen Wachstumsperiode spontan auftreten; Veränderungen in der Entwicklung des Knochengewebes selbst wurden nicht festgestellt.

---

[1] WESTMAN u. JACOBSOHN: Acta path. scand. (Københ.) **15**, 435 (1938).
[2] COLLIP, SELYE u. THOMPSON: Nature (Lond.) **131**, 56 (1933).
[3] FREUD u. DINGEMANSE: Act. brev. neerl. Physiol. etc. **10**, 102 (1940).
[4] EVANS, H. M.: J. amer. med. Assoc. **1935**.
[5] DANDY u. REICHERT: Bull. Hopkins Hosp. **37**, 1 (1925); **62**, 122 (1938).
[6] MORTIMER: Radiology **28**, 5 (1937).
[7] SMITH, P. E.: Anat. Rec. **32**, 221 (1926) — J. amer. med. Assoc. **88**, 158 (1927).
[8] SCHOUR u. VAN DYKE: Amer. J. Anat. **50**, 397 (1932).
[9] FREUD, LEVIE u. KROON: J. Endocrin. **1**, 56 (1939).

3. Wiederherstellung des unterbrochenen Wachstums hypophysenloser Tiere durch Zufuhr von Vorderlappenextrakten.

Es gelingt, das durch die Hypophysektomie unterbrochene Wachstum wiederherzustellen, indem man den operierten Tieren parenteral Vorderlappenextrakte zuführt; durch entsprechende Steigerung der Extraktmenge kann sogar ein stärkeres Wachstum der hypophysenlosen Tiere im Vergleich zu unbehandelten Kontrolltieren erzeugt werden. Die erste derartige Beobachtung stammt, soweit ich sehe, von P. E. Smith (1927)[1], der bei seinen hypophysenlosen Ratten innerhalb von 2—3 Tagen eine Wiederaufnahme des Wachstums nach intramuskulärer Einpflanzung von Rattenhypophysen feststellte, und ähnliche Beobachtungen an der Ratte wurden nach Injektion von Vorderlappenextrakten von allen späteren Autoren berichtet [van Dyke und Wallen-Lawrence (1930)[2], Thompson und Gaiser (1932)[3], Evans und Mitarbeiter, Collip und Mitarbeiter, Wehefritz und Gierhake (1932)[4] u. v. a. (Abb. 2)]. Doch betonen Freud, Levie und Kroon (1939)[5] die Notwendigkeit, die Behandlung an der hypophysektomierten Ratte unmittelbar nach der Operation zu beginnen, wenn die eintretenden Veränderungen an den Epiphysenknorpeln nicht irreversibel werden sollen, da sie sich dann auch durch Vorderlappenextraktzufuhr nicht mehr beheben lassen. Dem scheinen aber die Versuche von van Dyke und Wallen-Lawrence[2] und von Evans und Mitarbeitern[6] zu widersprechen, die noch 300 Tage nach der Hypophysektomie Gewichtszunahme durch Extraktzufuhr erzeugen konnten, bei anderen Tieren jedoch auch keine Reaktion mehr erzielten. Doch muß hier die Frage aufgeworfen werden, ob dieser Gewichtszuwachs wirklich als Ausdruck eines echten Wachstums angesehen werden darf. Auch an jungen hypophysektomierten Hunden konnte das unterbrochene Wachstum durch Zufuhr von Vorderlappenextrakten wieder in Gang gebracht werden, so in den Versuchen von Reichert (1929)[7], Putnam, Teel und Benedikt (1928)[8], Downs (1931)[9] u. a.

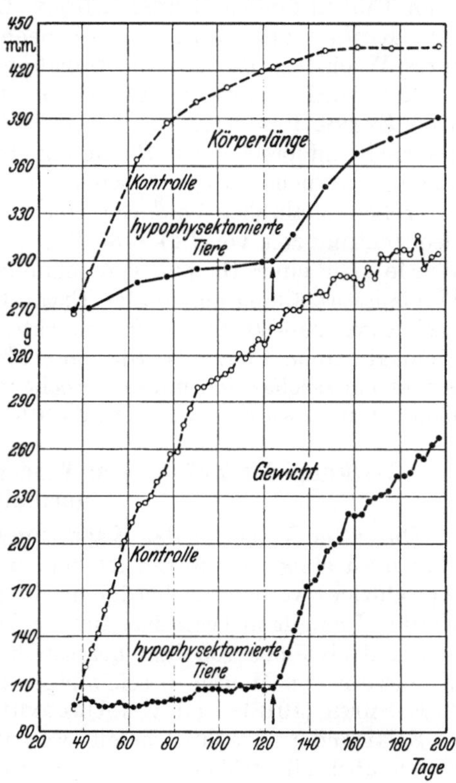

Abb. 2. Wachstumskurve einer hypophysektomierten Ratte vor und nach Hypophysenimplantationen. Zum Vergleich eine normale Kontrollkurve. Obere Kurve: Gesamtkörperlänge. Untere Kurve: Gewicht. [Nach P. E. Smith: J. amer. med. Assoc. 88, 158 (1927).]

---

[1] Smith, P. E.: Anat. Rec. 32, 221 (1926) — J. amer. med. Assoc. 88, 158 (1927).
[2] van Dyke u. Wallen-Lawrence: J. of Pharmacol. 40, 41 (1930).
[3] Thompson u. Gaiser: Yale J. Biol. a. Med. 4, 677 (1932).
[4] Wehefritz u. Gierhake: Arch. Gynäk. 149, 377 (1932).
[5] Freud, Levie u. Kroon: J. Endocrin. 1, 56 (1939).
[6] Evans, Pencharz u. Simpson: Endocrinology 19, 509 (1935).
[7] Reichert: Endocrinology 12, 451 (1928) — Proc. Soc. exper. Biol. a. Med. 25, 709 (1928); 27, 204 (1929).
[8] Putnam, Teel u. Benedikt: Amer. J. Physiol. 84, 157 (1928).
[9] Downs: Arch. of Path. 12, 37 (1931).

Doch wurde von REICHERT gezeigt, daß die gleichzeitige Zufuhr von gonado-tropem Hormon mit den wachstumsfördernden Extrakten zu einer überstürzten Geschlechtsreife der infantilen Hunde mit anschließendem Schluß der Epi-physenlinien und Stillstand des Wachstums führen kann. Im übrigen reagieren aber hypophysenlose Tiere besonders empfindlich auf die Wachstumswirkung von Vorderlappenextrakten und stellen daher besonders gute Testobjekte zur Demonstration der Wachstumswirkung des Vorderlappens dar. An hypophysen-losen Tauben fanden BATES, RIDDLE, LAHR und SCHOOLEY (1937)[1] und SCHOO-LEY, RIDDLE und BATES (1938)[2] nach vorangegangenem Wachstumsstillstand gutes Wachstum durch prolactinhaltige Vorderlappenextrakte.

Merkwürdigerweise ist die Wachstumswirkung roher Vorderlappenextrakte nach EVANS, PENCHARZ und SIMPSON (1935)[3] anhaltender als die von solchen, die nach entsprechender Reinigung das Wachstumshormon angereichert ent-halten. So wuchsen hypophysenlose Rattenweibchen unter der dauernden Zufuhr von rohen alkalischen Vorderlappenextrakten ohne Unterbrechung während einer Beobachtungszeit von 100—155 Tagen von etwa 100 bis auf 300—400 g Gewicht. Wurde aber einer Gruppe von männlichen und weiblichen Ratten ein mittels Flaviansäurefällung gereinigter Extrakt verabreicht, so sistierte das Wachstum nach etwa 20—60 Tagen und machte trotz weiterer Extraktzufuhr einer Ge-wichtsabnahme Platz. Wurde dann aber ein Rohextrakt zugeführt, so konnte wieder ein rasches und ununterbrochenes Wachstum erzielt werden. Die gleiche Beobachtung wurde auch von FREUD (1938)[4] gemacht.

4. Wirkung der Zufuhr von Vorderlappenextrakten auf das Wachstum normaler Tiere.

Die ersten Versuche, das Wachstum normaler Tiere durch Zufuhr von Vorder-lappen zu steigern, führten zu keinen klaren Ergebnissen bzw. konnten nicht reproduziert werden, da bei ihnen der perorale Weg der Verabreichung gewählt wurde. Das gilt insbesondere für die Versuche von ROBERTSON (1916)[5], der an-gab, mittels eines von ihm hergestellten Vorderlappenextraktes (Tethelin) das Wachstum von Mäusen beschleunigen zu können. Die Fütterungsversuche von P. E. SMITH (1918)[6] und von UHLENHUTH (1920—1923)[7] an Kaulquappen und an Salamandern brachten bereits wesentlich klarere Ergebnisse. Bei Säugetieren waren aber alle früheren und weiteren Versuche der Wachstumsbeeinflussung durch perorale Verabreichung von Vorderlappen oder Vorderlappenextrakten erfolglos [ALDRICH (1912)[8], SISSON und BROYLES (1921)[9], DRUMMOND und CAN-NAN (1922)[10], EVANS und LONG (1922)[11], C. S. SMITH (1923)[12]]. Auch bei dem sehr empfindlichen Testobjekt, der hypophysektomierten Ratte, führte in den Ver-suchen von P. E. SMITH (1927)[13] die tägliche Verfütterung von zwei frischen Rattenvorderlappen zu keiner Wiederaufnahme des Wachstums.

---

[1] BATES, RIDDLE, LAHR u. SCHOOLEY: Amer. J. Physiol. **119**, 603 (1937).
[2] SCHOOLEY, RIDDLE u. LAHR: Anat. Rec. **72**, Suppl. 90 (1938).
[3] EVANS, PENCHARZ u. SIMPSON: Endocrinology **19**, 509 (1935).
[4] FREUD: Verh. internat. Phys. Kongr. Zürich **1938**.
[5] ROBERTSON: J. amer. med. Assoc. **1916**, 1009 — J. of biol. Chem. **24**, 385, 397, 409 (1916).
[6] SMITH, P. E.: Univ. California Publ. Physiol. **5**, 11 (1918).
[7] UHLENHUTH, E.: Proc. Soc. exper. Biol. a. Med. **18**, 11 (1920) — Amer. Naturalist **55**, 192 (1921) — J. gen. Physiol. **3**, 347 (1921); **4**, 321 (1922).
[8] ALDRICH: Amer. J. Physiol. **30**, 352 (1912).
[9] SISSON u. BROYLES: Bull. Hopkins Hosp. **32**, 22 (1921).
[10] DRUMMOND u. CANNAN: Biochemic. J. **16**, 53 (1922).
[11] EVANS u. LONG: Anat. Rec. **21**, 62 (1921).
[12] SMITH, C. S.: Amer. J. Physiol. **65**, 277 (1923).
[13] SMITH, P. E.: Anat. Rec. **32**, 221 (1926) — J. amer. med. Assoc. **88**, 158 (1927).

Erst als Evans und Long[1] den parenteralen Weg der Vorderlappenzufuhr wählten, konnten sie 1921 über die eindeutige Beschleunigung des Wachstums normaler *Ratten* unter der Vorderlappenwirkung berichten. In diesen Versuchen wurden Rindervorderlappen zerkleinert, mit Sand verrieben und die reine Gewebsflüssigkeit nach dem Abzentrifugieren 2 Monate lang täglich in Mengen von $^1/_8$—1 ccm jungen Ratten intraperitoneal injiziert. Die Tiere waren bei Versuchsbeginn 14 Tage alt. Den Verlauf der Versuche gibt die nebenstehende Tabelle 1 wieder.

Tabelle 1. Wachstumsbeschleunigung junger Ratten durch Behandlung mit Vorderlappenextrakt.

Alter der Tiere	38 Versuchstiere	38 Kontrolltiere derselben Würfe
14 Tage	20,2 g	19,0 g
25 ,,	48,6 g	46,2 g
35 ,,	80,6 g	70,7 g
45 ,,	117,6 g	109,0 g
55 ,,	159,5 g	139,3 g
65 ,,	197,2 g	165,6 g
75 ,,	227,8 g	183,5 g

In lange fortgesetzten Versuchen (über fast 1 Jahr) wurden die Unterschiede noch erheblich größer, und es konnte in einzelnen Fällen eine Art von Riesenwuchs erzeugt werden. So betrug in einem Falle das Gewicht des Versuchstieres nach 333 Tagen 596 g gegen nur 248 g des Kontrolltieres. In späteren, noch länger fortgesetzten Versuchen konnten sogar Gewichte von über 700 g bei weiblichen Ratten (gegenüber weniger als 300 g bei den Kontrollen) und von über 900 g bei Rattenmännchen (gegenüber knapp 550 g bei den Kontrollen) erzielt werden (Abb. 3).

Röntgenaufnahmen dieser Riesen ergaben, daß die Skeletproportionen etwa das $1^1/_2$fache der Kontrollen aufwiesen; die Riesentiere waren nicht fett, sondern wohlproportionierte, große Tiere. Es ist, wie Evans[2] ausführt, so, als ob man menschliche Riesen von 3,05 oder 3,66 m erzeugen könnte, während nach Rössle (1917)[3] die gesicherte Beobachtung eines menschlichen Riesen von über 2,74 m bisher nicht vorliegt. Weiter wurde bereits 1922 von Evans und Long[1] festgestellt, daß die Wachstumswirkung für den Vorderlappen charakteristisch ist, da Hinterlappenextrakte, die allerdings nur in kleineren Mengen vertragen wurden, ohne sichtbare Wirkung blieben. Über die Erzeugung richtigen Riesenwuchses finden sich in der Literatur nur noch Angaben von Freud, Dingemanse und Levie (1939)[4], die mit Rohextrakten, aber auch mit hochgereinigtem Wachs-

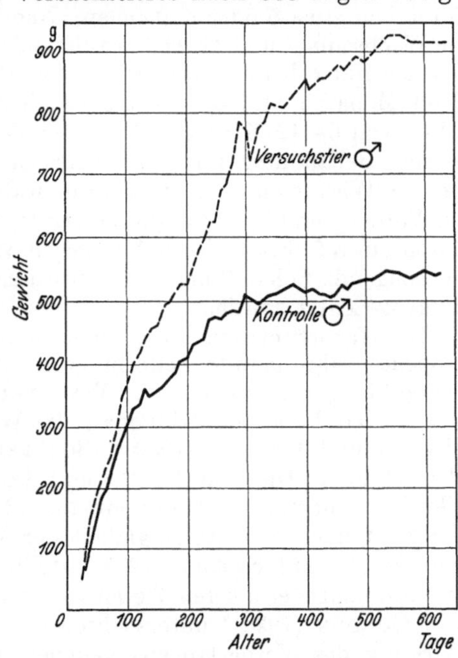

Abb. 3. Die Wirkung der chronischen Injektion eines wachstumsfördernden Vorderlappenextraktes auf die normale männliche Ratte. [Nach Evans u. Simpson: Amer. J. Physiol. **98**, 511 (1931).]

---

[1] Evans, H. M., u. Long: Anat. Rec. **21**, 61 (1921); **23**, 19 (1922) — Proc. nat. Acad. Sci. U. S. A. **8**, 38 (1922). — Evans: Harvey Lect. **19**, 212 (1924).
[2] Evans, H. M.: J. amer. med. Assoc. **1935**.
[3] Rössle: Erg. Path. **18** (1917).
[4] Freud, Dingemanse u. Levie: Act. brev. neerl. Physiol. etc. **9**, 74 (1939).

tumshormon nach rund 8 monatiger Behandlung beginnenden Riesenwuchs feststellten, während die übrigen Angaben des Schrifttums sich nur auf die Erzeugung einer Wachstumssteigerung beziehen.

Der Unterschied im Wachstum der behandelten und der unbehandelten Ratten wird im späteren Lebensalter deutlicher; die unbehandelten Tiere zeigen nach einer gewissen Wachstumsperiode schließlich eine derartige Wachstumsverlangsamung, daß die Wachstumskurve zuletzt abflacht und eine Art „Plateau" bildet, während die behandelten Tiere ohne Unterbrechung weiterwachsen. Die Wachstumswirkung der Vorderlappenextrakte läßt sich daher am besten an Tieren demonstrieren, die bereits das „Plateau" ihrer Wachstumskurve erreicht haben (vgl. den Abschnitt über die Testierung).

Nach FREUD und DINGEMANSE (1940)[1] lassen sich 5 Wachstumsphasen bei Wirbeltieren unterscheiden, wenn man Skeletwachstum und Zuwachs an Körpergewicht als Kriterium zugrunde legt. Sie sind: 1. die embryonale Phase, die sie als eine weitgehend präendokrine Lebensperiode bezeichnen; 2. die infantile Phase, während der der Einfluß der Hypophyse und des endokrinen Systems auf das Wachstum allmählich zunimmt. Hypophysektomierte Ratten vermögen während dieser Periode, wenn auch langsam, weiterzuwachsen; 3. die Zeit der Unreife beginnt bei Ratten bei einem Körpergewicht von etwa 50 g und bei einem Alter von etwa 5 oder 6 Wochen. Nach dieser Zeit führt die Hypophysektomie zu Wachstums- und Gewichtsstillstand; 4. die Zeit des Erwachsenseins beginnt bei der Ratte bei einem Gewicht von 120—150 g Gewicht und einem Alter von 2—3 Monaten und dauert bis zu einem Gewicht von 250—300 g und einem Alter von 6—12 Monaten. In dieser Zeit wird das Wachstum des Skelets langsamer, Behandlung mit wachstumswirksamen Vorderlappenextrakten hat nur geringe Wirkung auf das Wachstum, während die Wirkung auf das Körpergewicht im Vordergrund steht; 5. die präsenile und die senile Phase sind gekennzeichnet durch ein refraktäres Verhalten gegen Wachstumseinflüsse; sie kann auch durch vorbeugende Behandlung mit wachstumswirksamen Vorderlappenextrakten nicht hinausgezögert werden.

Die Wachstumssteigerung von normalen Ratten unter der Wirkung der Vorderlappenextrakte konnte weiterhin von zahlreichen Autoren bestätigt werden, von denen hier genannt seien: VAN WAGENEN (1928)[2], welcher zeigte, daß die Kastration die Vorderlappenwirkung auf das Wachstum nicht beeinflußt, HANDELSMAN, MILTON und GORDON (1930)[3], SCHÄFER (1931)[4], RUBINSTEIN und KOLODNER (1934)[5] u. a. Die von EVANS und LONG berichteten Riesengewichte wurden allerdings niemals auch nur annähernd mehr beobachtet. BRYAN und GAISER (1932)[6] fanden eine Abhängigkeit der Wachstumswirkung von der Ernährung, und ASHER und KAESER (1937)[7] stellten fest, daß die Wachstumswirkung nur an vitaminarm ernährten Tieren voll in Erscheinung tritt. HANDELSMAN, MILTON und GORDON (1930)[8] untersuchten den Ort der Knochenneubildung unter der Wirkung des Vorderlappens genauer, indem sie die Knochen durch Krappverfütterung rot anfärbten. Der nach Absetzen der Krappfütterung und nach

---

[1] FREUD u. DINGEMANSE: Acta brev. neerl. Physiol. etc. **10**, 102 (1940).
[2] VAN WAGENEN: Amer. J. Physiol. **84**, 468 (1928).
[3] HANDELSMAN, MILTON u. GORDON: Proc. Soc. exper. Biol. a. Med. **27**, 412 (1930) — J. of Pharmacol. **38**, 349 (1930).
[4] SCHÄFER: Naunyn-Schmiedebergs Arch. **160**, 628 (1931).
[5] RUBINSTEIN u. KOLODNER: Anat. Rec. **58**, 107 (1934).
[6] BRYAN u. GAISER: Amer. J. Physiol. **99**, 379 (1932).
[7] ASHER u. KAESER: Biochem. Z. **294**, 284 (1937).
[8] HANDELSMAN, MILTON u. GORDON: Proc. Soc. exper. Biol. a. Med. **27**, 412 (1930) — J. of Pharmacol. **38**, 349 (1930).

Beginn der Vorderlappenzufuhr neugebildete Knochen bleibt weiß. Auf diese Weise ließ sich zeigen, daß in erster Linie das periostale Wachstum gefördert wurde. Demgegenüber betonen aber Lucke und Hückel (1933)[1], daß bei ihren 6 Monate behandelten Ratten die Epiphysen im histologischen Bild mehr oder weniger ausgeprägte Knorpelwucherungen aufwiesen, ein Befund, der mit den oben besprochenen Ergebnissen am hypophysenlosen Tiere in Übereinstimmung steht.

Während in den bisher besprochenen Versuchen an Ratten die Wachstumswirkung der Vorderlappenextrakte sich in einem proportionierten Wachstum äußerte, gelingt es bei *Hunden*, eine der Akromegalie ähnliche Wachstumsstörung durch Vorderlappenzufuhr zu erzeugen, wie zuerst von Putnam, Benedikt und Teel (1929)[2] an Bulldoggen gezeigt werden konnte. An anderen Hunderassen sind die Skeletveränderungen jedoch — besonders bei jungen Tieren — proportioniert; dagegen zeigt die Haut meist ein außerordentliches Wachstum, so daß dicke Hautfalten auftreten, welche die Augen verschließen können. Die inneren Organe zeigen ein übermäßiges Wachstum im Sinne einer Splanchnomegalie, die Zunge kann so groß werden, daß sie nicht mehr recht ins Maul paßt [vgl. weiter: Reichert (1929)[3], Benedikt, Putnam und Teel (1930)[4], Teel und Cushing (1930)[5], Downs (1930)[6], Lucke und Kindler (1933)[7] u. a.].

Die nebenstehende Abbildung, die einem Buche von Evans, Meyer und Simpson (1932)[8] entnommen ist, gibt die Verhältnisse anschaulich wieder (Abb. 4).

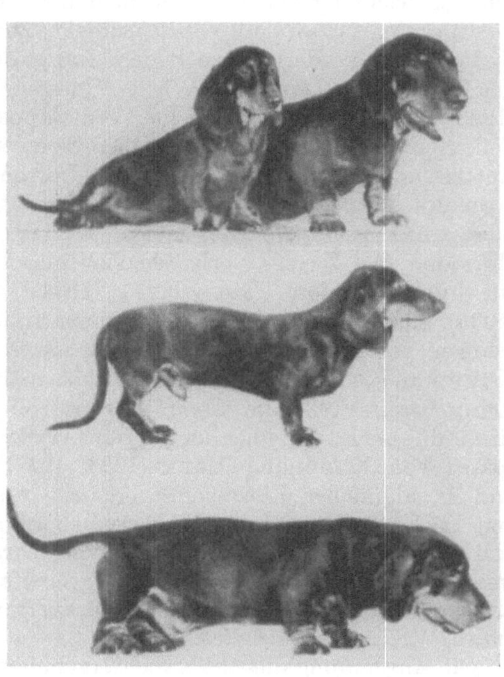

Abb. 4. Wirkung des Wachstumshormons auf den Dachshund (unbehandeltes und behandeltes Geschwistertier). [Nach Evans u. Mitarbeiter.]

Über eine Wachstumsbeschleunigung durch Vorderlappenzufuhr bei *Kaninchen* und *Meerschweinchen* berichteten Molcanow (1925)[9], bei *Mäusen* Johnson und Hill (1930)[10] und Wadehn (1932)[11], bei *Tauben* Bates, Riddle, Lahr und Schooley (1937)[12], beim *Axolotl* Howes (1938)[13] und Clements und Howes

---

[1] Lucke u. Hückel: Naunyn-Schmiedebergs Arch. **169**, 290 (1933).
[2] Putnam, Benedikt u. Teel: Arch. Surg. **18**, 1708 (1929).
[3] Reichert: Endocrinology **12**, 451 (1928) — Proc. Soc. exper. Biol. a. Med. **25**, 709 (1928); **27**, 204 (1929).
[4] Benedikt, Putnam u. Teel: Amer. J. med. Sci. **179**, 489 (1930).
[5] Teel u. Cushing: Endocrinology **14**, 157 (1930).
[6] Downs: J. dent. Res. **10**, 601 (1930).
[7] Lucke u. Kindler: Z. exper. Med. **85**, 130 (1933).
[8] Evans, Meyer u. Simpson: The growth and gonadotropic hormones. Berkeley 1933.
[9] Molcanow: Zit. nach Ber. Physiol. **35**, 698.
[10] Johnson u. Hill: Endocrinology **14**, 400 (1930).
[11] Wadehn: Biochem. Z. **225**, 189 (1932).
[12] Bates, Riddle, Lahr u. Schooley: Amer. J. Physiol. **119**, 603 (1937).
[13] Howes: J. of exper. Biol. **15**, 447 (1938).

(1938)[1]. Bei *Kaulquappen* bewirkt der Zusatz von Vorderlappenextrakten zum Kulturwasser Wachstum des Gesamtkörpers und Breiten- und Längenwachstum des Schwanzes [HERRELL (1934)[2]]. WATTS (1935)[3] untersuchte den Einfluß der Behandlung mit Wachstumshormon bei *trächtigen Ratten*. Mengen, die bei nichtschwangeren Ratten eine tägliche Zunahme um 1% des Körpergewichts bewirkten, führten zu einer beträchtlichen Gewichtszunahme der Muttertiere und der Neugeborenen. PIGHINI (1937)[4] führte frische Vorderlappenstückchen 3—5 Tage nach Brutbeginn in *Hühnereier* ein und beobachtete am 17. Tag nach Brutbeginn, daß die behandelten Embryonen den nichtbehandelten an Gewicht und Entwicklung der Körperformen überlegen waren.

Ein eindrucksvolles Versuchsobjekt zur Demonstration der Wachstumswirkung des Vorderlappens bilden *Zwergmäuse* mit erblichem Zwergwuchs aus der Kolonie MAC DOWELLs. Wie die Untersuchungen von SMITH und MAC DOWELL (1930, 1931)[5] zeigten, fehlen im Vorderlappen der Zwergmäuse die eosinophilen Zellen, und Schilddrüse und Nebennieren sind atrophisch. Einpflanzung von Rattenvorderlappen konnte in ihren Versuchen diesen Defekt ausgleichen und normales Wachstum herbeiführen. Einpflanzung der Hypophysen der Zwerge blieb wirkungslos; wohl enthalten die HVL. der Zwerge reichlich gonadotropes Hormon. Die Zwerge verhalten sich also hinsichtlich des Wachstumsdefektes wie hypophysenlose Tiere. KEMP (1934)[6] sowie BATES, LAANES und RIDDLE (1935)[7] konnten die gleiche Wachstumswirkung an den Zwergen mit mehr oder weniger gereinigten Vorderlappenextrakten erzielen. In den Versuchen von KEMP war besonders auffallend das übermäßige Wachstum des Thymus, so daß KEMP bereits 1934 die Frage erörtert, ob die Wachstumswirkung des HVL. eine indirekte ist und über den Thymus verläuft. Die KEMPschen Arbeiten wurden später von KEMP und MARX (1936, 1937)[8] und KEMP (1938)[9] weitergeführt und in zahlreichen Einzelheiten ergänzt (Abb. 5); insbesondere ergab sich, daß von HVL.-Fraktionen das Wachstumshormon besondere Wirkung aufwies, und daß auch an den endokrinen Organen charakteristische Veränderungen erzielt werden konnten. In ähnlicher Weise gelang es auch EVANS und SIMPSON (1931)[10], bei sporadisch vorkommenden *Rattenzwergen* durch Vorderlappenextrakte normales Wachstum zu erzielen.

Die Anwendung dieser Versuchsergebnisse auf Fälle von *hypophysärem Zwergwuchs beim Menschen* war naheliegend. Derartige Versuche stoßen von vornherein auf die zur Zeit noch sehr große Schwierigkeit der Beschaffung wirksamer und reizloser Hormonextrakte. Dennoch wurde bereits von ENGELBACH (1932)[11], SHELTON, CAVANAUGH und EVANS (1934)[12], ENGELBACH, SCHAEFER und BROSIUS (1933)[13], ENGELBACH und SCHAEFER (1934)[14] sowie DORFF (1935)[15] über gute Erfolge bei Kindern mit hypophysärem Zwergwuchs berichtet.

[1] CLEMENTS u. HOWES: J. of exper. Biol. **15**, 541 (1938).
[2] HERRELL: Anat. Rec. **59**, 47 (1934).
[3] WATTS: Amer. J. Obstetr. **30**, 174 (1935).
[4] PIGHINI: Biochemica e Ter. sper. **24**, 187 (1937).
[5] SMITH, P. E., u. MAC DOWELL: Anat. Rec. **46**, 249 (1930); **50**, 85 (1931).
[6] KEMP: Klin. Wschr. **1934**, 1854.
[7] BATES, LAANES u. RIDDLE: Proc. Soc. exper. Biol. a. Med. **33**, 446 (1935).
[8] KEMP u. MARX: Acta path. scand. (København.) **13**, 512 (1936); **14**, 197 (1937).
[9] KEMP: Acta path. scand. (København.) **37**, 290 (1938).
[10] EVANS u. SIMPSON: Amer. J. Physiol. **98**, 511 (1931).
[11] ENGELBACH: Endocrinology **16**, 1 (1932).
[12] SHELTON, CAVANAUGH u. EVANS; Amer. J. Dis. Childr. **47**, 719 (1934).
[13] ENGELBACH, SCHAEFER u. BROSIUS: Endocrinology **17**, 250 (1933).
[14] ENGELBACH u. SCHAEFER: Endocrinology **18**, 387 (1934).
[15] DORFF: Endocrinology **19**, 209 (1935).

Hinsichtlich des Einflusses von wachstumsfördernden Vorderlappenextrakten auf einzelne Organe seien folgende Arbeiten erwähnt: RUBINSTEIN (1934)[1] fand, daß Behandlung mit Wachstumshormon zu einer bedeutenden Vergrößerung der *Hypophysen* von Rattenmännchen führt, während die Hypophysen der Weibchen nicht beeinflußt wurden. Demgegenüber fand aber TARGOW[2], daß die Hypophysen von mit wachstumsfördernden Hypophysenextrakten behandelten jungen Ratten leichter waren als die Kontrollhypophysen. PLATTENER und REED (1939)[3] untersuchten die Gastrocnemius-Ermüdungskurven von über längere Zeit (3 Wochen bis 3 Monate) mit wachstumsfördernden Vorderlappenextrakten behandelten und von unbehandelten Ratten, wobei keinerlei Unterschied festgestellt werden konnte.

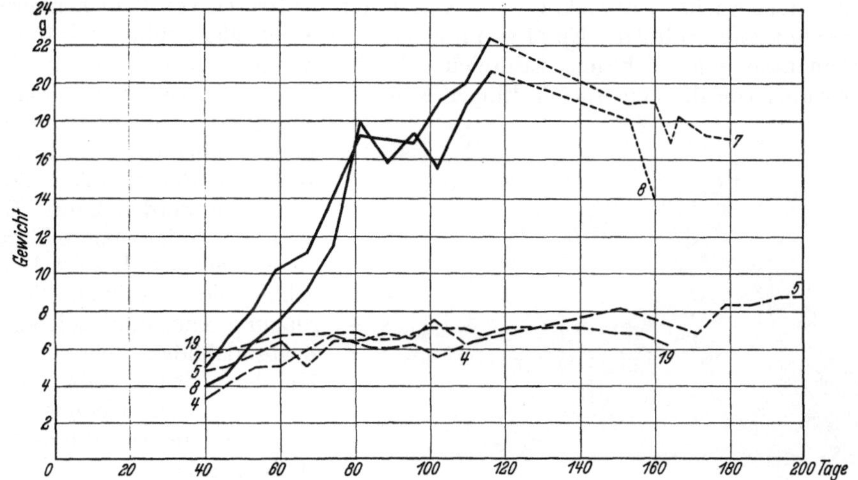

Abb. 5. Wachstumskurve für 2 mit Wachstumshormon behandelte Zwerge (Nr. 7 ♂ und 8 ♂) und 3 unbehandelte Zwergmäuse (Nr. 4 ♀, 5 ♂ und 19 ♀).
———— Zwerg während der Behandlung; ········ Behandelter Zwerg vor und nach Behandlung.
- - - - - Unbehandelte Kontrollzwergmäuse.
[Nach KEMP u. MARX: Acta path. microbiol. scand. **13**, 512 (1936).]

SILBERBERG untersuchte in zahlreichen Arbeiten (1935—1939)[4] den Einfluß der Vorderlappenextrakte auf das *Knorpelwachstum* der Epiphysenlinien von Meerschweinchen. Diese verfallen einer vorzeitigen Verknöcherung, Knochenfrakturen sollen unter der Hormonwirkung schneller heilen. Weiterhin wurden aber unter der Hormonwirkung auch degenerative Veränderungen am Gelenkknorpel festgestellt, die in Parallele zu ähnlichen Veränderungen bei der Akromegalie als akromegale Arthropathie bezeichnet werden. Auf Grund der eingehenden Untersuchungen unter den verschiedensten Bedingungen kommt der Autor zu dem Schluß, daß das Knorpelwachstum auch der Gelenke in unmittelbarer Abhängigkeit vom Vorderlappen steht. Während aber SILBERBERG selbst dabei an eine Wirkung des Wachstumshormons denkt, sind FREUD, LEVIE und KROON (1939)[5] der Meinung, daß es sich in diesen Versuchen um die Wirkung eines anderen Vorderlappenhormons gehandelt haben muß.

---

[1] RUBINSTEIN: Anat. Rec. **61**, 131 (1934).
[2] TARGOW: Zit. nach Ber. Physiol. **75**, 343.
[3] PLATTENER u. REED: Endocrinology **25**, 401 (1939).
[4] SILBERBERG: Proc. Soc. exper. Biol. a. Med. **32**, 1423 (1935); **34**, 333 (1936). — SILBERBERG u. SILBERBERG: Proc. Soc. exper. Biol. a. Med. **33**, 177 (1935); **37**, 446 (1937) — Arch. of Path. **26**, 1208 (1938) — Amer. J. Path. **15**, 55 (1939).
[5] FREUD, LEVIE u. KROON: J. Endocrin. **1**, 56 (1939).

5. Beteiligung weiterer endokriner Drüsen an der Wachstumswirkung (Nebennieren, Schilddrüse und Thymus).

Die Frage ist häufig erörtert worden, ob die Wachstumswirkung des Vorderlappens auf einer direkten Hormoneinwirkung beruht, oder ob sie durch Vermittlung zwischengeschalteter endokriner Drüsen zustande kommt, deren Funktion, wie man weiß, durch die sog. glandotropen Vorderlappenhormone beeinflußt wird. Diese Überlegung ist um so naheliegender, als man aus vielfältigen klinischen Erfahrungen weiß, daß alle möglichen endokrinen Störungen einen Einfluß auf das Wachstum ausüben. Zwergwuchs wird nicht nur bei hypophysärer Unterfunktion, sondern auch bei Schilddrüsen- und Nebennierenunterfunktion beobachtet; Überfunktion der Nebennierenrinde, z. B. bei Rindentumoren, kann zu überstürzter körperlicher Entwicklung mit verfrühtem Auftreten von Knochenkernen und vorzeitigem Schluß der Epiphysenlinien — neben sexueller Frühreife — führen.

Dementsprechend liegen zahlreiche Beobachtungen über experimentelle Wachstumsbeeinflussung durch Eingriffe an endokrinen Drüsen bei Versuchstieren vor, für die zum Teil auf die Lehrbücher der Physiologie und der Endokrinologie verwiesen werden kann. Hier seien nur einige neuere Ergebnisse angeführt. Lucke (1937)[1] gelang die experimentelle Erzeugung eines eindrucksvollen Zustandsbildes bei jungen Hunden, das er als *Nebennierenzwergwuchs* bezeichnete, und von dem Abb. 6 eine Vorstellung gibt.

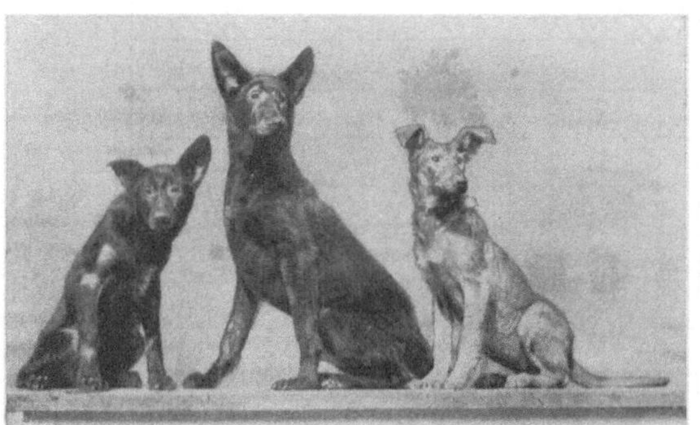

Abb. 6. Nebennierenzwergwuchs. Rechts und links Versuchstiere 9 Wochen nach der Operation, in der Mitte Kontrollgeschwistertier. [Nach Lucke: Arch. f. exper. Path. **187**, 409 (1937).]

Die Operation bestand in der Entfernung der einen und der Entnervung der anderen Nebenniere; die im Gefolge der Operation eintretenden Wachstumsstörungen entsprechen in vielen Einzelheiten (Zahnentwicklung, Kieferentwicklung, Kalkarmut, begleitende Störung des Kohlehydratstoffwechsels usw.) denjenigen Erscheinungen, wie sie auch bei Ausfall bzw. bei Störung des HVL. beobachtet werden. Lucke kommt daher zu dem Ergebnis, daß Nebennierenzwergwuchs und hypophysärer Zwergwuchs wesensgleich sind, wobei nur beim hypophysären Zwergwuchs das übergeordnete, beim interrenalen Zwergwuchs das korrelativ gebundene Erfolgsorgan ausfällt. Durch Zufuhr von Nebennierenrindenextrakten ließ sich die Wuchsstörung völlig wieder ausgleichen.

Von anderen Autoren wird der *Schilddrüse* eine wichtige Vermittlerrolle bei der Auslösung der Wachstumswirkung zugebilligt.

Experimenteller Hyperthyreoidismus führt ebenso zu Splanchnomegalie wie Zufuhr von Vorderlappenextrakten [Hoskins (1916)[2], Herring (1917)[3], Cameron und Carmichael (1920)[4]]. Umgekehrt tritt Splanchnomikrie sowohl nach Thyreoidektomie als nach Hypophysektomie ein [Smith (1930)[5], White (1933)[6],

---

[1] Lucke: Naunyn-Schmiedebergs Arch. **187**, 409 (1937); **187**, 416 (1937).
[2] Hoskins: J. of exper. Zool. **21**, 295 (1916).
[3] Herring: Quart. J. exper. Physiol. **11**, 230 (1917).
[4] Cameron u. Carmichael: J. of biol. Chem. **45**, 69 (1920).
[5] Smith: Anat. Rec. **45**, 205 (1930).
[6] White: Proc. roy. Soc. B **114**, 64 (1933).

PERLA (1936)[1]. Nach SWANN (1939)[2] ist durch übermäßige Zufuhr von Thyroxin eine Splanchnomegalie auch bei hypophysenlosen Tieren zu erzeugen, so daß die Frage berechtigt erscheint, ob nicht die Splanchnomegalie mit dem Wachstumshormon gar nichts zu tun hat, sondern an eine Wirkung des thyreotropen Hormons bzw. des Schilddrüsenhormons gebunden ist.

Anders verhält es sich jedoch mit dem eigentlichen Körperwachstum. Schilddrüsen- plus Nebenschilddrüsenentfernung bei neugeborenen Tieren führt zu Zwergwuchs [SALMON (1936, 1938)[3]], und Zufuhr von Schilddrüsenhormon plus Nebenschilddrüsenhormon gleicht den Wachstumsdefekt aus. Der Wachstumsdefekt von hypophysektomierten Ratten kann jedoch durch Thyroxinzufuhr nicht ausgeglichen werden [SMITH, GREENWOOD und FOSTER (1927)[4], EVANS, SIMPSON und PENCHARZ (1939)[5]]. Nach den letztgenannten Autoren sowie nach FLOWER und EVANS (1925)[6] ist die Erzeugung eines Riesenwuchses [bzw. nach MARGITAY, BECHT und BINDER (1934)[7] einer Wachstumssteigerung] mittels Vorderlappenextrakten bei Ratten nicht von der Anwesenheit der Schilddrüse abhängig; wohl ist der Wachstumseffekt der Vorderlappenextrakte bei schilddrüsenlosen Ratten optimal, wenn gleichzeitig Thyroxin gegeben wird. Dem widersprechen aber die Angaben von ALBRECHT und FELLINGER (1938)[8] sowie von SALMON[3], daß ein Wachstumseffekt bei schilddrüsenlosen Tieren mit Vorderlappenextrakten nicht zu erzielen ist; Ausnahmen beweisen nach SALMON die Unvollständigkeit der Thyreoidektomie. Versuche an Zwergmäusen ergaben, daß das Körperwachstum nicht nur durch Vorderlappenextrakte (vgl. den vorangehenden Abschnitt), sondern auch durch Zufuhr von Schilddrüsenhormon bzw. von thyreotropem Hormon gefördert wird, wenn auch in wesentlich geringerem Ausmaß als durch Vorderlappenextrakte [BATES, LAANES und RIDDLE (1935)[9], KEMP und MARX (1937)[10]]. Man wird daher nach all diesen Versuchen der Schlußfolgerung zustimmen können, die zuerst von P. E. SMITH (1933)[11] und von ARON (1933)[12] gezogen wurde, und die auch von EVANS, SIMPSON und PENCHARZ (1939)[5] vertreten wird, daß nämlich ein Synergismus zwischen dem Schilddrüsenhormon und dem Vorderlappen besteht, und daß die Wachstumswirkung des Vorderlappens durch die Schilddrüse verstärkt wird. Noch wesentlich weiter gehen ALBRECHT und FELLINGER[8], wenn sie sagen, daß das Schilddrüsenhormon neben dem Wachstumshormon des HVL. als eigener, unmittelbar und selbständig eingreifender Wachstumsfaktor aufgefaßt werden muß.

Der Einfluß der *Keimdrüsen* auf die Wachstumsvorgänge ist aus klinischen Beobachtungen geläufig (z. B. eunuchoide Wuchsstörungen). Die Kastration hat jedoch nach VON WAGENEN[13] und SCHÄFER[14] auf die Wachstumswirkung von Vorderlappenextrakten keinen sicheren Einfluß.

---

[1] PERLA: J. of exper. Med. **63**, 599 (1936).
[2] SWANN: Proc. Soc. exper. Biol. a. Med. **40**, 520 (1939).
[3] SALMON: Proc. Soc. exper. Biol. a. Med. **35**, 489 (1936) — Endocrinology **23**, 446 (1938).
[4] SMITH, GREENWOOD u. FOSTER: Amer. J. Path. **3**, 669 (1927).
[5] EVANS, SIMPSON u. PENCHARZ: Endocrinology **25**, 173 (1939).
[6] FLOWER u. EVANS: Anat. Rec. **29**, 383 (1925).
[7] MARGITAY, BECHT u. BINDER: Naunyn-Schmiedebergs Arch. **175**, 353 (1934).
[8] ALBRECHT u. FELLINGER: Klin. Wschr. **1938**, 1801.
[9] BATES, LAANES u. RIDDLE: Proc. Soc. exper. Biol. a. Med. **33**, 446 (1935).
[10] KEMP u. MARX: Acta path. scand. (København.) **13**, 512 (1936); **14**, 197 (1937).
[11] SMITH, P. E.: Proc. Soc. exper. Biol. a. Med. **30**, 1252 (1933).
[12] ARON: Rev. franc. Puéricult. **1**, 205 (1933).
[13] VON WAGENEN: Amer. J. Physiol. **84**, 468 (1928).
[14] SCHÄFER: Naunyn-Schmiedebergs Arch. **160**, 628 (1931).

Besonderem Interesse begegnet seit langem die Beziehung der Wachstumswirkung des Vorderlappens zum *Thymus*. ASHER (1930)[1] und ASHER und KAESER (1937)[2] erhielten aus dem Thymus eine Substanz, welche das Körperwachstum der Ratte bei vitaminarmer Ernährung ähnlich fördert, wie dies vom Wachstumshormon des HVL. festgestellt wurde [vgl. auch NOWINSKI (1932)[3]]. Sie nannten ihren wachstumsfördernden Thymusstoff Thymocrescin. ROWNTREE und Mitarbeiter (1934 und später)[4] haben in zahlreichen Arbeiten darüber berichtet, daß die fortgesetzte Behandlung mit Thymusextrakten durch aufeinanderfolgende Generationen von Ratten zu einer Überstürzung des Wachstums und der Entwicklung der nächst aufeinanderfolgenden Generationen von jungen Ratten führt. Riesenwuchs wird jedoch nicht erzeugt, da das rapide Wachstum vom 2. Lebensmonat ab abnimmt. Umgekehrt haben die meisten Versuche der Entfernung des Thymus bei Säugetieren zu keiner nachweisbaren Wachstumsverzögerung geführt. Doch berichteten PARHON und COBAN (1936)[5], daß bei jungen Hühnern die operative Entfernung des Thymus zu einer deutlichen Wachstumsverzögerung, jedoch nicht zu Wachstumsstillstand führt. Dagegen gelingt es nach GERSHON-COHEN, SHAY, FELS, MERANZE und MERANZE (1938)[6], durch Röntgenbestrahlung 48 Stunden nach der Geburt den Thymus zu zerstören und die allgemeine Körperentwicklung zu verlangsamen.

Eine Einwirkung des Vorderlappens auf den Thymus war bisher zwar festgestellt, aber nicht ganz geklärt. Schon die ältesten Beschreibungen berichten über das Vorkommen von Thymushyperplasie bei Akromegalie. Die Wirkung der Zufuhr von Vorderlappenextrakten auf den Thymus ist unterschiedlich. Gonadotrope Vorderlappenextrakte führen (ebenso wie Follikelhormon bzw. Testosteron) zu einer Abnahme bzw. bei wachsenden Ratten zu einem Stillstand des Thymusgewichts, ohne daß aber eine Beeinflussung des Körperwachstums einträte; diese gonadotrope Vorderlappenwirkung bleibt nach der Kastration aus, so daß sie über die Keimdrüsen zustande kommt [MOORE (1936)[7], KLEIN (1936)[8], EVANS und SIMPSON (1934)[9], BUTCHER und PERSIKE (1938)[10]]. Auch die Befunde von ARWIN und ALLEN (1928)[11] und von SCHOEKART (1930)[12] über eine Abnahme des Thymusgewichts bei Hunden bzw. Enten nach Vorderlappenzufuhr können durch eine gonadotrope Wirkung erklärt werden. Demgegenüber fanden nämlich bereits BENEDIKT, PUTNAM und TEEL (1930)[13] bei Hunden nach Injektion von wachstumsfördernden Extrakten aus dem Vorderlappen Zunahme des Thymusgewichts um über 200%. KEMP (1934)[14] fand bei seinen schon erwähnten Versuchen an Zwergmäusen, daß die Zufuhr von besonders wachstumswirksamen Extrakten nicht nur ein gleichmäßiges Wachstum des Körpers und aller Organe bewirkt, sondern darüber hinaus unverhältnismäßig stark den Thymus anregt, so daß KEMP bereits die Frage erörtert, ob nicht die Wachstumswirkung des Vorderlappens über eine Anregung der Thymusfunktion verläuft.

[1] ASHER: Endokrinologie **7**, 321 (1930).
[2] ASHER u. KAESER: Biochem. Z. **294**, 284 (1937).
[3] NOWINSKI: Biochem. Z. **249**, 421 (1932).
[4] ROWNTREE u. Mitarbeiter: J. amer. med. Assoc. **103**, 1425 (1934).
[5] PARHON u. COBAN: Bull. Soc. roum. Neur. etc. **2**, 135 (1936).
[6] GERSHON-COHEN, SHAY, FELS, MERANZE u. MERANZE: Science (N. Y.) **87**, 20 (1938).
[7] MOORE: Amer. J. Anat. **59**, 63 (1936).
[8] KLEIN: Klin. Wschr. **1936**, 371.
[9] EVANS u. SIMPSON: Anat. Rec. **60**, 423 (1934).
[10] BUTCHER u. PERSIKE: Endocrinology **23**, 501 (1938).
[11] ARWIN u. ALLEN: Anat. Rec. **38**, 39 (1928).
[12] SCHOEKART: C. r. Soc. Biol. Paris **105**, 226 (1930).
[13] BENEDIKT, PUTNAM u. TEEL: Amer. J. med. Sci. **179**, 489 (1930).
[14] KEMP: Acta path. scand. (København) **37**, 290 (1938).

In späteren Versuchen von KEMP und MARX (1937)[1] wurde dann weiter gefunden, daß nicht nur Wachstumshormon des HVL., sondern auch thyreotropes Hormon, Thyroxin und Prolactin das Thymuswachstum fördert. Entsprechend den Befunden an Zwergmäusen ist auch bei hypophysektomierten Tieren das Thymusgewicht vermindert [SMITH (1930)[2], KAPRAN (1932)[3], HOUSSAY und GONZALEZ (1934)[4]]. Nach FREUD (1938)[5], UYLDERT und FREUD (1938)[6] und LEVIE, UYLDERT und DINGEMANSE (1939)[7] kann der atrophierte Thymus von jungen hypophysektomierten Ratten durch hochgereinigtes Wachstumshormon zur Norm zurückgeführt oder gar zur Hypertrophie gebracht werden, woran insbesondere Epitheloid- und Lymphoidzellen beteiligt sind, mit einer deutlichen Gewichtszunahme des ganzen Thymus. Gleichzeitig berichteten dieselben Autoren, daß die Zufuhr von Kalbsthymusextrakt eine ähnliche Wachstumssteigerung der Schwanzwirbelsäule hypophysenloser Ratten erzeugt, wie sie von FREUD, LEVIE und KROON (1939) als spezifisch für die Wirkung des Wachstumshormons des HVL. beschrieben worden war. Nach diesen Befunden bezeichnen die holländischen Autoren das Wachstumshormon als eine thymotrope Substanz. Ihre Fortsetzung fanden diese Versuche in den Arbeiten von BOMSKOV und Mitarbeitern (1940)[8], welche ebenfalls zeigten, daß das Wachstumshormon seine Wirkung über den Thymus entfaltet, dessen Entwicklung und Funktion es beherrscht, und daß das Wachstumshormon daher als ein thymotropes Hormon anzusehen ist. Wir werden auf diese Ergebnisse noch später näher einzugehen haben (vgl. den Abschnitt über die Reindarstellung des Wachstumshormons bzw. über das Kohlehydratstoffwechselhormon).

B. Wirkung des HVL. auf den Kohlehydratstoffwechsel.

1. Unterfunktion des HVL. bzw. Wirkung des Ausfalls des HVL. auf den Kohlehydratstoffwechsel.

a) Klinische Beobachtungen.

Wie so oft in der Medizin waren es klinische Beobachtungen am Kranken, welche der Erforschung der Stoffwechselfunktion des HVL. wertvolle Fingerzeige gegeben haben. An Erkrankungen, welche durch eine Unterfunktion des HVL. bzw. durch seinen Ausfall bedingt sind, kennen wir vor allem die hypophysäre Kachexie, die sog. SIMMONDsche Krankheit, und den hypophysären Zwergwuchs. Insbesondere LUCKE[9] gebührt das Verdienst, die Stoffwechselstörungen bei diesen beiden Erkrankungen eingehend untersucht und zur Funktion des HVL. in Beziehung gesetzt zu haben. Beide Erkrankungen weisen gleichartige Störungen auf, die nur quantitativ, nicht qualitativ verschieden sind und vorwiegend den Kohlehydratstoffwechsel betreffen.

Der Nüchternblutzucker liegt bei beiden Erkrankungen nach LUCKE[9], COHN und GOLDSTEIN[10] sowie CUSHING[11] an der unteren Grenze der Norm oder etwas darunter. Die alimentäre Hyperglykämie ist nach LUCKE bei diesen Kranken

---

[1] KEMP u. MARX: Acta path. scand. (Københ.) 13, 512 (1936); 14, 197 (1937).

[2] SMITH: Anat. Rec. 47, 119 (1930).

[3] KAPRAN, zit. nach BOMSKOV u. HÖLSCHER: Z. klin. Med. 137, 745 (1940).

[4] HOUSSAY u. GONZALEZ: Rev. Soc. argent. Biol. 10, 241 (1934).

[5] FREUD: Verh. internat. Phys. Kongr. Zürich 1938, 319.

[6] UYLDERT u. FREUD: Acta brev. neerl. Physiol. etc. 8, 188 (1938).

[7] LEVIE, UYLDERT u. DINGEMANSE: Acta brev. neerl. Physiol. etc. 9, 50 (1939).

[8] BOMSKOV u. HÖLSCHER: Z. klin. Med. 137, 745 (1940).

[9] LUCKE: Erg. inn. Med. 46, 94 (1934).

[10] COHN u. GOLDSTEIN: Dtsch. Z. Nervenheilk. 103, 225 (1927).

[11] CUSHING, zit. nach WITTBAUER: Z. Neur. 77, 423 (1922).

stärker als bei Gesunden, die Nierenschwelle für Zucker ist ebenfalls höher als beim Normalen, so daß bei Kohlehydratbelastung kein Zucker ausgeschieden wird; damit ist also die Kohlehydrattoleranz erhöht. Die Adrenalinblutzuckerreaktion ist nach Lucke bei hypophysärer Insuffizienz erhöht (Abb. 7), ohne daß es aber zur Zuckerausscheidung im Harn käme. Die hypoglykämische Nachschwankung ist nach Lucke bei diesen Kranken sowohl nach Zuckerbelastung als auch nach Adrenalininjektion auffallend stark, so daß die Kranken in das Gefahrengebiet des hypoglykämischen Shocks geraten; die Werte liegen nicht selten unter 50 mg%. Weiterhin besteht eine Insulinüberempfindlichkeit, so daß selbst kleinste Insulindosen stark wirksam werden (Abb. 8). Bei den Kranken

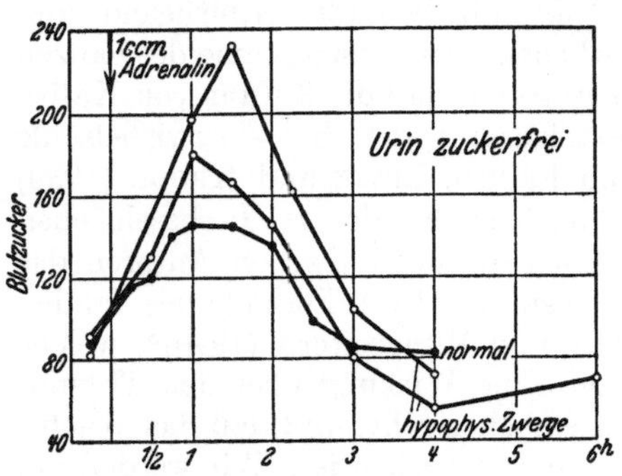

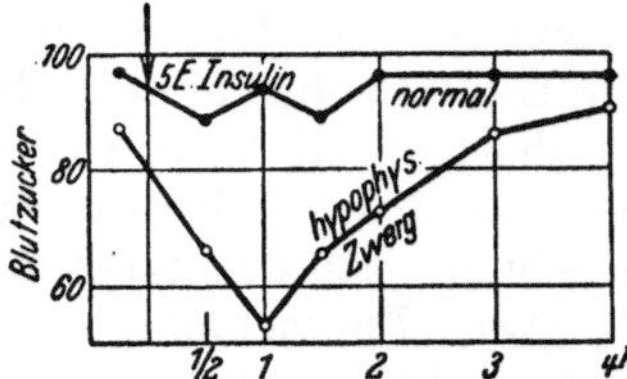

Abb. 7. Hypophysenzwerge: Adrenalinblutzuckerreaktion, zum Vergleich eine Normalkurve.

Abb. 8. Hypophysenzwerg: Insulinblutzuckerreaktion, zum Vergleich eine Normalkurve.

[Nach Lucke: Z. klin. Med. **122**, 23 (1932).]

mit Simmondscher Kachexie, also mit Zerstörung des HVL., werden darüber hinaus nicht selten spontane hypoglykämische Zustände beobachtet. Die Natur dieser Zustände war bis vor einigen Jahren völlig unklar, bis Wilder[1] sie als hypoglykämische Krämpfe bzw. Bewußtlosigkeitszustände erklären konnte. Inzwischen haben die Wilderschen Beobachtungen zahlreiche Bestätigungen erfahren [z. B. Hantschmann (1934)[2], Saito (1934)[3], Lucke (1933), Rau (1935)[4].

b) Veränderungen im Kohlehydratstoffwechsel nach Vorderlappenexstirpation.

Die eben genannten Veränderungen im Stoffwechsel der Kranken mit hypophysärer Insuffizienz finden ihre Bestätigung und Erweiterung im Tierexperiment, wenn den Versuchstieren der HVL. exstirpiert wird; diese Veränderungen betreffen in erster Linie den Kohlehydratstoffwechsel, während Fett- und Eiweißstoffwechsel nur insoweit beteiligt zu sein scheinen, als sie im Dienst des Kohlehydratstoffwechsels bzw. der Zuckerneubildung stehen. Aus diesem Grunde wollen wir im folgenden eine Einteilung nach dem Gesichtspunkte vornehmen, wie sich das hypophysenlose Tier gegenüber Einwirkungen verhält, die erstens zu Hypoglykämie und zweitens zu Hyperglykämie führen.

α) Verhalten des hypophysenlosen Tieres bei blutzuckersenkenden Eingriffen.

Schon unter normalen Bedingungen neigt das hypophysenlose Tier zu erniedrigten Blutzuckerwerten. So wird von verschiedenen Autoren berichtet, daß der Nüchternblutzucker von Hunden und Kaninchen gegen die Norm vermindert ist und häufig nur 60—80 mg% beträgt. Aus Mitteilungen von Crowe,

---

[1] Wilder: Dtsch. Z. Nervenheilk. **112**, 192 (1930) — Z. exper. Med. **76**, 136 (1931) — Med. Klin. **1930**, 616.
[2] Hantschmann: Dtsch. Arch. klin. Med. **176**, 397 (1934).
[3] Saito: Fol. endocrin. jap. **1**, 35 (1934).
[4] Rau: Lancet **1935 I**, 1502.

CUSHING und HOMANS (1910)[1], KLUG (1928)[2], von KOSTER und GEESINK (1929)[3] und von PICKAT (1929)[4] geht hervor, daß bei ihren hypophysenlosen Hunden der Nüchternblutzucker niedriger lag als bei den Kontrolltieren, und dasselbe wird von KOBAYASHI (1931)[5] berichtet. KÉPINOV (1934)[6] fand bei 20 hypophysektomierten Hunden Blutzuckerwerte von 50—80 mg%. SAITO (1927)[7], FUJIMOTO (1932)[8] und CORKILL, MARKS und WHITE (1934)[9] sowie COPE (1937)[10] berichten über die Neigung zu Hypoglykämie bei Kaninchen, und CORKILL, MARKS und WHITE bezeichnen diese Erscheinung als die größte Gefahr bei ihren Versuchen, die auch auftritt, wenn den Tieren das Futter nicht entzogen wurde. LUCKE, HEYDEMANN und HECHLER (1933)[11] sowie LUCKE (1934)[12] stellten bei ihren hypophysenlosen Hunden eine regelmäßige Erniedrigung des Nüchternblutzuckers auf 60—80 mg% fest. Zu dem gleichen Ergebnis gelangten auch D'AMOUR und KELLER (1933)[13], die Werte zwischen 34 und 70 mg% erhielten sowie ICHIJO (1934)[14] und CHAMBERS, SWEET und CHANDLER (1935)[15]. Auch PENCHARZ, CORI und RUSSELL (1936)[16] fanden bei Ratten nach der Hypophysektomie einen im Durchschnitt auf 65 mg% erniedrigten Nüchternblutzucker gegenüber 113 mg% bei den Kontrollen (nach 8—15stündigem Fasten 3 Wochen nach der Operation). ASZODI (1940)[17] gibt an, daß bei seinen hypophysenlosen Hunden teils erhöhte, teils erniedrigte Werte kurz nach der Operation gefunden wurden.

Doch ist die Meinung, daß der Nüchternblutzucker der hypophysenlosen Tiere erniedrigt ist, nicht unwidersprochen. Insbesondere HOUSSAY und seine Schüler[18, 19] vertreten die Ansicht, daß beim Hund und bei der Kröte die Erniedrigung des Nüchternblutzuckers nur die Folge mangelhafter Nahrungsaufnahme sei, und daß der Nüchternblutzucker seine normale Höhe behalte, wenn die Tiere sorgfältig gefüttert und gepflegt werden, eine Ansicht, die für Hunde und Kröten auch von ZWARENSTEIN und ROSMAN (1932)[20] und von KARLIK und ROBINSON (1935)[21], für Ratten von RUSSELL und BENNETT (1937)[22], für Katzen von McPHAIL (1935)[23] und für Kaninchen von SAITO (1934)[24] und von KUSUNOKI und NAKAMURA (1934)[25] geteilt wird.

Darin allerdings stimmen alle Autoren überein, daß hypophysenlose Tiere Hungern außerordentlich schlecht vertragen und darauf mit einer erheblichen

---

[1] CROWE, CUSHING u. HOMANS: Bull. Hopkins Hosp. **21**, 127 (1910).

[2] KLUG: Dtsch. Z. Chir. **212**, 5 (1928).

[3] KOSTER u. GEESINK: Pflügers Arch. **222**, 293 (1929).

[4] PICKAT: Kongreßzbl. inn. Med. **51**, 169 (1929).

[5] KOBAYASHI: Jap. J. med. Sci., Trans. IV Pharmacol. **5**, 56 (1931).

[6] KÉPINOV: C. r. Soc. Biol. Paris **116**, 833 (1934).

[7] SAITO: Zbl. Neur. **48**, 223 (1927).

[8] FUJIMOTO: Fol. pharmacol. jap. **15**, 10 (1932).

[9] CORKILL, MARKS u. WHITE: J. of Physiol. **80**, 193 (1933).

[10] COPE: J. of Physiol. **88**, 401 (1937).

[11] LUCKE, HEYDEMANN u. HECHLER: Z. exper. Med. **88**, 65 (1933).

[12] LUCKE: Erg. inn. Med. **46**, 94 (1934).

[13] D'AMOUR u. KELLER: Proc. Soc. exper. Biol. a. Med. **30**, 1175 (1933).

[14] ICHIJO: Jap. J. med. Sci., Trans. IV. Pharmacol. **8**, 85 (1934).

[15] CHAMBERS, SWEET u. CHANDLER: Amer. J. Physiol. **103**, 26 (1935).

[16] PENCHARZ, CORI u. RUSSELL: Proc. Soc. exper. Biol. u. Med. **35**, 32 (1936).

[17] ASZODI: Biochem. Z. **303**, 289 (1940).

[18] BRAIER: C. r. Soc. Biol. Paris **107**, 1195 (1931).

[19] HOUSSAY, DI BENEDETTO u. MAZZOCCO: C. r. Soc. Biol. Paris **113**, 465 (1933).

[20] ZWARENSTEIN u. ROSMAN: Quart. J. exper. Physiol. **22**, 45 (1932).

[21] KARLIK u. ROBINSON: Arch. argent. Neur. **12**, 61 (1935).

[22] RUSSELL u. BENNETT: Amer. J. Physiol. **118**, 196 (1937).

[23] McPHAIL: Proc. roy. Soc. Lond. B **45**, 117 (1934).

[24] SAITO: Fol. endocrin. jap. **1**, 35 (1934).

[25] KUSUNOKI u. NAKAMURA: Klin. Wschr. **13**, 1832 (1934).

Senkung des Nüchternblutzuckers, häufig sogar mit einem hypoglykämischen Shock reagieren. Darüber hinaus führen auch alle möglichen sonstigen Eingriffe oder die Zufuhr gewisser Arzneimittel besonders leicht zu Blutzuckersenkungen und zu hypoglykämischen Anfällen, die oft tödlich enden. Damit ist die Neigung zur Hypoglykämie eine besonders charakteristische Erscheinung der hypophysenlosen Tiere.

I. Hypoglykämie im Hunger. Einfluß der Ernährung.

Insbesondere die Arbeiten von BRAIER (1931)[1] haben die Bedeutung des Hungerns für die Entstehung der Hypoglykämie der hypophysenlosen Tiere klar erwiesen. Dieser Befund wurde für alle bisher untersuchten Versuchstiere bestätigt. Während erwachsene hypophysenlose Hunde erst nach vielen Tagen des Hungerns in ein hypoglykämisches Koma verfallen (BRAIER), beginnt nach

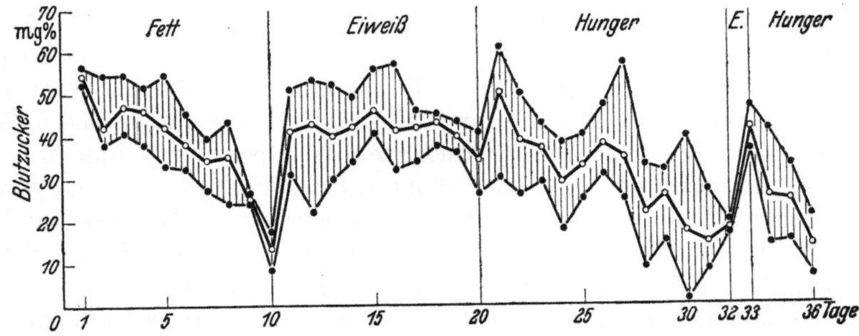

Abb. 9. Einfluß von ausschließlicher Fett- oder Eiweißfütterung und von Hungern auf den Blutzucker des hypophysenlosen Hundes. Das schraffierte Gebiet bezeichnet die Streuung der Blutzuckerwerte mit den Maximal- und Minimalzahlen für jeden Tag. Die ausgezogene mittlere Linie bezeichnet den Mittelwert aller Tageswerte. In dem dargestellten Versuch wurde verfüttert: als Fett 11 g pro Kilogramm Körpergewicht und Tag in Form von Olivenöl mittels der Schlundsonde; Eiweiß 11 g pro Kilogramm Körpergewicht und Tag in Form von magerem Fleisch. [Nach SOSKIN, MIRSKY, ZIMMERMAN u. CROHN: Amer. J. Physiol. **114**, 110 (1936).]

GREELEY (1934)[2] bereits nach 12—24 Stunden beim Kaninchen der Blutzucker abzusinken bzw. führt nach WHITE (1934)[3] beim Kaninchen bereits ein Fasten von über 12—24 Stunden zum Tode, und auch hypophysenlose Affen vertragen Fasten sehr schlecht [MAHONEY (1935)[4], COLLIP (1935)[5], SMITH, DOTTI, TYNDALE und ENGLE (1936)[6]]. Darüber hinaus sind im allgemeinen junge Tiere anfälliger als ältere; so berichtet MAHONEY (1934)[4] über eine besonders große Anfälligkeit von jüngeren Hunden, die erheblich über die von älteren Tieren hinausgeht. Als Ursache dieser Spontanhypoglykämie wird von CORKILL, MARKS und WHITE (1934)[7] und von COPE (1937)[8] eine Erschöpfung der Glykogenvorräte angegeben, die auch nach BACHMAN und TOBY (1936)[9] beim hungernden hypophysenlosen Kaninchen ungewöhnlich schnell absinken. Zuckerinjektionen vermögen nach COPE (1937)[8] hypophysenlose Kaninchen, die im Hunger in hypoglykämische Krämpfe verfallen, vor Beendigung der Injektion wieder auf die Beine zu bringen, vorausgesetzt, daß die Tiere noch nicht moribund sind und noch keine irreparablen Hirnschädigungen erlitten haben. Weiterhin kann die Hypoglykämie ver-

---

[1] BRAIER: C. r. Soc. Biol. Paris **107**, 1195 (1931).
[2] GREELEY: Proc. Soc. exper. Biol. a. Med. **32**, 1070 (1934).
[3] WHITE: Proc. roy. Soc. Lond. B **114**, 64 (1934).
[4] MAHONEY: Amer. J. Physiol. **109**, 473 (1934); **113**, 94 (1935).
[5] COLLIP: J. amer. med. Assoc. **1935**, 827, 916.
[6] SMITH, DOTTI, TYNDALE u. ENGLE: Proc. Sox. exper. Biol. a. Med. **34**, 247 (1936).
[7] CORKILL, MARKS u. WHITE: J. of Physiol. **80**, 193 (1934).
[8] COPE: J. of Physiol. **88**, 401 (1937).
[9] BACHMAN u. TOBY: J. of Physiol. **87**, 1 (1936).

hindert werden, wenn die Tiere mit Vorderlappenextrakten oder mit Implantation von Vorderlappen vorbehandelt werden [Houssay und Mitarbeiter, Russell und Bennett (1936)[1]].

Ähnlich wie Hunger wirkt nach Soskin, Mirsky, Zimmermann und Crohn (1936)[2] auch Fettfütterung; auch bei reiner Fettfütterung werden hypoglykämische Erscheinungen beobachtet. Dagegen vermag reine Eiweißfütterung sowohl den normalen Blutzucker des hypophysenlosen Hundes annähernd aufrechtzuerhalten, als auch den abgesunkenen des hungernden Tieres wieder etwas zu heben und die Tiere vor dem hypoglykämischen Shock zu bewahren (Abb. 9 gibt diese Verhältnisse wieder). Damit stimmt völlig überein, daß nach Crandall und Cherry (1939)[3] das hypophysektomierte Tier vollkommen in der Lage ist, in seiner Leber aus zugeführten Aminosäuren (Glycin) Zucker zu bilden, wie sowohl der prompte und gegenüber dem normalen Hund nicht verminderte Anstieg des arteriellen Blutzuckers als auch die direkte Messung der Zuckerabgabe aus der Leber nach Glycinzufuhr ergaben.

II. Postoperative Hypoglykämie. Temperatureinwirkungen.

Schon von den ersten Untersuchern wurde beobachtet, daß hypophysenlose Tiere einige Stunden bzw. Tage nach der Hypophysektomie in einen Zustand zunehmender Kachexie verfallen, über dessen Natur man sich zunächst nicht klar war. Cushing (1909)[4] bezeichnete ihn als Cachexia hypophyseopriva. Später konnte zuerst Mahoney (1934)[5] an Hunden zeigen, daß es sich hierbei um eine fortschreitende Hypoglykämie handelt, an der die Tiere im hypoglykämischen Shock zugrunde gehen, wenn ihnen nicht rechtzeitig Glucose zugeführt wird. Durch genügend große Zuckerzufuhr ließ sich der Zustand beseitigen. Die Ursache dieser Hypoglykämie dürfte sowohl in dem sog. Operationsshock zu suchen sein, unter dem man die Summe der schädigenden Einwirkungen der Operation zusammenfaßt, als auch besonders in der verminderten Nahrungsaufnahme, die der Operation vorangeschickt zu werden pflegt bzw. ihr nachfolgt. Die gleiche Beobachtung konnte noch von mehreren anderen Autoren erhoben werden, so von White (1934)[6] und von Greeley (1935)[7] an Kaninchen, von Hill, Corkill und Parkes (1935)[8] an Hühnern und vielen anderen. Weiterhin sind nach Mahoney (1935)[5] die hypophysektomierten Tiere, insbesondere Affen, außerordentlich empfindlich gegen Abkühlung, auf die sie mit einer prompten Hypoglykämie reagieren. Die Aufrechterhaltung einer hohen Außentemperatur half beträchtlich dabei mit, den Blutzucker hoch zu halten.

III. Einfluß der Hypophysektomie auf Leber- und Muskelglykogen und auf die Blutmilchsäure.

Zahlreiche Untersuchungen haben die Frage zum Gegenstand, welchen Einfluß die Hypophysektomie auf die Leber- und Muskelglykogenvorräte ausübt.

Beim hypophysenlosen *Hund* ist das Leberglykogen nach Aschner (1912, 1929)[9] nicht verändert, nach Houssay (1936)[10] etwas vermindert. Dagegen finden

[1] Russell u. Bennett: Proc. Soc. exper. Biol. a. Med. **34**, 406 (1936).
[2] Soskin, Mirsky, Zimmermann u. Crohn: Amer. J. Physiol. **114**, 110 (1936).
[3] Crandall u. Cherry: Amer. J. Physiol. **125**, 658 (1939).
[4] Cushing: J. amer. med. Assoc. **53**, 249 (1909).
[5] Mahoney: Amer. J. Physiol. **109**, 473 (1934); **113**, 94 (1935).
[6] White: Proc. roy. Soc. Lond. B **114**, 64 (1934).
[7] Greeley: Proc. Soc. exper. Biol. **32**, 1070 1935).
[8] Hill, Corkill u. Parkes: Proc. roy. Soc. Lond. B **116**, 208 (1935).
[9] Aschner: Pflügers Arch. **146**, 1 (1912) — Handb. Inn. Sekret. **2**, 777 (1939).
[10] Houssay: New Engl. J. Med. **214**, 961, 971 (1936).

CHAIKOFF, HOLTOM und REICHERT (1936)[1] normale Leberglykogenwerte, vorausgesetzt, daß die Tiere in einem guten Ernährungszustand gehalten werden. Es wurden Werte bis zu 10 g% Leberglykogen gefunden. Auch das Muskelglykogen der operierten Hunde unterschied sich mit Werten von 0,7—1 g% nicht wesentlich von dem der normalen Hunde, bei denen 0,8—1,3 g% gefunden wurden.

Am hypophysenlosen erwachsenen *Kaninchen* wurden von CORKILL, MARKS und WHITE (1933)[2] teils normale Werte gefunden, teils unternormale Zahlen, letztere aber nur, wenn die Tiere gefastet hatten. KUSUNOKI und NAKAMURA (1934)[3] berichten über erniedrigte Leberglykogenwerte ihrer hypophysenlosen Kaninchen (Mittelwert 0,95 g%) gegenüber den Kontrollen (Mittelwert 1,6 g%), wobei allerdings über den Ernährungszustand nichts gesagt ist. COPE (1936)[4] findet bei infantilen Kaninchen von 600—1000 g Gewicht normale Leberglykogen-

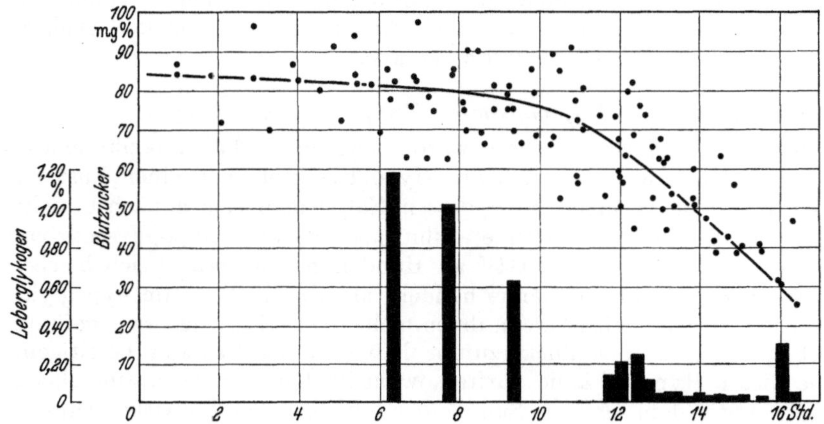

Abb. 10. Blutzuckerkurven und Leberglykogenwerte von infantilen, hypophysektomierten Kaninchen im Hunger. (Beginn 12 Stunden nach einer Glucosefütterung.) [Nach COPE: J. of Physiol. **88**, 401 (1937).]

werte, falls die Tiere gut gefüttert sind. Im Hunger dagegen nimmt das Leberglykogen ab gleichlaufend mit dem Absinken des Blutzuckers. Im hypoglykämischen Shock durch Hunger finden sich im allgemeinen nach COPE nur noch Spuren von Leberglykogen. Daraus schließt COPE, daß die Hungerhypoglykämie abhängig ist von der Höhe des Leberglykogens, und daß das hypophysenlose Tier seinen Blutzucker so lange aufrechtzuerhalten vermag, wie Leberglykogen vorhanden ist. Doch wurden auch mehrere Ausnahmen von dieser Regel gefunden insofern, als bei Blutzuckerwerten unter 40 mg% noch ansehnliche Leberglykogenvorräte bestanden (Abb. 10). Die Muskelglykogenwerte wurden von COPE bei nichthungernden normalen und hypophysektomierten Kaninchen in normaler Höhe angetroffen.

Ähnliche Verhältnisse bestehen bei der *Ratte*. Nach COLLIP, THOMPSON und TOBY (1936)[5] bestehen keine großen Unterschiede im Muskelglykogen, und nach RUSSELL (1936)[6] und RUSSELL und BENNETT (1937)[7] hat die hypophysektomierte Ratte normale Leber- und Muskelglykogendepots (und normalen Blutzucker),

---

[1] CHAIKOFF, HOLTOM u. REICHERT: Amer. J. Physiol. **114**, 468 (1936).
[2] CORKILL, MARKS u. WHITE: J. of Physiol. **80**, 193 (1933).
[3] KUSUNOKI u. NAKAMURA: Klin. Wschr. **1934**, 1832.
[4] COPE: J. of Physiol. **88**, 401 (1937).
[5] COLLIP, THOMPSON u. TOBY: J. of Physiol. **88**, 191 (1936).
[6] RUSSELL: Proc. Soc. exper. Biol. a. Med. **34**, 279 (1936).
[7] RUSSELL u. BENNETT: Amer. J. Physiol. **118**, 196 (1937).

vorausgesetzt, daß sie gut gefüttert ist. Im Hunger dagegen sinken bereits nach 8—18 Stunden Leber- und Muskelglykogen und gleichlaufend damit der Blutzucker erheblich ab, und zwar weit mehr als bei normalen Tieren. Folgende Tabelle nach RUSSELL mag die Verhältnisse veranschaulichen:

Tabelle 2. Abnahme der Kohlehydratwerte in Prozent der Ausgangswerte von gut gefütterten Tieren bei normalen und hypophysenlosen Ratten nach 8- und 18stündigem Fasten.

	Nach 8 stündigem Fasten		Nach 18 stündigem Fasten	
	normale	hypophysektom.	normale	hypophysektom.
Leberglykogen	27	95	96	99
Muskelglykogen	8	24	6	41
Blutzucker	20	49	32	54

Ähnlich niedrige Leberglykogenwerte bei *fastenden* hypophysenlosen Ratten wurden auch von PHILIPP und ROBB (1934)[1] gefunden. Nach RUSSELL und BENNETT ist diese Erschöpfung der Glykogenreserven nicht an das Fehlen des Hypophysenhinterlappens oder an Hirnverletzungen gebunden, welch letztere bei der Hypophysektomie auftreten können.

In der Höhe der *Blutmilchsäure*, die ihre Quelle in erster Linie im Muskelglykogen hat, wurden von MARENZI (1934)[2] sowie von CRANDALL und CHERRY (1939)[3] in der Ruhe keine Unterschiede zwischen normalen und hypophysenlosen Hunden gefunden. Dasselbe berichten COPE und THOMPSON (1937)[4] von Kaninchen, MARENZI (1934)[5] von Kröten. Einzig MARKS (1936)[6] findet niedrigere Ruhemilchsäurewerte bei hypophysenlosen Katzen. Dagegen war der Anstieg der Blutmilchsäure nach Tetanisation bei den hypophysenlosen Kröten nach MARENZI mit 88 mg% erheblich geringer als bei den Kontrollen mit 128 mg%; in diesen Versuchen stellte die Einpflanzung von Vorder-, aber auch von Hinterlappen die normalen Verhältnisse wieder her.

Dasselbe gilt für die Abnahme der Leber- und Muskelglykogenvorräte der hypophysenlosen Ratte im Hunger, die nach RUSSELL und BENNETT (1936) durch Injektion von Vorderlappenextrakten verhindert werden kann. Darüber hinaus können sogar die Muskelglykogenwerte des hypophysenlosen Tieres durch Extraktzufuhr auf übernormale Werte gesteigert werden; diese Vorderlappenwirkung ist nach den gleichen Autoren nicht an die Anwesenheit der Nebennieren gebunden (vgl. den Abschnitt über den glykostatischen Faktor des HVL.).

IV. Insulinüberempfindlichkeit.

1924 berichteten HOUSSAY und MAGENTA[7], daß hypophysenlose Tiere überempfindlich gegen Insulin sind und bereits bei einem Bruchteil derjenigen Menge in hypoglykämische Krämpfe verfallen, die von normalen Kontrolltieren oder von Tieren mit Läsion des Tuber cinereum [HOUSSAY und MAGENTA (1927)] noch anstandslos vertragen wird. Diese Versuche wurden 1925 von SAITO und SAKA-

---

[1] PHILIPP u. ROBB: Amer. J. Physiol. **109**, 82 (1934).
[2] MARENZI: C. r. Soc. Biol. Paris **117**, 53 (1934).
[3] CRANDALL u. CHERRY: Amer. J. Physiol. **125**, 658 (1939).
[4] COPE u. THOMPSON: J. of Physiol. **88**, 417 (1937).
[5] MARENZI: C. r. Soc. Biol. Paris **117**, 1035 (1934).
[6] MARKS: J. of Physiol. **86**, 38 P (1936).
[7] HOUSSAY u. MAGENTA: C. r. Soc. Biol. Paris **92**, 822 (1925).

MOTO und 1927 von GEILING, CAMPBELL und ISHIKAWA[1] bestätigt und dahin erweitert, daß das Fehlen des Hypophysenhinterlappens für die Überempfindlichkeit gegen Insulin verantwortlich sei, während dem Vorderlappen keine Bedeutung beigemessen wurde. Demgegenüber konnten aber HOUSSAY und POTICK (1929)[2] zeigen, daß es die Exstirpation des Vorderlappens und nicht des Hinterlappens ist, welche Kröten überempfindlich gegen Insulin macht, und daß diese Überempfindlichkeit durch die tägliche Implantation eines Vorderlappens aufgehoben werden kann, während Hinterlappen in dieser Hinsicht wirkungslos bleiben. Alle weiteren Versuche haben die Insulinüberempfindlichkeit (um etwa das 10—30fache) hypophysenloser Tiere bestätigt, weiterhin aber auch gezeigt, daß der Ausfall des Vorderlappens und nicht des Hinterlappens dafür verantwortlich ist (Abb. 11).

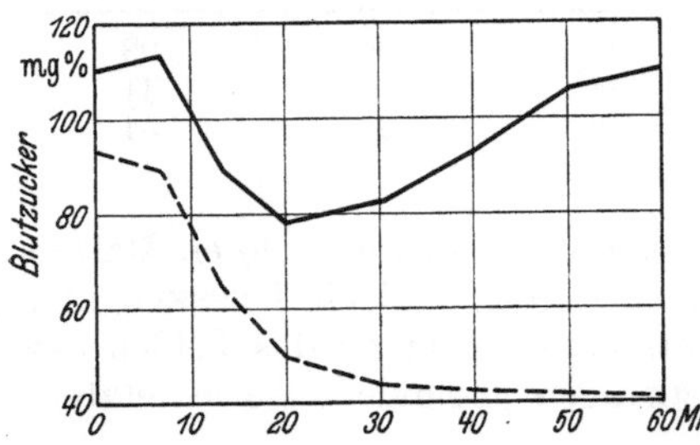

Abb. 11. Blutzuckerkurve nach ¼ E. Insulin.
——— Mittel von 50 normalen Kaninchen.
·········· Mittel von 20 hypophysenlosen Kaninchen.
[Nach COPE u. MARKS: J. of Physiol. 83, 157 (1935).]

So fanden eine Insulinüberempfindlichkeit HARTMAN, FIROR und GEILING (1930)[3] sowie SMITH, TYNDALE, DOTTI und ENGLE (1936)[4] an Affen, LUCKE, HEYDEMANN und HECHLER (1933)[5], DAGGS und EATON (1933)[6], BARNES und REGAN (1933)[7], BARNES, DIX und ROGOFF (1934)[8], FERRILL, ROGOFF und BARNES (1934)[9], ICHIJO (1934)[10], KARLIK (1936)[11] sowie CHAMBERS, SWEET und CHANDLER (1935)[12] an *Hunden*, McPHAIL (1938)[13] bei der *Katze*, FUJIMOTO (1932)[14], CORKILL, MARKS und WHITE (1933)[15] sowie COPE und MARKS (1934)[16] beim *Kaninchen*, KATER (1936)[17], PENCHARZ, CORI und RUSSELL (1936)[18], JONES (1938)[19] sowie RUSSELL (1939)[20] an *Ratten*. Bei Erkrankungen der Hypophyse des *Menschen* mit herabgesetzter Funktion (Morbus Simmonds) wurde von LUCKE und Mitarbeitern[21] sowie von HANTSCHMAN[22], ASSMANN[23] u. a. eine erhöhte Insulinreaktion festgestellt. Die einzige Ausnahme scheinen *Vögel* zu bilden, die schon normalerweise gegen hohe Insulindosen sehr unempfindlich sind, aber auch nach der Hypophysektomie keine nachweisbare Erhöhung der Insulinempfindlichkeit zeigen (HILL, CORKILL und PARKES).

---

[1] GEILING, CAMPBELL u. ISHIKAWA: J. of Pharmacol. **31**, 247 (1927).
[2] HOUSSAY u. POTICK: C. r. Soc. Biol. Paris **101**, 940 (1929).
[3] HARTMAN, FIROR u. GEILING: Amer. J. Physiol. **95**, 662 (1930).
[4] SMITH, TYNDALE, DOTTI u. ENGLE: Proc. Soc. exper. Biol. a. Med. **34**, 250 (1936).
[5] LUCKE, HEYDEMANN u. HECHLER: Z. exper. Med. **87**, 103 (1933).
[6] DAGGS u. EATON: Amer. J. Physiol. **106**, 299 (1933).
[7] BARNES u. REGAN: Endocrinology **17**, 522 (1933).
[8] BARNES, DIX u. ROGOFF: Proc. Soc. exper. Biol. a. Med. **31**, 1145 (1934).
[9] FERRILL, ROGOFF u. BARNES: Amer. J. Physiol. **109**, 95 (1934).
[10] ICHIJO: Jap. J. med. Sci., Trans. IV Pharmacol. **8**, 85 (1934).
[11] KARLIK: Z. exper. Med. **98**, 314 (1936).
[12] CHAMBERS, SWEET u. CHANDLER: Amer. J. Physiol. **103**, 26 (1935).
[13] McPHAIL: Proc. roy. Soc. Lond. B **45**, 117 (1934).
[14] FUJIMOTO: Fol. pharmacol. jap. **15**, 10 (1932).
[15] CORKILL, MARKS u. WHITE: J. of Physiol. **80**, 193 (1933).
[16] COPE u. MARKS: J. of Physiol. **83**, 157 (1934).
[17] KATER: Acta brev. neerl. Physiol. etc. **6**, 20 (1936).
[18] PENCHARZ, CORI u. RUSSELL: Proc. Soc. exper. Biol. a. Med. **35**, 32 (1936).
[19] JONES: Proc. Soc. exper. Biol. a. Med. **40**, 68 (1939).
[20] RUSSELL: Amer. J. Physiol. **124**, 774 (1939).
[21] LUCKE u. Mitarbeiter: Erg. inn. Med. **46**, 94 (1934).
[22] HANTSCHMAN: Dtsch. Arch. klin. Med. **176**, 397 (1934).
[23] ASSMANN: Ver. wiss. Heilkunde. Königsberg 1934.

Daß innerhalb der Hypophyse der Ausfall des Vorderlappens und nicht des Hinterlappens für die erhöhte Empfindlichkeit verantwortlich gemacht werden muß, beweisen neben den eben erwähnten Versuchen von HOUSSAY und Mitarbeitern auch die Versuche von LUCKE, HEYDEMANN und HECHLER (1933)[1], die beim Hund nach isolierter Entfernung des Vorderlappens und nach Zurücklassung des Hinterlappens Insulinüberempfindlichkeit auftreten sahen, sowie die Versuche von KARLIK (1936)[2], der nach isolierter Hinterlappenentfernung keine Insulinüberempfindlichkeit beobachtete. In den Versuchen von PENCHARZ, CORI und RUSSELL[3] an Ratten veränderte die isolierte Entfernung des Hypophysenhinterlappens die Insulinempfindlichkeit der Tiere nicht, während die isolierte Exstirpation des Vorderlappens zu der gleichen Insulinüberempfindlichkeit führte wie die Exstirpation der ganzen Hypophyse. Die operative Eröffnung des Schädels allein oder die Verletzung des Tuber cinereum verursacht keine Überempfindlichkeit [HOUSSAY und MAGENTA (1927), HOUSSAY und BIASOTTI (1930), CHAIKOFF, REICHERT, LARSON und MATHES (1935)[4], KARLIK (1936) beim Hund, HOUSSAY und POTIK (1929) bei der Kröte]. Dagegen wird die Steigerung der Empfindlichkeit beobachtet nach Schädigung des Temporallappens des Gehirns [CHAIKOFF und Mitarbeiter (1935)] oder der oberhalb des Chiasma gelegenen Hirnteile [INGRAM und BARRIS (1936)[5]], wobei nach der Meinung der genannten Autoren Strukturen in der Nähe der Hypophyse verletzt werden.

In den meisten Fällen kann die sofortige Zufuhr hoher Zuckergaben die Tiere aus dem hypoglykämischen Zustand befreien und sie vor dem Tode im Insulinshock bewahren, vorausgesetzt, daß die Insulingaben nicht allzu hoch waren; in anderen Fällen vermag aber die einmalige oder wiederholte Zufuhr von hohen Glucosegaben den Tod nur zu verzögern, aber nicht aufzuhalten, und es wird daher verschiedentlich betont, daß der niedrige Blutzuckerspiegel allein nicht die eigentliche Todesursache darstellen kann [vgl. z. B. HILL, CORKILL und PARKES[6], KATER[7], PENCHARZ und Mitarbeiter[3]].

Die Insulinüberempfindlichkeit ist unabhängig von der Höhe der Glykogenvorräte, die auf der Höhe der Insulinhypoglykämie in normaler Höhe in Leber bzw. Muskel angetroffen werden können [CORKILL, MARKS und WHITE[8], CHAIKOFF, REICHERT, LARSON und MATHES (1935)[4]], während die Hungerhypoglykämie des hypophysenlosen Tieres, wie wir sahen, von einer Erschöpfung der Glykogenvorräte begleitet ist. Nach CRANDALL und CHERRY (1939)[9], welche die Zuckerabgabe aus der Leber hypophysenloser Hunde nach Insulinzufuhr direkt bestimmten, sinkt unter der Insulinwirkung die Zuckerabgabe dieser Tiere ab, worin eine der Ursachen ihrer Insulinüberempfindlichkeit zu suchen wäre. Normale Tiere reagieren demgegenüber nach den gleichen Autoren unter diesen Umständen mit einer erhöhten Zuckerabgabe aus der Leber. Adrenalektomierte bzw. nebennierenentnervte Tiere verhalten sich ähnlich wie hypophysektomierte Tiere, so daß die Autoren die Erscheinung mit einem Ausfall bzw. einer Ausschaltung des Adrenalins in Verbindung bringen (vgl. den Abschnitt über das kontrainsuläre Hormon).

---

[1] LUCKE, HEYDEMANN u. HECHLER: Z. exper. Med. **87**, 103 (1933).
[2] KARLIK: Z. exper. Med. **98**, 314 (1936).
[3] PENCHARZ, CORI u. RUSSELL: Proc. Soc. exper. Biol. a. Med. **35**, 32 (1936).
[4] CHAIKOFF, REICHERT, LARSON u. MATHES: Amer. J. Physiol. **112**, 493 (1935).
[5] INGRAM u. BARRIS: Amer. J. Physiol. **114**, 562 (1936).
[6] HILL, CORKILL u. PARKES: Proc. roy. Soc. Lond. B **116**, 208 (1935).
[7] KATER: Acta brev. neerl. Physiol. etc. **6**, 20, VI (1936).
[8] CORKILL, MARKS u. WHITE: J. of Physiol. **80**, 193 (1934).
[9] CRANDALL u. CHERRY: Amer. J. Physiol. **125**, 658 (1939).

Unvollständige Hypophysektomie erhöht entweder die Insulinempfindlichkeit nicht (Smith und Mitarbeiter[1] an Affen) oder führt sogar bei einem Teil der Tiere paradoxerweise zu einer Blutzuckersteigerung, die 2 Stunden nach der Injektion ihren Höhepunkt erreicht, wie Jones[2] bei mehr als der Hälfte seiner partiell hypophysektomierten Ratten feststellte.

Es war für die Autoren der 20er Jahre naheliegend, die Neigung zur Hypoglykämie und insbesondere zur Insulinüberempfindlichkeit der hypophysenlosen Tiere auf den Ausfall des Hinterlappens zu beziehen, da aus jenen Jahren zahlreiche Arbeiten über die gegensätzliche Wirkung von Insulin und Hinterlappenhormon auf den Blutzucker vorliegen. Tatsächlich gelingt es, wie Geiling, Campbell und Ishikawa (1927)[3] und Houssay und Magenta sowie Houssay und Potick[4] zeigten, durch Injektion von größeren Hinterlappenmengen hypophysenlose Hunde gegen die tödliche Wirkung von Insulin zu schützen, während in ihren Versuchen Vorderlappenextrakte unwirksam blieben.

Im weiteren Verlaufe konnte jedoch gezeigt werden, daß die Schutzwirkung von Vorderlappenextrakten bei hypophysenlosen Tieren gegen die Insulinwirkung erheblich viel größer ist als die von Hinterlappenextrakten, allerdings unter der Voraussetzung, daß die Extrakte bereits mehrere Tage vor der Insulininjektion gegeben wurden und nicht gleichzeitig mit dem Insulin oder erst nach Ausbruch der Krämpfe (Houssay und Potick[4], di Benedetto[5], Lucke, Heydemann und Hechler[6], Cope und Marks u. a.). Mit hochwirksamen Extrakten genügt nach Cope und Marks beim Kaninchen allerdings bereits eine Vorbehandlung von wenigen Stunden. Durch genügend hohe Extraktzufuhr kann sogar die Insulinresistenz des hypophysenlosen Tieres über die Norm gesteigert werden (Houssay und Mitarbeiter, di Benedetto, Lucke und Mitarbeiter; vgl. hierzu den Abschnitt über den glykotropen Faktor des HVL.).

V. Hypoglykämische Nachschwankung nach Zuckerbelastung und Adrenalinzufuhr.

Lucke (1933)[7] wies darauf hin, daß bei der menschlichen hypophysären Kachexie die hypoglykämische Nachphase im Gefolge der Blutzuckersteigerung nach Zuckerbelastung und nach Adrenalinzufuhr ungewöhnlich tief sein und die Kranken in das Gefahrengebiet des hypoglykämischen Shocks führen kann, wobei nicht selten Werte von unter 50 mg% erreicht werden. Das gleiche beobachtete Braier (1931)[8] nach Adrenalinzufuhr bei hypophysenlosen Tieren, bei denen die hypoglykämische Nachschwankung um so tiefere Werte erreichte, je länger die Tiere zuvor gefastet hatten; von 5 Tieren bekamen 3 hypoglykämische Krämpfe, 2 konnten durch Behandlung gerettet werden, 1 starb trotz Behandlung. Képinov (1934)[9] berichtet über eine besonders tiefe hypoglykämische Nachschwankung nach Zuckerbelastung bei hypophysenlosen Hunden, wobei Werte bis herunter zu 35 mg% beobachtet wurden.

VI. Unabhängigkeit der Hypoglykämie der hypophysenlosen Tiere vom Pankreas.

Es wäre eine naheliegende Erklärung anzunehmen, daß die Neigung der hypophysenlosen Tiere zur Hypoglykämie auf einem relativen Überwiegen des

---

[1] Smith u. Mitarbeiter: Proc. Soc. exper. Biol a. Med. **34**, 247 (1936).
[2] Jones: Proc. Soc. exper. Biol. a. Med. **40**, 68 (1939).
[3] Geiling, Campbell u. Ishikawa: J. of Pharmacol. **31**, 247 (1927).
[4] Houssay u. Potick: C. r. Soc. Biol. Paris **101**, 940 (1929).
[5] di Benedetto: C. r. Soc. Biol. Paris **112**, 499 (1932).
[6] Lucke, Heydemann u. Hechler: Z. exper. Med. **87**, 103 (1933).
[7] Lucke: Erg. inn. Med. **46**, 94 (1934).
[8] Braier: C. r. Soc. Biol. Paris **108** (1931).
[9] Képinov: C. r. Soc. Biol. Paris **116**, 833 (1934).

Inselapparates, d. h. einer relativen oder absoluten Insulinämie, beruht, dem das Gegengewicht des HVL. fehlt. Diese Annahme ist in früheren Jahren öfter gemacht und zur Erklärung der häufigen hypoglykämischen Zustände der hypophysenlosen Tiere herangezogen worden.

Von verschiedenen Autoren wurde auch versucht, eine direkte Zunahme des Insulingehalts des Blutes hypophysektomierter Hunde nachzuweisen. So behauptete COWLEY (1931)[1], daß die Injektion des Blutes hypophysektomierter Hunde bei Kaninchen eine viel stärkere hypoglykämische Wirkung ausübt als die des Blutes normaler Kontrollhunde, ein Befund, der jedoch von DAGGS und EATON (1933)[2] sowie von DI BENEDETTO (1934)[3] nicht bestätigt werden konnte. KÉPINOV und GUILLEAUMIE (1934)[4] geben an, daß die Hypophysektomie eine verstärkte Insulinsekretion zur Folge hat, wie sie durch die Methode der pancreatico-jugularen Anastomose nach LA BARRE festgestellt haben wollen, und daß die Hypophyse einen zügelnden Einfluß auf die innere Sekretion des Pankreas ausübt. Doch fanden CHAMBERS, SWEET und CHANDLER (1935)[5], daß die Insulinausbeute des Pankreas hypophysenloser Hunde gegenüber der von normalen Hunden nicht verändert ist.

Der Meinung, daß die Neigung zur Hypoglykämie der hypophysenlosen Tiere auf eine erhöhte Insulinsekretion bzw. auf das relative Überwiegen des Insulins zurückgeht, stehen aber zahlreiche andere Beobachtungen entgegen. Die wichtigste davon ist, daß die gleichen hypoglykämischen Zustände auch bei Tieren beobachtet werden, denen außer der Hypophyse auch das Pankreas entfernt wurde (HOUSSAY und BIASOTTI[6], LUCKE und Mitarbeiter[7]). Danach kann die Annahme eines Zusammenhangs zwischen den oben angeführten hypoglykämischen Zuständen und einer verstärkten Insulinwirkung nicht zu Recht bestehen. Vielmehr ist die Neigung zur Hypoglykämie, wie noch aus weiter zu besprechenden Versuchen hervorgehen wird, als die direkte Folge des Ausfalls von Vorderlappenwirkstoffen anzusehen, die im Kohlehydratstoffwechsel eine Rolle spielen.

VII. Die Beteiligung der Schilddrüse und der Nebennieren an der Neigung der hypophysenlosen Tiere zur Hypoglykämie.

Da Schilddrüse und Nebennieren nach der Hypophysektomie atrophieren, und da die Hormone beider Drüsen einen bedeutsamen Einfluß auf den Kohlehydratstoffwechsel ausüben, scheint es nicht ausgeschlossen, daß die Neigung zur Hypoglykämie an den Ausfall dieser Drüsen gebunden ist.

Was die *Schilddrüse* anlangt, so berichtete DI BENEDETTO (1932)[8], daß hypophysenlose Hunde viel empfindlicher gegen Insulin sind als schilddrüsenlose Tiere. Werden schilddrüsenlose Hunde oder Kaninchen zusätzlich noch hypophysektomiert, so steigt ihre Insulinempfindlichkeit erheblich an. Werden sie nach Vorderlappen- und Schilddrüsenentfernung mit Vorderlappenextrakten behandelt, so wird ihre Insulinempfindlichkeit aufgehoben (HOUSSAY und Mitarbeiter, COPE und MARKS[9], Schilddrüsenfütterung jedoch hat keinen Erfolg [COPE und MARKS]).

---

[1] COWLEY: J. of Pharmacol. **43**, 287 (1931).

[2] DAGGS u. EATON: Amer. J. Physiol. **106**, 299 (1933).

[3] DI BENEDETTO: C. r. Soc. Biol. Paris **116**, 449 (1934).

[4] KÉPINOV u. GUILLEAUMIE: C. r. Soc. Biol. Paris **115**, 1564 (1934).

[5] CHAMBERS, SWEET u. CHANDLER: Amer. J. Physiol. **114**, 26 (1935).

[6] HOUSSAY u. BIASOTTI: C. r. Soc. Biol. Paris **105**, 121 (1930) — Arch. internat. Pharmacodynamie **38**, 250 (1930) — Pflügers Arch. **227**, 239, 657, 664 (1931) — Endocrinology **15**, 511 (1931).

[7] LUCKE: Erg. inn. Med. **46**, 94 (1934).

[8] DI BENEDETTO: C. r. Soc. Biol. Paris **112**, 499 (1932).

[9] COPE u. MARKS: J. of Physiol. **83**, 157 (1934).

LUCKE, HEYDEMANN und DUENSING (1933)[1] fanden, daß nach intravenöser Thyroxininjektion bei hypophysektomierten Hunden eine Blutzuckersteigerung auftritt, die wesentlich stärker ist als beim normalen Tier. Kombiniert man nach den gleichen Autoren Thyroxin mit Vorderlappenextrakt, so ist die Blutzuckersteigerung beim normalen und beim hypophysektomierten Tier viel stärker als bei Vorderlappenextraktzufuhr allein. Ähnliche Ergebnisse hatten SOSKIN, LEVINE und HELLER (1939)[2] nach fortgesetzten Thyroxininjektionen. Thyroxininjektionen vermochten in ihren Versuchen nicht nur den abgesunkenen Blutzucker hypophysektomierter hungernder Hunde wieder annähernd zur Norm zurückzuführen, sondern auch weiterhin trotz fortgesetzten Hungerns auf der für normale Hunde charakteristischen Höhe zu erhalten (Abb. 12). Da gleichzeitig auch die Stickstoffausscheidung erheblich ansteigt, schließen SOSKIN und Mitarbeiter, daß es die Schilddrüsenatrophie im Gefolge der Hypophysektomie ist, welche die Zuckerbildung aus endogenem Eiweiß im Hunger beeinträchtigt. Die entgegengesetzten Ergebnisse anderer Autoren, die insbesondere aus Versuchen nach Thyreoidektomie abgeleitet werden, erklären SOSKIN und Mitarbeiter mit der großen Unsicherheit der völligen Schilddrüsenentfernung infolge des häufigen Vorkommens akzessorischen Schilddrüsengewebes, das alle derartigen Versuche höchst ungewiß macht. In ihren Versuchen hatten die Thyroxininjektionen jedoch keinen Einfluß auf die Insulinüberempfindlichkeit des hypophysenlosen Hundes, so daß nach SOSKIN und Mitarbeiter hierfür ein anderer Mechanismus in Betracht kommt.

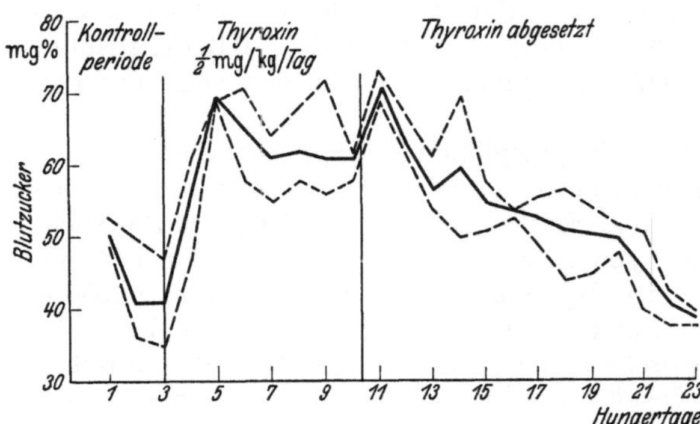

Abb. 12. Aufrechterhaltung eines normalen Blutzuckerspiegels bei einem hungernden hypophysenlosen Hund durch Thyroxin. Die oberen und unteren gestrichelten Kurven bezeichnen die maximalen und minimalen Blutzuckerwerte für jeden Tag. Die starke ausgezogene Linie zeigt den Mittelwert für alle (mindestens 3) an jedem Tag ausgeführten Blutzuckerbestimmungen. [Nach SOSKIN, LEVINE u. HELLER: Amer. J. Physiol. **125**, 220 (1939).]

Der *Nebennieren*ausfall scheint ebenfalls für die Neigung der hypophysenlosen Tiere zur Hypoglykämie mit verantwortlich zu sein. Die Entfernung einer Nebenniere steigert die Insulinempfindlichkeit der Versuchstiere erheblich, wie schon LEWIS[3] und LEWIS und MAGENTA[4] sowie BARNES, SCOTT, FERRILL und ROGOFF (1934)[5] feststellten, und weiterhin vermag *Adrenalin*zufuhr die Insulinempfindlichkeit hypophysenloser Hunde vorübergehend weitgehend zu vermindern, wie BARNES, DIX und ROGOFF (1934)[6] feststellten, so daß diese Autoren vermuten, daß das hypophysenlose Tier während der Insulinhypoglykämie ungenügende Mengen von Adrenalin ausschüttet. Auch LUCKE und Mitarbeiter[7] glauben auf Grund ihrer Untersuchungen über das kontrainsuläre Hormon, dessen Wirkungsmechanismus sie einer verstärkten Adrenalinausschüttung zuschreiben, daß der Ausfall der Vorderlappenfunktion sekundär eine verminderte

[1] LUCKE, HEYDEMANN u. DUENSING: Z. exper. Med. **91**, 106 (1933).
[2] SOSKIN, LEVINE u. HELLER: Amer. J. Physiol. **125**, 220 (1939).
[3] LEWIS: C. r. Soc. Biol. Paris **89**, 1117 (1923).
[4] LEWIS u. MAGENTA: C. r. Soc. Biol. Paris **92**, 821 (1925).
[5] BARNES, SCOTT, FERRILL u. ROGOFF: Proc. Soc. exper. Biol. a. Med. **31**, 524 (1934).
[6] BARNES, DIX u. ROGOFF: Proc. Soc. exper. Biol. a. Med. **31**, 1145 (1934).
[7] LUCKE: Erg. inn. Med. **46**, 94 (1934).

Adrenalinausschüttung und damit eine Störung der Blutzuckerregulation zur Folge hat (vgl. den Abschnitt über das kontrainsuläre Hormon).

Dem stehen aber die Versuche von CORKILL, MARKS und WHITE (1934)[1] entgegen, welche feststellten, daß hypophysenlose Kaninchen überhaupt schlechter auf Adrenalin reagieren als Normaltiere, und daß Adrenalin- (und Vasopressin-) Mengen, welche beim Normaltier eine Insulinhypoglykämie prompt beseitigen, beim hypophysenlosen Tier ohne Wirkung bleiben, auch wenn die Glykogenreserven hoch sind. Sie schließen daraus auf eine abnorme Resistenz des Leberglykogens dieser Tiere gegen den mobilisierenden Einfluß des Adrenalins und halten diese Resistenzsteigerung für die eigentliche Ursache der erhöhten Insulinempfindlichkeit. Weiterhin konnten HOUSSAY und MAZZOCCO (1933)[2] zeigen, daß der Adrenalingehalt der Nebennieren nach der Hypophysektomie völlig normal bleibt. COPE und MARKS (1934)[3] fanden, daß nach der Hypophysenexstirpation die Nebennieren in völlig normaler Weise auf die Insulinhypoglykämie reagieren, indem sie unverändert Adrenalin ins Blut abgeben, daß aber trotz guter Leberglykogenreserven dies Adrenalin den Blutzucker nicht zur Norm zurückzuführen vermag. Auch KÉPINOV (1936)[4] fand beim hypophysenlosen Hund auf dem Höhepunkt der Insulinhypoglykämie eine völlig normale Adrenalinausschüttung, die den Blutzucker nicht auf die normale Höhe zu bringen vermochte. Er schließt daraus[5, 6, 7], daß eine synergistische Wirkung des Adrenalins zusammen mit der eines Vorderlappenhormons zur Mobilisierung des Leberglykogens nötig ist.

HOUSSAY[8] vertritt gerade auch im Hinblick auf die später noch zu schildernden Versuche über die diabetogene Wirkung des Vorderlappens bei nebennierenlosen Tieren den Standpunkt, daß die Nebennieren an der Neigung der hypophysenlosen Tiere zur Hypoglykämie, wenn überhaupt, dann nur in zweiter Linie beteiligt sind, daß diese Erscheinung vielmehr in erster Linie auf den Ausfall eines Vorderlappenhormons zurückgeht, welches als stimulierendes Agens für die Bildung von Zucker zu gelten hat.

Wenn somit eine wesentliche Bedeutung des Nebennierenmarks bzw. des Adrenalins für das Zustandekommen der Hungerhypoglykämie der hypophysenlosen Tiere abgelehnt werden muß, so bleibt noch die Rolle der *Nebennierenrinde* zu erörtern, deren wichtiger Einfluß auf den Kohlehydrathaushalt gerade in den letzten Jahren immer klarer erkannt wird. Aber bereits PORGES (1909)[9] hatte gefunden, daß Addisonkranke einen erniedrigten Blutzucker haben, und daß auch bei adrenalektomierten Hunden starke Blutzuckersenkungen auftreten. Diese experimentellen Befunde wurden in der Folge vielfach bestätigt, vorausgesetzt, daß bei der Nebennierenexstirpation die Entfernung der Drüse vollständig war, und kein akzessorisches Gewebe die Hypoglykämie verhinderte [BØGGILD (1925)[10], SWINGLE (1927)[11], CORI und CORI (1927)[12], WYMAN und WALKER (1929)[13],

---

[1] CORKILL, MARKS u. WHITE: J. of Physiol. **80**, 193 (1934).
[2] HOUSSAY u. MAZZOCCO: C. r. Soc. Biol. Paris **114**, 722 (1933).
[3] COPE u. MARKS: J. of Physiol. **83**, 157 (1934).
[4] KÉPINOV: C. r. Soc. Biol. Paris **122**, 351 (1936).
[5] KÉPINOV: C. r. Acad. Sci. Paris **204**, 808 (1937).
[6] KÉPINOV: C. r. Acad. Sci. Paris **204**, 1218 (1937).
[7] KÉPINOV: C. r. Acad. Sci. Paris **205**, 88 (1937).
[8] HOUSSAY: New England J. Med. **214** (1936).
[9] PORGES: Z. klin. Med. **69**, 341 (1909).
[10] BØGGILD: Acta path. scand. (København.) **2**, 68 (1925).
[11] SWINGLE: Amer. J. Physiol. **79**, 666 (1927).
[12] CORI u. CORI: J. of biol. Chem. **74**, 473 (1927).
[13] WYMAN u. WALKER: Amer. J. Physiol. **89**, 215 (1929).

ZWEMER und SULLIVAN (1934)[1], THADDEA (1935)[2] u. a.]. Rindenextraktzufuhr verhindert die Hypoglykämie.

In allerjüngster Zeit ist über Versuche berichtet worden, wonach es gelingt, auch beim hypophysektomierten Tier durch Rindenhormonbehandlung die Hungerhypoglykämie zu verhindern [LONG, KATZIN und FRY (1940)[3]]. Die von diesen Autoren an hypophysenlosen Ratten angestellten Versuche erforderten allerdings verhältnismäßig hohe Mengen an Nebennierenrindenhormon. Gleichzeitig gelang es, auch die Leber- und Muskelglykogenvorräte und die Körpertemperatur auf annähernd normaler Höhe zu halten, während das Körpergewicht erheblich abnahm. Die Tabelle 3 gibt einen derartigen Versuch wieder.

Tabelle 3. Wirkung des Nebennierenrindenextraktes auf Körpertemperatur, Gewichtsverlust und Kohlehydratgehalt von hungernden, hypophysenlosen Ratten. [Nach LONG, KATZIN und FRY (1940)[3].]

Zahl der Tiere	Hunger-periode Stdn.	Zeit der Injektionen Stdn.	Körpertem-peratur am Versuchsende ° C	Gewichts-verlust g/100 g	Glykogen mg% Leber	Glykogen mg% Muskel	Blutzucker mg%	Bemerkungen
8	24	—	$31,4 \pm 0,6$	$12,0 \pm 1,7$	113 ± 17	283 ± 33	50 ± 8	Kontrollen
5	24	12—24	—	—	808 ± 240	374 ± 30	94 ± 8	1 ccm Rinden-extrakt stündl.
6	24	0—24	$34,8 \pm 0,01$	$19,5 \pm 0,3$	583 ± 124	439 ± 12	101 ± 12	1 ccm Rinden-extrakt stündl.
1	24	0—24	33,0	26,0	1520	450	107	0,03 mg Corti-costeron stdl.
2	36	24—36	$34,5 \pm 0$	$25,0 \pm 4,0$	1330 ± 240	449 ± 24	105 ± 1	1 ccm Rinden-extrakt stündl.
6	42	—	$30,3 \pm 1,7$	$8,3 \pm 1,6$	87 ± 17	150 ± 15	44 ± 8	Kontrollen
6	42	24—42	$35,5 \pm 0,02$	$17,0 \pm 0,9$	990 ± 251	280 ± 26	110 ± 4	1 ccm Rinden-extrakt stündl.

Die behandelten Tiere befanden sich in ausgezeichneter Verfassung, und bemerkenswerterweise hatte synthetisches Corticosteron die gleiche Wirkung wie Extrakt, der aus Drüsen gewonnen war. Die Wirkung des Extraktes bezog sich nicht auf die Erhaltung des vor Versuchsbeginn vorhandenen Glykogens, vielmehr wurde offensichtlich neues Glykogen unter der Rindenhormonwirkung gebildet, da zu Versuchsbeginn in einzelnen Versuchen die Kohlehydratvorräte durch ein vorangegangenes Hungern bereits erschöpft waren. Die Wirkung auf das Muskelglykogen war allerdings nicht so ausgesprochen wie die auf das Leberglykogen. Es wurde zwar unter der Rindenhormonbehandlung kein derartiger Absturz beobachtet wie bei den unbehandelten Kontrollen, doch wurde auch nicht der hohe Muskelglykogenwert erzielt, wie er sich durch Behandlung mit dem glykostatischen Faktor (s. das entsprechende Kapitel) erreichen läßt. Verwiesen sei dazu auf ähnliche Befunde von LONG und KATZIN (1938)[4], RUSSELL und CRAIG (1938)[5], COREY und BRITTON (1939)[6], GROLLMAN (1938)[7].

In weiteren Bestimmungen wurde von LONG, KATZIN und FRY gefunden, daß während der Behandlung mit Rindenhormon die Stickstoffausscheidung im

---

[1] ZWEMER u. SULLIVAN: Endocrinology 18, 97 (1934).
[2] THADDEA: Z. exper. Med. 95, 600 (1935).
[3] LONG, KATZIN u. FRY: Endocrinology 26, 309 (1940).
[4] LONG u. KATZIN: Proc. Soc. exper. Biol. a. Med. 38, 516 (1938).
[5] RUSSELL u. CRAIG: Proc. Sox. exper. Biol. a. Med. 39, 59 (1938).
[6] COREY u. BRITTON: Amer. J. Physiol. 126, 148 (1939).
[7] GROLLMAN: Amer. J. Physiol. 122, 460 (1938).

Harn um etwa 50% ansteigt. Der aus der neugebildeten Extraglucose und der zusätzlichen Stickstoffausscheidung gebildete Quotient $\dfrac{\text{Extraglucose}}{\text{Extrastickstoff}}$ beträgt unter diesen Umständen 1,5, während er beim adrenalektomierten Tier 4,1 und beim normalen Tier 3,3 beträgt. Zur Erklärung dieses scheinbaren Glucosedefizits beim hypophysenlosen Tier nehmen LONG und Mitarbeiter an, daß das hypophysenlose Tier sofort einen entsprechenden Betrag der neugebildeten Glucose oxydiert und damit zum Verschwinden bringt, da es entsprechend der Theorie von RUSSELL, FISHER und CORI (vgl. diese) einen relativ erhöhten Kohlehydratverbrauch besitzt. Die Möglichkeit, dieses scheinbare Defizit so zu erklären, daß normalerweise der größere Teil der neugebildeten Glucose nicht aus Eiweiß, sondern aus Fett stammt (vgl. den Schlußabschnitt im Kapitel Fettstoffwechselhormon sowie den Abschnitt über Kritik der Theorie der Kohlehydratoxydation), wird nicht diskutiert. Bestimmungen des respiratorischen Quotienten unter diesen Bedingungen wurden bisher nicht ausgeführt.

Zusammenfassend geht wohl aus den in diesem Abschnitt referierten Versuchen hervor, daß für das Absinken des Blutzuckers und der Glykogenvorräte des hypophysenlosen Tieres im Hunger zu einem guten Teil der Ausfall der atrophischen Schilddrüse und der atrophischen Nebennierenrinde verantwortlich ist, die somit beide für die Regulation der Zuckerbereitstellung von besonderer Bedeutung zu sein scheinen.

β) **Verhalten des hypophysenlosen Tieres bei blutzuckersteigernden Eingriffen.**

I. Blutzuckerkurve, Zuckerausscheidung und Ablagerung von Leberglykogen nach Zuckerbelastung.

GOETSCH, CUSHING und JACOBSON[1] berichteten 1911, daß man eine größere Zuckerzufuhr benötigt, um bei hypophysenlosen Hunden Glykosurie zu erzeugen, als bei Normaltieren, d. h. also, daß die Glucosetoleranz der hypophysenlosen Tiere erhöht ist; sie konnte durch Hinterlappenzufuhr aufgehoben werden. Diese Angabe ist in der Folge von zahlreichen Autoren nachgeprüft, aber nicht einheitlich beantwortet worden. Die Angabe einer erhöhten Kohlehydrattoleranz nach Hypophysektomie machten in der Folge auch SACKS und MACDONALD (1925), PICKAT (1929)[2], KARLIK und ROBINSON (1935)[3] und ASZODI (1940)[4], die bei operierten Hunden keine Zuckerausscheidung im Harn nach oraler Zuckerbelastung erreichten.

Demgegenüber konnten aber HOUSSAY, HUG und MALAMUD (1922)[5], CAMUS und ROUSSY (1922)[6], BAILEY (1925)[7], COLWELL (1927)[8], D'AMOUR und KELLER (1932)[9], BIASOTTI (1934)[10] eine erhöhte Kohlehydrattoleranz nicht feststellen. BIASOTTI verfolgte die Blutzuckerkurve nach intravenöser Injektion von 1 g Glucose pro kg bei 18—24 Stunden lang fastenden Hunden. Der maximale Blutzuckeranstieg der vorderlappenexstirpierten Tiere war größer und die Rückkehr der erhöhten Blutzuckerwerte zur Norm länger dauernd als bei Normal-

---

[1] GOETSCH, CUSHING u. JACOBSON: Hopkins Hosp. Rep. **22**, 165 (1911).

[2] PICKAT: Kongreßzbl. inn. Med. **51**, 169 (1929).

[3] KARLIK u. ROBINSON: Arch. argent. Neur. **12**, 61 (1935).

[4] ASZODI: Biochem. Z. **303**, 289 (1940).

[5] HOUSSAY, HUG u. MALAMUD: C. r. Soc. Biol. Paris **86**, 1115 (1922).

[6] CAMUS u. ROUSSY: J. Physiol. et Path. gén. **20**, 505, 535 (1922).

[7] BAILEY: Arch. of Neur. **13**, 385 (1925).

[8] COLWELL: Medicine **6**, 1 (1927).

[9] D'AMOUR u. KELLER: Proc. Soc. exper. Biol. a. Med. **30**, 1175 (1933).

[10] BIASOTTI: C. r. Soc. Biol. Paris **117**, 54 (1934).

tieren, woraus BIASOTTI eher auf eine Verminderung der Kohlehydrattoleranz schließt (Abb. 13). Nach peroraler Zuckerbelastung fand BIASOTTI keinen Unterschied im Ablauf der Blutzuckerreaktion zwischen operierten und Kontrollhunden. Auch nach KLUG (1928)[1] und DAGGS und EATON (1933)[2] dauert unter diesen Versuchsbedingungen die Blutzuckersteigerung der hypophysenlosen Tiere länger an als die der Kontrolltiere, während BAILEY und HORRAX (1925)[3] sowie GREELEY (1935)[4] keinen sicheren Unterschied feststellten. Dagegen findet KÉPINOV (1934)[5] bei sechs hypophysektomierten Hunden einen Blutzuckerhöchstwert von 120 mg% nach peroraler Belastung gegenüber Höchstwerten von 180 mg% bei normalen Tieren, d. h. also eine erhöhte Toleranz. Die Ergebnisse der Versuche beim Hund scheinen also recht widerspruchsvoll, wobei allerdings die Versuchsbedingungen hinsichtlich Art und Menge der Zuckerzufuhr und hinsichtlich des Nüchternzustandes der Tiere variierten.

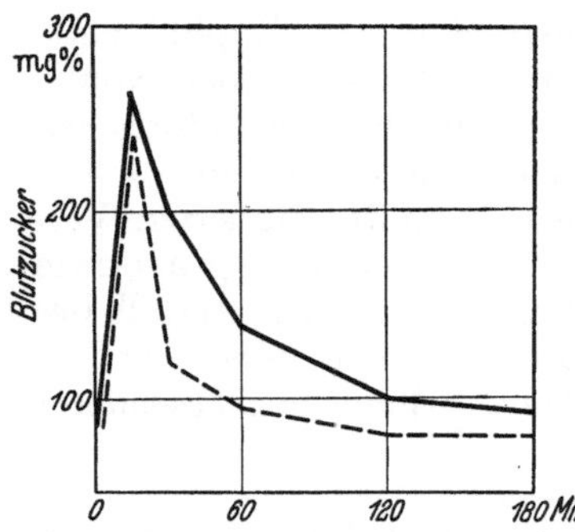

Abb. 13. Blutzuckerkurve nach intravenöser Injektion von 1 g Glucose pro Kilogramm.

——— Mittel von 14 hypophysenlosen Hunden.
········ Mittel von 10 Kontrollhunden.
[Nach BIASOTTI: C. r. Soc. Biol. Paris 117, 54 (1934).]

Bei hypophysenlosen Ratten ist bei intravenöser Zufuhr nach RUSSELL und CORI (1937)[6] die Toleranz vermindert. Beim hypophysenlosen Kaninchen ist nach SAITO (1926 und 1934)[7], FUJIMOTO (1932)[8] und CORKILL, MARKS und WHITE (1934)[9] nach oraler Zufuhr eine erhöhte Toleranz festzustellen.

Im ganzen zeigen die Versuche, daß bei oraler Zuckerbelastung bei fast allen untersuchten Tieren die Zuckertoleranz meist erhöht gefunden wird, sowohl was die Zuckerausscheidung im Harn als auch was den Ablauf der Blutzuckerkurve anlangt. Nach intravenöser Zufuhr dagegen wird diese Erhöhung der Toleranz nicht nur vermißt, vielmehr ist nach vielen Untersuchungen eher eine Verminderung der Toleranz hinsichtlich des Ablaufs der Blutzuckerkurve festzustellen.

Dieser Toleranzunterschied nach oraler und intravenöser Zufuhr läßt sich wahrscheinlich durch eine Verzögerung der intestinalen Resorption nach Hypophysektomie erklären, wie sie zuerst von PHILIPPS und ROBB (1934)[10] gefunden wurde. Danach ist z. B. bei hypophysenlosen Ratten die Zuckerresorption aus dem Darm gegenüber den Kontrollen um 30% verzögert. Dieser Befund wurde in der Folge von zahlreichen Autoren bestätigt (BENNETT[11], RUSSELL und BENNETT[12], KATER[13], FITZ-GERALD, LASZT und VERZAR[14]). Danach wäre eine erhöhte Glucosetoleranz der hypophysenlosen Tiere bei oraler Belastung wohl nur vor-

[1] KLUG: Dtsch. Z. Chir. 212, 5 (1928).
[2] DAGGS u. EATON: Amer. J. Physiol. 106, 299 (1933).
[3] BAILEY u. HORRAX: Arch. of Neur. 13, 423 (1925).
[4] GREELEY: Proc. Soc. exper. Biol. a. Med. 32, 1070 (1935).
[5] KÉPINOV: C. r. Soc. Biol. Paris 116, 833 (1934).
[6] RUSSELL u. CORI: Amer. J. Physiol. 119, 167 (1937).
[7] SAITO: Fol. endocrin. jap. 1, 35 (1934).
[8] FUJIMOTO: Fol. pharmacol. jap. 15, 10 (1932).
[9] CORKILL, MARKS u. WHITE: J. of Physiol. 80, 193 (1933).
[10] PHILIPPS u. ROBB: Amer. J. Physiol. 109, 82 (1934).
[11] BENNETT: Proc. Soc. exper. Biol. a. Med. 34, 277 (1934).
[12] RUSSELL u. BENNETT: Amer. J. Physiol. 118, 196 (1937).
[13] KATER: Acta brev. neerl. Physiol. etc. 7, 117 (1937).
[14] FITZ-GERALD, LASZT u. VERZAR: Pflügers Arch. 240, 619 (1938).

getäuscht, während in Wirklichkeit, wie der Ablauf der Blutzuckerkurve nach intravenöser Belastung zeigt, die Zuckertoleranz herabgesetzt ist. Für die Zuckerausscheidung im Harn ist dabei aber wieder bedeutungsvoll und die Beurteilung der Toleranz komplizierend, daß nach LUCKE[1] und nach RUSSELL und CORI[2] die Nierenschwelle für Zucker beim hypophysenlosen Tier heraufgesetzt ist, so daß trotz erhöhter Blutzuckerreaktion weniger Zucker im Harn erscheint.

Hier sei noch angefügt, daß nach HIMSWORTH und SCOTT (1938)[3] bei normalen Kaninchen sich Glucosetoleranz und Insulinempfindlichkeit durch verschiedenartige (kohlehydratarme und kohlehydratreiche) Ernährung verändern lassen. Die Hypophysektomie der Versuchstiere bringt diese Unterschiede zum Verschwinden.

Weitere Untersuchungen beschäftigen sich mit der Veränderung der Glykogenbestände des hypophysenlosen Tieres durch Glucosezufuhr.

Beim Kaninchen besteht nach intravenöser Zuckerzufuhr im Hunger nach COPE (1937)[4] kein sicherer Unterschied in der Ablagerung von Leberglykogen, wenn man den niedrigeren Ausgangswert der hypophysektomierten Tiere in Rechnung stellt; COPE folgert daraus, daß kein Grund besteht, die Ausnutzung intravenös injizierter Glucose bei hypophysektomierten Kaninchen als vermindert anzusehen. Wohl ist nach COPE die Leberglykogenbildung und der Blutzuckeranstieg im Gefolge einer intravenösen Milchsäureinjektion verlangsamt, die Lactatausnutzung also vermindert.

Bei der hungernden hypophysektomierten Ratte fanden PHILIPPS und ROBB (1934)[5] eine verminderte Leberglykogenablagerung nach Fütterung von Glucose. Die operierten Tiere hatten nach 4 Stunden nur 7—11% der resorbierten Glucose als Glykogen deponiert gegenüber 18% bei den Kontrollen; für das Muskelglykogen betrugen die entsprechenden Werte 0,21 bzw. 0,65%. Dieselben Unterschiede hatten auch RUSSELL und BENNETT (1937)[6] bei Ratten, denen Stärke verfüttert wurde. Zum großen Teil, wenn auch nicht vollständig, lassen sich diese Unterschiede nach RUSSELL und BENNETT durch die niedrigen Hungerausgangswerte und durch die erniedrigte Resorption aus dem Darmkanal der operierten Tiere erklären.

II. Verhalten der hypophysenlosen Tiere gegen die Adrenalinhyperglykämie.

Nicht minder widerspruchsvoll als die Frage der Zuckertoleranz erscheint auch die Frage, wie die Hypophysektomie die Adrenalinwirkung beeinflußt. ASCHNER[7] machte bereits 1912 die Feststellung, daß eine Adrenalininjektion bei seinen hypophysenlosen *Hunden* nach viertägigem Fasten keine oder nur eine viel geringere Glykosurie hervorruft als bei Kontrolltieren. Auch die Harnstickstoffausscheidung und die Adrenalinnebensymptome (Zittern, Übererregbarkeit, Unruhe, Polyurie, Polydipsie, Pupillenveränderungen usw.) sind unter diesen Bedingungen bei den hypophysenlosen Tieren geringer. SAITO und SAKAMOTO erhoben 1923 diesen Befund am Kaninchen. Die gleichen Versuche wurden 1931 von BRAIER[8] wiederholt und dahin erweitert, daß hypophysenlose Hunde sowohl nach 4tägigem als auch nach 18stündigem Fasten untersucht wurden. Dabei ergab sich ein grundlegender Unterschied insofern, als nach 4tägigem Hungern

---

[1] LUCKE: Erg. inn. Med. **46**, 94 (1934).
[2] RUSSELL u. CORI: Amer. J. Physiol. **119**, 167 (1937).
[3] HIMSWORTH u. SCOTT: J. of Physiol. **91**, 447 (1938).
[4] COPE: J. of Physiol. **88**, 401 (1937).
[5] PHILIPPS u. ROBB: Amer. J. Physiol. **109**, 82 (1934).
[6] RUSSELL u. BENNETT: Amer. J. Physiol. **118**, 196 (1937).
[7] ASCHNER: Pflügers Arch. **146**, 1 (1912).
[8] BRAIER: C. r. Soc. Biol. Paris **108**, 491 (1931).

Tabelle 4. Adrenalinblutzuckersteigerung nach 4tägigem Hungern. (Nach BRAIER.)

Mittelwerte in mg% von	Vor der Injektion	Nach				
		$^1/_2$	1	2	3	6 Std.
5 hypophysenlosen Hunden	89	107	122	117	97	82
5 Kontrollhunden	128	154	161	155	134	120

Adrenalinblutzuckersteigerung nach 18stündigem Fasten:

Mittelwerte in mg% von	Vor der Injektion	Nach				
		$^1/_2$	1	2	3	5 Std.
6 hypophysenlosen Hunden	93	154	120	101	90	92
6 Kontrollhunden . . . . : .	114	162	134	119	118	116

eine Verminderung der Hyperglykämie bei den operierten Tieren auftrat, während nach 18stündigem Fasten die hypophysenlosen Hunde mit einer Verstärkung ihrer Glykämie nach langsamer intravenöser Injektion von 0,05 mg Adrenalin pro kg Körpergewicht reagierten. Häufig folgte der Blutzuckersteigerung eine tödliche Hypoglykämie.

Die Ausscheidung von Stickstoff und Kreatinin im Harn, die bei den hypophysenlosen Tieren im Hunger ohnehin schon gegenüber den Kontrolltieren vermindert ist, sank nach Adrenalinzufuhr nach 4tägigem Hungern bei beiden Kategorien ab, bei den hypophysenlosen aber stärker als bei den Kontrollen.

Ähnliche Feststellungen machten HOUSSAY und DI BENEDETTO (1932)[1] an *Kröten*; nach Injektion einer hohen Adrenalindosis stieg der Blutzucker bei den Kontrollen von 56 auf 109 mg%, bei den hypophysenlosen von 43 auf 80, bei den Tieren mit isolierter Entfernung des Vorderlappens von 42 auf 74 mg%. Vorderlappen- (und in geringerem Grade auch Hinterlappen-) Einpflanzung vermag die Verminderung der Ansprechbarkeit auf Adrenalin auszugleichen. Die gleichen Autoren berichteten 1934[2], daß bei *Hunden* die vorausgehende Injektion von hohen Vorderlappenmengen an mehreren Tagen sogar die hyperglykämische Reaktion auf Adrenalin bei hypophysenlosen Hunden zu steigern vermag. LUCKE, HEYDEMANN und HECHLER (1933)[3] finden, daß die Adrenalinhyperglykämie (nach intramuskulärer Injektion) bei nichtfastenden, hypophysenlosen Hunden größer ist als bei normalen Kontrolltieren, wie es auch BRAIER für kurzfastende Tiere angibt. Da aber die Nierenschwelle für Zucker bei den operierten Tieren erheblich heraufgesetzt ist, wird weniger Zucker ausgeschieden als bei normalen Tieren. Denselben Befund einer erhöhten Nierenschwelle nach Hypophysektomie erhoben RUSSELL und CORI (1936)[4] bei der *Ratte*, während sie allerdings die Adrenalinhyperglykämie nach subcutaner Injektion geringer, nach intravenöser Injektion gegenüber den Kontrollen unverändert fanden. Da auch die sonstigen Unterschiede im Verhalten des hypophysenlosen Tieres nach Adrenalinzufuhr (Muskelglykogen, Hexosemonophosphat, Zuckerutilisation) im Sinne einer geringeren Wirkung nur nach subcutaner, nicht nach intravenöser Zufuhr auftreten, schließen RUSSELL und CORI, daß diese Unterschiede nicht dem Adrenalin selbst, sondern einer verminderten Resorption des Adrenalins aus dem Unterhautzellgewebe des hypophysenlosen Tieres zuzuschreiben sind, wobei die Erniedrigung des Blutdruckes, die Verschlechterung der Zirkulation

[1] HOUSSAY u. DI BENEDETTO: C. r. Soc. Biol. Paris **111**, 472 (1932).
[2] HOUSSAY u. DI BENEDETTO: C. r. Soc. Biol. Paris **114**, 82 (1933).
[3] LUCKE, HEYDEMANN u. HECHLER: Z. exper. Med. **87**, 103 (1933).
[4] RUSSELL u. CORI: Amer. J. Physiol. **119**, 167 (1936).

und die Erniedrigung des Stoffwechsels dieser Tiere beteiligt sein mögen. Den gleichen Standpunkt nehmen auch HEINBACHER .und WEICHSELBAUM (1938)[1] ein, die nach intraperitonealer Injektion von Adrenalin bei hypophysenlosen Hunden keinen Unterschied im Blutzuckeranstieg gegenüber den Kontrollen feststellten.

Beim *Kaninchen*, das nach der Hypophysektomie besonders leicht mit einer Hypoglykämie reagiert, sahen CORKILL, MARKS und WHITE (1934)[2] nach subcutaner Injektion von Adrenalin eine verminderte hyperglykämische Reaktion auftreten, und zwar besonders bei den Tieren, die auch eine abnorme Insulinempfindlichkeit und eine erhöhte Zuckertoleranz zeigten. Die Höhe der Glykogenvorräte ist bei diesem Verhalten aber nicht maßgebend, da es auch nach voraufgehender Zuckerfütterung beobachtet wurde, wie auch schon HOUSSAY und MAZZOCCO[3] gezeigt hatten. Die englischen Autoren nehmen daher eine abnorme Resistenz der Glykogenreserven gegen Adrenalin an. Umgekehrt stellten COPE und MARKS (1935)[4] nach Hypophysenvorderlappenzufuhr die höchste Adrenalinwirkung fest, die je festgestellt werden konnte, so daß auch diese Autoren zu dem Ergebnis gelangen, daß nach der Hypophysektomie das Leberglykogen resistent gegen Adrenalin wird. Diesen Befund hatten früher auch schon FLUCH, GREINER und LOEWI (1934)[5] sowie später KÉPINOV (1937)[6] erhoben, die feststellten, daß bei hypophysektomierten Fröschen die Zuckerbildung aus Leberglykogen vermindert ist, wenn man die Lebern mit oder ohne Adrenalin durchströmt. (Vgl. dazu auch die Ausführungen des vorangegangenen Kapitels: Unabhängigkeit der Hypoglykämie von Schilddrüse und Pankreas).

Aber auch das Muskelglykogen scheint, wenigstens beim Hund, der mobilisierenden Wirkung des Adrenalins größeren Widerstand entgegenzusetzen, wenn die Hypophyse fehlt. So stellten CHAIKOFF, REICHERT, READ und MATTHES (1935)[7] fest, daß bei hypophysektomierten Hunden der Blutmilchsäureanstieg nach Adrenalininjektion geringer ist als bei Kontrolltieren. Da die Blutmilchsäure in erster Linie aus dem Muskelglykogen stammt und in der Leber wieder zu Zucker aufgebaut wird, halten CHAIKOFF und Mitarbeiter die verminderte Adrenalinhyperglykämie nach Hypophysektomie für die Folge einer verminderten Muskelglykogenmobilisierung, welche die Leber nicht mit genügender Milchsäure zum Zuckeraufbau versorgen läßt. Eine Bestätigung dieser Ansicht bietet eine Arbeit von MARKS (1936)[8], der die folgende Tabelle entnommen ist:

Tabelle 5. Blutmilchsäure bei Katzen nach subcutaner Injektion von 0,2 mg
Adrenalin.

	3 hypophysektomierte Katzen			9 normale Katzen			4 Katzen, die HVL.- Extrakt erhielten		
Zeit in Stunden	0	1	2	0	1	2	0	1	2
Milchsäure in mg% . . .	11	25	17	17	35	34	25	44	46

Wie aus der Tabelle hervorgeht, ist schon der Ruhemilchsäuregehalt der Katze nach der Hypophysektomie niedriger. Direkte Bestimmungen bei eviscerierten Katzen ergaben, daß der Muskelglykogengehalt nach der Hypophysekto-

[1] HEINBACHER u. WEICHSELBAUM: Proc. Soc. exper. Biol. a. Med. **37**, 527 (1938).
[2] CORKILL, MARKS u. WHITE: J. of Physiol. **80**, 193 (1934).
[3] HOUSSAY u. MAZZOCCO: C. r. Soc. Biol. Paris **114**, 722 (1933).
[4] COPE u. MARKS: J. of Physiol. **83**, 157 (1935).
[5] FLUCH, GREINER u. LOEWI: Naunyn-Schmiedebergs Arch. **177**, 167 (1935).
[6] KÉPINOV: C. r. Acad. Sci. Paris **204**, 1218 (1937).
[7] CHAIKOFF, REICHERT, READ u. MATTHES: Amer. J. Physiol. **113**, 306 (1935).
[8] MARKS: J. of Physiol. **86**, 38 P (1936).

mie nicht nur von vornherein höher ist, sondern auch nach Adrenalininjektion weniger abnimmt als bei den nichtoperierten Kontrolltieren.

Eine Beziehung zwischen Adrenalin-Blutzuckerreaktion und Leberglykogen wird von BACHMAN und TOBY (1936)[1] angenommen. Sie fanden, daß gut gefütterte, hypophysektomierte Kaninchen mit einer unregelmäßigen Blutzuckersteigerung auf die subcutane Injektion von Adrenalin reagieren, daß sie aber eine völlig normale Hyperglykämie zeigen können, wenn das Leberglykogen hoch ist. Läßt man die hypophysenlosen Tiere aber 15 Stunden fasten, so sinkt ihr Leberglykogen, und die Adrenalinreaktion wird sehr gering. Aber auch die Mobilisation des Muskelglykogens unter der Adrenalinwirkung scheint nach diesen Autoren bei hypophysenlosen Tieren vermindert zu sein. Auch hypophysenlose Ratten reagieren nach COLLIP, THOMPSON und TOBY (1936)[2] auf intraperitoneale Adrenalininjektionen mit einer verminderten Hyperglykämie und einer verminderten Mobilisierung ihres Muskelglykogens. Vorhergehende Behandlung mit Vorderlappenextrakten stellt die normalen Verhältnisse wieder her.

Eine besondere Reaktionsweise auf Adrenalin zeigen *infantile Kaninchen.* Auf geringe Adrenalindosen reagiert das normale, infantile Kaninchen mit einer Erhöhung des Blutzuckers und des Leberglykogens, die beim hypophysektomierten infantilen Kaninchen nach COPE (1937)[3] ausbleibt. Nach subcutaner Adrenalininjektion ist nach COPE und THOMPSON (1937)[4] der Anstieg der Blutmilchsäure beim hypophysektomierten, infantilen Tier nicht geringer, sondern bewegt sich innerhalb der Grenzen der Kontrolltiere. Auch bei hungernden, infantilen, hypophysenlosen Kaninchen, deren Blutzucker auf 40 mg % abgesunken war, wurden noch normale Milchsäurewerte gefunden. Die Autoren ziehen daraus den Schluß, daß zwar die Wirkung des Adrenalins auf die Milchsäurebildung nach der Hypophysektomie nicht gestört ist; da aber der Blutzuckeranstieg und der Anstieg des Leberglykogens nach Adrenalin trotz der Erhöhung der Blutmilchsäure nicht gesteigert sind, ist nach COPE und THOMPSON eine Störung in der Utilisation der Milchsäure beim hypophysenlosen Tier anzunehmen.

III. Verhalten der hypophysenlosen Tiere gegen sonstige blutzuckersteigernde Pharmaca und Eingriffe.

α) **Morphin.** HOUSSAY und DI BENEDETTO (1932)[5] fanden, daß die Hyperglykämie, welche im Gefolge von Morphininjektionen auftritt, bei hypophysenlosen Kröten geringer ist als bei den Kontrolltieren. Einpflanzung von Vorderlappen, aber auch von Hinterlappen bei den hypophysenlosen Tieren steigert dagegen die Morphinhyperglykämie auf das normale Maß. Bei Hunden läßt sich nach der Hypophysektomie nach DI BENEDETTO DE SABELLI und DI BENEDETTO (1935)[6] kein sicherer Unterschied in der Morphinwirkung vor und nach der Hypophysektomie feststellen. Dagegen gelingt es nach HOUSSAY und DI BENEDETTO (1933)[7], die Morphinhyperglykämie erheblich zu steigern, indem man normale Hunde einige Tage mit großen Dosen eines Vorderlappenextraktes behandelt.

β) **Pilocarpin.** Die Pilocarpinhyperglykämie ist nach KUSUNOKI und NAKAMURA (1934)[8] bei hypophysenlosen Kaninchen geringer als bei den normalen Kontrolltieren.

[1] BACHMAN u. TOBY: J. of Physiol. **87**, 1 (1936).
[2] COLLIP, THOMPSON u. TOBY: J. of Physiol. **88**, 191 (1936).
[3] COPE: J. of Physiol. **88**, 401 (1937).
[4] COPE u. THOMPSON: J. of Physiol. **88**, 417 (1937).
[5] HOUSSAY u. DI BENEDETTO: C. r. Soc. Biol. Paris **111**, 472 (1932).
[6] DI BENEDETTO DE SABELLI u. DI BENEDETTO: C. r. Soc. Biol. Paris **120**, 738 (1935).
[7] HOUSSAY u. DI BENEDETTO: C. r. Soc. Biol. Paris **114**, 82 (1933).
[8] KUSUNOKI u. NAKAMURA: Klin. Wschr. **1934**, 1832.

γ) **Äther.** Nach DI BENEDETTO DE SABELLI und DI BENEDETTO (1935)[1] ist der Blutzuckeranstieg während der Äthernarkose bei hypophysenlosen Hunden abgeschwächt.

δ) **Parathormon.** RIDDLE und DOTTI (1934)[2] berichten, daß hypophysenlose Tauben auf Parathormoninjektionen nicht mehr den Blutzuckeranstieg der normalen Kontrolltiere zeigen.

ε) **Glykokoll.** Nach RE (1931)[3] ist der Blutzuckeranstieg nach intravenöser Injektion von 0,2 g Glykokoll bei hypophysenlosen Hunden höher als bei den Kontrolltieren; das injizierte Glykokoll verschwindet dagegen etwas langsamer aus der Blutbahn.

ζ) **B-Avitaminose.** Während einer künstlich erzeugten B-Avitaminose fand BRAIER (1931)[4], daß bei den Kontrollhunden der Blutzucker von 124 mg% auf rund 160 mg% anstieg, während bei den hypophysenlosen Hunden der Anstieg ausblieb.

γ) **Einfluß der Hypophysektomie auf den Pankreasdiabetes.**

I. Allgemeines.

Eine besondere Bedeutung für das Verständnis der Vorderlappenwirkung im Kohlehydratstoffwechsel haben die Versuche erhalten, welche die Beeinflussung des Pankreasdiabetes zum Gegenstand haben. Nach LONG kann man die klassischen Wirkungen der totalen Entfernung des Pankreas bei Hunden und Katzen folgendermaßen formulieren:

1. Hyperglykämie und Glykosurie auch im Hunger;

2. die annähernd quantitative Ausscheidung zugeführter Glucose und das Unvermögen des respiratorischen Quotienten (R.Q.), nach einer solchen Glucosezufuhr über 0,71 zu steigen;

3. eine Erhöhung der Stickstoffausscheidung im Harn sowohl bei gefütterten als auch bei hungernden Tieren und die Ausbildung einer gewissen Konstanz im Verhältnis zwischen Harnzucker und Harnstickstoff bei Fleischfütterung und im Hunger; die Größe dieses sog. D:N-Quotienten liegt bei ungefähr 2,8;

4. eine deutliche Steigerung im Ketonkörpergehalt des Blutes und Harnes, hauptsächlich als Folge einer Erhöhung des Fettumsatzes;

5. die schließliche Ausbildung einer schweren Acidosis und der Eintritt von Koma und Tod, letzteres beim Hund meist nach 1—2 Wochen, bei der Katze nach 5—6 Tagen.

Von HOUSSAY stammt die Entdeckung, daß alle obengenannten Erscheinungen des Pankreasdiabetes entweder aufgehoben oder doch weitgehend gemildert werden, und daß die Versuchstiere am Leben bleiben, wenn man ihnen außer dem Pankreas auch die Hypophyse entfernt.

Bei der *Kröte* entwickelt sich nach HOUSSAY und BIASOTTI (1930)[5] nach der Exstirpation des Pankreas ein intensiver Diabetes, der nach der vorausgehenden Abtragung der Hypophyse oder auch nur des Hypophysenvorderlappens entweder überhaupt nicht mehr zur Ausbildung kommt oder aber wenigstens erheblich abgeschwächt wird. Merkwürdigerweise vermag bei der Kröte (dagegen nicht beim Hunde) auch die Verletzung des Tuber cinerum die gleiche Abschwächung des Pankreasdiabetes hervorzurufen. In fast allen Fällen — auch nach Tuberverletzung — vermag die Einpflanzung von Vorderlappen, zu einem geringeren

---

[1] DI BENEDETTO DE SABELLI u. DI BENEDETTO: C. r. Soc. Biol. Paris **120**, 738 (1935).
[2] RIDDLE u. DOTTI: Proc. Soc. exper. Biol. a. Med. **32**, 507 (1934).
[3] RE: C. r. Soc. Biol. Paris **109**, 323 (1931).
[4] BRAIER: C. r. Soc. Biol. Paris **108**, 507 (1931).
[5] HOUSSAY u. BIASOTTI: C. r. Soc. Biol. Paris **104**, 407 (1930).

Maß aber auch von Hinter- bzw. Zwischenlappen, den Diabetes wieder zum Erscheinen zu bringen bzw. zu verstärken. Daraus folgt nach HOUSSAY und BIASOTTI, daß auch die diabetogene Wirkung des Tuber über die Hypophyse verläuft, und daß darüber hinaus ein Antagonismus in der Funktion der Hypophyse und des Pankreas besteht.

Grundsätzlich die gleichen Befunde wurden von HOUSSAY und BIASOTTI (1930)[1] bei *Hunden* erhoben, allerdings mit dem Unterschiede zur Kröte, daß beim Hund die diabetischen Symptome meist nur geringer werden, aber nicht völlig verschwinden.

In der Folge wurden diese Befunde von allen späteren Autoren für alle bisher untersuchten Tierarten bestätigt, und zwar bei *Hunden* von LUCKE, HEYDEMANN und BERGER (1934)[2], BARNES und REGAN (1933)[3], KÉPINOV (1934)[4], KUTZ, SELYE, DENSTEDT, BACHMAN, THOMPSON und COLLIP (1934)[5], SOSKIN, ALLWEISS und COHN (1935)[6], CHAIKOFF, GIBBS, HOLTOM und REICHERT (1936)[7] und KARLIK (1935)[8]; bei *Katzen* von DAVIS, CLEVELAND und INGRAM (1935)[9] und LONG und LUKENS (1936)[10]; bei *Affen* von MAHONEY (1935)[11]; bei *Ratten* von SHAPIRO und PINCUS (1936)[12]; bei *Kröten* von BRAIER (1933)[13] und CAMPOS, CURUTCHET und LANARI (1933)[14], bei *Schlangen* von HOUSSAY und BIASOTTI (1933)[15] und schließlich bei *Fischen* von ORIAS (1932)[16].

Nach KÉPINOV (1934)[17] bewirkt die Entfernung der Hypophyse weiter das Verschwinden einer blutzuckersteigernden Substanz aus dem Blute, wie sie bei pankreasdiabetischen Hunden angetroffen wird. Vorderlappeninjektion läßt sie wieder nachweisbar werden.

II. Einfluß der Hypophysektomie auf die pankreasdiabetischen Symptome im einzelnen.

Hunde ohne Pankreas und ohne Hypophyse vermögen, wie alle Erfahrungen gezeigt haben, ohne Insulin — gute Pflege und gute Fütterung vorausgesetzt — viele Monate zu überleben; ein hypophysen- und pankreasloser Affe lebte ohne Insulin über 10 Monate (MAHONEY).

Hyperglykämie und Glykosurie sind vermindert. Gegenüber einem Blutzucker von etwa 300 mg% beim pankreasdiabetischen Hund werden beim hypophysen- plus pankreaslosen Hund Blutzuckerwerte von 100—250 mg% angetroffen (HOUSSAY und BIASOTTI). Darüber hinaus entwickelt sich leicht — insbesondere im Hunger — eine Hypoglykämie, die auf Zuckerzufuhr gebessert werden kann, oft aber auch tödlich endet (Abb. 14).

---

[1] HOUSSAY u. BIASOTTI: C. r. Soc. Biol. Paris **105**, 121 (1930).
[2] LUCKE, HEYDEMANN u. BERGER: Z. exper. Med. **90**, 120 (1933); **92**, 711 (1934).
[3] BARNES u. REGAN: Endocrinology **17**, 522 (1933).
[4] KÉPINOV: C. r. Soc. Biol. Paris **116**, 145 u. 833 (1934).
[5] KUTZ, SELYE, DENSTEDT, BACHMAN, THOMPSON u. COLLIP: Amer. J. Physiol. **109**, 66 (1934).
[6] SOSKIN, ALLWEISS u. COHN: Amer. J. Physiol. **109**, 155 (1934).
[7] CHAIKOFF, GIBBS, HOLTOM u. REICHERT: Amer. J. Physiol. **116**, 543 (1936).
[8] KARLIK: Z. exper. Med. **98**, 314 (1936).
[9] DAVIS, CLEVELAND u. INGRAM: Arch. of Neur. **33**, 592 (1935).
[10] LONG u. LUKENS: J. of exper. Med. **63**, 465 (1936).
[11] MAHONEY: Amer. J. Physiol. **113**, 94 (1935).
[12] SHAPIRO u. PINCUS: Proc. Soc. exper. Biol. a. Med. **34**, 416 (1936).
[13] BRAIER: C. r. Soc. Biol. Paris **114**, 80 u. 1209 (1933).
[14] CAMPOS, CURUTCHET u. LANARI: C. r. Soc. Biol. Paris **113**, 467 (1933).
[15] HOUSSAY u. BIASOTTI: C. r. Soc. Biol. Paris **114**, 469 (1933).
[16] ORIAS: Biol. Bull. **63**, 477 (1932).
[17] KÉPINOV: C. r. Soc. Biol. Paris **116**, 145 (1934).

Die Insulinempfindlichkeit ist gesteigert (Lucke und Mitarbeiter), doch werden nach Chaikoff, Gibbs, Holtom und Reichert[1] die Tiere mit etwas Insulin besser am Leben gehalten als ohne es.

Die Glykosurie, die im gewöhnlichen Pankreasdiabetes bei der üblichen Fütterung 2—4 g pro kg in 24 Stunden beträgt, geht nach der zusätzlichen Hypophysektomie beim Hund auf weniger als 1 g herab, um im Hunger meist nach wenigen Tagen völlig zu verschwinden; beim Affen fehlt sie völlig (Mahoney[2]).

Zugeführter Zucker wird vom Hund nicht mehr quantitativ, sondern nur zu einem Bruchteil oder überhaupt nicht ausgeschieden. Der respiratorische Quotient steigt dabei an, mitunter um ebensoviel wie beim normalen Hund [Biasotti (1934)[3]; Abb. 15].

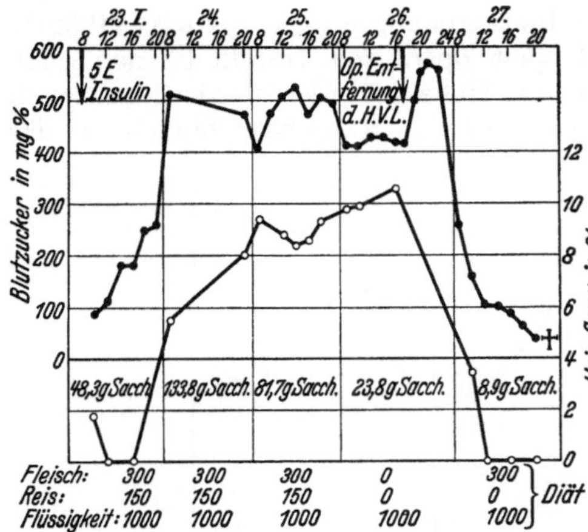

Abb. 14. Ausgleich und Überkompensation eines schweren Pankreasdiabetes mit Tod im hypoglykämischen Shock durch operative Entfernung des Hypophysenvorderlappens beim Hund. [Nach Lucke, Heydemann u. Berger: Z. exper. Med. 92, 711 (1934).]

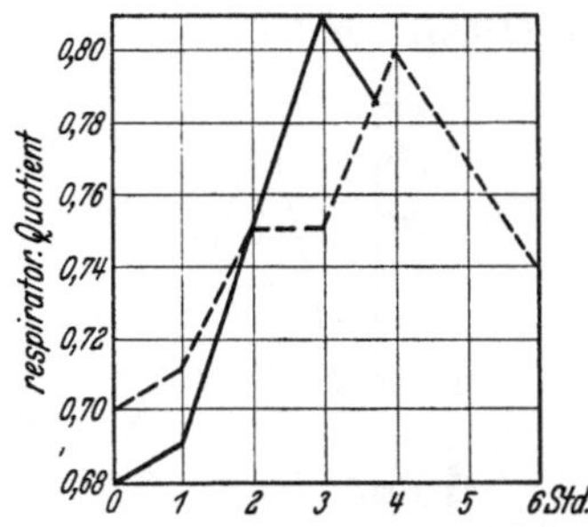

Abb. 15. Verhalten des respiratorischen Quotienten bei einem Hund ohne Hypophyse und ohne Pankreas nach intravenöser Zufuhr von 1 g Glucose pro Kilogramm Körpergewicht. —— vor der Exstirpation des Pankreas. ········ nach der Exstirpation des Pankreas. [Nach Biasotti: C. r. Soc. Biol. Paris 116, 898 (1934).]

Die Zuckertoleranz nach intravenöser Zuckerzufuhr ist gegenüber dem nur pankreasexstirpierten Hund erhöht, wenn sie auch gegenüber dem normalen Hund vermindert bleibt [Barnes und Regan (1933)[4], Biasotti (1934)[3]]. Dasselbe gilt für den Affen (Mahoney[2]).

Dagegen fanden Soskin, Mirsky, Zimmermann und Heller (1936)[5], daß der Ablauf der Zuckertoleranzkurve von der Höhe des Ausgangsblutzuckers abhängt. Bei pankreas- plus hypophysenlosen Hunden erhielten sie völlig normale Toleranzkurven nach intravenöser Zufuhr von 1,75 g Glucose pro kg Hund — also einer verhältnismäßig hohen Menge —, vorausgesetzt, daß der Ausgangsblutzucker durch gute Fütterung hoch und dem eines diabetischen Tieres entsprechend war. Bei niedrigem Ausgangsblutzucker dagegen klettert der Blutzucker zunächst auf die gleiche Höhe wie nach hohem Ausgangswert und hat dann weiterhin den gleichen Verlauf (vgl. Abb. 16).

Long (1936)[6] fand bei hypophysen- und pankreaslosen Katzen mit hohem Ausgangsblutzucker durchaus anormale Toleranzkurven, wenn sie auch nicht eine so hochgradig diabetische Verlaufsform hatten wie die von nur pankreas-

[1] Chaikoff, Gibbs, Holtom u. Reichert: Amer. J. Physiol. 116, 543 (1936).
[2] Mahoney: Amer. J. Physiol. 109, 473 (1934).
[3] Biasotti: C. r. Soc. Biol. Paris 116, 898 (1934).
[4] Barnes u. Regan: Endocrinology 17, 522 (1933).
[5] Soskin, Mirsky, Zimmermann u. Heller: Amer. J. Physiol. 114, 648 (1936).
[6] Long: Harvey Lectures 1936/37, 194.

exstirpierten Tieren. Bei doppelt operierten Tieren mit niedrigem Ausgangsblutzucker dagegen wurden häufig normale Kurven beobachtet. Abweichend davon
beobachtete REID (1937)[1], daß bei doppelt operierten Katzen die Glucosetoleranz
eher noch geringer ist als bei nur pankreaslosen Tieren, wobei er die Technik
der Dauerinfusion anwandte.

Entsprechend der verringerten Zuckerausscheidung im Harn ist auch die
N-Ausscheidung im Harn im Hunger verringert [LONG und LUKENS (1936)[2]
bei der Katze], der D:N-Quotient ist auf 0,7—1,85 erniedrigt [HOUSSAY und
BIASOTTI (1930)[3]].

Die Ketonkörperausscheidung ist nach der zusätzlichen Hypophysektomie
auf $^1/_3$—$^1/_4$ der Werte der nur pankreasdiabetischen Hunde vermindert, parallel
mit einer entsprechenden Senkung der Blutketonkörperwerte [RIETTI (1932)[4]].

Leber- und Muskelglykogen der doppelt operierten Hunde können nach
HOUSSAY und BIASOTTI (1933)[5] in normaler Höhe gefunden werden, und auch
COLLIP (1935)[6] und CHAIKOFF, GIBBS, HOLTOM und REICHERT[7] fanden für das

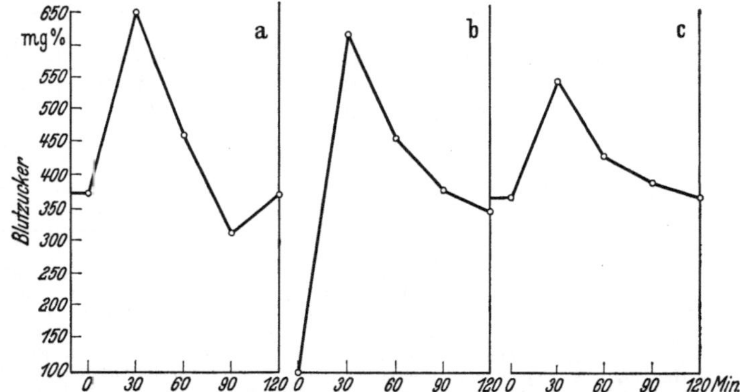

Abb. 16. Dextrosetoleranzkurven zu verschiedenen Zeiten bei einem hypophysektomierten und pankreatektomierten Hund, welche den Einfluß der Höhe des Ausgangsblutzuckers auf den Ablauf der Toleranzkurve
zeigen. Der Ausgangsblutzucker für die Kontrollkurven *A* und *C* lag auf der für dieses Tier gewöhnlichen
Höhe, nachdem es gut gefüttert war. Vor Beginn des Versuchs entsprechend Kurve *B* hatte das Tier ge-
hungert, bis der Blutzucker auf 100 mg% heruntergegangen war.
[Nach SOSKIN, MIRSKY, ZIMMERMANN u. HELLER: Amer. J. Physiol. 114, 648 (1936).]

Leberglykogen einen wesentlich höheren Wert als bei den nur pankreasdiabetischen Hunden.

Nach SHORR, RICHARDSON und SWEET (1936)[8] ist der Quotient

$$\frac{\text{Mol verschwunde Milchsäure}}{\text{Mol oxydierte Milchsäure}},$$

der im isolierten Skeletmuskel des normalen Hundes im Mittel 4,3 beträgt,
beim pankreasdiabetischen Hund auf 1,0 erniedrigt. Beim pankreas- plus
hypophysenlosen Hund steigt er wieder an auf 4,1. Diese Änderungen weisen
eine gewisse Parallele auf zu den Änderungen des respiratorischen Quotienten
des excidierten Skeletmuskels, der beim normalen Hund nach Lactatzusatz 0,91

[1] REID: J. of Physiol. 89, P (1937).
[2] LONG u. LUKENS: J. of exper. Med. 63, 465 (1936).
[3] HOUSSAY u. BIASOTTI: C. r. Soc. Biol. Paris 104, 407 (1930); 105, 121 (1930).
[4] RIETTI: J. of Physiol. 77, 92 (1932).
[5] HOUSSAY u. BIASOTTI: Zit. nach HOUSSAY: New England J. Med. 1936.
[6] COLLIP: J. amer. med. Assoc. 104, 827 u. 916 (1935).
[7] CHAIKOFF, GIBBS, HOLTOM u. REICHERT: Amer. J. Physiol. 116, 543 (1936).
[8] SHORR, RICHARDSON u. SWEET: Amer. J. Physiol. 116, 142 (1936).

beträgt, beim pankreaslosen Hund auf 0,78 erniedrigt ist und beim doppelt operierten Hund auf 0,86 ansteigt.

Für die übrigen Tiere sind die Ergebnisse grundsätzlich die gleichen, wenn auch im einzelnen gewisse quantitative Abweichungen vorkommen.

Bei der *Katze* beträgt die mittlere Überlebensdauer der pankreaslosen Tiere nach LONG (1936)[1] 5,3 Tage, der pankreas- plus hypophysenlosen Tiere 22 Tage. Während pankreasdiabetische Katzen gewöhnlich im Säurekoma zugrunde gehen, kommt diese Komplikation bei doppelt operierten Tieren nach LONG überhaupt nicht vor, vielmehr ist bei diesen die Todesursache gewöhnlich Hypoglykämie bzw. Unterernährung.

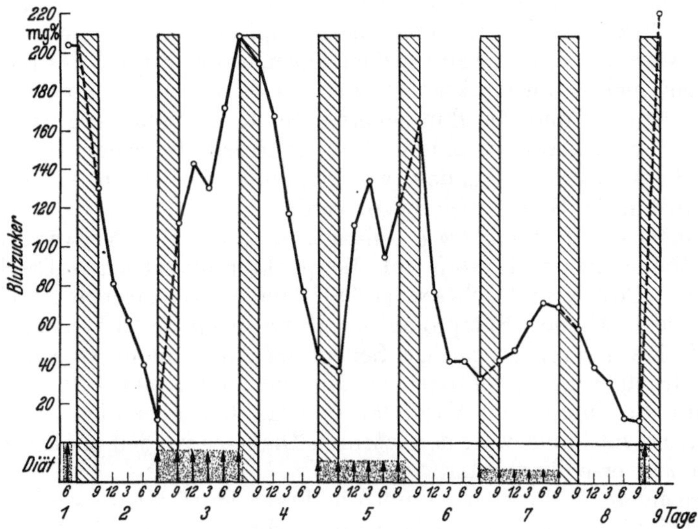

Abb. 17. Einfluß der Höhe der Eiweißfütterung auf den Blutzucker des hypophysen- plus pankreaslosen Hundes. Die Pfeile bezeichnen die Tage, an denen das Tier gefüttert wurde, bzw. die Mahlzeiten. Die schraffierten Streifen bedeuten eine verkürzte Darstellung der Nachtperioden zwischen 21 und 9 Uhr. An den Fütterungstagen wurde gegeben: 1. Tag: 400 g mageres Fleisch, 60 g Rohrzucker, 120 g rohes Pankreas. 3. Tag: 378 g Eiweiß in Form von magerem Fleisch. 5. Tag: 168 g Eiweiß. 7. Tag: 90 g Eiweiß. 8. Tag abends: Dasselbe wie am 1. Tag. [Nach SOSKIN, MIRSKY, ZIMMERMANN u. CROHN: Amer. J. Physiol. 114, 110 (1936).]

Diese Tiere ohne Pankreas und ohne Hypophyse zeigen aber ein bemerkenswertes Verhalten insofern, als der Ausfall der beiden Drüsen sich in hohem Maße zu kompensieren vermag, obschon diabetische Symptome meist angetroffen werden, zumal bei gut gefütterten Tieren. Die Tiere sind jedoch keineswegs „geheilt". So hat das pankreas- plus hypophysenlose Tier mit dem *nur* hypophysektomierten Tier die Insulinüberempfindlichkeit und die Erscheinungen des mangelhaften Zuckernachschubs gemein. Im Hunger oder nach geringen Insulindosen gerät es leicht in hypoglykämische Krämpfe, in denen es zugrunde geht, wenn nicht rechtzeitig Zucker zugeführt wird. Umgekehrt ruft Vorderlappenextraktzufuhr beim pankreas- plus hypophysenlosen Tier wieder die alten, schweren Erscheinungen des reinen Pankreasdiabetes hervor (vgl. dazu den Abschnitt über die diabetogene Wirkung des HVL.).

Von besonderem Interesse sind in diesem Zusammenhang Versuche von SOSKIN, MIRSKY, ZIMMERMANN und CROHN (1935)[2], welche zeigen, welche Schwankungen der Blutzucker dieser Tiere innerhalb kurzer Zeiträume aufweisen kann, und mit welcher Schnelligkeit diese Veränderungen vor sich gehen (Abb. 17).

---

[1] LONG: Harvey Lectures **1936/37**, 194.

[2] SOSKIN, MIRSKY, ZIMMERMANN u. CROHN: Amer. J. Physiol. **114**, 110 (1936).

In diesen Versuchen wurden die Tiere nur jeden 2. Tag, und zwar mit abnehmenden Fleischmengen, gefüttert. Auf jede Fütterung reagierten sie prompt mit einem Blutzuckeranstieg, auf jedes kurz dauernde Fasten mit einer Hypoglykämie, die wesentlich schneller eintrat als bei den nur hypophysenlosen Tieren und damit die tiefgreifende Störung aufzeigt, welche — trotz der anscheinenden Besserung des äußeren Bildes — doch noch im Kohlehydratstoffwechsel dieser Tiere weiter bestand.

III. Beteiligung von Schilddrüse und Nebennieren an der Abschwächung des Pankreasdiabetes durch die Hypophysektomie.

Ebenso wie die Senkung des Blutzuckerspiegels nach der gewöhnlichen Hypophysektomie bzw. wie die Neigung der hypophysenlosen Tiere zu hypoglykämischen Zuständen die Frage auftauchen ließen, ob der Einfluß des Hypophysenvorderlappens hierbei ein direkter ist oder auf dem Umwege über die Atrophie zwischengeschalteter und von ihm beherrschter Blutdrüsen verläuft, so ist diese Frage auch für die Abschwächung der pankreasdiabetischen Symptome des hypophysenlosen Tieres behandelt worden, und hier ist in erster Linie die Nebennierenrinde in Betracht gezogen worden.

Was zunächst die *Schilddrüse* anlangt, so hat nach YRIART (1930)[1] die Thyreoidektomie keinen Einfluß auf die pankreasdiabetischen Erscheinungen von Hunden. DOHAN und LUKENS (1938)[2] fanden eine geringe Abschwächung der pankreasdiabetischen Symptome der Katze nach der Thyreoidektomie, so daß sie auf eine nur relativ geringe Bedeutung der Schilddrüse schließen. Das wird auch durch weitere Befunde von LUKENS und DOHAN (1940)[3] bestätigt, in denen nur die Zufuhr von Vorderlappenextrakten, aber nicht die Fütterung mit Schilddrüse imstande war, den latenten Diabetes partiell pankreatektomierter Katzen zu verschlimmern.

Eine besondere Diskussion ist um die Frage entstanden, welche Rolle der *Nebenniere* bei der Abschwächung des Pankreasdiabetes durch die Hypophysektomie zukommt, da außer der Schilddrüse vor allem auch die Nebennieren einer bedeutenden Atrophie verfallen. Das Nebennierenmark spielt dabei allerdings keine Rolle [s. u. a. LELOIR (1934)[4], LONG (1937)[5]]; die gegenteilige Annahme von LUCKE und Mitarbeitern findet heute eine andere Erklärung (s. den Abschnitt über das kontrainsuläre Hormon).

Dagegen wird von LONG und LUKENS[6] der Nebennierenrinde eine maßgebliche Rolle zugewiesen. In den Versuchen dieser Autoren hatte die Adrenalektomie von Katzen, die mit Cortin behandelt wurden, einen ähnlich günstigen Einfluß auf Überlebensdauer und Milderung der diabetischen Symptome wie die Hypophysektomie. Die mittlere Überlebensdauer der pankreatektomierten plus adrenalektomierten Katzen war 3mal so lang wie die der nur pankreatektomierten, und die Zucker-, Stickstoff- und Ketonkörperausscheidung im Harn erfuhr die gleiche Milderung wie nach der zusätzlichen Hypophysektomie. Weiterhin ließ sich auch bei partiell pankreatektomierten jungen Ratten die Zuckerausscheidung im Harn durch Adrenalektomie zum Verschwinden bringen. LONG kommt daher zu dem Ergebnis, daß „Hypophysektomie und Adrenalektomie eine Besserung des Pankreasdiabetes im gleichen Ausmaß und wahrscheinlich durch Beeinflussung

[1] YRIART: C. r. Soc. Biol. Paris **105**, 128 (1930).
[2] DOHAN u. LUKENS: Amer. J. Physiol. **122**, 367 (1938).
[3] LUKENS u. DOHAN: Verh. Amer. Physiol. Kongr. **1940** in: Amer. J. Physiol. **129**, 408 (1940).
[4] LELOIR: C. r. Soc. Biol. Paris **117**, 459 (1934).
[5] LONG: Harvey Lectures **1936/37**.
[6] LONG u. LUKENS: J. of exper. Med. **63**, 465 (1936).

ähnlicher Prozesse hervorrufen". Als diesen Prozeß sieht er an, daß der HVL. seine Stoffwechselwirkungen mittels des corticotropen Hormons über die Nebennierenrinde entfaltet, und daß der Wegfall der Nebenniere die Stoffwechselwirkung dieses Vorderlappenhormons unwirksam macht.

Gegen die LONGschen Ergebnisse, die vornehmlich an der Katze gewonnen wurden, haben insbesondere HOUSSAY und LELOIR auf Grund von Versuchen am Hund Stellung genommen. Weder Cortin noch irgendeine bekannte Nebennierensubstanz haben nach HOUSSAY diabetogene Eigenschaften. LEWIS und TURCATTI (1933)[1] und LELOIR (1934)[2] haben weiterhin gefunden, daß eine starke diabetische Hyperglykämie entsteht, wenn man Hunden zunächst nur eine Nebenniere und das Pankreas exstirpiert und sodann die zweite Nebenniere entfernt und das Insulin entzieht. Demgegenüber berichten aber ROGOFF, BARNES, SCOTT und FERRILL (1934)[3], daß die einseitige Adrenalektomie nicht nur die Insulinempfindlichkeit des Hundes erhöht, sondern auch die Zuckerausscheidung im Harn vermindert, wenn das Pankreas entfernt wird. Nach HOUSSAY und BIASOTTI (1936)[4] hat zwar die pankreas- plus nebennierenlose Kröte einen niedrigen Blutzucker. Nach den gleichen Autoren (1938)[5] erhält man aber eine starke diabetogene Wirkung, wenn man Kröten einen Vorderlappenextrakt injiziert, nachdem man ihnen zuvor Hypophyse, Pankreas und Nebennieren entfernt hat. Bei Hunden, denen man das Pankreas bis auf 3—4 g entfernt hatte und die einen normalen Blutzucker hatten, erzeugte die Injektion von Vorderlappenextrakten auch dann diabetische Symptome (mit Glykosurie und Hyperglykämie bis 170 mg%, doch fehlen Angaben über eine Ketonkörpersteigerung!), nachdem man ihnen zweizeitig beide Nebennieren entfernt hatte. Darüber hinaus besitzen nach den gleichen Autoren auch gereinigte Präparate des corticotropen Hormons keine diabetogene Wirkung.

Demgegenüber berichten aber neuerdings LONG, KATZIN und FRY (1940)[6], daß die Zufuhr von allerdings verhältnismäßig hohen Mengen von Nebennierenrindenhormon nicht nur den Blutzucker von hungernden pankreas- plus hypophysenlosen Ratten auf ausgesprochen hyperglykämische Werte steigert, sondern daß auch gleichzeitig die Stickstoffausscheidung im Harn erheblich gegenüber den unbehandelten Kontrollen ansteigt (Tab. 6).

Tabelle 6. Wirkung von Nebennierenrindenextrakt und von Vorderlappenextrakt auf Blutzucker und Stickstoffausscheidung von hungernden, hypophysen- und pankreaslosen Ratten. (Nach LONG, KATZIN und FRY[6].)

Ratte Nr.	Blutzucker					Harnstickstoff in mg pro 100 g Körpergewicht u. Stunde			Bemerkungen
	Beginn des Hungers mg%	Beginn der Injektionen mg%	Ende der Injektionen mg%	4 Stdn. später mg%	11 Stdn. später mg%	Vorperiode	Injektionsperiode	Nachinjektionsperiode	
118	169	77	153	273	112	2,7	3,6	7,0	Rindenextrakt 1 ccm stündlich zwischen der 6. und 12. Stunde des Hungerns
119	—	66	197	95	80	4,2	6,9	5,7	
129	—	182	278	113	—	—	5,6	—	
119	76	53	56 Shock	—	—	5,1	2,6	—	1 ccm Vorderlappenextrakt 6 Stdn. nach Fastenbeginn

[1] LEWIS u. TURCATTI: C. r. Soc. Biol. Paris 114, 403 (1933).
[2] LELOIR: C. r. Soc. Biol. Paris 117, 459 (1934).
[3] ROGOFF, BARNES, SCOTT u. FERRILL: Amer. J. Physiol. 109, 84 (1934).
[4] HOUSSAY u. BIASOTTI: C. r. Soc. Biol. Paris 123, 497 (1936).
[5] HOUSSAY u. BIASOTTI: Verh. internat. Physiol. Kongr. Zürich 1938.
[6] LONG, KATZIN u. FRY: Endocrinology 26, 309 (1940).

Über das Verhalten der Ketonkörper werden keine Angaben gemacht. Die Autoren schließen aus ihren Versuchen, „daß einige der Stoffwechselstörungen der hungernden, hypophysenlosen Ratte auf eine ungenügende Versorgung mit Rindenhormon zurückzuführen sind. Dieser Defekt führt zu einem Unvermögen des Tieres, seinen Blutzucker mittels des Abbaues von Eiweiß in normalen Grenzen zu halten".

Während die Injektion von Rindenextrakt in diesen Versuchen den Blutzucker und die Stickstoffausscheidung im Harn steigerte, bewirkte merkwürdigerweise die Injektion eines rohen Vorderlappenextraktes bei dem Tier Nr. 119 (s. Tab. 6) den entgegengesetzten Effekt: Der Blutzucker fiel und ein hypoglykämischer Shock trat ein, während gleichzeitig die Stickstoffausscheidung im Harn absank.

Im ganzen scheint aus diesen Versuchen hervorzugehen, daß der Nebennierenrinde bzw. dem corticotropen Vorderlappenhormon für die Manifestation des Pankreasdiabetes eine gewisse Bedeutung zukommt.

δ) Einfluß der Hypophysektomie auf den Phloridzindiabetes.

Die Hypophysektomie verändert den Phloridzindiabetes in ähnlicher Weise, wie sie den Pankreasdiabetes beeinflußt. Nach DI BENEDETTO (1931)[1] ist die Zuckerausscheidung im Harn von Kröten, denen die ganze Hypophyse oder nur der Vorderlappen entfernt wurde, nach Phloridzingaben geringer als bei normalen Kontrolltieren, oder sie fehlt überhaupt. Bei hypophysenlosen Hunden fanden HOUSSAY und BIASOTTI (1930)[2], daß nach Phloridzinzufuhr im Hunger bald der Tod eintritt, obschon die Zuckerausscheidung nur ein Drittel derjenigen der Kontrollhunde beträgt und die Gewichtsabnahme geringer ist. Auch die Harnstickstoffausscheidung ist geringer, der D:N-Quotient ist niedrig. Tuberschädigung oder Entfernung des Hinterlappens allein hatte keinen derartigen Erfolg. Von 17 Hunden starben im Phloridzindiabetes im Hunger 14 im hypoglykämischen Shock, meist nachdem am 3. Tag der Blutzucker unter 70 mg%

Tabelle 7. Blut- und Harnzuckerwerte sowie Harnstickstoffausscheidung im Phloridzindiabetes bei normalen und bei hypophysenlosen Hunden im Hunger und bei verschiedenartiger Ernährung. [Nach BIASOTTI u. HOUSSAY: J. of Physiol. **77**, 82 (1932).]

	Hypophysektomiert		Kontrollen	
	Versuchsbeginn	Versuchsende	Versuchsbeginn	Versuchsende
1. Mittlere Blutzuckerwerte in mg%.				
Im Hunger	98	67	113	104
Fleischfütterung	102	93	101	92
Zuckerfütterung	94	86	105	105
Fettfütterung	88	56	112	120
2. Mittlere Harnzuckerausscheidung in g pro kg Hund und Tag.				
Im Hunger	0,68		2,00	
Fleischfütterung	3,30		4,22	
Zuckerfütterung	2,56		4,23	
Fettfütterung	0,82		2,55	
3. Mittlere Harnstickstoffausscheidung in g pro kg Hund und Tag.				
Im Hunger	0,36		0,77	
Fleischfütterung	1,37		1,56	
Zuckerfütterung	0,30		0,76	
Fettfütterung	0,33		0,73	

[1] DI BENEDETTO: C. r. Soc. Biol. Paris **107**, 1193 (1931).
[2] HOUSSAY u. BIASOTTI: C. r. Soc. Biol. Paris **105**, 126 (1930).

abgesunken war. Werden die hypophysektomierten Tiere aber während der Phloridzinzufuhr gefüttert, so bleiben Hypoglykämie und Tod aus, und die Zuckerausscheidung bleibt hoch [BIASOTTI und HOUSSAY (1932)[1]]. Dabei erweisen sich aber nur Fleisch- und Zuckerfütterung als wirksam, während Fettfütterung die Hypoglykämie und den Tod nicht zu verhüten und die Zuckerausscheidung nicht aufrechtzuerhalten vermag. Die Stickstoffausscheidung im Harn ist nur bei Fleischfütterung bei den hypophysenlosen und bei den Kontrollen gleich hoch, bei Zucker- und Fettfütterung und im Hunger dagegen bei den hypophysenlosen auf die Hälfte der Kontrollwerte verringert.

Nach RIETTI (1932)[2] ist auch die Ketonkörperausscheidung im Harn unter Phloridzinzufuhr bei den hypophysenlosen Hunden niedriger als bei den Kontrollen.

Tabelle 8. Harnketonkörperausscheidung in mg pro kg Hund und Tag im Phloridzindiabetes bei normalen und hypophysenlosen Hunden im Hunger und bei verschiedener Ernährung. [Nach RIETTI: J. of Physiol. **77**, 92 (1932).]

	Hypophysenlos	Kontrollen
Im Hunger	5	88
Fleischfütterung	12	56
Zuckerfütterung	18	35
Fettfütterung	11	74

Aus diesem Verhalten schließen BIASOTTI und HOUSSAY[1], daß das hypophysektomierte Tier die Fähigkeit eingebüßt hat, endogenes Eiweiß in Zucker umzuwandeln.

Durch Injektion von Vorderlappenextrakten lassen sich bei den phloridzinierten, hypophysenlosen Hunden alle Abweichungen vom Verhalten der phloridzinierten, normalen Hunde wieder rückgängig machen, d. h. Hypoglykämie und Tod werden verhindert, die Glykosurie erreicht die normalen Werte, die Ketonkörperausscheidung steigt, der Gewichtssturz wird erhöht; dagegen läßt sich die Stickstoffausscheidung nicht immer auf das normale Maß steigern [HOUSSAY, BIASOTTI, DI BENEDETTO und RIETTI (1932)[3]].

ε) Einfluß der Hypophysektomie auf die Kohlehydratoxydation und das Verhalten des respiratorischen Quotienten.

Die Beobachtung, daß hypophysenlose Tiere zu hypoglykämischen Zuständen neigen, und daß der Pankreasdiabetes durch die zusätzliche Hypophysektomie abgeschwächt wird, weiter aber auch die noch zu besprechende Feststellung einer diabetogenen Wirkung der Vorderlappenextrakte ließen insbesondere die Frage nach der Beeinflussung der Kohlehydratverbrennung durch den Vorderlappen akut werden. Diese Frage spielt ja, wie man weiß, in allen Erörterungen der Regulation des Kohlehydratstoffwechsels und ihrer Störungen, insbesondere bei der Frage der Insulinwirkung und der Theorie des Diabetes, eine besondere Rolle; kein Wunder also, daß sie auch bei der Erörterung der Wirkung des HVL. im Kohlehydratstoffwechsel bald eine wesentliche Bedeutung gewann.

Schon GREELEY (1934/35[4] und 1940)[5] fand, daß der Glucosebedarf hypophysektomierter Kaninchen unverhältnismäßig hoch ist, wie er durch Messung derjenigen Menge von Glucose feststellte, die notwendig ist, um bei intravenöser

---

[1] BIASOTTI u. HOUSSAY: J. of Physiol. **77**, 82 (1932).
[2] RIETTI: J. of Physiol. **77**, 92 (1932).
[3] HOUSSAY, BIASOTTI, DI BENEDETTO u. RIETTI: C. r. Soc. Biol. Paris **112**, 497 (1932).
[4] GREELEY: Proc. Soc. exper. Biol. a. Med. **32**, 1070 (1934/35).
[5] GREELEY: Verh. Amer. Physiol. Kongr. **1940** in: Amer. J. Physiol. **129**, 366 (1940).

Injektion den Blutzucker auf einer konstanten, gegen die Norm erniedrigten Höhe zu halten.

Weiterhin stellten dann FISHER und PENCHARZ (1936)[1] fest, daß hypophysektomierte Ratten im Hunger höhere respiratorische Quotienten aufweisen als normale Tiere; wurden den operierten und den nichtoperierten Ratten nach 24stündigem Hungern 0,5 g Glucose pro 100 g Körpergewicht verfüttert, so verbrannten die normalen Ratten im Mittel 192 mg, die hypophysenlosen Ratten 160 mg Glucose pro 100 g Körpergewicht während der ersten 4 Stunden; die gesamte verfütterte Glucose war bei beiden Gruppen nach ungefähr der gleichen Zeit (rund 20—21,7 Stunden) verbrannt. Da aber die operierten Tiere einen um 29% niedrigeren O_2-Verbrauch hatten als die normalen Ratten, bezogen sie einen entsprechend größeren Anteil ihres Energieverbrauchs aus Kohlehydrat. Gleichzeitig schieden die operierten Ratten weniger Stickstoff aus als die Kontrollen. Schließlich wurde festgestellt, daß vorhergehende Fettfütterung wohl den Kohlehydratverbrauch von normalen, aber nicht den von hypophysenlosen Ratten herabdrückt; unter dieser Versuchsbedingung oxydierten die normalen Tiere im Mittel 144, die operierten im Mittel 190 mg Glucose pro 100 g Körpergewicht während 4 Stunden, wobei noch die intestinale Resorptionsverzögerung für Glucose bei den operierten Tieren unberücksichtigt blieb.

Zu dem gleichen Ergebnis, daß nämlich hypophysenlose Ratten im Hunger ihre Kohlehydratvorräte viel schneller verlieren als normale Tiere, kam gleichzeitig auch RUSSELL (1936)[2], welche Bestimmungen des Muskel- und Leberglykogens im Hunger und nach Fütterung von 1 g Stärke vornahm. RUSSELL und BENNETT (1936)[3] stellten dann weiterhin fest, daß Behandlung mit Vorderlappenextrakten nicht nur die Kohlehydratverluste der hypophysenlosen Tiere im Hunger verhindert, sondern darüber hinaus sogar noch übernormale Muskelglykogenvorräte erzeugt, eine Vorderlappenwirkung, die nach den gleichen Autoren, soweit sie das Muskelglykogen betrifft, nicht an die Anwesenheit der Nebennieren gebunden ist (vgl. dazu auch den Abschnitt über den glykostatischen Faktor im 2. Teil dieser Abhandlung). Demgegenüber bezieht aber REISS (1939)[4] die Wirkung des HVL. auf den Kohlehydratverbrauch auf das corticotrope Hormon.

Diese Versuche wurden von FISHER, RUSSELL und CORI sowie späterhin von RUSSELL weiter verfolgt und ausgebaut. In den Versuchen von FISHER, RUSSELL und CORI (1936)[5] sollte festgestellt werden, ob der abnorme Verlust der Kohlehydratvorräte im Hunger durch die vermehrte Kohlehydratoxydation erklärt werden kann, oder ob nach einer anderen Erklärung für die offensichtliche Unfähigkeit der hypophysenlosen Ratten, ihre Kohlehydratreserven aufrechtzuerhalten, gesucht werden muß. Diese Versuche wurden so angesetzt, daß die verschwundene und die oxydierte Menge von Kohlehydrat gleichzeitig am gleichen Tier bestimmt werden konnte, wobei eine Hungerperiode eingeschoben wurde, während der praktisch alles zur Verbrennung verfügbare Kohlehydrat in Form von Muskelglykogen zur Verfügung stand. Dabei ergab sich, daß — bei ungefähr gleichen Ausgangsglykogenmengen im Beginn der Hungerperiode — die hypophysenlosen Ratten erheblich mehr Muskelglykogen verloren und dabei entsprechend höhere respiratorische Quotienten hatten als die normalen Kontrolltiere. Behandlung mit Vorderlappenextrakten führte die Verhältnisse bei

---

[1] FISHER u. PENCHARZ: Proc. Soc. exper. Biol. a. Med. **34**, 106 (1936).
[2] RUSSELL: Proc. Soc. exper. Biol. a. Med. **34**, 279 (1936).
[3] RUSSELL u. BENNETT: Proc. Soc. exper. Biol. a. Med. **34**, 406 (1936).
[4] REISS: Klin. Wschr. **1939**, 57.
[5] FISHER, RUSSELL u. CORI: J. of biol. Chem. **115**, 627 (1936).

den hypophysenlosen Tieren zur Norm zurück. Die Stickstoffausscheidung der normalen und der hypophysenlosen Tiere war während der Versuchsdauer nicht verschieden.

Die Autoren zogen aus diesen Versuchen den Schluß (vgl. auch den Abschnitt über die Theorien der Vorderlappenwirkung), daß die hypophysektomierte Ratte eine Schädigung desjenigen Mechanismus erfährt, durch welchen normalerweise die Kohlehydratoxydation vermindert und der Kohlehydratvorrat im Hunger aufrechterhalten wird; aus dem Umstand, daß Vorderlappenextrakte diese Funktion wiederherstellen, wurde weiter geschlossen, daß der Vorderlappen die Kohlehydratoxydation vermindert.

Eine Ergänzung dieser Ergebnisse bilden die Versuche von RUSSELL (1937)[1], (1938)[2], welche fand, daß bei hungernden hypophysenlosen Ratten 74% der resorbierten Glucose verbrannt wurden gegen 53% bei normalen Tieren. Dennoch war die tatsächliche Menge der verbrannten Kohlehydrate bei beiden Gruppen die gleiche, da die operierten Tiere weniger aus dem Darmkanal resorbierten. Auf diese Weise konnten die hypophysenlosen Tiere auch weniger Glucose als Glykogen deponieren. Da der Gesamtsauerstoffverbrauch der hypophysenlosen Tiere aber erheblich herabgesetzt war, war, wie schon FISHER und PENCHARZ[3] gefunden hatten, der prozentuale Anteil der aus Kohlehydrat bezogenen Calorien viel höher als bei den normalen Ratten. Der verminderten Glykogenablagerung entsprach der Zuwachs der Oxydationsgröße von Kohlehydraten. Injektion von Vorderlappenextrakten sowohl bei hypophysenlosen als auch bei normalen Ratten verursachte einen unmittelbaren Absturz in der Kohlehydratoxydation nach der Verfütterung von Glucose und einen Anstieg in der Menge des deponierten Glykogens. Doch blieb diese Extraktwirkung bei den normalen Tieren aus, wenn die Extrakte 20 Tage verabreicht waren; unter dieser lang dauernden Vorbehandlung entwickelte sich eine Refraktärphase. Weiter wurde gefunden, daß gut gefütterte, hypophysenlose Ratten mit gut gefüllten Glykogenvorräten viel höhere respiratorische Quotienten haben als normale Tiere unter den gleichen Bedingungen. Aus den genannten Versuchen zieht RUSSELL den Schluß, daß der Vorderlappen nicht nur für die Erhaltung der Kohlehydratdepots im Hunger sorgt, sondern auch die Verwendung verfütterter Kohlehydrate reguliert. Der gleiche Befund, daß nämlich die Injektion von Vorderlappenextrakten nach Kohlehydratfütterung bei normalen Ratten eine Verminderung der Kohlehydratoxydation und einen entsprechenden Anstieg der Glykogenvorräte in Leber und Muskel bewirkt, wurde auch von MEYER, WADE und CORI (1937)[4] erhoben.

In weiteren Versuchen wurde von RUSSELL (1938)[5] gefunden, daß Thyroxinbehandlung zwar die verminderte Resorption gefütterter Glucose aus dem Darmkanal bei hypophysenlosen Ratten wieder zur Norm zurückführt, daß aber das Thyroxin weder eine Erhaltung der Kohlehydratreserven im Hunger, noch eine normale Verwendung der resorbierten Glucose des hypophysektomierten Tieres zu bewirken vermag. Schließlich beschäftigte sich RUSSELL (1939)[6] auch mit der Frage, ob Insulinzufuhr mit und ohne gleichzeitige Verabreichung von Vorderlappenextrakten die eben beschriebenen Veränderungen der Kohlehydratoxydation und des respiratorischen Quotienten beeinflußt. Dabei wurde zunächst

---

[1] RUSSELL: Proc. Soc. exper. Biol. a. Med. **37**, 31 u. 33 (1937).
[2] RUSSELL: Amer. J. Physiol. **121**, 755 (1938).
[3] FISHER u. PENCHARZ: Proc. Soc. exper. Biol. a. Med. **34**, 106 (1936).
[4] MEYER, WADE u. CORI: Proc. Soc. exper. Biol. a. Med. **36**, 346 (1937).
[5] RUSSELL: Amer. J. Physiol. **122**, 547 (1938).
[6] RUSSELL: Amer. J. Physiol. **124**, 774 (1939).

die bemerkenswerte Feststellung gemacht, daß die hypophysenlose Ratte im Hunger neben ihrer bekannten, im Vergleich zum Normaltier 30fach größeren Insulinempfindlichkeit noch mit einer Herabsetzung ihres ohnehin schon auf 60% des Kontrollwertes herabgesetzten Grundumsatzes um ein weiteres Drittel reagiert. Die gleiche Senkung des O_2-Verbrauchs fand sich auch bei gefütterten Ratten, deren Blutzuckerwerte keine solch abnorme Erniedrigung durch das Insulin erfahren. Dabei nahm die Senkung des O_2-Verbrauchs mit steigender Insulindosis zu; die respiratorischen Quotienten dagegen waren in allen Fällen erhöht. Vorangehende Behandlung mit Vorderlappenextrakten war imstande, das Absinken des Sauerstoffverbrauchs nach Insulinzufuhr beim hypophysenlosen Tier vollständig zu unterdrücken. Dagegen vermochte die Extraktbehandlung nicht, den spontanen Blutzuckerabfall der fastenden, hypophysenlosen Tiere zu verhindern; die Extraktmenge, die nötig war, um die Insulinblutzuckersenkung zu verhindern, war bei hypophysenlosen Tieren um ein vielfaches größer als bei normalen Tieren. Gemeinsame Verabreichung von Insulin- und Vorderlappenextrakten bewirkte eine geringere Ablagerung von Muskelglykogen, als jeder Wirkstoff für sich bewirkt hätte. Im ganzen lieferten diese Versuche keinen Anhalt für eine etwaige Oxydationssteigerung der Kohlehydrate als Erklärung für die abnorme Insulinempfindlichkeit des hypophysenlosen Tieres. Vielmehr wird angenommen, daß die insulinantagonistische Wirkung der Vorderlappenextrakte am besten dadurch zu erklären ist, daß sie 1. die Entziehung der Glucose aus dem Blut und ihre Ablagerung als Muskelglykogen verhindern und 2. die Kohlehydratoxydation vermindern.

Bei Hunden hatten jedoch die Versuche von CHAMBERS, SWEET und CHANDLER (1935)[1] etwas andere Ergebnisse geliefert. Diese Autoren fanden, daß bei hypophysenlosen Hunden im respiratorischen Stoffwechselversuch die Zufuhr von Glucose plus Insulin keine erhöhte Kohlehydratoxydation und keine Transformation in Fett im Gefolge hat. Nach 5—6tägigem Hungern verhielten sich hypophysenlose Hunde wie die Kontrollen, indem sie eine verminderte Fähigkeit zeigten, einverleibte Glucose zu oxydieren.

Am Kaninchen machten DRURY und GREELEY (1938)[2] die merkwürdige Beobachtung, daß die Injektion von Aminosäuren den gesteigerten Kohlehydratbedarf des hypophysenlosen Kaninchens gewaltig herabsetzt. Sie maßen nach der bereits oben beschriebenen Methode von GREELEY[3] diejenige Menge von Glucose, welche bei intravenöser Dauerinfusion den Blutzucker des hungernden, hypophysenlosen Kaninchens aufrechterhält. Gaben sie dazu eine Injektion von aus Casein hergestellten Aminosäuren, so wurde der Glucosebedarf auf weniger als ein Drittel der ursprünglichen Menge herabgesetzt. Die Einsparung der Glucose betrug dabei erheblich mehr als dem Glucoseäquivalent der injizierten Aminosäuren entsprach; es handelte sich also nicht einfach um einen Substitutionseffekt.

Weiterhin müssen hier noch die Versuche von SOSKIN, LEVINE und HELLER (1938)[4] angeführt werden, welche in einem auf den ersten Blick völligen Gegensatz zu allen bisher erwähnten Arbeiten fanden, daß beim hypophysenlosen, eviscerierten Hund der absolute Zuckerverbrauch gegenüber dem normalen und dem pankreaslosen Hund vermindert ist, und daß weiterhin das Muskelglykogen des hypophysektomierten, eviscerierten Hundes viel stabiler und viel weniger leicht anzugreifen ist als bei den beiden anderen genannten Kategorien.

---

[1] CHAMBERS, SWEET u. CHANDLER: Amer. J. Physiol. 113, 26 (1935).
[2] DRURY u. GREELEY: Proc. Soc. exper. Biol. a. Med. 39, 310 (1938).
[3] GREELEY: Proc. Soc. exper. Biol. a. Med. 32, 1070 (1934/35) — Verh. Amer. Physiol. Kongr. In Amer. J. Physiol. 129, 366 (1940).
[4] SOSKIN, LEVINE u. HELLER: Proc. Soc. exper. Biol. a. Med. 38, 6 (1938).

Diese Versuche wurden an eviscerierten Tieren vorgenommen, bei denen nach einer von Soskin und Levine (1937)[1] angegebenen Methode aus den Werten für den Blutzucker, die Blutmilchsäure und das Muskelglykogen nach Entfernung der Leber und des Intestinaltraktes und nach Unterbindung der Ureteren der Zuckerverbrauch berechnet wurde. Dabei ergab sich eine Abhängigkeit des Zuckerverbrauchs von der Höhe des Blutzuckers insofern, als mit steigendem Blutzucker der Zuckerverbrauch ansteigt. Bei dem niedrigen Blutzuckerspiegel des hypophysenlosen Hundes kann von einer Wirkung der Hypophysektomie im Sinne einer Steigerung der Oxydation nach Soskin, Levine und Heller keine Rede sein, der Zuckerverbrauch ist danach in Wirklichkeit nach der Hypophysektomie vermindert, woraus geschlossen wird, daß die Neigung des hypophysenlosen Tieres zu Hypoglykämie sowie die Milderung des Pankreasdiabetes durch die zusätzliche Hypophysektomie auf einer Verringerung der Zuckerneubildung durch die Leber beruhen muß. Diese Versuche wurden in einer weiteren Mitteilung von Soskin, Levine und Lehmann (1939)[2] noch einmal bestätigt, und es wird dabei in sehr scharfer Weise gegen die Deutung der Versuche von Russell u. a. Stellung genommen. Eine weitere Bestätigung erfahren diese Angaben durch den Befund von Crandall und Cherry (1939)[3], daß die Zuckerabgabe der Leber des hypophysenlosen Hundes nur etwa die Hälfte derjenigen des normalen Tieres beträgt, so daß auch nach diesen Autoren eine etwaige absolute Steigerung des Zuckerverbrauchs des hypophysenlosen Tieres äußerst unwahrscheinlich erscheint.

Der Gegensatz erklärt sich daraus, daß der absolute Zuckerverbrauch beim hypophysenlosen Tier zwar nach den Ergebnissen von Soskin u. a. erheblich herabgesetzt ist, daß dagegen der Zuckerverbrauch relativ größer erscheint und zu einer höheren Abnahme der vorhandenen Bestände führt, da die Zuckerneubildung herabgesetzt ist. Wir werden auf die verschiedenartige Deutung der Befunde noch einmal in dem Abschnitt: Kritik der Nichtoxydationstheorie zurückkommen.

2. Überfunktion des HVL. bzw. Wirkung der Injektion von HVL.-Gesamtextrakten auf den Kohlehydratstoffwechsel.

a) Klinische Beobachtungen.

Aus der 2. Hälfte des vorigen Jahrhunderts stammen die ersten Beobachtungen von Minkowski, Loeb und Pierre Marie über das häufige Vorkommen eines Diabetes bei der Akromegalie. Auf eine sichere Grundlage gestellt wurden diese ersten Angaben in der Folge durch die großen Zusammenstellungen von Borchard (1908)[4] und von Davidoff und Cushing (1927)[5], die an Hand von 175 bzw. 100 Fällen von Akromegalie der Frage der Häufigkeit diabetischer Symptome bei dieser Erkrankung nachgingen und dabei in 40 bzw. 25% der Fälle Zeichen eines begleitenden Diabetes feststellten. Die Ansprechbarkeit dieser Kranken auf Insulin ist gering, ihre Adrenalinblutzuckerreaktion abnorm klein, ihre Kohlehydrattoleranz erniedrigt[6] (vgl. Abb. 18 und 19).

Beim basophilen Adenom, der Cushingschen Krankheit, werden diabetische Symptome in einem noch höheren Prozentsatz als beim eosinophilen Adenom angetroffen.

---

[1] Soskin u. Levine: Amer. J. Physiol. **120**, 761 (1937).
[2] Soskin, Levine u. Lehmann: Amer. J. Physiol. **127**, 463 (1939).
[3] Crandall u. Cherry: Amer. J. Physiol. **125**, 658 (1939).
[4] Borchard: Z. klin. Med. **66**, 332 (1908).
[5] Davidoff u. Cushing: Arch. int. Med. **39**, 751 (1927).
[6] Literatur bei Lucke: Erg. inn. Med. **46**, 14 (1934).

Auch bei einem dritten, allerdings physiologischen Zustand, bei dem die anatomische Vergrößerung des Vorderlappens und der histologische Befund an der Drüse eine Funktionssteigerung annehmen lassen, der Schwangerschaft, werden Zuckerausscheidung im Harn und verminderte Kohlehydrattoleranz so häufig angetroffen, daß wir uns daran gewöhnt haben, von einer Schwangerschaftsglykosurie zu sprechen.

Die Abweichungen im Kohlehydratstoffwechsel bei allen diesen Zuständen bzw. Erkrankungen, die mit einer Funktionssteigerung des HVL. einhergehen, sind also das gerade Gegenteil von denen, die wir bei den Erkrankungen mit verminderter Hypophysenfunktion angetroffen haben. Während bei der hypo-

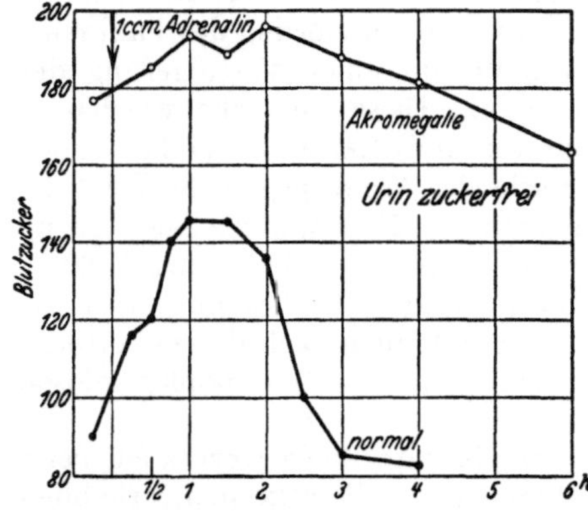

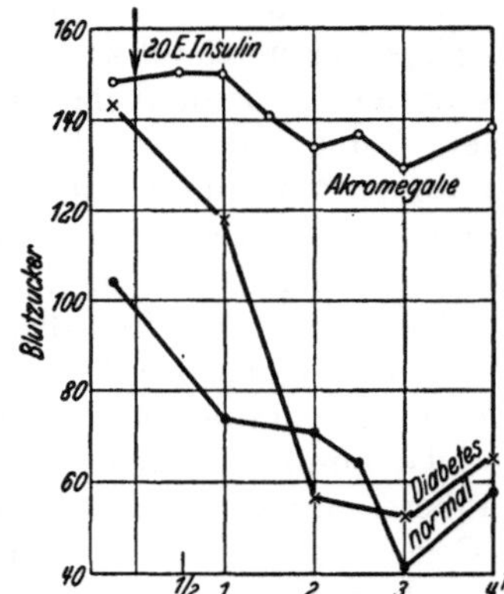

Abb. 18. Akromegalie, Adrenalinblutzuckerreaktion.

Abb. 19. Akromegalie, Insulinblutzuckerreaktion. Zum Vergleich eine entsprechende Kurve beim Normalen und beim Diabetiker.

[Nach LUCKE: Z. klin. Med. 122, 23 (1932).]

physären Kachexie bzw. dem hypophysären Zwergwuchs der Blutzucker der Kranken eher erniedrigt, die Kohlehydrattoleranz erhöht und die Empfindlichkeit gegen Insulin gesteigert ist, und die Neigung zu hypoglykämischen Anfällen der Störung des Kohlehydratstoffwechsels eine besonders auffällige Note verleiht, beobachten wir bei den Überfunktionszuständen des HVL., der Akromegalie bzw. dem hypophysären Riesenwuchs, der CUSHINGschen Krankheit und auch in der Schwangerschaft gerade umgekehrt Neigung zu Blutzuckersteigerung und zu Zuckerausscheidung im Harn, eine erniedrigte Kohlehydrattoleranz und eine Verminderung der Empfindlichkeit gegen Insulin, d. h. also zusammengefaßt eine Neigung zu diabetischen Erscheinungen. Wir haben uns daran gewöhnt, in diesen Fällen von den Erscheinungen eines hypophysären Diabetes zu sprechen.

b) Veränderungen im Kohlehydratstoffwechsel nach künstlicher Vorderlappenzufuhr.

Nach diesen klinischen Beobachtungen ist es heute für uns eine naheliegende Annahme, daß in der Hypophyse ein oder mehrere Wirkstoffe gebildet werden, deren Ausfall bzw. deren vermehrtes Vorkommen für die angeführten Störungen im Kohlehydratstoffwechsel verantwortlich ist. Aber schon 1908 stellte BORCHARD[1] im Anschluß an seine Untersuchungen über das gehäufte Vorkommen von Diabetes bei Akromegalie fest, daß bei Kaninchen nach Injektion von wäßrigen Extrakten aus ganzen Pferdehypophysen Hyperglykämie und Glykosurie auftraten, und er kam auf Grund dieser Untersuchungen als erster zu dem Schluß, daß „die Hyperfunktion der Hypophyse als Ursache des Diabetes bei der Akro-

---

[1] BORCHARD: Z. klin. Med. 66, 332 (1908).

megalie anzusehen ist", und weiterhin, „daß ein dauernd in pathologisch vermehrter Menge sezerniertes Hypophysensekret dauernden Diabetes hervorruft", für die damalige Zeit bemerkenswerte Schlußfolgerungen, die durch die Untersuchungen späterer Jahrzehnte in glänzender Weise bestätigt werden sollten.

Es ist insbesondere von amerikanischer Seite öfters behauptet worden, daß BORCHARD mit Hinterlappenextrakten gearbeitet und die von ihm beobachtete Wirkung der Hypophysenextrakte auf ihren Hinterlappengehalt bezogen habe. Dies entspricht nicht den Tatsachen. BORCHARD gibt in seiner Arbeit an, daß seine Extrakte aus ganzen Pferdehypophysen hergestellt waren, und die Bildung der wirksamen Substanz im Vorder- oder Hinterlappen wird von ihm nicht diskutiert. Erst einige Jahre später wurde der Hinterlappen bzw. der Zwischenlappen in den Vordergrund der Diskussion gerückt, als GOETSCH, CUSHING und JACOBSEN (1911)[1] über eine erhöhte Kohlehydrattoleranz bei hypophysenlosen Hunden berichteten, die auf die Zufuhr von Hinterlappenextrakten, aber auch von Vorderlappenextrakten zurückging. Die diabetischen Symptome bei Akromegalie erklärten diese Autoren aber für die Folge einer erhöhten Sekretion des Hinterlappens bzw. der Pars intermedia, die durch den Druck des hypertrophischen Vorderlappens ausgelöst werden sollte. Jahrelang blieb nun auf den Hinterlappen das Interesse gerichtet, zumal auch die Arbeiten von BURN u. a. anfangs der 20er Jahre einen Antagonismus zwischen dem Insulin und den Hinterlappenhormonen zu ergeben schienen. Es ist insbesondere das Verdienst HOUSSAYs, demgegenüber die Bedeutung des Vorderlappens für den Kohlehydratstoffwechsel und für die Erzeugung diabetischer Symptome klargestellt zu haben.

In der Folge sind zahlreiche Arbeiten erschienen, die sich mit der Erzeugung von Veränderungen im Kohlehydratstoffwechsel, insbesondere mit der Erzeugung von Blutzuckeränderungen bzw. von diabetischen Symptomen, durch Zufuhr von Vorderlappenextrakten beschäftigen. Man kann diese Arbeiten zwanglos in zwei Gruppen einteilen, je nachdem sie sich mit Einzelwirkungen im Stoffwechsel befassen oder aber den diabetischen Gesamtkomplex zum Gegenstand haben. In der ersten Kategorie erstreckt sich der Verlauf derartiger Einzelwirkungen jeweilig nur über wenige Stunden, da es sich um mehr oder weniger flüchtige Stoffwechselvorgänge handelt, während die Erzeugung des diabetischen Zustandes eine wesentlich längere Versuchsdauer bedingt. Zur ersten Kategorie gehören die Arbeiten über das Auftreten flüchtiger Blutzuckersteigerungen durch Zufuhr von Vorderlappenextrakten, von kurzfristigen Änderungen im Bestand der Glykogendepots, der Ketonkörper, des O_2-Verbrauchs und ähnliches, während wir zur zweiten Gruppe alle die Arbeiten zählen, welche eine länger dauernde Zustandsänderung des Versuchstieres im Sinne der Erzeugung eines Diabetes zum Gegenstand haben. Man wird unschwer erkennen, daß die erste Gruppe von Arbeiten schon auf eine pharmakologische Zergliederung desjenigen komplexen Vorgangs hinausläuft, den die zweite Kategorie zum Gegenstand hat.

Es ist wichtig, sich über diesen Unterschied völlig klar zu sein. Viele Mißverständnisse und Widersprüche sind darauf zurückzuführen, daß, um ein Beispiel herauszugreifen, der eine Autor als diabetogene Wirkung die Summe aller über Tage verlaufender diabetischer Erscheinungen, also z. B. Hyperglykämie, Glykosurie, Ketonämie, Ketonurie, Polyurie usw. betrachtet und seinen Ausführungen und Schlußfolgerungen zugrunde legt, während ein anderer bereits von einer diabetogenen Wirkung spricht, wenn es sich nur um die Erzeugung einer flüchtigen Blutzuckersteigerung handelt, ohne daß die übrigen Symptome überhaupt berücksichtigt werden.

---

[1] GOETSCH, CUSHING u. JACOBSEN: Hopkins Hosp. Rep. **22**, 165 (1911).

Entsprechend dem Plan dieser Abhandlung wollen wir diejenigen Arbeiten, welche sich mit kurzfristigen Einzelwirkungen befassen, im zweiten Teil behandeln, der sich mit den Wirkstoffen im einzelnen befaßt. An dieser Stelle soll nur von derjenigen Wirkung von Vorderlappenextrakten die Rede sein, welche die langfristige Erzeugung eines diabetesartigen Zustandes der Versuchstiere zum Gegenstand hat, und welche wir nach dem Vorschlage Houssays als die diabetogene Wirkung des HVL. bezeichnen.

α) Die diabetogene Wirkung von Vorderlappenextrakten.

I. Allgemeines.

Nach dem soeben gegebenen Einteilungsprinzip würden wir die oben angeführten Versuche Borchards aus dem Jahre 1908 zur Erzeugung einer Blutzuckersteigerung und einer Zuckerausscheidung im Harn sinngemäß nicht als echte diabetogene Wirkung bezeichnen, da sie nur über wenige Stunden erzielt und beobachtet wurde. Die ersten Versuche zur Erzeugung eines langfristigen echten diabetischen Zustandes wurden vielmehr erst sehr viel später von Johns, O'Mulvenny, Potts und Laughton (1927)[1] veröffentlicht. Die genannten Autoren behandelten Hunde über mehrere Wochen mit Extrakten aus frischen Ochsenvorderlappen, von denen die Hinter- und Zwischenlappen sorgfältig entfernt waren. Sie beobachteten 24 Stunden nach der 1. Injektion einen Blutzuckeranstieg, verbunden mit Zuckerausscheidung im Harn und mit Zunahme des Harnvolumens, die mit mehr oder weniger großen Schwankungen über mehr als 14 Tage anhielten. Der maximale Blutzuckeranstieg betrug in einem von ihnen abgebildeten Versuch etwa 150 mg% nach einem Ausgangswert von etwa 85 mg%. Leider ist über die Extraktdosierung und -bereitung in ihren Versuchen nichts gesagt, so daß ein Vergleich mit späteren Arbeiten nicht möglich ist. Grundsätzlich stimmen aber ihre Versuchsergebnisse mit denen aller späteren Arbeiten überein, und in ihren Schlußfolgerungen kommen die Autoren zu dem klaren Ergebnis, daß im Hypophysenvorderlappen ein oder mehrere Wirkstoffe vorhanden sind, deren übermäßige Zufuhr für die geschilderten Symptome verantwortlich ist, und deren übermäßig gesteigerte Bildung die diabetischen Symptome der Akromegaliekranken bedingt. Johns und Mitarbeiter stellten auch bereits fest, daß sich nach länger dauernder Behandlung mit Vorderlappenextrakten ein Refraktärzustand bei den Versuchstieren entwickelt, der die Tiere auf die weitere Behandlung nicht mehr in der ursprünglichen Weise reagieren läßt, sie vielmehr gegen die blutzuckersteigernde Wirkung der Extrakte unempfindlich macht, ein Befund, der ebenfalls in der Folge von allen Autoren bestätigt werden konnte.

Während Johns und Mitarbeiter die klinische Beobachtung der diabetischen Symptome bei der Akromegalie zum Ausgangspunkt ihrer Versuche machten, gelangte Houssay von einer ganz anderen Richtung an das gleiche Problem heran. 1929 berichteten Houssay und Potick[2], daß ein alkalischer Vorderlappenextrakt oder die Implantation von Vorderlappen die Insulinempfindlichkeit hypophysektomierter Kröten aufhebt. In weiteren Versuchen der folgenden Jahre wurde von Houssay und Mitarbeitern [Houssay mit Biasotti, di Benedetto und Rietti (1930—1933)] gefunden, daß die zusätzliche Hypophysektomie den Pankreasdiabetes bei Kröten aufhebt oder wenigstens vermindert, und daß die Einpflanzung von Vorderlappen die diabetischen Symptome in ihrer ursprünglichen Schwere wieder auftreten läßt (Houssay und

---

[1] Johns, O'Mulvenny, Potts u. Laughton: Amer. J. Physiol. **80**, 100 (1927).
[2] Houssay u. Potick: C. r. Soc. Biol. Paris **101**, 940 (1929).

BIASOTTI[1]). Beim Hund verringert nach den gleichen Autoren die Hypophysektomie ebenfalls die Intensität der pankreasdiabetischen Symptome bzw. des Phloridzindiabetes. Doch war es zunächst nicht möglich, bei diesen Tieren die diabetischen Symptome durch Vorderlappeninjektionen wieder zu steigern. Erst 1932 gelang es HOUSSAY, BIASOTTI und RIETTI[2] zu zeigen, daß mit sehr hohen Extraktmengen sich auch bei Hunden und Ratten Hyperglykämie, Glykosurie und Ketonurie erzeugen lässen, und zwar sowohl bei normalen Tieren als auch bei Hunden mit unvollständiger Pankreatektomie oder mit vollständiger oder unvollständiger Entfernung des Pankreas mit gleichzeitiger Hypophysektomie. Die angewandten Extraktmengen waren allerdings außerordentlich hoch: Den normalen ausgewachsenen Ratten wurden 5—7 Tage lang täglich 10 ccm eines alkalischen Vorderlappenextraktes nach EVANS und SIMPSON intraperitoneal

injiziert, von dem 1 ccm 0,2 g Frischdrüse entsprach, d. h. also Extrakt entsprechend 2 g Frischdrüse täglich. Unter dieser Behandlung trat bei 7 von 10 Ratten nach 2—3 Tagen Zucker im Harn auf, und der Blutzucker stieg nach dieser Zeit von 109 mg% im Mittel (vor der Behandlung) auf 154 mg% (während der Behandlung). Bei den normalen Hunden wurden täglich 8—10 ccm des gleichen Extraktes pro kg Hund intraperitoneal gegeben. Bei 5 von 7 Hunden trat 3—4 Tage nach Beginn der Behandlung eine Zuckerausscheidung im Harn auf, die auch noch 2—3 Tage nach Absetzen der Injektionen bestehen blieb. Gleichzeitig stiegen der Blutzucker auf 170—280 mg% und die Ketonkörperausscheidung im Harn auf das Doppelte des Ausgangswertes (Abb. 20).

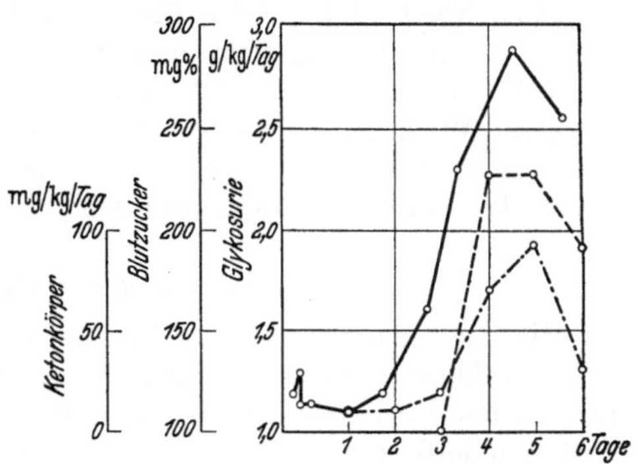

Abb. 20. o———o Blutzucker in mg%.
o·······o Harnzucker in g pro Kilogramm und Tag.
o—·—·—o Harnketonkörper in mg pro Kilogramm und Tag beim Hund nach Injektion von 7 ccm Vorderlappenextrakt pro Kilogramm und Tag.
[Nach HOUSSAY, BIASOTTI, DI BENEDETTO u. RIETTI: C. r. Soc. Biol. Paris 112, 494 (1932).]

Bei partiell pankreatektomierten Tieren ohne diabetische Erscheinungen genügte schon eine wesentlich kleinere tägliche Extraktmenge, um die diabetischen Symptome zu erzeugen. Bei Hunden ohne Pankreas, deren Pankreasdiabetes durch zusätzliche Hypophysenexstirpation zum Verschwinden gebracht war, ließ sich durch Vorderlappeninjektion mit Leichtigkeit der Blutzucker wieder auf 380 mg% steigern und eine intensive Glykosurie erzeugen. HOUSSAY und Mitarbeiter prägten für diese Erscheinungen die Bezeichnung „diabetogene Wirkung", die in der Folge von allen späteren Autoren übernommen wurde.

Im gleichen Jahre wurde über die diabetogene Wirkung der Vorderlappenextrakte noch von zwei anderen Laboratorien berichtet:

Im Verlauf ihrer Versuche über die Wachstumswirkung von Vorderlappenextrakten fanden H. M. EVANS, MEYER, SIMPSON und REICHERT (1932)[3], daß nach lang dauernder Zufuhr von wachstumshormonhaltigen Vorderlappenextrakten sich bei den behandelten Hunden ein Diabetes entwickelte, der bei einem Teil der Tiere auch nach Absetzen der Injektionen bestehen blieb. Wir werden auf diese Erscheinung in einem der folgenden Abschnitte, der die Erzeugung eines Dauerdiabetes behandelt, noch zurückkommen.

---

[1] HOUSSAY u. BIASOTTI: C. r. Soc. Biol. Paris 104, 407 (1930); 107, 733 (1931).
[2] HOUSSAY, BIASOTTI u. RIETTI: C. r. Soc. Biol. Paris 111, 479 (1932).
[3] EVANS, H. M., MEYER, SIMPSON u. REICHERT: Proc. Soc. exper. Biol. a. Med. 29, 857 (1932).

Im gleichen Jahre berichteten auch BAUMANN und MARINE (1932)[1], ausgehend von klinischen Beobachtungen bei der Akromegalie, daß bei Kaninchen nach mehrwöchiger Behandlung mit Extrakten aus frischen Hypophysen (täglich $^1/_2$ und 1 Hypophyse), die nach den Angaben von SCHOCKAERT (1931)[2] ·hergestellt waren, ein Blutzuckeranstieg (bis auf 475 mg%), Glykosurie (bis zu 18% Zucker im Harn), Polyurie und Lipämie beobachtet wurden, daß der erhöhte Blutzucker aber nach dem 14. bis 15. Tag trotz Fortsetzung der Injektionen wieder abfiel.

In den folgenden Jahren wurden diese Ergebnisse mehrfach bestätigt, so von E. J. EVANS (1933)[3], BARNES und REGAN (1933)[4], ANSELMINO und HOFFMANN (1935)[5], NELSON, TURNER und OVERHOLSER (1935)[6], INGRAM und BARRIS (1936)[7], YOUNG (1938)[8].

Doch wird auch häufig über Mißerfolge bei der Reproduktion dieser Versuche berichtet [SHIPNER und SOSKIN (1934)[9], HOLDEN (1934)[10], HRUBETZ (1935)[11], LONG (1936)[12], RUSSELL (1938)[13]], so daß in dieser Beziehung die diabetogene Wirkung gegenüber den noch zu schildernden Schwierigkeiten bei der Reproduktion anderer Vorderlappenwirkungen (z. B. der Ketonkörpersteigerung) keine Ausnahmestellung einnimmt.

II. Der Ablauf der diabetogenen Blutzuckerwirkung.

Die bei mehrtägiger Vorderlappenzufuhr auftretende Blutzuckersteigerung ist nach den übereinstimmenden Angaben aller Autoren durch einen ganz charakteristischen Verlauf gekennzeichnet, wenn auch das Ausmaß der von den einzelnen Untersuchern gefundenen Wirkungen auf Blut- und Harnzucker gewissen Schwankungen unterliegt. So tritt die Blutzuckersteigerung im allgemeinen beim Hund frühestens 24 Stunden nach Beginn der Injektionen auf, und sie ist durch ihren protrahierten Verlauf und ihren ausgesprochen kumulierenden Charakter gekennzeichnet. Unter allmählichem Anstieg des Nüchternblutzuckers wird am 2. bis 3. Behandlungstag eine diabetische Größenordnung erreicht, die unter den von HOUSSAY und BIASOTTI gewählten Versuchsbedingungen beim Hund im Mittel 176 mg% mit einem extremen Wert von 380 mg% beträgt. Nach HOUSSAY und FOGLIA (1936)[14] stieg der Blutzucker von 47 Hunden bei täglicher Zufuhr von Extrakt entsprechend 1,4 g Frischdrüse pro kg Hund von im Mittel 96 mg% vor der Behandlung auf 124 mg% am 1. und 156 mg% am 2. Tag nach Beginn der Behandlung. Die maximale Blutzuckersteigerung überstieg bei 31% der Tiere 200 mg% und bei 60% der Tiere 150 mg%; sie wurde bei 14% der Hunde am 1. Tag nach der Behandlung, bei 45% am 2. Tag und bei 41% am 3. Tag erreicht. Nach Abbruch der Injektionen ging der Blutzucker innerhalb von 1—3 Tagen wieder zur Norm zurück.

[1] BAUMANN u. MARINE: Proc. Soc. exper. Biol. a. Med. **29**, 1220 (1932).
[2] SCHOCKAERT: Anat. Rec. **50**, 381 (1931).
[3] EVANS, E. J.: Proc. Soc. exper. Biol. a. Med. **30**, 1370 (1933).
[4] BARNES u. REGAN: Endocrinology **17**, 522 (1933).
[5] ANSELMINO u. HOFFMANN: Naunyn-Schmiedebergs Arch. **179**, 273 (1935).
[6] NELSON, TURNER u. OVERHOLSER: Amer. J. Physiol. **112**, 714 (1935).
[7] INGRAM u. BARRIS: Amer. J. Physiol. **114**, 562 (1936).
[8] YOUNG: Biochemic. J. **32**, 513 (1938).
[9] SHIPNER u. SOSKIN: Amer. J. Physiol. **101**, 97 (1934).
[10] HOLDEN: Proc. Soc. exper. Biol. a. Med. **31**, 773 (1934).
[11] HRUBETZ: Proc. Soc. exper. Biol. a. Med. **32**, 842 (1935).
[12] LONG: Amer. J. med. Sci. **191**, 741 (1936).
[13] RUSSELL: Physic. Rev. **18**, 1 (1938).
[14] HOUSSAY u. FOGLIA: C. r. Soc. Biol. Paris **123**, 824 (1936).

Die Höhe der Reaktion wird wesentlich vom Fütterungszustand der Tiere beeinflußt: im Hunger wird die Reaktion vermißt, bei Kohlehydratfütterung ist sie verstärkt, bei Fleischfütterung ist sie deutlich vorhanden, bei Fettfütterung kann sie fehlen.

ANSELMINO und HOFFMANN (1935)[1] verfolgten weiterhin nicht nur den täglichen Nüchternblutzucker, sondern auch das Verhalten des Blutzuckers bis zu 6 Stunden nach jeder täglichen Injektion, und sie stellten dabei fest, daß vom 3. Behandlungstage ab nicht nur der Nüchternblutzucker höher liegt, sondern daß sich im Anschluß an jede Vorderlappeninjektion noch eine zusätzliche Blutzuckersteigerung entwickelt, die etwa 4—6 Stunden nach der Injektion ihren Höhepunkt erreicht.

Wird die Behandlung über den 6. bis 10. Tag fortgesetzt, so fällt der Nüchternblutzucker trotz anhaltender Injektionen wieder zur Norm, ja selbst zu unter-

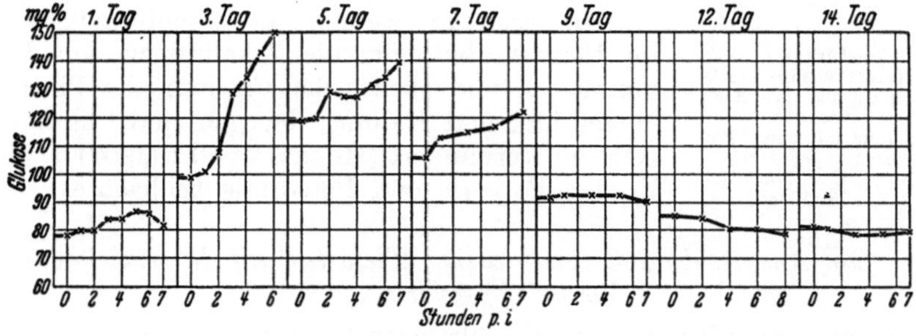

Abb. 21. Änderung der Blutzuckerwirkung von HVL.-Gesamtextrakten bei chronischer Zufuhr. Einem Hund wurde 14 Tage lang täglich ein Extrakt aus 4 g HVL. injiziert und der Blutzucker über 7 Stunden nach der Injektion verfolgt. [Nach ANSELMINO u. HOFFMANN: Arch. f. exper. Path. 179, 273 (1935).]

normalen Werten ab (SHIPNER und SOSKIN[2], E. J. EVANS, BAUMANN und MARINE, ANSELMINO und HOFFMANN, HOUSSAY und BIASOTTI, YOUNG) und die zusätzliche tägliche Blutzuckersteigerung nach Injektion des Vorderlappenextraktes bleibt aus (ANSELMINO und HOFFMANN). Der unternormale Blutzucker kann nach E. J. EVANS beim Hund bis zu 1 Monat nach Absetzen der Injektionen bestehen bleiben. Doch kann dieses Refraktärstadium durch genügende Steigerung der Vorderlappendosierung wieder überwunden und das erneute Auftreten diabetischer Symptome erzwungen werden (YOUNG, s. folgender Abschnitt: Dauerdiabetes).

III. Sonstige diabetische Symptome bei der diabetogenen Wirkung von Vorderlappenextrakten.

Als weitere diabetische Symptome beim Hund im Gefolge der Injektion von Vorderlappenextrakten wurden von HOUSSAY, BIASOTTI, DI BENEDETTO und RIETTI (1932)[3], von E. J. EVANS (1933)[4] sowie von HOUSSAY und BIASOTTI (1938)[5] folgende beschrieben, welche die eben beschriebene Blutzuckersteigerung begleiten:

Glykosurie tritt gewöhnlich ein, wenn der Blutzucker 175 mg% erreicht; die Zuckerausscheidung schwankt beim Hund zwischen 0,75 und 2,3 g pro kg und Tag.

[1] ANSELMINO u. HOFFMANN: Naunyn-Schmiedebergs Arch. 179, 273 (1935).
[2] SHIPNER u. SOSKIN: Amer. J. Physiol. 109, 97 (1934).
[3] HOUSSAY, BIASOTTI, DI BENEDETTO u. RIETTI: C. r. Soc. Biol. a. Med. 112, 894 (1932).
[4] EVANS, E. J.: Proc. Soc. exper. Biol. a. Med. 30, 1370 (1933).
[5] HOUSSAY u. BIASOTTI: Verh. internat. Physiol. Kongr. Zürich 1938.

Ketonämie und Ketonurie steigen beträchtlich an, sobald der Blutzucker steigt und Zucker im Harn erscheint; doch erreichen sie nicht die Werte, die beim Pankreasdiabetes angetroffen werden.

Nach einer intravenösen Traubenzuckerinjektion ist die Rückkehr des Blutzuckers zum Ausgangswert verzögert, die Toleranz also vermindert [BARNES und REGAN (1933)[1], BIASOTTI (1934)[2]] (Abb. 22). Der respiratorische Quotient steigt dabei nicht oder kaum an.

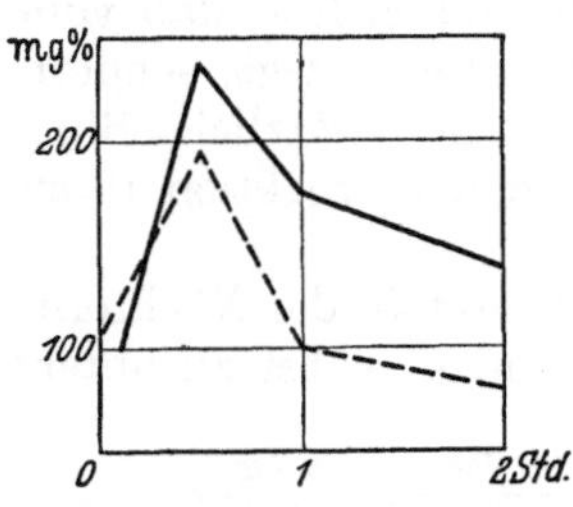

Abb. 22. Blutzuckerkurve eines Hundes nach intravenöser Injektion von 1 g Glucose pro Kilogramm. ········ vor und —— nach Behandlung mit einem Hypophysenvorderlappenextrakt. [Nach BIASOTTI: C. r. Soc. Biol. Paris **116**, 455 (1934).]

Zum Unterschied vom Pankreasdiabetes ist beim hypophysären Diabetes das Leberglykogen erhöht, während es beim Pankreasdiabetes vermindert ist (HOUSSAY).

Weiterhin tritt nach 1—2 Tagen eine starke Lipämie und Hypercholesterinämie ein; die Fettsäuren des Blutes und der Leber werden stark erhöht, das Plasmaprotein steigt an, während der Nichteiweißstickstoff im Plasma abnimmt; die Alkalireserve im Plasma nimmt zu, und ebenso das Calcium, die Phosphate, Magnesium und Kalium; dagegen sind Chloride und Natrium vermindert (HOUSSAY und BIASOTTI). Häufig werden Polyurie und Polydipsie beobachtet.

IV. Die Ansprechbarkeit verschiedener Tierarten auf die diabetogene Vorderlappenwirkung.

Die diabetogene Wirkung ist an zahlreichen Tierarten studiert worden mit dem Ergebnis, daß der Hund das bei weitem geeignetste Versuchsobjekt darstellt. Nach YOUNG (1938)[3] reagieren Katzen und Kaninchen viel schwächer und ungleichmäßiger, während Meerschweinchen, Ratten und Mäuse als vergleichsweise unempfindlich bezeichnet werden.

Von HOUSSAY, BIASOTTI und RIETTI (1933)[4] stammt die folgende Tabelle, welche ähnliche Ergebnisse enthält mit der Abweichung, daß Katzen verhältnismäßig gut reagieren:

Tabelle 9.

Art	Mittlerer Ausgangsblutzucker mg%	Blutzucker-erhöhung mg%	Dosis pro kg und Tag ccm	Zahl der Tiere	
Katze..........	112	270	7	2	Glykosurie
Hund..........	96	81	7	22	
Taube	187	71	10	4	
Meerschweinchen.....	125	61	7	4	
Ratte..........	109	45	50	10	keine Glykosurie
Kaninchen	114	40	7	2	
Maus	138	25	50	5	
Kröte..........	39	2	50	7	
Schlange (Ophis merremi).	39	0	25	2	

V. Diabetogene Wirkung und Insulinresistenz.

Besonders auffällig ist die erhöhte Insulinresistenz der behandelten Tiere, die zuerst von DI BENEDETTO (1933)[5] festgestellt wurde; die gleichen Befunde

---

[1] BARNES u. REGAN: Endocrinology **17**, 522 (1933).

[2] BIASOTTI: C. r. Soc. Biol. Paris **116**, 455 (1934).

[3] YOUNG: Biochemic. J. **32**, 513 (1938).

[4] HOUSSAY, BIASOTTI u. RIETTI: C. r. Soc. Biol. Paris **115**, 325 (1933).

[5] DI BENEDETTO: C. r. Soc. Biol. Paris **112**, 499 (1933).

wurden auch von COLLIP und Mitarbeitern sowie von HOUSSAY und FOGLIA (1936)[1] erhoben. Danach werden viel höhere Insulindosen als von Normaltieren vertragen, und auch ein an den Hals der Versuchstiere transplantiertes Pankreas bleibt ohne blutzuckersenkende Wirkung. Aus weiteren Versuchen der gleichen Autoren muß geschlossen werden, daß das Pankreas der vorderlappendiabetischen Hunde weniger Insulin produziert als das von normalen Tieren (vgl. dazu auch den folgenden Abschnitt über den Dauerdiabetes).

VI. Die diabetogene Wirkung bei pankreas- und phloridzindiabetischen Tieren.

Nach HOUSSAY, BIASOTTI und RIETTI (1932)[2] ist die diabetogene Wirkung der Vorderlappenextrakte besonders ausgesprochen bei Hunden, denen der größte Teil des Pankreas exstirpiert wurde, die aber noch einen normalen Blutzucker haben, und bei Tieren mit einem SANDMEYER-Diabetes. Noch wesentlich stärker wird die Wirkung bei total pankreasexstirpierten Hunden [LUCKE, HEYDEMANN und BERGER (1933)[3], SHIPNER und SOSKIN (1934)[4], LONG (1937)[5]], bei denen alle Erscheinungen des Pankreasdiabetes so verschlimmert werden, daß die Tiere innerhalb weniger Tage im Koma zugrunde gehen. Nach FOGLIA, GERSCHMAN, MARENZI, MUNOZ und RIETTI (1937)[6] sind die Hauptkennzeichen der Verschlimmerung des Pankreasdiabetes durch Vorderlappenextrakte folgende: Vermehrung der Ketonurie und der Ketonämie, Erhöhung der Fettsäuren des Blutes, starke Vermehrung der Fettsäuren der Leber; daneben fallen die Alkalireserve des Blutes und der Kaliumgehalt des Plasmas, während der Phosphatgehalt ansteigt. Auch die fortgesetzte Insulinbehandlung vermag nach diesen Autoren die Verschlimmerung der diabetischen Symptome der pankreaslosen Hunde unter diesen Umständen nicht aufzuhalten. Bei pankreasdiabetischen Tieren, deren diabetische Symptome durch zusätzliche Entfernung der Hypophyse bzw. des HVL. gemildert oder aufgehoben wurden, vermag die Zufuhr diabetogen wirksamer Vorderlappenextrakte den Diabetes wiederum zu verstärken, gegebenenfalls sogar über das ursprüngliche Maß hinaus [KÉPINOV (1934)[7], HOUSSAY[8], LONG[9]].

Von besonderer Wichtigkeit für das Verständnis der diabetogenen Wirkung scheinen die Befunde zu sein, welche bei normalen Hunden eine stark herabgesetzte Pankreasfunktion während des Auftretens der diabetischen Erscheinungen nachweisen. So konnten HOUSSAY und FOGLIA (1936)[1], CAMPBELL und BEST (1938)[10] sowie CAMPBELL, HAIST, HAM und BEST (1940)[11] zeigen, daß der Insulingehalt des Pankreas der vorderlappendiabetischen Tiere erheblich herabgesetzt ist, so daß mir die Annahme berechtigt erscheint, daß als Voraussetzung des Auftretens der diabetogenen Wirkung die vorübergehende oder dauernde (vgl. den folgenden Abschnitt über die Erzeugung eines permanenten Diabetes) Unterdrückung der Inselfunktion in Erscheinung tritt.

---

[1] HOUSSAY u. FOGLIA: C. r. Soc. Biol. Paris **123**, 824 (1936).
[2] HOUSSAY, BIASOTTI u. RIETTI: C. r. Soc. Biol. Paris **111**, 479 (1932).
[3] LUCKE, HEYDEMANN u. BERGER: Z. exper. Med. **90**, 120 u. 162 (1933).
[4] SHIPNER u. SOSKIN: Amer. J. Physiol. **109**, 97 (1934).
[5] LONG: Harvey Lectures **1936/37**, 194.
[6] FOGLIA, GERSCHMAN, MARENZI, MUNOZ u. RIETTI: C. r. Soc. Biol. Paris **126**, 152 (1937).
[7] KÉPINOV: C. r. Soc. Biol. Paris **116**, 940 (1934).
[8] HOUSSAY: C. r. Soc. Biol. Paris **104**, 407 (1930); **107**, 733 (1931).
[9] LONG: Amer. J. med. Sci. **191**, 741 (1936).
[10] CAMPBELL u. BEST: Amer. J. Physiol. **123**, 40 (1938).
[11] CAMPBELL, HAIST, HAM u. BEST: Verh. Amer. Physiol. Kongr. **1940** in: Amer. J. Physiol. **129**, 328 (1940).

Im Phloridzindiabetes wird nach DI BENEDETTO (1932)[1] und nach HOUSSAY und BIASOTTI (1935)[2] bei hypophysektomierten Kröten und Hunden die Zucker- und die Ketonkörperausscheidung hochgradig verstärkt; jedoch kommt es bei Einwirkung der Vorderlappenextrakte trotz Verstärkung der diabetischen Symptome nicht zur Hypoglykämie, und die Tiere bleiben am Leben.

VII. Beeinflussung der diabetogenen Vorderlappenwirkung durch andere Blutdrüsen und Organe.

Es bleibt noch die Frage zu prüfen, ob die diabetogene Wirkung der Vorderlappenextrakte an die Anwesenheit anderer endokriner Drüsen gebunden ist. Bei dem bekannten Einfluß des HVL. auf die übrigen Blutdrüsen, für die er eine Art übergeordnete Kommandostelle darstellt, muß mit der Möglichkeit gerechnet werden, daß er sich bei der Auslösung der diabetogenen Wirkung der Vermittlung zwischengeschalteter endokriner Drüsen bedient, die er zu einer vermehrten Absonderung ihrer spezifischen Hormone veranlaßt. Dieser Gedanke wäre um so begründeter, als das außerordentlich protrahierte Auftreten der diabetogenen Wirkung, die, wie wir sahen, mehrere Tage zu ihrer Ausbildung benötigt, auf einen solchen Umweg geradezu hinweist. Derartige Vermutungen sind daher häufig angestellt worden.

Schon HOUSSAY und seine Schule haben zu dieser Frage Stellung genommen. Bei der Kröte ist nach HOUSSAY und BIASOTTI (1933) die diabetogene Wirkung unabhängig von der Anwesenheit von: Vorder- und Zwischenhirn, Lunge, Verdauungskanal oder Genitalapparat, Pankreas, Hypophyse, Schilddrüse, Nieren oder Nebennieren. Einzig die Leber ist bei Kröten nach CAMPOS, CURUTCHET und LANARI (1933)[3] notwendig, um den Vorderlappendiabetes zu erzeugen, und nach HOUSSAY und FOGLIA (1936)[4] bei Hunden, um ihn aufrechtzuerhalten. Beim Hund untersuchten HOUSSAY, BIASOTTI und RIETTI (1933)[5] eine Reihe von physiologischen Bedingungen, unter denen die diabetogene Wirkung zur Entwicklung kommt. Sie fanden, daß die diabetogene Wirkung auch zur Ausbildung kommt, wenn bei den Versuchstieren das Pankreas oder die Hypophyse oder die Schilddrüse oder die Keimdrüsen oder die Nn. splanchnici oder der sympathische Grenzstrang der Lendengegend oder das Nebennierenmark entfernt oder das Tuber ciner. verletzt war. Nach der Schilddrüsenexstirpation war die diabetogene Wirkung in diesen Versuchen leicht abgeschwächt, während in den Versuchen von BARNES und REGAN (1933) 6 von 7 Hunden nach der Schilddrüsenexstirpation keine diabetogene Wirkung nach Zufuhr von Vorderlappenextrakten mehr aufwiesen. Demgegenüber berichten aber LUKENS und DOHAN (1940)[6], daß wohl die Zufuhr von Vorderlappenextrakten, aber nicht die Fütterung mit reichlichen Schilddrüsenmengen den SANDMEYER-Diabetes von Katzen mit verkleinertem Pankreas zu verstärken vermochte. Nach ETCHEVERRY (1937)[7] kommt die diabetogene Wirkung der Vorderlappenextrakte auch zur Auswirkung, wenn den Versuchstieren die beiden Nn. vagi oberhalb des Zwerchfells durchschnitten werden, allein oder zusammen mit einer abdominalen Sympathektomie.

Ein Widerspruch besteht noch hinsichtlich der Rolle, welche der Nebenniere bei der Auslösung der diabetogenen Wirkung zukommt. Zwar sind sich,

---

[1] DI BENEDETTO: C. r. Soc. Biol. Paris **107**, 1193 (1931).

[2] HOUSSAY u. BIASOTTI: C. r. Soc. Biol. Paris **112**, 494 (1933).

[3] CAMPOS, CURUTCHET u. LANARI: C. r. Soc. Biol. Paris **113**, 467 (1933).

[4] HOUSSAY u. FOGLIA: C. r. Soc. Biol. Paris **123**, 824 (1936).

[5] HOUSSAY, BIASOTTI u. RIETTI: C. r. Soc. Biol. Paris **115**, 323 (1933).

[6] LUKENS u. DOHAN: Verh. Amer. Physiol. Kongr. **1940** in: Amer. J. Physiol. **129**, 408 (1940).

[7] ETCHEVERRY: C. r. Soc. Biol. Paris **126**, 159 (1937).

mit Ausnahme von Lucke[1], alle Autoren darüber einig, daß das Nebennierenmark bzw. das Adrenalin keine Rolle spielen, was insbesondere auch durch die Versuche von Serio (1936)[2] und von Houssay (1937)[3] gezeigt wird, wonach lange fortgesetzte Adrenalininjektionen keinen Diabetes erzeugen. Doch besteht ein grundlegender Widerspruch hinsichtlich der Bedeutung der Nebennierenrinde zwischen den Ergebnissen von Houssay und seinen Mitarbeitern einerseits, den Versuchen von Long und Mitarbeitern andererseits.

Long und Lukens (1936)[4] vertreten die Meinung, daß die diabetogene Wirkung zum mindesten teilweise über die Nebennierenrinde verläuft. Entfernung beider Nebennieren verhindert nach diesen Autoren das Auftreten von Zucker und Ketonkörpern im Harn von partiell pankreatektomierten Ratten nach Injektion diabetogen wirksamer Vorderlappenextrakte, während die gleichen Tiere vor Entfernung der Nebennieren mit einer starken Glykosurie reagierten.

Houssay und Biasotti (1933) fanden demgegenüber, daß die diabetogene Wirkung von Vorderlappenextrakten bei Kröten auch bei Abwesenheit der Nebennieren vor sich geht. 1935 bestätigten Houssay und Leloir[5] diese früheren Ergebnisse, und sie stellten bei Hunden weiterhin folgendes fest: Hunden wurde die rechte Nebenniere entfernt, und sodann wurde durch Vorderlappeninjektion ein Diabetes erzeugt. Auf dem Höhepunkt der diabetogenen Wirkung nach mehreren Tagen wurde auch die linke Nebenniere exstirpiert, und anschließend wurden geringe Mengen Rindenextrakt gegeben. Bei den Hunden, bei denen die Vorderlappeneinspritzungen fortgesetzt wurden, hielt sich die Hyperglykämie bis zu ihrem etwa 50 Stunden nach der totalen Epinephrektomie erfolgenden Tode auf gleicher Höhe, während diejenigen Hunde, bei denen die Extraktzufuhr nach der zweiten Operation abgesetzt wurde, mit einem prompten und starken Abfall ihres Blutzuckers reagierten. Houssay und Leloir schließen daraus auf eine völlige Unabhängigkeit der diabetogenen Wirkung von der Anwesenheit der Nebennierenrinde. Im folgenden Jahre stellten Houssay und Biasotti (1936)[6] weitere Versuche bei Kröten an. Diese ergaben, daß sowohl die Entfernung der Hypophyse als auch die Entfernung der Nebennieren den Pankreasdiabetes zu mildern vermag, daß aber nur die Zufuhr von Vorderlappenextrakten, nicht dagegen die Injektion von Cortin bzw. von Rindenextrakten die diabetischen Symptome wieder zum Vorschein zu bringen vermag, und zwar auch bei Kröten, denen alle drei Drüsen gleichzeitig entfernt wurden. Houssay und Biasotti schließen daraus, daß der Hypophysenvorderlappen eine diabetogene Wirkung besitzt, die von der Nebennierenrinde unabhängig ist. Nach diesen Autoren bleibt allerdings die Frage offen, ob nicht doch der Nebennierenrinde eine eigene diabetogene Wirkung zukommt, die sie unabhängig von der Hypophyse oder auch unter Vermittlung der Hypophyse ausübt.

Zu dieser Frage haben neuerdings wieder Long, Katzin und Fry (1940)[7] Stellung genommen. Long und Lukens (1937)[8] hatten gefunden, daß sich der Diabetes von pankreas- plus nebennierenlosen Katzen durch Zufuhr von Vorderlappenextrakten nicht mehr verschlimmern läßt. In weiteren Versuchen an teilweise pankreatektomierten plus völlig adrenalektomierten Ratten fanden Long, Katzin und Fry, daß keine diabetogene Wirkung (gemessen an der

---

[1] Lucke: Erg. inn. Med. **46**, 94 (1934).
[2] Serio: Boll. Soc. ital. Biol. sper. **11**, 270 (1936).
[3] Houssay: Amer. J. med. Sci. **193**, 581 (1937).
[4] Long u. Lukens: J. of exper. Med. **63**, 465 (1936).
[5] Houssay u. Leloir: C. r. Soc. Biol. Paris **120**, 670 (1935).
[6] Houssay u. Biasotti: C. r. Soc. Biol. Paris **123**, 497 (1936).
[7] Long, Katzin u. Fry: Endocrinology **26**, 309 (1940).
[8] Long u. Lukens, zit. nach Long: Harvey Lectures **32**, 194 (1936/37).

Tabelle 10. Wirkung von Vorderlappenextrakt auf die Glykosurie partiell pankreatektomierter Ratten vor und nach der Adrenalektomie. — Die Ratten wurden entweder mit Kochsalz oder mit Rindenextrakt bei gutem Befinden gehalten, und die Glykosurie ist als der tägliche Mittelwert während der Versuchsperiode angegeben. (Nach LONG, KATZIN und FRY[1].)

| Ratte Nr. | Glykosurie in g pro Tag | | | | | | Bemerkungen |
| | vor der Adrenalektomie | | nach der Adrenalektomie | | | | |
	Kontrollen	Vorderlappenextrakt	NaCl	NaCl plus Vorderlappenextrakt	Rindenextrakt	Rindenextrakt plus Vorderlappenextrakt	
1	2,63	—	0,08	0	—	—	
2	0	1,69	0	0	—	—	
3	0	0,84	0	0	—	—	
11	0,08	0,95	0	0	—	—	
35	0	2,82	0	0	—	—	
37	0	1,27	0	0	—	—	
61	0	1,87	0	0	0	0	5 ccm
75	4,66	—	—	—	2,60	3,51	5 „ Rindenextrakt
90 A	2,63	3,80	—	—	2,38	2,73	10 „ täglich
102	4,40	—	0	0	0	0,76	3,5„
109	2,20	—	0	—	1,24	2,24	5 „

Zuckerausscheidung im Harn) festgestellt werden kann, wenn den Tieren nicht mit dem Vorderlappenextrakt auch Rindenhormon zugeführt wird (Tabelle 10).

LONG und Mitarbeiter schließen aus diesen Versuchen auf einen Synergismus zwischen dem Rindenhormon und dem Vorderlappenextrakt bei der Auslösung der diabetogenen Wirkung, ähnlich wie auch bereits RUSSELL (1939)[2] auf einen derartigen Synergismus nach Versuchen über die Glucoseverwertung bei adrenalektomierten Ratten geschlossen hatte. Sie kommen danach zu dem Ergebnis, daß an der Auslösung der diabetogenen Wirkung beim normalen Tier zwei Vorderlappenhormone beteiligt sind, von denen das eine über die Nebennierenrinde wirkt, während das andere direkt im Gewebe angreift.

Nach BOMSKOV und SLADOVIC (1940)[3] soll die diabetogene Wirkung über den Thymus ablaufen, dem bei der Vermittlung der diabetogenen Wirkung eine entscheidende Bedeutung zukommen soll. Das „diabetogene Hormon" des Vorderlappens bewirkt danach die Ausschüttung eines Thymushormons, das seinerseits erst die Blutzuckersteigerung im Rahmen der diabetogenen Wirkung auslösen soll. Diese Versuche werden im 2. Teile meiner Abhandlungen näher gewürdigt.

β) Erzeugung eines Dauerdiabetes durch Hypophysenvorderlappenzufuhr.

I. Allgemeines.

Während es sich in den bisher beschriebenen Versuchen darum handelte, einen vorübergehenden, diabetesähnlichen Zustand zu erzeugen, der trotz Fortsetzung der Vorderlappenzufuhr nach einigen Tagen wieder verschwindet, ist es neuerdings gelungen, unter geeignet gewählten Versuchsbedingungen durch Vorderlappeninjektionen auch einen Dauerdiabetes zu erzeugen.

1932 berichteten H. M. EVANS, MEYER, SIMPSON und REICHERT[4], daß Hunde

[1] LONG, KATZIN u. FRY: Endocrinology **26**, 309 (1940).
[2] RUSSELL: Proc. Soc. exper. Biol. a. Med. **41**, 626 (1939).
[3] BOMSKOV u. SLADOVIC: Dtsch. med. Wschr. **1940**, 589. — BOMSKOV u. Mitarbeiter: Z. klin. Med. **137**, 718, 737 u. 745 (1940).
[4] EVANS, MEYER, SIMPSON u. REICHERT: Proc. Soc. exper. Biol. a. Med. **29**, 857 (1932).

nach lang dauernder Zufuhr von Vorderlappenextrakten diabetisch werden. In ihren Versuchen waren Hunde über $^3/_4$—1 Jahr mit täglichen Injektionen wachstumshormonhaltiger Extrakte behandelt worden. Nach 8 bzw. 9 Monaten zeigten 2 Hunde diabetische Symptome (Blutzucker von 228 bzw. 232 mg%, Glykosurie, Polydypsie, Polyurie, Polyphagie, Gewichtsverlust). Nach Absetzen der Injektionen bildeten sich bei einem Tier die diabetischen Symptome zurück, während bei dem anderen noch 4 Monate nach dem Absetzen der Injektionen Zucker im Harn ausgeschieden wurde.

Diese ersten Beobachtungen über die Erzeugung eines Dauerdiabetes wurden später von YOUNG[1] weitergeführt, der seit 1937 in zahlreichen Veröffentlichungen darüber berichtete, daß bei Hunden, entsprechend den oben geschilderten Versuchen von JOHNS und Mitarbeitern, HOUSSAY und Mitarbeitern, E. J. EVANS, ANSELMINO und HOFFMANN u. a. zwar bei Zufuhr gleichmäßig hoher Vorderlappendosen die diabetischen Symptome nach einigen Tagen trotz Fortsetzung der Injektionen wieder verschwinden, daß aber die diabetischen Symptome von neuem auftreten, wenn man die injizierten Vorderlappenmengen kontinuierlich steigert, und daß sich bei einem derartigen Vorgehen schließlich nach einigen Wochen ein Dauerdiabetes entwickelt, der auch nach Absetzen der Vorderlappeninjektionen bestehen bleibt.

Wir wir oben berichteten, verschwinden trotz fortgesetzter, gleichbleibender Vorderlappenzufuhr die diabetischen Symptome beim Hund nach etwa 7 bis 10 Tagen. YOUNG beobachtete nun, daß die diabetischen Erscheinungen von neuem auftreten, wenn die täglich injizierte Extraktmenge zweckmäßig erhöht wird, daß sie aber auch dann nach einigen Tagen wieder verschwinden trotz Fortsetzung der täglichen Behandlung mit der erhöhten Vorderlappeninjektion. Erst wenn die Vorderlappenzufuhr wiederum beträchtlich erhöht wird, treten die Symptome erneut auf, um aber, wie vorher, bei gleichbleibender Extraktzufuhr nach einigen Tagen wieder zu verschwinden. Auf diese Weise konnte YOUNG das Auftreten und das Wiederverschwinden der diabetischen Symptome bei Kaninchen, Katzen und Hunden mehrmals wiederholen, indem er jedesmal die Extraktmenge zweckmäßig steigerte; dabei erwies sich allerdings der Hund als das geeignetste Versuchstier. Aber schließlich gelang es, die Refraktärphase überhaupt zu vermeiden, indem die Extraktmenge derart gesteigert wurde, daß ein Hund schließlich täglich Extrakt entsprechend 25 g frischen Ochsenvorderlappens erhielt. Weiterhin wurde gefunden, daß es genügt, die Extraktmenge alle 3 Tage zu steigern, um ein Refraktärstadium gar nicht in Erscheinung treten zu lassen. Von besonderer Wichtigkeit aber war die Tatsache, daß unter diesen Umständen nach dem schließlichen Absetzen der Injektionen die diabetischen Erscheinungen nicht wieder verschwanden; der Diabetes war vielmehr ein Dauerdiabetes geworden nach einer Behandlungsdauer von 11—25 Tagen und einer Zufuhr von 275—475 g Frischdrüse pro Hund. Daraus geht also hervor, daß durch eine verhältnismäßig kurz dauernde Behandlung mit sehr großen Mengen roher Vorderlappenextrakte beim Hund ein Dauerdiabetes erzeugt werden kann.

In der Abb. 23 ist ein derartiger Versuch von YOUNG wiedergegeben.

In diesem Versuch wurde Extrakt aus insgesamt über 350 g frischer Ochsenvorderlappen im Verlauf von 22 Tagen zugeführt und die tägliche Vorderlappendosis in 3tägigen Abständen von 2,5 g über 5, 10, 15, 20 auf schließlich 25 g täglich gesteigert. Nach YOUNG besteht ein bestimmter Punkt, an dem der temporäre Diabetes in den Dauerdiabetes übergeht. Dieser Punkt läßt sich an

---

[1] YOUNG: Lancet **2**, 372 (1937) — J. of Physiol. **92** (1938) — Proc. roy. Soc. Med. **31**, 1305 (1938) — Lancet **1938**, 1097 — New England J. Med. **221**, 635 (1939).

verschiedenen Erscheinungen erkennen. Eine dieser Erscheinungen ist das plötzliche Auftreten eines beträchtlichen Anstiegs in der Ketonkörperausscheidung im Harn (vgl. Abb. 23), die bis dahin verhältnismäßig geringfügig geblieben war; sie kann derartig werden, daß die Tiere in eine Art diabetischen Komas verfallen. Eine weitere Erscheinung ist die Abnahme des Körpergewichts, die nach einer Periode anfänglicher Zunahme kurz vor der Erreichung des Dauerdiabetes wieder auf das Ausgangsgewicht oder auch noch darunter zurückgeht.

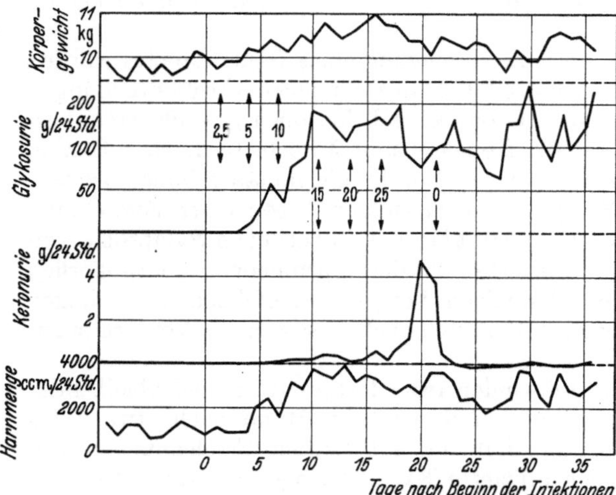

Abb. 23. Erzeugung eines Dauerdiabetes beim Hund. Die Zahlen an den Pfeilen geben das Gewicht von frischen Vorderlappen in Gramm an, das zur Extraktbereitung benutzt wurde. Tägliche Injektionen bis zum 21. Tag.
[Nach Young: Proc. roy. Soc. Med. **31**, 1305 (1938).]

Ist der diabetische Dauerzustand einmal erreicht, dann bleibt dieser Zustand bestehen. Er zeigt nicht nur keine Neigung wieder zurückzugehen, sondern nimmt im Gegenteil im Laufe der Zeit an Heftigkeit zu, selbst wenn durch eine zwischengeschaltete Insulinbehandlung über verhältnismäßig lange Zeit die Zuckerausscheidung beseitigt wurde.

Im ganzen kann man also nach Young die Reaktion des Hundes auf die Zufuhr diabetogener Vorderlappenextrakte in mehrere Phasen einteilen: Erstens die Latenzperiode (1—2 Tage), innerhalb derer Glykosurie und Hyperglykämie noch nicht beobachtet werden, obschon sich bereits eine gewisse Unempfindlichkeit gegen die blutzuckersenkende Wirkung des Insulins entwickelt hat. Zweitens die Periode des temporären Diabetes (die nächsten 6—9 Tage), in der immer noch eine relative Unempfindlichkeit gegen Insulin besteht, der Leberglykogengehalt aber hoch ist. Drittens die Refraktärphase, in der der Blutzuckergehalt wieder normal ist, die Insulinempfindlichkeit aber weiter besteht und der Nüchternleberglykogengehalt hoch gefunden wird. Die Entwicklung der Refraktärphase kann, wie wir sahen, durch plötzliche Steigerung der Extraktmenge überwunden oder überhaupt vermieden werden. Unter diesen Umständen entwickelt sich als vierte Phase ein Dauerdiabetes, der unbeschränkte Zeit nach dem Absetzen der Vorderlappenbehandlung bestehen bleibt und auch keine Insulinunempfindlichkeit der Art mehr zeigt, wie sie während der Vorderlappenextraktbehandlung gefunden wurde.

Diese von Young gemachten Beobachtungen wurden in der Folge mehrfach bestätigt. So berichteten Campbell und Best (1938)[1], Houssay, Biasotti und Dambrosi (1937)[2], Dohan und Lukens (1939)[3] sowie Hédon und Loubatiéres (1939)[4], daß es ihnen ebenfalls gelungen sei, durch allmählich gesteigerte Zufuhr großer Vorderlappenmengen einen Dauerdiabetes bei Hunden zu erzeugen, der das Absetzen der Injektionen um Monate überdauerte.

[1] Campbell u. Best: Lancet **1**, 1444 (1938) — Amer. J. Physiol. **123**, 40 (1938).
[2] Houssay, Biasotti u. Dambrosi: C. r. Soc. Biol. Paris **125**, 542 (1937).
[3] Dohan u. Lukens: Amer. J. Physiol. **125**, 188 (1939).
[4] Hédon u. Loubatiéres: C. r. Acad. Sci. Paris **209**, 66 (1939).

II. Methodik.

Für die Herstellung diabetogen gut wirksamer Extrakte ist es nach YOUNG vor allem wichtig, lebensfrische Vorderlappen zu verwenden und sie in der Kälte zu verarbeiten und zu lagern. Die Drüsen werden bei den Rindern kurz nach dem Tode entfernt und sofort in Kohlensäure eingefroren. Das Herauspräparieren der Vorderlappen geschieht in gefrorenem Zustand und auch die Extraktion usw. geschieht in der Nähe des Nullpunktes. Der fertige Extrakt wird bei 0° C nicht gefroren gelagert und innerhalb von 5 Tagen verwendet. Die Extraktion wird nach SCHOCKAERT (1931)[1] in der Weise vorgenommen, daß die frischen Rindervorderlappen, wie oben beschrieben, in der Kälte präpariert, 10 Minuten in 40proz. Alkohol sterilisiert, dann mit steriler Kochsalzlösung gewaschen und schließlich mit Sand in einem sterilen Mörser verrieben werden. Die entstehende Paste wird mit etwas steriler Kochsalzlösung versetzt. Darauf wird abzentrifugiert und die überstehende Flüssigkeit wird so verdünnt, daß 1 g Drüse 2 ccm Extrakt entsprechen. Die Injektionen erfolgen intraperitoneal unter aseptischen Bedingungen. Die Hunde erhielten in den YOUNGschen Versuchen Fleischkost mit Zulage von Hundekuchen.

III. Stoffwechseländerungen der permanent diabetischen Hunde.

Die Stoffwechselprüfung der durch Vorderlappeninjektionen permanent diabetisch gemachten Hunde (im folgenden kurz als vorderlappendiabetisch bezeichnet) soll nach YOUNG einige charakteristische Unterschiede vom Stoffwechsel der durch Pankreasexstirpation diabetisch gemachten (pankreasdiabetischen) Tiere ergeben.

An erster Stelle betont YOUNG den Umstand, daß die vorderlappendiabetischen Tiere eine etwa 2—3mal höhere Insulinmenge benötigen, um die Glykosurie zu beherrschen, als die pankreaslosen Hunde. Doch ist dieser Unterschied keineswegs regelmäßig vorhanden, und auch CAMPBELL und BEST stellten bei zwei vorderlappendiabetischen Hunden keinen höheren Insulinbedarf fest als bei pankreasdiabetischen. Auch wurden die diabetischen Erscheinungen bei diesen beiden Tieren durch die spätere zusätzliche Pankreasexstirpation in keiner Weise verschlimmert.

Ein weiterer Unterschied im Verhalten der beiden Versuchskategorien liegt in der Überlebensdauer nach allmählichem Insulinentzug. Während pankreasdiabetische Hunde ohne Insulin bald zugrunde gehen, können vorderlappendiabetische Tiere monatelang ohne Insulin überleben. Während der insulinlosen Überlebenszeit verliert der pankreaslose Hund viel mehr an Gewicht als der vorderlappendiabetische Hund. D:N-Verhältnis sowie Ketonkörperausscheidung scheinen beim vorderlappendiabetischen Hund höher zu liegen als beim pankreasdiabetischen.

Zugeführte Zuckerzulagen werden beim vorderlappendiabetischen Hund zu etwa 90% im Harn ausgeschieden, und die Zuckertoleranzkurve zeigt einen ausgesprochen diabetischen Verlauf. Der respiratorische Quotient zeigt keine Erhöhung im Gefolge der Zufuhr von 50 g Glucose. Bei einer vorwiegenden Kohlehydratfütterung ist die Glykosurie der vorderlappendiabetischen Tiere sehr gesteigert, die Ketonurie aber geringer als bei Eiweißfütterung. Bei reiner Fettfütterung dagegen waren sowohl Glykosurie als auch Ketonurie vermindert.

Ich glaube nicht, daß man berechtigt ist, auf Grund der bisher genannten Differenzen einen grundsätzlichen Unterschied zwischen vorderlappen- und pankreasdiabetischen Hunden zu konstruieren. Dazu müßte ein wesentlich

---

[1] SCHOCKAERT: Anat. Rec. **50**, 381 (1931).

größeres und besser gesichertes Versuchsmaterial vorliegen als bisher. Die Möglichkeit bleibt meines Erachtens durchaus offen, daß das unterschiedliche Verhalten, das sich nicht nur zwischen vorderlappen- und pankreasdiabetischen Tieren, sondern genau so im Verhalten der vorderlappendiabetischen Hunde untereinander zu zeigen scheint, auf Unterschiede in der Vollständigkeit des Ausfalls bzw. der Schädigung des Inselapparates zurückzuführen ist — wenn man von dem Ausfall des übrigen Pankreas und seinen Folgen absieht. Grundsätzlich scheint aber allen Tieren, sowohl den vorderlappendiabetischen wie auch den pankreasdiabetischen, der Ausfall bzw. die Herabsetzung der Inselfunktion gemeinsam und diese für die Entstehung des Dauerdiabetes verantwortlich zu sein.

IV. Veränderungen am Inselapparat der permanent diabetischen Hunde.

Diese Auffassung wird gestützt durch Untersuchungen über die Einwirkung von Vorderlappenextrakten auf die LANGERHANSschen Inseln im allgemeinen und die Inseln bei permanent diabetischen Hunden im besonderen.

Bereits 1933 zeigten ANSELMINO und HOFFMANN[1], daß in Vorderlappenextrakten eine Substanz enthalten ist, welche bei Ratten, Mäusen, Meerschweinchen, Kaninchen und Hunden nach mehrtägiger Behandlung mit mäßigen Dosen die LANGERHANSschen Inseln an Zahl und Größe vermehrt. Sie konnten weiterhin, ebenso wie anschließend ZUNZ und LA BARRE, nachweisen, daß mit dieser anatomischen Hypertrophie eine Mehrproduktion von Insulin verbunden ist. ANSELMINO und HOFFMANN nannten den wirksamen Stoff daher die pankreatrope Substanz des HVL. Die näheren Einzelheiten sind in diesem Bande von HOFFMANN in dem Abschnitt über die pankreatrope Substanz geschildert, auf den ich daher verweisen kann.

Neben anderen Autoren (Lit. s. ebendort) hat sich besonders YOUNG mit der pankreatropen Wirkung von Vorderlappenextrakten gerade im Hinblick auf die Erzeugung eines permanenten Diabetes eingehend beschäftigt. Nach anfänglichen Zweifeln gelangten aber schließlich YOUNG und Mitarbeiter[2] zu einer vollen Bestätigung der Befunde von ANSELMINO und HOFFMANN, wonach kurzdauernde Behandlung mit mäßigen Dosen wirksamer Vorderlappenextrakte zu einer Vermehrung der LANGERHANSschen Zellen an Zahl und Größe führt; und MARKS und YOUNG (1939)[3] fanden neuerdings, daß der Insulingehalt des Pankreas von vorderlappenbehandelten Ratten mehr als 2mal so hoch ist wie der von unbehandelten Kontrolltieren, woraus die Autoren schließen, daß das unter dem hypophysären Anreiz neugebildete Inselgewebe funktionell aktiv ist.

Die Resultate werden aber gänzlich anders, wenn die Vorderlappenzufuhr in der Weise forciert wird, wie es zur Erzeugung eines permanenten Diabetes nötig ist. In diesem Falle entstehen, wie RICHARDSON und YOUNG (1938)[4] sowie CAMPBELL und BEST (1938)[5] zeigten, schwerste degenerative Veränderungen der LANGERHANSschen Inseln, die bis zur völligen Ersetzung der Inseln durch hyalines Gewebe führen können. Gleichzeitig kann, wie CAMPBELL und BEST fanden, der Gehalt des Pankreas an Insulin bei einem permanent diabetisch gemachten Hunde mit derartigen Inselschädigungen auf weniger als 2 Einheiten abnehmen, während bis zu 80 Einheiten Insulin aus dem Pankreas eines nor-

---

[1] ANSELMINO u. HOFFMANN: Klin. Wschr. **12**, 1245 (1933) — Naunyn-Schmiedebergs Arch. **181**, 674 (1936).
[2] RICHARDSON u. YOUNG: J. of Physiol. **91**, 352 (1937). — YOUNG: Proc. roy. Soc. Med. **31**, 1305 (1938) — New England J. Med. **221**, 635 (1939).
[3] MARKS u. YOUNG: Ind. Chem. **58**, 652 (1939).
[4] RICHARDSON u. YOUNG: Lancet **1938**, 1098.
[5] CAMPBELL u. BEST: Lancet **1**, 1444 (1938) — Amer. J. Physiol. **123**, 40 (1938).

malen Hundes extrahiert werden können. Entsprechend finden HOUSSAY und FOGLIA (1937) eine starke Herabsetzung der Insulinsekretion des Pankreas während des Vorderlappendiabetes. Die gleiche Beobachtung wird wieder in den jüngsten Versuchen von CAMPBELL, HOIST, HAM und BEST (1940)[1] angegeben. Diese Autoren fanden, daß nach 7- bzw. 11 tägiger Behandlung mit Vorderlappenextrakten parallel mit dem Auftreten von diabetischen Erscheinungen der Insulingehalt des Pankreas stark herabgesetzt war; der Gehalt betrug in zahlreichen Versuchen bei den diabetischen Tieren nur 0,14 bis 0,47 E. pro Gramm Pankreas. Wurden die Tiere aber gleichzeitig mit der Vorderlappenzufuhr auch mit großen Insulinmengen behandelt, so blieben die diabetischen Erscheinungen aus, der Insulingehalt des Pankreas betrug 2,2—2,6 E. pro Gramm, und im mikroskopischen Bild trat die bei den nichtinsulinbehandelten Tieren beobachtete hydropische Degeneration der Inseln nicht auf (vgl. die folgenden Ausführungen).

Allerdings sind die histologischen Veränderungen am Inselapparat der permanent diabetischen Hunde nicht gleichmäßig, sondern können verschiedenartige Phasen und Erscheinungsformen zeigen, ohne daß es aber bisher möglich wäre, etwa einen gesetzmäßigen Ablauf der Veränderungen anzugeben. Im Beginn der Injektionen tritt nach RICHARDSON und YOUNG zunächst eine Periode ungewöhnlicher mitotischer

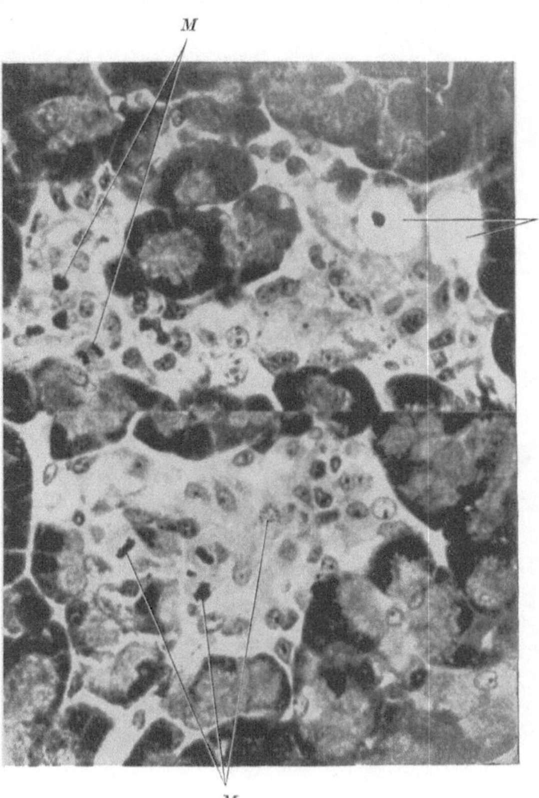

Abb. 24. Die Abbildung zeigt eine ungewöhnliche Zahl von Mitosen (*M*) in zwei LANGERHANSschen Inseln beim Hund. *x* = degenerierende, hypertrophische Inselzellen. (470 fache Vergr.) Behandlung s. Text.
[Nach RICHARDSON u. YOUNG: Lancet 1938, 1098.]

Aktivität mit Hyperplasie des Inselgewebes auf (Abb. 24), analog der pankreatropen Wirkung nach ANSELMINO und HOFFMANN, und die englischen Autoren sind geneigt, das Auftreten der Refraktärerscheinungen gegen die fortgesetzten Vorderlappeninjektionen auf diese Proliferation zurückzuführen.

Im weiteren Verlauf kommt es aber bei den Tieren, die einem permanenten Diabetes verfallen, zu überwiegenden Degenerationserscheinungen. Unter diesen scheint die hydropische Degeneration der β-Zellen (Abb. 25) für das Auftreten des Dauerdiabetes weniger wichtig zu sein als „die funktionelle Erschöpfung" der β-Zellen, kenntlich an dem Verschwinden der Granulierung ihres Cytoplasmas, die aber nur mittels Spezialfärbemethoden erkennbar wird.

Als schwerste Veränderung schließlich wird — ähnlich wie beim menschlichen

---

[1] CAMPBELL, HOIST, HAM u. BEST: Verh. Amer. Physiol. Kongr. 1940 in: Amer. J. Physiol. 129, 328 (1940).

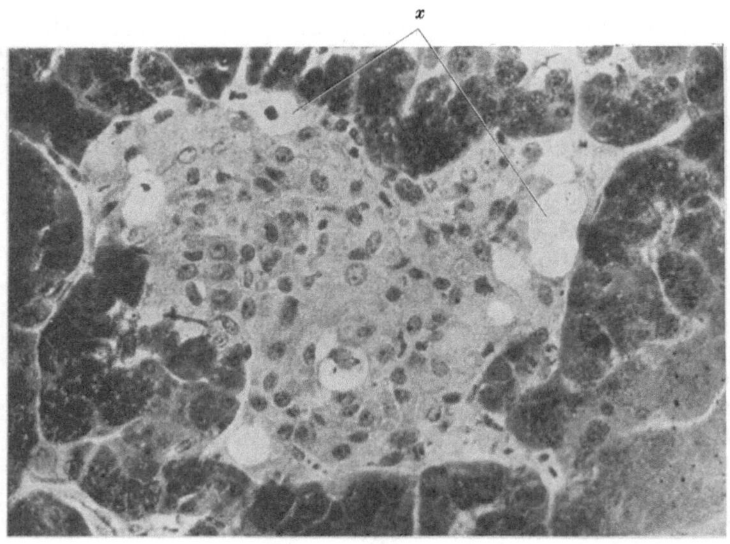

Abb. 25. Hydropische Degeneration einzelner Inselzellen (x) beim Hund. (370fache Vergr.) Behandlung s. Text.
[Nach RICHARDSON u. YOUNG: Lancet **1938**, 1098.]

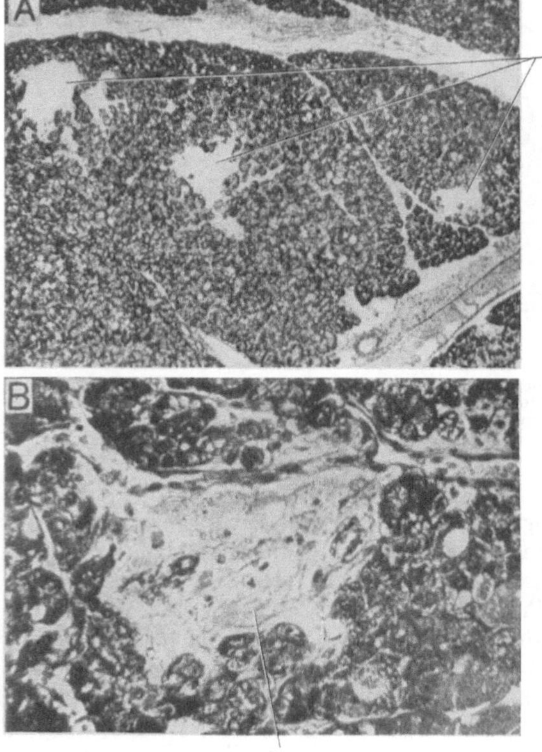

Abb. 26. A. Hyalinisierung von LANGERHANSschen Inseln (H) beim Hund. B. Eine hyalinisierte Insel (H), in der nur noch Fragmente des Acinus- und Gangepithels identifiziert werden können. Das Inselgewebe ist völlig atrophiert (240fache Vergr.). Behandlung s. Text.
[Nach RICHARDSON u. YOUNG: Lancet **1938**, 1098.]

Diabetes — in einzelnen Fällen auf dem Höhepunkt eines länger dauernden Diabetes eine Hyalinisierung der Inseln beobachtet, von der Abb. 26 eine Vorstellung vermittelt.

Diese Untersuchungen bedürfen sicherlich noch einer weiteren Ausdehnung und einer breiteren Basis, bevor sich ein endgültiges Urteil gewinnen läßt, und bevor die Frage entschieden werden kann, ob die am Inselapparat gefundenen Veränderungen jedesmal ausreichen, um den Diabetes der Versuchstiere befriedigend zu erklären. In einzelnen Fällen schien dies ebensowenig der Fall zu sein wie bei manchen Fällen von menschlichem Diabetes, wo ebenfalls die gefundenen Veränderungen des Inselapparates geringfügig sein können.

An den übrigen untersuchten endokrinen Drüsen, d. h. der Schilddrüse, den Nebennieren und der Hypophyse, der permanent diabetischen Hunde ließen sich Veränderungen nicht nachweisen.

C. Wirkung des HVL. auf den Eiweiß-Stoffwechsel.

1. Einfluß der Hypophysektomie.

Nachdem bereits Aschner (1912)[1] festgestellt hatte, daß hypophysenlose Hunde im Hunger erheblich weniger Stickstoff im Harn ausscheiden als die Kontrolltiere, liegen seitdem zahlreiche Beobachtungen über die Beeinflussung des Eiweißstoffwechsels durch die Hypophysektomie vor. Nach Braier (1931 bis 1933)[2], Braier und Morea (1935)[3] und Houssay und Biasotti (1930—1931)[4] scheiden hypophysenlose Hunde bei normaler Fleischfütterung täglich die gleiche Stickstoffmenge aus wie die Kontrolltiere. Zeitlich ist allerdings nach einer einmaligen Fleischfütterung die N-Ausscheidung im Harn bei den hypophysenlosen um einige Stunden gegenüber den normalen Hunden verzögert (Braier), was möglicherweise — analog der Resorptionsverzögerung für Zucker — mit einer Resorptionsverzögerung im Darm bei den hypophysenlosen Tieren zusammenhängen mag.

Im Hunger dagegen scheiden hypophysektomierte Hunde und Kröten nach Braier[2] erheblich weniger Stickstoff aus als die Kontrolltiere, und zwar nur etwa zwei Drittel der Vergleichsmenge. Dasselbe gilt für eine eiweißfreie Fütterung. bei der nur Fett und Kohlehydrat zugeführt wurde, und zwar für hypophysenlose Hunde und Ratten.

In der folgenden Tabelle, die einer Aufstellung von Houssay[5] entnommen ist, sind die Verhältnisse dargestellt:

Tabelle 11. Stickstoffausscheidung bei Hunden, Kröten und Ratten in g Stickstoff pro kg Körpergewicht und Tag.

Autor	Hypophys-ektomiert	Normal	Abnahme bei den hypophysektomierten %
a) Fleischfütterung (Hund) bzw. gemischtes Futter (Ratte).			
Hunde nach Braier u. Houssay u. Biasotti .	0,99	0,93	0
	1,29	1,51	—14
	1,40	1,40	0
	0,92	0,94	0
Ratten nach Braier u. Braier u. Morea . .	0,76	0,73	0
	1,16	1,08	—
b) Im Hunger.			
Hunde nach Braier	0,25	0,36	—30
Kröten nach Braier	0,10	0,13	—30
c) Bei stickstofffreier Diät.			
Hunde nach Braier			
2. Tag	0,30	0,45	—32
4. Tag (1931)	0,14	0,24	—42
4. Tag (1933)	0,16	0,26	—38
Ratten nach Braier u. Braier u. Morea . .	0,21	0,28	—27
	0,20	0,33	—65

[1] Aschner: Pflügers Arch. **146**, 1 (1912).

[2] Braier: C. r. Soc. Biol. Paris **108**, 128, 491, 493, 507, 508, 1195 (1931); **114**, 80 u. 1209 (1933).

[3] Braier u. Morea: C. r. Soc. Biol. Paris **119**, 881 (1935).

[4] Houssay u. Biasotti: C. r. Soc. Biol. Paris **104**, 407 (1930); **105**, 121 u. 126 (1930) — Pflügers Arch. **227**, 239, 657 u. 664 (1931) — Arch. internat. Pharmacodynamie **38**, 250 (1930).

[5] Houssay: New England J. Med. **214** (1936).

Noch größer werden die relativen Unterschiede in der Stickstoffausscheidung nach der Hypophysektomie unter Bedingungen, die mit einem erhöhten endogenen Eiweißumsatz einhergehen, nämlich dem Phloridzindiabetes. (Vom Pankreasdiabetes war bereits an anderer Stelle die Rede.) Dabei spielt die Schilddrüse offenbar nur eine untergeordnete Rolle, da schilddrüsenlose Hunde unter diesen Umständen einen fast ebenso hohen endogenen Eiweißumsatz haben wie die Kontrollen. Darüber unterrichtet die folgende Tabelle, die einer Zusammenstellung von HOUSSAY[1] entnommen ist.

Tabelle 12. Mittlere Harnstickstoffausscheidung in g pro kg Körpergewicht und Tag bei Hunden im Phloridzindiabetes unter verschiedenen Bedingungen.

Art der Operation	Hunger ohne Phloridzin	Hunger mit Phloridzin	Zunahme %
17 hypophysektomierte	0,25	0,36	44
4 thyreoidektomierte	0,25	0,63	152
10 Kontrollen	0,36	0,80	122

Weitere Daten über die Stickstoffausscheidung bei verschiedenartiger Fütterung im Phloridzindiabetes wurden in dem Abschnitt über den Einfluß der Hypophysektomie auf den Phloridzindiabetes aufgeführt.

Ganz im Gegensatz zu den bisherigen Befunden an Hunden fanden aber PERLA und SANDBERG (1936)[2], daß hypophysektomierte Ratten während der ersten 3 Wochen nach der Operation doppelt soviel Stickstoff im Harn ausschieden wie die Kontrollen, und daß während der folgenden 9 Wochen eine erhöhte Stickstoffausscheidung noch weiter bestand. Hinterlappenentfernung allein oder nur teilweise Entfernung des Vorderlappens hatte nur einen vorübergehenden und abgeschwächten Einfluß. Die Autoren schließen daraus auf einen überstürzten Abbau von Eiweiß nach der Hypophysektomie, den sie zum Teil mit der Atrophie der Nebennieren bzw. dem dadurch bedingten Ausfall des Nebennierenrindenhormons, teilweise auch mit dem Ausfall des Wachstumshormons des HVL. erklären. Zu ähnlichen Ergebnissen kamen auch SCHAFFER und LEE (1935)[3], die den Gehalt des Körpers und der Leber an Nichteiweiß-Stickstoff-Bestandteilen bei hypophysenlosen Ratten untersuchten. Sie fanden, daß im ganzen Körper alle untersuchten stickstoffhaltigen Körper vermehrt waren, während in der Leber Harnstoff und Ammoniak zwar beträchtlich vermehrt, dagegen die freien Aminosäuren vermindert waren. Der Gesamtstickstoffgehalt der hypophysenlosen Tiere war im Durchschnitt 22% niedriger als der von gleich ernährten Kontrolltieren. In weiteren Untersuchungen stellten LEE und AYRES (1936)[4] fest, daß der Gewichtsverlust hypophysektomierter Ratten über einen Zeitraum von 33 Tagen 20% größer war als der von Kontrolltieren, die auf die gleiche niedrige Futterzufuhr beschränkt waren, wie sie die operierten Tiere freiwillig zu sich nahmen. Die normalen Kontrollen verloren 60% ihres ursprünglichen Fettgehaltes, aber behielten ihr gesamtes ursprüngliches Eiweiß. Die hypophysektomierten Tiere verloren dagegen nur 28% ihrer ursprünglichen Fettvorräte, aber 19% ihres früheren Eiweißgehaltes. Der gesamte Energieumsatz war in beiden Gruppen praktisch gleich, aber 23% niedriger als bei den Kontrollen mit freigestellter Futteraufnahme. Die hypophysektomierten Tiere hatten einen wesentlich höheren Gehalt ihrer Lebern an Aminosäuren, Harn-

[1] HOUSSAY: New England J. Med. 214 (1936).
[2] PERLA u. SANDBERG: Endocrinology 20, 481 (1936).
[3] SCHAFFER u. LEE: J. of biol. Chem. 108, 355 (1935).
[4] LEE u. AYRES: Endocrinology 20, 489 (1936).

stoff und Gesamtnichteiweiß-Stickstoff. Auch diese Versuche würden im Gegensatz zu den Versuchen an Hunden dafür sprechen, daß die Hypophysektomie jedenfalls bei der Ratte zu einem verminderten Angriff der Fettvorräte, dagegen zu einem Raubbau am Körpereiweiß führt (vgl. den Abschnitt über Wirkung des Wachstumshormons auf den Stoffwechsel).

Parallel mit der Abnahme der Stickstoffausscheidung im Harn kommt es nach BRAIER[1] im Gefolge der Hypophysektomie zu einer Abnahme der *Kreatinin*ausscheidung beim Hund, und zwar wiederum besonders im Hunger bzw. bei eiweißfreier Fütterung, während bei Fleischfütterung die hypophysenlosen Tiere keinen wesentlichen Unterschied gegenüber den Kontrollen aufweisen.

Über den zeitlichen Verlauf der Änderung in der Kreatinin- und der Stickstoffausscheidung im Harn bei hungernden normalen und hypophysenlosen Hunden unterrichtet die folgende Abbildung:

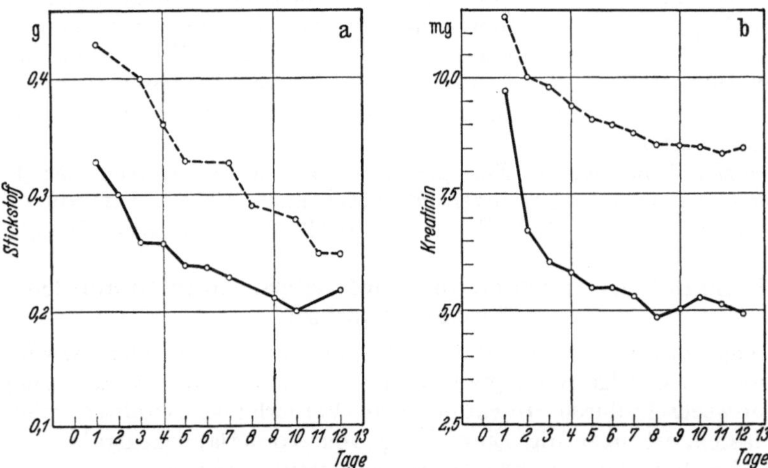

Abb. 27. Mittlere Harnausscheidung von Stickstoff (a) und Kreatinin (b) im Hunger bei o⋯⋯⋯o normalen und o———o hypophysenlosen Hunden. Abscisse: Hungertage. Ordinate: Stickstoff (*A*) in Gramm und Kreatinin (*B*) in Milligramm pro Kilogramm Körpergewicht und Tag. [Nach BRAIER: C. r. Soc. Biol. Paris **107**, 1195 (1931).]

Vom Verhalten sonstiger näherer oder entfernterer Abkömmlinge des Eiweißstoffwechsels nach der Hypophysektomie sei hier folgendes erwähnt.

PERLA und SANDBERG (1936)[2] beobachteten eine vorübergehende *Kreatin*urie bei männlichen, jedoch nicht bei weiblichen Ratten nach der Hypophysektomie, und auch die Beobachtungen von SCHITTENHELM und BÜHLER (1935)[3] sowie von KUN und PECZENIK (1936)[4] lassen mit der Möglichkeit rechnen, daß ein Teil der Vorderlappenwirkung auf den Kreatinhaushalt über die Keimdrüsen verläuft.

Harnsäure und *Purinkörper* werden von hypophysektomierten Hunden und Ratten in geringerem Maße ausgeschieden als von normalen Tieren (BRAIER, BRAIER und MOREA[5]).

Die *Allantoin*ausscheidung der hypophysenlosen Tiere ist erhöht (BRAIER).

---

[1] BRAIER: C. r. Soc. Biol. Paris **108**, 128, 491, 493, 507, 508, 1195 (1931); **114**, 80 u. 1209 (1933).

[2] PERLA u. SANDBERG: Endocrinology **20**, 481 (1936).

[3] SCHITTENHELM u. BÜHLER: Z. exper. Med. **95**, 181 (1935).

[4] KUN u. PECZENIK: Pflügers Arch. **236**, 471 (1936).

[5] BRAIER: C. r. Soc. Biol. Paris **108**, 128, 491, 493, 507, 508, 1195 (1931); **114**, 80 u. 1209 (1933). — BRAIER u. MOREA: C. r. S. Biol. Paris **119**, 881 (1935).

Der *Globulin*anteil des Serums ist nach GOLDBERG (1932)[1] bei hypophysenlosen Hunden erhöht, der *Albumin*anteil vermindert, der *Albumin-Globulin-Quotient* von 1,79 (normal) auf 1,01 (bei hypophysenlosen Tieren) vermindert.

Der *Phosphokreatin*gehalt des Muskels hypophysenloser Kröten ist nach voller Entwicklung der Asthenie (d. h. nach mehreren Wochen) herabgesetzt. Injektion von Vorderlappenextrakten bringt ihn zur Norm zurück [MARENZI (1933)[2]].

Die Ausscheidung von *Phenolen* im Harn hypophysenloser Hunde ist im Hunger oder bei eiweißfreier Fütterung vermindert, bei Fleischfütterung aber unverändert [GERSCHMANN (1931)[3], MARENZI (1933)[2]].

Indoxyl und *Urobilin* werden nach HOUSSAY, MAZZOCCO und POTIK (1934)[4] und ROGER (zit. nach HOUSSAY[5]) von hypophysektomierten Hunden in normaler Höhe ausgeschieden.

Der Glutathiongehalt der roten Blutkörperchen wurde von MAVEROFF (1932)[6] bei hypophysenlosen Hunden um rund 10% erniedrigt gefunden. Vorderlappeninjektion vermochte ihn wieder zu erhöhen. Dasselbe gilt für die Kröte [MARENZI (1933/34)[7]]. In der Leber, der Schilddrüse und den Testes von hypophysenlosen Hunden fanden BINET, KÉPINOV und WELLER (1935)[8] den Glutathiongehalt vermindert.

Die *spezifisch-dynamische Eiweißwirkung* ist bei hypophysenlosen Hunden gegenüber den Kontrolltieren unverändert [GAEBLER (1929)[9], ARTUNDO (1930)[10], HOUSSAY und ARTUNDO (1933)[11], MAZZOCCO (1933)[12], HOUSSAY (1934)[13]].

2. Einfluß der Injektion von Vorderlappenextrakten auf den Eiweißstoffwechsel.

Abgesehen davon, daß sich die meisten der im vorstehenden Abschnitt beschriebenen, im Gefolge der Hypophysektomie auftretenden Veränderungen im Eiweißstoffwechsel durch Injektion von Vorderlappenextrakten rückgängig machen lassen, ist über die Einwirkung von Vorderlappenextrakten auf den Eiweißstoffwechsel des normalen Tieres erst wenig bekannt.

Als Wirkung von Vorderlappenextrakten, die das Wachstumshormon enthalten, deren Beziehung zum Wachstumshormon aber noch nicht völlig sicher geklärt ist, wurde von TEEL und WATKINS (1929)[14] eine nach wenigen Stunden beginnende und über mehrere Tage verlaufende Abnahme des Nichteiweißstickstoffs des Serums beobachtet, und TEEL und CUSHING (1930)[15] berichteten im Zusammenhang mit Studien über das Wachstumshormon bei Hunden weiterhin auch über eine verminderte Ausscheidung von Stickstoff und Phosphor im Harn, die von einem erheblichen Absinken des Blut-Nichteiweißstickstoffs begleitet war. Die Autoren beziehen diese Wirkung wenigstens teilweise auf einen

[1] GOLDBERG: Rev. Soc. argent. Biol. **8**, 610 (1932).
[2] MARENZI: C. r. Soc. Biol. Paris **114**, 394 (1933).
[3] GERSCHMAN: C. r. Soc. Biol. Paris **108**, 494 u. 501 (1931).
[4] HOUSSAY, MAZZOCCO u. POTIK: C. r. Soc. Biol. Paris **117**, 1235 (1934).
[5] HOUSSAY: New England J. Med. **214** (1936).
[6] MAVEROFF: Rev. Soc. argent. Biol. **8**, 614 (1932).
[7] MARENZI: C. r. Soc. Biol. Paris **114**, 394 (1933); **117**, 53, 457, 464 u. 1035 (1934).
[8] BINET, KÉPINOV u. WELLER: C. r. Soc. Biol. Paris **120**, 589 (1935).
[9] GAEBLER: J. of biol. Chem. **81**, 41 (1929).
[10] ARTUNDO: C. r. Soc. Biol. Paris **106**, 137 u. 139 (1931).
[11] HOUSSAY u. ARTUNDO: C. r. Soc. Biol. Paris **114**, 392 (1933).
[12] MAZZOCCO: C. r. Soc. Biol. Paris **113**, 456 (1933).
[13] HOUSSAY: Endocrinology **18**, 409 (1934).
[14] TEEL u. WATKINS: Amer. J. Physiol. **89**, 662 (1929).
[15] TEEL u. CUSHING: Endocrinology **14**, 157 (1930).

Eiweißaufbau. Die gleiche Beobachtung wurde auch von Gaebler (1933)[1] gemacht, der 1—2 Tage nach der Injektion von 50 ccm einer wachstumshormonhaltigen Vorderlappenfraktion bei erwachsenen Hunden bei Fleischfütterung einen starken Abfall des Harnstickstoffs über mehrere Tage beobachtete. Bemerkenswert bei diesen Versuchen ist, daß keinerlei Veränderungen im Kohlehydratstoffwechsel beobachtet wurden, und daß die Stickstoffstapelung erfolgte, obschon gleichzeitig der Grundumsatz gewaltig und die Temperatur etwas anstiegen und die Wasserein- und -ausfuhr stark zunahm, alles Momente, welche einen Stickstoffverlust begünstigen. Dagegen hörte die Stickstoffretention auf,

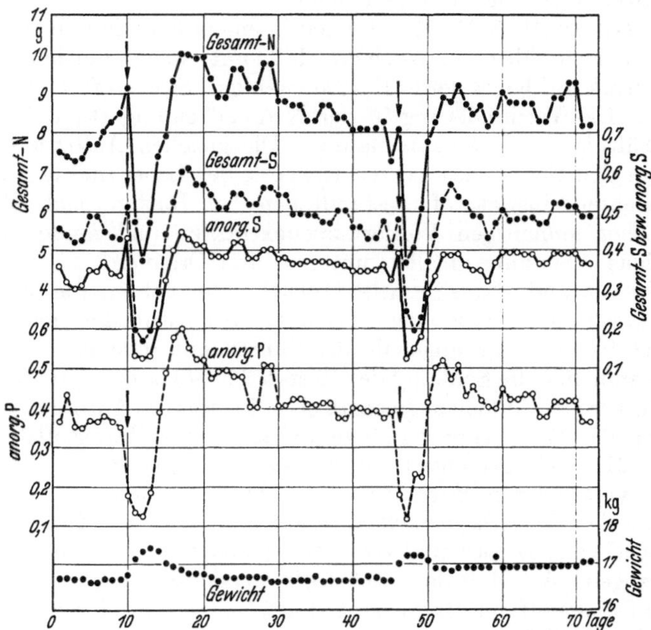

Abb. 28. Zeigt die tägliche Ausscheidung von Gesamtstickstoff, Gesamtschwefel, anorganischem Schwefel und anorganischem Phosphat im Harn von Hunden und das Körpergewicht. Die senkrechten Pfeile zeigen die Ergebnisse für die 24-Stundenperiode im Gefolge der Injektion von 40 ccm eines wachstumshormonhaltigen Vorderlappenextraktes. [Nach Gaebler u. Price: J. of biol. Chem. **121**, 497 (1937).]

als diese für die Stapelung ungünstigen Bedingungen verschwunden waren. Schilddrüsen- und Nebenschilddrüsenentfernung änderte dies Verhalten nicht [Gaebler (1935)[2]].

In weiteren Versuchen wurde von Gaebler und Price (1937)[3] gerade auch im Hinblick auf die Wachstumswirkung von Vorderlappenextrakten untersucht, welchen Einfluß die einmalige Injektion eines besonders an Wachstumshormon reichen Vorderlappenextraktes (Antuitrin-G Parke, Davis & Co.) auf die Stickstoff- und Phosphorausscheidung sowie auf die Schwefelausscheidung im Harn hat. Das Ergebnis geht sehr klar aus der Abbildung hervor (Abb. 28).

Bemerkenswerterweise sind die Veränderungen, die in der Abbildung dargestellt sind, ähnlich denen, die beobachtet werden, wenn eine Eiweißsynthese erfolgt. Insbesondere ist auffallend der hohe Schwefelgehalt des zurückgehaltenen Materials. Der Gewinn an Gewicht, der nach der Vorderlappeninjektion erfolgt, geht regelmäßig innerhalb von 10 Tagen wieder verloren, und auch die Stickstoff-

[1] Gaebler: J. exper. Med. **57**, 349 (1933).
[2] Gaebler: Amer. J. Physiol. **110**, 584 (1935).
[3] Gaebler u. Price: J. of biol. Chem. **121**, 497 (1937).

retention wird gewöhnlich wieder rückgängig gemacht. GAEBLER unterscheidet daher eine anabolische und eine katabolische Phase im Gefolge der Vorderlappenwirkung. In weiteren Untersuchungen von GAEBLER und ZIMMERMANN (1939)[1] wurde das gleiche wachstumswirksame Präparat bei phloridzindiabetischen Hunden untersucht. Auch bei diesen Tieren führt der wachstumswirksame Extrakt zu Gewichtsansatz und Verminderung der N-Ausscheidung im Harn, die durch Thyreoidektomie noch weiter verringert werden kann. Bei Fleischfütterung gehen Zucker- und N-Ausscheidung im Harn gleichmäßig zurück. Bei pankreatektomierten, insulineingestellten Tieren wirkte der Extrakt diabetogen, bei normalen, phloridzinvergifteten Hunden dagegen nicht.

LEE und SCHAFFER (1934, 1935)[2, 3] fanden in einem lang dauernden Stickstoff-Gleichgewichtsversuch über 11 Wochen, daß mit wachstumshormonhaltigen Vorderlappenextrakten behandelte Ratten weniger Stickstoff ausscheiden als die Kontrollen. Die Verminderung in der N-Ausscheidung stand in einem bestimmten Verhältnis zur Gewichtszunahme. Die gleichen Autoren bestimmten (1935) weiterhin den Gehalt des ganzen Körpers, der Leber und der Muskeln an bestimmten Nichteiweißstickstoff-Bestandteilen bei Ratten nach Behandlung mit wachstumshormonhaltigen Vorderlappenextrakten und fanden regelmäßig eine beträchtliche Abnahme in allen untersuchten Organen.

REISS, SCHWARZ und FLEISCHMANN (1936)[4] untersuchten die Wirkung von Vorderlappenextrakten, die besonders reich an Wachstumshormon waren, auf den Reststickstoff- und Arginingehalt des Blutes mit dem Ergebnis, daß bei Hunden und Kaninchen die Senkung des Rest-N 17—49% bzw. 10—18% betrug. Das Blutarginin wird in ähnlichem Ausmaß gesenkt, was die Autoren als Ausdruck einer Förderung der Wachstumsvorgänge auffassen, der Harnstoffstickstoff dagegen war um 21—66% gesteigert. Eine Beziehung der Stärke der Wirkung zur Menge der verabfolgten Extrakte war nicht ersichtlich.

Die Wirkung der Vorderlappenextrakte auf den Nichteiweißstickstoff-Gehalt des Blutes wurde von MIRSKY und SWADESH (1938)[5] einer eingehenden Untersuchung unterzogen. Als Maß des Stickstoffstoffwechsels wurde die Anhäufung von Nichteiweißstickstoff im Blute nach doppelseitiger Nephrektomie benutzt. Der Extrakt wurde 12 Stunden vor der Nephrektomie injiziert. Bei normalen Hunden bewirkt der Extrakt — entsprechend den eben geschilderten Versuchen — eine Abnahme des Stickstoffstoffwechsels als Ausdruck einer Einsparung oder einer Stapelung von Eiweiß. Werden die Tiere aber im Anschluß an die Extraktzufuhr evisceriert, so erfolgt ganz im Gegensatz eine Nichteiweißstickstoff-Anhäufung im Blute, verglichen mit den unbehandelten, eviscerierten Kontrollhunden. Das bedeutet, daß der Vorderlappenextrakt den Eiweißstoffwechsel im Muskel steigert, daß diese Wirkung aber bei Anwesenheit der Eingeweide nicht in Erscheinung tritt. Da auch Insulin eine ausgesprochen eiweißsparende Wirkung ausübt, wurde die Vorderlappenwirkung am pankreaslosen Hund studiert mit dem Ergebnis, daß bei Abwesenheit des Pankreas — ganz in Übereinstimmung mit den früher geschilderten, sonstigen Befunden — der Vorderlappen den Stickstoffstoffwechsel erhöht, statt ihn zu erniedrigen. Die Autoren schließen daraus auf eine doppelte Funktion des Vorderlappens im Eiweißstoffwechsel: 1. eine direkte Stimulierung des Eiweißabbaues im Muskel und 2. eine indirekte

---

[1] GAEBLER u. ZIMMERMANN: Amer. J. Physiol. **128**, 111 (1939).
[2] LEE u. SCHAFFER: J. Nutrit. **7**, 337 (1934).
[3] SCHAFFER u. LEE: J. of biol. Chem. **108**, 355 (1935).
[4] REISS, SCHWARZ u. FLEISCHMANN: Endokrinol. **17**, 167 (1936).
[5] MIRSKY u. SWADESH: Verh. Amer. Physiol. Ges. **1938**. In Amer. J. Physiol. **123**, 148 (1938).

Stimulierung des Eiweißaufbaues durch eine Stimulierung des Pankreas; daraus folgt, daß die Wirkung des HVL. auf das Wachstum von seiner pankreatropen Funktion abhängen mag.

Weiterhin liegen Untersuchungen von HARRISON und LONG (1939)[1] zur Frage des Einflusses von rohen Vorderlappenextrakten auf den Eiweißstoffwechsel vor. Es wird dabei von der Feststellung ausgegangen, daß bei gefütterten Tieren die Injektion von Vorderlappenextrakten 1. Hyperglykämie und Glykosurie und 2. Senkung von Harnstickstoff und Rest-N des Blutes hervorruft, wovon die letztere Wirkung nach den eben referierten Versuchen der Wirkung des Wachstumshormons zugeschrieben wird. Die Autoren untersuchten demgegenüber die Wirkung derartiger Rohextrakte bei hungernden Ratten, und zwar sowohl bei normalen als auch bei adrenalektomierten Tieren mit dem Ergebnis, daß der Injektion Senkung des Blutzuckers, Ketonurie und Senkung von Harnstickstoff und Rest-N des Blutes folgen. Zur Erklärung wird davon ausgegangen, daß eine etwa 30 proz. Herabsetzung des Eiweißabbaues nicht nur den Anteil des Fettumsatzes im Hunger (mit einer entsprechenden Steigerung der Ketonurie) erhöhen, sondern auch eine Hypoglykämie (infolge Senkung des zur Glucosebildung verfügbaren Ausgangsmaterials) herbeiführen würde. Im Verein mit weiteren Beobachtungen an adrenalektomierten Tieren bzw. über den Einfluß des Rindenhormons auf den Eiweißstoffwechsel hungernder Ratten wird geschlossen, daß das Wachstumshormon, auf dessen Einfluß die beobachteten Stoffwechseländerungen bezogen werden, einen deprimierenden Einfluß auf den Eiweißabbau hungernder Tiere ausübt, womit von den Autoren die Berechtigung des Ausdrucks „Wachstumshormon" überhaupt in Zweifel gezogen wird.

Während GAEBLER[2] beim Hund nach Vorderlappeninjektion keine nachweisbare Veränderung in der Kreatininausscheidung beobachtete, berichteten SCHRIVE und ZWARENSTEIN (1933, 1934)[3] über eine Steigerung der Kreatininausscheidung im Harn von männlichen und weiblichen Kaninchen um etwa 25% nach Injektion eines Vorderlappenextraktes.

D. Wirkung des HVL. auf den Fettstoffwechsel.

1. Einfluß der Hypophysektomie.

Die totale Hypophysektomie führt nach allen klinischen und experimentellen Erfahrungen nicht zu vermehrter Fettablagerung, sondern — wenn eine Änderung im Fettgehalt des Körpers eintritt — eher zur Kachexie (SMITH), was aber wohl in erster Linie auf einer verminderten Nahrungsaufnahme beruhen mag. Adipositas ist entweder das Zeichen einer Tuberläsion oder der Ausdruck einer partiellen Vorderlappenschädigung [vgl. die Zwergmäuse von SMITH und MAC DOWELL (1930—1931)[4] sowie REISS, EPSTEIN und GOTHE (1937)[5]].

Der Fettgehalt des Körpers nach der Hypophysektomie wurde verschiedentlich bestimmt. Nach LEE und AYRES (1936)[6] verlieren hypophysenlose Ratten weniger Fett als normale Ratten, wenn sie mit gleichen Mengen der gleichen Diät gefüttert werden. Dagegen fanden REISS, EPSTEIN und GOTHE (1937)[5] in den ersten 4 Wochen nach der Hypophysektomie bei Ratten einen Verlust an Körperfett von rund 40%, der aber 8 Wochen nach der Operation meist wieder

---

[1] HARRISON u. LONG: Amer. J. Physiol. **126**, 526 (1939).
[2] GAEBLER: J. exper. Med. **57**, 349 (1933) — Amer. J. Physiol. **110**, 584 (1935).
[3] SCHRIVE u. ZWARENSTEIN: Biochemic. J. **27**, 1337 (1933); **28**, 356 (1934).
[4] SMITH u. MACDOWELL: Anat. Rec. **46**, 249 (1930); **50**, 85 (1931).
[5] REISS, EPSTEIN u. GOTHE: Z. exper. Med. **101**, 69 (1937).
[6] LEE u. AYRES: Endocrinology **20**, 489 (1936).

ausgeglichen war. Diese Autoren machen in erster Linie die Nebennierenrinde bzw. das corticotrope Hormon des HVL. für die Störung der Fettablagerung verantwortlich. BERTRAM (1938)[1] findet, daß hypophysenlose Ratten im völligen Hungerzustand ebensoviel Körperfett verbrauchen wie die nichthypophysektomierten Kontrollen, so daß auch ohne Hypophyse die Depotfette mobilisiert und abgebaut werden können.

Die Blutfettwerte hypophysenloser Hunde zeigen nach MUNOZ (1933)[2] keine größeren Veränderungen. Das gilt für das Cholesterin, die Fettsäuren und das Gesamtfett. Wenn man von einer Veränderung sprechen kann, so bestand in seinen Versuchen eher eine Erniedrigung dieser Werte.

Dagegen berichtet aber FUKUSHIMA (1931)[3], daß die Konzentration an Gesamtfettsäuren, Lipoidphosphor und Cholesterin bei hypophysenlosen Hunden höher ist als bei den Kontrollen, und auch KARLIK und ROBINSON (1935)[4] fanden eher eine Erhöhung des Blutfettgehaltes; weiterhin berichten CHAIKOFF, GIBBS, HOLTOM und REICHERT (1936)[5], daß bei einzelnen ihrer hypophysenlosen Hunde der Blutlipoidgehalt über der Norm lag, während er in den meisten Fällen in normaler Höhe angetroffen wurde. Auch die Leberlipoide — freies und verestertes Cholesterin, Phosphatide und Fettsäuren — wurden mehrere Monate nach der Hypophysektomie völlig normal gefunden.

Die Harnketonkörperausscheidung nimmt nach der Hypophysektomie erheblich ab. Nach RIETTI (1934)[6] ist sie beim hypophysenlosen Hund auf fast die Hälfte herabgesetzt, während die zusätzliche Hypophysektomie die Ketonkörperausscheidung des pankreasdiabetischen Hundes nach RIETTI auf weniger als $^1/_3$, diejenige des phloridzindiabetischen auf $^1/_{15}$ der Kontrollwerte vermindert [RIETTI (1932)[7]]. Das gleiche fanden LONG und LUKENS (1935)[8] für den Pankreasdiabetes der Katze, BLACK (1935)[9] für den Phloridzindiabetes der Ratte.

2. Einfluß der Injektion von Vorderlappenextrakten auf den Fettstoffwechsel.

Die Injektion von Vorderlappenextrakten hat nach mehrfachen Feststellungen eine starke Lipämie im Gefolge [MUNOZ[2], BAUMANN und MARINE (1932)[10], E. J. EVANS (1933)[11]]; nach MUNOZ (1932)[12] ist auch der Gehalt des Blutes an Cholesterin, Fettsäuren und Phosphatiden nach Vorderlappeninjektionen erhöht.

Auch der Fettgehalt der Leber wird durch Vorderlappeninjektionen gesteigert, wie BEST und CAMPBELL (1936)[13] zuerst an der Ratte zeigten. Für die näheren Einzelheiten dieser Versuche sei hier auf den Abschnitt über das Fettstoffwechselhormon verwiesen.

Besondere Bedeutung haben die Versuche erhalten, welche die Erhöhung der Ketonkörperbildung durch Injektion von Vorderlappenextrakten zum Ziel hatten und zum Nachweis des Fettstoffwechselhormons des HVL. durch ANSELMINO und HOFFMANN (1931) geführt haben (vgl. den Abschnitt über das Fettstoffwechselhormon des HVL.).

[1] BERTRAM: Acta brev. neerl. Physiol. etc. 8, 67 (1938).
[2] MUNOZ: Thèse Facult. Med. Buenos Aires. 1933.
[3] FUKUSHIMA: Jap. J. med. Sci., Trans. IV Pharmacol. 5, 65 (1931).
[4] KARLIK u. ROBINSON: Arch. argent. Neur. 12, 61 (1935).
[5] CHAIKOFF, GIBBS, HOLTOM u. REICHERT: Amer. J. Physiol. 116, 543 (1936).
[6] RIETTI: C. r. Soc. Biol. Paris 117, 57 (1934).
[7] RIETTI: J. of Physiol. 77, 92 (1932).
[8] LONG u. LUKENS: Proc. Soc. exper. Biol. a. Med. 32, 743 (1935).
[9] BLACK: J. of Physiol. 84, 15 (1935).
[10] BAUMANN u. MARINE: Proc. Soc. exper. Biol. a. Med. 29, 1220 (1932).
[11] EVANS, E. J.: Proc. Soc. exper. Biol. a. Med. 30, 1370 (1933).
[12] MUNOZ: C. r. Soc. Biol. Paris 112, 502 (1932).
[13] BEST u. CAMPBELL: J. of Physiol. 86, 190 (1936).

E. Wirkung des HVL. auf den Wasser- und Mineralhaushalt.

Während der Hypophysenhinterlappen für den Wasserhaushalt eine außerordentliche Bedeutung besitzt, spielt der Vorderlappen offenbar nur eine sekundäre Rolle, die an das thyreotrope Hormon bzw. an das Wachstumshormon gebunden ist. In den Abschnitten über das thyreotrope Hormon bzw. das Wachstumshormon sind diese Verhältnisse im einzelnen geschildert.

Hinsichtlich der Mineralbestandteile des Blutes und ihrer Beeinflussung durch die *Hypophysektomie* liegen eine Reihe von widersprechenden Befunden vor. Die Konzentration des *Kaliums* im Plasma ist nach MARENZI und GERSCHMAN (1935)[1] vermindert, während MAZZOCCO (1927)[2] sie unverändert fand. Der *Magnesium*gehalt war in den Versuchen des HOUSSAYschen Laboratoriums unverändert, und auch in der Konzentration des *Natriums* und des *Chlors* wurden von MAZZOCCO (1927)[2] und von MARENZI und GERSCHMAN (1935)[1] keine Unterschiede zur Norm gefunden. Weitere Untersuchungen zu dieser Frage an hypophysenlosen Ratten liegen vor von SANDBERG, PERLA und HOLLY (1937)[3], während CANNAVÒ und BENINATO (1935)[4] den Einfluß von Röntgenschädigung der Hypophyse auf den Mineralhaushalt studierten. Der Gehalt des Blutes an *anorganischem Phosphor* ist nach der Hypophysektomie beim Hund nicht wesentlich verändert; die Phosphatausscheidung im Harn beim hypophysenlosen Hund ist bei Fleischfütterung unverändert, im Hunger und bei eiweißloser Fütterung dagegen beträchtlich herabgesetzt [GERSCHMAN (1931)[5]]. Nach BRULL (1937)[6] beruht die Verminderung der Phosphatausscheidung im Harn beim hypophysenlosen Hund in erster Linie auf einer Erhöhung der Nierenschwelle für Phosphat, so daß selbst bei erhöhtem Blutphosphat fast kein Phosphor im Harn ausgeschieden wird.

Die *Injektion von Vorderlappenextrakten* ruft nach GERSCHMAN und MARENZI (1935)[7] einen abnorm hohen Anstieg der Alkalireserve des Blutes, des Phosphates, des Magnesiums und Kaliums hervor, während Natrium und Chlor vermindert werden; diese Wirkung ist nicht an die Schilddrüse gebunden. Doch ist nach WILKINS, CALHOUN, PILCHER und REGEN (1935)[8] der Phosphatasegehalt des wachsenden Knochens nach Injektion von wachstumsfördernden Vorderlappenextrakten eher herabgesetzt.

Die folgende Tabelle mag die Veränderungen im Mineralhaushalt nach Hypophysektomie bzw. nach Injektion von Vorderlappenextrakten im einzelnen illustrieren:

Tabelle 13. **Mineralgehalt des Blutplasmas von Hunden unter verschiedenen Bedingungen.** [Nach HOUSSAY: New England J. Med. **214** (1936).]

Behandlung und Anzahl der Hunde	Anorganische Substanzen des Plasmas						
	CO$_2$ Vol.-%	Cl mg%	P mg%	K mg%	Na mg%	Ca mg%	Mg mg%
11 normale Hunde	48,2	389	4,18	18,9	385	11,2	2,08
9 hypophysektomierte Hunde	47,5	386	3,95	15,7	396	11,2	1,89
2 pankreaslose Hunde	31,9	356	5,88	18,5	352	8,3	1,69
3 pankreas- plus hypophysenlose Hunde	54,1	296	4,18	15,2	323	8,5	1,90
6 normale Hunde, mit HVL.-Extrakten injiziert	53,8	325	7,88	18,8	345	12,8	2,34

[1] MARENZI u. GERSCHMAN: C. r. Soc. Biol. Paris **117**, 56 (1934); **118**, 488 (1935).
[2] MAZZOCCO: C. r. Soc. Biol. Paris **97**, 594 (1927).
[3] SANDBERG, PERLA u. HOLLY: Endocrinology **21**, 346 (1937).
[4] CANNAVÒ u. BENINATO: Endokrinol. **15**, 389 (1935).
[5] GERSCHMAN: C. r. Soc. Biol. Paris **108**, 494 u. 501 (1931).
[6] BRULL: C. r. Soc. Biol. Paris **124**, 1242 (1937).
[7] GERSCHMAN u. MARENZI: C. r. Soc. Biol. Paris **120**, 817 (1935).
[8] WILKINS, CALHOUN, PILCHER u. REGEN: Amer. J. Physiol. **112**, 477 (1935).

Die Beeinflussung des Calciumhaushalts durch den HVL. wird in dem Abschnitt über das parathyreotrope Hormon des HVL. von HOFFMANN näher geschildert, auf den hier verwiesen sei.

II. Die wachstums- und stoffwechselwirksamen Wirkstoffe des HVL.

Im vorangehenden I. Teil haben wir uns mit den allgemeinen Wirkungen des Vorderlappens auf Wachstum und Stoffwechsel befaßt, die ich in der Einleitung als die Ergebnisse der vornehmlich physiologisch orientierten Arbeitsrichtung charakterisiert habe, und wir haben die mehr pharmakologische Frage nach den dafür verantwortlichen Wirkstoffen nicht berührt. Es wird daher nunmehr die Frage zu erörtern sein, welche Einzelwirkstoffe wir den bisher beschriebenen Wirkungen zuordnen können, bzw. was darüber hinaus bisher über derartige Einzelwirkstoffe des Vorderlappens bekannt ist.

A. Das Wachstumshormon des HVL.
1. Einleitung. Angriffspunkt des Wachstumshormons.

So wie die Beobachtung einer Wachstumsstörung bei einer hypophysären Erkrankung, der Akromegalie, zu den ältesten Beobachtungen der Klinik auf diesem Gebiete gehört, so war auch einer der ersten experimentellen Befunde der Physiologen der einer Wachstumshemmung beim hypophysenlosen Tier. Kein Wunder, wenn daher die Bemühungen seit langem dahin gingen, den Nachweis eines spezifisch wachstumswirksamen Vorderlappenhormons zu führen. Als daher EVANS und LONG 1921 den Nachweis erbracht hatten, daß im HVL. eine Substanz vorhanden ist, welche das Wachstum normaler Ratten ins Riesenhafte (gigantism) zu steigern vermag, zögerte EVANS nicht, den verantwortlichen Wirkstoff als das Wachstumshormon des HVL. zu bezeichnen, ein Name, der von der Auffassung ausging, daß die Regulation des Körperwachstums unter der Herrschaft eines besonderen Vorderlappenhormons, eben des Wachstumshormons, steht.

Diese Konzeption erfährt jedoch in letzter Zeit insofern eine gewisse Einschränkung, als erstens der wichtige Einfluß weiterer endokriner Drüsen und aller möglichen sonstigen Faktoren auf das Wachstum mehr Beachtung erfährt (RIDDLE[1]), kurz das Wachstum als ein außerordentlich komplexer Vorgang gewürdigt wird, und weil zweitens die Stoffwechselwirkungen des Wachstumshormons besonderes Interesse finden, so daß damit die Frage diskutiert wird, ob nicht die Wachstumswirkung nur den Ausdruck einer primären Stoffwechselwirkung darstellt. Man mag diese Frage als eine rein akademische betrachten; sie hat aber bereits insofern praktische Bedeutung erlangt, als mehrere zum Nachweis des Wachstumshormons angegebene Testmethoden auf einer Stoffwechselwirkung basieren. Darüber hinaus werden dem Wachstumshormon noch bestimmte Wirkungen im Wasserhaushalt, im Eiweißstoffwechsel und im Kohlehydratstoffwechsel zugeschrieben, welche die ursprüngliche EVANSsche Konzeption mehr und mehr in Zweifel ziehen, wonach das Körperwachstum der Herrschaft eines spezifisch auf die Regulation der Wachstumsvorgänge gerichteten Hormons, eben des Wachstumshormons, unterliegt.

Es ist somit[2] nur die Folge einer konsequenten Entwicklung, daß BOMSKOV und Mitarbeiter[2] in jüngster Zeit glauben, den Nachweis erbracht zu haben,

---

[1] BATES, LAANES u. RIDDLE: Proc. Soc. exper. Biol. a. Med. **33**, 446 (1935).
[2] BOMSKOV u. SLADOVIC: Dtsch. med. Wschr. **1940**, 589.

daß die Wachstumswirkung des Vorderlappens mittels einer Stoffwechselwirkung zustande kommt, welche über den Thymus verläuft. Sie wollen daher das Wachstumshormon mit dem Kohlehydratstoffwechselhormon von ANSELMINO und HOFFMANN identifizieren und es wegen seiner über die Ausschüttung eines Thymushormons verlaufenden Wirkung als das *thymotrope* Hormon des HVL. ansprechen. Wir werden auf diese Versuche in einem folgenden Abschnitt noch näher einzugehen haben.

Wenn eine derartige Auffassung kaum noch eine Berechtigung für den Begriff eines Wachstumshormons im strengen Sinne übrig läßt, so sind doch neuere Versuche von FREUD und Mitarbeitern (1939) geeignet, den alten Begriff des Wachstumshormons wiederzubeleben und die etwas vage Bezeichnung mit einem konkreten Inhalt zu versehen. FREUD und Mitarbeiter (1938, 1939)[1] fanden bei ihren Bemühungen um ein Testobjekt, welches einen wirklichen Wachstumsvorgang und nicht eine Stoffwechselwirkung zum Gegenstand hat, daß der Rattenschwanz unter außerordentlich konstanten Bedingungen wächst und daher einen sehr guten Indicator für die Wirkung des Wachstumshormons abgibt, die man röntgenologisch leicht verfolgen kann. Der Wachstumsdefekt konnte damit im wachsenden Epiphysenknorpel lokalisiert und die Veränderungen nach der Hypophysektomie als völlig analog denen nach Beendigung der normalen Wachstumsperiode erkannt werden.

Nach diesem Angriffspunkt am Epiphysenknorpel bezeichnen daher die holländischen Autoren das Wachstumshormon auch als ein chondrotrophes Hormon. Während das optimale Körperwachstum sicherlich von vielen Faktoren abhängt und einen Synergismus aller Hormone verlangt, ist innerhalb dieses „Wachstumskomplexes" eine ganz bestimmte und spezifische Wachstumsfunktion im Epiphysenknorpel lokalisiert, für welche nach der Meinung der Autoren der Ausdruck Wachstumshormon sensu strictiori = chondrotrophes Hormon reserviert bleiben sollte, während ein Wachstum, das nicht durch chondrotrophe Wirkung erzielt wird, mit dem Begriff des Wachstumshormons nicht verbunden werden sollte. Gleichzeitig (1938, 1939) wiesen die holländischen Autoren aber auch eine Wirkung des Wachstumshormons auf den Thymus nach, dessen Atrophie bei hypophysektomierten Tieren durch Zufuhr von gereinigtem Wachstumshormon beseitigt und sogar in eine Hypertrophie verwandelt werden kann. Sie bezeichnen daher das Wachstumshormon auch als eine thymotrope Substanz.

2. Die Testierung des Wachstumshormons des HVL.

Die Ratte ist das bevorzugte Testobjekt für den Nachweis des Wachstumshormons, da diese Tiere das ganze Leben lang weiterzuwachsen vermögen. Während bei den meisten Säugetieren, sobald sie erwachsen sind, die Epiphysenlinien verknöchern und das Längenwachstum damit aufhört, bleiben die Epiphysen bei der Ratte sehr lange offen, und obschon insbesondere die weibliche Ratte etwa mit dem 5. Monat ihre Wachstumsgeschwindigkeit soweit herabgemindert hat, daß in der Gewichtskurve praktisch ein „Plateau" erreicht ist, vermag sie doch jederzeit unter der Wirkung des Wachstumshormons zur Wiederaufnahme des Wachstums gebracht zu werden, das sie dann mit einer Geschwindigkeit wie in ihren ersten Lebensmonaten fortzusetzen vermag.

Die hypophysenlose Ratte hat ihr normales Wachstum mit dem Augenblick der Operation beendet. Ein weiteres und wenn auch noch so geringfügiges Wachstum wäre ein Beweis für die Unvollständigkeit der Hypophysektomie;

---

[1] FREUD u. LEVIE: Arch. internat. Pharmacodynamie **59**, 232 (1938). — FREUD, LEVIE u. KROON: J. Endocrinol. **1**, 56 (1939).

aber auch die hypophysenlose Ratte kann leicht unter der Wirkung zugeführten
Wachstumshormons zur Wiederaufnahme des unterbrochenen Wachstums gebracht werden.

Die bisher angegebenen Testmethoden zum Nachweis des Wachstumshormons
haben daher — soweit sie überhaupt auf der Feststellung einer Wachstumswirkung beruhen — in erster Linie die normale und die hypophysenlose Ratte
zum Gegenstand.

Mit einer Ausnahme (Messung der Schwanzlänge) benutzen alle Testmethoden
die Gewichtszunahme der behandelten Tiere als Kriterium der Wachstumswirkung.
Es ist nun aber sehr eindrucksvoll zu sehen, daß dem Absetzen der Injektionen
ein plötzlicher Gewichtssturz folgt. Wenn es sich um längere Zeit behandelte
Tiere handelt, erfolgt in den ersten 10—15 Tagen nach Absetzen der Injektionen
ein schneller Gewichtssturz, dem dann ein langsamer weiterer Gewichtsab-
fall folgt (Abb. 29).

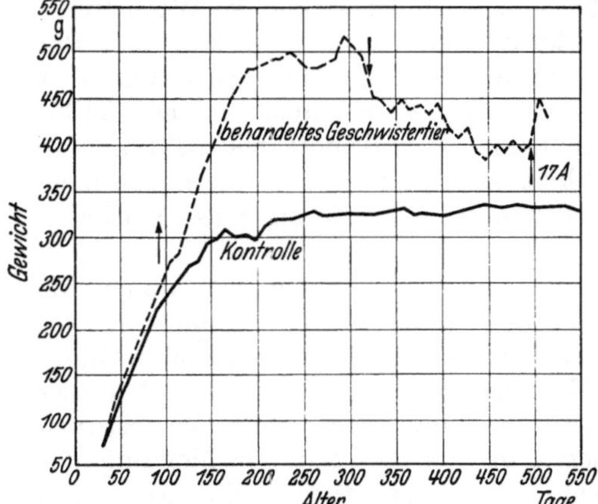

Abb. 29. Gewichtsverlust nach Absetzen der chronischen
Injektionen des Wachstumshormons. ⬆ Behandlung be-
gonnen, ⬇ Behandlung abgesetzt. [Nach EVANS u. SIMP-
SON: Amer. J. Physiol. **98**, 511 (1931).]

Wenn auch schließlich nach Beendigung der Gewichtsabnahme im
lang dauernden Versuch die Tiere
hinsichtlich der Skeletgröße und hinsichtlich des Gewichts größer bleiben
als die unbehandelten Kontrollen, so
geht doch aus der teilweisen Rever-
sibilität der Gewichtszunahme klar
hervor, daß die Testierung am Gewicht der behandelten Tiere ein un-
übersichtliches Verfahren darstellt insofern, als wir doch mit dem Wesen
des Wachstums die Vorstellung eines
irreversiblen Vorgangs zu verbinden
gewohnt sind. Offensichtlich handelt
es sich hier um das Zusammentreffen
des Wachstumsvorgangs mit einer Stoffwechselreaktion, deren Zusammenhang
noch zu klären bleibt. Bedenklich muß dies Verfahren aber dann werden, wenn
der Testierung des Wachstums eine ganz kurzfristige, völlig reversible Gewichtszunahme zugrunde gelegt wird, deren Beziehung zu einem Wachstumsvorgang
zwar möglich, aber noch unbewiesen scheint.

a) Nachweis des Wachstumshormons an der Gewichtszunahme normaler Tiere.

Nach EVANS und SIMPSON (1931)[1] werden am zweckmäßigsten normale,
weibliche Ratten im Alter von 5—11 Monaten zur Testierung verwandt, da
das Wachstum der weiblichen Ratte — gemessen an ihrer Gewichtskurve —
vom 5. Monat an praktisch beendet ist, so daß von diesem Zeitpunkt an ein
„Gewichtsplateau" entsteht. Männliche Ratten sind weniger geeignet, da ihre
Gewichtskurve auch über diesen Zeitpunkt hinaus noch erheblich ansteigt. Wohl
eignen sich aus diesem Grunde Rattenmännchen besser zur Erzeugung eines
absoluten Riesenwuchses bei sehr lange fortgesetzter Behandlung, während im
kurzfristigen Versuch — und darauf kommt es ja bei der Testierung an — der
relative Gewichtszuwachs der weiblichen Tiere erheblich größer ist. Merkwürdigerweise bleibt dieser Geschlechtsunterschied nach EVANS und SIMPSON[1] auch bestehen, wenn die Tiere frühzeitig kastriert werden; erst nach der Hypophys-

---

[1] EVANS u. SIMPSON: Amer. J. Physiol. **98**, 511 (1931).

ektomie kommt er zum Verschwinden. Die weiblichen Tiere werden vor Versuchsbeginn auf ihre Gewichtskonstanz, d. h. auf die Erreichung des „Plateaus", kontrolliert, wobei das Körpergewicht bei gleichbleibender, qualitativ und quantitativ ausreichender Ernährung innerhalb von 20 Tagen um nicht mehr als 10 g zunehmen darf. Sodann werden die Ratten in Gruppen von 5—6 Tieren 20 Tage lang behandelt und ihr Gewicht in Abständen von 5 Tagen bestimmt. Die Abb. 30 gibt ein Beispiel für die Durchführung eines derartigen Versuchs.

Da ein Gewichtszuwachs von weniger als 40 g nach EVANS und Mitarbeitern (1938)[1] weniger zuverlässig ist als ein solcher von 40—60 g, wird die Hormondosis zweckmäßigerweise entsprechend hoch gewählt.

VAN DYKE und WALLEN-LAWRENCE (1930)[2] verkürzten die Behandlungszeit auf wenige Tage, wobei sie dann aber Serien von wenigstens 25 Ratten benutzten, während EVANS und SIMPSON bei ihrem 20 Tage-Test mit Serien von je 6 Rattenweibchen auskommen. Auch SIMON und BINDER (1932)[3] benutzen ein kurzfristiges Testverfahren: Sie injizieren erwachsene Rattenweibchen an drei aufeinanderfolgenden Tagen je einmal täglich. Wirksame Extrakte bedingen bereits am Tage nach der 1. Injektion einen Gewichtsanstieg, der 24 Stunden nach

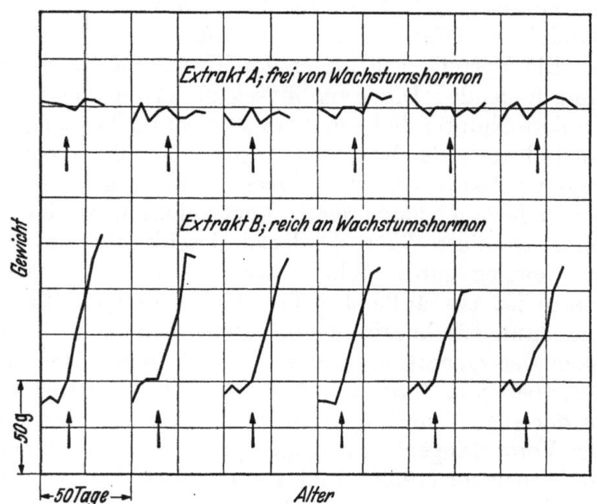

Abb. 30. Wachstumstest.
[Nach EVANS u. SIMPSON: Amer. J. Physiol. 98, 511 (1931).]

der letzten Injektion seinen Höhepunkt erreicht. In späteren Versuchen stellten VAN DYKE und Mitarbeiter (1938)[4] fest, daß die optimale Versuchsdauer nicht länger als 10 Tage beträgt, sowohl bei normalen als auch bei hypophysektomierten Tieren. Vorausgegangene Behandlung macht die Tiere für weitere Teste unempfindlicher, so daß noch 6 Wochen nach einem ersten Test die Reaktion in einem zweiten Test schwächer ausfällt; dabei spielt die Größe der ersten Dosierung insofern eine Rolle, als hohe Dosen die spätere Unempfindlichkeit erhöhen.

WADEHN (1932)[5] hat für die Testierung des Wachstumshormons männliche Mäuse im Gewicht von 20—25 g verwandt, deren Gewicht in einer 6tägigen Beobachtungsperiode um nicht mehr als 0,4 g differieren soll. Die Tiere werden in Gruppen von 3—4 Tieren 6 Tage lang behandelt und am 7. und 8. Tag nach dem Ausdrücken der Blase gewogen. Eine Gewichtszunahme um mehr als 2 g wird als positiv gewertet.

RIDDLE und POLHEMUS (1931)[6] testieren das Wachstumshormon an der Gewichtszunahme von jungen, 2 Monate alten Tauben, die 5—6 Tage lang mit Vorderlappenextrakten behandelt wurden.

---

[1] EVANS, UYEI, BARTZ u. SIMPSON: Endocrinology 22, 483 (1938).
[2] VAN DYKE u. WALLEN-LAWRENCE: J. of Pharmacol. 40, 413 (1930).
[3] SIMON u. BINDER: Naunyn-Schmiedebergs Arch. 165, 120 (1932).
[4] CHOW, CHANG, CHAN u. VAN DYKE: Endocrinology 22, 322 (1938).
[5] WADEHN: Biochem. Z. 255, 189 (1932).
[6] RIDDLE u. POLHEMUS: Amer. J. Physiol. 98, 121 (1931).

b) Nachweis des Wachstumshormons an der Gewichtszunahme
hypophysektomierter Ratten.

Die Verwendung hypophysektomierter Ratten zur Testierung des Wachstumshormons ist von Smith[1], van Dyke und Wallen-Lawrence[2], Evans (1933)[3], Collip (1934)[4], Dingemanse und Freud (1935)[5] angewandt und empfohlen worden. Für die Testierung verwenden Collip[4] und Dingemanse und Freud[5] 100—180 g schwere, frisch hypophysektomierte Ratten, die in Gruppen von 6 Tieren 7 bzw. 10—15 Tage lang behandelt werden. van Dyke verwendet die Tiere erst 1—4 Monate nach der Hypophysektomie (d. h. zu einem Zeitpunkt, wo nach Freud und Mitarbeitern infolge Verknöcherung der Epiphysen ein echtes Wachstum angeblich gar nicht mehr erzielt werden kann) und behandelt die Tiere 5—10 Tage lang.

Die Vorteile gegenüber der Testierung an nichthypophysektomierten Tieren sind folgende: Die hypophysektomierten Tiere zeigen eine um das 2—4fache größere Empfindlichkeit (van Dyke und Wallen-Lawrence) als normale Tiere, so daß auch der Nachweis verhältnismäßig kleiner Hormonmengen sowie quantitative Auswertungen gelingen; ihr Ausgangsgewicht ist konstanter, und die Versuchsdauer kann relativ kurz gehalten werden, und schließlich können hypophysektomierte Tiere beiderlei Geschlechts zur Testierung verwandt werden.

Demgegenüber stehen aber eine Reihe von Nachteilen. Die hypophysenlose Ratte ist ein äußerst gebrechliches und anfälliges Tier und eignet sich daher nur dann zur kurzfristigen, gewichtsmäßigen Testierung, wenn sie unmittelbar nach der Operation in den Versuch genommen wird. Weiterhin geht aus den Angaben von Freud und Dingemanse (1940)[6] hervor, daß vor allem Ratten in der sog. 3. und 4. Lebensphase (vgl. das Kapitel über Wachstumswirkungen des Vorderlappens) gut reagieren. Von den Feststellungen von Evans, Pencharz und Simpson (1935)[7] und Freud (1938)[8] war bereits früher die Rede, wonach das Wachstum von hypophysektomierten Ratten nach Zufuhr von gereinigtem Wachstumshormon nach 20—30 Tagen zum Stillstand kommt und erst wieder aufgenommen wird, wenn den Tieren rohe Vorderlappenextrakte zugeführt werden.

Evans (1935)[9] kommt daher zu dem Ergebnis, daß die Verwendung von normalen weiblichen Ratten mit einem Gewichtsplateau der Testierung an hypophysenlosen Ratten im allgemeinen vorzuziehen sei, wenn er auch in einer neueren Veröffentlichung anerkennt, daß diese unter bestimmten Versuchsbedingungen ihrerseits Vorzüge aufweisen. Demgegenüber werden aber von Collip und Mitarbeitern und von Freud und Dingemanse frisch hypophysektomierte Ratten als Testtiere bevorzugt.

c) Die Testierung des Wachstumshormons am Schwanzlängenwachstum
der hypophysektomierten Ratte.

Die eingangs dieses Kapitels geschilderten Befunde von Freud und Mitarbeitern (1938, 1939)[10] waren für diese Autoren die Veranlassung, ein Testverfahren

---

[1] Smith, P. E.: Anat. Rec. **32**, 221 (1926) — J. amer. med. Assoc. **88**, 158 (1927).
[2] van Dyke u. Wallen-Lawrence: J. of Pharmacol. **40**, 413 (1930).
[3] Evans: J. amer. med. Assoc. **101**, 425 (1933).
[4] Collip: Amer. J. Obstetr. **33**, 1010 (1937).
[5] Dingemanse u. Freud: Acta brev. neerl. Physiol. etc. **1935**, V, 39.
[6] Freud u. Dingemanse: Acta brev. neerl. Physiol. etc. **10**, 102 (1940).
[7] Evans, Pencharz u. Simpson: Endocrinology **19**, 509 (1935).
[8] Freud u. Levie: Arch. internat. Pharmacodynamie **59**, 232 (1938).
[9] Evans: J. amer. med. Assoc. **1935**.
[10] Freud u. Levie: Arch. internat. Pharmacodynamie **59**, 232 (1938). — Freud, Levie u. Kroon: J. Endocrinol. **1**, 56 (1939).

auszuarbeiten, welches im Gegensatz zu den bisher beschriebenen, auf einem Gewichtszuwachs basierenden Methoden erstmalig ein echtes Längenwachstum, nämlich des Rattenschwanzes, als Testmethode verwendet. Normalerweise stehen Schwanzlänge, Epiphysenentwicklung der Schwanzwirbel und Alter der Ratte in bestimmtem Verhältnis zueinander, während demgegenüber das Gewicht nach einem Alter von etwa 100 Tagen großen individuellen Schwankungen unterliegt. Hypophysektomiert man die Ratte, so hören Schwanzlängen- und Wirbelwachstum völlig auf, und der Epiphysenspalt verschwindet. Durch Behandlung mit dem gereinigten Wachstumshormon können aber Schwanz- und Wirbelwachstum und Epiphysenentwicklung wieder in normale Bahnen gelenkt werden, vorausgesetzt, daß die Behandlung unmittelbar nach der Operation beginnt. Wartet man längere Zeit nach der Hypophysektomie, so wird der Epiphysenschluß irreversibel. Aber auch bei normalen Ratten läßt sich eine Einwirkung des Wachstumshormons auf die Schwanzlänge und die Epiphysenentwicklung nachweisen, wobei nicht nur in der Länge, sondern auch in der Breite bei den behandelten normalen Rattenwirbeln ein Wachstum stattfindet. Während die Kontrollwirbel schlank und grazil sind und eine schöne Taille haben, sind die Wirbel der behandelten Tiere plump und eckig, und ihre Taille ist nicht so schön geformt. Die Corticalis der Kontrollwirbel bleibt dünn und scharf begrenzt, die der behandelten Tiere wird dick, kalkreich und unscharf.

Für die Testierung werden etwa 45 Tage alte und 80 g schwere hypophysektomierte Ratten unmittelbar nach der Operation benutzt. Schwanzlänge und Epiphysenschluß werden röntgenologisch bestimmt [vgl. auch FREUD und DINGEMANSE (1940)[1]]. Der Versuch dauert 7 Tage. Normalerweise wächst der Schwanz in dieser Zeit 11 mm, in 21 Tagen 25 mm mit einer Abweichung von ± 3 mm. Beim hypophysenlosen Tier stockt das Schwanzwachstum völlig. Für einen positiven Versuch wird ein Mindestwachstum von im Mittel 6 mm bei mindestens 5 Ratten jeder Gruppe verlangt mit einer Abweichung von $\pm 1,5$ mm. Die Injektionen erfolgen in der Versuchszeit 2mal täglich intraperitoneal. Ein bekanntes Standardpräparat wird jedesmal zum Vergleich mitgetestet.

3. Die Standardisierung des Wachstumshormons.

Zur Standardisierung des Wachstumshormons sind entsprechend den verschiedenen Testmethoden von den einzelnen Autoren verschiedene Verfahren verwandt worden, denen aber allen nach übereinstimmendem Urteil ein großes Unsicherheitsmoment anhaftet, so daß die quantitative Bestimmung bisher noch völlig unbefriedigend bleibt.

An der normalen weiblichen Ratte mit einem Gewichtsplateau fanden EVANS, MEYER und SIMPSON (1933)[2], daß der Logarithmus der Gewichtsänderung dem Logarithmus der Änderung der Dosis proportional ist. Verschiedene Hormonzubereitungen geben aber verschiedene Kurvenverläufe, so daß offenbar noch andere Faktoren als der Gehalt an Wachstumshormon allein das Resultat beeinflussen. Die Anwesenheit von thyreotropem Hormon mag nach EVANS und Mitarbeitern ein derartiger Faktor sein. Mit der durch dies Verhalten gebotenen Einschränkung bezeichnen EVANS, UYEI, BARTZ und SIMPSON (1938)[3] als eine Einheit des Wachstumshormons diejenige Menge, welche bei täglicher Injektion (17 mal) bei 6 normalen „Plateau"-Ratten innerhalb von 20 Tagen einen mittleren Gewichtszuwachs von 40 g erzeugt.

---

[1] FREUD u. DINGEMANSE: Acta brev. neerl. Physiol. etc. **10**, 102 (1940).
[2] EVANS, MEYER u. SIMPSON: Mem. Univ. Calif. **11** (1933).
[3] EVANS, UYEI, BARTZ u. SIMPSON: Endocrinology **22**, 483 (1938).

Demgegenüber machten VAN DYKE[1] und COLLIP[2] den Vorschlag, das Wachstumshormon an der hypophysektomierten Ratte zu testieren. Sie bezeichnen als eine Einheit diejenige Menge, welche bei 2mal täglicher Injektion bei 100 g schweren Ratten eine tägliche Gewichtszunahme von 1 g während eines Zeitraumes von 10—15 Tagen hervorruft. Fehler können aber durch die Beimischung anderer wirksamer Vorderlappensubstanzen entstehen. Diesem Vorschlag schlossen sich auch EVANS und Mitarbeiter (1938)[3] und DINGEMANSE und FREUD (1935)[4] an, letztere mit dem Unterschied, daß sie die Versuchsdauer auf 7 Tage beschränken, den täglichen Gewichtszuwachs von 1 g aber beibehalten. Beim quantitativen Vergleich verschiedener Dosen ihrer Präparate im Gewichtstest und im Schwanzlängentest fanden FREUD, LEVIE und KROON[5] eine gute Übereinstimmung. Schließlich wurden von BÜLBRING (1938)[6] auch die Möglichkeiten einer quantitativen Auswertung des Wachstumshormons an der hypophysektomierten Ratte untersucht, und gewisse Beziehungen zwischen der Größenzunahme innerhalb von 7 Tagen und dem Logarithmus der verabfolgten Dosis festgestellt.

4. Darstellungsmethoden und Eigenschaften des Wachstumshormons.

Es sind zahlreiche Darstellungsmethoden für das Wachstumshormon beschrieben worden, die allerdings erst in jüngster Zeit zur Herstellung hochgereinigter Präparate geführt haben.

Auf die Wiedergabe der älteren Arbeiten von EVANS und Mitarbeitern (1921 bis 1923)[7], PUTNAM, TEEL und BENEDIKT (1928)[8], HEWITT (1929)[9], TEEL (1929)[10], BUGBEE, SIMOND und GRIMES (1931)[11] u. a. kann hier verzichtet werden, da sie inzwischen überholt sind.

Allen Methoden gemeinsam ist die von EVANS angegebene anfängliche Extraktion der Drüse mit Alkali (NaOH, NH_3, $Ba(OH)_2$, $Ca(OH)_2$). Zur weiteren Reinigung bevorzugt eine Gruppe von Autoren die Fällung des Hormons durch Salze oder Säuren (isoelektrische Fällung, Ammonsulfat, Natriumsulfat, Phosphorwolframsäure, Flaviansäure usw.), eine andere die Adsorption des Hormons an bestimmte Adsorbentien (Calciumphosphat, aktive Kohle).

Von öfter benutzten bzw. neueren Verfahren seien folgende angeführt:

VAN DYKE und WALLEN-LAWRENCE (1930)[12] extrahieren die Drüsen bei alkalischer Reaktion. Das Hormon wird bei neutraler Reaktion mit Natriumsulfat ausgesalzen und durch Dialyse weiter gereinigt; das Hormon dialysiert nicht. Schließlich wird noch eine Fällung bei p_H 4,75 angeschlossen. Dies gereinigte Hormon wird als Phyon bezeichnet.

WADEHN (1932)[13] extrahiert mit Alkali, fällt das Hormon durch Einstellen der alkalischen Extrakte auf p_H 4,2 und löst es durch erneute Extraktion mit Alkali aus dem Niederschlag.

[1] VAN DYKE: J. of Pharmacol. **40**, 413 (1930).
[2] COLLIP, SELYE u. THOMSON: Virchows Arch. **290**, 23 (1933).
[3] EVANS, UYEI, BARTZ u. SIMPSON: Endocrinology **22**, 483 (1938).
[4] DINGEMANSE u. FREUD: Acta brev. neerl. Physiol. etc. **5**, 39 (1935).
[5] FREUD, LEVI u. KROON: J. Endocrinol. **1**, 56 (1939).
[6] BÜLBRING: Quart. J. Pharmacy **11**, 26 (1938).
[7] EVANS, H. M., u. LONG: Anat. Rec. **21**, 61 (1921); **23**, 19 (1922) — Proc. nat. Acad. Sci. U. S. A. **8**, 38 (1922). — EVANS: Harvey Lect. **19**, 212 (1924).
[8] PUTNAM, TEEL u. BENEDIKT: Amer. J. Physiol. **84**, 157 (1928).
[9] HEWITT: Biochemic. J. **23**, 718 (1929).
[10] TEEL: Science **69**, 405 (1929).
[11] BUGBEE, SIMOND u. GRIMES: Endocrinology **15**, 41 (1931).
[12] VAN DYKE u. WALLEN-LAWRENCE: J. of Pharmacol. **40**, 413 (1930).
[13] WADEHN: Biochem. Z. **255**, 189 (1932).

Collip, Selye und Thompson (1933)[1] extrahieren die Drüse mit Ammoniak oder NaOH. Nach bis zu 5 maligem Ausfällen bei saurer (Essigsäure) und Wiederauflösen bei schwach alkalischer Reaktion wird durch Zugabe von angemessenen Mengen von Calciumchlorid und von Natriumphosphat ein Niederschlag von Calciumphosphat erzeugt, der das Hormon mit niederschlägt. Das Hormon wird mit dünner Natronlauge ausgelöst und noch mehrfach mit schwacher Säure und schwachem Alkali behandelt. Die schließliche Lösung entspricht in 1 ccm 2 g Frischdrüse und enthält noch 1—2 mg Trockensubstanz auf 1 g Ausgangsdrüse. Die Behandlung mit 2 mal täglich $^1/_4$ ccm dieser Lösung hatte deutliches Wachstum der hypophysenlosen Ratte zur Folge; Schilddrüse und Keimdrüsen der hypophysenlosen Tiere wurden nicht beeinflußt, die Nebenniere nur gelegentlich in schwachem Ausmaß.

Wehefritz und Gierhake (1932)[2], welche den Nachweis geführt hatten, daß das Wachstumshormon im Schwangerenharn ausgeschieden wird, gewannen das Hormon aus dem Harn durch Adsorption an Tierkohle. Das Hormon wurde entweder eluiert, oder es wurde, da die von den Autoren angewandte Elution verlustreich war, die mit Hormon beladene Tierkohle den Versuchstieren implantiert.

Auf dem gleichen Prinzip der Adsorption an aktive Kohle (Norit) beruht auch das von Dingemanse und Freud (1935)[3] angegebene Verfahren der Darstellung eines gereinigten Wachstumshormons aus Drüse. Die Elution gelingt mittels Phenols, in welchem das Hormon leicht löslich ist. Durch anschließende Fällung in einer Alkohol-Äther-Mischung erhält man ein Präparat, das 10—18 mal reiner ist als der Ausgangsextrakt. Durch nochmalige Noritadsorption, Elution und Alkohol-Äther-Fällung gelingt eine weitere Reinigung um das $2^1/_2$ fache, so daß schließlich die tägliche intraperitoneale Injektion von $10\,\gamma$ den der Einheit zugrunde gelegten täglichen Gewichtszuwachs von 1 g bei der hypophysektomierten Ratte bewirkte. Das gereinigte Hormon ist frei von thyreotropem, corticotropem, gonadotropem und Lactationshormon. Bei normalen Ratten ist das gereinigte Hormon den Rohextrakten an Wachstumswirkung unterlegen. Im Schwanzlängentest ist das gereinigte Hormon gut wirksam.

Evans und Mitarbeiter haben in zahlreichen Arbeiten über die Darstellung wachstumswirksamer Drüsenauszüge berichtet, besonders ausführlich in einer Monographie von Evans, Meyer und Simpson (1933)[4]. In neueren Mitteilungen berichten Evans, Uyei, Bartz und Simpson (1938)[5], daß sich ihnen die Fällungs- bzw. Aussalzungsverfahren den Adsorptionsmethoden als überlegen erwiesen haben. Sie beschreiben ein neues Verfahren, das auf der wiederholten Fällung des Hormons mit verschiedenen Konzentrationen von Ammoniumsulfat beruht. Aus der schließlich erhaltenen letzten Fällung wurde das Salz durch Dialyse mittels Cellophansäcken entfernt, wobei das Hormon nicht dialysiert. Von dem gereinigten Hormon war eine tägliche Dosis von 1,5 mg notwendig, um bei normalen „Plateau"-Ratten einen Gewichtszuwachs von 40 g in 20 Tagen zu erzielen, während bei hypophysenlosen Ratten täglich $50\,\gamma$ eine Gewichtszunahme um 29 g in 20 Tagen erzeugten. Das nach diesem Verfahren hergestellte Präparat enthält aber noch beträchtliche Mengen von gonadotropem, thyreotropem und Lactationshormon, die sich durch weitere Fällung (isoelektrische Fällung, Aussalzen mit Kochsalz usw.) nur teilweise entfernen lassen. Eine

[1] Collip, Selye u. Thompson: Proc. Soc. exper. Biol. a. Med. **30**, 544 (1933).
[2] Wehefritz u. Gierhake: Klin. Wschr. **1932**, 1106 — Arch. Gynäk. **149**, 377 (1932).
[3] Dingemanse u. Freud: Acta brev. neerl. Physiol. etc. **5**, 39 (1935).
[4] Evans, Meyer u. Simpson: Mem. Univ. Calif. **11** (1933).
[5] Evans, Uyei, Bartz u. Simpson: Endocrinology **22**, 483 (1938).

praktisch völlige Entfernung der genannten Hormone gelingt nach einer weiteren Mitteilung von MEAMBER, FRAENKEL-CONRAT, SIMPSON und EVANS (1939)[1] durch Behandlung der reinsten Hormonlösungen mit Cystein bei p_H 8,0. Die Reduktion, welche daraufhin erfolgt, verursacht die Ausfällung von etwa der Hälfte des gelösten Proteins, wobei das Wachstumshormon frei von thyreotropem und Lactationshormon in Lösung bleibt; auch die gonadotropen Hormone waren praktisch nicht mehr nachweisbar. Auf diese Weise konnte die Wachstumswirksamkeit bis auf das 3fache der oben angegebenen Dosierung gesteigert werden, womit fast die Wirksamkeit des Präparates von DINGEMANSE und FREUD (s. oben) erreicht wurde.

Über die physikalischen und chemischen *Eigenschaften* des Wachstumshormons liegen bisher sehr widersprechende Angaben vor, die offenbar damit zusammenhängen, daß je nach der Reinigungsstufe des Hormons und je nach der Art der verunreinigenden Begleitstoffe widersprechende Eigenschaften vorgetäuscht werden, die nicht dem Hormon selbst zuzukommen brauchen, sondern durch die Einwirkung der Begleitstoffe zustande kommen.

Lange Zeit galt das Wachstumshormon als nicht dialysierbar und nicht ultrafiltrierbar [vgl. VAN DYKE (1936[2]), EVANS[3]]. Nach den Ergebnissen von DINGEMANSE (1938)[4] ist jedoch das Wachstumshormon bei p_H 10 durch Kollodium dialysierbar und durch eine Kollodiummembran mit einer Porengröße von 30 mμ ultrafiltrierbar.

Hinsichtlich der Hitzeempfindlichkeit geben fast alle Autoren an, daß Kochen das Hormon zerstört. Demgegenüber berichtet aber COLLIP (1937)[5], daß Vorderlappenextrakte auch nach 10 Minuten langem Kochen auf dem Wasserbad bei p_H 2 wachstumswirksam bleiben, während Kochen bei p_H 5—8 das Hormon zerstört[6]. Nach DINGEMANSE (1938) zerstört Kochen bei p_H 10 das Hormon, während Erhitzen auf 70° während 30 Minuten die Wirsamkeit kaum beeinträchtigt. Die Haltbarkeit von ungereinigtem Hormon wird durch mangelhafte Kühlung oder durch Stehen an der Luft beeinträchtigt [RUBINSTEIN (1933)[7]].

An weiteren Angaben über ihr Wachstumshormon liegen von DINGEMANSE noch folgende vor:

Mehr oder weniger gereinigtes Wachstumshormon ist löslich bei p_H 2,5 und bei p_H 10 oder höher. Bei p_H 8 ist der größere Teil des Hormons unlöslich. In 25proz. Salzsäure oder in 5proz. Kalilauge verschwindet die Aktivität nach 24 Stunden. Trockenpulver oder eine Lösung bei p_H 10 bleiben bei Zimmertemperatur stabil. Proteolytische Fermente (Pepsin, Trypsin und Enterokinase) zerstören die Wirksamkeit. Erhitzen auf 220—230° verkohlt die Trockensubstanz. Die optimale Drehung einer Lösung in $^n/_{100}$ Alkali beträgt $(\alpha) = -120°$. Das Spektrum der gleichen Lösung zeigt ein schwaches Absorptionsband mit einem Maximum bei 2830 Å, einem Minimum bei 2680 Å. Das Trockenpulver hat folgende Elementarzusammensetzung: 49,76% C, 7,24% H, 14,27% N, 2,4% Asche, 1,47% S.

5. Stoffwechselwirkungen des Wachstumshormons.

Mit der Feststellung einer wachstumsfördernden Wirkung des Wachstumshormons erhebt sich die Frage, wie deren Mechanismus, rein stoffwechselmäßig

---

[1] MEAMBER, FRAENKEL-CONRAT, SIMPSON u. EVANS: Science 90, 19 (1939).
[2] VAN DYKE: Physiol. and Pharmac. of the Pit. Body, S. 107. Chikago 1936.
[3] EVANS, MEYER u. SIMPSON: Mem. Univ. Calif. 11 (1933).
[4] DINGEMANSE: Verh. Int. Physiol. Kongr. Zürich 1938.
[5] COLLIP: Cold Spring Harbor Sympos. 5, 210 (1937).
[6] COLLIP: Edinburgh med. J. 45, 782 (1938).
[7] RUBINSTEIN: L. Labor. a. clin. Med. 19, 63 u. 404 (1933).

gesehen, zu erklären ist. Denn es ist klar, daß diese Wachstumswirkung mit irgendwelchen Stoffwechselreaktionen verbunden sein muß. Einer kritischen Betrachtung mag es sogar scheinen, daß nicht der verhältnismäßig grobe und komplexe Wachstumsvorgang das Wesentliche der Wachstumswirkung darstellt — mag er nach außen auch am sinnfälligsten in die Erscheinung treten —, sondern daß eine feinere Analyse als Quintessenz der Wachstumswirkung einen Stoffwechselvorgang aufdecken muß.

Die Bemühungen zielten daher schon sehr früh in diese Richtung, und tatsächlich sind denn auch im Gefolge der Injektion von wachstumswirksamen Vorderlappenauszügen mehrere charakteristische Stoffwechselreaktionen beschrieben worden, von denen aber in Anbetracht des geringen Reinigungsgrades der verwandten Extrakte noch nicht ganz sicher feststeht, ob sie wirklich sämtlich als Ausdruck einer Wirkung des Wachstumshormons bzw. als Ursache oder Begleiterscheinung des durch das Hormon ausgelösten Wachstums anzusehen sind.

Das gilt zunächst für die Einwirkung des Wachstumshormons auf den *Wasserhaushalt*. Wie wir bereits im Abschnitt über die Testierung des Wachstumshormons erfuhren, haben zahlreiche Versuche ergeben, daß eine Gewichtszunahme dem echten Körperwachstum erheblich vorauseilt, welche zumal in den kurzfristigen Versuchen nach Aufhören der Extraktzufuhr zum größeren Teil wieder rückgängig gemacht wird. Einzelne Testverfahren für das Wachstumshormon basieren ja auf dieser reversiblen Gewichtszunahme, die wohl zu einem guten Teil, aber sicher nicht vollständig auf einer Wasserretention beruht. So haben die Versuche von DOWNS und GEILING (1929)[1], BIERRING und NIELSEN (1932)[2], LEE und SCHAFFER (1934)[3], TARGOW (1934)[4], BERTRAM (1938)[5] u. a. ergeben, daß unter der Behandlung mit wachstumsfördernden Extrakten der Wassergehalt von Ratten und Mäusen um 6—10% zunimmt. Demgegenüber berichtet allerdings WADEHN (1932)[6], daß sein gut gereinigtes Wachstumshormon keine Wasserspeicherung zur Folge hatte, während aber GAEBLER[7] über Wasserretention bei Hunden nach Injektion einer größeren Menge von Wachstumshormon berichtet.

Der Vorbehalt, daß ein Zusammenhang noch nicht ganz sicher bewiesen ist, gilt auch für die am längsten bekannte Stoffwechselwirkung, die dem Wachstumshormon zugeschrieben wird, die auf den *Nichteiweißstickstoff* des Blutes, der einige Stunden nach der einmaligen Injektion einer größeren Menge wachstumswirksamer Vorderlappenextrakte erheblich erniedrigt ist [TEEL und WATKINS (1929)[8], TEEL und CUSHING (1930)[9], REISS, SCHWARZ und FLEISCHMANN (1936)[10]]. Gleichzeitig kommt es zu einer Senkung der Stickstoff-, Schwefel- und Phosphatausscheidung im Harn im kurz- und langfristigen Versuch an den verschiedensten Tierarten [GAEBLER und Mitarbeiter (1933—1939)[11], COLLIP (1933)[12], HARRISON

---

[1] DOWNS u. GEILING: Proc. Soc. exper. Biol. a. Med. **27**, 63 (1929).

[2] BIERRING u. NIELSEN: Biochemic. J. **26**, 1015 (1932).

[3] LEE u. SCHAFFER: J. Nutrit. **7**, 337 (1934).

[4] TARGOW: J. of exper. Med. **50**, 699 (1934).

[5] BERTRAM: Acta brev. neerl. Physiol. etc. **8**, 99 (1938).

[6] WADEHN: Biochem. Z. **255**, 189 (1932).

[7] GAEBLER: J. exper. Med. **57**, 349 (1933) — Amer. J. Physiol. **110**, 584 1935).

[8] TEEL u. WATKINS: Amer. J. Physiol. **89**, 662 (1929).

[9] TEEL u. CUSHING: Endocrinology **14**, 157 (1930).

[10] REISS, SCHWARZ u. FLEISCHMANN: Endokrinol. **17**, 167 (1936).

[11] GAEBLER: J. exper. Med. **57**, 349 (1933) — Amer. J. Physiol. **110**, 584 (1935). — GAEBLER u. PRICE: J. of biol. Chem. **121**, 497 (1937). — GAEBLER u. ZIMMERMANN: Amer. J. Physiol. **128**, 111 (1939).

[12] COLLIP: Trans. Congr. Amer. Phys. and Surg. 15th. sess. 1933.

und LONG (1939)[1] u. a.]. Diese Versuche sind in dem Kapitel: Wirkung des Vorderlappens auf den Eiweißstoffwechsel eingehend beschrieben. Wenn sich, was sehr wahrscheinlich erscheint, bestätigen sollte, daß es sich um eine Wirkung des Wachstumshormons handelt, so wäre diese Erniedrigung der Stickstoffausscheidung wohl nur als Ausdruck eines Eiweißansatzes aufzufassen, wobei man entweder an einen Eiweißaufbau (also einen anabolischen Vorgang) unter der Wirkung des Hormons denken könnte, oder an eine Verminderung des Eiweiß-abbaues (Verminderung der katabolischen Prozesse) durch verstärkten Angriff der Fettdepots. Für diese Auffassung liegen eine Reihe von experimentellen Hinweisen vor. Analysiert man den Gesamtkörpergehalt von durch Wachstums-hormon zum Wachsen gebrachten Ratten [SCHÄFER (1931)[2], BIERRING und NIELSEN (1932)[3], WADEHN (1932)[4], LEE und SCHAFFER (1934)[5]], so finden sich Eiweiß bzw. Gesamt-N-Gehalt, fettfreies Trockengewebe und Wassergehalt er-höht, der Fettgehalt dagegen erniedrigt. Nach WADEHN[4] ist der Aschegehalt der Versuchstiere geringer als bei den Kontrollen, und zwar betrifft diese Ver-minderung nur die Skeletasche. BERTRAM (1938)[6] fand, daß bei hypophysen-losen Ratten unter der Behandlung mit gereinigtem Wachstumshormon nicht nur der Wassergehalt der Tiere, sondern auch der Eiweißgehalt sehr beträchtlich ansteigt. Die Zunahme betrug in seinen Versuchen für den Wassergehalt 33 bis 55%, für den Eiweißgehalt 19—48%. Umgekehrt verlieren hypophysenlose Ratten unter eingeschränkten Fütterungsbedingungen nach LEE und AYRES (1936)[7] erheblich mehr (etwa 20%) an Körpergewicht als die gleich gefütterten normalen Kontrollen, wobei die Schlußanalyse ergibt, daß die hypophysenlosen Ratten 20% ihres Körperstickstoffs und 28% ihres Körperfettes verloren haben, während die normalen Kontrolltiere zwar 60% ihres Körperfettes, aber gar keinen Stickstoff einbüßten. Dementsprechend zeigten auch die Lebern der hypophysenlosen Tiere einen höheren Gehalt an gewissen Eiweißabbauprodukten.

Ganz in die gleiche Richtung fallen auch die Versuche von HARRISON und LONG (1939)[8], welche zeigten, daß die Zufuhr von HVL.-Extrakten bei hungernden Ratten zu einer Verminderung der N-Ausscheidung im Harn und zu einer Senkung des Blutzuckers führt, während umgekehrt die Ketonkörperausscheidung ge-waltig gesteigert ist. Die Autoren erklären dies mit der Annahme einer Eiweiß-einsparung zu Lasten einer erhöhten Fettverbrennung, wobei sie die Frage offen lassen, ob es sich dabei um eine einheitliche Hormonwirkung — eben des Wachs-tumshormons, dessen Name dann nach der Meinung LONGs kaum noch eine Berechtigung hätte — handelt, oder ob hier mehrere Hormone beteiligt sind.

Andere Autoren deuten dagegen die Verminderung der Stickstoffausscheidung, insbesondere bei nichthungernden Tieren, als Ausdruck eines direkten Eiweiß-aufbaues, was ja auch dem Wesen einer Wachstumswirkung näherkommen würde als eine bloße Einsparung von Eiweiß. Diese Erklärung geben neben BERTRAM[6] GAEBLER und ZIMMERMANN (1939)[9], welche den Umweg über eine Beeinflussung der Fett- oder Kohlehydratoxydation ablehnen; sie schließen dies aus Versuchen an phloridzindiabetischen Hunden, bei denen die Stickstoffaus-scheidung unter der Hormonwirkung absinkt, obschon der Grundumsatz an-

---

[1] HARRISON u. LONG: Amer. J. Physiol. **126**, 526 (1939).
[2] SCHÄFER: Naunyn-Schmiedebergs Arch. **160**, 628 (1931).
[3] BIERRING u. NIELSEN: Biochemic. J. **26**, 1015 (1932).
[4] WADEHN: Biochem. Z. **255**, 189 (1932).
[5] LEE u. SCHAFFER: J. Nutrit. **7**, 337 (1934).
[6] BERTRAM: Acta brev. neerl. Physiol. etc. **8**, 99 (1938).
[7] LEE u. AYRES: Endocrinology **20**, 489 (1936).
[8] HARRISON u. LONG: Amer. J. Physiol. **126**, 526 (1939).
[9] GAEBLER u. ZIMMERMANN: Amer. J. Physiol. **128**, 111 (1939).

steigt, wobei nur eine erhöhte Fettverbrennung als Energiequelle dienen kann. Da es aber einerseits unbewiesen ist, daß das Wachstumshormon die Fettverbrennung direkt stimuliert, andererseits eine Steigerung der Kohlehydratoxydation gerade bei den phloridzindiabetischen Tieren keine annehmbare Erklärung für die beobachtete Senkung der Stickstoffausscheidung abgibt, so bleibt für GAEBLER und ZIMMERMANN nur die Erklärung, daß das Wachstumshormon die Eiweißsynthese direkt fördert, und daß die Steigerung der Fettverbrennung lediglich die Folge dieser Stoffwechseländerung bzw. der Ausschaltung der Kohlehydratvorräte ist.

Die eben genannte Deutung, wonach die Wirkung des Wachstumshormons beim hungernden Tier auf einer Verlagerung der energieliefernden Prozesse vom Eiweiß zum Fett hin beruht, schließt in gewisser Weise auch eine Beziehung zum *Kohlehydratstoffwechsel* ein. Dementsprechend sind denn auch seit längerer Zeit Beobachtungen gemacht worden, welche eine Beziehung des Wachstumshormons zum Kohlehydratstoffwechsel vermuten lassen. Zum ersten Male machten EVANS, SIMPSON und REICHERT (1932)[1] bei ihren Studien über die Wirkung des Wachstumshormons bei Hunden die zufällige Feststellung, daß bei 2 Hunden nach 9—12 monatiger Behandlung ein Diabetes aufgetreten war. Später wurde auch von BAUMAN und MARINE (1932)[2], LUCKE (1934)[3], RIDDLE und Mitarbeitern (1935)[4], SHIPLEY und LONG (1938)[5] über ähnliche Beobachtungen berichtet bzw. ein ursächlicher Zusammenhang mit einer Wirkung des Wachstumshormons erörtert. Nach COLLIP (1935)[6] ist eine Trennung des Wachstumshormons von der blutzuckersteigernden Komponente des diabetogenen Komplexes nicht möglich, und auch SHIPLEY und LONG (1938)[5] machten die gleiche Erfahrung.

Nach BOMSKOV und Mitarbeitern (1940)[7] ist das Wachstumshormon identisch mit dem Kohlehydratstoffwechselhormon des HVL. Wachstums- und Kohlehydratstoffwechselhormon des HVL. sollen in ihrer Wirkung über den Thymus verlaufen, wo sie die Ausschüttung eines Thymushormons verursachen, das seinerseits erst für die Wirkung auf Wachstum und Kohlehydratstoffwechsel verantwortlich sein soll. BOMSKOV bezeichnet daher das Wachstums- = Kohlehydratstoffwechselhormon als das thymotrope Hormon des HVL. und bedient sich zu seinem Nachweis des von ANSELMINO und HOFFMANN (1934) für das Kohlehydratstoffwechselhormon angegebenen Testes, nämlich der Bestimmung einer Abnahme des Leberglykogens. Auf diese Weise kommt BOMSKOV zu einer neuen Definition des Wachstumsbegriffes, den er als „Mobilisierung von Kohlehydrat durch die diabetogene Wirkung des HVL." definieren will. Zur Unterscheidung von der Schilddrüsenwirkung macht er dabei aber die Einschränkung, daß die Mobilisierung von Kohlehydrat ohne Erhöhung des Grundumsatzes vor sich geht, d. h. nicht für Zwecke der Energielieferung erfolgt. Das soll sich daraus ergeben, daß das Wachstums- = „diabetogene Hormon" auf den Grundumsatz ohne Wirkung ist, und daraus, daß es nicht in der Lage ist, die Schilddrüse zu aktivieren.

Die Bestätigung der BOMSKOVschen Befunde bleibt abzuwarten. Dennoch muß hier schon gesagt werden, daß sich die Stoffwechselwirkung des Wachstums-

---

[1] EVANS, SIMPSON u. REICHERT: Proc. Soc. exper. Biol. a. Med. **29**, 857 (1932).

[2] BAUMAN u. MARINE: Proc. Soc. exper. Biol. a. Med. **29**, 1220 (1932).

[3] LUCKE: Erg. inn. Med. **46**, 94 (1934).

[4] RIDDLE: Proc. Soc. exper. Biol. a. Med. **33**, 446 (1935).

[5] SHIPLEY u. LONG: Biochemic. J. **32**, 2242 (1938).

[6] COLLIP: Gland. Phys. and Therap., Chikago 1935.

[7] BOMSKOV u. SLADOVIC: Dtsch. med. Wschr. **1940**, 589. — BOMSKOV u. Mitarbeiter: Z. klin. Med. **137**, 718, 737 u. 745 (1940).

hormons, wie wir sahen, keineswegs in der Mobilisierung von Kohlehydrat erschöpft, ebensowenig, wie zur Definition der Wachstumswirkung die Mobilisierung von Kohlehydrat ausreicht. Die Mobilisierung von Kohlehydrat kann nur ein kleiner Ausschnitt aus der Kette von Stoffwechselreaktionen sein, die sich sicherlich auch auf den Eiweiß-, Fett- und Wasserhaushalt erstrecken.

Aber auch die Einschränkung, die BOMSKOV macht, daß nämlich diese Mobilisierung von Kohlehydrat, welche das Wachstum charakterisiert, ohne Erhöhung des Grundumsatzes, d. h. nicht für Zwecke der Energielieferung, erfolgt, ist noch keineswegs geklärt. Nach BOMSKOV macht das gereinigte Wachstumshormon = Kohlehydratstoffwechselhormon = thymotrope Hormon keine Erhöhung des Grundumsatzes, und auch LEE und GAGNON (1930)[1] konnten in früheren Versuchen an Ratten keine sichere grundumsatzsteigernde Wirkung mit verhältnismäßig rohen Extrakten erzielen. Demgegenüber zeigte aber bereits GAEBLER (1933, 1935)[2], daß nach der Injektion einer einzelnen größeren Dosis von angereichertem (jedoch nicht hochgereinigtem) Wachstumshormon (Antuitrin-G, Parke-Davis) bei Hunden eine stärkere Steigerung des Grundumsatzes eintritt, die nicht auf eine Schilddrüsenstimulierung bezogen werden kann, da sie in gleicher Weise bei schilddrüsenlosen Hunden beobachtet wird. Gleichzeitig erfolgt eine Stickstoffspeicherung, obschon die Energiebilanz zeitweilig infolge der Stoffwechselsteigerung negativ wird, wobei der Energiebedarf offenbar aus Fett gedeckt wird. Während sich aus diesen Angaben GAEBLERs ohne weiteres eine Beziehung des direkt stoffwechselsteigernden Prinzips zum Wachstumshormon aufdrängt, glaubten COLLIP und Mitarbeiter später in ihren eingehenden Untersuchungen über das spezifisch stoffwechselwirksame Prinzip eine Identität mit dem Wachstumshormon ablehnen zu sollen, obschon· sie ihrem Prinzip eine enge Beziehung zur diabetogenen Wirkung zuschreiben (vgl. den Abschnitt über das spezifisch stoffwechselwirksame Prinzip). Doch sind die von COLLIP und Mitarbeitern angegebenen Gründe für diese Unterscheidung im Lichte der neueren Angaben von DINGEMANSE und FREUD über die chemischen und physikalischen Eigenschaften des Wachstumshormons nicht mehr recht überzeugend.

Es mag aber in diesem Zusammenhang noch angeführt werden, daß REISS, HOCHWALD und DRUCKREY (1933)[3] die Beobachtung machten, daß der Organstoffwechsel von Leber und Niere von hypophysektomierten Ratten (gemessen in der WARBURGschen Apparatur) erheblich erniedrigt ist, durch vorherige Behandlung der hypophysenlosen Tiere mit einem angereicherten Wachstumshormon aber wieder zur Norm zurückgeführt oder sogar darüber hinaus gesteigert werden kann; die Autoren sehen daher die Senkung des O_2-Verbrauchs nach Entfernung der Hypophyse als eine Ausfallserscheinung des Wachstumshormons an.

6. Abgrenzung des Wachstumshormons von den übrigen Vorderlappenhormonen. Beziehungen des Wachstumshormons zum Thymus.

Wie schon früher berichtet wurde, sind die hochgereinigten Präparate von DINGEMANSE und FREUD und von EVANS und Mitarbeitern praktisch frei von thyreotropem, corticotropem, gonadotropem und Lactationshormon. Damit erledigt sich eine frühere Behauptung von REISS (1937)[4], wonach der Wachstums-

---

[1] LEE u. GAGNON: Endocrinology **14**, 233 (1930).
[2] GAEBLER: J. cf biol. Chem. **100**, 46 (1933) — Amer. J. Physiol. **110**, 584 (1935).
[3] REISS, HOCHWALD u. DRUCKREY: Endokrinol. **13**, 1 (1933).
[4] REISS: Klin. Wschr. **1937**, 937.

effekt des Vorderlappens an das corticotrope Hormon gebunden sei. Insbesondere die Versuche von LEVIE und UYLDERT (1939)[1] haben klar ergeben, daß die Adrenalektomie kein Sistieren des Knochenwachstums bewirkt, wie es die Hypophysektomie tut, und daß hypophysektomierte plus adrenalektomierte Ratten auf das Wachstumshormon mit dem gleichen Wachstumseffekt reagieren wie nur hypophysektomierte Tiere. Die Autoren kommen daher zu dem Schluß, daß das Wachstum von den Nebennieren und der Wirkung des corticotropen Hormons unabhängig ist. Das Wachstum war in diesen Versuchen weiterhin unabhängig von einer gleichzeitigen Gewichtszunahme.

Dagegen haben die Arbeiten der jüngsten Zeit engste Beziehungen des Wachstumshormons zum Thymus ergeben. Das hochgereinigte und in Mengen von 10 γ wirksame Wachstumshormon von DINGEMANSE (1938)[2] und FREUD (1938)[3] bewirkt eine Hypertrophie des atrophischen Thymus von hypophysenlosen Ratten parallel der Wachstumswirkung, während alle anderen Drüsen unbeeinflußt bleiben, so daß die Autoren es als eine thymotrope Substanz bezeichnen. In weiteren Versuchen von LEVIE, UYLDERT und DINGEMANSE (1939)[4] wurden diese Befunde bestätigt und dahin erweitert, daß das hochgereinigte und von so gut wie allen anderen Vorderlappenhormonen befreite Wachstumshormon den gleichen Einfluß auf Wachstum und Thymusgewicht der hypophysenlosen Ratte besitzt wie Rohextrakte aus Vorderlappen. Das höchstgereinigte Wachstumshormon blieb thymotrop wirksam. Im Hinblick auf die durch diese Ergebnisse gegebene Beziehung des Wachstumshormons zum Thymus wurde von den gleichen Autoren auch die Wirkung von Thymusextrakten auf das Wachstum der Schwanzwirbelsäule von hypophysektomierten Ratten untersucht, das, wie früher angegeben wurde, in spezifischer Weise vom Wachstumshormon des HVL. beeinflußt wird. Wie die Tabelle 14 zeigt, gelingt es, mit wäßrigen Extrakten aus Kalbsthymus das unterbrochene Wachstum der Schwanzwirbelsäule von hypophysenlosen Ratten in ähnlicher Weise wieder in Gang zu bringen wie mit reinem Wachstumshormon.

Tabelle 14. Einfluß der Behandlung mit Thymusextrakt und Wachstumshormon auf Schwanzlänge und Gewicht von hypophysektomierten männlichen Ratten von etwa 80 g Gewicht. (Nach LEVIE, UYLDERT und DINGEMANSE.)

Versuchstiere	Behandlung	Zunahme der Schwanzlänge mm	Zunahme des Körpergewichts g
Normale Ratten	keine	10	+20
Hypophysektomierte Ratten .	keine	0	— 7
,, ,, .	5 mg Thymusextrakt	4	— 5
,, ,, .	50 mg ,,	6	— 2
,, ,, .	34 γ Wachstumshormon des HVL.	9,2	+ 9,8

Schließlich geben auch BOMSKOV und SLADOVIC (1940)[5] an, daß die Wirkung des Wachstumshormons an den Thymus gebunden ist, wo es die Ausschüttung eines Thymushormons verursacht, das seinerseits erst für die Wachstumswirkung verantwortlich sein soll. Doch wird der Beweis der Wachstumswirkung des Thymushormons in den bisher vorliegenden Arbeiten von BOMSKOV und Mitarbeitern nur auf indirektem Wege geführt, indem nämlich das Wachstumshor-

---

[1] LEVIE u. UYLDERT: Acta brev. neerl. Physiol. etc. **9**, 121 (1939).
[2] DINGEMANSE: Verh. internat. Physiol. Kongr. Zürich **1938**.
[3] FREUD: Verh. internat. Physiol. Kongr. Zürich **1938**.
[4] LEVIE, UYLDERT u. DINGEMANSE: Acta brev. neerl. Physiol. etc. **9**, 50 (1939).
[5] BOMSKOV u. SLADOVIC: Dtsch. med. Wschr. **1940**, 589.

mon mit dem sog. diabetogenen Hormon identifiziert und für dieses eine Wirkung
über den Thymus bzw. über ein Thymushormon angegeben wird (vgl. den Abschnitt über das Kohlehydratstoffwechselhormon). Der direkte Nachweis einer
Wachstumswirkung des Thymushormons, wie er von den holländischen Autoren
beim hypophysektomierten Tier erbracht wurde, scheint in den Arbeiten von
Bomskov und Mitarbeitern, soweit sie mir vorliegen, zu fehlen. Zum Unterschied von Levie, Uyldert und Dingemanse, die einen wäßrigen Thymusextrakt benutzten, geben Bomskov und Mitarbeiter an, daß das Thymushormon
lipoidlöslich ist, und daß diese Erkenntnis den entscheidenden Fortschritt in
der Darstellung des Thymushormons bedeutet; doch bleiben Bestätigungen abzuwarten.

B. Die diabetogene Substanz des Vorderlappens.

Von jeher hat die Frage nach der hormonalen Auslösung der diabetogenen
Wirkung ein besonderes Interesse beansprucht. Houssay und Biasotti haben
schon kurz nach ihrer ersten Mitteilung von einer diabetogenen Substanz ge-
sprochen, welche für die diabetogene Wirkung verantwortlich ist.

1. Vorkommen und Darstellung der diabetogenen Substanz.

Während in den ersten Versuchen über die diabetogene Wirkung von Houssay
und seinen Mitarbeitern vorwiegend mit der Implantation von Vorderlappen
gearbeitet wurde, gelangten in ihren späteren Versuchen sowie in den Versuchen
aller anderer Autoren in erster Linie Extrakte aus Rindervorderlappen zur
Anwendung. Grundsätzlich bleibt dabei festzustellen, daß nach Houssay und
Biasotti (1931)[1] eine diabetogene Wirkung auch den Vorderlappen von Amphi-
bien, Vögeln, Fischen und Säugetieren, einschließlich des Menschen, zukommt.
Auch Hinterlappen und Zwischenlappen sind nach den gleichen Autoren diabetogen wirksam, allerdings in geringerem Ausmaß als Vorderlappen.

Außerhalb der Hypophyse konnte eine diabetogene Wirksamkeit von Houssay
und Biasotti (1934)[2] nur im menschlichen Harn gefunden werden, und zwar
im Harn von Diabeteskranken häufiger als im Harn von Gesunden. Alle übrigen
untersuchten Gewebsextrakte waren dagegen unwirksam.

Für die Extraktherstellung wird von Houssay und Mitarbeitern das von
Evans und Simpson (1931)[3] angegebene Verfahren der alkalischen Extraktion
frischer Vorderlappen angewandt [Einzelheiten siehe auch bei Houssay und
Foglia (1936)[4]. Besonders wichtig ist nach diesen und anderen Autoren die
Bereitung und Lagerung der Extrakte bei 0°, wenn man eine gute Wirkung
erhalten will. Die meisten Mißerfolge in der Reproduktion der diabetogenen
Wirkung werden von Houssay und Biasotti (1938)[5] sowie von Young (1938)[6]
dem Umstand zugeschrieben, daß diese Vorschrift verletzt und zeitweilig höhere
Temperaturgrade erreicht werden. Eine Vorschrift für die Herstellung diabetogen
wirksamer Extrakte bei niedriger Temperatur von Young haben wir in einem
früheren Abschnitt über die Erzeugung eines Dauerdiabetes beschrieben, auf
den hier verwiesen sei.

Bezüglich der Dosierung der Extrakte haben wir bereits erwähnt, daß verhältnismäßig hohe Dosen notwendig sind. Für den normalen Hund wird von

---

[1] Houssay u. Biasotti: C. r. Soc. Biol. Paris **107**, 733 (1931).
[2] Houssay u. Biasotti: C. r. Soc. Biol. Paris **113**, 469 (1934).
[3] Evans u. Simpson: Amer. J. Physiol. **98**, 311 (1931).
[4] Houssay u. Foglia: C. r. Soc. Biol. Paris **123**, 824 (1936).
[5] Houssay u. Biasotti: Verh. internat. Physiol. Kongr. Zürich **1938**.
[6] Young: Biochemic. J. **32**, 513 (1938).

Houssay die täglich zugeführte Vorderlappenmenge auf 1,5—2,5 g Frischdrüse pro kg Hund angegeben, wobei etwa das 5fache Flüssigkeitsvolumen zur Extraktbereitung angewandt wurde. Beim Kaninchen verwandten Bauman und Marine (1932)[1] Extrakte aus 0,5—10 g frischen Vorderlappen täglich mit guter Wirkung. Bei Ratten von 180—200 g benötigten Houssay, Biasotti und Rietti (1932)[2] Extrakt entsprechend 2 g Frischdrüse pro Tier und Tag. Für die Injektionen wird von den meisten Autoren der intraperitoneale Weg bevorzugt. Hinsichtlich der Haltung und Behandlung der Versuchstiere sei auf die Angaben von Houssay und Foglia (1936)[3] und von Foglia, Gerschman, Marenzi, Munoz und Rietti (1937)[4] verwiesen.

2. Testierung und Eigenschaften der diabetogenen Substanz.

In ihrer ersten Mitteilung (1931)[5] benutzten Houssay und Biasotti als Test für die diabetogene Wirkung die Blutzuckersteigerung von hypophysen- plus pankreaslosen Kröten in der Weise, daß den Tieren 20 und 27 Stunden nach der Operation je eine Injektion eines Vorderlappenextraktes verabreicht und die Tiere 42 Stunden nach der Operation, d. h. 22 Stunden nach der 1. Injektion, zur Blutentnahme getötet wurden. Dabei ergab sich, daß die diabetogene Substanz bei allen untersuchten Tierarten von den Reptilien bis zu den Säugetieren und beim Menschen vorkommt, und daß der Vorderlappen eine größere Ausbeute als der Hinterlappen ergibt. Weiterhin wurde festgestellt, daß die wirksame Substanz im Acetontrockenpulver bei geeigneter Lagerung ihre Wirksamkeit behält; bei der Prüfung ihrer chemischen und physikalischen Eigenschaften ergab sich, daß die diabetogene Substanz löslich in Wasser und 60proz. Alkohol, aber unlöslich in Alkohol, Äther, Aceton, Chloroform und Benzin ist; sie wird durch Erhitzen auf 100° zerstört, dialysiert nicht und wird leicht an Kohle oder Kaolin adsorbiert.

In weiteren Versuchen zur Prüfung der wirksamen Substanz benutzten Houssay, Biasotti und Rietti (1933)[6] als Ausgangsmaterial einen alkalischen Vorderlappenextrakt nach Evans und Simpson und als Test die langfristige Blutzuckersteigerung beim Hund nach täglicher intraperitonealer Injektion von 7 ccm (1 ccm = 0,2 g Drüse) pro kg Hund und Tag. Dabei wurde festgestellt, daß die wirksame Substanz nach 15 Minuten langem Erhitzen bei 50° ihre Wirksamkeit behält, aber zunehmend unwirksamer wird, wenn sie bei 55, 60 und 70° erhitzt wird, um schließlich bei 80° ihre Wirksamkeit fast völlig einzubüßen. Sie löst sich teilweise in 50proz. Alkohol und wird durch 95proz. Alkohol gefällt, sie ist nicht ultrafiltrabel oder dialysierbar, durch Benzoesäure wird sie nur teilweise gefällt und durch Natriumsulfat nur zum Teil ausgesalzen.

3. Wirkungsmechanismus der diabetogenen Substanz.

Die Einzelheiten des Wirkungsmechanismus der diabetogenen Substanz, die Frage der Beteiligung weiterer Hormondrüsen usw. sind im ersten Teile meines Beitrages in den Kapiteln: Die diabetogene Wirkung von Vorderlappenextrakten und: Erzeugung eines Dauerdiabetes durch Hypophysenvorderlappenzufuhr eingehend dargestellt, auf die daher verwiesen werden darf. Weitere Überlegungen über die Beziehungen der diabetogenen Wirkung zur Wachstumswirkung finden

---

[1] Bauman u. Marine: Proc. Soc. exper. Biol. a. Med. **29**, 1220 (1932).
[2] Houssay, Biasotti u. Rietti: C. r. Soc. Biol. Paris **111**, 479 (1932).
[3] Houssay u. Foglia: C. r. Soc. Biol. Paris **123**, 824 (1936).
[4] Foglia, Gerschman, Marenzi, Munoz u. Rietti: C. r. Soc. Biol. Paris **126**, 152 (1937).
[5] Houssay u. Biasotti: C. r. Soc. Biol. Paris **107**, 733 (1931).
[6] Houssay, Biasotti u. Rietti: C. r. Soc. Biol. Paris **115**, 327 (1933).

sich im dritten Teil meines Beitrages in dem Abschnitt: Wachstumswirkung und diabetogene Wirkung des Vorderlappens bedeuten keinen Gegensatz!, auf den ich hier ebenfalls hinweise.

4. Einheitlichkeit der diabetogenen Substanz.

Man könnte aus ihrer Beschreibung den Eindruck gewinnen, daß HOUSSAY und Mitarbeiter daran gedacht haben, daß ein chemisch einheitlicher Wirkstoff für die Auslösung der diabetogenen Wirkung verantwortlich sei, und dieser Eindruck wird verstärkt durch eine Bemerkung HOUSSAYs (1938)[1], wonach man nicht von einem diabetogenen Hormon sprechen dürfe, da seine normale Wirkung nicht auf die Erzeugung eines Diabetes gerichtet sei; wohl könne man sagen diabetogene Wirkung oder diabetogener Faktor. Danach scheint HOUSSAY nur an der Bezeichnung, aber nicht an der Auffassung eines einheitlichen chemischen Prinzips Anstoß zu nehmen, und in jüngster Zeit wird die gleiche Meinung von BOMSKOV und SLADOVIC (1940)[2] geäußert, die von einem diabetogenen Hormon im Sinne eines einheitlichen Prinzips sprechen.

Demgegenüber haben aber fast alle anderen Autoren einen Standpunkt vertreten, der zuerst von ANSELMINO und HOFFMANN (1935)[3] sowie von COLLIP (1935)[4] eingenommen wurde. Auf Grund ihrer Feststellung, daß bei Diabeteskranken das von ihnen 1931 entdeckte ketogene Fettstoffwechselhormon sowie das 1934 von ihnen gefundene glykogenolytische Kohlehydratstoffwechselhormon des HVL. in krankhaft gesteigertem Maße und unter als krankhaft zu bezeichnenden Bedingungen vorkommen, erklärten damals ANSELMINO und HOFFMANN, daß es sich bei dem diabetogenen Prinzip nicht um eine einheitliche Substanz handelt, und daß das Fettstoffwechselhormon und das Kohlehydratstoffwechselhormon die ersten Vertreter stoffwechselwirksamer Vorderlappenstoffe sind, die in diesem Zusammenhang Bedeutung gewinnen. COLLIP erklärte im gleichen Jahr (1935), daß sich die diabetogene Substanz aus zwei Hormonen zusammensetze, von denen er die eine als ein blutzuckersteigerndes Prinzip ansprach, während es sich bei dem anderen um das ketogene Fettstoffwechselhormon handle. Die von ihm ausgeführten Versuche hielt er für „einen absoluten Beweis dafür, daß die blutzuckerwirksame Substanz von der ketogenen verschieden ist".

Man sieht, daß ANSELMINO und HOFFMANN sowie COLLIP unabhängig voneinander und von ganz verschiedenen Gesichtspunkten schon 1935 zu der gleichen Auffassung gelangten, daß das ketogene Fettstoffwechselhormon einen Bestandteil der diabetogenen Wirkung bildet, während sie hinsichtlich der zweiten Komponente insofern differieren, als COLLIP von einer blutzuckersteigernden Substanz, ANSELMINO und HOFFMANN dagegen von dem glykogenolytischen Kohlehydratstoffwechselhormon sprechen. Hier taucht 1935 zum ersten Male bereits die Frage auf, die uns im folgenden noch eingehender beschäftigen wird, ob das blutzuckersteigernde Prinzip innerhalb der diabetogenen Wirkung mit dem Kohlehydratstoffwechselhormon von ANSELMINO und HOFFMANN identisch ist.

YOUNG[5] kam 1936 zu der Annahme, daß 3 Vorderlappenwirkstoffe zusammenarbeiten, um Glykosurie und Ketonurie zu erzeugen, nämlich 1. das ketogene Fettstoffwechselhormon von ANSELMINO und HOFFMANN, welches nach YOUNG vielleicht auch das Leberglykogen steigert; 2. ein glykotroper Faktor, welcher die periphere Insulinwirkung hemmt, aber keine Hyperglykämie hervorruft, und

---

[1] HOUSSAY: Verh. internat. Physiol. Kongr. Zürich **1938**.
[2] BOMSKOV u. SLADOVIC: Dtsch. med. Wschr. **1940**, 589.
[3] ANSELMINO u. HOFFMANN: Z. klin. Med. **129**, 24 (1935).
[4] COLLIP: Gland. Phys. and Therap., S. 85ff. Chikago 1935.
[5] YOUNG: Lancet **1936**, 237 u. 297.

dessen Abwesenheit beim hypophysektomierten Tier vielleicht die erhöhte Insulinempfindlichkeit bedingt und 3. schließlich das glykogenolytische Kohlehydratstoffwechselhormon von ANSELMINO und HOFFMANN. 1938 änderte YOUNG[1] diese Stellungnahme insofern etwas, als er für die Auslösung der diabetogenen Wirkung nur beim normalen Hund 3 Faktoren postuliert, während er glaubt, daß für die Erzeugung der diabetogenen Wirkung beim hypophysenplus pankreaslosen Hund nur 2 Faktoren notwendig sind, nachdem die inzwischen gesammelten Erfahrungen gezeigt hatten, daß eine Substanz, welche beim normalen Hund nicht diabetogen wirkt, beim hypophysen- plus pankreaslosen Hund eine starke Glykosurie zu erzeugen vermag. Dieser eine Faktor, der beim hypophysen- plus pankreaslosen Hund überflüssig sein soll und der beim normalen Hund allein keine Glykosurie erzeugt, könnte nach YOUNG mit dem glykotropen Faktor identisch sein. Als die beiden weiteren Faktoren erscheinen 1. das ketogene Fettstoffwechselhormon von ANSELMINO und HOFFMANN sowie 2. ein weiterer Faktor, dessen Anwesenheit für die Erzeugung der Glykosurie notwendig ist, und als welcher 1936 von YOUNG das glykogenolytische Kohlehydratstoffwechselhormon genannt wurde. Dieser letzteren Stellungnahme YOUNGs entspricht weitgehend eine Überlegung, die von LONG (1937)[2] geäußert wurde. Nach LONG, KATZIN und FRY (1940)[3] schließlich erfordert die diabetogene Wirkung bei normalen Tieren das Zusammenwirken von zwei Faktoren, wovon der eine über die Nebennierenrinde wirkt, während der andere direkt im Gewebe angreifen soll.

Wenn wir in den folgenden Abschnitten die oben angeschnittenen Fragen auch erst im einzelnen untersuchen wollen, so können wir doch hier bereits so viel feststellen, daß der von ANSELMINO und HOFFMANN sowie von COLLIP vertretene Standpunkt inzwischen von den meisten Autoren akzeptiert worden ist, daß nämlich die diabetogene Wirkung komplexer Natur ist und von mehreren Wirkstoffen ausgelöst wird, und daß es kein diabetogenes Hormon bzw. keine diabetogene Substanz in dem Sinne gibt, daß ein einzelner Wirkstoff für die Gesamtheit der diabetischen Manifestationen verantwortlich wäre.

Diese Erkenntnis erscheint bei näherem Zusehen nicht überraschend. Denn letzten Endes bedeutet ja die diabetogene Wirkung ebensowenig wie der Diabetes eine physiologische Reaktion auf eine bestimmte Hormonwirkung. Sie erscheint vielmehr als der pathologische Ausdruck eines gewaltsam gestörten Gleichgewichts, das nur mittels ungewöhnlich hoher Dosierung und erst im Verlauf einiger Tage unter Unterdrückung der Inselfunktion zum Vorschein zu bringen ist. Schon darum wäre es völlig verfehlt, wollte man von einem diabetogenen Hormon im Sinne eines physiologisch definierten Wirkstoffes sprechen. Dennoch begegnen wir diesem Ausdruck nicht selten in der Literatur. Aber die Bezeichnung diabetogen rührt vom klinischen Bild des Diabetes her und geht weit über eine einfache Blutzuckersteigerung oder eine einfache Zuckerausscheidung im Harn hinaus. Nach HOUSSAY (1938)[4] sind die Symptome des hypophysären Diabetes charakterisiert durch: Hyperglykämie und Glykosurie, Ketonämie und Ketonurie, die alle weniger ausgeprägt erscheinen als beim Pankreasdiabetes, Änderungen der Zuckertoleranz und des Verhaltens des respiratorischen Quotienten, Erhöhung des Leberglykogens und der Fettsäuren im Blut und in der Leber; Erhöhung des Proteins und Erniedrigung des Nichteiweißstickstoffs im Plasma sowie einige weitere Veränderungen der Mineralbestandteile des Blutes. YOUNG (1938)[1] definiert

---

[1] YOUNG: Proc. roy. Soc. Med. **31**, 1305 (1938).
[2] LONG: Medicine **16**, 215 (1937).
[3] LONG, KATZIN u. FRY: Endocrinology **26**, 309 (1940).
[4] HOUSSAY: Verh. internat. Physiol. Kongr. Zürich **1938**.

als Diabetes in unserem Zusammenhang einen Zustand mit den Symptomen Hyperglykämie, Glykosurie, Ketonurie, Polydipsie und Polyurie, und es wird von ihm „ein Agens, welches das Erscheinen all dieser Symptome gleichzeitig hervorruft", als „diabetogen" bezeichnet. Ein anderer Standpunkt erscheint mir auch völlig willkürlich und ungerechtfertigt.

Dennoch ist in der Literatur nach dem Beispiel HOUSSAYs häufig von einer diabetogenen Substanz im Sinne eines einheitlichen Prinzips die Rede, wobei dann aber immer nur ein langfristig blutzuckersteigerndes Agens gemeint ist. COLLIP dagegen spricht im Rahmen der diabetogenen Wirkung in diesem Falle korrekter von dem „blood sugar increasing principle", was wir mit „diabetogen (d. h. nicht kurzfristig) blutzuckersteigerndes Prinzip" übersetzen könnten. Über seine möglichen Beziehungen zum Wachstumshormon und zum Kohlehydratstoffwechselhormon wird später noch die Rede sein. Sein Wirkungsmechanismus wurde bereits im 1. Teil meines Beitrages abgehandelt.

C. Das Fettstoffwechselhormon des Hypophysenvorderlappens.
(Das ketogene Prinzip.)
1. Einleitung.

1931 berichteten ANSELMINO und HOFFMANN[1], daß im Hypophysenvorderlappen (HVL.) eine Substanz gebildet wird, welche den Ketonkörpergehalt des Blutes von Ratten und Menschen im Verlauf weniger Stunden nach der Injektion beträchtlich zu steigern vermag, und welche mit den damals bekannten Vorderlappenhormonen, dem Wachstumshormon, den gonadotropen Hormonen sowie dem thyreotropen Hormon offenbar nicht identisch war. Auf Grund ihrer Feststellungen über Bedeutung und Wirkungsmechanismus der neuen Substanz kamen sie zu dem Ergebnis, daß es sich um ein neues Hormon handelte, dem eine regulatorische Bedeutung im Fettstoffwechsel zukomme. Sie nannten das ketogene Prinzip, dessen Darstellung, Testierung und wichtigste Eigenschaften sie angaben, daher das Fettstoffwechselhormon des HVL.

1930 hatten BURN und LING[2] in einer kurzen, vorläufigen Mitteilung von 10 Zeilen angegeben, daß die Injektion von Vorderlappenextrakten bei Ratten, die auf einer Butterdiät gehalten werden, die Ketonurie steigert. Die Frage, ob es sich bei ihrem Befund um die Wirkung eines damals bekannten oder eines neuen Hormons des HVL. handelte, wurde dabei nicht erwähnt, geschweige denn, daß Versuche in dieser Richtung unternommen wurden.

Hinsichtlich der Benennung des ketogenen Prinzips herrscht in der Literatur keine Übereinstimmung. Wir haben im folgenden entsprechend dem Vorschlag von ANSELMINO und HOFFMANN aus Gründen, die im folgenden näher beschrieben werden, die Bezeichnung Fettstoffwechselhormon gewählt. Wenn gegen diese Bezeichnung eingewandt wurde, daß sie zu allgemein gehalten sei, so darf demgegenüber darauf hingewiesen werden, daß die häufig angewandte Bezeichnung ketogener Faktor sicherlich viel zu eng gefaßt ist; denn es ist völlig unbewiesen, daß es die physiologische Aufgabe des Fettstoffwechselhormons ist, gerade Ketonkörper zu bilden; vielmehr dürfte die Ketonkörperbildung einen zwar gut greifbaren, aber im übrigen wohl nur beschränkten Ausschnitt aus der Gesamtwirkung des Hormons darstellen und die Bezeichnung ketogenes Prinzip daher dem Wesen der Hormonwirkung nicht gerecht werden.

---

[1] ANSELMINO u. HOFFMANN: Klin. Wschr. **1931**, 2380 u. 2383.
[2] BURN u. LING: J. of Physiol. **69**, XIX (1930) — Quart. J. Pharmacy **6**, 31 (1933).

2. Wirkung von HVL.-Extrakten auf den Ketonkörpergehalt.

Für den Nachweis einer ketogenen Wirkung von Vorderlappenextrakten stehen im wesentlichen zwei Wege zur Verfügung: der Nachweis einer Ketonkörpersteigerung im Blute und der Nachweis einer Erhöhung der Ketonkörperausscheidung im Harn.

a) Wirkung von Vorderlappenextrakten auf den Ketonkörpergehalt des Blutes.

Zum Nachweis einer Steigerung des Ketonkörpergehaltes des Blutes nach Zufuhr von HVL.-Extrakten sind am häufigsten Ratten benutzt worden. In ihren ersten Versuchen fanden ANSELMINO und HOFFMANN, daß wäßrige Extrakte aus Acetontrockenpulver von Hypophysenvorderlappen den Ketonkörpergehalt des Rattenblutes innerhalb kurzer Zeit erheblich zu steigern vermögen. So bewirkte in diesen Versuchen die subcutane Injektion von Extrakt entsprechend 3 mg Trockendrüse eine Steigerung der Blutketonkörper von einem Ausgangswert von etwa 3,8—5 mg % auf im Durchschnitt rund 13 mg % nach Ablauf von 2 Stunden. Die Wirkung klang im Verlauf mehrerer Stunden allmählich wieder ab. In späteren Versuchen erwiesen sich je nach dem verwandten Drüsenmaterial zum Teil erheblich größere Extraktmengen als erforderlich (Abb. 31).

Bei der Fraktionierung der Blutketonkörper fanden ANSELMINO und HOFFMANN, daß der Ketonkörperanstieg zu 90 % von der β-Oxybuttersäure bestritten wird. Der Quotient β-Oxybuttersäure : Aceton + Acetessigsäure, der normalerweise etwa 1:1 bis 3:1 beträgt, steigt unter der Wirkung der Vorderlappenextrakte auf 7—10.

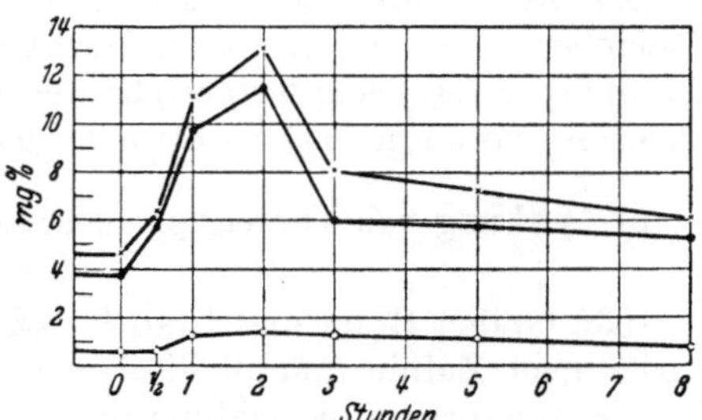

Abb. 31. Acetonkörpergehalt des Rattenblutes nach Injektion von Extrakt aus 3 mg getrocknetem Vorderlappen.

o————o Acetessigsäure + Aceton;
•————• β-Oxybuttersäure;
×————× Gesamtacetonkörper.

[Nach ANSELMINO u. HOFFMANN: Klin. Wschr. **1931**, 2380.]

Von weiteren Untersuchungen an Ratten seien hier zunächst die von C. FUNK (1932)[1] genannt, der ebenfalls mit Vorderlappenextrakten eine erhebliche Ketonämie bei Ratten innerhalb der ersten Stunden nach der Injektion erzeugte. BOENHEIM und HEIMANN (1932)[2] verwandten als Vorderlappenextrakt das Handelspräparat Praephyson, welches sie ebenfalls als wirksam befanden. Weitere Bestätigungen der ketonämischen Vorderlappenwirkung an Ratten liegen unterdessen vor von K. W. SCHULTZE (1934)[3], STEPPUHN (1934)[4], ORRÙ (1934)[5], MIRSKY (1936)[6], COLLIP (1937)[7], HOUSSAY und RIETTI (1937)[8], SEEKLES (1937)[9] NEUFELD und COLLIP (1938)[10], SHIPLEY und LONG (1939)[11] u. a.

Bei *Kaninchen* fand MAGISTRIS (1932)[12] eine deutliche ketogene Wirkung

[1] FUNK, C., u. ZEFIROS: Verh. 14. internat. Physiol. Kongr. Rom **1932**.
[2] BOENHEIM u. HEIMANN: Z. exper. Med. **83**, 637 (1932).
[3] SCHULTZE, K. W.: Arch. Gynäk. **155**, 327 (1934).
[4] STEPPUHN: Wiener Arch. inn. Med. **26**, 87 (1934).
[5] ORRÙ: Fol. gynaec. (Genova) **31**, 311 (1934).
[6] MIRSKY: Amer. J. Physiol. **115**, 424 (1936).
[7] COLLIP: Cold. Spring Harbor Symp. Quant. Biol. **5**, 210 (1937).
[8] HOUSSAY u. RIETTI: C. r. Soc. Biol. Paris **126**, 620 (1937).
[9] SEEKLES: Z. exper. Med. **100**, 324 (1937).
[10] NEUFELD u. COLLIP: Endocrinology **23**, 735 (1938).
[11] SHIPLEY u. LONG: Biochemic. J. **32**, 2242 (1938).
[12] MAGISTRIS: Endokrinol. **11**, 276 (1932).

von Vorderlappenextrakten. Denselben Befund erhob weiterhin LEINER (1934)[1], allerdings mit der Einschränkung, daß nur eine Minderzahl seiner Versuchstiere positiv reagierte. Weiterhin hatten positive Ergebnisse bei Kaninchen ORRÙ (1934)[2], STEPPUHN (1934)[3], FIANDACA (1935)[4], BEST und CAMPBELL (1936)[5] sowie GRAY (1938)[6].

Am *Hund* konnte LEINER keine Ketonkörpersteigerung nach Zufuhr von Vorderlappenextrakten feststellen, übereinstimmend mit der bekannten Erfahrung, daß Hunde nur wenig zur Ketonkörperbildung neigen. Doch fand RIETTI (1934)[7], daß pankreasdiabetische Hunde auf Vorderlappenzufuhr mit starker Ketonkörperbildung reagieren.

Auch für den *Menschen* wurde die ketonämische Wirkung des Vorderlappens festgestellt, so von ANSELMINO und HOFFMANN (1931)[8], GOLDZIEHER, SHERMAN und ALPERSTEIN (1934)[9] und BORRUSO (1935)[10].

Bei allen untersuchten Tierarten konnte übereinstimmend mit den ersten Versuchen von ANSELMINO und HOFFMANN eine kurzfristig verlaufende Blutketonkörpersteigerung festgestellt werden, deren Höhepunkt — mäßige Extraktdosierung vorausgesetzt — etwa 2—5 Stunden nach der Injektion liegt.

b) Wirkung von Vorderlappenextrakten auf die Ketonkörperausscheidung im Harn.

1930 fanden BURN und LING[11], daß *Ratten*, die auf einer Butterdiät gehalten waren, nach Zufuhr von alkalischen Vorderlappenextrakten mit einer Steigerung ihrer Ketonkörperausscheidung im Harn reagieren. Dieser Effekt ist nach einer späteren Mitteilung (1933) der gleichen Autoren[12], an das weibliche Geschlecht gebunden und wurde von ihnen mit einer Wirkung auf das Wachstum in Zusammenhang gebracht. Eine ähnliche Erhöhung der Harnketonkörperausscheidung nach Zufuhr von HVL.-Extrakten fanden BUTTS, CUTLER und DEUEL (1933, 1934)[13] bei hungernden Ratten, die entweder Diacetessigsäure oder Kochsalzlösung erhielten. Verabreichung kleiner Zuckermengen zu den Vorderlappenextrakten hebt die Ketonurie auf. Ein Geschlechtsunterschied wurde in dieser Versuchsanordnung nicht festgestellt, vielmehr reagierten Männchen, Weibchen und kastrierte Tiere gleich stark. Weiter konnten BLACK, COLLIP und THOMSON[14], ANSELMINO und HOFFMANN (1934)[15] sowie BLACK (1935)[16] eine Erhöhung der Ketonurie von Ratten bei Butterdiät bzw. bei hungernden Ratten nach Injektion von Vorderlappenextrakten feststellen. Den gleichen Befund erhoben auch SIEVERT (1935)[17], der die Angabe von BUTTS, CUTLER und DEUEL bestätigte, sowie BEST und CAMPBELL (1936)[5] (Tabelle 15).

[1] LEINER: Z. exper. Med. **94**, 84 (1934).
[2] ORRÙ: Boll. Soc. ital. Biol. sper. **9**, 1055 (1934).
[3] STEPPUHN: Wiener Arch. inn. Med. **26**, 87 (1934).
[4] FIANDACA: Biochemica e Ter. sper. **22**, 9 (1935).
[5] BEST u. CAMPBELL: J. of Physiol. **86**, 190 (1936).
[6] GRAY: Biochemic. J. **32**, 743 (1938).
[7] RIETTI: C. r. Soc. Biol. Paris **117**, 57 (1934).
[8] ANSELMINO u. HOFFMANN: Klin. Wschr. **1931**, 2380 u. 2383.
[9] GOLDZIEHER, SHERMAN u. ALPERSTEIN: Endocrinology **18**, 505 (1934).
[10] BORRUSO: Policlinico J. med. **43**, 125 (1936).
[11] BURN u. LING: J. of Physiol. **69**, XIX (1930).
[12] BURN u. LING: Quart. J. Pharmacy **6**, 31 (1933).
[13] BUTTS, CUTLER u. DEUEL: Proc. Soc. exper. Biol. a. Med. **31**, 310 (1933) — J. of biol. Chem. **105**, 45 (1934).
[14] BLACK, COLLIP u. THOMPSON: J. of Physiol. **82**, 385 (1934).
[15] ANSELMINO u. HOFFMANN: Z. exper. Med. **94**, 305 (1934).
[16] BLACK: J. of Physiol. **84**, 15 (1935).
[17] SIEVERT: Z. exper. Med. **96**, 429 (1935).

Tabelle 15. Wirkung von Vorderlappenextrakten auf die Ketonkörperausscheidung im Harn und auf das Leberfett. Serie I: Täglich eine Injektion mit Kochsalzlösung. Serie II: Täglich eine Injektion mit 3 ccm eines Extraktes entsprechend 94 mg Vorderlappentrockenpulver pro 100 g Ratte. Fasten während der Versuchsdauer. [Nach BEST und CAMPBELL: J. of Physiol. **92**, 91 (1938).]

	Zahl der Ratten	Anfangsgewicht	Ketonkörperausscheidung in mg pro 100 g Anfangsgewicht			Leberfett in mg am Ende des 3. Tages pro 100 g Anfangsgewicht
			1. Tag	2. Tag	3. Tag	
Serie I	17	159	0,70	0,63	1,13	219
Serie II	22	159	1,39	22,80	32,40	673

Die letztgenannten. Autoren fanden, daß zwar auch gefütterte Ratten auf Vorderlappenzufuhr mit einer Steigerung der Ketonkörperbildung reagieren, daß die Ausschläge bei hungernden Ratten aber erheblich größer sind. Und schließlich bestätigten auch FRY (1937)[1], McKAY und BARNES[2] sowie GRAY (1938)[3] die ketonurische Wirkung von Vorderlappenextrakten bei Ratten.

Am *Meerschweinchen* wurde von BEST und CAMPBELL (1938)[4], bei *normalen Hunden* von ANSELMINO und HOFFMANN[5], bei *pankreasdiabetischen Hunden* von RIETTI (1934)[6] über eine Steigerung der Ketonkörperausscheidung im Harn nach Vorderlappenzufuhr berichtet. RIETTI (1932)[7] sowie BLACK (1935)[8] stellten weiter fest, daß die Hypophysektomie die Ketonkörperausscheidung von pankreasdiabetischen bzw. phloridzindiabetischen Hunden erheblich vermindert.

Neben diesen zahlreichen Bestätigungen der ketogenen Vorderlappenwirkung liegen auch einige Nichtbestätigungen in der Literatur vor. So berichteten JUNKMANN und SCHOELLER (1932)[9], DINGEMANSE (1936)[10] und REISS (1939)[11] über negative Ergebnisse.

3. Vorkommen und Darstellung des Fettstoffwechselhormons.

Das Fettstoffwechselhormon findet sich nach zahlreichen Untersuchungen im Vorderlappen, im Harn, insbesondere aber im Harn von Diabeteskranken und Schwangeren, sowie im Blutserum von Diabetikern und von gesunden Personen nach einer größeren Fettbelastung. Nach ANSELMINO und HOFFMANN[12] liefern die Vorderlappen von Schafen eine etwas höhere Ausbeute als die von Schweinen. Nach BUTTS, CUTLER und DEUEL[13] ist der Gehalt an Fettstoffwechselhormon in der Hypophyse von Stieren höher als in der Hypophyse von Kühen. Doch wird insbesondere von ANSELMINO und HOFFMANN betont, daß der Gehalt der Drüsen an Hormon außerordentlichen und im einzelnen bisher nicht übersehbaren Schwankungen unterworfen ist. Infolge ihrer leichten Beschaffbarkeit dürften zur Zeit Rinderhypophysen das beste Ausgangsmaterial bei der Gewinnung des Hormons aus der Drüse bilden, während bei der Darstellung aus

---

[1] FRY: Endocrinology **21**, 283 (1937).
[2] McKAY u. BARNES: Proc. Soc. exper. Biol. a. Med. **38**, 803 (1938).
[3] GRAY: Biochemic. J. **32**, 743 (1938).
[4] BEST u. CAMPBELL: J. of Physiol. **92**, 91 (1938).
[5] ANSELMINO u. HOFFMANN: Z. exper. Med. **94**, 305 (1934).
[6] RIETTI: C. r. Soc. Biol. Paris **117**, 57 (1934).
[7] RIETTI: J. of Physiol. **77**, 92 (1932).
[8] BLACK: J. of Physiol. **84**, 15 (1935).
[9] JUNKMANN u. SCHOELLER: Klin. Wschr. **1932**, 1176.
[10] DINGEMANSE: Endokrinol. **17**, 292 (1936).
[11] REISS: Klin. Wschr. **1939**, 57.
[12] ANSELMINO u. HOFFMANN: Endokrinol. **17**, 1 (1936) — Abderhaldens Handb. biol. Arb. Abtlg. V 3 B, S. 873.
[13] BUTTS, CUTLER u. DEUEL: J. of biol. Chem. **105**, 45 (1934).

Harn nach ANSELMINO und HOFFMANN der Diabetikerharn die besten Ausbeuten
liefert. Doch wird nach FUNK (1933)[1] und HARROW, NAIMAN, CHAMELIN und
MAZUR (1934)[2] das Fettstoffwechselhormon auch im Harn von Gesunden in
nicht unbeträchtlicher Menge ausgeschieden, während ORRÙ[3] über den Nachweis im Schwangerenharn und -blut berichtet.

Darstellung aus Drüse. Die meisten Autoren haben mit wäßrigen Rohextrakten aus Drüse bzw. Trockenpulver gearbeitet.

Zur weiteren Reinigung der Rohextrakte empfehlen ANSELMINO und HOFF-
MANN folgendes Verfahren: Die aus Acetontrockenpulver hergestellten wäßrigen
Rohextrakte werden mit so viel Alkohol bzw. Aceton versetzt, daß eine 80- bis
90proz. (besser 90proz.) Alkohol- bzw. Acetonkonzentration entsteht. Es bildet
sich ein feiner Niederschlag, der das Hormon enthält. Zur Beschleunigung der
Fällung empfiehlt es sich, der Lösung eine kleine Menge von Natriumacetat
zuzusetzen. Die Fällung wird nach einigen Stunden abzentrifugiert, wieder in
Wasser gelöst und gegebenenfalls nach Abzentrifugieren des unlöslichen Anteils
zum Versuch benutzt. Oder die Fällung wird mit konzentriertem Alkohol und
anschließend mit Äther mehrfach gewaschen und getrocknet. BEST und CAMP-
BELL[4] gehen wie folgt vor: Acetontrockenpulver von Vorderlappen wird entweder alkalisch mit 20 Vol. $^n/_{20}$-NaOH extrahiert. Der Extrakt wird mit Salzsäure auf p_H 5,2 angesäuert und der entstehende Niederschlag abfiltriert und
nochmals extrahiert. Beide Filtrate werden vereinigt und das Hormon durch
Zusatz von absolutem Alkohol ausgefällt. Die Fällung wird mit absolutem Alkohol
und mit Äther getrocknet und zum Versuch wieder in Wasser gelöst. Oder es
wird im Sauren extrahiert, wobei Acetontrockenpulver mit $^n/_{25}$-HCl behandelt
wird. Nach Zusatz von NaOH (bis p_H 5,2) bildet sich ein einweißhaltiger Niederschlag, der entfernt wird. Nach Zusatz von 1 Volumen 95proz. Alkohols bildet
sich bei p_H 5,2 ein weiterer Niederschlag. Das Filtrat wird sodann im Vakuum
bei etwa 35°C zu einer Lösung eingedampft, die etwa einer 10proz. Lösung
des ursprünglichen Pulvers entspricht.

Einen Schritt weiter gehen in der Fraktionierung SHIPLEY und LONG[5]. Sie
versetzen einen alkalischen Rohextrakt mit soviel Aceton, daß eine 80proz.
Acetonkonzentration entsteht; das Hormon bleibt in Lösung. Nach Entfernung
des Niederschlags wird die Acetonkonzentration auf 90% erhöht, worauf das
Hormon ausfällt. Durch eine sog. isoelektrische Fällung bei p_H 6,8 bzw. 5,5
kann eine weitere Reinigung, vor allem eine Abtrennung von anderen HVL.-
Hormonen, erreicht werden.

Der Umstand, daß das Fettstoffwechselhormon bei alkalischer Reaktion (p_H 9)
Ultrafilter aus 8proz. Eisessigkollodium passiert, wurde von ANSELMINO und HOFF-
MANN[6] zur Reinigung und Konzentrierung des Fettstoffwechselhormons benutzt.
Die meisten HVL.-Hormone sind nicht ultrafiltrabel, so daß die Ultrafiltration
die Abtrennung der meisten übrigen Vorderlappenhormone sowie der Eiweiß-
stoffe bewirkt. Die Abtrennung des ebenfalls ultrafiltrablen Kohlehydratstoff-
wechselhormons vom Fettstoffwechselhormon läßt sich nach ANSELMINO und
HOFFMANN durch Ultrafiltration bei alkalischer Reaktion herbeiführen, da das
Fettstoffwechselhormon bei alkalischer Reaktion, das Kohlehydratstoffwechsel-

---

[1] FUNK, C.: J. of biol. Chem. **100** (1933).
[2] HARROW, NAIMAN, CHAMELIN u. MAZUR: Proc. Soc. exper. Biol. a. Med. **31**, 940 (1934).
[3] ORRÙ: Boll. Soc. ital. Biol. sper. **9**, 1055 (1934).
[4] BEST u. CAMPBELL: J. of Physiol. **86**, 190 (1936).
[5] SHIPLEY u. LONG: Biochemic. J. **32**, 2242 (1938).
[6] ANSELMINO u. HOFFMANN: Endokrinol. **17**, 1 (1936) — Abderhaldens Handb. biol.
Arb. Abtlg. V 3 B, S. 873.

hormon dagegen bei saurer Reaktion ultrafiltriert. Doch ist dies Verfahren sehr von der Natur der angewandten Ultrafilter und der Art der vorangegangenen Behandlung der Drüsenextrakte abhängig.

Darstellung aus Harn. ANSELMINO und HOFFMANN wiesen in ihrer ersten Veröffentlichung (1931) darauf hin, daß das Fettstoffwechselhormon im Harn ausgeschieden wird, da es in dem aus Schwangerenharn hergestellten Prolan enthalten war. C. FUNK (1933)[1] hat dann über die Gewinnung des Hormons aus normalem Urin berichtet, wobei er die Adsorption des Hormons an Benzoesäure zugrunde legte. Der Benzoesäureniederschlag wird extrahiert und weiter gereinigt, bis er seine Toxizität verliert. Mit der gleichen Methode wurde auch von HARROW, NAIMAN, CHAMELIN und MAZUR (1934)[2] das Fettstoffwechselhormon aus dem Harn von normalen und schwangeren Menschen gewonnen.

Eine gute Hormonausbeute liefert nach den Untersuchungen von ANSELMINO und HOFFMANN (1935)[3] der Harn von Diabeteskranken. Der Harn wird mit der 5fachen Menge 99proz. Alkohols versetzt, die Fällung abgenutscht und mehrfach mit absolutem Alkohol und mit Äther gewaschen und getrocknet; sie ergibt ein feines Pulver, das in Wasser gelöst und injiziert oder durch Ultrafiltration weiter gereinigt werden kann.

Darstellung aus Serum. Zum Nachweis des Fettstoffwechselhormons im Serum, vor allem von Diabeteskranken oder im Serum nach einer Fettbelastung, genügt es nach ANSELMINO und HOFFMANN, etwa 3 ccm des Blutserums den Versuchstieren zu injizieren. Eine Reinigung des Hormons, insbesondere die Überführung in eine eiweißfreie Lösung, ist nach ANSELMINO und HOFFMANN durch Ultrafiltration möglich, wobei aber größere Hormonverluste unvermeidlich sind. Dasselbe gilt für das Alkoholfällungsverfahren, wobei das Serum mit der 9fachen Menge 96proz. Alkohols versetzt, der Niederschlag abzentrifugiert, erneut extrahiert und gegebenenfalls mehrmals erneut mit Alkohol gefällt wird.

4. Eigenschaften des Fettstoffwechelhormons.

Löslichkeit. Nach der übereinstimmenden Angabe aller Autoren ist das Fettstoffwechselhormon löslich in Wasser, aber unlöslich in konzentriertem Alkohol, in Äther und Chloroform. Nach ANSELMINO und HOFFMANN ist es löslich in 50proz. Alkohol, nach MAGISTRIS[4] in verdünntem Alkohol. Ein Herstellungsverfahren für das Fettstoffwechselhormon nach SHIPLEY und LONG[5] geht von der Beobachtung aus, daß das Hormon in 80proz. Aceton löslich, in 90proz. aber unlöslich sein soll; doch ist bei allen derartigen Angaben zu beachten, daß die Löslichkeit in erheblichem Maße von den Begleitstoffen abhängt und je nach der Reinigungsstufe bzw. dem vorher angewandten Reinigungsverfahren sehr verschieden sein kann.

Hitzeempfindlichkeit. Nach ANSELMINO und HOFFMANN, MAGISTRIS, SHIPLEY und LONG u. a. wird das Fettstoffwechselhormon durch kurzes Erhitzen in wäßriger Lösung zerstört; nach ANSELMINO und HOFFMANN verliert es bereits nach 15 Minuten langem Erhitzen auf 60% oder durch kurzes Kochen seine Wirkung, dasselbe berichtet MAGISTRIS; SHIPLEY und LONG geben an, daß 10 Minuten langes Kochen bei p_H 10 die Wirkung aufhebt (Tabelle 16).

---

[1] FUNK, C.: J. Biol. Chem. Proc. Soc. Biol. Chem. **100** (1933).
[2] HARROW, NAIMAN, CHAMELIN u. MAZUR: Proc. Soc. exper. Biol. a. Med. **31**, 940 (1934).
[3] ANSELMINO u. HOFFMANN: Z. klin. Med. **129**, 24 (1935).
[4] MAGISTRIS: Endokrinol. **11**, 176 (1932).
[5] SHIPLEY u. LONG: Biochemic. J. **32**, 2242 (1938).

Tabelle 16. Beeinflussung der ketogenen Wirksamkeit von Vorderlappenextrakten durch 10 Minuten langes Erhitzen bei p_H 10 auf dem kochenden Wasserbad (bei Ratten). [Nach Shipley und Long: Biochemic. J. **32**, 2242 (1938).]

Extrakt	Injizierte Menge in mg Protein	Blutketonkörper in mg%	
		0 Stdn.	4 Stdn. nach der Injektion
A_1 unerhitzt	1,4	7,2	14,2
A_1 ,, ...	1,4	6,6	11,0
A_1 erhitzt	1,4	7,2	8,1
A_1 ,, ...	1,4	2,8	3,0
B_1 unerhitzt	0,3	9,8	16,9
B_1 ,, ...	0,3	11,0	15,5
B_1 erhitzt	2,0	10,4	10,1
B_1 ,, ...	2,0	3,6	5,0

Dagegen berichteten Collip (1937)[1] und Neufeld und Collip (1938)[2], als einzige, daß auch nach 15 Minuten langem Kochen bei p_H 7 und p_H 10 eine deutliche, ketogene Wirkung der Vorderlappenextrakte erhalten bleibt. In ihren jüngsten Veröffentlichungen (1939)[3] geben sie allerdings an, daß 10 Minuten langes Kochen die Wirksamkeit aufhebt.

Ultrafiltrierbarkeit und Dialysierbarkeit. Schon in ihrer ersten Mitteilung über das Fettstoffwechselhormon (1931) gaben Anselmino und Hoffmann an, daß das Hormon eiweißdichte Ultrafilter aus 8 proz. Eisessig-Kollodium passiert, und sie berichteten später, daß diese Ultrafiltrierbarkeit insofern p_H-gebunden ist, als sie nur im alkalischen Bereich ohne größeren Wirkungsverlust verläuft, während bei Änderung des p_H nach dem Sauren hin die Ultrafiltrierbarkeit rasch abnimmt, um bei p_H 6 fast gleich Null zu werden. Nach Magistris (1932) ist das Fettstoffwechselhormon ultrafiltrierbar und durch Pergament und Kollodiummembranen in eiweißfreier Lösung dialysierbar. Aus frischen Drüsenauszügen ist es durch Elektrodialyse abtrennbar. Auch Denstedt, O'Donovan und Neufeld[4] berichten aus dem Collipschen Laboratorium, daß Cellophandialysate ihre ketogene Wirksamkeit behalten. Collip[5] gibt an, daß das Hormon Kollodium- und tierische Membranen passiert. Dagegen geben Shipley und Long an, daß in ihren Versuchen Cellophanfilter und Filter aus 8 proz. Eisessig-Kollodium das Fettstoffwechselhormon zurückhalten, und sie schließen daraus, daß das Hormon entweder selbst ein Protein oder mit einem Protein eng verbunden ist.

Isoelektrische Fällung des Hormons. Nach Anselmino und Hoffmann (1936)[6] fällt das Fettstoffwechselhormon beim Stehen in schwach saurer Lösung aus. Setzt man eine p_H-Reihe mit Acetatpuffern von p_H 4,5—6,5 an und läßt über Nacht stehen, so enthält der Niederschlag den größten Teil des Fettstoffwechselhormons, wobei das Optimum der Fällung etwa bei p_H 5,4 liegt, so daß nach Anselmino und Hoffmann der isoelektrische Punkt des Fettstoffwechselhormons bei dieser Reaktion liegt. Shipley und Long (1938) haben dies Verhalten benutzt, um mit Hilfe der isoelektrischen Fällung eine Reinigung des Hormons vorzunehmen (s. vorangehenden Abschnitt).

Verhalten gegen Säuren und Laugen. Anselmino und Hoffmann sowie Magistris geben an, daß das Fettstoffwechselhormon durch Einwirkung starker

---

[1] Collip: Cold Spring Harbor Symposia **5**, 210 (1937).

[2] Neufeld u. Collip: Amer. J. Physiol. **123**, 155 (1938).

[3] Neufeld u. Collip: Amer. J. Physiol. **126**, 592 (1939).

[4] Denstedt, O'Donovan u. Neufeld: Amer. J. Physiol. **123**, 52 (1938).

[5] Collip: West. J. Surg. etc. **1939**.

[6] Anselmino u. Hoffmann: Endokrinol. **17**, 1 (1936).

Säuren und Laugen zerstört, daß es dagegen von schwachen Säuren und Laugen nicht angegriffen wird. Dementsprechend basieren eine Reihe von Darstellungsverfahren verschiedener Autoren auf der Extraktion bei schwach alkalischer Reaktion.

Sonstige Eigenschaften. Nach ANSELMINO und HOFFMANN sowie nach MAGISTRIS wird das Fettstoffwechselhormon an Kieselgur adsorbiert, nicht dagegen an Kohle, Kaolin, Aluminium- bzw. Eisenhydroxyd, sowie nach HARROW, NAIMAN, CHAMELIN und MAZUR aus frischem Harn auch an Benzoesäure. Nach ANSELMINO und HOFFMANN wird durch 2stündiges Bestrahlen mit Ultraviolettlicht seine Wirksamkeit in wäßriger Lösung deutlich abgeschwächt.

5. Testierung des Fettstoffwechselhormons.

Entsprechend den beiden eingangs geschilderten Möglichkeiten des Nachweises einer Ketonkörpersteigerung, nämlich des Nachweises einer Erhöhung der Blutketonkörper und einer Steigerung der Harnketonkörperausscheidung, stehen von vornherein zwei Wege zur Testierung des Fettstoffwechselhormons zur Verfügung, die beide häufig benutzt wurden. Während im Anfang nur ANSELMINO und HOFFMANN[1] die Ketonämie bei der Ratte als Test benutzten, fast alle anderen Autoren dagegen die Ketonurie bei der Ratte als Test bevorzugten, gehen in letzter Zeit fast alle Laboratorien zur Bestimmung der Ketonämie bei der Ratte als Test über. So bezeichnet COLLIP[2], der lange die Ketonurie als Testmethode anwandte, kürzlich die Bestimmung der Ketonämie als viel befriedigender, und NEUFELD und COLLIP[3] nennen neuerdings die Testierung an der Blutketonkörpersteigerung „the most satisfactory method". Auch McKAY und BARNES[4], die früher die Ketonurie von Ratten als Test benutzten, kommen zuletzt zu dem Ergebnis, daß die Bestimmung des Blutketonkörpergehaltes vorzuziehen ist.

Der Grund für die genaueren Ergebnisse bei der Bestimmung der Ketonämie ist darin zu suchen, daß, ähnlich wie für die Zuckerausscheidung, eine Nierenschwelle auch für die Ketonkörperausscheidung im Harn besteht, die möglicherweise gewissen Schwankungen unterworfen ist. Daher stellt die Ketonurie kein sicheres Spiegelbild der Ketonkörperbildung im Körper dar, wenn sie auch z. B. bei Ratten den Vorteil bietet, daß sich das gleiche Versuchstier wiederholt zur Testierung verwenden läßt, während bei der Blutketonkörperbestimmung die Ratte im allgemeinen zur Blutgewinnung getötet wird. Nach SHIPLEY und LONG[5] kann der Blutketonkörpergehalt einer hungernden Ratte den einer gefütterten bis um das 20fache übersteigen, ohne daß Ketonkörper im Urin zu erscheinen brauchen. Nach diesen Autoren liegt die Nierenschwelle für Ketonkörper bei einem Blutwert von etwa 25—30 mg%. Erst wenn dieser Wert überschritten wird, kommt es zu einer nennenswerten Erhöhung der Ketonkörperausscheidung im Harn über den oberen Normalwert von etwa 5 mg pro Tag. Aus diesem Grunde lehnen SHIPLEY und LONG die Bestimmung der Ketonurie als Testmethode ab.

Testierung an der Erhöhung der Blutketonkörper. Bei der Anwendung der Ketonämie als Testmethode spielen zahlreiche äußere Faktoren eine Rolle. COLLIP weist darauf hin, daß alle möglichen Umstände, z. B. Umgebungstempera-

---

[1] ANSELMINO u. HOFFMANN: Klin. Wschr. **1931**, 2380 u. 2383.
[2] COLLIP: Cold Spring Harbor Symposia **5**, 210 (1937).
[3] NEUFELD u. COLLIP: Amer. J. Physiol. **123**, 155 (1938) — Amer. J. Physiol. **126**, 592 (1939).
[4] McKAY u. BARNES: Proc. Soc. exper. Biol. a. Med. **38**, 803 (1938).
[5] SHIPLEY u. LONG: Biochemic. J. **32**, 2242 (1938).

tur, Flüssigkeitszufuhr, Alter der Versuchstiere, Fütterung usw. den Versuchsausfall wesentlich beeinflussen, und daß diese Faktoren für viele der Schwierigkeiten beim Nachweis des ketogenen Prinzips verantwortlich sind. Zu dem gleichen Ergebnis gelangen auch McKay und Barnes, die angeben, daß jüngere Tiere besser als ältere, weibliche besser als männliche reagieren; doch bevorzugen viele Autoren männliche Tiere wegen des Fehlens cyclischer Schwankungen ihrer Reaktionsfähigkeit. Auch tageszeitliche Schwankungen mögen eine Rolle spielen.

Ein Punkt, dessen Bedeutung erst in jüngster Zeit klar erkannt wurde, ist die Ernährungslage der Versuchstiere. Während Anselmino und Hoffmann in ihren ersten Versuchen längere Zeit nur bei Milch-Weißbrot-Ernährung gehaltene, nicht nüchterne, männliche Ratten von 120—150 g Gewicht verwandten, geben die meisten Autoren in den letzten Jahren nach dem Vorgehen von Collip hungernden — meist etwa 48 Stunden hungernden Ratten — als Versuchsobjekten den Vorzug. Eine Ausnahme machen nur Houssay und Rietti (1937)[1], welche nicht fastende Ratten mit gutem Ergebnis benutzten. Es kann aber kaum zweifelhaft sein, daß das hungernde Tier ein besonders geeignetes Testobjekt zum Nachweis des Fettstoffwechselhormons darstellt.

Im einzelnen gehen die Autoren folgendermaßen vor: Anselmino und Hoffmann (1931) verwenden männliche, etwa 120—150 g schwere Ratten, die mehrere Wochen einseitig mit Milch und Weißbrot ernährt worden waren. Da die Ratten zur Blutentnahme getötet werden, muß zu jeder Bestimmung eine Ratte verwandt werden. Als Ausgangswert für unbehandelte, nicht nüchterne Kontrollratten finden sie unter ihren Versuchsbedingungen einen Wert von 3,8—5 mg%. Der Höhepunkt der Ketonämie bei Ratten nach Zufuhr nicht allzu großer Mengen des Fettstoffwechselhormons liegt etwa 2 Stunden nach der Injektion. Anselmino und Hoffmann bezeichnen daher als eine Ratteneinheit diejenige kleinste Menge des Hormons, welche den Gehalt an Ketonkörpern (als Acetessigsäure gerechnet) im Rattenblut 2 Stunden nach der Injektion unter diesen Bedingungen auf 10 mg% erhöht.

Houssay und Rietti (1937) benutzen ebenfalls nicht nüchterne, männliche, weiße Ratten, denen sie vor und 2 Stunden nach der Injektion je 1 ccm Blut durch Herzpunktion entnehmen. Mit Extrakt entsprechend 10 mg Vorderlappentrockenpulver erhalten sie eine Ketonkörpersteigerung von im Mittel 3,3 mg% auf im Mittel 7,03 mg%, d. h. um 113%.

Collip und Mitarbeiter machen über die Einzelheiten der bei ihnen geübten Testmethode keine näheren Angaben mit Ausnahme der Bemerkung, daß sie hungernde Ratten verwenden.

Shipley und Long (1938), welche ebenfalls hungernde, und zwar 48 Stunden hungernde, männliche Ratten von 120—150 g Gewicht verwenden, machen die Beobachtung, daß die Blutkontrollwerte nach einer derartigen Hungerperiode in ihren Versuchen zwischen weniger als 2,5 und über 20 mg% schwanken. Sie ziehen aber hungernde Ratten vor, da nicht hungernde sehr ungleichmäßig reagieren. Dafür stellen sie aber die Forderung auf, daß der Blutketonkörpergehalt der Hungertiere vor und 4—5 Stunden nach der Injektion des Hormons am gleichen Tier bestimmt wird, wozu jedesmal 0,2 ccm aus dem Schwanz entnommen und mittels einer besonderen Mikromethode analysiert werden. Als positiv werden nur Erhöhungen um mindestens 4 mg% über den Ausgangswert gewertet, Tiere mit Ausgangswerten unter 3 mg% sind zur Testierung ungeeignet (Abb. 32).

---

[1] Houssay u. Rietti: C. r. Soc. Biol. Paris **126**, 62 (1937).

Auf diese Weise lassen sich nach Shipley und Long auch kleine Mengen des ketogenen Prinzips nachweisen, die bei nur einmaliger Bestimmung der Blutketonkörper bzw. bei der Testierung mittels der Harnketonkörperausscheidung dem Nachweis entgehen würden.

Das *Kaninchen* als Testtier hat Magistris vorgeschlagen, welches gegenüber Ratten den Vorteil bietet, daß wiederholte Blutentnahmen vor und nach der Injektion der Hormonlösungen leicht möglich sind. Als Kanincheneinheit bezeichnet Magistris jene geringste Menge des Hormons, welche den Gesamtacetonkörpergehalt des Blutes 2 kg schwerer, 8 Stunden hungernder männlicher Tiere innerhalb von 2 Stunden um 100% erhöht. Doch wird von späteren Untersuchern das Kaninchen als Testtier abgelehnt, da es zu ungleichmäßig reagiert (Gray, Shipley und Long, Dingemanse, Leiner).

Testierung an der Steigerung der Ketonkörperausscheidung im Harn. Die ursprüngliche Versuchsanordnung von Burn und Ling, welche Ratten auf einer Butterdiät zur Testierung verwandten, ist in den letzten Jahren ersetzt worden durch das von Butts, Cutler und Deuel angegebene Vorgehen, wonach man 3 Tage hungernde, mit einer bestimmten Kochsalz - Wassermenge gefütterte, weibliche Ratten zur Testierung verwendet. Solche Tiere haben an den Hungertagen eine Ketonkörperausscheidung, die nicht über etwa 5 mg pro Tag und Tier hinausgeht. Unter der Einwirkung der ketogenen Substanz des HVL. steigt die Ketonurie auf 15—20 mg an. Auch Sievert empfiehlt diese Art der Versuchsanordnung an hungernden Ratten zum Nachweis des Hormons.

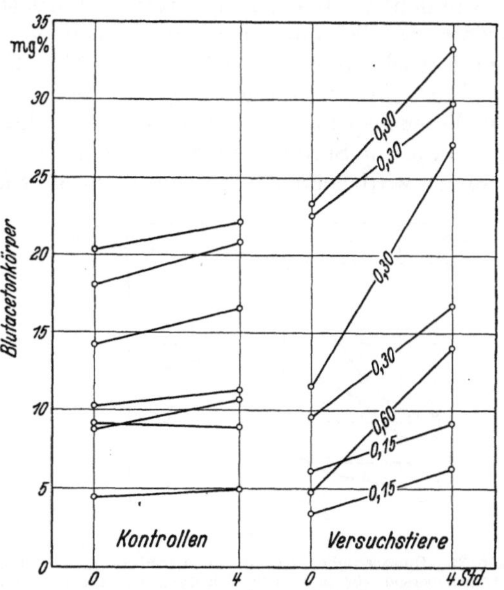

Abb. 32. Die Wirkung von Vorderlappenextrakt auf die Blutacetonkörper von hungernden Ratten. Die Zahlen auf den Kurven bezeichnen die Menge des injizierten organischen Materials in Milligramm. [Nach Shipley u. Long: Biochemic. J. **32**, 2242 (1938).]

Der *Hund* eignet sich nach dem übereinstimmenden Urteil aller Autoren nicht zum Nachweis des Fettstoffwechselhormons, da Hunde nicht zur Ketonkörperbildung neigen. Eine Ausnahme macht der pankreasdiabetische, durch Insulin am Leben gehaltene Hund, der nach Collip ein zwar umständliches, dafür aber ausgezeichnetes Testobjekt zum Nachweis des Fettstoffwechselhormons darstellt.

6. Regulatorische Ausschüttung des Fettstoffwechselhormons nach Fettbelastung und im Hunger.

Von Hoffmann und Anselmino (1931)[1] sind Versuche darüber angestellt worden, ob und wann sich das Fettstoffwechselhormon unter normalen Bedingungen im Blutserum nachweisen läßt. Tatsächlich war ja Anselmino und Hoffmann die Entdeckung des Fettstoffwechselhormons im HVL. nur deshalb gelungen, weil sie zuvor im Blutserum von Hyperemesiskranken eine ketogene

---

[1] Hoffmann u. Anselmino: Klin. Wschr. **1931**, 2383.

Substanz gefunden hatten, die sich in gleicher Weise auch in Vorderlappenextrakten nachweisen ließ. Nach Anselmino und Hoffmann besitzt das Nüchternserum von gesunden Menschen und Hunden keine nachweisbare ketogene
Wirksamkeit, wenn man es in Mengen von 3 ccm Ratten injiziert und den Ketonkörpergehalt des Rattenblutes 2 Stunden nach der Injektion analysiert. Dagegen gewinnt das Serum von Menschen und im geringeren Maße auch von
Hunden eine ketogene Wirkung, wenn man es mehrere Stunden (am besten
4 Stunden) nach einer massiven Fettbelastung entnimmt und den Ratten injiziert, parallel mit einer entsprechenden Zunahme der Acetonkörper im Blut
der fettbelasteten Versuchsperson (Abb. 33 und 34).

Nach einer einseitigen Eiweiß- oder Kohlehydratbelastung gewinnt das Serum
der Versuchspersonen keine ketogene Wirksamkeit, das Erscheinen der ketogenen
Substanz im Serum erfolgt vielmehr nur nach einer Fettbelastung. Auch im
Hunger wird beim Hunde eine ketogene Substanz im Blute nachweisbar, deren

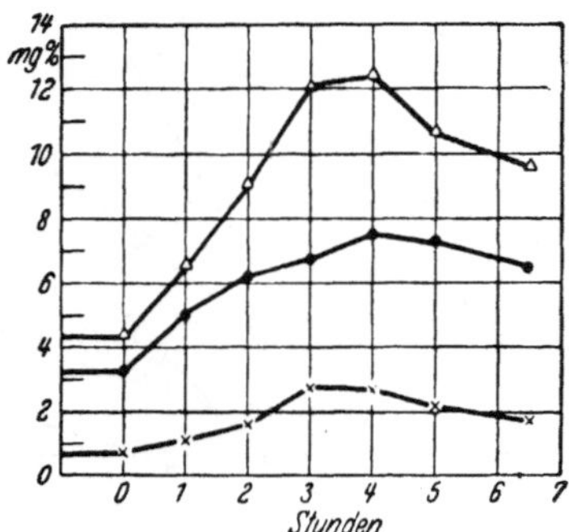
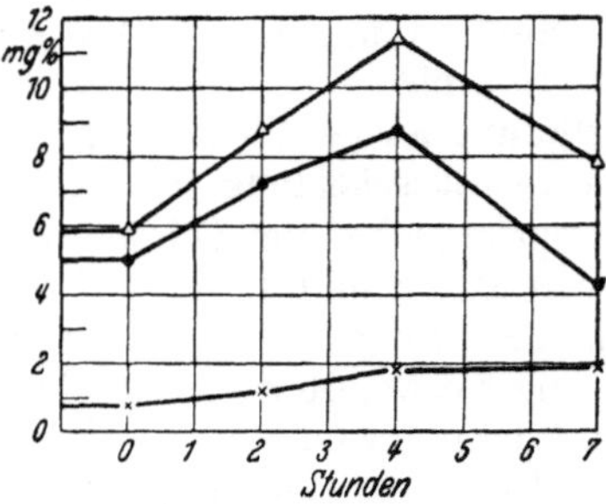

Abb. 33. Blutacetonkörperwerte bei einer nüchternen   Abb. 34. Acetonkörpergehalt des Rattenblutes 2 Stun-
Versuchsperson vor und nach Belastung mit 125 g   den nach Injektion von Serum, entnommen vor und
Butter.   2, 4 und 7 Stunden nach der Fettbelastung.

×——× Aceton + Acetessigsäure;   •——• β-Oxybuttersäure;   △——△ Gesamtacetonkörper.
[Nach Hoffmann u. Anselmino: Klin. Wschr. **1931**, 2383).]

Konzentration parallel mit dem Anstieg der Blutacetonkörper des hungernden
Hundes ansteigt, und auf Glucose- und Insulinzufuhr ebenso prompt verschwindet,
wie die Erhöhung der Blutacetonkörper rückgängig gemacht wird. In darauf
gerichteten Versuchen verglichen Anselmino und Hoffmann die damals bekannten Eigenschaften der ketogenen Substanz in Vorderlappenextrakten und
die Eigenschaften der im Blutserum nach Fettbelastung und im Hunger er-
scheinenden ketogenen Substanz (Hitzeempfindlichkeit, Ultrafiltrierbarkeit,
Säure- und Alkaliempfindlichkeit, Adsorbierbarkeit) und stellten dabei völlige
Übereinstimmung fest. Sie hielten sich deshalb für berechtigt, die Identität beider
Substanzen anzunehmen. Aus der dargelegten Ausschüttung des ketogenen
Prinzips nur nach Fettbelastung und im Hunger, nicht nach Kohlehydrat- und
Eiweißzufuhr schlossen Anselmino und Hoffmann auf eine besonders enge
Beziehung des ketogenen Prinzips zur Fettumsetzung und auf seine regulatorische
Bedeutung für den Fettstoffwechsel und damit auf seine Hormonnatur; sie
nannten es daher das Fettstoffwechselhormon des HVL.

Bestätigungen dieser Angaben über das Erscheinen und den Nachweis einer
ketogenen Substanz im Blutserum von gesunden Menschen nach Fettbelastung
liegen vor von Schultze (1934)[1], der als Test die Ketonämie bei Ratten be-
nutzte, und von Sievert (1935)[2], der sich der Ketonurie von hungernden Ratten

---

[1] Schultze, K. W.: Arch. Gynäk. **155**, 327 (1934).
[2] Sievert: Z. exper. Med. **26**, 429 (1935).

als Test bediente. Auch bei der Prüfung der Identität der im Blute erscheinenden Substanz mit dem ketogenen Prinzip des HVL. konnten SCHULTZE sowie SIEVERT die Angabe von ANSELMINO und HOFFMANN in vollem Umfange bestätigen. Dagegen hatten LEITES, ODINOW und POWOLOZKAJA (1938)[1] nur in einem Teil ihrer Versuche mit Fettbelastung positive Ergebnisse. Menschliches Serum übte 3—4 Stunden nach Fettbelastung in den meisten Fällen keine erkennbare Wirkung auf die Ketonämie bei Kaninchen und Ratten aus, während dagegen das Serum von fettbelasteten Hunden in den meisten Fällen die Blutketonkörper des Kaninchens erhöhte.

In weiteren Versuchen gingen ANSELMINO und RHODEN[2] der Frage nach, ob auch nach der gleichzeitigen Zufuhr von Fett und Zucker eine Ausschüttung des ketogenen Prinzips erfolgt, und zwar bei Zufuhr einer Fettmenge, die für sich allein gegeben das Erscheinen nachweisbarer Mengen der ketogenen Substanz im Serum zur Folge hat. Dabei ergab sich, daß die gleichzeitige Zufuhr von Fett und Zucker bei Menschen und Hunden die Ausschüttung des ketogenen Prinzips fast völlig verhindert, und weiter wurde festgestellt, daß auch nach einer gewöhnlichen, gemischten Mahlzeit keine nachweisbare ketogene Wirkung des Blutserums auftritt. Und schließlich stellten ANSELMINO und HOFFMANN (1936)[3] fest, daß sich durch hohe Insulindosen beim Hund die regulatorische Ausschüttung des Fettstoffwechselhormons nach Fettbelastung völlig unterdrücken läßt. Die dabei benötigten Insulindosen waren allerdings derartig, daß zwar kein Shock, aber doch deutliche hypoglykämische Symptome auftraten. Kleinere Insulindosen hatten dagegen keinen nachweisbar hemmenden Einfluß.

7. Antagonistische Beeinflussung der Wirkung des Fettstoffwechselhormons durch das Hormon der Nebennierenrinde.

Wie ANSELMINO, HOFFMANN und RHODEN (1936)[4] feststellten, gelingt es, durch gleichzeitige Zufuhr geeigneter Dosen des Nebennierenrindenhormons die ketogene Wirkung des Fettstoffwechselhormons abzuschwächen oder völlig aufzuheben, und zwar sowohl bei Verwendung von Vorderlappenrohextrakten, als auch bei Injektion des hochgereinigten Ultrafiltrates. Als Nebennierenrindenhormon kam das Fabrikpräparat Pancortex-Henning zur Anwendung, das aus Drüse hergestellt wird und in 1 ccm Extrakt aus 50 g Frischdrüse neben 50 mg Ascorbinsäure enthält (vgl. die folgende Tabelle).

Tabelle 17. Abschwächung der ketogenen Wirksamkeit des Fettstoffwechselhormons durch Nebennierenrindenhormon.

	Blutaceton der Versuchstiere mg%	Blutaceton der Kontrollen mg%
1. Rohextrakt aus 100 mg HVL.	10,78—13,42	4,12—6,00
2. Rohextrakt aus 100 mg HVL. plus 2 ccm Pancortex	4,40— 7,04	4,12—6,00
3. Ultrafiltrat (p_H 9,4) entsprechend 150 mg HVL. .	11,2 —15,1	4,12—6,00
4. Ultrafiltrat (p_H 9,4) entsprechend 150 mg HVL. plus 1,5 ccm Pancortex.	6,28— 7,70	4,12—6,00
5. Dasselbe plus 2 ccm Pancortex	5,5 — 7,18	4,12—6,00

---

[1] LEITES, ODINOW u. POWOLOZKAJA: Bull. Biol. et Méd. expér. URSS **5**, 203 (1938).
[2] ANSELMINO u. RHODEN: Z. exper. Med. **98**, 762 (1936).
[3] ANSELMINO u. HOFFMANN: Z. klin. Med. **130**, 588 (1936).
[4] ANSELMINO, HOFFMANN u. RHODEN: Naunyn-Schmiedebergs Arch. **181**, 325 (1936).

8. Vorkommen des Fettstoffwechselhormons beim Menschen unter krankhaften Bedingungen.

Diabetes. ANSELMINO und HOFFMANN (1935)[1] haben berichtet, daß im Blut und Harn von Diabeteskranken eine ketogene Substanz in krankhaft hoher Konzentration nachweisbar ist, die nach EFFKEMANN (1936)[2] die ungesättigten Fettsäuren der Leber steigert. Infolge der Übereinstimmung im Verhalten dieser ketogenen Substanz gegen Hitze, Säure und Alkali, bei der Ultrafiltration und gegen Adsorptionsmittel mit dem Verhalten des ketogenen Prinzips aus dem HVL. halten sie sie für identisch mit dem Fettstoffwechselhormon des HVL. ANSELMINO und HOFFMANN haben daraus auf eine hypophysäre Regulationsstörung beim menschlichen Diabetes geschlossen und betrachten das Fettstoffwechselhormon als einen Bestandteil des diabetogenen Vorderlappenkomplexes. Demgegenüber war bei pankreasdiabetischen Hunden sowie beim Phloridzin- und beim Adrenalindiabetes des Hundes ein ähnlicher Befund nicht zu erheben.

TAUBENHAUS (1936)[3], der diese Befunde am Serum von Diabeteskranken nachprüfte, konnte nur in einem Teil der Fälle eine ketonkörpersteigernde Wirkung nachweisen, während in der Mehrzahl der Fälle das Serum diesen Effekt vermissen ließ. POWOLOZKAJA (1938)[4] fand, daß bei einer Anzahl von Diabetikern Nüchternserum einen schwach positiven Effekt hat, der durch Fettbelastung deutlich verstärkt wird; dagegen übten in ihren Versuchen Harnextrakte keine deutliche Wirkung aus.

Schwangerschaftstoxikosen. Wir erwähnten schon die Ausscheidung des Fettstoffwechselhormons im Schwangerenharn (ANSELMINO und HOFFMANN[5], ORRÙ[6] und EFFKEMANN[7]). Nach EFFKEMANN gewinnt 3 Tage vor dem Geburtseintritt parallel mit einer Reihe von Änderungen im Fettstoffwechsel das Schwangerenserum ketogene Eigenschaften, was EFFKEMANN auf einen Anstieg seines Gehaltes an Fettstoffwechselhormon zurückführt. Bei Kranken mit unstillbarem Schwangerschaftserbrechen (Hyperemesis gravidarum) konnte ANSELMINO (1935)[8] und bei Kranken mit Eklampsie und Nephropathie konnten HOFFMANN (1935)[9] sowie EFFKEMANN (1936)[10] deutliche ketogene Eigenschaften des Blutserums und des Harns nachweisen, wie sie in diesem Ausmaß bei gesunden Schwangeren nicht vorhanden sind. Die Autoren führen diese erhöhte ketogene Wirksamkeit auf ein krankhaft gesteigertes Vorkommen des Fettstoffwechselhormons des HVL. im Blut und im Harn dieser Kranken zurück.

Fettsucht. Beziehungen der Fettsucht zur Hypophyse und insbesondere zur Ausschüttung des Fettstoffwechselhormons bzw. zur Ansprechbarkeit auf das ketogene Prinzip wurden von GOLDZIEHER, SHERMAN und ALPERSTEIN (1934)[11], K. W. SCHULTZE (1934)[12] sowie von BORRUSO (1935)[13] diskutiert. GOLDZIEHER und Mitarbeiter haben einen Test angegeben, um die Diagnose von Fettsuchtformen hypophysärer Genese zu erleichtern. SCHULTZE fand keinen Unterschied zwischen gesunden Frauen und solchen, die an einer Kastrationsfettsucht litten,

[1] ANSELMINO u. HOFFMANN: Z. klin. Med. **129**, 24 (1935); **129**, 733 (1936).
[2] EFFKEMANN: Z. klin. Med. **129**, 585 (1936).
[3] TAUBENHAUS: Wien. Arch. inn. Med. **29**, 25 (1936).
[4] POWOLOZKAJA: Bull. Biol. et Méd. expér. URSS **5**, 209 (1938).
[5] ANSELMINO u. HOFFMANN: Klin. Wschr. **1931**, 2380.
[6] ORRÙ: Fol. gynaec. (Genova) **31**, 311 (1934).
[7] EFFKEMANN: Arch. Gynäk. **159**, 718 (1935).
[8] ANSELMINO: Arch. Gynäk. **161**, 273 (1935).
[9] HOFFMANN, FR.: Arch. Gynäk. **161**, 269 (1935).
[10] EFFKEMANN: Mschr. Geburtsh. **102**, 161 (1936).
[11] GOLDZIEHER, SHERMAN u. ALPERSTEIN: Endocrinology **18**, 505 (1934).
[12] SCHULTZE, K. W.: Arch. Gynäk. **155**, 327 (1934).
[13] BORRUSO: Klin. Wschr. **1935**, 1746.

hinsichtlich der Ausschüttung des ketogenen Prinzips nach einer Fettbelastung, während BORRUSO nach Injektion ketogen wirksamer Vorderlappenextrakte bei Gesunden einen stärkeren Ketonkörperanstieg fand als bei Fettsüchtigen.

9. Ketogene Wirkung des Fettstoffwechselhormons und Leber.

Nach den Untersuchungen von COLLIP, KUTZ, LONG, TOBY und SELYE (1935)[1] ist die ketogene Vorderlappenwirkung bei teilweise hepatektomierten Ratten entweder stark herabgesetzt oder ganz aufgehoben. Und auch nach den Untersuchungen von MIRSKY (1936)[2] tritt an leberlosen Kaninchen die Ketonkörperbildung nach Vorderlappenzufuhr nicht mehr auf; die ketogene Vorderlappenwirkung ist somit an das Vorhandensein der Leber gebunden.

10. Geschlechtsunterschiede in der ketogenen Vorderlappenwirkung.

BURN und LING[3] machten 1930 und weiterhin 1933 die Feststellung, daß die Ketonurie von Ratten auf Butterdiät nach Zufuhr von Vorderlappenextrakten sich nur bei weiblichen Tieren auslösen läßt, während alle männlichen Ratten in ihren Versuchen negativ reagierten. BUTTS und DEUEL (1933)[4] fanden einen ähnlichen Geschlechtsunterschied wohl bei der künstlichen Ketonurie, welche der Einverleibung von Natriumacetat bei Ratten folgt; dagegen vermißten BUTTS, CUTLER und DEUEL (1934)[5] im Gegensatz zu BURN und LING diesen Geschlechtsunterschied bei der Ketonurie, die sie durch Vorderlappenextrakte erzeugten, und auch kastrierte Tiere machten in ihrer Reaktion keinen Unterschied. Dagegen wird von verschiedenen späteren Autoren (BEST und CAMPBELL[6] an Meerschweinchen, GRAY[7] an fettgefütterten Ratten, s. a. CAMPBELL[8]) berichtet, daß weibliche Tiere nach Vorderlappenzufuhr leichter zur Ketonurie zu bringen sind als männliche Tiere. Dagegen reagieren im Hunger nach GRAY Männchen stärker als Weibchen. Alle diese Befunde sind jedoch an der Ketonurie als Testmethode erhoben, gegen deren Zuverlässigkeit zahlreiche Einwände erhoben werden, während über Geschlechtsunterschiede in der Ketonämie bisher offenbar keine Ergebnisse vorliegen.

Der früher bereits geschilderte Einfluß der Adrenalektomie auf die Ketonkörperausscheidung im Harn veranlaßte dann MACKAY und BARNES[9], den Einfluß der Adrenalektomie auch auf den Geschlechtsunterschied in der Ketonkörperausscheidung zu studieren, mit dem Ergebnis, daß der Geschlechtsunterschied nach der Adrenalektomie verschwindet. Dieser Unterschied scheint somit an die Gegenwart der Nebennierenrinde gebunden zu sein, wobei noch die Frage offenbleibt, inwieweit dabei die Existenz einer Nierenschwelle für die Keton körperausscheidung und ihre mögliche Abhängigkeit von der Anwesenheit der Nebennierenrinde eine Rolle spielt.

11. Wirkung von Vorderlappenextrakten auf das Leber- und Blutfett.

Ungesättigte Fettsäuren der Leber. ANSELMINO, EFFKEMANN und HOFFMANN (1935)[10] untersuchten die Einwirkung von Vorderlappenextrakten mit

[1] COLLIP, KUTZ, LONG, TOBY u. SELYE: Canad. med. Assoc. J. **33**, 689 (1935).
[2] MIRSKY: Amer. J. Physiol. **115**, 424 (1936).
[3] BURN u. LING: J. of Physiol. **60**, XIX (1930) — Quart. J. Pharmacy **6**, 31 (1933).
[4] BUTTS u. DEUEL: J. of biol. Chem. **100**, 415 (1933).
[5] BUTTS, CUTLER u. DEUEL: J. of biol. Chem. **105**, 45 (1934).
[6] BEST u. CAMPBELL: J. of Physiol. **86**, 190 (1936).
[7] GRAY: Biochemic. J. **32**, 741 (1938).
[8] CAMPBELL: Endocrinology **23**, 692 (1938).
[9] McKAY u. BARNES: Endocrinology **22**, 351 (1938).
[10] ANSELMINO, EFFKEMANN u. HOFFMANN: Z. exper. Med. **96**, 209 (1935).

ketogener Wirksamkeit auf die ungesättigten Fettsäuren der Leber bei Ratten und Hähnchen. Sie fanden, daß solche Extrakte, welche den Ketonkörpergehalt des Blutes der Versuchstiere erhöhen, auch den Gehalt der Leber an ungesättigten Fettsäuren steigern. Der Höhepunkt der Fettsäuresteigerung lag etwa 6 bis 8 Stunden nach der Injektion, der Höhepunkt der Blutketonkörpersteigerung etwa 2 Stunden nach der Injektion. Aus der Übereinstimmung der Eigenschaften der wirksamen Substanz bei der Ultrafiltration bei verschiedenem p_H und aus der Übereinstimmung in der Säure-, Alkali- und Hitzeempfindlichkeit wurde auf die Identität des Fettstoffwechselhormons und des fettsäuresteigernden Prinzips geschlossen. Weiter wurde auch die im Serum nach Fettbelastung erscheinende ketogene Substanz untersucht, welche die gleiche Steigerung der ungesättigten Fettsäuren der Leber bei Ratten und Hähnchen bewirkte.

Leberfett. 1935 beschrieb STEPPUHN[1] eine Zunahme des Leberfettes nach einmaliger Injektion eines Vorderlappenextraktes bei Ratten und Kaninchen, die 10 Stunden nach der Injektion ihren Höhepunkt erreichte. Die Extrakte riefen daneben noch eine Steigerung der Blutketonkörper (Maximum nach 1 bis 4 Stunden), eine Erhöhung des Blutfettes (Maximum nach 45—90 Minuten), aber eine Abnahme des Leberglykogens hervor (nach 5 Minuten war die Leber glykogenfrei!), der Blutzucker blieb unverändert, das Muskelglykogen wurde erhöht. STEPPUHN nahm eine zentrale Wirkung an, da die Durchschneidung des N. splanch. die Wirkung aufhob. BEST und CAMPBELL[2] machten 1936 die Beobachtung, daß die Injektion von Vorderlappenextrakten das Leberfett von hungernden Ratten erheblich zu steigern vermag. In diesen Versuchen stieg nach 3tägiger Behandlung mit größeren Extraktmengen der durchschnittliche Leberfettgehalt auf 892 mg oder 13,4% des Lebergewichts, während die Zahlen für die unbehandelten Kontrollen nur 244 mg bzw. 5,7% betrugen. Gleichzeitig sank bei den Versuchstieren das Körperfett, aber die Ketonkörperausscheidung im Harn stieg erheblich an (vgl. Tabelle 15, S. 99). Eine ähnliche Steigerung des Leberfettes wurde auch bei gefütterten Ratten beobachtet. Hinterlappenextrakte gleicher Herstellung hatten keinen derartigen Einfluß, was besonders im Hinblick auf frühere Versuche von COOPE und CHAMBERLAIN (1925), OSHIMA (1929), STEPPUHN (1929), RAAB (1931) u. a. von Interesse ist; in diesen früheren Versuchen hatten sehr hohe Hinterlappendosen ebenfalls zu einer Erhöhung des Leberfettes geführt. In weiteren Versuchen machten BEST und CAMPBELL (1938)[3] die Feststellung, daß bereits eine einmalige Injektion eines geeigneten Vorderlappenextraktes eine Zunahme des Leberfettes um das $3^1/_2$fache nach 24 Stunden bewirkt. Bei Fortsetzung der Injektionen steigt das Leberfett noch bis zum 3. Tage an, um dann aber vom 4. Tage ab wieder abzusinken. Die Steigerung des Leberfettes ging der verabfolgten Extraktdosis parallel. Auch Mäuse und Meerschweinchen, bei letzteren Weibchen stärker als Männchen, zeigen eine beträchtliche Leberfettsteigerung nach Injektion von Vorderlappenextrakten; beide sind aber zum Versuch weniger geeignet, da — im Gegensatz zu Ratten — bereits das Fasten zu einer Leberverfettung führt. Auch Meerschweinchen scheiden parallel mit der Leberfettzunahme mehr Ketonkörper aus, allerdings in geringerem Maße als Ratten. Als Quelle dieses in der Leber erscheinenden Fettes sind die Körperfettdepots anzusehen, aus denen das Fett unter der Vorderlappenwirkung in die Leber strömt; dies konnte von BARRETT, BEST und RIDOUT (1938)[4] dadurch gezeigt werden, daß die Fettmoleküle der Depots mittels Deu-

---

[1] STEPPUHN: Wien. Arch. inn. Med. **26**, 87 (1935).
[2] BEST u. CAMPBELL: J. of Physiol. **86**, 190 (1936).
[3] BEST u. CAMPBELL: J. of Physiol. **92**, 91 (1938).
[4] BARRETT, BEST u. RIDOUT: J. of Physiol. **93**, 367 (1938).

terium „etikettiert" wurden. Ein Testverfahren für die leberfettsteigernde Substanz des HVL. wurde schließlich von CAMPBELL (1938)[1] angegeben, wobei weibliche Mäuse als Testtiere benutzt werden. In diesen Versuchen wurde gleichzeitig mit der Leberverfettung auch eine Zunahme des Leberglykogens und eine Zunahme der Resistenz gegen Insulin beobachtet. 1936 bestätigten ANSELMINO, HOFFMANN und RHODEN[2] die Befunde über die leberfettsteigernde Wirkung von Vorderlappenextrakten an Ratten bei 3tägiger Behandlung; weitere Bestätigungen liegen vor von FRY (1937)[3], die eine erhebliche Zunahme des Gesamtleberfettes, der Leberfettsäuren und der Ketonkörperausscheidung im Harn bei Ratten feststellte. Bei Hunden stellten FOGLIA und MAZZOCCO (1937)[4] fest, daß das Leberfett nach Vorderlappeninjektion auf das $3^1/_2$fache der Kontrollwerte ansteigt, und zwar nach 3tägiger Behandlung; auch die Blutketonkörper werden gesteigert. Dieselben Veränderungen ruft auch die Pankreasexstirpation hervor; zum Unterschied bewirkt Vorderlappenzufuhr am Hund eine Erhöhung des Leberglykogens, während die Pankreatektomie eine Senkung des Leberglykogens hervorruft. Auch MACKAY und BARNES (1937)[5] berichten, daß Vorderlappenextrakte, welche eine Ketosis hervorrufen, gleichzeitig eine Leberverfettung bei Ratten bewirken, und die gleichen Autoren[6] fanden weiterhin (1938), daß diese Fettablagerung weder durch Cholin noch durch einen Lipocaic genannten Pankreasextrakt beeinflußt wird. GRAY[7] (1938) untersuchte ebenfalls die Wirkung von Vorderlappenextrakten auf Leberfett und Ketonurie und fand eine Erhöhung des Leberfettes, die bereits 4 Stunden nach der Injektion ihren Anfang nahm. Bei hohen Leberfettwerten wurde eine verhältnismäßig niedrige Ketonurie beobachtet und umgekehrt. GRAY erklärt diese Verkoppelung so, daß die Höhe des Leberfettes abhängig ist von der Bilanz zwischen dem mobilisierten Depotfett, das in die Leber gelangt, einerseits, dem in der Leber zu Ketonkörpern abgebauten Fett andererseits. Und schließlich berichteten auch NEUFELD und COLLIP (1939)[8] über die leberfettsteigernde Wirkung von Vorderlappenextrakten.

Nach all diesen angeführten Untersuchungen kann somit kein Zweifel daran bestehen, daß Vorderlappenextrakte nach kürzerer oder längerer Verabreichung bei zahlreichen Versuchstieren zu einer hochgradigen Leberverfettung führen, die nach BEST und CAMPBELL ebenso groß ist wie die, die durch irgendwelche sonstigen Einwirkungen erzielt werden kann.

Dagegen ist die Frage noch nicht endgültig geklärt, ob die leberverfettende Wirkung der Vorderlappenextrakte an das ketogene Prinzip des HVL., das Fettstoffwechselhormon, gebunden ist, obschon diese Frage von fast allen Untersuchern erörtert und zum Gegenstand von Untersuchungen gemacht wurde. In allen vorliegenden Veröffentlichungen wird berichtet, daß Extrakte, welche eine Leberverfettung hervorrufen, auch eine gesteigerte Ketonkörperbildung verursachen. ANSELMINO, HOFFMANN und RHODEN (1936)[2] untersuchten das Verhalten des leberverfettenden Prinzips bei der Ultrafiltration bei saurer und alkalischer Reaktion und fanden völlige Übereinstimmung mit dem entsprechenden Verhalten des Fettstoffwechselhormons; sie schließen daraus auf die Identität der beiden Wirkstoffe. FOGLIA und MAZZOCCO (1937)[4] fanden die Zunahme der

[1] CAMPBELL: Endocrinology **23**, 692 (1938).
[2] ANSELMINO, HOFFMANN u. RHODEN: Pflügers Arch. **237**, 515 (1936).
[3] FRY: Endocrinology **21**, 283 (1937).
[4] FOGLIA u. MAZZOCCO: C. r. Soc. Biol. Paris **127**, 150 (1938).
[5] MACKAY u. BARNES: Amer. J. Physiol. **118**, 525 (1937).
[6] MACKAY u. BARNES: Proc. Soc. exper. Biol. a. Med. **38**, 803 (1938).
[7] GRAY: Biochemic. J. **32**, 743 (1938).
[8] NEUFELD u. COLLIP: Amer. J. Physiol. **126**, 592 (1939).

Leberverfettung auch bei schilddrüsenlosen Tieren, bei Tieren, denen das Nebennierenmark entfernt war, sowie bei Tieren, deren Nn. splanchnici durchschnitten waren. Neufeld und Collip (1939)[1] prüften mehrere Extrakte verschiedener Herstellung, fanden aber stets ein Zusammengehen von ketogener und leberverfettender Wirkung, dagegen ein völlig unterschiedliches Verhalten von der thyreotropen und der Wachstumswirkung. Kochen bei p_H 7 für 10 Minuten hob sowohl die ketogene als auch die leberverfettende Wirkung auf.

Einer besonderen Erwähnung bedarf noch der Umstand, daß nach den Untersuchungen von Fry[2] und von MacKay und Barnes[3] die vorhergehende Adrenalektomie die leberverfettende Wirkung der Vorderlappenextrakte aufhebt, so daß diese Wirkung also an die Anwesenheit der Nebennieren gebunden ist. Ähnlich ergaben Versuche von Long und Lukens[4], daß die Leberverfettung im Gefolge der Pankreasexstirpation an die Anwesenheit der Nebennierenrinde und des Hypophysenvorderlappens geknüpft ist. Und von Issekutz und Verzar[5] berichteten, daß die Fettwanderung in die Leber, welche nach Tetrachlorkohlenstoff- oder Phosphorvergiftung auftritt, ausbleibt, wenn die Nebennierenrinde oder der Hypophysenvorderlappen entfernt werden. In beiden Fällen stellt Zufuhr von Nebennierenrindenhormon die Fettwanderung wieder her. Von Issekutz und Verzar folgern daraus, daß nach der Exstirpation der Hypophyse der Ausfall des corticotropen Hormons und der dadurch bedingte Ausfall der atrophierenden Nebennierenrinde für das Ausbleiben der Fettwanderung verantwortlich sind.

Es wäre naheliegend, aus diesen Versuchen den Schluß zu ziehen, daß das leberverfettende Prinzip des HVL. und damit auch das Fettstoffwechselhormon mit dem corticotropen Hormon identisch sei. Ich glaube aber, daß man aus diesen Versuchen zunächst wohl nur schließen kann, daß die Leberverfettung eine Mobilisierung des Depotfettes zur Voraussetzung hat, und daß diese Mobilisierung in den Depots an die Mitwirkung des Nebennierenrindenhormons gebunden ist, das nach der Verzarschen Theorie[6] eine Phosphorylierung vermittelt.

Blutfett und Blutlipoide. Munoz (1933)[7] untersuchte die Wirkung von Vorderlappenextrakten auf die Fettsäuren, das Cholesterin und die Phosphatide des Blutes bei Hunden, und zwar nach 5tägiger Verabreichung von solchen Dosen, die gleichzeitig diabetische Symptome mit Hyperglykämie und Glykosurie verursachten. Unter dieser Behandlung trat eine deutliche Steigerung aller genannten Blutbestandteile auf, die auch durch die Schilddrüsenexstirpation und nach einer späteren Mitteilung (1938)[8] auch durch die Entfernung des Pankreas, der Keimdrüsen, des Nebennierenmarks, der N. splanchnic. und des lumbalen Grenzstranges nicht beeinträchtigt werden. Nach einer einmaligen Injektion eines wirksamen Vorderlappenextraktes beobachtete Steppuhn (1934)[9] eine Blutfettsteigerung, deren Maximum beim Kaninchen 45 Minuten, bei der Ratte 1—2 Stunden nach der Injektion lag. Über die Identität der wirksamen Substanzen in diesen Versuchen ist nichts bekannt.

---

[1] Neufeld u. Collip: Amer. J. Physiol. **126**, 592 (1939).

[2] Fry: Endocrinology **21**, 283 (1937).

[3] MacKay u. Barnes: Amer. J. Physiol. **118**, 525 (1937) — Proc. Soc. exper. Biol. a. Med. **38**, 803 (1938).

[4] Long u. Lukens: Amer. J. Physiol. **116**, 96 (1936).

[5] v. Issekutz u. Verzar: Pflügers Arch. **240**, 624 (1938).

[6] Vgl. Verzar: Verh. internat. Physiol. Kongr. Zürich **1938**.

[7] Munoz: C. r. Soc. Biol. Paris **112**, 502 (1933).

[8] Munoz: C. r. Soc. Biol. Paris **127**, 156 (1938).

[9] Steppuhn: Wiener Arch. inn. Med. **26**, 87 (1934).

12. Wirkung des Fettstoffwechselhormons auf den respiratorischen Quotienten und den O_2-Verbrauch.

Da die vom Fettstoffwechselhormon bewirkte, gesteigerte Ketonkörperbildung als Ausdruck eines erhöhten Fettumsatzes (Fettverbrennung? Umwandlung von Fett in Zucker?) angesehen werden muß, war es von Interesse festzustellen, welche Änderung dabei der respiratorische Quotient und der O_2-Verbrauch erfahren. SPEITKAMP, LOTZ und ANSELMINO (1941)[1] fanden, daß hochgereinigte Vorderlappen-Ultrafiltrate (p_H 9,4), die nach der Art ihrer Herstellung reich an Fettstoffwechselhormon, aber arm an bzw. frei von anderen Vorderlappenhormonen (insbesondere frei von thyreotropem Hormon) waren, den respiratorischen Quotienten von hungernden und von Kohlehydrat-gefütterten Meerschweinchen erheblich senkten. Der O_2-Verbrauch der Tiere wird gleichzeitig gesteigert, und zwar bei den hungernden Tieren stärker als bei den gefütterten. Das wirksame Prinzip erweist sich als gut ultrafiltrierbar im alkalischen Milieu (p_H 9—10), während es bei neutraler Reaktion schlecht, bei saurer (p_H 4,6—5,5) gar nicht die Ultrafilter passiert. Nach diesem Verhalten glauben die Autoren, daß eine Identität des wirksamen Agens mit dem Fettstoffwechselhormon am wahrscheinlichsten ist, und daß auch eine Identität mit dem von COLLIP beschriebenen spezifisch stoffwechselwirksamen Prinzip (vgl. das entsprechende Kapitel) anzunehmen ist.

13. Abgrenzung des Fettstoffwechselhormons gegen die übrigen HVL.-Hormone.

Als ANSELMINO und HOFFMANN 1931 ihre ersten Arbeiten über das Fettstoffwechselhormon veröffentlichten, waren außer dem Wachstumshormon und den gonadotropen Hormonen nur noch spärliche Mitteilungen über das Lactationshormon und das thyreotrope Hormon bekannt, und die Berechtigung, das Fettstoffwechselhormon als ein neues Vorderlappenhormon anzusprechen, war damals durchaus gegeben.

In den folgenden Jahren ist aber eine Fülle von neuen Ergebnissen und daran geknüpften Überlegungen veröffentlicht worden, welche die Frage dringlich erscheinen lassen, ob das Fettstoffwechselhormon nicht auch nach Art der glandotropen Hormone seine Wirkung über eine dem Vorderlappen nachgeordnete endokrine Drüse entfaltet, oder ob es direkt im Stoffwechsel angreift.

a) Abgrenzung gegen das thyreotrope Hormon.

Wiederholt ist die Frage der Identität mit dem thyreotropen Hormon diskutiert worden. Zwar hatten schon ANSELMINO und HOFFMANN in ihrer ersten Mitteilung (1931)[2] angegeben, daß das Fettstoffwechselhormon mit dem damals gerade entdeckten thyreotropen Hormon nicht identisch sein könne, und dies damit begründet, daß 1. die Ketonämie nach Schilddrüsengaben einen zeitlich gänzlich andersartigen Verlauf nimmt; 2. die Hitzeempfindlichkeit des thyreotropen Hormons nicht mit der des Fettstoffwechselhormons übereinstimmt und 3. das thyreotrope Hormon im damaligen Prolan nicht enthalten war, während das Fettstoffwechselhormon sich dort leicht nachweisen ließ. 1933 berichtete C. FUNK[3], daß die Thyreoidektomie nur eine ganz unwesentliche Wirkungsabschwächung des Fettstoffwechselhormons herbeiführe, woraus zu schließen sei,

---

[1] SPEITKAMP, LOTZ u. ANSELMINO: Klin. Wschr. **1941** (im Druck).
[2] ANSELMINO u. HOFFMANN: Klin. Wschr. **1931**, 2380 u. 2383.
[3] FUNK, C.: J. of biol. Chem. **100**, XLIV (1933).

daß die Wirkung nicht über die Schilddrüse bzw. das thyreotrope Hormon verlaufen könne. Doch glaubten EITEL, LÖHR und LOESER (1933)[1] mit einem thyreotropen Hormon der Firma Schering-Kahlbaum den gleichen, an die Anwesenheit der Schilddrüse gebundenen Ketonkörperanstieg nachgewiesen zu haben, wie er für das Fettstoffwechselhormon beschrieben ist. Demgegenüber begründeten ANSELMINO und HOFFMANN (1934)[2] ausführlich ihren Standpunkt, daß das Fettstoffwechselhormon vom thyreotropen Hormon verschieden ist, indem sie zeigten, daß 1. die beiden Hormone sich chemisch trennen und sich Extrakte herstellen lassen, die nur das eine und nicht das andere Hormon enthalten, und daß 2. die ketogene Wirkung des Fettstoffwechselhormons nicht an die Gegenwart der Schilddrüse gebunden ist. Im gleichen Jahre kamen auch BLACK, COLLIP und THOMPSON[3] zu dem Ergebnis, daß das Fettstoffwechselhormon mit dem thyreotropen Hormon nicht identisch ist, und zwar auf Grund des Befundes an Ratten, daß 1. sich Extrakte herstellen lassen mit einem völlig verschiedenen Verhältnis der ketogenen und der thyreotropen Wirksamkeit; 2. Thyroxin selbst in hoher Dosierung die Ketonkörperausscheidung im Harn junger, fastender Ratten nicht steigert, und 3. auch am schilddrüsenlosen Tier sich eine ketogene Wirkung des Fettstoffwechselhormons nachweisen läßt. Zu dem gleichen Ergebnis gelangten auch BEST und CAMPBELL (1936)[4], welche zeigten, daß nach der Thyreoidektomie sich beim Kaninchen eine ebenso starke Ketonämie erzeugen läßt wie bei den Kontrollen ohne Schilddrüsenentfernung. Bemerkenswert ist aber an ihren Ergebnissen, daß die Blutketonkörpersteigerung der schilddrüsenlosen Tiere sich nur bis zum 18. Tage nach der Operation erzeugen ließ, daß aber längere Zeit nach der Operation — bei ausgesprochenem Hypothyroidismus — die Tiere nur reagierten, wenn sie zuvor mit Schilddrüse gefüttert worden waren. SHIPLEY und LONG (1938) stellten Extrakte her, welche nur das Fettstoffwechselhormon ohne das thyreotrope Hormon enthielten. Auch das HOUSSAYsche Laboratorium gelangte zuletzt zu dem Ergebnis, daß die Anwesenheit der Schilddrüse für die ketogene Wirkung des Fettstoffwechselhormons nicht notwendig ist. Zwar hatte 1934 RIETTI[5] berichtet, daß die Ketonurie hypophysenloser Hunde nach Zufuhr von Vorderlappenextrakten erheblich zunimmt, daß sie aber praktisch ausbleibt, wenn man den Tieren auch die Schilddrüse entfernt. In späteren Mitteilungen von HOUSSAY und RIETTI (1937)[6] und RIETTI (1937)[7] kommen die Autoren aber zu dem Ergebnis, daß die ketonämische Wirkung von Vorderlappenextrakten bei der Ratte und beim Hund durch die Schilddrüsenentfernung nicht beeinträchtigt wird, die ketogene Wirkung also nicht über die Schilddrüse verläuft. Zu dem gleichen Ergebnis gelangt auch FRY (1937)[8], die bei Ratten nach der Thyreoidektomie keine Beeinflussung der Ketonurie beobachtete. Und 1938 bestätigten NEUFELD und COLLIP[9] noch einmal die früheren Ergebnisse des COLLIPschen Laboratoriums.

Nach all diesen Arbeiten darf die eingangs gestellte Frage als dahin entschieden angesehen werden, daß das Fettstoffwechselhormon mit dem thyreotropen Hormon nicht identisch ist.

---

[1] EITEL, LÖHR u. LÖSER: Naunyn-Schmiedebergs Arch. **173**, 205 (1933) — Klin. Wschr. **1933**, 1776.

[2] ANSELMINO u. HOFFMANN: Naunyn-Schmiedebergs Arch. **175**, 355 (1934).

[3] BLACK, COLLIP u. THOMPSON: J. of Physiol. **82**, 385 (1934).

[4] BEST u. CAMPBELL: J. of Physiol. **86**, 190 (1936).

[5] RIETTI: C. r. Soc. Biol. Paris **117**, 57 (1934).

[6] HOUSSAY u. RIETTI: C. r. Soc. Biol. Paris **126**, 620 (1937).

[7] RIETTI: C. r. Soc. Biol. Paris **127**, 154 (1937).

[8] FRY: Endocrinology **21**, 283 (1937).

[9] NEUFELD u. COLLIP: Endocrinology **23**, 735 (1938).

b) Abgrenzung gegen das corticotrope Hormon.

Ein Zusammenhang zwischen Ketonkörperbildung und Nebennierenrinde scheint auf Grund mancher Beobachtungen nicht unwahrscheinlich. So fanden Long und Lukens (1935)[1] bei pankreaslosen Katzen, daß die zusätzliche Entfernung der Nebennieren die Ketonkörperausscheidung im Harn erheblich vermindert, und in weiteren Versuchen stellten Long (1935)[2] sowie Long und Lukens (1936)[3] fest, daß auch die ketogene Wirkung von Vorderlappenextrakten von der Anwesenheit der Nebennieren abhängt; sie schienen damit eine frühere Annahme von Steppuhn (1934)[4] zu bestätigen, der angenommen hatte, daß die ketogene Wirkung von Vorderlappenextrakten über die Nebennieren verlaufe. Eine weitere Stütze für die Annahme einer Bedeutung der Nebennierenrinde für die Ketonkörperbildung überhaupt boten ferner die Beobachtungen von Evans (1936)[5], daß die Phloridzinketosis nach Adrenalektomie ausbleibt, sowie die Feststellung von MacKay und Barnes (1936)[6], daß die Adrenalektomie die Ketosis der späten Schwangerschaft zum Verschwinden bringt.

Allerdings hatten schon 1934 Anselmino, Hoffmann und Herold[7] bei der ersten Beschreibung ihres Darstellungs- und Nachweisverfahrens für das corticotrope Hormon angegeben, daß sich dieses vom Fettstoffwechselhormon abtrennen läßt, beide Hormone also nicht miteinander identisch sind, und im gleichen Jahre kamen auch Black, Collip und Thompson[8] sowie Butts, Cutler und Deuel[9] ebenfalls auf Grund chemischer Trennung der beiden Hormone in Drüsenextrakten zu dem gleichen Ergebnis. Auch die Feststellung von Anselmino, Hoffmann und Rhoden (1936)[10], daß die Behandlung mit Nebennierenrindenhormon die ketonkörpersteigernde Wirkung des Fettstoffwechselhormons aufzuheben vermag, spricht nicht gerade für eine Identität der beiden Wirkstoffe.

Aber etwas später wurde dann doch die Annahme, daß die ketogene Wirkung des Fettstoffwechselhormons an die Gegenwart der Nebennierenrinde gebunden ist, zunächst von Fry (1937)[11] vertreten. Sie fand, daß die Ketonurie von jungen, hungernden Ratten, die nach Vorderlappenzufuhr eintritt, nach der Entfernung der Nebennieren völlig unterdrückt wird. Nur die Gegenwart von Nebennierenrindengewebe, nicht dagegen die Zufuhr von Rindenextrakten stellte die ketogene Vorderlappenwirkung wieder her. MacKay und Barnes, die 1936[12] festgestellt hatten, daß große Dosen eines Nebennierenrindenextraktes die Ketonkörperausscheidung hungernder Ratten beträchtlich steigern, berichteten in den folgenden Jahren, daß sowohl die Hungerketonurie von Ratten als auch die Ketonurie von Ratten nach Injektion von Vorderlappenextrakten durch die Entfernung der Nebennieren unterdrückt wird, wobei es auf die Rinde ankommt.

Ein neues Aussehen gewann die Frage jedoch durch die Feststellung von Shipley und Long[13], daß eine Nierenschwelle für die Ketonkörperausscheidung

---

[1] Long u. Lukens: Proc. Soc. of Biol. a. Med. **32**, 743 (1935).

[2] Long: Ann. int. Med. **9**, 166 (1935).

[3] Long u. Lukens: J. of exper. Med. **63**, 465 (1936).

[4] Steppuhn: Wien. Arch. inn. Med. **26**, 87 (1934).

[5] Evans, G.: Amer. J. Physiol. **114**, 297 (1936).

[6] MacKay u. Barnes: Proc. Soc. Biol. a. Med. **34**, 682 (1936).

[7] Anselmino, Hoffmann u. Herold: Klin. Wschr. **1934**, 209 — Arch. Gynäk. **157**, 86 (1934).

[8] Black, Collip u. Thompson: J. of Physiol. **82**, 385 (1934).

[9] Butts, Cutler u. Deuel: J. of biol. Chem. **105**, 45 (1934).

[10] Anselmino, Hoffmann u. Rhoden: Naunyn-Schmiedebergs Arch. **181**, 325 (1936).

[11] Fry: Endocrinology **21**, 283 (1937).

[12] MacKay u. Barnes: Proc. Soc. exper. Biol. a. Med. **35**, 177 (1936/37).

[13] Shipley u. Long: Biochemic. J. **32**, 2242 (1938).

im Harn besteht, die Ketonurie also keineswegs ein Spiegelbild der Ketonämie bzw. der Ketonkörperbildung überhaupt darstellt. Wir haben diese Frage bereits in einem früheren Abschnitt behandelt. Tatsächlich waren ja alle angeführten Ergebnisse dadurch gewonnen, daß die Ketonurie hungernder Ratten als Test gewählt worden war. Mit der Ketonämie als Test stellten sowohl NEUFELD und COLLIP (1938)[1] als auch MacKay und WICK (1939)[2] fest, daß nach der Nebennierenentfernung die Blutketonkörpersteigerung durch Vorderlappenextrakte bei Ratten nicht ausbleibt. SHIPLEY (1939)[3] kommt jedoch zu dem Ergebnis, daß nach der Adrenalektomie die Wirkung von Vorderlappenextrakten auf die Ketonämie weniger hoch ist als bei nicht operierten Kontrolltieren. Die Ketonkörpersteigerung beträgt bei den adrenalektomierten Tieren nur etwa ein Drittel derjenigen der normalen Kontrolltiere. Daraus geht nach SHIPLEY hervor, daß die ketogene Wirksamkeit des Vorderlappens nur zum Teil über die Nebennieren verläuft. Eine Veränderung der Nierenschwelle für Ketonkörper durch die Adrenalektomie konnte dabei nicht festgestellt werden. Zu grundsätzlich ähnlichen Ergebnissen gelangten auch HOUSSAY und RIETTI (1937)[4]. Diese Autoren fanden, daß eine Blutketonkörpersteigerung bei hypophysektomierten Ratten auf Vorderlappenzufuhr nur an den ersten 6 Tagen nach der zusätzlichen Adrenalektomie festzustellen ist, daß sie dann vom 7. bis 13. Tage ausbleibt und erst nach dem 14. Tage nach der Operation wieder nachweisbar wird, d. h. zu einer Zeit, zu der das akzessorische Rindengewebe der operierten Tiere Gelegenheit gehabt hat zu hypertrophieren. Gibt man den operierten Tieren aber nach der Operation täglich einen wirksamen Nebennierenrindenextrakt, so bleibt die Ansprechbarkeit auf das Fettstoffwechselhormon auch nach dem 6. Tage bestehen. Die Autoren kommen nach diesen Versuchen zu dem Ergebnis, daß die Rindeninsuffizienz für die mangelnde Ansprechbarkeit auf den Vorderlappenextrakt verantwortlich ist, ohne aber weitergehende Schlüsse an ihre Beobachtung anzuschließen.

Zusammenfassend darf festgestellt werden, daß mehrere Angaben vorliegen, wonach sich das Fettstoffwechselhormon vom corticotropen Hormon trennen läßt und somit mit diesem nicht identisch sein kann; andererseits sprechen einige experimentelle Ergebnisse dafür, daß die ketogene Wirksamkeit des Vorderlappens zu einem gewissen Teil an die Anwesenheit der Nebennieren gebunden ist. Diese Frage bedarf daher noch der abschließenden Klärung.

c) Abgrenzung gegen die gonadotropen Hormone und das Lactationshormon.

Der Gedanke an die Möglichkeit einer Identität des Fettstoffwechselhormons mit einem der gonadotropen Hormone erscheint nicht nur von vornherein gezwungen, sondern wird auch deshalb sehr unwahrscheinlich, weil nach den übereinstimmenden Untersuchungen von BUTTS, CUTLER und DEUEL (1933, 1934)[5], RIETTI (1934)[6] sowie MacKay und BARNES (1937, 1938)[7] die Kastration keine Änderung der ketogenen Wirksamkeit verursacht, die Wirkung also nicht an die Anwesenheit der Keimdrüsen gebunden ist. Weiterhin zeigten ANSELMINO und HOFFMANN (1931)[8]

[1] NEUFELD u. COLLIP: Endocrinology **23**, 735 (1938).
[2] MacKay u. WICK: Amer. J. Physiol. **126**, 735 (1939).
[3] SHIPLEY: Amer. J. Physiol. **126**, 627 (1939) — Endocrinology **26** (1939).
[4] HOUSSAY u. RIETTI: C. r. Soc. Biol. Paris **126**, 620 (1937).
[5] BUTTS, CUTLER u. DEUEL: Proc. Soc. exper. Biol. a. Med. **31**, 310 (1933) — J. of biol. Chem. **105**, 45 (1934).
[6] RIETTI: C. r. Soc. Biol. Paris **117**, 57 (1934).
[7] MacKay u. BARNES: Amer. J. Physiol. **118**, 525 (1937) — Proc. Soc. exper. Biol. a. Med. **38**, 803 (1938).
[8] ANSELMINO u. HOFFMANN: Klin. Wschr. **1931**, 2380 u. 2383.

sowie Magistris (1932)[1], daß keine Identität des Fettstoffwechselhormons mit dem Prolan aus Schwangerenharn bestehen kann und kürzlich zeigten Shipley und Long (1938) sowie Neufeld und Collip (1938), daß ketogen gut wirksame Drüsenextrakte keine gonadotrope und keine lactationsanregende Wirksamkeit zu besitzen brauchen. Durch diese Untersuchungen ist auch der direkte Nachweis der Verschiedenheit des Fettstoffwechselhormons von den gonadotropen Vorderlappenhormonen und dem Lactationshormon erbracht.

d) Abgrenzung gegen die wachstums- und stoffwechselwirksamen Vorderlappenwirkstoffe.

Entsprechend der Ungewißheit, die bisher darüber besteht, welche der verschiedenen, bisher beschriebenen, wachstums- und stoffwechselwirksamen Vorderlappenwirkstoffe als selbständige Hormone anzusehen, bzw. welche miteinander identisch sind, ist auch für das Fettstoffwechelhormon diese Frage noch keineswegs entschieden.

Hinsichtlich des *Wachstumshormons* kommen Black, Collip und Thompson (1934)[2] auf Grund des Vergleiches verschiedener Drüsenextrakte hinsichtlich ihrer ketogenen und ihrer Wachstumswirkung zu dem Ergebnis, daß die beiden aktiven Prinzipien nicht miteinander identisch sein können, und sie berichten an gleicher Stelle weiterhin, daß sie sogar ein durch wiederholte Adsorption an Calciumphosphat gereinigtes Wachstumshormon ohne jegliche ketogene Wirksamkeit herstellen konnten; 1938 bestätigen Neufeld und Collip[3], daß ein ketogen stark wirksamer Extrakt keine Wachstumswirkung mehr besitzt.

Demgegenüber berichten aber Shipley und Long (1938), daß bei dem von ihnen angegebenen Reinigungsverfahren für das ketogene Prinzip die Wachstumswirkung (und ebenso die diabetogene Wirksamkeit) in den einzelnen Reinigungsstufen stets parallel mit der ketogenen Wirkung geht; sie schließen daraus, daß ein einziges aktives Prinzip für diese 3 Wirkungen, die ketogene, die diabetogene und die Wachstumswirkung, verantwortlich ist. Hinsichtlich der möglichen Identität des Fettstoffwechselhormons mit dem Wachstumshormon besteht somit noch ein grundlegender Widerspruch zwischen dem Collipschen und dem Longschen Laboratorium.

Entsprechend gehen auch hinsichtlich der Parallelität der *diabetogenen* und der ketogenen Wirksamkeit ihrer Extrakte ihre Meinungen auseinander. Shipley und Long prüften Vorderlappenextrakte, die sowohl nach der von ihnen angegebenen Methode, als auch nach dem von Lyons (1937) für die Darstellung des Lactationshormons angegebenen Reinigungsverfahren hergestellt waren. Als Test für die ketogene Wirkung diente dabei das von ihnen angegebene Testierungsverfahren an der Ketonämie hungernder Ratten, während sie als Test für die diabetogene Wirkung die Glykosurie partiell pankreatektomierter Ratten benutzten. Beide Teste ergaben dabei übereinstimmend positive Resultate, so daß, wie schon gesagt, Shipley und Long geneigt sind, auch hier eine Identität anzunehmen (vgl. Tabelle 18).

Neufeld und Collip gingen von einem hochgereinigten Vorderlappenextrakt aus und verglichen seine ketogene Wirkung mit verschiedenen *Wirkungen im Kohlehydratstoffwechsel.* Sie fanden, daß dieser Extrakt neben 1. der ketogenen Wirksamkeit noch folgende Wirkungen zeigt; 2. Vermehrung der Glykosurie und der Ketonurie beim hypophysen- plus pankreaslosen Hund; 3. antagonistische Beeinflussung der Insulinhypoglykämie und der Adrenalinhyperglykämie und

---

[1] Magistris: Endokrinol. **11**, 276 (1932,.
[2] Black, Collip u. Thompson: J. of Physiol. **82**, 385 (1934).
[3] Neufeld u. Collip: Endocrinology **23**, 735 (1938).

Tabelle 18. Verhältnis der hormonalen Wirkung verschiedener Vorderlappen-extrakte in Einheiten pro mg organischer Trockensubstanz. [Nach Shipley und Long: Biochemic. J. **32**, 2242 (1938).]

Angewandter Extrakt	Thyreo-trope	Keto-gene	Diabe-togene	Wachs-tums-	Lacto-gene	Corticotrope	Gona-dotrope	Me-lano-phoren-
				Wirksamkeit				
Nach Burn und Ling	10—15	4—8	aktiv	15—25	100	10 mg bewirkten 25% Gewichtszunahme der Nebennieren	—	1300
In 80% Aceton un-lösliche Fraktion .	30	—	—	—	—	—	—	—
In 80% Aceton lös-liche (p_H 5,5) Fraktion	.keine	4—8	aktiv	15—25	1000	—	—	—
In 80% Aceton lös-liche (p_H 6,8) Fraktion	keine	4—8	aktiv	15—25	10	10 mg bewirkten 21% Gewichtszunahme der Nebennieren	keine	5

4. eine glykostatische (Russell und Benett) bzw. eine glykotrope (Young) Wirkung (vgl. die betreffenden Abschnitte) bei Ratten, Meerschweinchen und Kaninchen. Da der Extrakt Nr. 622 auch noch den spezifischen metabolischen Effekt im Sinne Collips (vgl. das betreffende Kapitel) sowie starke melano-phorenausbreitende Wirkung zeigte, waren Collip und seine Mitarbeiter[1] an-fänglich (1938) der Meinung, daß alle diese Wirkungen von einer einzigen, im Hypophysenmittellappen gebildeten Substanz, dem lange bekannten Melano-phorenhormon, ausgelöst würden. Nach ihren jüngsten Publikationen (1939)[2] haben sie diese Meinung aber wieder aufgegeben, nachdem sie feststellen mußten, daß ihr Extrakt nur einen geringen Bruchteil der ursprünglichen ketogenen Wirksamkeit besaß, für die Wirkung des Fettstoffwechselhormons also nicht verantwortlich sein konnte (vgl. auch Abschnitt 12 dieses Kapitels).

Demgegenüber hatten ja bereits 1935 Anselmino und Hoffmann sowie Collip die Meinung vertreten und begründet, daß das Fettstoffwechselhormon einen Teil des diabetogenen Komplexes darstellt (vgl. das Kapitel über die diabetogene Substanz), und dieser Standpunkt darf auch heute noch die besten Gründe für sich beanspruchen.

e) Abgrenzung gegen das Melanophorenhormon.

Collip und seine Mitarbeiter haben, wie schon eben erwähnt, zeitweilig in verschiedenen Publikationen die Frage erörtert, ob nicht das Fettstoffwechsel-hormon mit dem Melanophorenhormon identisch ist. Nach ihren jüngsten Ver-öffentlichungen scheinen sie diese Frage als im negativen Sinne entschieden anzusehen, und auch Shipley und Long kommen zu dem Ergebnis, daß die ketogene und die Melanophorenwirksamkeit in verschiedenen Vorderlappen-extrakten völlig verschieden sind, eine Identität der beiden Stoffe also auszu-schließen ist.

14. Zur Geschichte der Entdeckung des Fettstoffwechselhormons des HVL.

Zur Geschichte der Entdeckung des Fettstoffwechselhormons sei folgende Feststellung erlaubt:

[1] Neufeld u. Collip: Endocrinology **23**, 735 (1938).
[2] Denstedt u. Collip: Amer. J. Physiol. **126**, 476 (1939).

1930 hatten BURN und LING[1] in einer vorläufigen Notiz von 10 Zeilen im Journal of Physiology bekanntgegeben, daß die Zufuhr von Vorderlappenextrakten die Ketonkörperausscheidung von Ratten steigert, wenn diese auf einer Butterdiät gehalten werden. Eine ausführliche Mitteilung dazu erschien aber erst 1933. In dieser Veröffentlichung wird die Mitteilung aus 1930 nicht mehr erwähnt. Dennoch ist diese Arbeit zweifellos als die endgültige Fassung der vorläufigen Mitteilung von 1930 zu betrachten, was auch daraus hervorgeht, daß sie in ihrem 2. Teil ebenso zusammenhanglos wie die Notiz von 1930 Feststellungen über die Ketonkörperausscheidung von schwangeren Ratten bei Butterdiät enthält.

1933 schränken aber BURN und LING[2] ihre erste, überaus kurz und allgemein gehaltene Mitteilung in wesentlichen Punkten ein: 1. wird jetzt festgestellt, daß nur weibliche Tiere positiv reagieren, wobei folgende bemerkenswerte Fassung gewählt wurde: „Though the point was not noted at the time, examination of the records shows that the positive results were all obtained with females." Im ganzen wurden 17 Tiere untersucht, davon 12 Weibchen, von denen 7 positiv reagierten. Alle männlichen Tiere reagierten negativ. 2. In der Deutung ihres Befundes nehmen BURN und LING (1933) ganz offenbar eine Wirkung des Wachstumshormons des Hypophysenvorderlappens an. Anders ist ihre Erklärung wohl nicht zu verstehen: „It is well known that such extracts cause adult animals to grow, that is to say, induce changes characteristic of the young animal. The effect on the acetone body formation may be regarded in the same light, for whereas adult animals eat fat without excreting appreciable amounts of acetone bodies, young animals become comatose on account of the large amounts of acetone bodies they produce."

Diese Formulierung wurde von BURN und LING 2 Jahre nach den ersten Veröffentlichungen von ANSELMINO und HOFFMANN über das Fettstoffwechselhormon gewählt, als bereits mehrere einschlägige Arbeiten vorlagen, ein Beweis dafür, daß BURN und LING von vornherein der Gedanke an ein neues Hormon niemals gekommen ist, ein Gedanke, der ja auch im Jahre 1930 keineswegs nahelag. Neuerdings (1938) spricht allerdings BURN[3] von einem „Fetthormon".

Demgegenüber stellten ANSELMINO und HOFFMANN[4], welche 1929 im Blut von Hyperemesiskranken eine ketogene Substanz gefunden und ihren Ursprung im weiteren Verlauf auf den Vorderlappen zurückgeführt hatten, bereits 1931 in ihren beiden ausführlichen Mitteilungen fest, daß es sich bei dem ketogenen Prinzip um ein neues Hormon des Vorderlappens handelt, das an der Blutketonkörpersteigerung zu testieren ist, dessen wichtigste Eigenschaften sie angaben, und das sie wegen seiner regulatorischen Bedeutung im Fettstoffwechsel als das Fettstoffwechselhormon des Hypophysenvorderlappens bezeichneten.

Diese Feststellung erscheint deshalb notwendig, weil in der angelsächischen Literatur in Arbeiten über das ketogene Prinzip stets BURN und LING als die Entdecker genannt werden. So behauptet, um nur ein Beispiel zu nennen, COLLIP (1935)[5]: „Die ersten Versuche, eine ketogene Fraktion aus dem Vorderlappen zu isolieren, wurden von BURN und LING gemacht." Ich darf es dem Leser überlassen, sich selbst ein Urteil darüber zu bilden, ob der für BURN erhobene Prioritätsanspruch bzw. die von COLLIP u. a. gewählte Formulierung den Tatsachen entsprechen.

---

[1] BURN u. LING: J. of Physiol. **69**, XIX P (1930).
[2] BURN u. LING: Quart. J. Pharmacy **6**, 31 (1933).
[3] BURN: Schweiz. med. Wschr. **1938,** 932.
[4] ANSELMINO u. HOFFMANN: Klin. Wschr. **1931**, 2380 u. 2383.
[5] COLLIP: Gland. Physiol., S. 100. Chikago 1935.

D. Das Kohlehydratstoffwechselhormon.
(Das glykogenolytische Prinzip.)
1. Wirkung von Hypophysenextrakten auf das Leberglykogen.

ANSELMINO und HOFFMANN berichteten 1934[1], daß im Vorderlappen ein spezifischer Wirkstoff gebildet wird, der das Leberglykogen von Versuchstieren einige Stunden nach der Injektion beträchtlich zu senken vermag, und dem offenbar regulatorische Bedeutung im Kohlehydratstoffwechsel zukommt. Da der neue Wirkstoff mit keinem der damals bekannten Vorderlappenhormone identisch zu sein schien, kamen ANSELMINO und HOFFMANN zu dem Ergebnis, daß sie es mit einem neuen Vorderlappenhormon zu tun hatten. Wegen seiner im einzelnen noch zu schildernden regulatorischen Bedeutung im Kohlehydratstoffwechsel nannten sie das neue leberglykogenvermindernde Prinzip: das Kohlehydratstoffwechselhormon des HVL. Im folgenden Jahr (1935) konnten die gleichen Autoren[2] feststellen, daß das Kohlehydratstoffwechselhormon offenbar pathogenetische Bedeutung beim menschlichen Diabetes besitzt und einen Bestandteil des diabetogenen Vorderlappenkomplexes bildet.

Über die Wirkung von Hypophysenextrakten auf das Leberglykogen liegen in der Literatur widersprechende Angaben vor.

Nach Injektion von *Vorderlappen*extrakten fand FUKUI (1925)[3] keine Wirkung auf das Leberglykogen von Ratten. JOHNS (1927)[4] berichtete über Abnahme des Leberglykogens von Hunden. CHIANCA (1933)[5] fand dagegen Zunahme beim Kaninchen 3 Stunden nach Injektion von 1 ccm eines PARKE-DAVIS-Extraktes. Weiter berichteten RUSSELL, COLLIP, BEST, MARKS, YOUNG u. v. a. über Zunahme des Leberglykogens nach Injektion von Vorderlappenextrakten, wovon heute angenommen werden darf, daß sie auf eine Wirkung des corticotropen Hormons zurückgeht (vgl. das Kapitel über den glykostatischen Faktor).

Auf indirektem Wege — nämlich aus Beobachtungen am hypophysenlosen Hund — schlossen 1936 CHAIKOFF, HOLTOM und REICHERT[6], „daß in Abwesenheit der Hypophysenhormone eine Störung desjenigen Mechanismus besteht, wodurch Glykogen aus Leber und Muskel für Blutzuckerwerte verfügbar gemacht wird". Und in einer weiteren Mitteilung geben CHAIKOFF, GIBBS, HOLTOM und REICHERT[7] (1936) an, daß „die Entfernung des Vorderlappens die Aufstapelung von Glykogen in der Leber des diabetischen Hundes erleichtert, eine Beobachtung, die im Einklang steht mit dem früheren Befunde, daß bei Abwesenheit der Vorderlappenhormone beim Hunde keine Störung der Fähigkeit, Glykogen zu speichern, besteht".

Mit *Hinterlappen*auszügen fand FUKUI (1925)[3] ebenfalls keine Wirkung an der Rattenleber. NITZESCU und BENETATO (1928)[8] fanden Zunahme des Leberglykogens bei Kaninchen, während BURN und LING (1929)[9] und LAWRENCE und McCANE (1931)[10] über Abnahme des Leberglykogens bei Ratten berichteten. Auch GÖMÖRI und MARSOWSKY (1932)[11] fanden Verminderung des Leberglykogens

[1] ANSELMINO u. HOFFMANN: Klin. Wschr. **1934**, 1048 u. 1052.
[2] ANSELMINO u. HOFFMANN: Z. klin. Med. **129**, 44 (1935).
[3] FUKUI: Pflügers Arch. **210**, 427 (1925).
[4] JOHNS u. Mitarbeiter: Amer. J. Physiol. **80**, 100 (1927).
[5] CHIANCA: Ref. Ber. Physiol. **68**, 155 (1934).
[6] CHAIKOFF, HOLTOM u. REICHERT: Amer. J. Physiol. **114**, 468 (1936).
[7] CHAIKOFF, GIBBS, HOLTOM u. REICHERT: Amer. J. Physiol. **116**, 543 (1936).
[8] NITZESCU u. BENETATO: C. r. Soc. Biol. Paris **98**, 58 (1928).
[9] BURN u. LING: Quart. J. Pharmacy **2**, 1 (1929).
[10] LAWRENCE u. McCANE: Biochemic. J. **25**, 570 (1931).
[11] GÖMÖRI u. MARSOWSKY: Naunyn-Schmiedebergs Arch. **165**, 516 (1932).

bei Ratten, ein Befund, der von THADDEA und WALY (1933)[1] am Kaninchen dahin erweitert wurde, daß von den Hinterlappenkomponenten dem Vasopressin die vermindernde Wirkung auf das Leberglykogen zukommt. Demgegenüber fanden aber GÖMÖRI und CSOMAY (1934)[2], daß die Senkung durch Vasopressin (Tonephin) unter ihren Versuchsbedingungen durchschnittlich 74%, durch Oxytocin (Orasthin) durchschnittlich 64% betrug; sie rechnen daher mit der Möglichkeit, daß die leberglykogenvermindernde Wirkung weder dem Tonephin noch dem Orasthin zukommt, sondern auf eine dritte, leberglykogenvermindernde Substanz zurückgeht. HYND und ROTTER (1932)[3] fanden, daß Injektionen von Hinterlappenextrakten bei Ratten in den ersten 5 Stunden eine Abnahme des Leberglykogens mit nachfolgender Zunahme bewirken, wobei das Maximum 19 Stunden nach der Injektion lag; parallel mit der Abnahme des Leberglykogens kam es zu einer Zunahme des Muskelglykogens während der ersten 5 Stunden, das noch nach 24 Stunden erhöht gefunden wurde. (Auffällig ist die Analogie in den Versuchen von HYND und ROTTER mit den Wirkungen des Kohlehydratstoffwechselhormons und des glykostatischen Faktors.)

2. Wirkung des Kohlehydratstoffwechselhormons des HVL.

Bevor wir auf den Nachweis und die Abgrenzung des Kohlehydratstoffwechselhormons im einzelnen eingehen, wollen wir zunächst die neueren Ergebnisse der Einwirkung von Vorderlappenextrakten auf das Leberglykogen behandeln.

Nach ANSELMINO und HOFFMANN (1934)[4] bewirken wäßrige Vorderlappenauszüge entsprechend 10—30 mg Acetontrockenpulver einen über mehrere Stunden verlaufenden beträchtlichen Abfall der Leberglykogenwerte bei der Ratte, deren Tiefpunkt je nach der zugeführten Dosis etwa 2—5 Stunden nach der Injektion erreicht wird. Bei höherer Dosierung kann das Leberglykogen bereits 2 Stunden nach der Injektion bis auf 10% der Kontrollwerte absinken (Tabelle 19).

Tabelle 19. **Abnahme des Leberglykogens bei Ratten 2 Stunden nach der Injektion von Vorderlappenextrakten.** (Die Leberglykogenwerte sind [ebenso in der nächsten Tabelle] die Mittelwerte von je 2 Tieren [Versuchstiere] bzw. je 3 Tieren [Kontrollen]). (Nach ANSELMINO und HOFFMANN: Klin. Wschr. **1934**, 1048.)

Prä-parat	Extrakt ent-sprechend mg Trockendrüse	Leberglykogen in g%		Prä-parat	Extrakt ent-sprechend mg Trockendrüse	Leberglykogen in g%	
		Versuchstiere	Kontrollen			Versuchstiere	Kontrollen
1	10	2,08	} 3,90	3	20	1,35	
1	20	1,28		3	30	1,16	
2	10	2,68		4	10	1,80	} 3,04
2	20	1,30	} 3,04	4	20	0,79	
2	30	0,51		4	30	0,45	
3	10	2,98					

Über den zeitlichen Ablauf der leberglykogenvermindernden Wirkung der Vorderlappenextrakte unterrichtet folgende Tabelle.

Den gleichen Befund einer Senkung des Leberglykogens durch Zufuhr von Vorderlappenextrakten erhob auch STEPPUHN (1935)[5], der bereits 5 Minuten nach der Injektion die Leber von Kaninchen und Ratten praktisch glykogenfrei fand. Dagegen stieg der Glykogengehalt der Rattenmuskulatur an. Doch hält STEPPUHN diese Wirkung für gekoppelt mit den Wirkungen auf Blutketon-

[1] THADDEA u. WALY: Naunyn-Schmiedebergs Arch. **172**, 535 (1933).
[2] GÖMÖRI u. CSOMAY: Naunyn-Schmiedebergs Arch. **175**, 17 (1934).
[3] HYND u. ROTTER: Biochemic. J. **26**, 578 u. 1633 (1932).
[4] ANSELMINO u. HOFFMANN: Klin. Wschr. **1934**, 1048 u. 1052.
[5] STEPPUHN: Wien. Arch. inn. Med. **26**, 87 (1935).

Tabelle 20. Zeitlicher Ablauf der Leberglykogenabnahme bei der Ratte nach Injektion von HVL.-Extrakten. (Nach Anselmino und Hoffmann: Klin. Wschr. **1934**, 1048.)

HVL.-Extrakt entsprechend mg Trockendrüse	Leberglykogenwerte in g%						Kontrollwerte in g%
	1 Std.	1½ Stdn.	2 Stdn.	3 Stdn.	4 Stdn.	5 Stdn.	
	nach der Injektion						
20	1,92	—	—	1,23	—	2,00	3,60
20	—	1,90	—	0,82	—	1,99	3,65
30	3,43	—	1,36	1,39	1,04	1,65	4,27

körper, Blutfett und Leberfett und führt sie auf die Wirkung der gleichen Substanz zurück. Weiterhin kamen Fluch, Greiner und Loewi (1935)[1] sowie Loewi (1938)[2] zu der Annahme, daß im Vorderlappen ein besonderes Hormon existiert, welches u. a. das Leberglykogen erniedrigt. Weiterhin berichteten Lucke und Kröger (1936)[3] über Senkung des Leberglykogens von Mäusen durch das Handelspräparat Präphyson, und schließlich finden sich noch Angaben über die kurzfristige Senkung des Leberglykogens durch Vorderlappenextrakte von Young (1936)[4], Seekles (1937)[5], Himsworth und Scott (1938)[6] u. a. Besonders eingehend befaßte sich Merten (1939)[7] mit der Wirkung von Vorderlappenextrakten auf das Leberglykogen. Er konnte bei weißen Ratten von 70—128 g Gewicht eine durchschnittliche Abnahme des Leberglykogens um 46,6% 1½—2½ Stunden nach der Injektion von selbsthergestellten Vorderlappenextrakten, Vorderlappenultrafiltraten sowie des Fabrikatpräparates Präphyson beobachten. Schließlich berichteten auch Bomskov und Sladovic (1940)[8], daß hochgereinigte Vorderlappenextrakte bei Ratten, Meerschweinchen und Tauben eine beträchtliche Abnahme des Leberglykogens verursachen, deren Maximum bei der Ratte praktisch nach 3, bei Meerschweinchen nach etwa 6 Stunden erreicht ist, die aber nach einmaliger Injektion etwa 48 Stunden anhalten soll, eine Angabe, die im Widerspruch zu den Befunden von Anselmino und Hoffmann steht und von Anselmino und Lotz (1941)[9] nicht bestätigt werden konnte.

3. Eigenschaften des Kohlehydratstoffwechselhormons des HVL.

Nach Anselmino und Hoffmann[10] ist das Kohlehydratstoffwechselhormon unlöslich in konzentriertem Alkohol, Aceton, Äther und Chloroform. Es läßt sich aus wäßriger Lösung durch Zusatz der 10fachen Menge Alkohol oder Aceton ausfällen. Durch Einwirkung von starken Säuren oder Laugen wird das Hormon bereits nach relativ kurzer Zeit weitgehend zerstört und büßt auch beim Kochen einen Teil seiner Wirkung ein; doch ist es verhältnismäßig viel hitzestabiler als die meisten übrigen Vorderlappenhormone mit Ausnahme des corticotropen Hormons, das nach Anselmino und Hoffmann ebenfalls eine verhältnismäßig große Hitzestabilität besitzt.

Das Kohlehydratstoffwechselhormon ist weiterhin ultrafiltrabel, und zwar passiert es nach Anselmino und Hoffmann[10] sowohl bei neutraler als bei schwach

[1] Fluch, Greiner u. Loewi: Naunyn-Schmiedebergs Arch. **177**, 167 (1935).
[2] Loewi: Fiziol. Z. **24**, 241 (1938), zit. nach Ber. Physiol. **108**, 258 (1938).
[3] Lucke u. Kröger: Z. exper. Med. **100**, 69 (1936).
[4] Young: Lancet **1936 II**, 301 — J. of Physiol. **87**, 13 P (1936).
[5] Seekles: Z. exper. Med. **100**, 324 (1937).
[6] Himsworth u. Scott: J. of Physiol. **92**, 183 (1938).
[7] Merten: Z. exper. Med. **105**, 273 (1939).
[8] Bomskov u. Sladovic: Z. klin. Med. **137**, 737 (1940).
[9] Anselmino u. Lotz: Klin. Wschr. **1941** im Druck.
[10] Anselmino u. Hoffmann: Klin. Wschr. **1934**, 1048 u. 1052.

saurer (p_H 5,4 Acetatpuffer) Reaktion Ultrafilter bestimmter Herstellung, wobei ein mäßiger Wirksamkeitsverlust eintritt; bei p_H 9,4 passiert es dagegen das gleiche Filter nur in Spuren (Tabelle 21). Doch ist offenbar das Verhalten bei der Ultrafiltration stark von der Art der Herstellung der Extrakte und der Filter abhängig.

Tabelle 21. Ultrafiltrierbarkeit des Kohlehydratstoffwechselhormons bei verschiedenen H-Ionenkonzentrationen. (Nach ANSELMINO und HOFFMANN[1].)

HVL.-Präparat	Extrakt entsprechend mg Trockendrüse	Ultrafiltriert bei p_H	Leberglykogen in g%	
			Versuchstiere	Kontrollen
1	30	5,3 7,0 9,4	1,40 1,81 3,09	4,27
2	30	5,3 7,0 9,4	2,20 1,71 3,18	3,04
3	20	5,3 9,4	1,03 4,10	3,90
	30	5,3 9,4	0,85 4,30	4,40

Die Ultrafiltrierbarkeit und die verhältnismäßig hohe Hitzestabilität des Kohlehydratstoffwechselhormons wurden von MERTEN (1939)[2] und von MERTEN und HINSBERG (1939)[3] bestätigt. Dagegen fanden MERTEN und HINSBERG[3], daß auch Ultrafiltrate bei p_H 9,4 ihre leberglykogensenkende Wirkung bewahren, wobei sie aber darauf aufmerksam machen, daß die Art der benutzten Filter von großer Bedeutung ist; diese waren in ihren Versuchen von den von ANSELMINO und HOFFMANN benutzten verschieden.

Hinsichtlich der Adsorbierbarkeit an verschiedene Adsorbentien wurde von ANSELMINO und HOFFMANN angegeben, daß das Kohlehydratstoffwechselhormon weder bei p_H 5,3 noch bei p_H 9,4 an Kieselgur, Fullererde, Kaolin oder Aluminiumhydroxyd A adsorbiert wird. Weiterhin fand keine Adsorption an gewöhnliche Tierkohle oder Talkum statt, die bei neutraler Reaktion untersucht wurden.

4. Vorkommen und Darstellung des Kohlehydratstoffwechselhormons des HVL.

Das Kohlehydratstoffwechselhormon findet sich nach den eben angeführten Untersuchungen im Vorderlappen von Tieren, weiterhin im menschlichen Harn, insbesondere im Harn von Diabeteskranken, und schließlich im Blutserum von Diabetikern; bei gesunden Personen wird es nur nach einer größeren Zuckerbelastung im Blutserum angetroffen bzw. nachweisbar.

Vergleichende Untersuchungen über den Gehalt von Vorder- und Hinterlappen von Rinderhypophysen ergaben nach ANSELMINO und HOFFMANN, daß der Vorderlappen den Hinterlappen zwar wesentlich übertrifft, daß aber auch im Hinterlappen beträchtliche Mengen der wirksamen Substanz gefunden werden.

Darstellung des Kohlehydratstoffwechselhormons aus Drüse. Rohextrakte, welche das Kohlehydratstoffwechselhormon des HVL. neben zahlreichen weiteren

---

[1] ANSELMINO u. HOFFMANN: Klin. Wschr. **1934**, 1048 — Endokrinol. **17**, 289 (1936) — Abderhaldens Handb. der biolog. Arbeitsmeth. Abt. V, Teil 3 B, S. 873 (1936).

[2] MERTEN: Z. exper. Med. **105**, 281 (1939).

[3] MERTEN u. HINSBERG: Klin. Wschr. **1939**, 901.

HVL.-Hormonen enthalten, werden nach Anselmino und Hoffmann[1] in der früher für das Fettstoffwechselhormon beschriebenen Weise durch wäßrige oder alkalische Extraktion aus acetongetrockneten oder frischen Rindervorderlappen hergestellt. Das Kohlehydratstoffwechselhormon wird zusammen mit anderen Hormonen durch Zusatz von Aceton oder Alkohol und etwas Natriumacetat bei etwa 80—90 proz. Aceton- bzw. Alkoholkonzentration ausgefällt. Das Trockenpulver kann im Exsiccator aufbewahrt werden. Zur weiteren Reinigung des Hormons wird von Anselmino und Hoffmann und von Merten und Hinsberg die Ultrafiltration durch Kollodiummembranen empfohlen.

Darstellung des Kohlehydratstoffwechselhormons aus dem Harn von Diabeteskranken. Ein hervorragendes Ausgangsmaterial für die Darstellung des Kohlehydratstoffwechselhormons stellt nach Anselmino und Hoffmann der Harn von schweren Diabeteskranken, insbesondere von juvenilen Diabetikern, dar. Während im Harn von leichteren Diabetesfällen bzw. in Fällen von Altersdiabetes vorzugsweise das Fettstoffwechselhormon ausgeschieden wird, finden sich in vielen Fällen von juvenilem Diabetes besonders große Mengen des Kohlehydratstoffwechselhormons. Der Harn wird nach Anselmino und Hoffmann durch Zusatz der 5—6fachen Menge 99 proz. Alkohols gefällt, die Fällung wird abgenutscht und mit absolutem Alkohol und mit Äther mehrfach gewaschen und getrocknet. Man erhält aus 1 Liter Harn je nach der Konzentration etwa 30—300 mg eines weißgelblichen Pulvers, das im Exsiccator aufbewahrt wird. Das Pulver kann durch mehrfaches Umfällen und durch Ultrafiltration weiter gereinigt werden.

Gewinnung des Kohlehydratstoffwechselhormons aus Blutserum. Bei Gesunden findet sich das Kohlehydratstoffwechselhormon im Serum nach Anselmino und Hoffmann nur nach einer größeren Kohlehydratbelastung, während es im Nüchternserum von Gesunden im Gegensatz zum Nüchternserum von Diabeteskranken nicht nachweisbar ist. Zum Nachweis des Hormons im Serum kann man nach Anselmino und Hoffmann als einfachstes 3 ccm des abzentrifugierten Serums den Testratten injizieren. Will man das Hormon in eiweißfreie Lösung bringen, so genügt es, das Serum bei Blutreaktion zu ultrafiltrieren. Da jedoch dieses Vorgehen mit einem erheblichen Hormonverlust verbunden ist, injiziert man den Versuchstieren ungefähr das Doppelte der ursprünglich benötigten Serummenge, d. h. also 5—6 ccm Ultrafiltrat eines Serums, das in Mengen von 3 ccm wirksam war. Im Blut von Gesunden wird das Kohlehydratstoffwechselhormon nachweisbar, wenn eine größere Zuckermenge (z. B. 120 g Traubenzucker) peroral verabreicht wurde. Hunden verabreicht man je nach Größe 30—50 g Zucker, in mehreren hundert Kubikzentimeter Wasser gelöst, mit der Schlundsonde. Das Blut wird 2—4 Stunden nach der Belastung entnommen. Statt der peroralen Belastung kann Traubenzucker auch intravenös zugeführt werden. In diesem Falle infundiert man beim Menschen etwa 300—500 ccm einer 10 proz. Lösung langsam in die Cubitalvene, während beim Hund etwa 200 ccm genügen. Die Blutentnahme erfolgt spätestens 1 Stunde nach der intravenösen Belastung.

Abtrennung des Kohlehydratstoffwechselhormons vom Fettstoffwechselhormon. In relativ reiner (d. h. mit anderen Vorderlappenhormonen und insbesondere mit dem Fettstoffwechselhormon nicht vermischter) Form liegt das Kohlehydratstoffwechselhormon im Blutserum nach einer Zuckerbelastung vor, während das reine Fettstoffwechselhormon nach einer Fettbelastung im Serum erscheint. In fast allen sonstigen Ausgangsprodukten, also insbesondere in der

---

[1] Anselmino u. Hoffmann: Klin. Wschr. **1934**, 1048 — Endokrinol. **17**, 289 (1936) — Abderhaldens Handb. der biolog. Arbeitsmeth. Abt. V, Teil 3 B, S. 873 (1936).

Drüse und im Diabetikerharn, liegt dagegen das Kohlehydratstoffwechselhormon vermengt mit dem Fettstoffwechselhormon vor. Anselmino und Hoffmann[1] haben angegeben, daß es mittels der Ultrafiltration bei verschiedenen H-Ionenkonzentrationen möglich ist, die beiden Hormone zu trennen. Dies Verfahren beruht auf der Feststellung, daß bei geeigneter Filterwahl jedes der beiden Hormone ein verschiedenes Ultrafiltrationsoptimum in Abhängigkeit von der Wasserstoffionenkonzentration besitzt (Abb. 35 und 36).

Danach liegt das Ultrafiltrationsoptimum für das Kohlehydratstoffwechselhormon bei etwa p_H 6,2, das Optimum für das Fettstoffwechselhormon bei p_H 8,5—9,0. Umgekehrt passiert bei geeigneten Ultrafiltern unterhalb von p_H 5,4

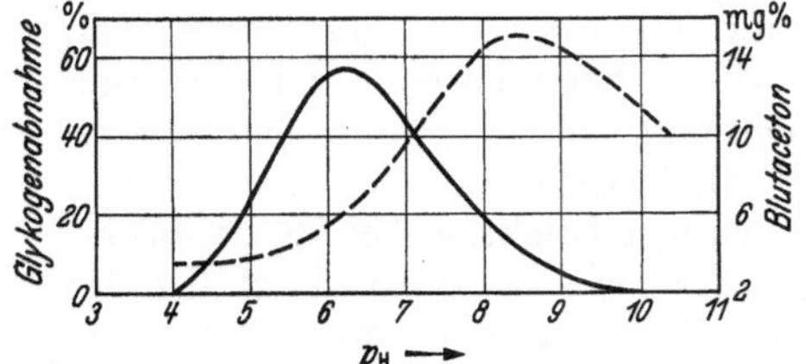

Abb. 35. Ultrafiltrationsbereich des Fettstoffwechselhormons und des Kohlehydratstoffwechselhormons des HVL. aus Drüse in Abhängigkeit von der Reaktion.
——— Leberglykogen; ········ Blutketonkörper.

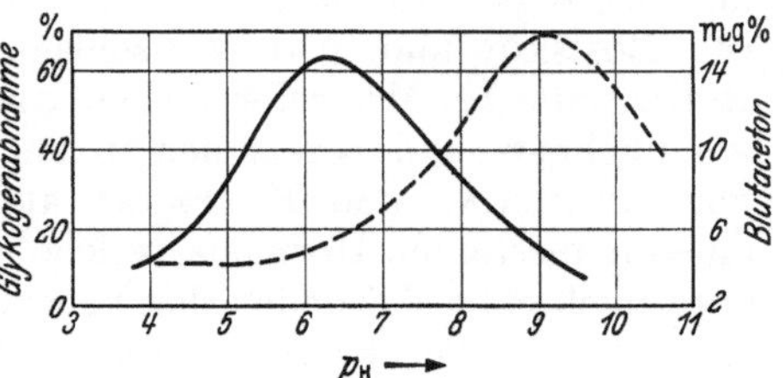

Abb. 36. Ultrafiltrationsbereich des Fettstoffwechselhormons und des Kohlehydratstoffwechselhormons des HVL. aus Harn in Abhängigkeit von der Reaktion.
——— Leberglykogen; ········ Blutketonkörper.

das Fettstoffwechselhormon kaum noch das Filter, während das Kohlehydratstoffwechselhormon oberhalb p_H 9 kaum mehr ultrafiltriert. Anselmino und Hoffmann haben daher empfohlen, die Trennung der beiden Hormone aus Hormongemischen in der Weise vorzunehmen, daß die Ultrafiltration zur Darstellung des Kohlehydratstoffwechselhormons bei p_H 5,2—5,4, zur Darstellung des Fettstoffwechselhormons dagegen bei p_H 9—9,2, erfolgt.

Das Verfahren, dessen Einzelheiten im Original näher beschrieben sind, ermöglicht es nach Anselmino und Hoffmann, Leberglykogen und Blutketonkörper unabhängig voneinander durch die getrennten Hormone zu beeinflussen.

5. Testierung und Standardisierung des Kohlehydratstoffwechselhormons.

Das Kohlehydratstoffwechselhormon wird nach Anselmino und Hoffmann[2] an der Erniedrigung des Leberglykogens von ausgewachsenen männlichen Ratten von etwa 150 g Gewicht testiert; Merten (1939)[3] bevorzugt junge Ratten im Alter von 45—54 Tagen von etwa 70—125 g Gewicht. Lucke und Kröger (1936)[4] berichten über die Erniedrigung des Leberglykogens durch Vorderlappenextrakte bei Mäusen. Bomskov und Sladovic (1940)[5] verwenden Ratten, Tauben und Meerschweinchen.

Die Abnahme des Leberglykogens unter der Wirkung des Kohlehydratstoffwechselhormons ist nach Anselmino und Hoffmann abhängig von der angewandten Hormonmenge. Im allgemeinen soll man nach Anselmino und Hoffmann bei quantitativer Auswertung so vorgehen, daß Hormonmengen verabfolgt werden, welche eine Senkung des Leberglykogens auf etwa 50% des Ausgangs-

[1] Anselmino u. Hoffmann: Abderhaldens Handb. der biolog. Arbeitsmeth. Abt. V, Teil 3 B, S. 873 (1936).

[2] Anselmino u. Hoffmann: Klin. Wschr. **1934**, 1048 u. 1052.

[3] Merten: Z. exper. Med. **105**, 273 (1939).

[4] Lucke u. Kröger: Z. exper. Med. **100**, 69 (1936).

[5] Bomskov u. Sladovic: Z. klin. Med. **137**, 718 (1940).

wertes hervorrufen, und daß man die Ratten 2 oder 3 Stunden nach der Injektion des Hormons tötet. Die Zeit von 2 Stunden wird man dann wählen, wenn bei dem gleichen Tier auch eine Auswertung auf das Fettstoffwechselhormon erfolgen soll.

BOMSKOV und SLADOVIC (1940)[1] haben Zeit- und Dosiswirkungskurven für die Hormonwirkung an Ratten, Meerschweinchen und Tauben angegeben; danach ist das Maximum der Senkung des Leberglykogens bei der Ratte praktisch nach 3 Stunden, beim Meerschweinchen nach 6 Stunden, bei der Taube dagegen erst nach 24—48 Stunden nach der einmaligen Injektion einer allerdings verhältnismäßig hohen Dosis einer gereinigten Substanz erreicht, deren Umrechnung auf mg Ausgangsdrüse aus den bisher vorliegenden spärlichen Angaben nicht möglich ist. BOMSKOV und SLADOVIC schlagen vor, die Testierung bei ausgewachsenen Ratten oder bei Meerschweinchen von 160—240 g 6 Stunden nach der Injektion vorzunehmen und bezeichnen in enger Anlehnung an die frühere Empfehlung von ANSELMINO und HOFFMANN als eine Einheit diejenige Menge eines von ihnen hergestellten Hormons, welche nach einmaliger Injektion bei Meerschweinchen nach etwa 6 Stunden das Leberglykogen der Tiere auf etwa die Hälfte der Norm senkt. Bei der Auswertung unbekannter Substanzen fordern die Autoren aber, daß auch größere Dosen zur Anwendung kommen, die imstande sind, das Leberglykogen auf mindestens 0,2%, d. i. unter $^1/_{10}$ der Norm, zu senken; für das Meerschweinchen beträgt diese Dosis etwa das 4—6fache einer Einheit.

Die Schwierigkeit der Testierung am Leberglykogen liegt in der Notwendigkeit, für vergleichende Leberglykogenbestimmungen Ratten oder Meerschweinchen mit einem annähernd übereinstimmenden Ausgangsgehalt an Leberglykogen zu haben. ANSELMINO und HOFFMANN verwenden dafür gleichaltrige, männliche Ratten der gleichen Zucht in Serien von 20—25 Tieren, die vor dem Versuch etwa 3 Wochen im Laboratorium gemeinsam in einem großen Käfig unter dauernder Beobachtung und unter gleichförmigen Umweltbedingungen bei vorwiegender Weißbrot-Milch-Fütterung gehalten werden. Innerhalb der gleichen Serie erhält man so leidlich übereinstimmende Zahlen, während die Differenzen unter verschiedenen Serien erheblich größer sein können. Auch BOMSKOV und SLADOVIC benutzen Meerschweinchen der gleichen Zucht, die sie jeweils 14 Tage vor Versuchsbeginn in Käfigen zu je 10 Stück im Laboratorium bei einem Futter von Rüben und Heu, im Sommer von Gras und Brot halten. BOMSKOV und SLADOVIC haben die Beobachtung gemacht, daß die Reaktionsfähigkeit und die individuellen Schwankungen des Glykogengehaltes der Tiere in verschiedenen Gegenden erheblich differieren. So waren diese in Freiburg viel geringer als in Norddeutschland. Die Tiere blieben jeweils 12 Stunden vor der Tötung ohne Futter und erhielten meist 8 Stunden vor der Tötung 1,5 ccm einer 50proz. Lösung von Lävulose pro 100 g Gewicht mit der Schlundsonde. MERTEN[2] berichtet dagegen über größere Schwankungen im Leberglykogengehalt seiner Kontrolltiere, die auch von anderen Autoren gelegentlich angegeben werden (BLATTERWICK[3], DEUEL[4], SINGER und TAUBENHAUS[5]).

Zur Injektion wird von ANSELMINO und HOFFMANN die subcutane Injektion, von MERTEN und von MERTEN und HINSBERG die subcutane und intravenöse, von BOMSKOV und SLADOVIC die intraperitoneale Injektion bevorzugt.

[1] BOMSKOV u. SLADOVIC: Z. klin. Med. **137**, 718 (1940).
[2] MERTEN: Z. exper. Med. **105**, 273 (1939).
[3] BLATTERWICK: J. of biol. Chem. **111**, 537 (1935).
[4] DEUEL: J. of biol. Chem. **104**, 519 (1934).
[5] TAUBENHAUS: Wien. Arch. inn. Med. **29**, 251 (1936).

6. Die regulatorische Ausschüttung des Kohlehydratstoffwechselhormons ins Blut.

Während die leberglykogenvermindernde Substanz des HVL. im Nüchternblut von gesunden Versuchspersonen nicht nachweisbar ist, erscheint sie nach ANSELMINO und HOFFMANN (1934)[1] in größeren Mengen im Blute und wird dort nachweisbar nach einer reichlichen Kohlehydratbelastung, nicht dagegen nach einer Fett- oder Eiweißbelastung. Bei der Untersuchung des zeitlichen Ablaufs des Erscheinens des Kohlehydratstoffwechselhormons im Blut wurde festgestellt, daß nach einer peroralen Zuckerbelastung von etwa 120—150 g Traubenzucker der Gehalt des Blutes an Kohlehydratstoffwechselhormon allmählich ansteigt und nach etwa 2—4 Stunden seinen Höhepunkt erreicht, um dann allmählich wieder abzusinken (Tabelle 22).

Tabelle 22. Zeitlicher Verlauf der Ausschüttung des Kohlehydratstoffwechselhormons ins Blut nach Zuckerbelastung. (Nach ANSELMINO und HOFFMANN: Klin. Wschr. **1934**, 1048.)

Belastung mit g Glucose	Vor der Belastung	Leberglykogen der Ratten in g% (Mittelwerte) 2 Stdn. nach Injektion von 3 ccm Serum; entnommen				Kontrolltiere
		¹/₂ Std.	1 Std.	2 Stdn.	4 Stdn.	
		nach der Belastung				
120	3,08	—	1,04	1,57	2,12	3,65
120	2,95	—	0,82	1,22	1,79	2,88
150	3,01	2,27	1,00	0,58	1,64	3,11
150	2,77	2,42	1,13	0,67	1,26	3,11

In weiteren Versuchen verglichen ANSELMINO und HOFFMANN die Eigenschaften der im Blute nach Kohlehydratbelastung erscheinenden Substanz mit denen des Kohlehydratstoffwechselhormons des HVL. und fanden eine völlige Übereinstimmung in allen untersuchten chemischen und physikalischen Eigenschaften (Ultrafiltrierbarkeit, Hitze-, Säure- und Alkaliempfindlichkeit, Adsorbierbarkeit usw.). Weiterhin wurde festgestellt, daß auch der zeitliche Ablauf in der Wirkung der Substanzen aus Drüse und aus Serum auf das Leberglykogen der gleiche ist, und schließlich stellten ANSELMINO, EFFKEMANN und HOFFMANN (1935)[2] fest, daß beide Substanzen auch in gleicher Weise die Fettsäuren der Leber beeinflussen (vgl. Abschnitt 7). ANSELMINO und HOFFMANN nehmen daher nicht nur die Identität der leberglykogenvermindernden Substanzen aus Drüse und Blutserum an; aus der beschriebenen Ausschüttung der Substanz nur nach Zuckerbelastung, nicht dagegen nach Fett- oder Eiweißzufuhr schließen sie auch weiterhin auf eine regulatorische Bedeutung des glykogenolytischen Prinzips im Kohlehydratstoffwechsel und damit auf seine Hormonnatur (1934). Sie nennen es daher das Kohlehydratstoffwechselhormon des HVL., so wie sie früher (1931) in ganz analoger Weise die hormonale, regulatorische Bedeutung des ketogenen Prinzips im Fettstoffwechsel festgestellt und dieses daher als das Fettstoffwechselhormon des HVL. bezeichnet hatten. Eine Bestätigung der Feststellung der regulatorischen Ausschüttung des Kohlehydratstoffwechselhormons ins Blut nach Zuckerbelastung bilden die Versuche von BOMSKOV und SLADOVIC (1940)[3], welche bei 6 gesunden Versuchspersonen in der von ANSELMINO und HOFFMANN angegebenen Versuchsanordnung ebenfalls das Erscheinen eines leberglykogenvermindernden Prinzips im Blut feststellten, das

---

[1] ANSELMINO u. HOFFMANN: Klin. Wschr. **1934**, 1048 u. 1052.
[2] ANSELMINO, EFFKEMANN u. HOFFMANN: Z. exper. Med. **97**, 44 (1935).
[3] BOMSKOV u. SLADOVIC: Z. klin. Med. **137**, 737 (1940).

sie mittels der von ihnen angegebenen Dosis- und Zeitwirkungskurven mit dem leberglykogenvermindernden Prinzip aus dem Vorderlappen identifizierten.

Weiterhin wurde von ANSELMINO und RHODEN (1936)[1] gefunden, daß nach gleichzeitiger Zufuhr von Zucker und Fett bei Menschen und Hunden die Ausschüttung des Kohlehydratstoffwechselhormons fast völlig verhindert wird (ebenso übrigens auch des Fettstoffwechselhormons), und zwar bei Zufuhr von Zucker- und Fettmengen, die, für sich allein gegeben, eine deutlich nachweisbare Ausschüttung der beiden Hormone ins Blut zur Folge haben. Weiterhin wurde festgestellt, daß nach einer gewöhnlichen gemischten Mahlzeit mittleren Umfanges eine nennenswerte Ausschüttung der beiden Hormone ins Blut nicht stattfindet. Schließlich wurde von ANSELMINO und HOFFMANN (1936) gefunden, daß es mit hohen Insulindosen gelingt, die regulatorische Ausschüttung des Kohlehydratstoffwechselhormons nach Zuckerbelastung beim Hund (ebenso übrigens wie die des Fettstoffwechselhormons nach Fettbelastung) völlig zu unterdrücken. Die dabei benötigten Insulindosen sind allerdings derartig, daß deutliche hypoglykämische Symptome auftreten. Kleinere Insulindosen haben dagegen bei Hunden und Menschen auf die Ausschüttung des Kohlehydratstoffwechselhormons keinen nachweisbaren Einfluß.

7. Sonstige Stoffwechselwirkungen des Kohlehydratstoffwechselhormons.

Es ist klar, daß die Leberglykogenverminderung nicht die einzige, und vielleicht nicht einmal die wesentlichste Stoffwechselwirkung des Kohlehydratstoffwechselhormons darstellt. Doch ist über weitere Stoffwechselwirkungen des Hormons bisher verhältnismäßig wenig Sicheres bekannt.

a) Wirkung auf die Leberfettsäuren.

ANSELMINO, EFFKEMANN und HOFFMANN (1935)[2] stellten fest, daß das vom Fettstoffwechselhormon und den übrigen Vorderlappenhormonen befreite gereinigte Kohlehydratstoffwechselhormon eine Abnahme der gesättigten und der ungesättigten Fettsäuren der Leber von Ratten und Hähnchen bewirkt; doch liegt das Maximum der Abnahme der Fettsäuren mit etwa 6—8 Stunden nach der Injektion zeitlich einige Stunden nach dem Maximum der Abnahme des Leberglykogens, das, wie wir früher sahen, etwa 2—4 Stunden nach der Injektion erreicht wird. Zur Zeit der tiefsten Abnahme der Leberfettsäuren sind die Leberglykogendepots, wie die gleichen Autoren feststellten, zum Teil bereits wieder aufgefüllt. Demgegenüber bewirkt das gereinigte Fettstoffwechselhormon umgekehrt eine Steigerung der freien Fettsäuren der Leber der Versuchstiere, ohne das Leberglykogen zu beeinflussen.

b) Wirkung auf den Blutzucker.

Von besonderem Interesse gerade im Hinblick auf die diabetogene Wirkung muß die Frage erscheinen, wie der Blutzucker durch das Kohlehydratstoffwechselhormon beeinflußt wird. Schließlich sollte man ja von einem Hormon, das nach seinem Namen besonders nahe Beziehungen und eine regulatorische Bedeutung im Kohlehydratstoffwechsel aufweist, irgendeinen Einfluß auf den Blutzucker erwarten, und insbesondere der plötzliche Schwund des Leberglykogens sollte eine wenigstens vorübergehende Steigerung des Blutzuckers im Gefolge haben. Merkwürdigerweise konnte aber ANSELMINO (1937)[3] bei Ratten keine den Leber-

---

[1] ANSELMINO u. RHODEN: Z. exper. Med. **98**, 762 (1936).
[2] ANSELMINO, EFFKEMANN u. HOFFMANN: Z. exper. Med. **97**, 44 (1935).
[3] ANSELMINO: Endokrinologie **19**, 30 (1937).

glykogenschwund begleitende Steigerung des Blutzuckers in den ersten Stunden nach subcutaner Injektion des Hormons feststellen.

Diese Versuche wurden auf wesentlich breiterer Basis von MERTEN und HINSBERG (1939)[1] sowie von MERTEN (1939)[2] fortgesetzt. MERTEN[3] hatte (1939) festgestellt, daß sich entsprechend den Angaben von ANSELMINO und HOFFMANN durch Ultrafiltration bei p_H 5,4 hochgereinigte Ultrafiltrate herstellen lassen, die besonders reich an Kohlehydratstoffwechselhormon sind; er fand weiter in Bestätigung der Angaben von ANSELMINO, daß diese auf das Leberglykogen der Ratten hochwirksamen Ultrafiltrate den Blutzucker der Ratte praktisch unverändert lassen (Steigerung des freien Zuckers von 124 auf 144 mg%, Senkung des gebundenen Zuckers von 102 auf 90 mg%). In Fortsetzung dieser Versuche erzielten MERTEN und HINSBERG (1939) bei Kaninchen und Hunden nach intravenöser Injektion der gleichen Ultrafiltrate jedoch eine deutliche Erhöhung des Blutzuckers. Dabei führen bemerkenswerterweise Ultrafiltrate zu einer stärkeren Blutzuckersteigerung als Gesamtextrakte. Die Ultrafiltrate rufen nach MERTEN und HINSBERG nach 1- oder 2maliger Injektion eine flüchtige, aber durchweg deutliche Hyperglykämie hervor, das Maximum ist meist nach 15 bis 30 Minuten erreicht, jedoch kann die Blutzuckersteigerung auch über Stunden anhalten und erst dann wieder normale Werte erreichen. Mittlere Dosen (100 bis 250 mg Acetontrockenpulver pro kg Körpergewicht = 100—250 mg ATP./kg) haben eine stärkere Wirkung als kleine (bis 30 mg ATP./kg); hohe Dosen (über 250 mg ATP./kg) rufen neben Blutzuckererhöhung auch -senkung hervor. Diese Senkung tritt nach MERTEN und HINSBERG besonders deutlich hervor bei Tieren, die schon mehrfach mit stoffwechselwirksamen Vorderlappenextrakten vorbehandelt waren, und oft schon bei der 3. und 4. Injektion sofort und dann schon bei kleinen Dosen; die Senkung ist um so ausgesprochener, je höher der Blutzuckerwert vor der Injektion war (vgl. die folgende Tabelle).

Tabelle 23. Das Verhalten des freien Blutzuckers nach der 1. bis 3. i. v. Injektion mit HVL.-Extrakten (Gesamtextrakt, Ultrafiltrate p_H 7,0 und 5,3). [Nach MERTEN und HINSBERG: Z. exper. Med. **105**, H. 3 (1939).]

Versuchstier	Art und Menge der injizierten HVL.-Lösung	Vor	15	30	60	120	240
			Minuten nach der Injektion				
Kaninchen Nr.	Kontrollversuch: Ultrafiltrat eines wäßrigen Extraktes aus Rattenleber und Muskel-ATP. (250 mg/kg)	120	121	125	133	119	120
79	Gesamtextrakt 250 mg ATP./kg	140	170	132	82	102	142
84	Ultrafiltrat p_H 7,0 250 mg ATP./kg	128	178	192	140	132	134
92	Ultrafiltrat p_H 5,3 30 mg/kg	128	165	141	132	127	122
93	„ „ 5,3 250 „	136	190	171	160	160	158
94	„ „ 5,3 100 „	136	190	160	141	140	138
95	„ „ 5,3 30 „	129	145	138	121	128	132
Hund Nr.							
1	Ultrafiltrat p_H 5,3 30 mg/kg	90	130	116	104	110	118
1	„ „ 5,3 30 „	116	130	130	123	122	118
2	„ „ 5,3 100 „	110	140	128	123	116	110
2	„ „ 5,3 100 „	98	101	106	182	182	154
3	„ „ 5,3 250 „	98	115	150	178	182	170
3	„ „ 5,3 30 „	114	122	114	98	98	103
3	„ „ 5,3 250 „	120	196	114	123	131	90

[1] MERTEN u. HINSBERG: Z. exper. Med. **105**, 281 (1939).
[2] MERTEN: Z. exper. Med. **105**, 298 (1939); **106**, 585 (1939).
[3] MERTEN: Z. exper. Med. **105**, 273 (1939).

Tabelle 24. Das Verhalten des freien Blutzuckers bei den gleichen Versuchstieren nach mehrmaliger i. v. Injektion mit HVL.-Ultrafiltraten p_H 5,3 (Kohlehydratstoffwechselhormon). Menge wie in Tabelle 23. [Nach MERTEN und HINSBERG: Z. exper. Med. **105**, H. 3 (1939).]

Versuchstier	Art und Menge der injizierten HVL.-Lösung	Vor	15	30	60	120	240
			Minuten nach der Injektion				
Kaninchen Nr.							
93	Ultrafiltrat p_H 5,3	192	178	182	143	168	130
92	,, ,, 5,3	167	·155	146	140	138	150
92	,, ,, 5,3	146	136	138	148	156	159
92	,, ,, 5,3	148	126	120	113	110	110
94	,, ,, 5,3	192	170	156	153	164	167
95	,, ,, 5,3	143	132	124	113	120	108
Hund Nr.							
2	Ultrafiltrat p_H 5,3	116	96	118	144	144	156
1	,, ,, 5,3	172	96	66	68	150	156
3	,, ,, 5,3	196	114	124	134	83	124

Bei chronischer Behandlung mit täglich fortgesetzten intravenösen Injektionen von Ultrafiltraten bei p_H 5,3 steigt beim Kaninchen der Nüchternblutzucker entsprechend der diabetogenen Wirkung meist schon vom 2. Tage ab, manchmal aber auch erst nach dem 7. bzw. 12. Tage auf Werte über 200 mg %, um dann aber bald wieder abzusinken. Verfolgten MERTEN und HINSBERG den Verlauf der Blutzuckerkurve während 4 Stunden nach der Injektion der Ultrafiltrate an den einzelnen Tagen, so trat an den ersten Tagen eine vorübergehende zusätzliche Blutzuckersteigerung auf, die aber nach dem Überschreiten des Höhepunktes der Nüchternblutzuckersteigerung einer Senkung Platz machte. Wie man sieht, handelt es sich um die gleichen Beobachtungen der diabetogenen Wirkung mit hochgereinigten Ultrafiltraten, die bereits von zahlreichen Autoren mit Rohextrakten gemacht worden waren (vgl. Abb. 21, S. 57). Der Umstand, daß es MERTEN und HINSBERG gelungen ist, den gleichen Befund mit Ultrafiltraten (bei p_H 5,3) zu erheben, die besonders reich an Kohlehydratstoffwechselhormon waren, *macht es wahrscheinlich, daß derjenige Teil der diabetogenen Wirkung, der auf die langfristige Erhöhung des Blutzuckers gerichtet ist, vom Kohlehydratstoffwechselhormon des HVL. bewirkt wird.* Damit steht in bester Übereinstimmung, daß nach COLLIP, wie wir bereits hörten (vgl. das Kapitel über die diabetogene Substanz), und auch nach LONG[1], die diabetogene Wirkung der gemeinsamen Aktion von zwei Wirkstoffen, dem Fettstoffwechselhormon und einer am pankreas- plus hypophysenlosen Tier blutzuckersteigernden und glykosurisch wirkenden Substanz zuzuschreiben ist, während nach ANSELMINO und HOFFMANN am Zustandekommen der diabetogenen Wirkung vornehmlich das Fettstoffwechselhormon und das Kohlehydratstoffwechselhormon beteiligt sind. Die Versuche von MERTEN und HINSBERG verknüpfen die Befunde von COLLIP und von ANSELMINO und HOFFMANN in glücklicher Weise. In weiterer Bestätigung berichten auch BOMSKOV und SLADOVIC (1940)[2], daß ihre hochgereinigten Präparate, über die allerdings noch keine näheren Angaben vorliegen, sowohl eine Wirkung auf das Leberglykogen als auch eine Wirkung auf den Blutzucker im Sinne eines langfristig verlaufenden Anstiegs aufweisen, so daß sie eine Identität der wirksamen Substanz annehmen.

Weiterhin wurde von MERTEN und HINSBERG der Gesamtzuckerwert (freier plus-gebundener Zucker) bestimmt mit dem Ergebnis, daß die Gesamtreduktion

---

[1] LONG: Medicine **16**, 215 (1937).
[2] BOMSKOV u. SLADOVIC: Dtsch. med. Wschr. **1940**, 589 — Z. klin. Med. **137**, 718 u. 737 (1940).

eine auffallende und gleichmäßige Steigerung erfährt, deren Maximum beim
Nüchternzucker zwischen dem 3. und 10. Tag liegt. Die folgende Tabelle bietet
dafür ein Beispiel.

MERTEN und HINSBERG konnten keinen Unterschied in der Wirkung auf
Leberglykogen und Blutzucker feststellen, gleichgültig, ob die Ultrafiltrate bei
p_H 5,3 oder 9,4 gewonnen waren; dagegen geben ANSELMINO und HOFFMANN
an, daß das Kohlehydratstoffwechselhormon bei p_H 9,4 nicht oder kaum ultrafiltriert, während das Fettstoffwechselhormon wohl bei p_H 9,4, aber nicht bei
p_H 5,3 die Ultrafilter passiert. Doch weisen MERTEN und HINSBERG selbst
darauf hin, daß Unterschiede in der Art der benutzten Filter eine wesentliche
Bedeutung haben dürften. MERTEN und HINSBERG benutzten Ultrafilter der
Membranfiltergesellschaft Göttingen, während ANSELMINO und HOFFMANN mit
kollodiumüberzogenen Porzellanfiltern der Staatlichen Porzellanmanufaktur
Berlin arbeiteten.

Tabelle 25. Verhalten des Gesamtzuckers nach täglicher intravenöser Injektion
von HVL.-Ultrafiltraten beim Kaninchen (entsprechend 250 mg Acetontrockenpulver
pro kg Körpergewicht). [Nach MERTEN und HINSBERG: Z. exper. Med. **105**, 281 (1939).]

Belastung am		Vor	Blutzucker in mg%				
			¹/₄ Std.	¹/₂ Std.	1 Std.	2 Stdn.	4 Stdn.
			nach Injektion				
1. Tag	freier	146	183	176	153	152	127
	gebundener	110	116	141	155	153	158
	Gesamtzucker	256	299	317	308	305	285
3. Tag	freier	231	221	231	233	173	
	gebundener	128	132	132	154	130	
	Gesamtzucker	359	353	363	387	303	
7. Tag	freier	220	203	182	193	231	
	gebundener	101	120	138	95	96	
	Gesamtzucker	321	323	320	288	327	
13. Tag	freier	222	202	167	167	174	
	gebundener	52	62	135	64	118	
	Gesamtzucker	274	264	302	231	292	
24. Tag	freier	138	138	138	121	131	
	gebundener	34	127	165	140	136	
	Gesamtzucker	172	265	303	261	267	
27. Tag	freier	138	126	120	102	121	
	gebundener	124	142	136	130	142	
	Gesamtzucker	262	268	256	232	263	

Schließlich wurde von MERTEN und HINSBERG gefunden, daß auch die Blutmilchsäure nach einer anfänglichen leichten Senkung im Verlauf der Behandlung
erheblich ansteigt. Ultrafiltrate bei p_H 9,4 hatten dabei aber merkwürdigerweise keine Wirkung, während Ultrafiltrate bei p_H 5,4 voll wirksam waren.
Die Ultrafiltrate von MERTEN und HINSBERG enthielten zweifellos das Kohlehydratstoffwechselhormon, und nach der Art der Herstellung waren fast alle
bekannten Vorderlappenhormone abwesend. Die Identität der Substanzen,
welche das Leberglykogen erniedrigen und welche den Blutzucker in der oben
geschilderten Weise steigern, erscheint daher höchstwahrscheinlich. Dennoch
ziehen MERTEN und HINSBERG es vor, bei der für die Blutzuckerwirkung verantwortlichen Substanz unverbindlich von „Stoffwechselhormon" zu sprechen.

c) Wirkung auf den Oxydationsquotienten und den Insulinantagonismus.

In weiteren Versuchen, die mit den gleichen hochgereinigten Ultrafiltraten angestellt wurden, welche sowohl das Leberglykogen als auch den Blutzucker beeinflußten, fand MERTEN (1939)[1], daß die Vorderlappenultrafiltrate im langfristigen Versuch an Kaninchen auch eine Erniedrigung des Kohlenstoff- und Oxydationsquotienten im Harn ergeben. Er schließt daraus, daß neben einer Steigerung des Gesamtumsatzes eine deutliche Oxydationssteigerung stattgefunden hat. Weiterhin wurde eine antagonistische Wirkung der Extrakte auf den Insulineffekt beim Kaninchen festgestellt entsprechend der Wirkung des glykotropen Faktors von YOUNG, so daß damit auch eine Identität des Kohlehydratstoffwechselhormons mit dem glykotropen Faktor anzunehmen ist. Doch war es nicht möglich, selbst bei Verwendung sehr hoher Extraktmengen, die über 6 Wochen gegeben wurden, beim Kaninchen eine bleibende Störung im Sinne eines permanenten Diabetes zu erzielen, vielmehr zeigte sich nach kurzer Zeit eine Resistenz der Tiere. Weiterhin wurde eine erhebliche Steigerung der C- und N-Ausscheidung im Harn festgestellt sowie eine Senkung des Kohlenstoffquotienten C/N. Gesamt-N, Rest-N und Nichteiweißfraktionen im Blut zeigten dagegen keine deutlichen Veränderungen. Die Erhöhung des Gesamt-N im Harn war vor allem einer Erhöhung des Harnstoff-N zuzuschreiben, woraus geschlossen wird, daß die unter der Wirkung der Ultrafiltrate eintretende Steigerung des Gesamtstoffwechsels vor allem den Eiweißstoffwechsel betrifft.

8. Antagonistische Beeinflussung der Wirkung des Kohlehydratstoffwechselhormons durch das Hormon der Nebennierenrinde.

Wir früher schon berichtet wurde, gelingt es durch gleichzeitige Zufuhr von geeigneten Dosen des Nebennierenrindenhormons, die ketogene Wirkung des Fettstoffwechselhormons völlig zu unterdrücken. Dasselbe gilt nach ANSELMINO, HOFFMANN und RHODEN (1936)[2] auch für die glykogenolytische Wirkung des Kohlehydratstoffwechselhormons in der gleichen Versuchsanordnung, wie sie bereits früher (s. Abschnitt 7 des Kapitels Fettstoffwechselhormon) beschrieben wurde. Darüber unterrichtet die folgende Tabelle:

Tabelle 26. Vgl. den Text.

		Leberglykogen in g% der Versuchsratten	Leberglykogen der Kontrollen
1	Rohextrakt aus 100 mg HVL.	1,05—1,94	4,52—4,91
2	Dasselbe plus 2 ccm Pancortex = 100 g Nebennierenrinde	3,04—4,01	4,52—4,91
3	Ultrafiltrat (p_H 5,5) entsprechend 150 mg HVL.	0,62—1,76	3,31—4,02
4	Dasselbe plus 2 ccm Pancortex.	2,64—3,42	3,64—4,02
5	Dasselbe plus 2,5 ccm Pancortex.	3,34—3,86	3,31—3,65

9. Vorkommen des Kohlehydratstoffwechselhormons beim Menschen unter krankhaften Bedingungen.

Diabetes. Da das Kohlehydratstoffwechselhormon für einen Teil der diabetogenen Wirkung verantwortlich ist, muß vor allem sein Vorkommen bei Fällen von menschlichem Diabetes interessieren. ANSELMINO und HOFFMANN (1935)[3] haben in eingehenden Untersuchungen berichtet, daß das Kohlehydratstoffwechselhormon im Nüchternblut der Diabetiker in abnorm hoher Konzentration

---

[1] MERTEN: Z. exper. Med. **105**, 273 (1939).

[2] ANSELMINO, HOFFMANN u. RHODEN: Naunyn-Schmiedebergs Arch. **181**, 325 (1936).

[3] ANSELMINO u. HOFFMANN: Z. klin. Med. **129**, 44 (1935).

vorkommt, und im Harn von Diabeteskranken in solch krankhaft hoher Menge ausgeschieden wird, daß damit der Harn von Diabeteskranken zur Zeit das reichhaltigste Ausgangsmaterial zur Darstellung des Hormons abgibt. Bei vergleichender Prüfung der Eigenschaften der im Diabetikerharn ausgeschiedenen leberglykogenvermindernden Substanz mit den entsprechenden Eigenschaften des im Vorderlappen vorkommenden Wirkstoffs konnte die völlige Übereinstimmung festgestellt und damit auf die Identität der wirksamen Substanz des Diabetikerharns und -blutes mit dem Kohlehydratstoffwechselhormon des HVL. geschlossen werden. In Bestätigung dieser Angaben konnte auch von MERTEN und MERTEN und HINSBERG (1939)[1] festgestellt werden, daß der Diabetikerharn einen hohen Gehalt an Kohlehydratstoffwechselhormon aufweist, was sowohl an der Wirkung auf das Leberglykogen als auch auf den Blutzucker in der oben beschriebenen Versuchsanordnung bewiesen wurde. BOMSKOV und SLADOVIC (1940)[2], welche ebenfalls die Angaben von ANSELMINO und HOFFMANN bestätigen, kamen durch Vergleich der von ihnen ermittelten Zeit- und Dosiswirkungskurven des im Diabetikerharn ausgeschiedenen wirksamen Prinzips mit der leberglykogenvermindernden Substanz des Vorderlappens zu einem völlig übereinstimmenden Ergebnis, so daß sie die Identität für bewiesen halten.

Einen weiteren pharmakologischen Beweis für die Identität bilden die Versuche von EFFKEMANN (1936)[3], der zeigen konnte, daß das aus dem Diabetikerharn gewonnene Kohlehydratstoffwechselhormon die gleiche Veränderung der gesättigten und ungesättigten Fettsäuren der Rattenleber hervorruft, wie dies für das aus der Drüse hergestellte Hormon nach den früher geschilderten Versuchen bekannt ist.

Weiterhin wurde von ANSELMINO und HOFFMANN[4] untersucht, ob die Injektion von Insulin den erhöhten Gehalt des Nüchternblutes von Diabetikern zu reduzieren vermag. Es wurde in einigen vorläufigen Versuchen festgestellt, daß nach Injektion von 20 E. Insulin 2 Stunden nach der Injektion keine nennenswerte Veränderung im Gehalt des Blutes an Kohlehydratstoffwechselhormon (ebensowenig übrigens an dem krankhaft erhöhten Gehalt an Fettstoffwechselhormon) festzustellen ist, ohne daß diese Versuche aber ein endgültiges Ergebnis darstellen.

Demgegenüber ergaben Versuche an pankreasdiabetischen Hunden [ANSELMINO und HOFFMANN (1936)[5]], daß beim Pankreasdiabetes eine Zunahme des Kohlehydratstoffwechselhormons im Nüchternblut oder im Harn der Tiere nicht nachweisbar ist (ebensowenig übrigens des Fettstoffwechselhormons); auch die regulatorische Ausschüttung des Kohlehydratstoffwechselhormons auf Glucosebelastung scheint beim pankreasdiabetischen Hund nicht gestört. Eine den Befunden beim menschlichen Diabetes entsprechende hypophysäre Störung ist somit beim pankreasdiabetischen Hund nicht ohne weiteres nachweisbar. Auch beim Phloridzin- und beim Adrenalindiabetes des Hundes läßt sich nach ANSELMINO und HOFFMANN[4] keine vermehrte Ausscheidung des Kohlehydratstoffwechselhormons (ebensowenig wie des Fettstoffwechselhormons) nachweisen.

Aus den angegebenen Befunden zogen ANSELMINO und HOFFMANN 1935 den Schluß, daß beim menschlichen Diabetes eine pathologische Überproduktion bestimmter stoffwechselwirksamer hypophysärer Stoffe (Kohlehydratstoff-

---

[1] MERTEN u. HINSBERG: Z. exper. Med. **105**, 281 (1939). — MERTEN: Z. exper. Med. **105**, 298 (1939); **106**, 585 (1939) — Z. exper. Med. **105**, 273 (1939).
[2] BOMSKOV u. SLADOVIC: Z. klin. Med. **137**, 737 (1940).
[3] EFFKEMANN: Z. klin. Med. **129**, 585 (1936).
[4] ANSELMINO u. HOFFMANN: Z. klin. Med. **129**, 44 (1935).
[5] ANSELMINO u. HOFFMANN: Z. klin. Med. **129**, 733 (1936).

wechselhormon und Fettstoffwechselhormon) besteht, deren Stoffwechselwirkung hervorstehenden Zügen des klinischen Krankheitsbildes entspricht, so daß damit der Hypophyse eine wichtige pathogenetische Bedeutung bei der Entstehung der Erkrankung zukommt.

Schwangerschaftstoxikosen. Bei Hyperemesiskranken [ANSELMINO (1935)[1]] und bei nephropathie- und eklampsiekranken Schwangeren [HOFFMANN (1935)[2]] läßt sich das Kohlehydratstoffwechselhormon (ebenso wie das Fettstoffwechselhormon) in krankhaft hoher Konzentration im Nüchternblut und im Harn nachweisen.

Gebärparese der Kühe. SEEKLES (1937)[3] fand, daß im Blutserum von Kühen, die an Gebärparese leiden, ein den Glykogengehalt der Rattenleber herabsetzendes Prinzip nachweisbar ist, welches im Serum gesunder Kühe nicht in Erscheinung tritt; er kommt an Hand weiterer Versuche mit Vorderlappenextrakten zu dem Ergebnis, daß das wirksame Prinzip des Serums der kranken Kühe in seiner Wirkung auf den Glykogengehalt der Rattenleber mit dem Kohlehydratstoffwechselhormon identisch oder diesem Hormon sehr ähnlich ist. Er hält es auf Grund dieser und weiterer Ergebnisse und Überlegungen für wahrscheinlich, daß ein Zusammenhang zwischen der Gebärparese der Kühe und einer relativ erhöhten Wirkung des HVL. besteht.

10. Abgrenzung des Kohlehydratstoffwechselhormons bzw. Identifizierung mit anderen Vorder- bzw. Hinterlappenhormonen.

Ebenso wie bei dem Fettstoffwechselhormon erhebt sich auch hier die Frage, ob wir berechtigt sind, der leberglykogenvermindernden Substanz die Bedeutung eines selbständigen Hormons zuzuerkennen, oder ob sich eine Identität mit anderen Vorderlappenhormonen nachweisen läßt.

a) Abgrenzung von der leberglykogenvermindernden Substanz des Hinterlappens.

Wie wir im einleitenden Abschnitt dieses Kapitels erfuhren, besitzen auch Hinterlappenextrakte nach den Angaben zahlreicher Autoren eine leberglykogenvermindernde Wirkung, die offenbar nicht an das Oxytocin oder das Vasopressin gebunden ist. Untersuchungen über die Identität der leberglykogenvermindernden Substanzen aus Vorder- und Hinterlappen liegen bisher nicht vor; wahrscheinlich sind beide Substanzen identisch, zumal auch vom diabetogenen Prinzip bekannt ist, daß es im Hinterlappen vorkommt (HOUSSAY).

b) Abgrenzung gegen die glandotropen Hormone.

ANSELMINO und HOFFMANN[4] haben die Abgrenzung gegen die glandotropen Hormone vorgenommen durch die Feststellung, daß das Kohlehydratstoffwechselhormon ultrafiltrabel ist, während die glandotropen Hormone Ultrafilter nicht passieren. Auf diese Weise konnten ANSELMINO und HOFFMANN eine saubere Trennung des Kohlehydratstoffwechselhormons vor allem gegen das *thyreotrope Hormon* vornehmen, von dem ja bekannt ist, das es langfristig über die Schilddrüse das Leberglykogen senkt. Den gleichen Befund der Möglichkeit einer Trennung des Kohlehydratstoffwechselhormons vom thyreotropen Hormon mittels der Ultrafiltration erhoben auch MERTEN (1939)[5] und MERTEN und

---

[1] ANSELMINO: Verh. dtsch. Ges. Gynäk. in Arch. Gynäk. **161**, 273 (1935).
[2] HOFFMANN: Verh. dtsch. Ges. Gynäk. in Arch. Gynäk. **161**, 269 (1935).
[3] SEEKLES: Z. exper. Med. **100**, 324 (1937).
[4] ANSELMINO u. HOFFMANN: Klin. Wschr. **1934**, 1048 u. 1052.
[5] MERTEN: Z. exper. Med. **105**, 273 (1939).

HINSBERG (1939)[1], die weiterhin feststellten, daß seine Wirkung auch bei Abwesenheit der Schilddrüse erfolgt, und die schließlich in Übereinstimmung mit ANSELMINO und HOFFMANN fanden, daß die Hitzeempfindlichkeit des Kohlehydratstoffwechselhormons wesentlich geringer ist als die des thyreotropen Hormons. Demgegenüber stellte zwar BOMSKOV (1939)[2] zunächst die Behauptung auf, das Kohlehydratstoffwechselhormon sei mit dem thyreotropen Hormon identisch; doch korrigierte er diese Angabe, nachdem es ihm zusammen mit SLADOVIC (1940)[3] gelang, auf noch nicht näher beschriebene Weise Präparate herzustellen, die frei waren von thyreotropem Hormon, aber reich an Kohlehydratstoffwechselhormon.

Was das *corticotrope* Hormon anlangt, das ultrafiltrabel ist, so ist eine Trennung vom Kohlehydratstoffwechselhormon bisher noch nicht erfolgt. Doch erscheint nach ANSELMINO und HOFFMANN eine Identität der beiden Substanzen höchst unwahrscheinlich, da das Nebennierenrindenhormon ganz im Gegensatz zum Kohlehydratstoffwechselhormon eine Zunahme des Leberglykogens bewirkt, während das Kohlehydratstoffwechselhormon eine Abnahme verursacht.

Die *pankreatrope* Substanz, die ebenfalls Ultrafilter passiert, ist nach ANSELMINO und HOFFMANN außerordentlich hitzeempfindlich und wird bereits durch kurzes Erhitzen auf 60° zerstört, während das Kohlehydratstoffwechselhormon bei dieser Temperatur in seiner Wirksamkeit kaum verändert wird; man darf daher auch eine Identität mit der pankreatropen Substanz ausschließen.

c) Abgrenzung bzw. Identifizierung mit den wachstums- und stoffwechselwirksamen Vorderlappenwirkstoffen. Das thymotrope Hormon des HVL.

Wie wir schon erfuhren, vertritt heute die Mehrzahl aller Autoren den Standpunkt, der in dem Abschnitt über die diabetogene Substanz näher erörtert wurde, daß *die diabetogene Vorderlappenwirkung* komplexer Natur ist und sich aus mehreren Einzelwirkungen zusammensetzt, die durch mehrere Einzelwirkstoffe ausgelöst werden. ANSELMINO und HOFFMANN haben als derartige Einzelwirkstoffe das Fettstoffwechselhormon und das Kohlehydratstoffwechselhormon des HVL. beschrieben, und insofern bildet also das Kohlehydratstoffwechselhormon ebenso wie das Fettstoffwechselhormon einen Teil der diabetogenen Gesamtwirkung. Da das Kohlehydratstoffwechselhormon und das Fettstoffwechselhormon nach ANSELMINO und HOFFMANN verschieden sind und beide Hormone sich trennen lassen, geschieht die Beeinflussung des Leberglykogens und der Blutketonkörper unabhängig voneinander: Rohextrakte aus dem Vorderlappen (oder aus Diabetikerharn), welche das Fettstoffwechselhormon und Kohlehydratstoffwechselhormon gemeinsam enthalten, senken das Leberglykogen und erhöhen die Blutketonkörper. Die mittels der Ultrafiltrationsmethode getrennten Hormone (bzw. unbehandeltes Serum nach Zucker- bzw. nach Fettbelastung) wirken dagegen anders. Das gereinigte Kohlehydratstoffwechselhormon senkt das Leberglykogen, ohne die Blutketonkörper zu verändern, das gereinigte Fettstoffwechselhormon erhöht die Blutketonkörper, ohne das Leberglykogen zu beeinflussen. Eine Bestätigung dieser Methode liegt bisher nicht vor, da sie offenbar schwierig zu reproduzieren ist; doch verweisen wir dazu auf die außerordentlichen Schwierigkeiten, die sich bisher einer Trennung z. B. der beiden gonadotropen Hormone in den Weg stellen, und eine Reproduktion der verschiedenen, zur Trennung angegebenen Verfahren verhindern. Darüber hinaus liegen aber die getrennten Hormone unter bestimmten Bedingungen im Serum

[1] MERTEN u. HINSBERG: Klin. Wschr. **1939**, 901.
[2] BOMSKOV: Method. d. Hormonforsch. **2** (1939).
[3] BOMSKOV u. SLADOVIC: Z. klin. Med. **137**, 718 (1940).

vor: Nach einer Zuckerbelastung erscheint das Kohlehydratstoffwechselhormon ohne Begleitung des Fettstoffwechselhormons im Serum, während umgekehrt nach einer Fettbelastung das Fettstoffwechselhormon ohne Verunreinigung mit dem Kohlehydratstoffwechselhormon im Serum anwesend ist (vgl. einen früheren Abschnitt), und auch bei gewissen Formen des menschlichen Diabetes sind die beiden Hormone in verschiedenen Mengenverhältnissen im Blut und Harn anzutreffen.

Von besonderer Bedeutung erscheint in diesem Zusammenhang die Frage, ob die *Blutzuckersteigerung im Rahmen der diabetogenen Wirkung* vom Kohlehydratstoffwechselhormon ausgelöst wird. Ich glaube, daß verschiedene Tatsachen, insbesondere aber die oben referierten Ergebnisse von MERTEN und HINSBERG[1], für einen derartigen Zusammenhang sprechen, so daß es in hohem Grade wahrscheinlich erscheint, daß das Kohlehydratstoffwechselhormon die diabetogene Blutzuckersteigerung verursacht, und zwar bei den Tieren bzw. unter den Bedingungen, welche überhaupt die diabetogene Wirkung in Erscheinung treten lassen (vgl. den entsprechenden Abschnitt im 3. Teil).

Damit wäre dann für die diabetogene Wirkung eine weitgehende Übereinstimmung unter den meisten Autoren dahingehend hergestellt, daß an ihrem Zustandekommen mindestens zwei Faktoren beteiligt sind, von denen der eine die Blutzuckersteigerung verursacht (blood sugar increasing principle — COLLIP, Kohlehydratstoffwechselhormon — ANSELMINO und HOFFMANN, diabetogenes Prinzip im engeren Sinne), während der andere für die Ketonkörperbildung verantwortlich ist (Fettstoffwechselhormon — ANSELMINO und HOFFMANN, Ketogenic principle — COLLIP). Über die Frage, ob die beiden Hormone dabei über zwischengeschaltete endokrine Drüsen wirken, ist damit noch nichts ausgesagt.

BOMSKOV und SLADOVIC (1940)[2] haben kürzlich — unter Bestätigung der Angaben von ANSELMINO und HOFFMANN hinsichtlich der leberglykogensenkenden Wirkung des Kohlehydratstoffwechselhormons — den Standpunkt vertreten, daß eine Berechtigung zur Unterscheidung des Kohlehydratstoffwechselhormons als eines besonderen Hormons nicht bestehe, sondern daß das Kohlehydratstoffwechselhormon ganz einfach mit dem diabetogenen „Hormon" identisch sei. BOMSKOV und SLADOVIC benutzen dabei aber lediglich die langfristige Blutzuckersteigerung als Kriterium der diabetogenen Wirkung, während sie z. B. die Ketonkörpersteigerung in ihren bisherigen Versuchen nicht erwähnen. Ein solches Vorgehen läuft damit aber auf eine Definition der diabetogenen Wirkung hinaus, die ich in Übereinstimmung mit zahlreichen Autoren bereits in dem Kapitel über die diabetogene Substanz abgelehnt habe.

Hinsichtlich der Abgrenzung des Kohlehydratstoffwechselhormons vom *Wachstumshormon* hatte bereits COLLIP[3] betont, daß eine Trennung der für die Blutzuckersteigerung verantwortlichen Komponente des diabetogenen Komplexes (d. i. des Kohlehydratstoffwechselhormons?) vom Wachstumshormon nicht möglich sei, was um so mehr auf die Identität der beiden Wirkstoffe schließen läßt, als bereits in zahlreichen weiteren Versuchen (EVANS und Mitarbeiter[4], BAUMAN und MARINE[5], LUCKE[6], SHIPLEY und LONG[7] u. a.) Beziehungen zwischen dem Wachstumshormon und der diabetogenen Wirkung sich zu erkennen gaben. Ich werde auf diese Beziehungen im 3. Teil noch ausführlicher eingehen.

---

[1] MERTEN u. HINSBERG: Z. exper. Med. **105**, 281 (1939).
[2] BOMSKOV u. SLADOVIC: Z. klin. Med. **137**, 737 (1940).
[3] COLLIP: Gland. Phys. and Therap., S. 85ff. Chicago 1935.
[4] EVANS, H. M., MEYER, SIMPSON u. REICHERT: Proc. Soc. exper. Biol. a. Med. **29**, 857 (1932).
[5] BAUMAN u. MARINE: Proc. Soc. exper. Biol. a. Med. **29**, 1220 (1932).
[6] LUCKE: Erg. inn. Med. **46**, 94 (1934).
[7] SHIPLEY u. LONG: Biochemic. J. **32**, 2242 (1938).

Neuerdings geben auch BOMSKOV und SLADOVIC (1940)[1] an, daß das Kohlehydratstoffwechselhormon mit dem Wachstumshormon identisch ist. Nach diesen Autoren sollen beide Hormone ihre Wirkung über den Thymus entfalten, wo sie die Ausschüttung eines Thymushormons veranlassen, dem sowohl die Wachstumswirkung, als auch die leberglykogenvermindernde Wirkung des Kohlehydratstoffwechselhormons bzw. die langfristige Beeinflussung des Blutzuckers im Rahmen der diabetogenen Wirkung zukommen soll. Diese Feststellung glauben die Autoren durch die Beobachtung gestützt zu haben, daß nach Ausschaltung des Thymus durch intensive Röntgenbestrahlung die leberglykogenvermindernde Wirkung der Vorderlappenextrakte ausbleibt. BOMSKOV und SLADOVIC schlagen daher für das Kohlehydratstoffwechselhormon (= dem Wachstumshormon) die Bezeichnung thymotropes Hormon des HVL. vor, eine Bezeichnung, die für das Wachstumshormon auch von FREUD, DINGEMANSE und Mitarbeiter angegeben worden war (vgl. das Kapitel über das Wachstumshormon). Bisher liegen jedoch noch keinerlei nähere Angaben über die Darstellung der wirksamen Stoffe aus Vorderlappen und Thymus von BOMSKOV und Mitarbeitern vor, und auch ihre sonstigen exakten Angaben sind im Verhältnis zu den außerordentlich weitreichenden Schlußfolgerungen so dürftig, daß man gut tun wird, Einzelheiten und Bestätigungen ihrer Angaben abzuwarten, ehe man sich ein endgültiges Urteil bildet.

E. Das kontrainsuläre Hormon des HVL.

Die klinische Beobachtung von Störungen im Kohlehydratstoffwechsel bei hypophysären Erkrankungen (Akromegalie und Zwergwuchs) führte LUCKE (1932)[2] zu der Überzeugung, daß „im Hypophysenvorderlappen ein wirksamer Faktor vorhanden ist, der an der Steuerung des Kohlehydratstoffwechsels beteiligt ist und bei Über- und Unterfunktion des HVL. zu charakteristischen Regulationsstörungen im Kohlehydratstoffwechsel Veranlassung gibt". Zahlreiche von LUCKE und Mitarbeitern in den folgenden Jahren veröffentlichte experimentelle Arbeiten, von denen ein großer Teil bereits im 1. Teil dieser Abhandlung (Allgemeinwirkungen des HVL. im Kohlehydratstoffwechsel) wiedergegeben wurde, führten dann LUCKE zu der Annahme, daß die Steuerung des Kohlehydratstoffwechsels durch den Vorderlappen mittels eines besonderen Hormons erfolgt, dem er den Namen kontrainsuläres Hormon des HVL. beilegte.

Als Wirkungen dieses Hormons im Kohlehydratstoffwechsel sind von LUCKE mehrere beschrieben worden, die wir im folgenden betrachten wollen[3]. Alle Wirkungen wurden erzielt mit dem Fabrikpräparat Praephyson der Promonta-Gesellschaft, das einen gereinigten Extrakt aus Rindervorderlappen darstellt.

1. Wirkung von Praephyson auf den Blutzucker.

a) Wirkung am normalen Tier.

Spritzt man einem Hund intravenös oder intramuskulär 5—10 ccm Praephyson ein, so erfolgt nach LUCKE, HEYDEMANN und HECHLER (1933)[4] ein Blutzuckeranstieg, der im Mittel etwa 30—50 mg% beträgt, dessen Maximum meist gegen Ende der 1. Stunde nach der Injektion liegt, und der nach etwa 4 bis

---

[1] BOMSKOV u. SLADOVIC: Dtsch. med. Wschr. **1940**, 589 — Z. klin. Med. **137**, 745 (1940).
[2] LUCKE: Z. klin. Med. **122**, 23 (1932).
[3] Zusammenfassende Darstellung s. bei LUCKE: Erg. inn. Med. **46**, 94 (1934).
[4] LUCKE, HEYDEMANN u. HECHLER: Z. exper. Med. **88**, 65 (1933).

6 Stunden abgeklungen ist. Verwendung größerer Dosen führt weniger zu einem stärkeren, absoluten Anstieg des Blutzuckers als zu einer länger dauernden Hyperglykämie. Die intravenöse Injektion hat einen schnelleren und steileren und meist etwas höheren Blutzuckeranstieg zur Folge als die intramuskuläre Injektion, doch klingt die Wirkung entsprechend dem früheren Höhepunkt auch rascher ab; manchmal folgt eine sekundäre Hypoglykämie, die aber nie sehr ausgesprochen ist. Beim Menschen erhält man nach intramuskulärer Injektion von 15 ccm Praephyson Blutzuckererhöhungen um rund 30 mg %. Zuckerausscheidung im Harn wurde weder bei Tieren noch beim Menschen beobachtet.

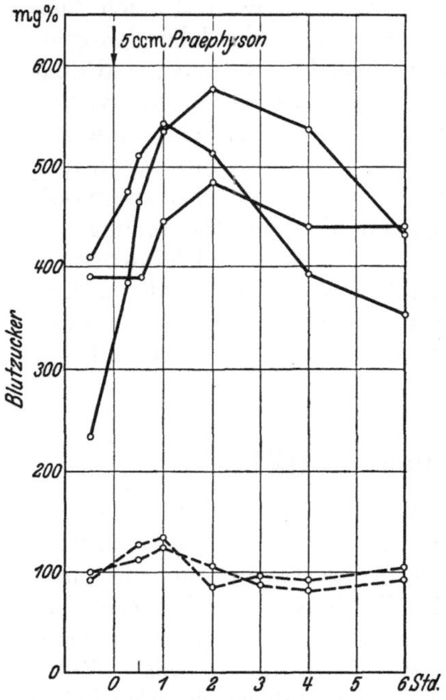

Abb. 37. Blutzuckerreaktion beim pankreasdiabetischen Hund nach Zufuhr von Hypophysenvorderlappenextrakt (zum Vergleich zwei entsprechende Kurven vom Normaltier). (Nach LUCKE u. Mitarbeitern.)

b) Wirkung am pankreasdiabetischen Tier.

Die intramuskuläre Injektion von Praephyson beim pankreasdiabetischen Hund führt nach LUCKE, HEYDEMANN und BERGER (1933)[1] zu einer Blutzuckersteigerung, die viel stärker ist als beim normalen Tier; in 3 mitgeteilten Fällen betrug sie 95, 130 und 340 mg %. Die Abb. 37 gibt die Verhältnisse wieder zusammen mit 2 Kurven bei normalen Tieren. Die Blutzuckersteigerung beim pankreasdiabetischen Hund dauert auch länger, nach 6 Stunden ist der Ausgangswert noch nicht erreicht, obschon die Kurve bereits nach 2 Stunden zu sinken beginnt. Gleichzeitig mit der starken Blutzuckersteigerung nimmt auch der Harnzucker erheblich zu.

Aber auch im langfristigen Versuch ergibt sich eine wesentliche Verschlechterung der diabetischen Stoffwechsellage, wenn das Praephyson mehrere Tage hintereinander verabreicht wird. Blut- und Harnzucker nehmen unter dieser Behandlung bei sorgfältig mit Insulin eingestellten und in ein Stoffwechselgleichgewicht gebrachten, pankreasdiabetischen Hunden erheblich zu. Wird die Vorderlappenzufuhr ausgesetzt, so kehren die Tiere nach einigen Tagen spontan in ihr altes Stoffwechselgleichgewicht zurück.

c) Wirkung am pankreas- plus hypophysenlosen Tier.

Grundsätzlich die gleichen Ergebnisse wie beim pankreasdiabetischen Tier hatten auch entsprechende Versuche bei pankreaslosen Hunden, denen zusätzlich die Hypophyse entfernt war [LUCKE, HEYDEMANN und BERGER (1933)[2]]. Die Blutzuckerreaktion entsprach völlig den Verhältnissen, wie sie im vorigen Abschnitt geschildert wurden, wobei allerdings nur der kurzfristige Blutzuckerablauf nach Injektion von 5 ccm Praephyson untersucht wurde. Eine Adrenalininjektion hatte das gleiche Ergebnis.

---

[1] LUCKE, HEYDEMANN u. BERGER: Z. exper. Med. **90**, 120 (1933).
[2] LUCKE, HEYDEMANN u. BERGER: Z. exper. Med. **9%**, 711 (1933).

2. Wirkung von Praephyson auf das Leberglykogen.

Nach LUCKE und KRÖGER (1936)[1] senkt die Injektion von Praephyson das Leberglykogen der weißen Maus gewaltig. Die Injektionen wurden ein- oder mehrmals hintereinander in $1/4$ stündigen Abständen intraperitoneal verabfolgt; die Tiere wurden $1/4$ Stunde nach der letzten Injektion getötet. Die folgende Tabelle gibt die Verhältnisse wieder:

Tabelle 27. Glykogengehalt der Mäuseleber nach Zufuhr von Praephyson.

Anzahl der Tiere	Behandlung	Leberglykogen
44	—	2,48
10	2 mal 0,2 ccm Praephyson	1,43
10	3 „ 0,2 „ „	0,93
10	4 „ 0,2 „ „	0,55
10	2 „ 0,3 „ „	0,82
10	3 „ 0,3 „ „	0,53
10	4 „ 0,3 „ „	0,27

3. Wirkung von Praephyson auf den Milchsäuregehalt des Blutes.

An Hunden, deren Lebern durch 3—4 kohlehydratfreie Fütterungstage sowie einen weiteren Hungertag glykogenarm gemacht worden waren, ließ sich von LUCKE und KRÖGER (1936)[1] zeigen, daß die intramuskuläre Injektion von 10—20 ccm Praephyson zu einer erheblichen Steigerung der Blutmilchsäure führt. Diese Wirkung entspricht völlig derjenigen, die sich auch durch Adrenalin erzielen läßt.

Tabelle 28. Milchsäurespiegel im Blut nach Zufuhr von Praephyson und Adrenalin.

Hund 1:	nüchtern	18,0 mg%
	1 Stunde nach 10 ccm Praephyson . .	32,5 „
Hund 2:	nüchtern	19,9 „
	1 Stunde nach 20 ccm Praephyson . .	47,3 „
Hund 3:	nüchtern	18,9 „
	1 Stunde nach 1 mg Adrenalin	42,2 „

4. Abschwächung der Insulinwirkung durch Praephyson.

In weiteren Untersuchungen wurde von LUCKE, HEYDEMANN und HECHLER (1933)[2] dem bereits auf Grund früherer Versuche vermuteten Antagonismus zwischen der auf den Kohlehydratstoffwechsel wirksamen Substanz im Praephyson und dem Insulin nachgegangen. Abb. 38 gibt einen derartigen Versuch wieder. Die beiden in der Abbildung dargestellten Versuche wurden am gleichen Tier an aufeinanderfolgenden Tagen vorgenommen. Die Praephysoninjektion erfolgte auf dem Höhepunkt der Insulinwirkung, als der Blutzucker 70 mg% unterschritten hatte. Die Wirkung der Praephysoninjektion ist eine sofortige Unterbrechung der Insulinwirkung und ein Heraufrücken

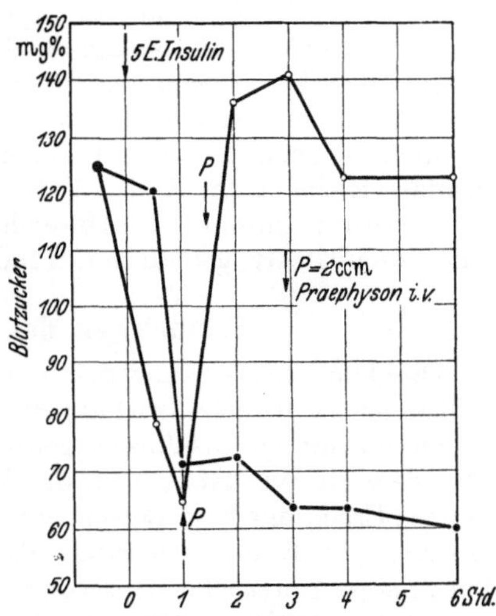

Abb. 38. Überkompensation der Insulinwirkung durch Zufuhr von kontrainsulärem Vorderlappenhormon beim normalen Kaninchen. •——• 5 E. Insulin; o——o 5 E. Insulin plus 2×2 ccm Praephyson. (Nach LUCKE u. Mitarbeiter.)

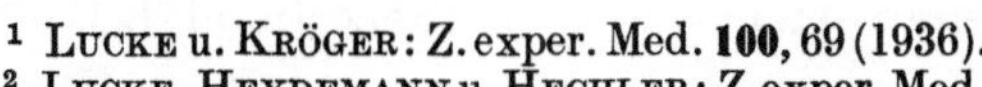
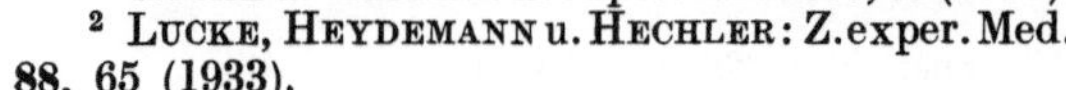

[1] LUCKE u. KRÖGER: Z. exper. Med. **100**, 69 (1936).
[2] LUCKE, HEYDEMANN u. HECHLER: Z. exper. Med. **88**, 65 (1933).

des Blutzuckers über die Norm. Aus diesen und weiteren Versuchen geht nach Lucke hervor, daß eine Insulinblutzuckerwirkung beim Normaltier durch Zufuhr wirksamer Vorderlappenextrakte je nach der Dosierung und dem Zeitpunkt der Injektion beliebig abgeschwächt, ausgeglichen oder überkompensiert werden kann.

Aber auch die Insulinüberempfindlichkeit des hypophysenlosen Tieres läßt sich nach Lucke und Mitarbeitern[1] durch Praephysonzufuhr ausgleichen, und ein tödlicher hypoglykämischer Shock kann durch rechtzeitige Behandlung verhindert werden. Die folgende Tabelle gibt einen derartigen Versuch an 2 Geschwistertieren wieder, von denen das eine hypophysektomiert war, während das andere als normales Kontrolltier diente: Das Praephyson wurde in 3 Injektionen zu je 5 ccm in $^1/_2$stündigen Abständen gegeben, die 1. Injektion erfolgte gleichzeitig mit der Injektion von 3 E. Insulin.

Tabelle 29. Aufhebung der Insulinüberempfindlichkeit des hypophysektomierten Tieres durch Praephysonbehandlung.

	Behandlung	Maximale Blutzuckersenkung mg%	Niedrigster Blutzuckerwert mg%	Bemerkung
Normaler Hund	3 E. Insulin	57	53	
,, ,, ...	3 E. Insulin plus 3 mal 5 ccm Praephyson	30	78	
Hypophysektomierter Hund	3 E. Insulin	49	31	Shock
,, ,,	3 E. Insulin plus 3 mal 5 ccm Praephyson	33	53	

5. Charakterisierung des kontrainsulären Hormons des HVL.

Aus den angestellten Überlegungen und den zahlreichen experimentell gefundenen Ergebnissen, die zum Teil früher wiedergegeben wurden, ergab sich für Lucke eine völlige Reproduzierbarkeit der aus der menschlichen Pathologie bekannten Über- und Unterfunktionszustände des Hypophysenvorderlappens sowie der Nachweis eines Antagonismus zwischen dem Insulin und den wirksamen Vorderlappenextrakten. Lucke zieht daraus die Folgerung, daß ein besonderes, im HVL. gebildetes, spezifisch auf den Kohlehydratstoffwechsel eingestelltes Hormon als biologisch definiert gelten kann, wobei er sämtliche, eben mitgeteilten Wirkungen des Praephyson im Kohlehydratstoffwechsel auf diesen einen Wirkstoff bezieht. Nach seiner angeblich hervorstechendsten Eigenschaft, nämlich der insulinantagonistischen Wirkung, bezeichnet er ihn als das kontrainsuläre Hormon des HVL. Die in der menschlichen Hypophysenpathologie zur Beobachtung kommende Abweichung im Kohlehydratstoffwechsel schreibt er einer quantitativ geänderten Produktion dieses Hormons zu.

6. Nachweis des kontrainsulären Hormons.

Obschon die Wirkungsprüfung des Rohextraktes Praephyson mehrere verschiedene Stoffwechselwirkungen (kurzfristige Blutzuckersteigerung, Leberglykogenverarmung, Insulinantagonismus) ergibt — wenn Lucke sie sämtlich auf den gleichen Wirkstoff, eben das kontrainsuläre Hormon bezieht, so liegt dafür meines Erachtens kein Beweis vor —, wird für den Nachweis des kontrainsulären Hormons, z. B. in Körperflüssigkeiten, von Lucke und Mitarbeitern nur die kurzfristige Blutzuckersteigerung an Hunden und Kaninchen benutzt. Die Einverleibung des zu prüfenden Stoffes erfolgt entweder intravenös oder intramuskulär oder unter besonderen Voraussetzungen auch suboccipital bei nor-

---

[1] Lucke, Heydemann u. Hechler: Z. exper. Med. **88**, 65 (1933).

malen (gelegentlich auch bei pankreasdiabetischen oder hypophysektomierten) Hunden und bei normalen Kaninchen. Der Wirkungsablauf entspricht dem, der unter „Blutzuckerwirkung des Praephyson" angegeben wurde.

7. Darstellung und Eigenschaften des kontrainsulären Hormons.

Irgendwelche Darstellungsmethoden des kontrainsulären Hormons aus Drüse sind nicht bekanntgegeben worden. LUCKE und Mitarbeiter verwenden das ihnen von der Chemischen Fabrik Promonta zur Verfügung gestellte, nach einem nicht veröffentlichten Verfahren hergestellte Handelspräparat Praephyson, das aus Rinderhypophysen gewonnen wird und von dem 1 ccm 0,3 g Frischorgan entspricht [LUCKE, HEYDEMANN und BERGER (1933)[1]]. Das Fabrikpräparat ist nach den gleichen Autoren ein Hormongemisch, das nach den Angaben der Fabrik auch gonadotropes Hormon, nach LUCKE, HEYDEMANN und BERGER gewisse Mengen des thyreotropen und des Wachstumshormons, nach ANSELMINO und HOFFMANN (1931)[2] und BOENHEIM und HEIMANN (1932)[3] auch das Fettstoffwechselhormon enthält.

Obschon die Injektion des Hormons die bei weitem zuverlässigste Wirkung ergibt, werden doch auch geringe Mengen bei peroraler Verabreichung vom Körper resorbiert; so konnte von LUCKE, HEYDEMANN und BERGER[1] eine deutliche, flüchtige Blutzuckersteigerung bei pankreasdiabetischen Hunden nach Verfütterung von Praephyson- und Prelobantabletten (Preloban ist ein aus Vorderlappen gewonnenes Produkt der I. G. Farbenindustrie) beobachtet werden.

Über die sonstigen Eigenschaften des kontrainsulären Hormons ist wenig bekannt. Die Substanz ist nach LUCKE (1933)[4] ein äußerst labiler Körper, der nicht nur hochgradig temperaturempfindlich ist, sondern sogar bei Einengungsversuchen bei niedriger Temperatur im Vakuum seine Wirksamkeit verliert; es treten Fällungen auf, an die das Hormon nach LUCKE möglicherweise adsorbiert wird, falls es nicht überhaupt bei diesem Vorgehen zerstört wird. Weiterhin wurde festgestellt, daß Extrakte nach mehrmonatigem Lagern erheblich an Wirksamkeit verlieren. Die wirksame Substanz ist nach LUCKE wasserlöslich, aber unlöslich in absolutem Alkohol, Äther und Chloroform, beständig gegen geringe Reaktionsverschiebungen nach der sauren oder alkalischen Seite. Sie verliert aber schon bei kurzer Hitzeeinwirkung auch unter Luftabschluß völlig ihre Wirksamkeit.

8. Wirkungsmechanismus des kontrainsulären Hormons.

In einer Reihe von Arbeiten konnte von LUCKE und Mitarbeitern der Wirkungsmechanismus des kontrainsulären Hormons aufgeklärt werden. Zunächst wurde von LUCKE, HEYDEMANN und DUENSING (1933) gefunden, daß die Anwesenheit der Schilddrüse für die Blutzuckerwirkung des kontrainsulären Hormons nicht notwendig ist. In weiteren Versuchen am nebennierenlosen Hund und am Hund mit entnervten Nebennieren [LUCKE, HEYDEMANN und HAHNDEL (1933)[5]] ergab sich dagegen, daß die Blutzuckerwirkung des kontrainsulären Hormons wohl an die Anwesenheit der Nebenniere gebunden ist, ja, daß es nicht einmal genügt, daß die Nebennieren selbst anatomisch intakt sind, sondern daß auch die Verbindung der Nebennieren mit dem sympathischen Nervensystem intakt sein muß. Daraus ergab sich für LUCKE die Vorstellung, daß

---

[1] LUCKE, HEYDEMANN u. BERGER: Z. exper. Med. **90**, 162 (1933).
[2] ANSELMINO u. HOFFMANN: Klin. Wschr. **1931**, 2380.
[3] BOENHEIM u. HEIMANN: Z. exper. Med. **83**, 637 (1932).
[4] LUCKE: Naunyn-Schmiedebergs Arch. **170**, 166 (1933).
[5] LUCKE, HEYDEMANN u. HAHNDEL: Z. exper. Med. **91**, 483 u. 492 (1933).

der HVL. ein für die Adrenalinausschüttung entscheidendes, übergeordnetes Organ darstellt, und daß der für die Nebennierentätigkeit maßgebende Reiz von einem cerebralen Zentrum ausgehen und auf dem Weg über die sympathische Nervenbahn zur Nebenniere geleitet werden muß, wobei das kontrainsuläre Hormon am Zentrum selbst angreifen und damit die Tätigkeit des Zentrums bestimmen muß. Zur Stützung dieser Arbeitshypothese wurden verschiedene weitere Versuche unternommen. Dabei ergab sich zunächst [LUCKE und HAHNDEL (1933)[1]], daß bei direkter Injektion des kontrainsulären Hormons in den Liquor von Hunden Blutzuckersteigerungen erzielt werden konnten, die wesentlich stärker waren als die Wirkung, welche die gleiche Menge bei intravenöser oder intramuskulärer Injektion verursacht hätte. In Kontrollversuchen konnte eine unspezifische Wirkung der Extrakte ausgeschlossen werden. Daß dieser Weg in den Liquor tatsächlich der physiologische ist, und daß die Einwirkung des Hormons auf das Zuckerzentrum unter physiologischen Bedingungen auf diesem Wege erfolgt, glauben LUCKE und HAHNDEL (1933)[2] durch den Nachweis bewiesen zu haben, daß sich nach intramuskulärer Deponierung großer Mengen wirksamer Vorderlappenextrakte der Übertritt des Hormons in den Liquor biologisch nachweisen läßt. Injiziert man einem Kaninchen Liquor von einem Hund, der 1 Stunde vorher ein intramuskuläres Praephysondepot von 20 ccm erhalten hatte, so bewirkt dieser Liquor den für die kontrainsuläre Blutzuckerwirkung typischen Blutzuckeranstieg. Liquor eines unbehandelten Hundes hat keinen derartigen Erfolg. Schließlich wurde von LUCKE und HAHNDEL (1933)[3] gezeigt, daß sich nicht nur durch die anatomische Trennung bei der Nebennierenentnervung, sondern auch durch pharmakologische Ausschaltung des Sympathicus durch Ergotamin die Blutzuckerwirkung des kontrainsulären Hormons aufheben läßt, und daß sich weiterhin durch Hirnstammnarkotica die Erregbarkeit des Zuckerzentrums ausschalten und auf diese Weise ebenfalls die Wirkung des kontrainsulären Hormons verhindern läßt, selbst wenn der wirksame Extrakt direkt in den Liquor gebracht wurde.

Aus diesen Versuchen ergibt sich für LUCKE und HAHNDEL folgende Vorstellung vom Wirkungsmechanismus des kontrainsulären Hormons: Das Hormon wird vom HVL. durch den Stiel direkt in den Liquor cerebrospinalis abgegeben; es wirkt direkt auf das Zuckerzentrum, dieses wiederum bestimmt unter dem hormonalen Einfluß des kontrainsulären Hormons die Tätigkeit der Nebennieren, und zwar die Adrenalinausschüttung. Der entsprechende Reiz wird durch das sympathische Nervensystem vermittelt; die Schilddrüse hat mit dem gesamten biologischen Vorgang nichts zu tun. Die Veränderung des Blutzuckerspiegels selbst wird schließlich durch den Angriff des Adrenalins am Glykogenbestand hervorgerufen. Auf diese Weise wird der HVL. durch das kontrainsuläre Hormon zum maßgebenden und übergeordneten Organ für den gesamten Vorgang und damit zum entscheidenden Gegenspieler des Insulins.

9. Die Ausschüttungsbedingungen des kontrainsulären Hormons.

Ausgehend von der Überlegung, daß das kontrainsuläre Hormon als Gegenspieler des Insulins fungiert, wurden von LUCKE und WERNER (1938)[4] Versuche zur Klärung der Frage nach der Bedeutung des Hormons für die Regulation des normalen Kohlehydratstoffwechsels angestellt. Da das Hormon unter physiologischen Bedingungen, wie wir sahen, in den Liquor abgesondert wird, erschien

---

[1] LUCKE u. HAHNDEL: Z. exper. Med. **91**, 689 (1933).
[2] LUCKE u. HAHNDEL: Z. exper. Med. **91**, 704 (1933).
[3] LUCKE u. HAHNDEL: Z. exper. Med. **91**, 696 (1933).
[4] LUCKE u. WERNER: Z. exper. Med. **102**, 242 (1938).

es in erster Linie aussichtsvoll, während einer künstlichen Insulinhypoglykämie
das Hormon im Liquor nachzuweisen. Dies geschieht in der Weise, daß einem
mit Insulin vorbehandelten Hund auf dem Höhepunkt der Insulinhypoglykämie
Liquor durch Suboccipitalpunktion entnommen und einem Kaninchen intravenös injiziert wird. Als Test für den Nachweis des Hormons dient, wie in allen
diesen Versuchen, die Blutzuckersteigerung des Kaninchens, die über 4 Stunden
verfolgt wird (Abb. 39). Die Abbildung gibt ein Beispiel für einen derartigen
Versuch wieder. Sie zeigt eine deutliche Blutzuckersteigerung nach der Injektion
derartigen Liquors bei dem Testtier, während der Liquor eines unvorbehandelten
Hundes wirkungslos bleibt. Dieser Versuch wird von LUCKE und HAHNDEL
so erklärt, daß nach der Insulininjektion wirksame Mengen des kontrainsulären
Hormons in den Hundeliquor ausgeschüttet und im Blutzuckertest unmittelbar
nachweisbar werden. Die Untersuchung
des zeitlichen Verlaufs der Ausschüttung
in den Liquor ergab, daß sie etwa 1 Stunde
nach der Insulininjektion beginnt, in
der 3. Stunde nach der Insulininjektion
zur Zeit der niedrigsten Blutzuckerwerte
des Versuchstieres ihr Maximum erreicht
und nach 5 Stunden gleichzeitig mit der
Insulinwirkung beim Versuchshund wieder abgeklungen ist. Aber auch quantitativ ist die Hormonausschüttung an
die Insulinwirkung gebunden.

Weitere Untersuchungen von LUCKE
und WERNER (1938)[1] galten der Frage,
ob das künstlich in den Körper gebrachte
Insulin selbst die Hormonausschüttung
auslöst, oder ob die Hormonausschüttung eine Reaktion auf die Blutzucker-

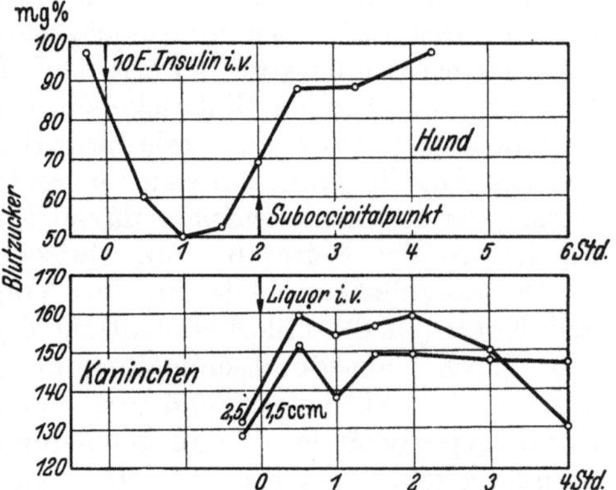

Abb. 39. Blutzuckerreaktion beim Kaninchen nach
intravenöser Injektion von Liquor eines mit Insulin
vorbehandelten Hundes.
(Nach LUCKE u. Mitarbeitern.)

senkung ist, welche durch das Insulin verursacht wird. Dabei ergab sich, daß
die Ausschüttung des Hormons vom Verhalten des Blutzuckers abhängt. Wurde
nämlich neben dem Insulin gleichzeitig Traubenzucker oder Adrenalin gegeben,
und zwar in Mengen, welche eine stärkere Insulinhypoglykämie verhindern, so
kam es nicht zur Ausschüttung des kontrainsulären Hormons in den Liquor;
wurde die Insulinhypoglykämie nicht ausreichend ausgeglichen, so erschien das
Hormon weiter im Liquor. Der entscheidende Grenzwert für die Hypoglykämie
wurde bei etwa 60 mg% bestimmt. Auffallenderweise erschien das Hormon
— gemessen an der Blutzuckersteigerung eines mit Hundeliquor injizierten
Kaninchens — wieder im Liquor, wenn der Blutzucker des Hundes durch Zucker
oder Adrenalin auf sehr hohe Werte getrieben wurde; für diese Art der Hormonausschüttung wird als auslösende Ursache ein Reiz vermutet, der vom Pankreas
ausgehen könnte. Weiterhin wurde von LUCKE und KOCH (1938)[2] gefunden,
daß auch die durch eine kräftige Phloridzinglykosurie hervorgerufene Hypoglykämie zu einer reaktiven Ausschüttung des Hormons führt.

Aus all diesen Versuchen wird der Schluß gezogen, daß für die Ausschüttung
des kontrainsulären Vorderlappenhormons die gleichen Vorbedingungen maßgebend sind, wie sie sonst auch für die reaktive Adrenalinausschüttung festgestellt sind. Die reaktive Adrenalinausschüttung nach Insulin ist daher nach
LUCKE keine selbständige adrenale Reaktion, sondern kommt auf dem Wege

[1] LUCKE u. WERNER: Z. exper. Med. 102, 248 (1938).
[2] LUCKE u. KOCH: Z. exper. Med. 103, 270 (1938).

über eine Ausschüttung des kontrainsulären Hormons und durch Vermittlung des Zuckerzentrums und der sympathischen Nervenbahn zustande.

Damit ergab sich für Lucke und Koch (1938)[1] die weitere Frage, auf welche Weise und auf welchem Wege der erniedrigte Blutzucker für die Ausschüttung des kontrainsulären Hormons wirksam wird. Diese Frage wurde in Narkoseversuchen am Hund geprüft, und der 2 Stunden nach der Insulininjektion entnommene Hundeliquor am Kaninchen auf seinen Hormongehalt geprüft. Dabei ergab sich, daß es während einer Hirnstammnarkose trotz erheblicher Insulinhypoglykämie nicht zur Ausschüttung des kontrainsulären Hormons kommt, so daß jede Gegenregulation gegen die Insulinwirkung ausbleibt. Daraus erklärt es sich, daß die Insulinblutzuckerkurve des Hundes bei gleichzeitiger Hirnstammnarkose ungewöhnlich tiefe Werte erreicht, ja, daß schon normalerweise ungefährliche Insulindosen zum Tod des Tieres im hypoglykämischen Shock führen können. Das Ausbleiben der Ausschüttung des kontrainsulären Hormons während einer Hirnstammnarkose beweist nach Lucke und Koch, daß es sich bei dem Einfluß des sinkenden Blutzuckers auf die hormonale Tätigkeit des HVL. nicht um eine unmittelbare, humorale Einwirkung auf das Organ handeln kann, sondern daß der Angriffspunkt entweder in zentralnervösen Gebieten des Zwischenhirns selbst oder in einem peripher davon gelegenen Organ liegen muß, welches die Fortleitung des Reizes bis zum Zwischenhirn vermittelt.

Die abschließende Klärung des Vorganges brachten Versuche von Lucke und Koch (1938)[2] mit Ausschaltung des Vagus durch sehr hohe Atropindosen oder durch Vagusdurchschneidung in der Höhe des Zwerchfells. Beides verhindert die reaktive Ausschüttung des kontrainsulären Hormons während der Insulinhypoglykämie, so daß auch unter diesen Bedingungen schon kleine Insulindosen den Versuchstieren gefährlich werden. Daraus ergibt sich, nach Lucke und Koch, daß die zentripetale Vagusbahn für die Reizübertragung unerläßlich ist, und zwar handelt es sich, wie weitere Versuche zeigten, speziell um den linken Vagus, da nach bloßer Ausschaltung des rechten Vagus die reaktive Hormonausschüttung wieder zustande kommt.

Aus all dem ergibt sich nach Lucke (1937)[3] folgende Vorstellung des gesamten Vorgangs: „Der adäquate Reiz für die Ausschüttung des kontrainsulären Hormons ist in dem sinkenden Blutzucker gegeben. Der Angriffspunkt liegt jedoch weit peripher im Gebiet des Bauches, vermutlich in einer der großen Bauchdrüsen, vielleicht in der Leber, vielleicht im Pankreas selbst. Die Fortleitung des Reizes zu den im Zwischenhirngebiet gelegenen zentralnervösen Regulationsgebilden erfolgt durch den linken Nervus vagus. Durch Vermittlung der genannten Zwischenhirngebilde kommt es zur Ausschüttung des kontrainsulären Hormons in den Liquor cerebrospinalis. Der weitere Weg ist bekannt: Durch hormonale Steuerung des Zuckerzentrums in der Medulla oblongata bestimmt das kontrainsuläre Hormon auf dem Wege über die sympathische Nervenbahn die Adrenalinausschüttung mit dem unmittelbaren Angriff des Adrenalins am Glykogenbestand der Leber. Hier schließt sich der Ring. So wichtig und unerläßlich die Tätigkeit des Nebennierenmarks ist, das Nebennierenmark spielt in der Regulation des Kohlehydratstoffwechsels nur die Rolle des zweiten Organs. Sich selbst überlassen, kann es seiner Aufgabe in idealer Weise nicht nachkommen. Ihm übergeordnet ist auf komplizierten Wegen der HVL., in dessen kontrainsulärem Hormon grundsätzlich der entscheidende Gegenspieler des Insulins gegeben ist.‘‘

---

[1] Lucke u. Koch: Z. exper. Med. **103**, 257 (1938).
[2] Lucke u. Koch: Z. exper. Med. **103**, 274 (1938).
[3] Lucke: Verh. Internisten-Kongr. **1937**.

In Übereinstimmung mit diesen Angaben von LUCKE und Mitarbeitern stehen die Befunde amerikanischer Autoren über den Einfluß der Sympathektomie bzw. der Nebennierenentfernung bzw. der Nebennierenentnervung auf die Insulinblutzuckerwirkung. Nachdem schon DWORKIN (1931)[1] gezeigt hatte, daß die sympathektomierte Katze viel empfindlicher gegen Insulin ist als die normale Katze, fanden BROUHA, CANNON und DILL (1939)[2], daß auch der total sympathektomierte Hund weit empfindlicher gegen Insulin ist als der normale. Aber nicht nur die totale Sympathektomie, sondern auch die Entfernung einer ganzen Nebenniere und des Markes der zweiten oder sogar die Entfernung einer Nebenniere und die Entnervung der zweiten hatten den gleichen Erfolg: Während normale Hunde 4 Einheiten Insulin ohne Krämpfe vertrugen, verfielen die operierten Tiere bereits nach einer Einheit Insulin in schwerste Krämpfe. BROUHA, CANNON und DILL schließen aus diesem Verhalten, daß die Entfernung der nervösen Kontrolle der Adrenin- und Sympathinfreisetzung die Fähigkeit zur antagonistischen Reaktion auf Insulin erheblich herabsetzt.

10. Abgrenzung des kontrainsulären Hormons gegen andere Vorderlappenhormone.

Gonadotrope Hormone und Prolan. Gereinigtes, aus Schwangerenharn hergestelltes Prolan hat nach LUCKE, HEYDEMANN und BERGER[3] keinen Einfluß auf die Insulinwirkung am pankreasdiabetischen Hund, und auch eine Identität des gonadotropen Hormons aus Drüse mit dem kontrainsulären Hormon ist nach LUCKE[4] abzulehnen.

Thyreotropes Hormon. LUCKE, HEYDEMANN und BERGER[3] fanden, daß 60 MsE. des thyreotropen Hormons der Schering A.-G. keinen Einfluß auf den Blutzucker des pankreasdiabetischen Hundes haben. Dasselbe Ergebnis hatten Versuche von LUCKE, HEYDEMANN und DUENSING (1933)[5], die weiterhin feststellten, daß nach Schilddrüsenexstirpation das kontrainsuläre Hormon seine blutzuckersteigernde Wirkung behält, und die schließlich fanden, daß sich der Blutzucker von normalen und hypophysenlosen Tieren durch Thyroxin nicht in der gleichen Weise beeinflussen läßt wie durch Praephysoninjektionen. Wohl verstärkt Thyroxin die Praephysonwirkung auf den Blutzucker. Die Autoren schließen aus diesen Versuchen, daß das kontrainsuläre Hormon nicht mit dem thyreotropen Hormon identisch, die Wirkung des kontrainsulären Hormons nicht an die Anwesenheit der Schilddrüse gebunden und die Schilddrüse am Wirkungsmechanismus des kontrainsulären Hormons unbeteiligt ist.

Corticotropes Hormon. Die gerade im Hinblick auf die Kontroverse über die Beteiligung der Nebennierenrinde an der diabetogenen Wirkung wichtige Frage der Beziehungen des kontrainsulären Hormons zum corticotropen Hormon ist bisher experimentell, wie mir scheint, nicht nachgeprüft worden. Es findet sich bei LUCKE (1934) nur die Angabe, daß das nebennierenlose Tier auf das kontrainsuläre Hormon nicht mehr mit einer Blutzuckersteigerung reagiert, während es auf Adrenalin in der gleichen Weise anspricht wie ein normales Tier. Aus früher geschilderten Ergebnissen zieht LUCKE den Schluß, daß es nicht die Rinde, sondern das Mark ist, dessen Ausfall für die Wirkungslosigkeit des kontrainsulären Hormons von Bedeutung ist, während er der Rinde nur insofern einen Einfluß zubilligt, als „die Existenz der Nebennierenrinde eine, sicher

---

[1] DWORKIN: Amer. J. Physiol. **98**, 467 (1931).
[2] BROUHA, CANNON u. DILL: J. of Physiol. **95**, 431 (1939).
[3] LUCKE, HEYDEMANN u. BERGER: Z. exper. Med. **90**, 162 (1933).
[4] LUCKE: Erg. inn. Med. **46**, (1934).
[5] LUCKE, HEYDEMANN u. DUENSING: Z. exper. Med. **91**, 106 (1933).

nicht die einzige, Vorbedingung für die Fähigkeit des Nebennierenmarks zu sachgemäßer Adrenalinproduktion darstellt". Danach scheint LUCKE eine Identität mit dem corticotropen Hormon auszuschließen.

Fettstoffwechselhormon. Obschon das Praephyson nach ANSELMINO und HOFFMANN[1] und nach BOENHEIM und HEIMANN[2] deutlich nachweisbare Mengen des Fettstoffwechselhormons enthält, wird eine Identität des Fettstoffwechselhormons mit dem kontrainsulären Hormon von LUCKE[3] abgelehnt. Das Fettstoffwechselhormon ist nach ANSELMINO und HOFFMANN und anderen ultrafiltrabel, während nach HOUSSAY und BIASOTTI das diabetogene Prinzip nicht ultrafiltrabel ist. Da LUCKE aber das kontrainsuläre Hormon mit dem diabetogenen Faktor identifiziert, wird daraus von ihm 1933 der Schluß gezogen, daß das kontrainsuläre Hormon nicht mit dem Fettstoffwechselhormon identisch sein kann. Diese Beweisführung ist heute nicht mehr zwingend, da das Fettstoffwechselhormon einen Bestandteil des diabetogenen Komplexes bildet, und da eine Blutzuckerwirkung des Fettstoffwechselhormons meines Wissens bisher nicht untersucht worden ist. Allerdings erscheint eine Identität unwahrscheinlich.

Wachstumshormon. Nach LUCKE[3] „lassen sich das Wachstumshormon und das kontrainsuläre Hormon nicht nur nicht voneinander trennen, sondern eine große Reihe von experimentellen Befunden und klinischen Tatsachen weist darauf hin, daß diese beiden Körper enge Beziehungen zueinander haben und möglicherweise identische Substanzen sind". Dafür spricht einmal die Beobachtung, daß die Schwere der Wachstumsstörung der hypophysenlosen Tiere einen Gradmesser für die Schwere der Störung im Kohlehydratstoffwechsel darstellt. Das Praephyson, welches das kontrainsuläre Hormon enthält, enthält weiterhin auch den Wachstumsfaktor, wie aus dem beschleunigten Wachstum behandelter Normaltiere (LUCKE und KINDLER[4]) hervorgeht. Die anatomische Untersuchung der Knochen dieser Tiere ergab Veränderungen, wie sie für die Akromegalie typisch sind [LUCKE und HÜCKEL (1933)[5]]. Das letzte Wort über diese Identität wird sich aber nach LUCKE (1933) erst sagen lassen, wenn die beiden Hormone als chemisch klar definierte Körper vorliegen.

Hinterlappenhormone. ANSELMINO und HOFFMANN (1935)[6] hatten darauf aufmerksam gemacht, daß der Ablauf der Blutzuckerwirkung des kontrainsulären Vorderlappenhormons eine weitgehende Übereinstimmung mit der Blutzuckerkurve nach Injektion von Hinterlappenhormon aufweist, und daß auch der von LUCKE angegebene Wirkungsmechanismus des kontrainsulären Hormons völlig übereinstimmt mit dem Wirkungsmechanismus der blutzuckerwirksamen Substanz des Hinterlappens, da eine Reihe von Autoren entsprechend der GOTTLIEB-KÉPINOVschen Theorie für eine Adrenalinausschüttung aus den Nebennieren als Ursache der Hinterlappenhyperglykämie eintritt (vgl. dazu den Abschnitt über die Blutzuckerwirkung von Hinterlappenhormonen). ANSELMINO und HOFFMANN hatten daraufhin die Möglichkeit diskutiert, daß das kontrainsuläre Hormon identisch ist mit der blutzuckerwirksamen Substanz der Hinterlappenextrakte, dabei aber darauf hingewiesen, daß die wirksame Substanz nicht mit den bekannten Hinterlappenhormonen Oxytocin und Vasopressin identisch zu sein braucht, sondern eine gesonderte Substanz im Hinterlappen

---

[1] ANSELMINO u. HOFFMANN: Klin. Wschr. **1931**, 2380 u. 2383.
[2] BOENHEIM u. HEIMANN: Z. exper. Med. **83**, 637 (1932).
[3] LUCKE: Erg. inn. Med. **46**, 94 (1934).
[4] LUCKE u. KINDLER: Z. exper. Med. **86**, 130 (1933).
[5] LUCKE u. HÜCKEL: Naunyn-Schmiedebergs Arch. **169**, 290 (1933).
[6] ANSELMINO u. HOFFMANN: Naunyn-Schmiedebergs Arch. **179**, 273 (1935).

darstellen könnte, welche auch im Vorderlappen vorkommt. LUCKE (1936)[1] ist aber dieser Vermutung entgegengetreten, wobei er insbesondere auf Versuche von THADDEA (1933)[2] und von HÖGLER und ZELL (1935)[3] hinweist, aus denen hervorgeht, daß die Hinterlappenhyperglykämie durch direkten Angriff am Leberglykogen ohne Beteiligung des Adrenalins zustande kommt, und daß noch einige weitere Unterschiede bestehen sollen, und er kommt daraufhin zu dem Ergebnis: „Das kontrainsuläre Hormon ist mit Sicherheit mit der auf den Kohlehydratstoffwechsel wirkenden Hinterlappensubstanz *nicht* identisch." Doch erscheint mir diese Frage damit noch nicht abschließend entschieden.

Diabetogene Substanz. LUCKE hat von vornherein eine Identität des kontrainsulären Vorderlappenhormons mit der diabetogenen Substanz im Sinne HOUSSAYs angenommen. Obschon eine langfristig diabetogene Wirkung des Praephysons am normalen Tier nirgends erwähnt ist, das kontrainsuläre Hormon vielmehr nur durch die kurzfristige Blutzuckersteigerung und die insulinantagonistische Wirkung charakterisiert ist, hält LUCKE (1936)[1] eine Identität der beiden Substanzen doch für wahrscheinlich. Er stützt sich dabei vor allem darauf, daß beide auf den Kohlehydratstoffwechsel in der gleichen grundsätzlichen Wirkungsrichtung einwirken, und daß bei beiden auch die Wirkung am pankreasdiabetischen Tier übereinstimmt. Schließlich scheint LUCKE auch bedeutungsvoll, daß die Angaben von HOUSSAY über die chemischen und physikalischen Eigenschaften des diabetogenen Prinzips sich völlig decken mit den entsprechenden Eigenschaften, welche er bei dem kontrainsulären Vorderlappenhormon feststellen konnte.

Demgegenüber haben aber bereits ANSELMINO und HOFFMANN (1935)[4] auf den grundlegenden Unterschied in der kurzfristig blutzuckersteigernden Wirkung des kontrainsulären Hormons und der langfristig diabetogenen Wirkung des diabetogenen Prinzips hingewiesen und weiter die komplexe Natur der Einwirkung des HVL. auf den Kohlehydratstoffwechsel betont. Darüber hinaus aber besteht ein grundlegender Unterschied in der Wirkung darin, daß nach HOUSSAY und Mitarbeitern die diabetogene Wirkung nicht über die Nebenniere verläuft, während nach LUCKE ihre Anwesenheit unerläßlich ist. Und auch LONG, der, wie wir früher sahen, der Nebenniere eine besondere Bedeutung im Rahmen der diabetogenen Wirkung zubilligt, macht dafür nur die Rinde verantwortlich, während er das Mark für nebensächlich hält. Die Angabe von HOUSSAY und BIASOTTI (1938)[5], daß das Praephyson in ihren Versuchen keine diabetogene Wirkung hatte, könnte mit der Dosierung und der Haltbarkeit zusammenhängen. Wesentlicher ist der Einwand, daß nach mehreren übereinstimmenden Versuchen dem Adrenalin keine diabetogene Wirkung zukommt.

Adrenalotrope Substanz. 1934 berichteten ANSELMINO, HEROLD und HOFFMANN[6] über eine Wirkung von Vorderlappenextrakten auf das histologische Bild des Nebennierenmarks von Ratten und Mäusen. Die beschriebenen Veränderungen — fast völliger Schwund der Chromierbarkeit der Markzellen und Auftreten großer Vakuolen — wurden als Ausdruck einer erhöhten Adrenalinproduktion gedeutet. Besonders bemerkenswert ist, daß die Veränderungen bereits 2 Stunden nach der einmaligen Injektion eines Vorderlappenextraktes auftreten und etwa 8—10 Stunden nach der 1. Injektion von Extrakt aus 200 mg

---

[1] LUCKE: Z. exper. Med. **100**, 73 (1936).
[2] THADDEA: Z. klin. Med. **125**, 175 (1933).
[3] HÖGLER u. ZELL: Wien. Arch. inn. Med. **27**, 141 (1935).
[4] ANSELMINO u. HOFFMANN: Naunyn-Schmiedebergs Arch. **179**, 273 (1935).
[5] HOUSSAY u. BIASOTTI: Verh. internat. Physiol. Kongr. Zürich **1938 II**.
[6] ANSELMINO, HEROLD u. HOFFMANN: Klin. Wschr. **1934**, 1724 — Arch. Gynäk. **158**, 531 (1934).

Trockendrüse pro Maus bzw. 500 mg pro Ratte — also immerhin sehr beträchtlicher Dosen — ihren Höhepunkt erreichen, eine Schnelligkeit im Ablauf einer histologischen Vorderlappenwirkung, die von keinem der glandotropen Vorderlappenhormone erreicht wird. Zeitlich würde die histologische Wirkung der adrenalotropen Substanz mit der Blutzuckerwirkung des kontrainsulären Hormons annähernd übereinstimmen; das rasche Abklingen der Blutzuckerwirkung würde durch die einsetzende Insulingegenregulation zu erklären sein. Es erhebt sich daher die Frage, ob die histologisch nachgewiesene, auf das Nebennierenmark wirksame adrenalotrope Substanz des HVL. mit dem über eine Adrenalinausschüttung blutzuckerwirksamen kontrainsulären Hormon übereinstimmt. In diesem Zusammenhang sei auch auf eine ähnliche Veröffentlichung von COLLIP (1940)[1] verwiesen.

F. Blutzuckersteigernde Wirkstoffe der Hypophyse.

1. Einleitung.

Unter den Wirkungen des HVL., die mit einer Blutzuckersteigerung einhergehen, kann man leicht zwei verschiedene Wirkungsabläufe unterscheiden:

Im 1. Falle handelt es sich um die langfristig verlaufende Blutzuckersteigerung, welche die diabetogene Vorderlappenwirkung charakterisiert; sie führt beim Hund nicht sofort, sondern erst am 2. oder 3. Tag nach Injektionsbeginn zu einer Erhöhung des Nüchternblutzuckers (JOHNS und Mitarbeiter, HOUSSAY u. a.), auf die sich dann nach jeder weiteren Injektion zusätzlich noch eine kurzfristig ablaufende Blutzuckersteigerung superponiert (ANSELMINO und HOFFMANN). Nach 8—10 tägiger Extraktzufuhr pflegt die Blutzuckersteigerung abzuklingen und eher unternormalen Blutzuckerwerten Platz zu machen, wenn nicht durch systematische Steigerung der Vorderlappendosierung ein Dauerdiabetes erzwungen wird (YOUNG).

Im 2. Falle handelt es sich um eine kurzfristig verlaufende Blutzuckersteigerung, die im unmittelbaren Anschluß an die 1. Injektion auftritt, in wenigen Stunden abklingt und zunächst keine sichtbaren Beziehungen zu dem eben geschilderten langfristigen Blutzuckeranstieg zu erkennen gibt.

Dementsprechend haben wir bereits erörtert, daß beide Wirkungen im wesentlichen auf verschiedene Wirkstoffe zurückgehen: Für den langfristig im Rahmen der diabetogenen Vorderlappenwirkung verlaufenden Blutzuckereffekt scheint das Kohlehydratstoffwechselhormon verantwortlich zu sein (MERTEN und HINSBERG[2]), während für den kurzfristig verlaufenden Blutzuckeranstieg in erster Linie das kontrainsuläre Hormon in Betracht kommen sollte.

Aber auch das im allgemeinen nur langfristig wirksame Kohlehydratstoffwechselhormon scheint unter gewissen Voraussetzungen eine kurzfristige Wirkung auf den Blutzucker zu entfalten. Wir erfuhren bereits, daß beim pankreasdiabetischen oder auch beim vorderlappendiabetischen Tier (d. h. nach mehrtägiger Vorderlappenvorbehandlung) der Vorderlappenzufuhr ein unmittelbarer Blutzuckeranstieg zu folgen pflegt, den die gleichen Extrakte am normalen unvorbehandelten Tier im allgemeinen nicht auslösen. Doch scheinen gewisse Tierarten eine verschiedene Ansprechbarkeit zu besitzen: Während der Hund auf das Kohlehydratstoffwechselhormon kurzfristig mit einem Blutzuckeranstieg kaum, die Ratte gar nicht reagiert, scheint das Kaninchen eine derartige kurzfristige Reaktion in manchen Versuchen schon nach der 1. Injektion in sehr

---

[1] COLLIP: Canad. med. Assoc. J. **1940**, 4.
[2] MERTEN u. HINSBERG: Z. exper. Med. **105**, 281 (1939).

ausgesprochenem Maße zu zeigen (MERTEN und HINSBERG). Vielleicht spielt bei dieser verschiedenen Reaktionsfähigkeit die verschiedene Beteiligung des Inselapparates eine wesentliche Rolle (vgl. den 3. Teil).

2. Sonstige kurzfristig verlaufende Blutzuckerwirkungen von Vorderlappenextrakten.

Während am pankreaslosen bzw. am pankreas- plus hypophysenlosen Tier mit Vorderlappenextrakten sehr leicht kurz- und langfristige Blutzuckersteige-rungen zu erzielen sind, ist über kurzfristige Blutzuckersteigerungen am normalen Tier wenig mehr als das bekannt, was in den Kapiteln über das kontrainsuläre Hormon und über die Hinterlappenwirkung auf den Blutzucker angeführt ist.

ANSELMINO und HOFFMANN hatten 1935[1] festgestellt, daß sich beim Hund nach subcutaner Injektion von kochbeständigen Ultrafiltraten eine über etwa 5 Stunden verlaufende mäßige Blutzuckersteigerung (von etwa 80—85 mg% Ausgangswert auf etwa 100 mg%) erzielen läßt. Die Blutzuckerwirkung kam nach einem kurzen Erhitzen der Ultrafiltrate besser zur Geltung, was von ANSELMINO und HOFFMANN auf die Zerstörung einer hitzeempfindlichen, blutzuckersenkenden, pankreatropen Fraktion in den Ultrafiltraten bezogen wurde. Diese blutzuckersteigernde Wirkung der Ultrafiltrate ist nicht an die Anwesenheit der Nebennieren gebunden [ANSELMINO und HOFFMANN (1936)[2]], was einen Unterschied zu dem von LUCKE angegebenen Wirkungsmechanismus des kontrainsulären Hormons darstellt. Der Umstand, daß wirksame Ultrafiltrate sowohl bei p_H 5,3 als auch bei p_H 9,4 hergestellt werden konnten, schien den Autoren ein Hinweis darauf zu sein, daß die wirksame Substanz auch nicht mit dem Kohlehydratstoffwechselhormon identisch ist, das nach den gleichen Autoren wohl bei p_H 5,3, aber nicht bei p_H 9,4 das Ultrafilter passiert. Weiterhin fanden ANSELMINO und HOFFMANN bei täglich wiederholter Injektion beim Hund keine kumulierende Wirkung, was sie als einen Unterschied zur langfristigen, diabetogenen Blutzuckersteigerung im Sinne HOUSSAYs ansahen.

Nach ELMER, GIEDOSZ und SCHEPS (1937/38)[3] gelingt es, durch einmalige intravenöse Injektion eines durch Säureextraktion hergestellten Vorderlappenextraktes einen starken Blutzuckeranstieg beim Kaninchen zu erzielen, der gewöhnlich schon innerhalb der ersten 2 Stunden nach der Injektion in Erscheinung tritt und nach etwa 5—6 Stunden abgeklungen ist. Es wurde dabei allerdings eine sehr hohe Dosierung angewandt (Extrakt entsprechend 1 g Trockenpulver pro kg Körpergewicht!). Die subcutane Injektion geringer Extraktmengen war erfolglos. Das Ausmaß des erzielten Blutzuckeranstiegs wies sehr große Schwankungen auf trotz gleicher äußerer Versuchsbedingungen. In gleicher Weise erhielten BERGMAN und TURNER (1938)[4] einen regelmäßigen Blutzuckeranstieg bei männlichen erwachsenen, gut genährten Meerschweinchen, der etwa 8 Stunden nach der intraperitonealen Injektion verhältnismäßig kleiner Extraktmengen seinen Höhepunkt bei über 200 mg% erreichte. Sie bestätigen damit ähnliche frühere Versuche von HOLDEN (1934)[5]. Schließlich erhielten auch NEUFELD und COLLIP (1938)[6] mit einem gereinigten Vorderlappenextrakt bei einem Teil ihrer Versuchstiere einen beträchtlichen Blutzuckeranstieg, dessen Maximum einige Stunden nach der subcutanen Injektion erreicht wurde.

---

[1] ANSELMINO u. HOFFMANN: Naunyn-Schmiedebergs Arch. **179**, 273 (1935).
[2] ANSELMINO u. HOFFMANN: Naunyn-Schmiedebergs Arch. **181**, 674 (1936).
[3] ELMER, GIEDOSZ u. SCHEPS: Acta med. scand. (Stockh.) **93**, 487 (1937/38).
[4] BERGMAN u. TURNER: J. of biol. Chem. **123**, 471 (1938) — Endocrinology **23**, 228 (1938).
[5] HOLDEN: Proc. Soc. exper. Biol. a. Med. **31**, 773 (1934).
[6] NEUFELD u. COLLIP: Endocrinology **23**, 735 (1938).

3. Die Blutzuckerwirkung von Hinterlappenextrakten.

Soweit ich feststellen konnte, war BORCHARD (1908)[1] der erste, der das Auftreten von Glykosurie und Hyperglykämie über wenige Stunden nach Injektion von Extrakten aus ganzen Hypophysen am Versuchstier feststellte; ob die Blutzuckerwirkung vom Vorderlappen oder vom Hinterlappen ausging, wurde nicht untersucht. In der Folge haben sich zahlreiche Autoren mit der Blutzuckerwirkung des Hinterlappens befaßt mit dem übereinstimmenden Ergebnis, daß bei allen untersuchten Tieren (Ratten, Kaninchen, Hunden) und beim Menschen nach subcutaner und nach intravenöser Injektion von Hinterlappenextrakten eine Blutzuckersteigerung auftritt, deren Maximum bei intravenöser Injektion etwa 15—30 Minuten, bei subcutaner Injektion etwa 45—180 Minuten nach der Einspritzung zu liegen pflegt; dabei wirkt die intravenöse Injektion weit stärker als die subcutane; die Dosierung in den verschiedenen Versuchen schwankt sehr (z. B. 140 mg Frischdrüse pro kg Körpergewicht bei der Ratte, 10 E./kg beim Kaninchen, 0,05—0,075 ccm Pituitrin pro kg/Stunde am Hund, 0,5 ccm Pituitrin beim Menschen [BORCHARD (1908)[1], STENSTRÖM (1914)[2], PARTOS und KATZ-KLEIN (1921)[3], BURN (1923)[4], VOEGTLIN, THOMPSON und DUNN (1925)[5], MÖHLIG und AINSLEE (1925)[6], TINGLE und IMRIE (1926)[7], LINDLAU (1927)[8], HINES, LEESE und BOYD (1927)[9], IMRIE (1929)[10], POULSSON (1930)[11], BISCHOFF und LONG (1931)[12], CAMPBELL und MORGAN (1933)[13], COLLAZO, PUYAL und TORRES (1934)[14], ELLSWORTH (1935)[15]]).

Die Frage, ob von den Hinterlappenhormonen dem Vasopressin oder dem Oxytocin die Wirkung auf den Blutzucker zukommt, konnte bisher nicht geklärt werden; teils wurde gefunden, daß die blutzuckersteigernde Wirkung an das Vasopressin gebunden ist [ELMER und SCHEPS (1930)[16], NITZESCU und BENETATO (1930)[17], GAVRILA und MIKAILEANU (1930)[18], THADDEA (1933)[19], SCHRÖDER (1933)[20]], teils wurden keine deutlichen Unterschiede festgestellt [GEILING und EDDY (1928)[21], DRAPER und HILL (1929)[22], BACQ und DWORKIN (1930)[23], HIMWICH, HAYNES und SPIERS (1932)[24], ZUNZ und LA BARRE (1935)[25]], teils wurde die Blutzuckerwirkung als mit dem Oxytocin vergesellschaftet gefunden [HOLMAN und

---

[1] BORCHARD: Z. klin. Med. **66**, 332 (1908).
[2] STENSTRÖM: Biochem. Z. **58**, 472 (1914).
[3] PARTOS u. KATZ-KLEIN: Z. exper. Med. **25**, 98 (1921).
[4] BURN: J. of Physiol. **57**, 318 (1923).
[5] VOEGTLIN, THOMPSON u. DUNN: J. of Pharmacol. **25**, 137 (1925).
[6] MÖHLIG u. AINSLEE: J. amer. med. Assoc. **84**, 1398 (1925).
[7] TINGLE u. IMRIE: J. of Physiol. **62**, II P (1926).
[8] LINDLAU: Z. exper. Med. **58**, 507 (1927).
[9] HINES, LEESE u. BOYD: Amer. J. Physiol. **81**, 27 (1927).
[10] IMRIE: J. of Physiol. **67**, 264 (1929).
[11] POULSSON: Z. exper. Med. **71**, 591 (1930).
[12] BISCHOFF u. LONG: Amer. J. Physiol. **97**, 215 (1931).
[13] CAMPBELL u. MORGAN: J. of Pharmacol. **49**, 456 (1933).
[14] COLLAZO, PUYAL u. TORRES: Pflügers Arch. **233**, 503 (1934).
[15] ELLSWORTH: J. of Pharmacol. **55**, 435 (1935).
[16] ELMER u. SCHEPS: Klin. Wschr. **9**, 2439 (1930).
[17] NITZESCU u. BENETATO: C. r. Soc. Biol. Paris **103**, 1359 (1930).
[18] GAVRILA u. MIKAILEANU: C. r. Soc. Biol. Paris **104**, 601 (1930).
[19] THADDEA: Z. klin. Med. **125**, 175 (1933).
[20] SCHRÖDER: Klin. Wschr. **12**, 1766 (1933).
[21] GEILING u. EDDY: Proc. Soc. exper. Biol. a. Med. **26**, 146 (1928).
[22] DRAPER u. HILL: Proc. Soc. exper. Biol. a. Med. **27**, 33 (1929).
[23] BACQ u. DWORKIN: Amer. J. Physiol. **95**, 605 (1930).
[24] HIMWICH, HAYNES u. SPIERS: Proc. Soc. exper. Biol. a. Med. **26**, 1633 (1932).
[25] ZUNZ u. LA BARRE: Arch. internat. Physiol. **41**, 538 (1935).

ELLSWORTH (1935)[1]], so daß ANSELMINO und HOFFMANN (1935)[2] der Vermutung Ausdruck gaben, daß es sich bei dem blutzuckersteigernden Agens des Hinterlappens um eine gesonderte, weder mit dem Vasopressin noch mit dem Oxytocin identische Substanz handelt. Ein ähnlicher Verdacht war auch von GÖMÖRI und CSOMAY (1934)[3] für die leberglykogenvermindernde Substanz des Hinterlappens geäußert worden. Es ist naheliegend, an eine Identität der kurzfristig blutzuckersteigernden und der leberglykogenvermindernden Substanz des Hinterlappens zu denken, worauf dann unmittelbar die Frage auftaucht, welche Beziehungen zwischen diesem Hinterlappenwirkstoff und dem entsprechenden Wirkstoff des Vorderlappens, dem Kohlehydratstoffwechselhormon, bestehen, eine Frage, die sich zur Zeit wohl stellen, aber nicht beantworten läßt.

Hinsichtlich des Wirkungsmechanismus des blutzuckersteigernden Prinzips des Hinterlappens geht die Meinung unter den verschiedenen Autoren auseinander; während die einen annehmen, daß die blutzuckersteigernde Wirkung über das Nebennierenmark verläuft, wo eine Adrenalinausschüttung unter der Einwirkung des blutzuckersteigernden Prinzips erfolgt, halten die anderen die Anwesenheit der Nebennieren für überflüssig. Doch fanden FRITZ (1928)[4] und LA BARRE (1930)[5] sowie ZUNZ und LA BARRE (1935)[6], daß die Blutzuckersteigerung nach Entfernung der Nebennieren ausbleibt. Ähnlich stellten HOUSSAY und DI BENEDETTO (1933)[7] an Hunden fest, daß die blutzuckersteigernde Wirkung der Hinterlappenextrakte an die Anwesenheit von Leber und Nebennieren gebunden ist. Die Hypoglykämie nimmt etwas ab, wenn man den Splanchnicus durchschneidet; die Vagotomie beeinflußt sie nicht. Das Adrenalin verstärkt wohl den Hinterlappeneffekt. Adrenalin allein ist jedoch nicht imstande, eine gleiche Hyperglykämie zu erzeugen wie der Hinterlappenextrakt. NIKOLAEFF (1929)[8] berichtet, daß bei der Durchströmung von isolierten Nebennieren mit Hinterlappenextrakten noch bei einer Verdünnung von 1:1—500 Millionen eine Steigerung der Adrenalinausschüttung um 15—25% erfolgt.

Demgegenüber fanden aber BISCHOFF, LONG und EVANS (1932)[9] und THADDEA und WALY (1933)[10], daß auch nach der Nebennierenexstirpation noch eine Hyperglykämie im Gefolge von Hinterlappeninjektionen auftritt, die nach den gleichen Autoren sowie nach CLARK (1927)[11] ausbleibt, falls die Leber nicht mehr genügend Glykogen enthält bzw. entfernt wurde. In die gleiche Richtung weisen Versuche von BACQ und DWORKIN (1930)[12], wonach die Blutzuckererhöhung durch Sympathicusexstirpation nur unwesentlich vermindert wird, sowie von NITZESCU (1928)[13], THADDEA (1933)[14] und HÖGLER und ZELL (1935)[15], daß Ergotaminvorbehandlung auf die Blutzuckersteigerung ohne sichere Wirkung bleibt. Gegenüber diesen Widersprüchen glaubt ASCHNER (1932)[16], daß die Blutzuckersteigerung

---

[1] HOLMAN u. ELLSWORTH: J. of Pharmacol. **53**, 377 (1935).
[2] ANSELMINO u. HOFFMANN: Naunyn-Schmiedebergs Arch. **179**, 273 (1935).
[3] GÖMÖRI u. CSOMAY: Naunyn-Schmiedebergs Arch. **175**, 17 (1934).
[4] FRITZ: Pflügers Arch. **220**, 101 (1928).
[5] LA BARRE: Arch. internat. Pharmacodynamie **38**, 409 (1930).
[6] ZUNZ u. LA BARRE: Arch. internat. Physiol. **41**, 538 (1935).
[7] HOUSSAY u. DI BENEDETTO: C. r. Soc. Biol. Paris **114**, 793 (1933).
[8] NIKOLAEFF: Naunyn-Schmiedebergs Arch. **140**, 225 (1929).
[9] BISCHOFF, LONG u. EVANS: Amer. J. Physiol. **99**, 253 (1932).
[10] THADDEA u. WALY: Naunyn-Schmiedebergs Arch. **127**, 535 (1933).
[11] CLARK: J. of Physiol. **62**, VIII (1927).
[12] BACQ u. DWORKIN: Amer. J. Physiol. **95**, 605 (1930).
[13] NITZESCU: C. r. Soc. Biol. Paris **98**, 1479 (1928).
[14] THADDEA: Z. klin. Med. **125**, 175 (1933).
[15] HÖGLER u. ZELL: Wien. Arch. inn. Med. **27**, 141 (1935).
[16] ASCHNER: Z. klin. Med. **121**, 495 (1932).

sowohl durch eine vermehrte Adrenalinausschüttung als auch durch direkte Mobilisierung des Leberglykogens bedingt ist.

Im Gefolge der Blutzuckererhöhung durch Hinterlappen kommt es nach verschiedenen Autoren zu einer reaktiven Insulinausschüttung; dies wird erstens daraus geschlossen, daß der anfänglichen Hyperglykämie eine Hypoglykämie zu folgen pflegt [DRESEL (1914)[1], LINDLAU (1927)[2]]; zweitens läßt sich im Blute mehrere Stunden nach voraufgegangener Hinterlappeninjektion der Nachweis eines vermehrten Insulingehaltes erbringen [BLOTNER und FRITZ (1927)[3], LA BARRE (1928)[4], (1930)[5]].

4. Blutzuckerwirksame Harnextrakte, die möglicherweise Vorderlappenwirkstoffe enthalten.

Die erste Beobachtung über die Ausscheidung von blutzuckerwirksamen Harnextrakten, die möglicherweise mit blutzuckersteigernden Vorderlappenwirkstoffen identisch sind, wurde 1932 von EIDELSBERG[6] mitgeteilt. Er fand, daß aus Schwangerenharn hergestelltes Prolan nach intraperitonealer und intravenöser Injektion einen Blutzuckeranstieg bei hungernden Kaninchen bewirkt, dessen Maximum in einem Falle 222 mg%, im Durchschnitt aber 100—175 mg% erreichte. Der Höhepunkt des Anstiegs war nach $1—1^1/_2$ Stunden erreicht, nach 4—5 Stunden war der Blutzucker zur Norm zurückgekehrt. Nach den Angaben von VAN DYKE hergestelltes Wachstumshormon blieb wirkungslos. Diese Versuche wurden von DINGEMANSE und KOBER (1933)[7] bestätigt, aber mit der wichtigen Einschränkung versehen, daß die blutzuckerwirksame Substanz nicht mit dem gonadotropen Faktor identisch sein kann.

Über ähnliche Beobachtungen wurde 1933 von MATHAR, KATZMAN und DOISY sowie von HOUSSAY und BIASOTTI berichtet. MATHAR, KATZMAN und DOISY[8] gewannen mit einer Darstellungsmethode, die sie vorher für die Darstellung des gonadotropen Hormons im Schwangerenharn ausgearbeitet hatten, aus Männerharn eine Substanz, welche nach subcutaner Injektion bei Kaninchen über mehrere Stunden verlaufende Blutzuckersteigerungen hervorrief. Die Steigerungen beliefen sich auf bis zu 100% des Ausgangswertes. Die wirksame Substanz stimmte in vielen der bei der Darstellung benutzten physikalischen und chemischen Eigenschaften (Adsorbierbarkeit, Fällbarkeit, Löslichkeit Hitze-, Säure- und Alkaliempfindlichkeit) so weitgehend mit den entsprechenden Eigenschaften der übrigen Vorderlappenwirkstoffe überein, daß ihre Herkunft aus dem Vorderlappen zu erwägen ist. In Bestätigung dieser Versuche fanden HARROW, NEIMAN, CHAMELIN und MAZUR (1934)[9], daß ähnlich gewonnene Extrakte nicht nur den Blutzucker des Kaninchens erheblich steigern, sondern auch die Blutketonkörper erhöhen, so daß sie eine Identität des blutzuckerwirksamen Harnprinzips mit dem Fettstoffwechselhormon des HVL. annehmen. HOUSSAY und BIASOTTI (1933)[10] berichteten, daß der menschliche Harn eine Substanz enthält, welche den Diabetes der hypophysen- plus pankreaslosen Kröte erhöht, wobei die Blutzuckerbestimmung der Tiere 24 Stunden nach der

[1] DRESEL: Z. exper. Path. u. Ther. **16**, 365 (1914).
[2] LINDLAU: Z. exper. Med. **58**, 507 (1927).
[3] BLOTNER u. FRITZ: J. clin. Invest. **5**, 51 (1927).
[4] LA BARRE: C. r. Soc. Biol. Paris **98**, 330 (1928).
[5] LA BARRE: C. r. Soc. Biol. Paris **104**, 113 (1930).
[6] EIDELSBERG: Proc. Soc. exper. Biol. a. Med. **29** 959, (1932).
[7] DINGEMANSE u. KOBER: Endocrinology **17**, 149 (1939).
[8] MATHAR, KATZMAN u. DOISY: Proc. Soc. exper. Biol. a. Med. **31**, 315 (1933).
[9] HARROW, NEIMAN, CHAMELIN u. MAZUR: Proc. Soc. exper. Biol. a. Med. **31**, 940 (1934).
[10] HOUSSAY u. BIASOTTI: C. r. Soc. Biol. Paris **113**, 469 (1933).

Injektion vorgenommen wurde. Diabetikerharn enthielt diese Substanz in reichlicherer Menge, da mit den Harnextrakten von Gesunden 25% der Tiere, mit Harnextrakten von Diabetikern aber 70% der Tiere Blutzuckersteigerungen über 200 mg% aufwiesen. Die Substanz war an Kaolin adsorbierbar, ihre Identität mit einem Vorderlappenwirkstoff wird jedoch von den Autoren offengelassen. DAVIS, LINCOLN, HINSEY und MARKEE (1934)[1] fanden ebenfalls im Schwangerenharn, aber auch in Kinder- und Männerharn blutzuckersteigernde Stoffe, von denen sie aber lediglich mitteilen konnten, daß sie nicht mit Prolan, aber möglicherweise mit Harnsäure oder Hippursäure identisch sein könnten. Weiterhin beschäftigte sich BJERING (1938)[2] im Hinblick auf die diabetogene Vorderlappenwirkung mit der Frage, ob die im Harn vorkommenden, blutzuckersteigernden Wirkstoffe mit den entsprechenden Vorderlappenwirkstoffen identisch sein könnten. Nach einer von ihm ausgearbeiteten Methode wurde ein Extrakt hergestellt und Kaninchen injiziert. In $^1/_2$stündigen Abständen wurde der Blutzucker über 3—6 Stunden verfolgt. Während der Harn von Gesunden nur einen geringfügigen Blutzuckeranstieg auslöst, bewirkt Diabetikerharn Steigerungen um 200—300%. Größere Mengen der wirksamen Substanz fanden sich auch im Schwangerenharn, doch betont BJERING, daß die Identität der Harnsubstanz mit den blutzuckerwirksamen Vorderlappenwirkstoffen nicht bewiesen ist. Weiterhin konnte von MERTEN und HINSBERG (1939)[3] festgestellt werden, daß Harnfällungen bzw. Harnultrafiltrate von Diabeteskranken die gleiche Blutzuckersteigerung am Kaninchen hervorrufen, wie sie sie auch für Vorderlappenultrafiltrate beschrieben hatten, die besonders reich an Kohlehydratstoffwechselhormon waren. Dieser Befund ist insofern von besonderem Interesse, als ANSELMINO und HOFFMANN (1935)[4] die außerordentlich hohe Ausscheidung des Kohlehydratstoffwechselhormons (und des Fettstoffwechselhormons) im Harn von bestimmten Diabeteskranken beschrieben hatten, und wir in einem vorangehenden Abschnitt die Frage einer möglichen Identität des blutzuckerwirksamen ultrafiltrablen Wirkstoffes von MERTEN und HINSBERG mit dem Kohlehydratstoffwechselhormon von ANSELMINO und HOFFMANN erörterten. Wenn dies zutrifft, würde es sich offenbar bei dem blutzuckerwirksamen Agens im Harn, über das von mehreren Autoren übereinstimmend berichtet wird, um das Kohlehydratstoffwechselhormon handeln. Dies um so mehr, als auch BOMSKOV und SLADOVIC (1940)[5] mitteilen, daß das aus dem Diabetikerharn gewonnene Kohlehydratstoffwechselhormon mit dem entsprechenden Hormon aus dem Vorderlappen identisch ist, für das BOMSKOV und SLADOVIC weiterhin eine Identität mit dem für den diabetogenen Blutzuckereffekt verantwortlichen Vorderlappenwirkstoff festgestellt zu haben glauben.

G. Der glykotrope Faktor des HVL.

Die im vorangehenden Abschnitt über das kontrainsuläre Hormon geschilderten Versuche LUCKES wurden einige Jahre später in England von COPE und MARKS, YOUNG u. a. aufgenommen und nach verschiedenen Richtungen weitergeführt. Während es sich aber in den Versuchen LUCKES darum handelte, daß ein Faktor mit kurzfristig blutzuckersteigernder Wirkung bei gleichzeitiger Injektion mit Insulin die blutzuckersenkende Wirkung des Insulins aufhebt —

---

[1] DAVIS, LINCOLN, HINSEY u. MARKEE: Endocrinology **18**, 382 (1934).
[2] BJERING: Acta med. scand. (Stockh.) **93**, 483 (1938).
[3] MERTEN u. HINSBERG: Z. exper. Med. **105**, 281 (1939).
[4] ANSELMINO u. HOFFMANN: Z. klin. Med. **129**, 24 (1935).
[5] BOMSKOV u. SLADOVIC: Z. klin. Med. **137**, 737 (1940).

eine Beobachtung, die LUCKE veranlaßt, diesen Faktor als das kontrainsuläre Hormon zu bezeichnen —, liegt das Schwergewicht der englischen Versuche auf der Feststellung, daß die wiederholte Injektion eines im übrigen blutzuckerunwirksamen Vorderlappenextraktes beim Kaninchen eine Unempfindlichkeit gegen die blutzuckersenkende Wirkung des Insulins hervorruft, die noch fast 24 Stunden nach der Injektion zu beobachten ist. Ein weiterer Unterschied zu dem blutzuckersteigernden, kontrainsulären Hormon LUCKEs ist darin gegeben, daß die Wirkung des kontrainsulären Hormons an eine kurzfristig verlaufende Adrenalinausschüttung aus den Nebennieren gebunden ist, während der langfristig wirkende Wirkstoff der englischen Autoren ohne Beteiligung der Nebennieren die Insulinwirkung paralysiert. Dieser Faktor, für den daher die Bezeichnung „kontrainsulär" mindestens ebensosehr zuträfe, wurde von YOUNG als der glykotrope Faktor des HVL. bezeichnet.

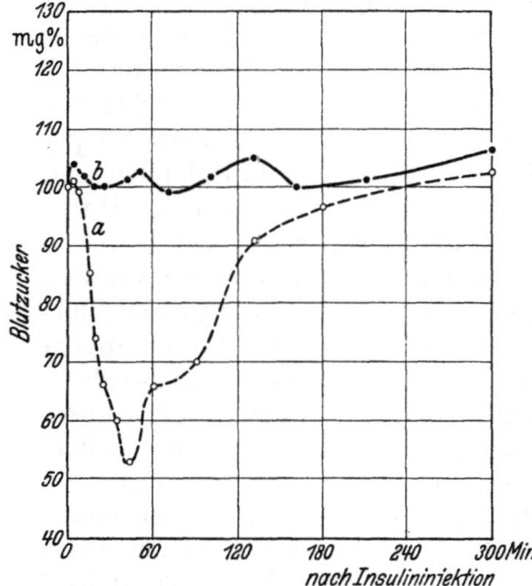

Abb. 40. Einfluß der Behandlung mit dem glykotropen Faktor auf die Insulinhypoglykämie beim Kaninchen. Kurve *a*: Mittlere Blutzuckersenkung nach intravenöser Injektion von 2 E. krystall. Insulins bei 6 21 Stunden hungernden Kaninchen. Kurve *b*: Blutzuckerkurve nach 2 E. Insulin bei einem Kaninchen, welches während des 21 stündigen Hungerns 2 Injektionen des glykotropen Faktors erhalten hatte. [Nach YOUNG: Biochemic. J. **32**, 1521 (1938).]

1. Wirkung des glykotropen Faktors auf die Insulinhypoglykämie.

COPE und MARKS[1] hatten 1934 die Feststellung gemacht, daß die tägliche Injektion eines rohen Vorderlappenextraktes Kaninchen derartig unempfindlich gegen Insulin macht, daß selbst die intravenöse Injektion von 2 E. Insulin keine wesentliche Senkung des Blutzuckers mehr zur Folge hat. Diese Beobachtung wurde in der Folge von YOUNG (1936)[2] bestätigt. Dabei bediente sich YOUNG folgender Versuchsanordnung[3]: Die Kaninchen erhielten zu Beginn und nach 16stündigem Fasten je eine Injektion eines geeigneten Vorderlappenextraktes. 5 Stunden nach der 2. Injektion und 21 Stunden nach der ersten wurde den nunmehr 21 Stunden hungernden Tieren eine intravenöse Injektion von 2 E. krystallinischen Insulins verabreicht. Die blutzuckersenkende Wirkung des Insulins wird durch diese Vorbehandlung völlig unterdrückt, wie die Abb. 40 nach YOUNG zeigt. Ähnliche Resultate wurden auch bei hypophysenlosen Kaninchen erhalten.

Doch ist nach HIMSWORTH und SCOTT (1938)[4] eine Vorbedingung für den positiven Ausfall dieser Versuche, daß die Tiere vorher sehr reichlich mit Glucose gefüttert sind.

Verfolgt man die Insulinblutzuckerkurve unter der glykotropen Vorderlappenwirkung längere Zeit, wie HIMSWORTH und SCOTT dies taten, so findet sich meist ein etwa $^1/_2$ Stunde nach der Insulininjektion beginnender erheblicher Blutzuckeranstieg, der nach etwa 2 Stunden seinen Höhepunkt erreicht und der von den genannten Autoren auf eine Glykogenolyse in der Leber zurückgeführt

[1] COPE u. MARKS: J. of Physiol. **83**, 157 (1934).
[2] YOUNG: J. of Physiol. **87**, 13 P (1936).
[3] YOUNG: Biochemic. J. **32**, 1521 (1938).
[4] HIMSWORTH u. SCOTT: J. of Physiol. **92**, 183 (1938).

wird. Mir erscheint an ihm besonders bemerkenswert, daß er in diesen Fällen ohne vorhergehenden Blutzuckerabfall ausgelöst wird, während doch nach der herkömmlichen Interpretation erst das Absinken des Blutzuckers auf etwa 60 mg% eine reaktive Adrenalinausschüttung mit folgender Hyperglykämie zur Folge hat.

Weiterhin wurde von NEWTON und YOUNG (1938)[1] festgestellt, daß die Wirksamkeit des glykotropen Faktors bei hypophysenlosen Tieren wesentlich abgeschwächt ist. Die Reaktion auf 0,1 E. Insulin wurde beim hypophysenlosen Kaninchen auch durch die 3fache Dosis derjenigen Menge des glykotropen Faktors nicht aufgehoben, welche beim normalen Tier die Blutzuckerwirkung von 2 E. Insulin aufzuheben vermochte.

2. Einfluß des glykotropen Faktors auf die periphere Insulinwirkung.

Diese Beobachtungen lassen die Frage auftauchen, wie der Mechanismus dieser insulinantagonistischen Wirkung des glykotropen Faktors zu erklären ist. Da nach den Ergebnissen von MANN und MAGATH (1923)[2], FRANK, NOTHMANN und WAGNER (1924)[3] und BURN und DALE (1924)[4] die hervorstechendste Wirkung des Insulins eine periphere ist, indem es das Verschwinden des Blutzuckers ins periphere Gewebe beschleunigt, verfolgte MARKS (1936)[5] den Einfluß des glykotropen Faktors auf die periphere Insulinwirkung. Es wurde dabei nach der von BEST, DALE, HOET und MARKS (1926)[6] angegebenen Methode die eviscerierte Spinalkatze verwandt, bei der nach Stabilisierung des Blutzuckers durch eine geeignete Glucosedauerinfusion Insulin in mehreren Dosen in bestimmten Abständen injiziert wurde. Muskelstückchen wurden vor und nach der Insulinbehandlung zur Glykogenbestimmung entnommen. Die vorderlappenbehandelten Tiere wurden 2—3 Tage vor dem Experiment mit einem glykotrop wirksamen Vorderlappenextrakt (nach YOUNG), der reichlich Prolactin enthielt, gespritzt. Das Ergebnis war, daß bei den mit glykotrop wirksamem Extrakt behandelten Tieren nicht nur der Blutzuckerabfall nach Injektion verschieden hoher Insulindosen meist erheblich geringer blieb, sondern daß auch der gleichzeitige Anstieg des Muskelglykogens nur etwa die Hälfte des Wertes der Kontrolltiere betrug. Doch blieb auch in den Versuchen, in denen trotz Vorbehandlung mit Vorderlappenextrakt der Blutzuckerabfall hoch war, die Muskelglykogenablagerung gering; daraus wurde von MARKS geschlossen, daß der unter der Insulinwirkung aus dem Blut verschwindende Zucker in eine unbekannte Richtung abgelenkt wird. Im ganzen aber zeigen die Versuche nach MARKS, daß die periphere Insulinwirkung hinsichtlich der Muskelglykogenablagerung durch die Vorderlappenextrakte erheblich abgeschwächt wird.

Zu grundsätzlich dem gleichen Ergebnis führten Versuche von HIMSWORTH und SCOTT (1938)[7] am leberlosen Kaninchen. Durch zwei vorbereitende Operationen wurde die Möglichkeit geschaffen, die Leber der Versuchstiere in kürzester Frist am nichtnarkotisierten Tier aus der Zirkulation auszuschalten. An derartigen Tieren wurde das Verhalten des Blutzuckers nach Insulininjektion mit und ohne Vorbehandlung mit dem glykotropen Faktor untersucht. Das Er-

---

[1] NEWTON u. YOUNG: J. of Physiol. **94**, 40 (1938).

[2] MANN u. MAGATH: Amer. J. Physiol. **65**, 403 (1923).

[3] FRANK, NOTHMANN u. WAGNER: Klin. Wschr. **3**, 581 u. 1404 (1924).

[4] BURN u. DALE: J. of Physiol. **59**, 164 (1924).

[5] MARKS: J. of Physiol. **87**, 15 P (1936).

[6] BEST, DALE, HOET u. MARKS: Proc. roy. Soc. Lond. B **100**, 55 (1926).

[7] HIMSWORTH u. SCOTT: J. of Physiol. **92**, 183 (1938).

gebnis, das in den Abb. 41 und 42 wiedergegeben ist, zeigt, daß die Beschleunigung, welche der spontane Blutzuckerabfall durch zusätzliche Insulininjektionen er-

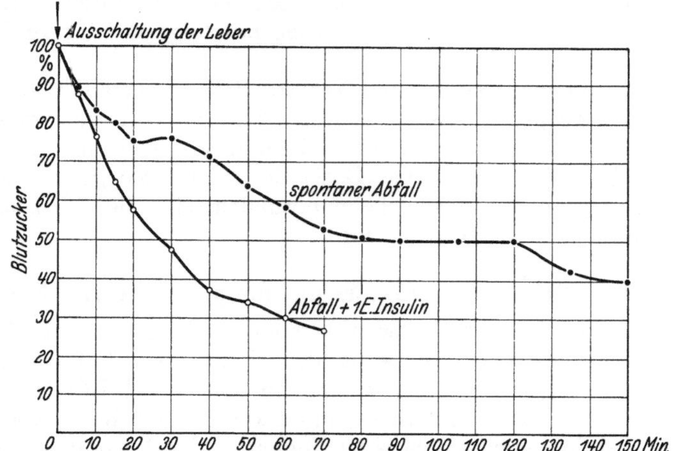

Abb. 41. Vergleichsweiser Abfall des Blutzuckers (in Prozent der Ausgangswerte) bei Kontrollkaninchen: 1. Nach vollständiger Ausschaltung der Leber (Punkte) und 2. nach vollständiger Ausschaltung der Leber plus intravenöser Injektion einer Einheit Insulin (Kreise), Mittel aus 7 bzw. 5 Versuchen. Die Leber wurde bei 0 Minuten ausgeschaltet, das Insulin innerhalb der nächsten 45 Sekunden injiziert.
[Nach HIMSWORTH u. SCOTT: J. of Physiol. **92**, 183 (1938).]

fährt, durch voraufgehende Behandlung der Tiere mit dem glykotropen Faktor völlig unterdrückt werden kann; doch wird der spontane Blutzuckerabfall selbst nicht durch den glykotropen Faktor beeinflußt, ein Zeichen dafür, daß der

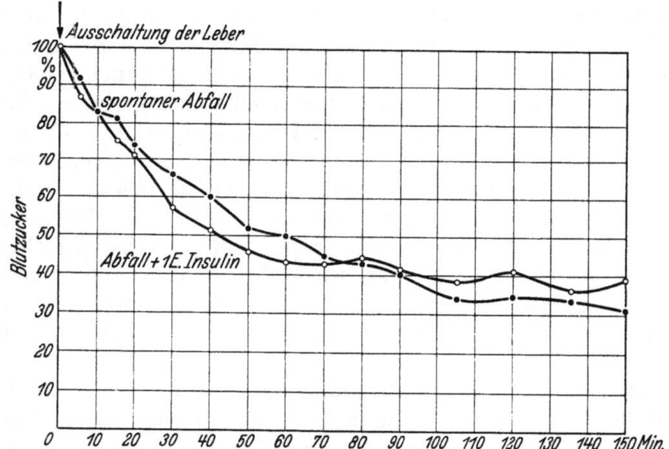

Abb. 42. Vergleichsweiser Abfall des Blutzuckers (in Prozenten des Ausgangswertes) bei Kaninchen, die mit glykotropem Faktor vorbehandelt waren: 1. Nach vollständiger Ausschaltung der Leber (Punkte) und 2. nach vollständiger Ausschaltung der Leber plus Injektion einer Einheit Insulin (Kreise), Mittel aus 6 bzw. 7 Versuchen. Ausschaltung der Leber bei 0 Minuten, Insulininjektion innerhalb der nächsten 45 Sekunden.
[Nach HIMSWORTH u. SCOTT: J. of Physiol. **92**, 183 (1938).]

glykotrope Faktor zwar die periphere Insulinwirkung hinsichtlich des schnelleren Verschwindens des Blutzuckers ins Gewebe unterdrückt, daß er aber die Geschwindigkeit, mit der diese Gewebe spontan Zucker verbrauchen, nicht beeinflußt.

3. Wirkung des glykotropen Faktors auf die Zuckertoleranzkurve.

Die Zuckertoleranzkurve des Kaninchens nach intravenöser Injektion von 2 g Glucose wird nach Young (1938)[1] durch die vorausgehende Behandlung mit dem glykotropen Faktor nicht nachweisbar beeinflußt. Wohl aber wird die Zuckertoleranz nach wiederholten, in halbstündigen Abständen gegebenen Zuckergaben am hypophysenlosen [Himsworth und Scott (1938)[2]] und am normalen Kaninchen [Young (1938)[1]] durch Vorbehandlung mit dem glykotropen Faktor erheblich vermindert. Gibt man einem unbehandelten Kaninchen wiederholt Glucose, so wird der Blutzuckeranstieg nach jeder folgenden Injektion geringer (Staub-Traugott-Effekt), was allgemein mit einer reaktiven Ausschüttung von Insulin nach der Zuckerzufuhr erklärt wird. Vorbehandlung mit dem glykotropen Faktor läßt dagegen den Blutzuckeranstieg nach jeder folgenden Zuckerinjektion größer werden (vgl. Abb. 43).

4. Wirkung des glykotropen Faktors auf die Adrenalinhyperglykämie.

Wie schon in einem früheren Abschnitt geschildert wurde, beeinträchtigt die Hypophysektomie die blutzuckersteigernde Wirkung einer subcutanen Adrenalininjektion beträchtlich, während umgekehrt die Zufuhr eines rohen Vorderlappenextraktes die blutzuckersteigernde Wirkung subcutan zugeführten Adrenalins gewaltig erhöht [Corkill, Marks und White (1933)[3], Cope und Marks (1934)[4], Young (1936)[5]]. Aber auch ein gereinigtes glykotrop wirksames Präparat übte in den späteren Versuchen von Young (1938)[1] die gleiche blutzuckersteigernde Wirkung auf die subcutane Injektion von Adrenalin aus. Da aber Russell und Cori (1937)[6] die Abschwächung der Adrenalinwirkung nach der Hypophysektomie mit einer verlangsamten Adrenalinresorption aus dem Unterhautzellgewebe infolge der Hypophysektomie erklären, weil bei intravenöser Adrenalinzufuhr kein Unterschied im Blutzuckeranstieg bei normalen und hypophysenlosen Ratten besteht, wurde auch von Young (1938)[1] die Wirkung des glykotropen Faktors auf die Blutzuckerwirkung intravenös zugeführten Adrenalins geprüft; dabei ergab sich kein sicherer Unterschied bei behandelten und nichtbehandelten Tieren. Dennoch läßt sich die Verstärkung der Adrenalinwirkung bei subcutaner Injektion bei behandelten Tieren nicht nur mit einer beschleunigten Resorption erklären, da die Blutzuckerkurve der behandelten Tiere nicht nur höher, sondern auch verlängert verläuft. Möglicherweise spielt hier der Umstand eine Rolle, daß die Vorbehandlung mit glykotropem Faktor im allgemeinen den Leberglykogenbestand erhöhen soll, so daß man nach Young

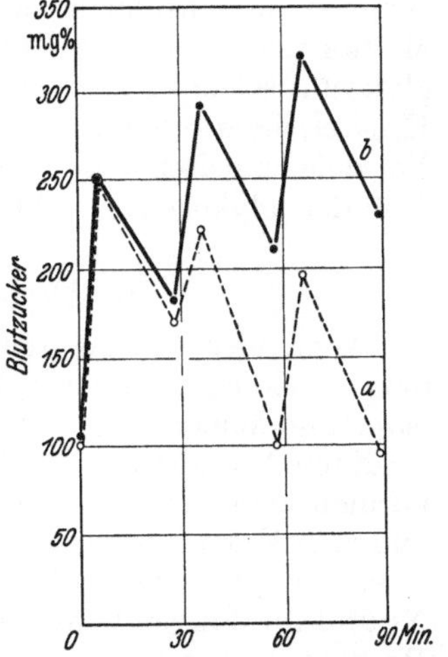

Abb. 43. Wirkung der Behandlung mit dem glykotropen Faktor auf die Zuckertoleranz beim Kaninchen. Kurve *a*: Blutzukkerreaktion auf 3 intravenöse Injektionen von 1 g Glucose in $^1/_2$ stündigen Abständen beim normalen Kaninchen. Kurve *b*: Blutzuckerreaktion des gleichen Kaninchens nach 2 Injektionen des glykotropen Faktors. [Nach Young: Biochemic. J. **32**, 1521 (1938).]

[1] Young: Biochemic. J. **32**, 1521 (1938).
[2] Himsworth u. Scott: J. of Physiol. **91**, 447 (1938).
[3] Corkill, Marks u. White: J. of Physiol. **80**, 193 (1933).
[4] Cope u. Marks: J. of Physiol. **83**, 157 (1934).
[5] Young: J. of Physiol. **87**, 13 P (1936).
[6] Russell u. Cori: Amer. J. Physiol. **119**, 167 (1937).

nicht gezwungen wäre, zu der von COPE und MARKS vorgetragenen Theorie seine Zuflucht zu nehmen, wonach das Leberglykogen unter dem Einfluß des Vorderlappens leichter mobilisierbar wird.

5. Wirkung des glykotropen Faktors auf die Veränderung des Leberglykogens.

Vorderlappenextrakte, die reich an glykotropem Faktor sind, erhöhen, allein gegeben, das Leber- und Muskelglykogen junger und erwachsener Kaninchen [MARKS und YOUNG (1938)[1]]. Rohe Vorderlappenextrakte im Verein mit Insulin bewirken nach den gleichen Autoren einen starken Leberglykogenanstieg, während gereinigte Vorderlappenfraktionen, die reich an glykotropem Faktor sind, zusammen mit Insulin keinen derartigen Anstieg erkennen lassen. Es wird von MARKS und YOUNG geschlossen, daß der glykogensteigernde Faktor mit dem glykostatischen Faktor von RUSSELL und BENNETT (vgl. jedoch das entsprechende Kapitel) identisch sein könnte. Dagegen lassen nach den gleichen Autoren gewisse Verschiedenheiten in der Wirkung verschieden hergestellter Fraktionen vermuten, daß der glykogenvermehrende und der glykotrope Faktor verschieden sind.

6. Abgrenzung des glykotropen Faktors.

Wenn hier von Abgrenzung des glykotropen Faktors die Rede ist, so soll das keineswegs, wie auch YOUNG betont, bedeuten, daß der glykotrope Faktor etwa mit keinem der bekannten Vorderlappenwirkstoffe identisch ist.

Nach YOUNG[2] ist der glykotrope Faktor nicht identisch mit dem Lactationshormon, dem gonadotropen Hormon, dem thyreotropen Hormon, dem Oxytocin und dem Vasopressin, wie durch Herstellung bestimmter Fraktionen und Prüfung ihrer entsprechenden Eigenschaften festgestellt wurde. Dagegen muß nach YOUNG die Frage offenbleiben, ob der glykotrope Faktor mit dem corticotropen Hormon oder mit dem Fettstoffwechselhormon oder mit dem glykostatischen Prinzip identisch ist oder nicht. Wohl bildet nach YOUNG der glykotrope Faktor einen Bestandteil des diabetogenen „Komplexes", und könnte nach den Versuchen von MERTEN und HINSBERG[3] mit dem Kohlehydratstoffwechselhormon identisch sein.

Aus den Versuchen von HIMSWORTH und SCOTT geht hervor, daß die Wirkung des glykotropen Faktors nicht an die Anwesenheit von Schilddrüse, Hypophyse und Nebennieren gebunden ist. Man muß daraus schließen, daß er nicht mit dem thyreotropen oder corticotropen Hormon identisch sein kann, weiterhin aber auch, daß er nicht auf dem Wege über eine Adrenalinausschüttung seine Wirkung entfaltet, also nicht mit dem kontrainsulären Hormon LUCKEs identisch ist, was auch nach der langfristigen Natur des Wirkungsablaufs unwahrscheinlich erscheint.

JENSEN und GRATTAN (1939)[4] glauben dennoch an eine Identität des glykotropen Faktors mit dem corticotropen Hormon. In ihren Versuchen an Mäusen ließ sich die Insulinwirkung — gemessen am Eintritt von hypoglykämischen Krämpfen — nicht aufheben durch gereinigtes thyreotropes Hormon, Prolactin, follikelstimulierendes Hormon und krystallinisches Insulin. Wohl aber wurden die Insulinkrämpfe verhütet durch Behandlung der Tiere mit corticotropen Vorderlappenfraktionen, Nebennierenrindenextrakt und krystallinischem Corticosteronacetat. Das Oxycorticosteronacetat war jedoch merkwürdigerweise wir-

---

[1] MARKS u. YOUNG: J. of Physiol. **93**, 61 (1938).
[2] YOUNG: Biochemic. J. **32**, 1521 (1938).
[3] MERTEN u. HINSBERG: Z. exper. Med. **105**, 281 (1939).
[4] JENSEN u. GRATTAN: Amer. J. Physiol. **128**, 270 (1939).

kungslos. Die Autoren glauben dennoch schließen zu sollen, daß die glykotrope Wirkung vom corticotropen Hormon verursacht wird, eine Meinung, der man wohl nur mit größter Skepsis begegnen darf.

7. Darstellung, Testierung und Standardisierung des glykotropen Faktors.

Bei der Darstellung des glykotropen Faktors ging YOUNG ursprünglich aus von der Methode, die von RIDDLE, BATES und DYKSHORN 1933 für die Darstellung des Prolactin angegeben worden war. Diese Methode erfuhr im Laufe der Zeit zahlreiche Abwandlungen, ohne daß bisher ein besonders empfohlenes Darstellungsverfahren vorliegt [Zusammenstellung s. bei YOUNG: Biochemic. J. **32**, 1521 (1938)].

Hinsichtlich des Nachweises der wirksamen Substanz am Tier bedient sich YOUNG zuletzt folgender Technik: 2 subcutane Injektionen des Vorderlappenextraktes werden zu Beginn und 16 Stunden nach Beginn eines Fastens bei etwa 1,5 kg schweren jungen erwachsenen Kaninchen gegeben, die gut genährt sein und sich in glänzender körperlicher Verfassung befinden müssen. 5 Stunden nach der letzten Vorderlappeninjektion und 21 Stunden nach Fastenbeginn werden dann 2 E. krystallisierten Insulins intravenös verabreicht und die Blutzuckerkurve wird im Laufe der nächsten Stunden verfolgt.

Bei dieser Art des Vorgehens wird der Blutzucker durch die Vorderlappeninjektionen allein nicht erhöht. Im Durchschnitt zahlreicher Versuche betrug der Blutzucker der mit Vorderlappenextrakten gespritzten Tiere unmittelbar vor der Insulininjektion 107,4 mg%, während bei unbehandelten 21 Stunden hungernden Tieren der Blutzucker 103,6 mg% betrug. Bei länger dauernder Verabreichung der Extrakte (z. B. über 3—4 Tage) kann dagegen leicht eine Blutzuckersteigerung erfolgen. Weiterhin scheinen die Versuche zu ergeben, daß die Ansprechbarkeit der Versuchstiere im Hochsommer geringer ist als im Winter.

Als eine Einheit des glykotropen Faktors wird diejenige Menge bezeichnet, welche bei subcutaner Injektion in zwei gleichen Dosen in der oben beschriebenen Anordnung die hypoglykämische Wirkung der intravenösen Injektion von 2 E. krystallinischen Insulins nach 21stündigem Hungern beim Kaninchen ganz oder fast ganz aufzuheben vermag. Als fast ganz aufgehoben wurde die Insulinwirkung bezeichnet, wenn der Blutzucker innerhalb von 3 Stunden nicht mehr als 10 mg% unter seinen Ausgangspunkt fiel. Die nötige Minimalmenge des Extraktes konnte gewöhnlich in 3—5 Versuchen in Annäherung bestimmt werden.

H. Der glykostatische Faktor des HVL.

1. Beziehungen des HVL. zum Muskelglykogen.

RUSSELL[1] hatte 1936 gefunden, daß hypophysenlose Ratten zwar völlig normale Werte für Blutzucker, Leber- und Muskelglykogen besitzen, wenn sie gut gefüttert werden, daß sie aber im Hunger ihre Kohlehydratbestände längst nicht so gut aufrechterhalten wie normale Tiere. Dieser Versuch wurde mehrfach auch an anderen Tieren bestätigt [COPE (1937)[2], CHURCHILL (1936)[3], HOUSSAY, BIASOTTI und DAMBROSI (1936)[4], RUSSELL und BENNETT (1936)[5]. Zufuhr von

---

[1] RUSSELL: Proc. Soc. exper. Biol. a. Med. **34**, 279 (1936).
[2] COPE: J. of Physiol. **88**, 401 (1937).
[3] CHURCHILL: J. clin. Invest. **15**, 454 (1936).
[4] HOUSSAY, BIASOTTI u. DAMBROSI: Rev. Soc. argent. Biol. **12**, 185 (1936).
[5] RUSSELL u. BENNETT: Proc. Soc. exper. Biol. a. Med. **34**, 406 (1936).

Vorderlappenextrakten vermochte den abnormen Sturz der Kohlehydratvorräte zu verhindern [RUSSELL und BENNETT (1936)]. Dabei ergab sich jedoch, daß die Einwirkung der Vorderlappenextrakte auf Blutzucker, Leber- und Muskelglykogen keineswegs gleichmäßig verlief. Vielmehr erstreckte sich die glykogenerhaltende Wirkung des Extraktes vornehmlich auf das Muskelglykogen, während Blutzucker und Leberglykogen keineswegs mit der Wirkung auf das Muskelglykogen parallel verliefen. In einzelnen Fällen wurden neben einer ausgesprochenen Hypoglykämie und neben sehr niedrigen Werten für das Leberglykogen Werte von 650—700 mg% bei 24 Stunden fastenden hypophysenlosen Tieren gefunden, die damit sogar wesentlich über den Vergleichswerten für normale Kontrolltiere lagen. Die Entfernung der Nebennieren beeinträchtigte diesen Erfolg nicht. Die folgende Tabelle, die der Arbeit von RUSSELL und BENNETT entnommen ist, mag die Verhältnisse veranschaulichen.

Tabelle 30. Kohlehydratreserven bei hungernden hypophysektomierten Ratten ohne und mit Behandlung mit HVL.-Extrakten.

	Zahl der Tiere	Mittelwerte in mg% für		
		Blutzucker	Leberglykogen	Muskelglykogen
I. Nach 8stündigem Hungern	6			
1. Nichtoperierte Kontrollen	7	100	1210	490
2. Unbehandelte, hypophysektomierte Kontrollen	7	60	17	445
3. Hypophysektomierte Tiere über 24 Stunden mit HVL.-Extrakten behandelt	7	99	541	617
4. Ebenso 3 Tage behandelt	8	87	620	611
II. Nach 24stündigem Hungern				
1. Nichtoperierte Kontrollen	10	71	26	529
2. Unbehandelte hypophysektomierte Kontrollen	7	42	13	354
3. Hypophysektomierte Tiere über 24 Stunden mit HVL.-Extrakten behandelt	8	53	13	578
4. Ebenso 4—6 Tage behandelt	4	54	15	566
III. Adrenalektomierte plus hypophysektomierte Tiere nach 24stündigem Hungern 48—72 Stunden behandelt	6	35	17	545

Doch übt der glykostatische Faktor seine Wirkung nur während einer verhältnismäßig kurz dauernden Behandlung aus, die wenige Tage nicht übersteigt. Werden die Tiere dagegen 2—3 Wochen vor dem Hungerversuch bereits mit den wirksamen Vorderlappenextrakten behandelt, so werden sie, wie BENNETT (1937)[1] fand, gegen die Wirkung des glykostatischen Faktors refraktär, selbst wenn im Hungerversuch das Mehrfache der sonst wirksamen Dosis injiziert wird. Bemerkenswert ist, daß sich dieses Refraktärstadium nicht gegen die Wachstumswirkung der Rohextrakte entwickelte, die Tiere vielmehr mit einer mittleren Gewichtszunahme von 3 g pro Tag weiterwuchsen, obschon sie gleichzeitig auf den glykostatischen Faktor nicht mehr in der beschriebenen Weise ansprachen. In dieser Beziehung verhält sich also der glykostatische Faktor wie das ketogene Fettstoffwechselhormon, gegen das sich nach BLACK (1935)[2] ebenfalls ein Refraktärstadium entwickelt, wenn die Behandlung über einige Zeit fortgesetzt wird. Im Hinblick auf diese Versuche wurde von BENNETT festgestellt, daß die über 2—3 Wochen behandelten, gegen die glykostatische

---

[1] BENNETT: Proc. Soc. exper. Biol. a. Med. **37**, 29 (1937).
[2] BLACK: J. of Physiol. **84**, 15 (1935).

Vorderlappenwirkung resistenten Ratten auch gegen die ketogene Wirkung resistent geworden waren. RUSSELL und BENNETT schlossen, daß die Vorderlappenextrakte einen Faktor enthalten, der für den Erfolg verantwortlich ist, und sie bezeichneten diesen Faktor, welcher imstande ist, das Muskelglykogen hungernder hypophysenloser Ratten nicht nur zu erhalten, sondern sogar über die Vergleichswerte normaler Kontrolltiere hinaus zu erhöhen, als den glykostatischen Faktor des HVL.

2. Testierung und Standardisierung des glykostatischen Faktors.

Nach RUSSELL (1938)[1] wird die Auswertung des glykostatischen Prinzips am besten in der Weise vorgenommen, daß 24 Stunden vor der Glykogenbestimmung mit der Behandlung begonnen und diese weiterhin in geteilten Dosen fortgesetzt wird. Eine Behandlung während der voraufgehenden 3—6 Tage ist nicht wirksamer als eine solche während der voraufgehenden 24 Stunden. Jedoch muß die wirksame Dosis auf mehrere Injektionen verteilt werden, da die einmalige Injektion der Gesamtdosis nicht zum Ziel führt; die Dauer der Behandlung soll mindestens 18 Stunden betragen, braucht aber 24 Stunden nicht zu überschreiten. Sie soll mit der Hungerperiode beginnen. Die intraperitoneale Injektion erwies sich gegenüber der subcutanen als überlegen, da sie gleichmäßigere Resultate zeitigte.

Daraus ergibt sich nach RUSSELL folgende Methode der Testierung und Standardisierung für den glykostatischen Faktor: Als Kriterium der Wirkung wird die Aufrechterhaltung der Muskelglykogenvorräte bei 24 Stunden lang hungernden, hypophysenlosen Ratten zugrunde gelegt. Als die geringste wirksame Dosis des glykostatischen Faktors wird diejenige Dosis definiert, die bei geteilter, intraperitonealer Injektion unter diesen Bedingungen einen Glykogenwert von im Mittel 450 mg% aufrechterhält; dieser Wert liegt an der unteren Grenze der Norm für das nichtoperierte Tier, wird aber von hypophysenlosen Tieren niemals erreicht. Diese geringste wirksame Dosis in mg pro 100 g Körpergewicht wird als eine Einheit des glykostatischen Faktors bezeichnet; die Wirkung verschiedener Dosierungen des wirksamen Prinzips läßt sich in einer Dosiswirkungskurve niederlegen.

3. Darstellung und Eigenschaften des glykostatischen Faktors.

Zur Darstellung wirksamer Extrakte bedienen sich RUSSELL und BENNETT (1936)[2] folgender Methode: Eine gegebene Menge von gefrorenen und gemahlenen Rindervorderlappen wird im $7^1/_2$fachen Volum einer 0,04n-Ba(OH)$_2$-Lösung aufgenommen, 18 Stunden im Eisschrank extrahiert und dann 4mal durch eine salzgekühlte Sharples-Zentrifuge geschickt. Die überstehende Flüssigkeit wird bis auf p_H 8,0 mit 0,2n-H$_2$SO$_4$ neutralisiert und ein etwaiger Überschuß an Barium durch Zusatz einer Lösung von Natriumsulfat ausgefällt. Die Flüssigkeit wird erneut zentrifugiert und die überstehende Flüssigkeit ist fertig zum Gebrauch. Sie enthält etwa 17 mg organischen Materials pro ccm und entspricht in 1 ccm ungefähr 130 mg Frischdrüse.

Die Eigenschaften des glykostatischen Prinzips sind nach den bisher vorliegenden Angaben noch nicht zu übersehen. Er läßt sich in schwach alkalischer und schwach saurer Reaktion extrahieren, wird zum Teil mit halbgesättigtem Ammoniumsulfat und mit Pikrinsäure ausgefällt und wird durch Hitze zerstört.

---

[1] RUSSELL: Endocrinology **22**, 80 (1938).
[2] RUSSELL u. BENNETT: Proc. Soc. exper. Biol. a. Med. **34**, 406 (1936).

4. Abgrenzung des glykostatischen Faktors vom corticotropen Hormon des HVL.

Mehrere Feststellungen schließen es aus, daß der glykostatische Faktor mit dem corticotropen Hormon identisch ist [BENNETT (1938)[1]]:

1. Hypophysenlose Ratten vermögen schon unmittelbar nach der Operation nicht mehr ihr Muskelglykogen im Hunger aufrechtzuerhalten, während adrenalektomierte Ratten diese Fähigkeit erst einige Tage nach der Operation einbüßen.

2. Das Muskelglykogen hungernder, adrenalektomierter Ratten läßt sich durch Cortin- und Salzzufuhr in normalen Grenzen halten, doch ist diese Therapie bei hypophysenlosen Ratten unwirksam.

3. Rohe Vorderlappenextrakte halten im akuten Versuch das Muskelglykogen hungernder hypophysenloser Ratten auch nach Entfernung beider Nebennieren auf normaler Höhe.

4. Gereinigtes corticotropes Hormon hat im akuten Versuch nur den 15. Teil der glykostatischen Wirkung wie Rohextrakte. Hinsichtlich der glykostatischen und corticotropen Wirksamkeit von zwei Extrakten wurde ein 60facher Unterschied festgestellt.

Aus all dem geht hervor, daß der glykostatische Faktor seine Wirkung unabhängig von den Nebennieren auf das Muskelglykogen entfaltet.

Anders dagegen verhält es sich mit dem Leberglykogen und dem Blutzucker. Führt man nämlich den hypophysektomierten Tieren über längere Zeiträume (10—12 Tage) vor der Hungerperiode corticotropes Hormon zu [BENNETT (1937)[2]] und setzt die Behandlung mit dem corticotropen Hormon während des Hungerns fort, so steigen Leberglykogen und Blutzucker erheblich an, und zwar gelegentlich höher als bei unbehandelten normalen Kontrolltieren; gleichzeitig ist aber auch in diesen Fällen das Gewicht der Nebennieren erheblich über das Normalgewicht gesteigert. Im scharfen Gegensatz zu diesen Ergebnissen entwickeln die Tiere nach 10—20tägiger Behandlung mit dem glykostatischen Faktor eine Resistenz gegen die glykostatische Wirkung auf das Muskelglykogen.

In Fortsetzung dieser Versuche wurde von RUSSELL und CRAIG (1938)[3] die Wirkung von Nebennierenrindenhormon (KENDALLS Krystallisat B) bzw. von Vorderlappenextrakten bzw. von einer Kombination dieser beiden auf die Erhaltung von Leber- und Muskelglykogen und Blutzucker beim hungernden hypophysenlosen Tier geprüft. Das Ergebnis war, daß der Nebennierenrindenfaktor B wohl Leberglykogen und Blutzucker auf normaler Höhe hielt, aber keinen Einfluß auf das Muskelglykogen hatte, ein Befund, der auch von LONG und KATZIN (1938)[4] in gleicher Weise erhoben wurde. Selbst bei sehr hohen Leberglykogenwerten blieb das Muskelglykogen im allgemeinen unter den Normalwerten. Umgekehrt vermochte der an glykostatischem Faktor reiche Vorderlappenextrakt nur das Muskelglykogen, aber nicht das Leberglykogen auf normaler Höhe zu halten. Erst eine Kombination der Behandlung mit Nebennierenrindenhormon und mit glykostatischem Faktor ergab hohe Leber- *und* Muskelglykogenwerte, und zwar erheblich höhere, als mit jeder Behandlungsart allein erzielt werden konnten.

Aus diesen Ergebnissen wird von RUSSELL und CRAIG der Schluß gezogen, daß zum mindesten zwei Faktoren mit verschiedenen Funktionen zusammenarbeiten, um den Sturz der Kohlehydratvorräte zu verhindern, der für gewöhnlich beim hungernden hypophysektomierten Tier eintritt. Der glykostatische Faktor

[1] BENNETT: Endocrinology **22**, 193 (1938).
[2] BENNETT: Proc. Soc. exper. Biol. a. Med. **37**, 50 (1937).
[3] RUSSELL u. CRAIG: Proc. Sox. exper. Biol. a. Med. **39**, 59 (1938).
[4] LONG u. KATZIN: Proc. Soc. exper. Biol. a. Med. **38**, 566 (1938).

beeinflußt das Muskelglykogen direkt ohne Beteiligung der Nebennierenrinde, ist aber ohne Wirkung auf das Leberglykogen und den Blutzucker. Ein Nebennierenrindenhormon (Kendalls Krystallisat B) bzw. das corticotrope Vorderlappenhormon auf dem Wege über die Nebennierenrinde bewirken eine Erhöhung des Leberglykogens und des Blutzuckers, während sie das Muskelglykogen nur langsam und unvollständig erhöhen.

In weiteren Versuchen von Russell (1940)[1] wurde festgestellt, daß Vorderlappenextrakte bei adrenalektomierten Ratten nicht die gewöhnliche Wirkung auf das Muskelglykogen und die Kohlehydratoxydation — gemessen am Verhalten des respiratorischen Quotienten — entfalten; die normale Wirkung wird aber wiederhergestellt, wenn zu dem Vorderlappenextrakt kleine Mengen von Rindenhormon gegeben werden, und zwar Mengen, die allein gegeben, keinerlei nachweisbare Wirkung zeigen. Daraus wird auf eine synergistische bzw. sich gegenseitig ergänzende Wirkung des Vorderlappenextraktes und des Rindenhormons geschlossen.

5. Abgrenzung des glykostatischen Faktors von den übrigen Vorderlappenhormonen.

Der glykostatische Faktor läßt sich nach Russell (1938)[2] von mehreren Vorderlappenhormonen abgrenzen.

Die Abgrenzung gegen das *corticotrope* Hormon wurde eben behandelt.

Weiterhin wurde eine glykostatische Wirkung bei mehreren Extrakten beobachtet, die frei oder fast frei von *gonadotroper* Wirksamkeit waren. Dasselbe gilt für das *thyreotrope Hormon*, mit dem der glykostatische Faktor daher ebenfalls nicht identisch sein kann, obschon seine Eigenschaften offenbar weitgehend mit denen der thyreotropen Hormone übereinstimmen.

Auch sehr wirksame *lactogene* Vorderlappenpräparate wurden frei von glykostatischer Wirksamkeit gefunden, so daß der glykostatische Faktor nicht mit dem *Lactationshormon* identisch ist.

Die Beziehung des glykostatischen Faktors zu den *stoffwechselwirksamen Vorderlappenhormonen* ist noch nicht geklärt. Die *Wachstumswirkung* von Vorderlappenextrakten stimmt mit der glykostatischen nicht überein (Russell). Extrakte, die sehr reich an glykostatischer Wirksamkeit waren, enthielten kein Wachstumshormon. Dagegen erscheint eine Identität mit dem *Fettstoffwechselhormon* nicht unwahrscheinlich.

J. Das spezifisch stoffwechselwirksame Prinzip.

1. Die direkt grundumsatzsteigernde Wirkung von Vorderlappenextrakten.

Die Entdeckung des thyreotropen Hormons des HVL. und die zahlreichen daran anknüpfenden Arbeiten schienen zunächst keinen Zweifel daran zu lassen, daß die im Anschluß an die Einspritzung von Vorderlappenextrakten zu beobachtende Grundumsatzsteigerung auf dem Wege einer Stimulierung der Schilddrüse durch das thyreotrope Hormon und einer dadurch veranlaßten Ausschüttung von Schilddrüsenhormon zustande kommt. So jedenfalls mußte mit Recht die Feststellung gedeutet werden, daß die Injektion gereinigter Präparate des thyreotropen Hormons eine langfristig verlaufende Grundumsatzsteigerung herbeiführt, die nach Schilddrüsenexstirpation ausbleibt. (Vgl. dazu den Abschnitt über das thyreotrope Hormon.) Demgegenüber wurde zunächst eine

---

[1] Russell: Amer. J. Physiol. **128**, 552 (1940).
[2] Russell: Endocrinology **22**, 80 (1938).

mögliche direkte Beeinflussung des Grundumsatzes durch den HVL. unter Umgehung der Schilddrüse nicht in Betracht gezogen. So kam es, daß, als ganz kurzfristig innerhalb weniger Stunden verlaufende Grundumsatzsteigerungen nach Einspritzung von Vorderlappenextrakten festgestellt wurden, diese dem thyreotropen Hormon zugeschrieben wurden. So beobachteten nach Injektion thyreotrop wirksamer Vorderlappenextrakte Krogh und Okkels (1933)[1] bei Meerschweinchen und Kaninchen, Diefenbach (1933)[2] bei Ratten eine Steigerung des Grundumsatzes, die innerhalb von 1—2 Stunden nach der Injektion in Erscheinung trat, und die sie auf den thyreotropen Wirkstoff bezogen, eine Auffassung, die sich kaum mit den Erfahrungen über den zeitlichen Ablauf der Schilddrüseneinwirkung auf den Grundumsatz in Übereinstimmung bringen läßt.

Demgegenüber stellten aber bereits Houssay und Artundo (1933)[3] fest, daß auch nach der Schilddrüsenexstirpation die Vorderlappenextrakte eine zwar abgeschwächte, aber doch häufig nachweisbare grundumsatzsteigernde Wirkung behalten, die Houssay[4] entweder auf eine Verunreinigung oder aber auf eine besondere Wirkung zurückführte. Etwas später berichtete Péter (1934)[5] aus dem Verzàrschen Institut über Versuche, die er mit zwei verschiedenen Vorderlappenextrakten angestellt hatte, von denen der eine vorwiegend den thyreotropen und den gonadotropen Faktor, der andere nur den gonadotropen Faktor vollwertig, den thyreotropen aber auf den 10. bis 15. Teil abgeschwächt enthielt. Die Wirkung dieser Präparate auf den Grundumsatz von Meerschweinchen war so, daß beide in ungefähr gleichem Maße eine Steigerung des Grundumsatzes um fast 20% innerhalb von 1—5 Stunden nach der Injektion herbeiführten. Der Unterschied in der Wirkung der beiden Präparate war nur der, daß bei dem stark thyreotrop wirksamen Präparat der Grundumsatz bis zur 100. Stunde noch weiter anstieg, während bei dem thyreotrop schlecht wirksamen Präparat die gesamte Grundumsatzwirkung nach 48 Stunden wieder abgeklungen war. Bei Ratten trat die grundumsatzsteigernde Wirkung etwas später ein und lief rascher ab, aber auch hier war die Erhöhung durch den zweiten Extrakt kaum geringer als durch den ersten. Gaebler (1935)[6] untersuchte die Wirkung einer einmaligen großen Vorderlappendosis (entsprechend 25 g Drüse) auf den Grundumsatz von schilddrüsen- und nebenschilddrüsenlosen Hunden, und fand eine beträchtliche Steigerung des Grundumsatzes nach 24 Stunden, die nicht auf die Beteiligung etwaigen akzessorischen Schilddrüsengewebes zurückgeführt werden konnte. Etwas später kamen auch Riddle, Smith, Bates, Moran und Lahr (1936)[7] zu der Ansicht, daß im HVL. zwei Hormone vorhanden sind, welche den Grundumsatz steigern, nämlich erstens das thyreotrope Hormon und zweitens ein Hormon, welches unter Umgehung der Schilddrüse wirkt. Sie benutzen als Versuchstiere normale thyreoidektomierte und hypophysektomierte Tauben. Aber unglücklicherweise glaubten die genannten Autoren, dies zweite grundumsatzsteigernde Hormon als das Lactationshormon des HVL. ansprechen zu dürfen, eine Ansicht, die sich im weiteren Verlauf als unrichtig erwiesen hat.

Seit 1937 wurden diese Beobachtungen von dem Collipschen Laboratorium weiter verfolgt und ausgebaut. O'Donovan[8] berichtete in diesem Jahre, daß

---

[1] Krogh u. Okkels: C. r. Soc. Biol. Paris **112**, 1694 (1933).
[2] Diefenbach: Endokrinol. **12**, 250 (1933).
[3] Houssay u. Artundo: C. r. Soc. Biol. Paris **114**, 391 (1933).
[4] Houssay: Endocrinology **18**, 409 (1934).
[5] Péter: Biochem. Z. **272**, 387 (1934).
[6] Gaebler: Amer. J. Physiol. **110**, 584 (1935).
[7] Riddle, Smith, Bates, Moran u. Lahr: Endocrinology **20**, 1 (1936).
[8] O'Donovan: Amer. J. Physiol. **119**, 381 (1937).

im HVL. eine Substanz vorhanden ist, welche den Grundumsatz von normalen und thyreoidektomierten, hungernden Kaninchen erheblich steigert und gleichzeitig den respiratorischen Quotienten erheblich senkt. Im gleichen Jahr berichteten O'DONOVAN und COLLIP[1] näher über diese Versuche. Der Höhepunkt des Grundumsatzanstiegs nach der einmaligen Injektion einer mittleren Extraktmenge lag zwischen der 3. und 5. Stunde. Die Steigerung betrug rund 30%. Gewöhnlich war nach etwa 10 Stunden der Ausgangspunkt wieder erreicht. Täglich fortgesetzte Injektionen führten neben diesem Effekt auch noch vom 3. Tage ab zu einer Erhöhung des Ausgangsgrundumsatzes, die mit Zeichen des Hyperthyreoidismus verbunden war, und auf die sich die akute Grundumsatzsteigerung noch superponierte (Abb. 44). O'DONOVAN und COLLIP schlossen daraus ebenso wie RIDDLE und Mitarbeiter auf zwei grundumsatzsteigernde

Hormone im Vorderlappen; das thyreotrope Hormon und ein zweites, welches unter Umgehung der Schilddrüse wirkt. Das thyreotrope Hormon wirkt langsam, gewöhnlich erst vom 3. Tage ab auf den Grundumsatz, und zwar vermittels der Schilddrüse; das andere Hormon verursacht einen sofortigen aber kurz dauernden Anstieg des Grundumsatzes und ist nicht an die Anwesenheit der Schilddrüse gebunden.

Zum weiteren Unterschied stellten O'DONOVAN und COLLIP fest, daß dies neue grundumsatzsteigernde Prinzip $2^1/_2$ Stunden bei p_H 7 auf dem Wasserbad gekocht werden kann, ohne seine Wirksamkeit zu verlieren, wodurch es sich vom thyreotropen Hormon unterscheidet, welches hitzeempfindlich ist.

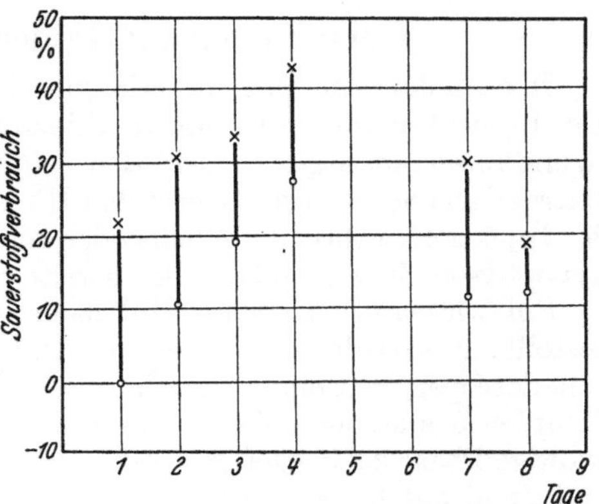

Abb. 44. Änderung des O_2-Verbrauchs (Mittel von 4 Meerschweinchen) bei täglicher subcutaner Injektion von 0,1 ccm eines thyreotropen Extraktes. o = vor der Injektion; × = 5 Stunden nach der Injektion. Am 5. und 6. Tag wurden keine Injektionen gegeben. [Nach BILLINGSLEY, O'DONOVAN u. COLLIP: Endocrinology **24**, 63 (1939).]

Aber auch nach 15 Minuten langem Kochen bei p_H 10 büßt es seine Wirkung nicht ein, so daß die Autoren zu dem Ergebnis gelangten, daß diese Unempfindlichkeit gegen Alkali das neue Prinzip von allen bekannten Vorderlappenhormonen unterscheide, es vielmehr durch diese Eigenschaft in die Reihe der Zwischenlappen- oder der Hinterlappenwirkstoffe einreihe. Oxytocin und Vasopressin besitzen in gereinigter Form aber keine grundumsatzsteigernde Wirkung, dagegen bewirkt ein gereinigtes und konzentriertes Melanophorenhormon aus Hinterlappen den gleichen kurzfristigen Grundumsatzanstieg wie die Vorderlappenextrakte und umgekehrt wies der wirksame Vorderlappenextrakt einen erheblichen Gehalt an Melanophorenhormon auf. Nachdem RIDDLE und Mitarbeiter an eine Identität des neuen Wirkstoffes mit dem Lactationshormon gedacht hatten, waren COLLIP und Mitarbeiter geneigt, das direkt grundumsatzsteigernde Prinzip mit dem Melanophorenhormon zu identifizieren. Sie bezeichneten es als das spezifisch stoffwechselwirksame Prinzip (specific metabolic principle).

In zahlreichen weiteren Veröffentlichungen des COLLIPschen Institutes wurden diese Versuche in den letzten Jahren weiter verfolgt, und zwar sowohl von COLLIP selbst, als auch von seinen Mitarbeitern O'DONOVAN, NEUFELD und BILLINGSLEY.

---

[1] O'DONOVAN u. COLLIP: West. J. Surg. etc. **45**, 564 (1937).

2. Eigenschaften und Testierung der spezifisch stoffwechselwirksamen Substanz.

In einer ausführlichen Mitteilung nahmen O'Donovan und Collip zur Frage der *Eigenschaften* des neuen Prinzips Stellung. Sie stellten fest, daß das wirksame Prinzip unempfindlich gegen Alkali ist. Es ist löslich in Wasser, aber unlöslich in Aceton. In 10proz. alkoholischer Lösung behält es 2 Jahre seine Wirksamkeit. Doch sind gereinigte Extrakte haltbarer als ungereinigte, insbesondere als solche, die noch viel Protein enthalten. An Tierkohle und saure Erden wird das wirksame Prinzip adsorbiert. Es ist unempfindlich gegen Hitze und verträgt auch Kochen in verdünntem Alkali. Es dialysiert durch Cellophan-, Kollodium- und tierische Membranen. Bei der Elektrodialyse wandert es vorwiegend zur Kathode. Durch tryptische Verdauung wird es zerstört, nicht jedoch durch Pepsin.

3. Herstellung und Testierung wirksamer Extrakte.

Je nach dem Ausgangsmaterial und dem Reinigungsgrad der Extrakte können die Resorption des wirksamen Prinzips und damit die Geschwindigkeit des Grundumsatzanstieges verschieden sein. So bewirkte ein einfacher alkalischer Extrakt aus Schafvorderlappen den Höhepunkt des Anstiegs erst 7 Stunden nach der Injektion, während ähnliche oder auch höher gereinigte Extrakte aus Ochsenhypophysen diesen Höhepunkt bereits nach 3—4 Stunden herbeiführten.

Ein wirksamer Extrakt wird nach O'Donovan und Collip[1] wie folgt hergestellt: Aus wäßrigen Vorderlappenextrakten werden das thyreotrope und die gonadotropen Hormone durch alkoholische Fällung ausgefällt. Durch Eindampfen des alkoholischen Filtrates wird die wirksame Substanz wieder in eine wäßrige Phase zurückgeführt und sodann 2mal mit gesättigtem Ammoniumsulfat und 2mal mit 90proz. Alkohol gefällt. Schließlich wird noch eine isoelektrische Fällung angeschlossen.

Eine andere Herstellungsart für einen als Nr. 622 bezeichneten wirksamen Extrakt ist folgende: Acetontrockenpulver wird zunächst mit absolutem Alkohol unter Zusatz von 2% NH_3 extrahiert. Der Rückstand wird in Wasser gekocht und nach dem Erkalten wird auf p_H 5 angesäuert, d. h. auf das p_H der maximalen Flockung. Das Filtrat wird bei niedriger Temperatur und niedrigem Druck eingedampft. Durch Zusatz von Ammoniak wird wieder neutralisiert, es wird nochmals 1 Stunde gekocht und der NH_3-Überschuß im Vakuum abdestilliert. Die klare, überstehende Flüssigkeit wird abdekantiert und in die Mittelkammer eines Elektrodialysierapparates eingefüllt. Die wirksame Substanz wandert bei der Elektrodialyse zur Kathode. Das Dialysat der Kathodenzelle wird neutralisiert und zum gewünschten Volum eingeengt, wobei ein Verhältnis von 1 ccm Lösung zu 1 ccm Ausgangsdrüse eine geeignete Konzentration darstellt.

Hinsichtlich der *Testierung* eignen sich nach den Untersuchungen des Collipschen Laboratoriums vor allem Kaninchen und junge Meerschweinchen; Ratten sprechen weniger gut an, sind aber auch brauchbare Versuchsobjekte. Mit steigender Dosierung des Extraktes wird eine steigende Wirkung beobachtet, bis eine maximale Steigerung eingetreten ist, die auch bei weiterer Dosierungserhöhung nicht mehr überschritten wird. Infolgedessen wird von Billingsley, O'Donovan und Collip[2] zur Standardisierung eine Kanincheneinheit vorgeschlagen, welche diejenige geringste Menge wirksamer Substanz bezeichnet, welche bei subcutaner Injektion bei einem 2 kg schweren Kaninchen nach etwa 3 Stunden die maximale Stoffwechselsteigerung hervorbringt.

---

[1] O'Donovan u. Collip: Endocrinology **23**, 718 (1938).
[2] Billingsley, O'Donovan u. Collip: Endocrinology **24**, 63 (1939).

4. Die Stoffwechselwirkungen des spezifisch stoffwechselwirksamen Prinzips.

Die grundumsatzsteigernde Wirkung des metabolischen Prinzips wurde zunächst bei Kaninchen festgestellt, später aber von BILLINGSLEY, O'DONOVAN und COLLIP auch bei Meerschweinchen und Ratten und schließlich von RABINOWITCH, MOUNTFORT, O'DONOVAN und COLLIP[1] auch beim Menschen (Tabelle 31) bestätigt.

Bei Kaninchen, Meerschweinchen und Ratten, und zwar bei gefütterten und bei hungernden Tieren, wurden kurzfristige Grundumsatzsteigerungen bis fast um 50%, beim Menschen bis über 27% beobachtet. In allen Versuchen wurde übereinstimmend festgestellt, daß gleichzeitig der respiratorische Quotient absinkt, besonders deutlich nach intravenöser Injektion bei gut gefütterten Tieren, und zwar parallel mit der Steigerung des O_2-Verbrauchs derart, daß der Höhepunkt des Anstiegs des O_2-Verbrauchs zusammenfällt mit dem Tiefpunkt des respiratorischen Quotienten (Tabelle 32).

Tabelle 31. Maximale Grundumsatzsteigerung nach intramuskulärer Injektion von 10 ccm HVL.-Extrakt (Nr. 622) beim Menschen.
[Nach COLLIP und Mitarbeitern: Canad. med. Assoc. J. **40**, 105 (1939).]

Versuchsperson	Grundumsatzsteigerung		
	von	auf	Prozentuale Steigerung
1	−11	+ 8	21,3%
2	− 6	+11	18,1%
3	+ 1	+18	16,8%
4	−12	+18	27,2%

Durchschnitt 20,8%

So fiel der respiratorische Quotient bei gefütterten Kaninchen im Durchschnitt von 0,955 auf 0,78 etwa 2—4 Stunden nach der Injektion, während gleichzeitig der O_2-Verbrauch im Durchschnitt von 121 auf 155 cm zunahm. Bei hungernden Tieren waren die entsprechenden Durchschnittszahlen eine Abnahme des respiratorischen Quotienten von 0,79 auf 0,755 und eine Steigerung des O_2-Verbrauchs von 106 auf 135 cm. Der CO_2-Verbrauch stieg nach Maßgabe des respiratorischen Quotienten ebenfalls an. Mit dem Grundumsatzanstieg war auch ein erheblicher Anstieg der Körpertemperatur verbunden.

Zur Beantwortung der Frage, welche Intermediärvorgänge im

Tabelle 32. Wirkung der intraperitonealen Injektion von 1 ccm HVL.-Extrakt (Nr. 622) auf den O_2-Verbrauch und den respiratorischen Quotienten von Meerschweinchen.
[Nach BILLINGSLEY, O'DONOVAN und COLLIP: Endocrinology **24**, 63 (1939)].

Respiratorischer Quotient vor der Injektion	Respiratorischer Quotient	O_2-Verbrauch
	1 bis 4 Stunden nach der Injektion	
0,93	0,77	+25%
0,97	0,76	+ 8%
0,96	0,80	+13%
1,01	1,00	−10%
1,00	0,99	− 1%
0,99	0,82	+ 5%

einzelnen für die gefundenen Ausschläge verantwortlich zu machen sind, wurde festgestellt, daß die Stickstoffausscheidung im Harn während des Versuchs nicht erhöht, die Blutharnstoffkonzentration eher vermindert ist, so daß also kein Anhalt für einen erhöhten Eiweißumsatz gewonnen werden kann. Auch eine vermehrte Adrenalinsekretion kann ausgeschlossen werden, da mit dem Grundumsatzanstieg keine Erhöhung des Blutzuckers verbunden ist, und nach Adrenalinzufuhr auch ein gänzlich anderes Verhalten des respiratorischen Quotienten beobachtet wird. Nach Versuchen von NEUFELD und COLLIP[2], die mit den gleichen Extrakten angestellt wurden, ist kein Anhalt für eine gesteigerte Kohlehydratverbrennung

---

[1] RABINOWITCH, MOUNTFORD, O'DONOVAN u. COLLIP: Canad. med. Assoc. J. **40**, 105 (1939).
[2] NEUFELD u. COLLIP: Endocrinology **23**, 735 (1938).

zu gewinnen, vielmehr ist anzunehmen, daß die Oxydation von Kohlehydraten vermindert ist, und eher sogar neuer Zucker gebildet wird.

So bleibt als wahrscheinlichste Erklärung die, daß die Erhöhung des O_2-Verbrauches zusammen mit der Verminderung des respiratorischen Quotienten eine erhöhte Fettverbrennung anzeigt (vgl. Abschnitt 12 des Kapitels Fettstoffwechselhormon). Da dieser Vorgang aber allein nicht zur Erklärung ausreicht, dürfte daneben noch eine Zuckerneubildung aus Fett in Frage kommen oder auch eine Depression des Kohlehydratumsatzes, wie sie von RUSSELL und CORI behauptet wird. Der Angriffspunkt der spezifisch stoffwechselwirksamen Substanz liegt nach BILLINGSLEY, O'DONOVAN und COLLIP[1] direkt in den peripheren Geweben, da Stoffwechselsteigerungen der Größenordnung, wie sie beobachtet wurden, kaum von einem einzelnen Organ, wie der Leber, hervorgebracht werden dürften.

5. Abgrenzung des spezifisch stoffwechselwirksamen Prinzips von den übrigen Hypophysenhormonen.

Während RIDDLE und Mitarbeiter in ihren schon erwähnten Versuchen die Vermutung ausgesprochen hatten, das spezifisch stoffwechselwirksame Prinzip sei mit dem *Lactationshormon* identisch, konnte diese Annahme schon in den ersten Versuchen COLLIPs und seiner Mitarbeiter ausgeschlossen werden. Insbesondere der Umstand, daß die wirksame Substanz längere Zeit mit Alkali gekocht werden kann, ohne ihre Wirksamkeit zu verlieren, unterschied sie von vornherein von allen bekannten glandotropen Vorderlappenhormonen, die ganz allgemein gegen Kochen, insbesondere aber gegen Kochen bei alkalischer Reaktion sehr empfindlich sind.

Im einzelnen konnte darüber hinaus von COLLIP und Mitarbeitern eine Identität mit dem *thyreotropen Hormon* ausgeschlossen werden, weil 1. das spezifisch-metabolische Prinzip im Gegensatz zum thyreotropen Hormon am schilddrüsenlosen Tier wirksam ist, weil 2. der zeitliche Ablauf der Grundumsatzsteigerung der beiden Hormone verschieden ist, weil 3. sich gegen das metabolische Prinzip — im Gegensatz zum thyreotropen Hormon — bei fortgesetzter Injektion keine Resistenz entwickelt, weil 4. die physikalisch-chemischen Eigenschaften der beiden Substanzen, insbesondere die Hitzeempfindlichkeit, sehr verschieden sind, und weil 5. Extrakte hergestellt werden konnten mit einer völligen Diskrepanz der beiden Wirkungen. So zeigt die Abb. 45 die Wirkung zweier verschiedener Extrakte auf den O_2-Verbrauch von Meerschweinchen, von denen der eine nur den spezifisch-metabolischen Faktor, der andere diesen gemeinsam mit dem thyreotropen Hormon enthält. Die Wirkung des spezifisch metabolischen Prinzips ist bei beiden Extrakten vorhanden; die Anwesenheit des thyreotropen Hormons nur in einem der beiden Extrakte gibt sich an der Steigerung des Ausgangsgrundumsatzes an den einzelnen Versuchstagen zu erkennen.

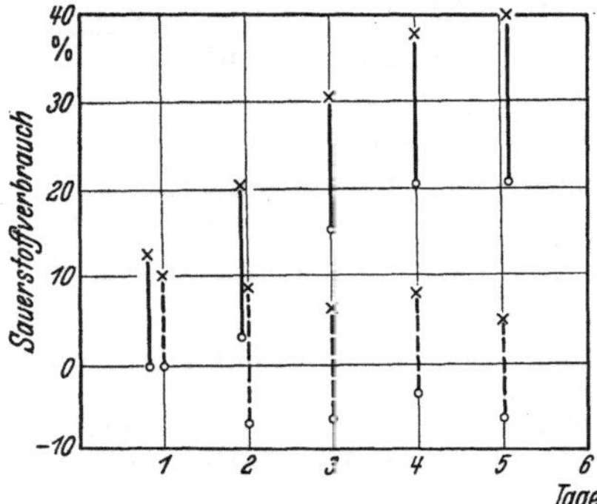

Abb. 45. Änderung des O_2-Verbrauchs nach Injektion von Fraktionen des thyreotropen Extraktes (vgl. Abb. 44). o——× bedeutet die Wirkung der thyreotrop wirksamen Fraktion; o·······× bedeutet die Wirkung des thyreotrop unwirksamen Anteils. [Nach BILLINGSLEY, O'DONOVAN u. COLLIP: Endocrinology **24**, 63 (1939.)]

Aber auch das *Wachstumshormon*, die *gonadotropen* und das *corticotrope* Hormon konnten ebenso wie das *Lactationshormon* ausgeschlossen werden, da sie erstens

---

[1] BILLINGSLEY, O'DONOVAN u. COLLIP: Endocrinology **24**, 63 (1939).

hitzeempfindlich sind und zweitens auch Extrakte hergestellt werden konnten, welche einen hohen Gehalt an spezifisch stoffwechselwirksamem Prinzip besaßen, in Bezug auf die obengenannten Hormone aber fast unwirksam waren. Und daß auch das *Nebennierenmark* bzw. eine *Adrenalinausschüttung* keine Rolle spielen kann, wurde bereits im vorangehenden Abschnitt ausgeführt. Eine Identität mit dem Fettstoffwechselhormon erscheint mir aber nicht unwahrscheinlich.

Dagegen schienen sich COLLIP und seinen Mitarbeitern von vornherein Beziehungen zum Hypophysenzwischen- bzw. -hinterlappen zu ergeben. Darauf deutete zunächst der Umstand, daß von allen bekannten Hypophysenhormonen nur das Melanophorenhormon und die Hinterlappenhormone Vasopressin und Oxytocin längeres Kochen in Alkali vertragen. Von diesen konnten das *Vasopressin* und das *Oxytocin* aber deshalb ausgeschlossen werden, weil hochgereinigte Lösungen dieser beiden Stoffe keine Grundumsatzsteigerung hervorrufen. Bleibt das *Melanophorenhormon*. Auffällig war zunächst, daß von den untersuchten Hypophysenanteilen das spezifisch stoffwechselwirksame Prinzip in höchster Konzentration in der Pars intermedia und im Hypophysenkolloid und in einem geringeren Ausmaß im Vorder- und Hinterlappen vorkommt. Weiterhin wurde festgestellt, daß gewisse hochgereinigte Präparate des Melanophorenhormons eine starke unmittelbare Steigerung des O_2-Verbrauchs verursachten. Und bei der vergleichenden Prüfung zahlreicher verschiedener Hypophysenextrakte aus allen Teilen der Hypophyse und verschiedenster Herstellung konnte eine Parallelität der grundumsatzsteigernden und der Melanophorenwirksamkeit festgestellt werden. Kleine Abweichungen konnten mit dem verschiedenen Eiweißgehalt der Extrakte zusammenhängen. Selbst ein Extrakt aus dem — anatomisch vom Hinterlappen getrennten — Vorderlappen des Finnwals ergab eine gute Steigerung des O_2-Verbrauchs, wobei bemerkenswert ist, daß nach den Untersuchungen von VALSÖ[1] und GEILING[2] das Melanophorenhormon beim Finnwal nur im Vorderlappen enthalten ist. Auch ein Vergleich der oben angegebenen physikalisch-chemischen Eigenschaften der beiden Substanzen, des Melanophorenhormons und des spezifisch-metabolischen Prinzips, ergab eine Übereinstimmung. Eine Schwierigkeit bot der Umstand, daß möglicherweise zwei Chromatophorenhormone in der Hypophyse gebildet werden, die an den Melanophoren des Frosches bzw. den Erythrophoren bestimmter Fische angreifen. Die letztere Substanz entspricht dem Intermedin nach ZONDEK und KROHN[3], ist aber unbeständig bei Kochen in Alkali, was sie sowohl vom Melanophorenhormon als auch vom spezifisch-metabolischen Prinzip unterscheidet. So kamen COLLIP und Mitarbeiter schließlich zu der Vermutung, daß die spezifisch-grundumsatzsteigernde Wirkung an das Melanophorenhormon gebunden sei.

Aber NEUFELD und COLLIP (1938)[4] gingen noch einen Schritt weiter: Nachdem die Identität des spezifisch-stoffwechselwirksamen Faktors mit den verschiedenen glandotropen Hormonen auszuschließen war, prüften sie die Wirkung von Extrakten, welche diesen Faktor enthielten, auf die verschiedenen Stoffwechselvorgänge, welche vom Hypophysenvorderlappen — ohne Vermittlung zwischengeschalteter Drüsen? — offenbar direkt beeinflußt werden, wie Ketonkörperbildung, Abschwächung der Insulinhypoglykämie und der Adrenalinhyperglykämie, Beeinflussung des Blut- und Harnzuckers bei normalen Tieren und bei Tieren ohne Hypophyse und Pankreas, Beeinflussung des Leber- und Muskelglykogens. Dabei ergab sich, daß ein kochbeständiger Extrakt, der reichliche

---

[1] VALSÖ: Klin. Wschr. **13**, 1819 (1934).
[2] GEILING: Bull. Hopkins Hosp. **57**, 123 (1935).
[3] ZONDEK u. KROHN: Klin. Wschr. **11**, 405, 849 u. 1293 (1932).
[4] NEUFELD u. COLLIP: Endocrinology **23**, 735 (1938).

Mengen des direkt grundumsatzsteigernden Prinzips enthielt, folgende Wirkungen ausübt:

1. Die Ketonurie von normalen Ratten und pankreasdiabetischen Hunden sowie die Ketonämie von normalen und adrenalektomierten Ratten wird erheblich gesteigert.

2. Die Insulinhypoglykämie und die Adrenalinhyperglykämie werden abgeschwächt bzw. aufgehoben. Da auch Hinterlappenextrakte die gleiche Wirkung besitzen, wird angenommen, daß die wirksame Substanz im Vorder- und Hinterlappen die gleiche ist.

3. Am normalen Kaninchen erzeugte ein wirksamer Extrakt bei 6 von 17 Versuchstieren Hyperglykämie, am pankreas- und hypophysenlosen Hund wurde mit einem gekochten und dialysierten Extrakt noch eine Glykosurie und Ketonurie hervorgerufen.

4. Das Leberglykogen von hungernden Meerschweinchen, Kaninchen und hypophysektomierten Ratten wird ebenso wie das Muskelglykogen aller untersuchten Tiere durch die Extrakte gesteigert.

5. Eine diabetogene Wirkung in dem Sinne, daß beim normalen Hund auch bei lang dauernder Verabreichung irgendwelche diabetischen Symptome oder Inselveränderungen auftreten, wurde nicht beobachtet.

Die Autoren kommen danach zu dem Ergebnis, daß eine Hypophysenfraktion, die dialysabel und innerhalb eines weiten p_H-Bereichs kochbeständig ist, neben der spezifischen Wirkung auf den O_2-Verbrauch und den respiratorischen Quotienten und auf die Ausbreitung der Melanophoren noch folgende Stoffwechseländerungen hervorruft:

1. Blutketonkörpersteigerung bei normalen und adrenalektomierten Ratten,

2. Erhöhung der Glykosurie und Ketonurie bei pankreas- und hypophysenlosen Hunden,

3. antagonistische Wirkung auf die Insulinhypoglykämie und die Adrenalinhyperglykämie,

4. Vermehrung des Leberglykogens bei Meerschweinchen und Kaninchen.

Da vor allem Zwischenlappengewebe eine gute Ausbeute des spezifisch-metabolischen Prinzips liefert, und die Ausbeute dem ursprünglichen Gehalt an Melanophorenhormon entspricht, kommt daher COLLIP (1939)[1] zu dem Ergebnis, daß „möglicherweise alle diese physiologischen Wirkungen von einem einzigen Hormon herrühren, das von den Zellen der Pars intermedia gebildet wird".

Doch rückt COLLIP in letzter Zeit von dieser Meinung wieder ab, da in der letzten mir zugänglichen Mitteilung von DENSTEDT und COLLIP (1939)[2] angegeben wird, daß weitere Versuche dafür sprechen, daß Melanophorenhormon und spezifisch-metabolisches Prinzip doch nicht identisch sind, und auch Versuche von TEAGUE (1939)[3] machen diese Identität höchst unwahrscheinlich. Und zur gleichen Zeit berichten NEUFELD und COLLIP (1939)[4], daß auch die ketogene Wirksamkeit der kochbeständigen, dialysierbaren, spezifisch-stoffwechselwirksamen Extrakte nur einen Bruchteil der ursprünglichen ketogenen Wirksamkeit darstelle, und daß das ketogene Prinzip entgegen der früheren Angabe doch

---

[1] COLLIP: West. J. Surg. etc. **47**, 1 (1939).

[2] DENSTEDT u. COLLIP: Amer. J. Physiol. **126**, 476 (1939).

[3] TEAGUE: Proc. Soc. exper. Biol. a. Med. **40**, 516 (1939).

[4] NEUFELD u. COLLIP: Amer. J. Physiol. **126**, 592 (1939). Weitere Literatur: DENSTEDT, O'DONOVAN u. COLLIP: Amer. J. Physiol. **123**, 52 (1938). — NEUFELD u. COLLIP: Amer. J. Physiol. **123**, 155 (1938). — O'DONOVAN u. COLLIP: Amer. J. Physiol. **123**, 157 (1938). — COLLIP u. Mitarbeiter: Canad. med. Assoc. J. **39**, 83—84 (1938). — COLLIP: Edinburgh med. J. **45**, 782 (1938).

durch 10 Minuten langes Kochen bei p_H 7 völlig zerstört wird. Damit wäre natürlich die zunächst so überaus verlockende Annahme eines einheitlichen spezifisch-metabolischen Prinzips des Zwischenlappens der Hypophyse mit all den genannten Stoffwechselwirkungen und seiner Identität mit dem Melanophorenhormon hinfällig.

Die Geschichte und die verschiedenen Phasen der Entwicklung des spezifisch-metabolischen Prinzips bieten ein anschauliches Bild der ungewöhnlichen Schwierigkeiten, denen die Vorderlappenforschung begegnet, und der Umwege, welche die Forscher häufig zu machen gezwungen sind.

III. Theoretisches zur Wirkung des Vorderlappens auf Wachstum und Stoffwechsel.

1. Kurze Zusammenfassung der bisher gewonnenen Ergebnisse.

I. Unter den Vorderlappenwirkungen, für die eine Vermittlung durch nachgeordnete endokrine Drüsen bisher nicht klargestellt ist, kann man unschwer die beiden großen Gruppen: Wachstum und Stoffwechsel unterscheiden.

Für das *Wachstum* nimmt der Vorderlappen eine beherrschende Stellung ein, da nach Ausfall des Vorderlappens das Wachstum unmittelbar sistiert, umgekehrt durch Zufuhr von Vorderlappenextrakten eine Wachstumssteigerung hervorgerufen werden kann. Vorderlappenexstirpation vermag daher künstlichen Zwergwuchs, übermäßige Zufuhr von Vorderlappenextrakt künstlichen Riesenwuchs herbeizuführen, der von charakteristischen Erscheinungen vor allem im Stickstoff-Stoffwechsel begleitet scheint.

Im *Stoffwechsel* begegnen wir vor allem im *Kohlehydratstoffwechsel* nach *Ausfall des Vorderlappens* bei den Versuchstieren Erscheinungen, die nur als Ausdruck eines Zuckermangels gedeutet werden können, den ich[1] geradezu als „Zuckernot" bezeichnet habe. Die Herabsetzung des Blutzuckers, die Neigung zu Hypoglykämie unter den verschiedensten Bedingungen, die leichte Erschöpfbarkeit der Glykogenvorräte, die Steigerung der Insulinempfindlichkeit, die Erhöhung der Zuckertoleranz, die verringerte Reaktion auf blutzuckersteigernde Eingriffe, insbesondere auf Adrenalin, die relative Steigerung der Zuckeroxydation, all das kann nur so erklärt werden, daß die Zuckerversorgung nach Ausfall des Vorderlappens Not leidet. Alle diese Erscheinungen treten insbesondere im Hunger in Erscheinung, dann nämlich, wenn Nahrungskohlehydrat nicht zur Verfügung steht und die Glykogenvorräte erschöpft sind. Einzig die Insulinüberempfindlichkeit ist eine Erscheinung, die auch bei gefüllten Glykogendepots auftritt. Dem entspricht die Beeinflussung des Pankreas- und des Phloridzindiabetes des Tieres durch den Vorderlappenausfall: Zusätzliche Hypophysektomie mildert die diabetischen Symptome der pankreasdiabetischen Tiere so weitgehend, daß die Tiere ohne Insulin monatelang am Leben bleiben können; ja im Hunger verfallen diese Tiere leicht in hypoglykämische Krämpfe. Der Phloridzindiabetes des hypophysenlosen Tieres wird dahin verändert, daß im Hunger nicht nur die Zuckerausscheidung im Harn rasch abnimmt, sondern die Tiere sogar gewöhnlich im hypoglykämischen Shock zugrunde gehen.

Diese Auffassung von der Zuckernot des hypophysektomierten Tieres wird vervollständigt durch die Ergebnisse der umgekehrten Versuchsanordnung, nämlich der künstlichen *Zufuhr von Vorderlappenextrakten*. Diese bewirkt eine Überschwemmung des Körpers mit Zucker, die so weit geht, daß sich durch

---

[1] ANSELMINO: Verh. 3. Internat. Med. Woche der Schweiz, S. 364. Interlaken 1937 — Schweiz. med. Wschr. **1937**, 1061.

alleinige Zufuhr von Vorderlappenextrakten ein vorübergehender oder permanenter diabetischer Zustand erzeugen läßt, der sich nur wenig vom Pankreasdiabetes unterscheidet, und bei dem ebenfalls die Insulinproduktion herabgesetzt ist. Aber auch beim pankreas- plus hypophysenlosen Tier ruft Vorderlappenzufuhr rasch wieder die alten, schweren Erscheinungen des Pankreasdiabetes hervor; sie erhöht beim phloridzindiabetischen, hypophysenlosen Tier im Hunger die Zuckerausscheidung im Harn wieder auf das normale Maß und hält die Tiere am Leben. Der Zuckernot des hypophysenlosen Tieres entspricht der Zuckerüberfluß des Tieres mit künstlicher Vorderlappenüberfunktion. Wegen ihrer weitgehenden Übereinstimmung mit den Erscheinungen der diabetischen Stoffwechselstörung hat man sich daran gewöhnt, die Summe dieser Manifestationen der Vorderlappenüberfunktion im Kohlehydratstoffwechsel als die diabetogene Wirkung des Vorderlappens zu bezeichnen.

Aber die Vorderlappenwirkung beschränkt sich nicht auf den Kohlehydratstoffwechsel, sie erstreckt sich auch auf den Eiweiß- und Fettstoffwechsel.

Die diabetogene Wirkung im *Eiweißstoffwechsel* ist gekennzeichnet durch vermehrte Stickstoffausscheidung im Harn und eine negative Stickstoffbilanz, welche offenbar als der Ausdruck eines Eiweißabbaus zu Zucker, d. h. einer katabolischen Wirkung des Vorderlappens im Eiweißstoffwechsel, anzusehen ist. Demgegenüber ist aber die Wachstumswirkung der Vorderlappenzufuhr gerade umgekehrt charakterisiert durch eine gleichzeitig erfolgende Stickstoffretention, welche die Stickstoffbilanz positiv macht und offenbar als der Ausdruck eines Eiweißansatzes, d. h. einer anabolischen Wirkung des Vorderlappens im Eiweißstoffwechsel, zu betrachten ist. Im Eiweißstoffwechsel scheint also der Vorderlappen bei seiner Wirkung auf das Wachstum und bei seiner diabetogenen Wirkung diametral entgegengesetzte Reaktionen auszulösen.

Im *Fettstoffwechsel* begegnen wir schließlich als hervorstechendster Folge der Vorderlappenzufuhr einer mächtig erhöhten Ketonkörperbildung, welche uns als Ausdruck einer vermehrten Fettumsetzung und als Teilerscheinung der diabetogenen Wirkung entgegentritt. Dem entspricht umgekehrt das Unvermögen des hypophysektomierten Tieres, im Hunger seine Fettdepots anzugreifen und zur Zuckerbildung zu verwenden.

II. Für diese Wirkungen des Vorderlappens auf Wachstum und Stoffwechsel sind von verschiedenen Autoren verschiedene Wirkstoffe verantwortlich gemacht worden.

Darunter ist der am längsten bekannte Wirkstoff das *Wachstumshormon* des Vorderlappens. Wenn auch optimales Körperwachstum als der Ausdruck des harmonischen Zusammenwirkens aller endokrinen Drüsen und ihrer Hormone betrachtet werden muß, so kommt doch vor allem einem Vorderlappenhormon, eben dem Wachstumshormon, eine besondere Bedeutung für das Körperwachstum zu. Diese Wachstumsbeeinflussung geht einher mit bestimmten Wirkungen im Kohlehydrat-, Eiweiß- und Wasserstoffwechsel und läßt weiterhin einen Angriffspunkt in den Wachstumszonen der Knochenepiphysen erkennen. Mit großer Wahrscheinlichkeit spielt der Thymus bei diesen Vorgängen eine, wenn auch im einzelnen noch ungeklärte Rolle.

Die *diabetogene Wirkung* wird nicht von einem einheitlichen Wirkstoff ausgelöst — ein „diabetogenes Hormon" in diesem Sinne gibt es nicht —, vielmehr sind für ihr Zustandekommen mehrere Wirkstoffe notwendig, wenn neben der Blutzuckeränderung und der Glykosurie auch die Ketonkörpersteigerung und die weiteren Symptome der diabetogenen Wirkung berücksichtigt werden.

Zu diesem „diabetogenen Komplex" gehört zunächst das *Kohlehydratstoffwechselhormon* des Vorderlappens, welches an einer Verminderung des

Leberglykogens der Versuchstiere testiert wird, und welches vermutlich für die langfristig auftretende Blutzuckersteigerung und Glykosurie im Rahmen der diabetogenen Wirkung verantwortlich ist: Es wird regulatorisch ins Blut ausgeschüttet und dort nachweisbar nach einer Kohlehydratbelastung — daher der Name —, nicht nach Fett- oder Eiweißzufuhr; im Nüchternblut findet es sich nur unter krankhaften Bedingungen als Ausdruck der Störung gewisser Stoffwechselregulationen, z. B. bei bestimmten Formen des menschlichen Diabetes und bei Schwangerschaftstoxikosen.

Einen weiteren Bestandteil des „diabetogenen Komplexes" bildet das *Fettstoffwechselhormon* des Vorderlappens, welches eine Steigerung der Blut- und Harnketonkörper bewirkt und an dieser Wirkung testiert wird; es ist für die Steigerung der Ketonkörperbildung im Rahmen der diabetogenen Wirkung verantwortlich und verursacht eine Steigerung des Blut- und Leberfettes und der ungesättigten Fettsäuren der Leber. Es wird regulatorisch ins Blut ausgeschüttet und dort nachweisbar nach einer Fettbelastung — daher der Name —, nicht nach Eiweiß- oder Kohlehydratzufuhr. Im Nüchternblut wird es ebenfalls nur unter krankhaften Bedingungen als Ausdruck gestörter Stoffwechselregulationen gefunden, z. B. beim Diabetes und bei Schwangerschaftstoxikosen. Ein Angriffspunkt des Fettstoffwechselhormons an einer dem Vorderlappen nachgeordneten Drüse, durch deren Vermittlung es ähnlich wie andere Vorderlappenhormone seine Wirkung entfaltet, ist bisher nicht sicher nachgewiesen.

Das *kontrainsuläre Vorderlappenhormon* fällt nicht mehr in den Rahmen der diabetogenen Wirkung, da es eine nur kurzfristig ablaufende, an eine Adrenalinausschüttung gebundene Blutzuckersteigerung verursacht, welche als Test zum Nachweis des Hormons dient. Diese Blutzuckersteigerung verläuft so, daß das Hormon auf dem Liquorwege an das Zuckerzentrum in der Medulla gelangt, und daß von dort mittels der sympathischen Nervenbahn eine Adrenalinausschüttung mit nachfolgender Mobilisierung von Leberglykogen und Blutzuckersteigerung veranlaßt wird. Der adäquate Reiz für die Ausschüttung des kontrainsulären Hormons ist in dem sinkenden Blutzucker gegeben, worauf ein nervöser Impuls zur Ausschüttung des Hormons vom Zwischenhirn zum HVL. gelangt. Der Name kontrainsulär wurde ihm deshalb gegeben, weil es auf diese Weise auch die Insulinwirkung zu coupieren vermag.

Nicht identisch mit dem kontrainsulären Hormon ist der *glykotrope Wirkstoff* des Vorderlappens, der ebenfalls eine Abschwächung oder Aufhebung der Insulinwirkung bewirkt und an dieser Wirkung testiert wird. Während aber das kurzfristig blutzuckersteigernde kontrainsuläre Hormon bei gleichzeitiger Injektion mit Insulin die Insulinwirkung aufhebt, vermag der, allein gegeben, blutzuckerunwirksame glykotrope Wirkstoff noch nach 24 Stunden die blutzuckersenkende Wirkung des Insulins abzuschwächen. Ein weiterer Unterschied liegt darin, daß die Wirkung des glykotropen Wirkstoffs nicht an die Anwesenheit der Nebennieren bzw. nicht an eine Adrenalinausschüttung gebunden ist. Als sonstige Wirkung des glykotropen Faktors werden die Abschwächung der peripheren Insulinwirkung hinsichtlich der Ablagerung von Muskelglykogen und die Abschwächung des Staub-Traugott-Effektes bei wiederholten Zuckergaben angegeben.

Vom glykotropen Wirkstoff zu unterscheiden ist der *glykostatische Faktor* des Vorderlappens, dem die Erhaltung des Muskelglykogens zugeschrieben wird, bzw. dessen Fehlen für den abnormen Sturz des Muskelglykogens des hypophysenlosen Tieres im Hunger verantwortlich ist. Als Test dient daher die Aufrechterhaltung bzw. Steigerung des Muskelglykogens von hungernden, hypophysektomierten Ratten.

Schließlich wurde noch der *spezifisch stoffwechselwirksame Wirkstoff* beschrieben, der eine von der Schilddrüse unabhängige Grundumsatzsteigerung bewirkt, die von einer Senkung des respiratorischen Quotienten und von weiteren nicht sicher festzulegenden Stoffwechseländerungen begleitet ist; die Grundumsatzsteigerung dient als Test zum Nachweis des Wirkstoffs.

2. Überlegungen über Zuckerstoffwechsel und Vorderlappen[1].

Alle in den vorangehenden Kapiteln mitgeteilten Ergebnisse und Erfahrungen weisen auf das eindringlichste auf die zentrale Bedeutung hin, welche der Vorderlappen in der Regulation der Zuckerbildung im Organismus einnimmt.

McLeod[2] hat den Zucker den Brennstoff des Lebens genannt. Die Höhe des Blutzuckers ist eine Konstante, die vom jeweiligen Verbrauch unabhängig oder fast unabhängig ist. Die Blutzuckersteigerung nach reichlicher Kohlehydratzufuhr wird schnell wieder ausgeglichen, und auch bei lang dauerndem Hunger behält der Blutzucker einen annähernd normalen Wert fast bis zum Tode. Es muß also ein Regulationsmechanismus existieren, der jeweilig einerseits für eine den Bedürfnissen angemessene Zuckerbereitstellung sorgt, andererseits aber auch eine überschießende Zuckerbildung verhindert.

Für den Zuckernachschub genügen häufig die greifbaren Kohlehydratreserven, also Leber- und Muskelglykogen, nicht, über deren Höhe man sich meist übertriebene Vorstellungen macht. Laufberger[3] hat einmal berechnet, daß die gesamten Leber- und Muskelglykogenvorräte von gut genährten Kaninchen nur ausreichen, um den Energiebedarf der Tiere im Hunger für 4 Stunden zu decken. Tatsächlich finden wir bei den Tieren auch nach 24stündigem Fasten noch ansehnliche Glykogenvorräte. Bürger[4] hat entsprechend für den Menschen angegeben, daß das gesamte Leberglykogen nur ausreicht, damit ein 80 kg schwerer Mann mit 20 kg Last einen 300 m hohen Berg besteigt, wenn nicht für Nachschub gesorgt wäre. Aber auch bei kleineren Anstrengungen oder während der Nacht muß ein bedeutender Zuckernachschub erfolgen, wenn die Konstanz der Kohlehydratvorräte gewahrt bleiben soll; und praktisch ist eine dauernde Zuckerbildung zur Erhaltung dieser Konstanz notwendig.

Als Quelle dieses Nachschubs im Hunger und als Quelle der Zuckerneubildung aus Nichtkohlehydraten kommen Eiweiß und Fett in Frage.

Über die Zuckerbildung aus Eiweiß braucht hier nichts Weiteres gesagt zu werden. Sie ist eindeutig geklärt; und sicherlich bedeutet das Körpereiweiß einen mächtigen Energievorrat, auf den der Körper im Bedarfsfall zurückzugreifen vermag; sein Schwund stellt z. B. bei schweren Krankheiten für den Kliniker eine außerordentlich sinnfällige Beobachtung dar.

Dagegen ist die Frage der Zuckerbildung aus Fett noch nicht eindeutig entschieden, obschon alle neueren Ergebnisse sie sehr wahrscheinlich machen. So konnte Blixenkrone-Møller (1938)[5] kürzlich den direkten Nachweis erbringen, daß die Leber aus Buttersäure Kohlehydrat zu bilden vermag. Daneben aber kann es nicht zweifelhaft sein, daß auch der Muskel die Ketonkörper umsetzen und als Energiequelle verwenden kann [vgl. z. B. Barnes, Drury, Greeley und Wick (1940)[6]]. Gerade das Fett bildet ja mit dem Eiweiß den eigent-

---

[1] Vgl. mein Referat vor der Internat. Med. Woche der Schweiz. Interlaken 1937 in: Schweiz. med. Wschr. **1937**, 1061.

[2] MacLeod: The fuel of life. Princeton 1928.

[3] Laufberger: Klin. Wschr. **1924**, 264.

[4] Bürger: Klin. Wschr. **1937**, 361.

[5] Blixenkrone-Møller: Hoppe-Seylers Z. **252**, 117 u. 137 (1938).

[6] Barnes, Drury, Greeley u. Wick: Amer. J. Physiol. **130**, 144 (1940).

lichen Energiespeicher des tierischen Organismus, in seiner Höhe die Glykogenvorräte weit übertreffend. Demgegenüber besitzt nur für die Pflanze die Stärke
als Depotstoff eine überragende Bedeutung, und aus der Pflanzenphysiologie
dürfte die besonders in klinischen Arbeiten anzutreffende übertriebene Vorstellung vom Umfang der Glykogenreserven irrigerweise auf den tierischen
Organismus übertragen worden sein.

Wenn also ein dauernder, den jeweiligen Bedürfnissen angepaßter Zustrom
von Zucker aus der Leber in die Verbrauchsstätten erfolgt, so muß dieser benötigte Zucker entsprechend der jeweiligen Situation aus Nahrungskohlehydraten,
Nahrungsfett oder Nahrungseiweiß oder aber aus Depotglykogen, Depotfett oder
Depoteiweiß in der Leber hergestellt und ans Blut abgegeben werden, und dazu
ist eine komplizierte Regulation notwendig. Von ihr machen wir uns erst eine
zutreffende Vorstellung, wenn wir wissen, daß der gesamte Blutzucker des
Menschen nur etwa 5 g beträgt und bei einem mittleren Calorienverbrauch
bereits nach 5 Minuten erschöpft wäre!

Von dieser Regulation muß man aber auch umgekehrt erwarten, daß sie
bei genügendem oder übermäßigem Kohlehydratangebot in der Nahrung die
Zuckerbildung einstellt oder sogar den Prozeß in dem Sinne umkehrt, daß der
überschüssige Zucker als Glykogen oder Fett deponiert oder zum Eiweißaufbau
verwandt wird.

Wir können somit vom Standpunkt der Theorie der Zuckerbildung durch
den Vorderlappen in großen Zügen zwei Regulationsvorgänge im Kohlehydratstoffwechsel unterscheiden, von denen der eine für die Mobilisierung oder Neubildung von Zucker aus Glykogen, Fett oder Eiweiß sorgt, während der andere
die Zuckerbildung und -mobilisierung aus den genannten Stoffen hemmt, den
Zuckerumsatz beschleunigt und die Umwandlung von Zucker in Glykogen, Fett
und Eiweiß bewirkt.

Das zuckerbildende und -mobilisierende System wird auf Grund der bisher
gewonnenen Ergebnisse vom Hypophysenvorderlappen beherrscht. Seine Überfunktion verursacht die Überschwemmung des Körpers mit Zucker, seine Unterfunktion bzw. sein Ausfall ruft bei ungenügender Kohlehydrat- oder Eiweißzufuhr
in der Nahrung die Erscheinungen der Zuckernot hervor.

Sein Gegenspieler ist der Inselapparat, dessen physiologische Wirkung wir
danach in erster Linie in einer Zügelung der Zuckerbildung und in einer Beschleunigung des Zuckerumsatzes entsprechend den bestehenden Bedürfnissen
zu suchen haben. Aber auch der Inselapparat scheint in einer gewissen Abhängigkeit vom Vorderlappen zu stehen.

Dementsprechend bestehen zwei Möglichkeiten, durch Störung der Regulation
einen Zuckerüberschuß zu erzeugen; die eine ist die Ausschaltung des Pankreas,
die Ausschaltung seiner zügelnden Wirkung auf die Zuckerbildung und der Ausfall seiner zuckerumsatzbeschleunigenden Wirkung, die wir als Pankreasdiabetes
des Menschen und des Tieres kennen. Die andere ist die unphysiologische Steigerung der Vorderlappentätigkeit und der dadurch bewirkten Zuckerbildung, die
wir als den hypophysären Diabetes beim Tier und beim Menschen kennengelernt
haben.

Und ganz entsprechend muß es auch zwei Formen des ungenügenden Zuckernachschubs durch Störung der hormonalen Regulation geben, die sich als Hypoglykämie zu erkennen geben. Die eine ist die Hypoglykämie durch übertriebene
Drosselung der Zuckerbildung und durch übermäßigen Zuckerumsatz bei größeren
Insulingaben oder beim Inseladenom; die andere ist die ungenügende Zuckerbildung bei Insuffizienz des zuckerbildenden Regulationssystems: Die Hypoglykämie und die Zuckernot der hypophysenlosen und — was damit im Zu-

sammenhang stehen mag — der nebennierenlosen Tiere bzw. der Simmonds-
und Addison-Kranken.

Aus diesen Zusammenhängen ergibt sich ohne weiteres, warum hypophysenlose Tiere so ungeheuer empfindlich gegen Insulin sind: die Insuffizienz ihrer
durch den Ausfall des Vorderlappens bedingten Zuckerbildung wird in katastro-
phaler Weise verstärkt durch die die Zuckerbildung hemmende und den Zuckerumsatz beschleunigende Wirkung des Insulins. Wir verstehen weiterhin, warum
zur vollen Erzeugung des Pankreasdiabetes die Anwesenheit des Vorderlappens
notwendig ist: Der Ausfall der Zügelung des Pankreas vermag sich nur dann
in einer ungehemmten Zuckerbildung auszuwirken, wenn das zuckerbildende
Regulationssystem selbst intakt ist. Und daher erleben wir, wie im Experiment
die nachträgliche Entfernung des Vorderlappens den Pankreasdiabetes des Tieres
abzuschwächen vermag, und wie umgekehrt künstliche Vorderlappenzufuhr die
diabetischen Symptome steigert.

Danach besteht also kurz zusammengefaßt die Hauptrolle des HVL. im
Stoffwechsel darin, für die Bildung bzw. Bereitstellung von Zucker zu sorgen,
und zwar unter physiologischen Verhältnissen vor allem dann, wenn genügend
Nahrungszucker nicht zur Verfügung steht und die Zuckermobilisierung bzw.
die Neubildung von Zucker aus Glykogen, Eiweiß und Fett notwendig wird.
Dadurch liegt der Angriffspunkt des Vorderlappens nicht nur im Kohlehydrat-
stoffwechsel, sondern nicht minder auch im Stoffwechsel des Eiweißes und des
Fettes, und zwar soweit diese als Zuckerbildner in Betracht kommen.

3. Frühere Theorien des Wesens der Wirkung des HVL. im Kohlehydratstoffwechsel.

Es drängt sich nunmehr die Frage auf, ob die bisher beschriebenen, vielfältigen Wirkungen des Vorderlappens mehr oder weniger unabhängige Einzel-
erscheinungen darstellen, die wenig oder nichts miteinander zu tun haben, oder
ob es gelingt, sie unter einem großen einigenden Gesichtspunkt zu vereinigen,
mit anderen Worten, sie in den Rahmen einer allgemeinen Theorie der Vorderlappenwirkung auf Wachstum und Stoffwechsel einzufügen.

Bevor wir versuchen, in Überlegungen über eine derartige Theorie einzutreten,
möchte ich die bisher aufgestellten Theorien der Wirkung des Vorderlappens
im Kohlehydratstoffwechsel wiedergeben und einer kritischen Prüfung unter-
ziehen. Da es vielfach üblich war, die Wirkungen der Vorderlappenüberfunktion
im Kohlehydratstoffwechsel unter dem Begriff der diabetogenen Wirkung zu-
sammenzufassen, lag es nahe, die Theorien und Vorstellungen, die zur Erklärung
der diabetischen Stoffwechselstörung herangezogen werden, in entsprechender
Abänderung auch auf die diabetogene Vorderlappenwirkung anzuwenden.

Zur Erklärung der diabetischen Stoffwechselstörung sind schon vor Jahr-
zehnten vor allem zwei Theorien aufgestellt worden, über die bis heute noch
keine Entscheidung getroffen werden konnte. Nach der Theorie CL. BERNARDS
ist das Wesen der diabetischen Störung in einer zügellosen Zuckerproduktion
zu suchen, welche den Verbrauch gewaltig übersteigt. Die Theorie MINKOWSKIS
nimmt dagegen als Ursache des Zuckerüberschusses einen verminderten Zuckerverbrauch der Peripherie an infolge des Unvermögens des diabetischen Organismus, Zucker in normaler Weise umzusetzen. Im ersten Falle steigt der Blutzucker an wie ein Strom, der durch eine Schneeschmelze Hochwasser führt,
im zweiten Fall entspricht die Steigerung der eines Flusses, dessen Bett
durch ein Wehr aufgestaut wurde. Wahrscheinlich haben beide Theorien eine
Berechtigung.

Entsprechend sind auch zur Erklärung der diabetogenen Vorderlappenwirkung und darüber hinaus der gesamten Vorderlappenwirkung im Kohlehydratstoffwechsel zwei Gruppen von Theorien aufgestellt worden. Von diesen erklärt die eine die Wirkung des Vorderlappens so, daß er eine Zuckerbildung aus Glykogen und Nichtkohlehydraten, also aus Fett oder Eiweiß, bewirkt, d. h. also, daß seine Wirkung im Kohlehydratstoffwechsel die einer Gluconeogenese ist. Unter den Anhängern der gluconeogenetischen Theorie besteht aber insofern keine Einigkeit, als die einen den Schwerpunkt der Gluconeogenese in der Umwandlung von körpereigenem Eiweiß in Zucker sehen, andere die Quelle der vom Vorderlappen bewirkten Zuckerbildung im Fett suchen und wieder andere dem Vorderlappen eine vielfältige zuckerbildende Wirkung aus Fett, Eiweiß und Glykogen zuschreiben.

Demgegenüber besagt die zweite Theorie, daß die Wirkung des Vorderlappens an der Zuckeroxydation angreift, die — wenigstens im Verhältnis zur Fett- bzw. Eiweißoxydation — unter der Einwirkung der Vorderlappenwirkstoffe gehemmt wird, während der Ausfall des Vorderlappens ein relatives Überwiegen der Zuckeroxydation herbeiführt.

Diese Theorien sollen nunmehr kurz wiedergegeben werden.

a) Die Theorie der Zuckerbildung aus endogenem Eiweiß von Houssay und Biasotti.

Diese Theorie besagt, daß die fundamentale Änderung im Stoffwechsel der hypophysektomierten Hunde in dem eingeschränkten Vermögen besteht, aus ihrem Gewebseiweiß Zucker zu bilden, und sie kommt daher zu dem Ergebnis, daß „eine wesentliche Rolle des Vorderlappens in der Regulation des endogenen Eiweißstoffwechsels zu suchen ist" [Biasotti und Houssay (1932)[1]].

Ihre Auffassung wird gestützt durch folgende Beobachtungen:

1. Im Hunger oder bei eiweißfreier Fütterung scheiden hypophysenlose Hunde 30—40% weniger Stickstoff und 35—40% weniger Kreatinin aus als die Kontrollen (Braier[2]).

2. Bei pankreasdiabetischen Hunden und Katzen sinkt mit der Zuckerausscheidung auch der Eiweißumsatz im Hunger ab, wenn zusätzlich die Hypophyse exstirpiert wird (Braier, Long). Werden pankreas- plus hypophysenlose Hunde gefüttert, so leben sie länger als nur pankreasdiabetische Hunde, da sie ihr Gewebseiweiß weniger vergeuden (Braier).

3. Im Phloridzindiabetes führt Hunger bei den hypophysenlosen Hunden zu einem rascheren Absinken der Zuckerausscheidung im Harn parallel mit einem erheblichen Rückgang der Harnstickstoffausscheidung (Biasotti und Houssay).

4. Dagegen vermögen hypophysenlose Tiere Nahrungseiweiß (exogenes Eiweiß) in Zucker umzuwandeln. Die Hungerhypoglykämie bleibt aus, wenn die hypophysenlosen Hunde mit Fleisch gefüttert werden (Soskin und Mitarbeiter), und auch im Phloridzindiabetes vermag Fleischfütterung die Zuckerausscheidung und den Blutzucker auf normaler Höhe zu halten (Biasotti und Houssay).

Nach dieser Theorie ist also nur die Zuckerbildung aus endogenem, aber nicht aus exogenem Eiweiß nach der Hypophysektomie gestört. Daraus folgt, was insbesondere Loewi (1937)[3] betont hat, daß das hypophysenlose Tier demnach durchaus die Fähigkeit besitzt, Eiweiß in Zucker umzuwandeln, falls der Leber Eiweiß mit dem Futter angeboten wird. Das Unvermögen, im Hunger Zucker aus Eiweiß zu bilden, muß daher nach Loewi seinen Grund darin haben, daß

---

[1] Biasotti u. Houssay: J. of Physiol. **77**, 81 (1932).

[2] Braier: C. r. Soc. Biol. Paris **107**, 1195 (1931).

[3] Loewi: Verh. 3. Internat. Med. Woche der Schweiz, S. 468. Interlaken 1937.

der Leber hypophysenloser Tiere kein oder wenig Eiweiß zur Verfügung steht, weil die Mobilisierung des Depoteiweißes gehemmt ist. Da zudem nachgewiesen wurde [vgl. die Untersuchungen von FLUCH, GREINER und LOEWI (1935)[1]], daß die Mobilisierbarkeit des Leberglykogens unter bestimmten Umständen nach der Hypophysektomie erschwert ist, und daß weiterhin auch die Fettmobilisierbarkeit nach Ausfall des Vorderlappens gehemmt ist [v. ISSEKUTZ und VERZÀR (1938)[2]], folgert LOEWI, daß *eine* Stoffwechselfunktion des HVL. ganz allgemein darin besteht, daß er die Mobilisierung von Eiweiß, Fett und Kohlehydrat aus den Depots ermöglicht.

b) Die Theorie der Zuckerbildung aus Fett von SOSKIN.

Während HOUSSAY und BIASOTTI die Hauptstörung im Stoffwechsel nach der Hypophysektomie in einer herabgesetzten Fähigkeit erblicken, Zucker aus endogenem Eiweiß zu bilden, liegt nach SOSKIN und Mitarbeitern (1936)[3] der Schwerpunkt der Störung in dem Unvermögen des hypophysektomierten Tieres, Fett in Zucker umzuwandeln. Schon vorher waren ANSELMINO und HOFFMANN (1931)[4] bei der Erörterung der Rolle des von ihnen entdeckten Fettstoffwechselhormons des HVL. zu dem Ergebnis gekommen, „daß das Hormon wesentlich bei der Regulierung des Fettstoffwechsels und wahrscheinlich bei der Fettverbrennung bzw. Fettumsetzung beteiligt ist", weshalb sie ihm auch den Namen Fettstoffwechselhormon des HVL. gaben. SOSKIN geht bei seiner Theorie von folgenden Beobachtungen aus:

1. Hypophysektomierte Hunde verfallen im Hunger besonders nach Phloridzinzufuhr leicht in hypoglykämische Krämpfe. Man kann die Hypoglykämie und ihre Begleiterscheinungen vermeiden, wenn die Tiere Fleisch oder Zucker erhalten; Fettfütterung dagegen hat keinen Erfolg (BIASOTTI und HOUSSAY).

2. Auch die Zuckerausscheidung im Harn von phloridzindiabetischen, hypophysenlosen Hunden kann nur durch Fleisch- oder Zuckerfütterung aufrechterhalten werden, während sie bei Fettfütterung auf die Werte der völlig hungernden hypophysenlosen, phloridzindiabetischen Hunde zurückgeht (BIASOTTI und HOUSSAY).

3. Füttert man hypophysenlose Hunde nur mit Fett, nachdem man durch vorhergehenden Hunger ihren Blutzucker auf 50 mg% oder weniger erniedrigt hat, so vermag die Fettfütterung den weiteren Blutzuckersturz nicht aufzuhalten. Fettfütterung hat also den gleichen negativen Erfolg wie weiteres Hungern. Wohl vermag dagegen Eiweißfütterung den abgesunkenen Blutzucker wieder zu erhöhen. Die Abb. 9 gab diese Verhältnisse wieder [SOSKIN, MIRSKY, ZIMMERMANN und CROHN (1936)].

4. Läßt man hypophysektomierte plus pankreatektomierte Hunde hungern, so sinkt ihr Blutzucker ab. Füttert man sie mit reichlichen Mengen Eiweiß, so steigen ihr Blutzucker und ihre Zuckerausscheidung im Harn auf diabetische Werte an. Unabhängig von der Schwere der diabetischen Manifestationen findet sich aber keine Ketonkörperausscheidung im Harn, die nach SOSKIN einen Ausdruck der Zuckerbildung aus Fett darstellt.

Die Theorie von HOUSSAY und BIASOTTI, wonach die Störung die endogene Umwandlung von Eiweiß in Zucker betrifft, wird von SOSKIN als nicht stichhaltig abgelehnt. Die Gründe dieser Ablehnung im einzelnen werden im übernächsten Abschnitt kritisch zusammengefaßt.

---

[1] FLUCH, GREINER u. LOEWI: Naunyn-Schmiedebergs Arch. **177**, 167 (1935).

[2] v. ISSEKUTZ u. VERZÀR: Pflügers Arch. **240**, 624 (1938).

[3] SOSKIN, MIRSKY, ZIMMERMANN u. CROHN: Amer. J. Physiol. **114**, 110 (1936).

[4] ANSELMINO u. HOFFMANN: Klin. Wschr. **1931**, 2380 u. 2383.

c) Die Theorie der Vielfältigkeit der Vorderlappenwirkung von ANSELMINO und HOFFMANN.

ANSELMINO und HOFFMANN haben zuerst den Standpunkt vertreten, daß die Wirkung des Vorderlappens im Stoffwechsel und insbesondere auch im Kohlehydratstoffwechsel eine vielfältige ist, die sich aus verschiedenen Einzelwirkungen zusammensetzt und vom Vorderlappen mittels mehrerer verschiedener Wirkstoffe erzielt wird. Diese Theorie wurde von ANSELMINO und HOFFMANN (1931—1934)[1] experimentell durch den Nachweis verschiedener stoffwechselwirksamer Vorderlappenhormone, des Kohlehydrat- und des Fettstoffwechselhormons, gestützt. Auf Grund dieser und weiterer experimenteller Ergebnisse (1935)[2], die insbesondere auch den Verhältnissen beim menschlichen Diabetes gewidmet waren, erklärten ANSELMINO und HOFFMANN 1935[2], also noch vor der Veröffentlichung der Theorien von SOSKIN und von FISHER, RUSSELL und CORI, daß „als die übergeordnete hormonale Regulationsstelle für die Zuckerneubildung im Organismus die Hypophyse anzusehen ist, die mit Hilfe verschiedener Hormone und Regulationsmechanismen und ihrer verschiedenen nachgeschalteten Drüsen für einen den normalen Bedürfnissen entsprechenden Nachschub von Zucker durch Umwandlung aus Glykogen, Eiweiß und Fett sorgt". Damit vertreten ANSELMINO und HOFFMANN ganz allgemein die Theorie der Zuckerneubildung.

Im gleichen Jahre (1935) erklärte auch COLLIP[3], daß „die diabetogene Wirkung des Vorderlappens der kombinierten Wirkung von zwei Substanzen zuzuschreiben ist, von denen die eine auf den Blutzucker wirkt, während die andere Ketosis verursacht". Die blutzuckerwirksame Substanz, welche am pankreas- plus hypophysenlosen Hund eine beträchtliche Steigerung des Blutzuckers und der Ausscheidung von Zucker im Harn verursachte, ließ sich nicht vom Wachstumshormon, wohl aber vom ketogenen Fettstoffwechselhormon trennen.

Dieser Standpunkt, der von ANSELMINO besonders nachdrücklich auch 1937[4] vertreten wurde, hat heute weiteste Annahme gefunden (vgl. auch den Abschnitt über die diabetogene Substanz).

d) Theorie der relativen Verminderung der Kohlehydratoxydation von FISHER, RUSSELL und CORI.

Den Theorien, welche die Vorderlappenwirkung als Ausdruck einer zuckerbildenden Funktion des Vorderlappens erklären, steht die Theorie von FISHER, RUSSELL und CORI (1936)[5] gegenüber. Diese Theorie nimmt an, daß das Wesen der Vorderlappenwirkung im Kohlehydratstoffwechsel in einer relativen Verminderung der Kohlehydratoxydation zu suchen ist (relativ im Verhältnis zur Oxydation von Eiweiß und Fett); sie geht dabei von der Überlegung aus, daß 1. weder eine Störung der Gluconeogenese nach Hypophysektomie sicher nachgewiesen, noch auch ein sicherer Anhalt für eine Zuckerbildung aus Eiweiß nach Vorderlappenzufuhr erbracht sei. In dieser Ablehnung der Theorie der Zuckerbildung aus Eiweiß stimmen also FISHER, CORI und RUSSELL mit SOSKIN überein. 2. Gegenüber der SOSKINschen Theorie der Zuckerbildung aus Fett wenden die Vertreter der Theorie der Verminderung der Kohlehydratoxydation ein, daß die Umwandlung von Fett in Zucker bisher unbewiesen ist, und daß man um so weniger nötig habe, eine zwar theoretisch zugegebene, aber experimen-

---

[1] ANSELMINO u. HOFFMANN: Klin. Wschr. **1931**, 2380 u. 2383; **1934**, 1048 u. 1052.

[2] ANSELMINO u. HOFFMANN: Z. klin. Med. **192**, 24 (1935) — Naunyn-Schmiedebergs Arch. **179**, 273 (1935); **181**, 674 (1936).

[3] COLLIP in Glandular Physiology and Therapy: Amer. med. Assoc. Chicago **1935**, 104.

[4] ANSELMINO: Schweiz. med. Wschr. **1937**, 1061.

[5] FISHER, RUSSELL u. CORI: J. of biol. Chem. **115**, 627 (1936).

tell nicht bewiesene Möglichkeit zum Gegenstand einer Theorie zu machen, als die Hemmung der Kohlehydratoxydation die diabetogene Wirkung ebensogut erkläre und den experimentellen Ergebnissen ebensosehr gerecht werde wie die Theorie der Gluconeogenese aus Fett. Zur Stützung ihrer Theorie weist RUSSELL (1938)[1] vor allem auf folgendes hin:

1. Die diabetogene Wirkung von Vorderlappenextrakten könnte insofern auf einer Verminderung der Kohlehydratoxydation beruhen, als die dabei beobachtete vermehrte Ausscheidung von Glucose, Stickstoff und Ketonkörpern durchaus der Annahme einer verminderten Kohlehydratoxydation und einem relativ erhöhten Eiweiß- und Fettumsatz entsprechen würde (vgl. die entsprechende Theorie des menschlichen Diabetes). Weiterhin würde der Umstand, daß gut gefütterte Tiere eine besonders gute diabetogene Wirkung zeigen, hungernde Tiere aber eine Wirkung vermissen lassen, besser durch die Theorie der verminderten Kohlehydratoxydation zu erklären sein, da bei gut gefütterten Tieren mit hoher Oxydation besonders leicht, bei hungernden mit niedriger Oxydation aber besonders schwer eine weitere Senkung der Kohlehydratoxydation zu erzielen sein sollte.

2. Der hypoglykämische Effekt des Hungerns beim hypophysektomierten Tier läßt sich ebensogut durch eine Erschöpfung der Kohlehydratreserven durch abnorm schnelle Oxydation erklären wie durch eine Verminderung der Zuckerneubildung.

3. Auch die Besserung der pankreasdiabetischen Erscheinungen durch die zusätzliche Hypophysektomie läßt sich mit der — allerdings unbewiesenen — Annahme einer direkt antagonistischen Wirkung von Insulin und Vorderlappenhormon bei der Kohlehydratoxydation im Gewebe erklären. Demgegenüber setzt die Theorie der Zuckerneubildung ein rein regulatorisches Eingreifen der beiden Hormone je nach Stoffwechsellage voraus, eine Annahme, die allerdings nach RUSSELL von vornherein nicht als unwahrscheinlich bezeichnet werden kann.

4. Als weitere Stütze ihrer Theorie sieht RUSSELL die bereits früher geschilderten Versuche von FISHER und PENCHARZ sowie von FISHER, RUSSELL und CORI an, wonach hypophysenlose Ratten im Hunger einen höheren respiratorischen Quotienten und eine stärkere Abnahme ihrer Glykogenvorräte aufweisen als die Kontrollen, somit also einen höheren Anteil ihres Energieverbrauchs aus Kohlehydraten decken müssen.

e) Kritik der Theorien der Vorderlappenwirkung im Kohlehydratstoffwechsel.

α) Kritik der Oxydationstheorie.

Die Theorie der verminderten Kohlehydratoxydation, bei der wir unsere kritische Betrachtung beginnen wollen, ist aufs engste gebunden an die entsprechende Theorie des menschlichen Diabetes, und die gleichen Gründe und Gegengründe sind in beiden Fällen in gleicher Weise anwendbar. Es kann nicht Zweck dieser Abhandlung sein, in eine erschöpfende Diskussion der unübersehbaren Literatur einzutreten, die diesem Gegenstand gewidmet ist. Entscheidend für den Streit um diese Theorie wird letzten Endes die Klärung der Frage sein, ob eine Umwandlung von Fett in Zucker in wesentlichem Umfange vorkommt oder nicht. Diese Umwandlung ist für den pflanzlichen Organismus bewiesen [vgl. LEATHES und RAPER (1925)[2]], für den tierischen wird sie von Jahr zu Jahr wahrscheinlicher [vgl. die jüngsten Untersuchungen von BLIXENKRONE-MØLLER

---

[1] RUSSELL: Physiologic. Rev. **18**, 1 (1938).
[2] LEATHES u. RAPER: The fats. London und New York 1925.

(1938)[1]], und sie dürfte heute wohl von der weitaus großen Mehrzahl aller Stoffwechselphysiologen bejaht werden (vgl. GEELMUYDEN[2], MACLEOD[3], SOSKIN[4] u. a.). Nimmt man die Umwandlung von Fett in Zucker als Tatsache an, so erfordert die klassische Interpretation des respiratorischen Quotienten und des Dextrose-Stickstoff-Quotienten eine völlige Revision. Damit werden aber die wichtigsten Argumente für die Nichtverbrennungstheorie des Diabetes hinfällig [vgl. SOSKIN und MIRSKY (1935)[5]]. Darüber hinaus aber ist inzwischen der direkte experimentelle Beweis dafür erbracht worden, daß der diabetische Organismus ohne Insulin Zucker verbrennen kann: 1. in den Versuchen von MANN und MAGATH (1923)[6] nach der Entleberung des pankreasdiabetischen Hundes; 2. in den Versuchen von HOUSSAY u. a. nach der Hypophysektomie des pankreasdiabetischen Hundes; 3. in den Versuchen von SOSKIN (1930)[7] unter besonderen Ernährungsbedingungen des pankreasdiabetischen Hundes.

Weiterhin hat SOSKIN u. a. auf folgendes hingewiesen: Pankreas- plus hypophysenlose Hunde verfallen im Hunger leicht in hypoglykämische Zustände, während sie nach reichlicher Fütterung hohe Blutzuckerwerte zeigen (vgl. Abb. 17 S. 43). Nach der Nichtverbrennungstheorie des Diabetes bietet dieses Verhalten einen unversöhnlichen Gegensatz: Einerseits würden also die Hyperglykämie und die Glykosurie nach Zucker- und Eiweißfütterung ein Unvermögen kennzeichnen, Kohlehydrat zu verbrauchen. Andererseits müßte aber der rasche Eintritt einer Hypoglykämie im Hunger als der Ausdruck eines erhöhten Zuckerverbrauchs erscheinen. Dagegen löst sich dieser Widerspruch leicht im Lichte der Zuckerneubildungstheorie.

Wenn wir somit ein wichtiges Argument für die Kohlehydratoxydationstheorie der Vorderlappenwirkung, nämlich die Analogie zur entsprechenden Theorie des Pankreasdiabetes, als nicht stichhaltig ablehnen müssen, so wäre nunmehr noch kurz einzugehen auf die direkten experimentellen Ergebnisse, die zur Stützung dafür herangezogen wurden, daß die Hypophyse die Kohlehydratoxydation hemmt, bzw. daß diese beim hypophysenlosen Tier gesteigert ist.

Soweit diese Ergebnisse darauf basieren, daß Veränderungen des respiratorischen Quotienten im Sinne der herkömmlichen Interpretation ausgelegt wurden, gilt für sie die Kritik, die oben geübt wurde. Aber auch die Versuche, welche den Nachweis eines erhöhten Verbrauchs von Muskel- bzw. Leberglykogen oder von verabreichter Glucose zum Ziel haben und daraus Schlüsse im Sinne einer erhöhten Kohlehydratoxydation des hypophysenlosen Tieres herleiten, halten der Kritik nicht stand, was kürzlich wieder von SOSKIN, LEVINE und LEHMANN (1939)[8] überzeugend auf Grund experimenteller Ergebnisse bewiesen wurde, wonach der absolute Glucoseverbrauch des hypophysenlosen Tieres gegenüber dem Normaltier erheblich herabgesetzt ist. Wenn also hypophysektomierte Ratten im Hunger mehr Kohlehydrat zu verlieren scheinen als die Kontrolltiere, so bedeutet das nur, daß sie gezwungen sind, ihren Energiebedarf ausschließlich aus präformierten Kohlehydraten zu decken, während das normale Tier daneben auch auf Nichtkohlehydrate zurückgreifen und durch deren Umwandlung in Zucker in seiner Kohlehydratbilanz besser abschneiden kann. Dies gibt auch

---

[1] BLIXENKRONE-MØLLER: Hoppe-Seylers Z. **252**, 117 u. 137 (1938).
[2] GEELMUYDEN: Erg. Physiol. **21**, 274 (1923); **22**, 51 (1923).
[3] MACLEOD: The Fuel of Life. Princeton. 1928.
[4] SOSKIN: Amer. J. Physiol. **114**, 110 (1936).
[5] SOSKIN u. MIRSKY: Amer. J. Physiol. **114**, 106 (1935).
[6] MANN u. MAGATH: Arch. int. Med. **31**, 797 (1923).
[7] SOSKIN: J. Nutrit. **3**, 99 (1930).
[8] SOSKIN, LEVINE u. LEHMANN: Amer. J. Physiol. **127**, 463 (1939).

RUSSELL[1] zu, wenn sie sagt: „Das abschließende Resultat würde allerdings dasselbe sein, ob nun während des Hungerns Eiweiß und Fett im normalen Tier regulär zuerst in Glucose umgewandelt und dann verbrannt werden, wobei auf diese Weise ein konstanter Kohlehydratgehalt durch ein Gleichgewicht dieser beiden Prozesse aufrechterhalten wird, oder ob sie direkt an Stelle von Kohlehydrat oxydiert werden." Man sieht also, daß letzten Endes die Nichtoxydationstheorie bzw. ihr Anteil an der Erklärung der Vorderlappenwirkung davon abhängt, ob und in welchem Umfange eine Umwandlung von Fett in Zucker in den Stoffwechselregulationen vorkommt.

β) Kritik der Theorie der Zuckerbildung aus Eiweiß.

Eine Erschwerung der Zuckerbildung aus endogenem Eiweiß nach der Hypophysektomie darf als bewiesen angesehen werden. Die Frage ist nur die, ob diese Beobachtung ausreicht, um die Gesamtheit der Vorderlappenwirkung im Kohlehydratstoffwechsel zu erklären. Diese Frage muß verneint werden.

Die Verminderung der Stickstoffausscheidung nach Hypophysektomie ist keineswegs in allen Versuchen und bei allen Versuchstieren derart, daß daraus auf eine Verminderung der Zuckerbildung aus Eiweiß als alleinige Ursache der Zuckernot des hypophysektomierten Tieres geschlossen werden könnte. Im Gegenteil ergeben die Versuche an hypophysenlosen Ratten, daß diese Tiere kaum verminderte Stickstoffmengen ausscheiden und bei eingeschränkter Ernährung ihren Energiebedarf durch einen Eiweißabbau unter Schonung ihrer Fettdepots aufrechterhalten (vgl. die Versuche von FISHER, RUSSELL und CORI, SHAFFER und LEE, LEE und AYRES, PERLA und SANDBERG u. a.). Darüber hinaus werden zahlreiche Beobachtungen, wie z. B. die Änderungen der Ketonkörperbildung und des Fettstoffwechsels, durch die Theorie der Zuckerbildung aus Eiweiß nicht geklärt.

Es erscheint somit ausgeschlossen, daß diese Theorie die Gesamtheit der Erscheinungen der Vorderlappenwirkung ausreichend zu erklären vermag, wenn sie sicherlich auch eine Teilerklärung abgibt.

γ) Kritik der Theorie der Zuckerbildung aus Fett.

Die gleiche Kritik, nämlich daß sie unvollständig ist und allein zur Erklärung der Vorderlappenwirkung nicht ausreicht, gilt auch für die Theorie der Zuckerbildung aus Fett. Dem hat ihr wesentlichster Verfechter SOSKIN selbst Rechnung getragen, indem er jüngst (1939)[2] diese Theorie erweitert und dem HVL. drei verschiedene Wirkungen im Kohlehydratstoffwechsel zugeschrieben hat, nämlich neben der Zuckerbildung aus Fett auch eine Zuckerbildung aus endogenem Eiweiß, die über die Schilddrüse verlaufen soll, sowie schließlich eine insulinantagonistische Wirkung, welche direkt im Gewebe angreift.

δ) Kritik der Theorie der Vielfältigkeit der Vorderlappenwirkung im Kohlehydratstoffwechsel.

Mit der eben geschilderten Erweiterung seiner ursprünglichen Theorie hat sich SOSKIN und haben sich, unabhängig von ihm, eine Reihe weiterer namhafter Autoren auf den Standpunkt gestellt, den ANSELMINO und HOFFMANN vertreten, nämlich, daß die Vorderlappenwirkung im Stoffwechsel als Ausdruck einer Zuckerneubildung aus Fett, Eiweiß und Glykogen aufzufassen ist. Über diese Grunderkenntnis kann heute kaum ein Zweifel herrschen, mögen auch über den

---

[1] RUSSELL: Physiologic. Rev. **18**, 1 (1938).
[2] SOSKIN, LEVINE u. HELLER: Amer. J. Physiol. **125**, 220 (1939).

feineren Mechanismus dieser Zuckerneubildung, über die dabei beteiligten Hormone und Drüsen und über den Anteil der Oxydationstheorie noch Unklarheiten und Zweifel bestehen.

4. Ausgangsstoffe der Zuckerbildung durch den Vorderlappen.

Wenn wir nach dem Vorangehenden als das Wesen der Vorderlappenwirkung im Stoffwechsel die Zuckerneubildung aus Glykogen, Eiweiß und Fett ansehen dürfen, so haben wir hinsichtlich des Mechanismus dieser Wirkung nach den vorliegenden Versuchen zwei Möglichkeiten scharf zu trennen: erstens die Zuckerbildung aus Nahrungsstoffen, die mit der Nahrung aufgenommen, aus dem Darm resorbiert und der Leber zugeführt werden, und zweitens die Zuckerbildung (insbesondere im Hunger) aus Depotstoffen, die dazu in den Depots mobilisiert und zur Leber transportiert werden müssen (LOEWI).

Hinsichtlich der Umwandlung von Nährstoffen, die der Leber mit der *Nahrung aus dem Darm* zugeführt werden, besteht eine gröbere Störung nach Vorderlappenausfall nur bei der Zuckerbildung aus Fett bzw. aus Fettsäuren. Die Hypoglykämie des hungernden hypophysenlosen Tieres wird wohl durch Kohlehydratoder Eiweiß-, aber nicht durch Fettfütterung beseitigt. Dasselbe gilt für die Zuckerausscheidung des hypophysenlosen Tieres im Phloridzindiabetes, die ebenfalls im Hunger verschwindet und wohl durch Kohlehydrat- oder Eiweißfütterung, aber nicht durch Fettfütterung aufrechterhalten werden kann.

Man muß aus diesem Verhalten schließen, daß nach der Hypophysektomie die Leber zwar die Fähigkeit verloren hat, aus dargebotenem Fett bzw. aus Fettsäuren Zucker zu bilden — vorausgesetzt, daß das Fett aus dem Darm überhaupt zur Leber gelangt —, daß sie dagegen in ihrem Vermögen nicht beeinträchtigt ist, Eiweiß bzw. Aminosäuren in Zucker umzuwandeln, wenn ihr solche angeboten werden.

In diesem Zusammenhang erscheint es wichtig, daß auch die Resorption aus dem Darmkanal durch den Ausfall des HVL. beeinträchtigt ist, und zwar sowohl für Glucose, als auch für Aminosäuren, z. B. für Glykokoll [FITZGERALD, LASZT und VERZÀR (1938)[1], LASZT (1938)[2]] und wahrscheinlich auch für Fett, worüber aber meines Wissens beim hypophysenlosen Tier bisher keine Untersuchungen vorliegen. Nach den genannten Autoren[3] ist für die Störung der Resorption aus dem Darmkanal in erster Linie der Ausfall des Nebennierenrindenhormons bzw. nach der Hypophysektomie der Ausfall des corticotropen Vorderlappenhormons verantwortlich.

Was die *Mobilisierung* von Glykogen, Eiweiß und Fett *in den Depots* anlangt, so scheint sie für alle drei Ausgangsstoffe durch die Anwesenheit des Vorderlappens begünstigt zu werden bzw. nach Vorderlappenausfall Not zu leiden.

Leber- und Muskelglykogen werden beim hungernden, hypophysenlosen Tier nach den meisten Ergebnissen zwar schnell verbraucht, unterliegen aber dennoch bei den meisten Tierarten gewissen Mobilisierungsstörungen. So finden LOEWI und Mitarbeiter (1935)[4] eine Abnahme der Glykogenolyse der Leber von hypophysenlosen Fröschen, während CHAIKOFF und Mitarbeiter (1936)[5] und SOSKIN und Mitarbeiter (1938)[6] über eine relative Stabilität des Leber- und Muskel-

---

[1] FITZGERALD, LASZT u. VERZÀR: Pflügers Arch. **240**, 619 (1938).

[2] LASZT: Pflügers Arch. **240**, 636 (1938).

[3] Vgl. VERZÀR: Funktion der Nebennierenrinde. Basel 1939.

[4] FLUCH, GREINER u. LOEWI: Naunyn-Schmiedebergs Arch. **177**, 167 (1935).

[5] CHAIKOFF u. Mitarbeiter: Amer. J. Physiol. **114**, 468 (1936); **116**, 543 (1936).

[6] SOSKIN u. Mitarbeiter: Proc. Soc. exper. Biol. a. Med. **38**, 6 (1938) — Amer. J. Physiol. **127**, 463 (1939).

glykogens hypophysenloser Hunde berichten. Unter der Adrenalinwirkung ist nach den übereinstimmenden Angaben aller Autoren die Mobilisierbarkeit des Leber- und Muskelglykogens erheblich vermindert.

Für das Depoteiweiß zeigen die Versuche, daß die Zuckerbildung des hypophysenlosen Tieres aus endogenem Eiweiß zwar nicht aufgehoben, aber doch beeinträchtigt ist, so daß eine schwere Hypoglykämie im Hunger mit einer erheblich verminderten Stickstoffausscheidung die Folge ist, woraus auf eine Mobilisierungsstörung des Depoteiweißes nach Vorderlappenausfall geschlossen werden kann. Es steht nicht in Widerspruch zu diesen Beobachtungen, daß im langfristigen Versuch bei eingeschränkter und ungenügender Nahrungszufuhr das hypophysenlose Tier relativ mehr Körpereiweiß abbaut, während das normale Tier unter Schonung seines Körpereiweißes mehr Depotfett aufzehrt.

Aus dieser letzteren Beobachtung geht hervor, daß eine schwere Störung in der Mobilisierung der Depotstoffe nach Vorderlappenausfall auch das Fett betrifft, worüber im einzelnen allerdings noch keine Übereinstimmung erzielt wurde. Nach v. Issekutz und Verzàr (1938)[1] bleibt die Fettwanderung zur Leber infolge bestimmter Vergiftungen nach Vorderlappenexstirpation aus. Nebennierenrindenhormon vermag sie wiederherzustellen, woraus die Autoren schließen, daß das Ausbleiben der Fettwanderung nach Exstirpation des Vorderlappens durch den Ausfall der atrophierten Nebennierenrinde verschuldet, diese Vorderlappenwirkung also an das corticotrope Hormon gebunden ist. Die Mobilisierungsstörung ist nach Verzàr ganz oder teilweise an eine Störung in der Phosphorylierung des Depotfettes gebunden, welche die Fettwanderung einleitet. Doch muß auch mit der Beteiligung weiterer Vorderlappenhormone (Fettstoffwechselhormon) gerechnet werden.

Kurz zusammengefaßt: Nahrungskohlehydrat und Nahrungseiweiß stehen für die Zuckerbildung auch nach Ausfall des Vorderlappens uneingeschränkt zur Verfügung, Nahrungsfett scheidet für die Zuckerbildung beim hypophysenlosen Tier aus; die Resorption aus dem Darmkanal ist für Glucose, gewisse Aminosäuren und wahrscheinlich auch für Fett gestört. Bei den Depotstoffen treten nach Vorderlappenausfall Störungen in der Mobilisierbarkeit in Erscheinung: Die Mobilisierbarkeit des Körpereiweißes bzw. des Körperfettes scheint stark herabgesetzt, die des Leber- und Muskelglykogens unter gewissen Bedingungen eingeschränkt.

5. Wachstumswirkung und diabetogene Wirkung des Vorderlappens bedeuten keinen Gegensatz! Anteil des Insulins an der Vorderlappenwirkung.

Wenn man die im ersten Teil meiner Abhandlung aufgeführten Untersuchungen betrachtet, die ich als das Ergebnis der mehr physiologisch orientierten Arbeitsrichtung bezeichnete, so lassen sich leicht zwei scharf getrennte Wirkungen des Vorderlappens unterscheiden: die Wachstumswirkung und die diabetogene Wirkung. Auf den ersten Blick scheinen sie zwei völlig gegensätzliche Vorgänge zu umschreiben, eine zunächst um so merkwürdigere Tatsache, als bisher eine Trennung des Wachstumshormons von dem für die diabetogene Blutzuckersteigerung verantwortlichen Wirkstoff nicht durchgeführt werden konnte, und beide Wirkstoffe meist für identisch angesehen werden.

Bei der *Wachstumswirkung* handelt es sich stoffwechselmäßig gesehen um einen Aufbauvorgang. Dabei scheint sich in der Kohlehydratbilanz äußerlich nichts zu ändern, obschon zweifellos intermediäre Vorgänge des Kohlehydratstoffwechsels am Wachstum beteiligt sein müssen. Im Eiweißstoffwechsel ist, wie alle Versuche übereinstimmend zeigen, die hervorstechendste Begleiterschei-

---

[1] v. Issekutz u. Verzàr: Pflügers Arch. **240**, 624 (1938).

nung der Wachstumswirkung eine Stickstoffretention im kurz- und langfristigen Versuch, welche zu einer positiven Stickstoffbilanz führt und zweifellos als Ausdruck eines Eiweißaufbaues als Grundlage des Wachstumsvorgangs anzusprechen ist. Im Fettstoffwechsel ergeben die langfristigen Versuche, wenn sich eine Änderung zeigt, eher eine Tendenz zur Fettverarmung, offenbar als Ausdruck eines Fettabbaus, der gelegentlich, wenn die Nahrung nicht ausreicht, als Quelle der energieliefernden Prozesse mit herangezogen wird. Im Wasserhaushalt zeigt sich eine Wasserretention. Der Wachstumsvorgang, wie er als Folge der Verabreichung von Vorderlappenextrakten in Erscheinung tritt, ist somit im Stoffwechsel charakterisiert durch Eiweißeinsparung und Eiweißaufbau bei positiver Stickstoffbilanz, durch eine Tendenz zum Angriff der Fettdepots und Verlagerung der Oxydationsprozesse, wenn nötig, zum Fett, während im Kohlehydratstoffwechsel nach außen keine Änderung in Erscheinung tritt.

Demgegenüber bietet die *diabetogene Wirkung* ein völlig anderes Bild. Im Kohlehydratstoffwechsel besteht eine schrankenlose Zuckerproduktion, die zu Erhöhung des Blutzuckers und zum Auftreten von Zucker im Harn führt. Im Eiweißstoffwechsel treffen wir alle Anzeichen eines Eiweißraubbaues mit vermehrter N-Ausscheidung im Harn und einer negativen Stickstoffbilanz an, offenbar als Ausdruck der Umwandlung von Eiweiß in Zucker. Der Fettstoffwechsel ist gekennzeichnet durch das Auftreten reichlicher Ketonkörper als Ausdruck des Fettabbaus und der Umwandlung von Fett in Zucker. Im Wasserhaushalt begegnen wir Polyurie und Polydipsie. Im ganzen ist also die diabetogene Wirkung charakterisiert durch eine schrankenlose Zuckerproduktion infolge Umwandlung von Fett, Eiweiß und Glykogen in Zucker und wahrscheinlich auch infolge verminderter Zuckerumsetzung.

Vergleicht man diese beiden Wirkungen des Vorderlappens: die Wachstumswirkung und die diabetogene Wirkung, so scheint sich zunächst ein unüberbrückbarer Gegensatz zu ergeben. Auf der einen Seite beim Wachstumsvorgang eine anabolische Wirkung, ein Eiweißaufbau, auf der anderen Seite bei der diabetogenen Wirkung eine katabolische Wirkung, ein Abbauvorgang, insbesondere am Eiweiß und am Fett. Die gleiche Drüse scheint also zwei völlig entgegengesetzte Wirkungen im Stoffwechsel zu vermitteln, und dazu noch im wesentlichen mittels der gleichen Wirkstoffe! Dieser Gegensatz vor allem ist es, der bisher die Verhältnisse so undurchsichtig und jede Theorie der Vorderlappenwirkung so unbefriedigend machte. Wir würden einer Klärung der ganzen Stoffwechselfunktion des Vorderlappens sehr viel näherkommen, wenn es uns gelänge, für diesen Widerspruch eine befriedigende Lösung zu finden.

Ich glaube nun, daß sich die Lösung dieses Widerspruchs ergibt durch die verschiedenartige Beteiligung des Inselapparates bei der Wachstums- und bei der diabetogenen Wirkung, die man kurz dahin formulieren kann, daß *bei der diabetogenen Wirkung der Vorderlappen ohne Mitwirkung des Insulins bzw. bei unzureichender Beteiligung des Inselapparates zur Wirkung kommt, während beim Wachstumsvorgang der Vorderlappen im Verein mit dem Insulin seine Wirkung entfaltet.* Eine ähnliche Vorstellung wird auch von MIRSKY und SWADESH (1938)[1] und von GAEBLER und ZIMMERMANN (1939)[2] angedeutet.

Lange hat die Meinung gegolten, daß das Insulin beim normalen Tier den Eiweißstoffwechsel entweder unbeeinflußt läßt oder sogar den Eiweißabbau steigert, während demgegenüber alle Versuche darin übereinstimmen, daß beim pankreasdiabetischen Tier das Insulin eine hochgradig eiweißsparende Wirkung

---

[1] MIRSKY u. SWADESH: Verh. Amer. Physiol. Kongr. **1938** in: Amer. J. Physiol. **123**, 148 (1938).
[2] GAEBLER u. ZIMMERMANN: Amer. J. Physiol. **128**, 118 (1939).

ausübt und den Eiweißansatz fördert. Einzig WIECHMANN (1924)[1] sowie JANNEY und SHAPIRO (1926)[2] vertraten demgegenüber die Ansicht, daß das Insulin auch beim normalen Tier eiweißsparend wirkt und die Eiweißsynthese fördert. Diese Angaben erfuhren jüngst eine volle Bestätigung durch die Arbeiten von MIRSKY (1938)[3] und von MCKAY, BARNES und BERGMAN (1938)[4]. Von diesen konnten die letztgenannten Autoren zeigen, daß bei normalen Ratten bei freigestellter Diät Insulin eiweißsparend wirkt und die Stickstoffbilanz positiv macht. MIRSKY fand bei nephrektomierten, normalen Hunden, deren Blutstickstoff als Maß des Stickstoffumsatzes diente, daß die Insulinzufuhr 1. den Eiweißabbau herabsetzt, 2. die Aminosäureausscheidung aus den Muskeln des zusätzlich eviscerierten Tieres vermindert und 3. den Umsatz von ins Blut eingebrachten Aminosäuren im Muskel steigert. Aus diesen Versuchen wird von MIRSKY geschlossen, daß das Insulin seine eiweißsparende Wirkung ausübt, indem es 1. den Umfang der oxydativen Desaminierung in der Leber herabsetzt und 2. den Umfang des Aminosäureumsatzes im Muskel zum Zwecke des Eiweißaufbaues steigert. Demgegenüber war JANNEY der Meinung, daß die bekannte eiweißsparende Wirkung der Zuckerzufuhr als Ausdruck eines Eiweißaufbaues aus Kohlehydratbruchstücken aufgefaßt werden könne, und daß das Insulin die Eiweißsynthese aus Kohlehydraten fördert, indem es die nötigen Bruchstücke liefert. MCKAY und Mitarbeiter weisen in diesem Zusammenhang darauf hin, daß es gerade diejenigen Aminosäuren sind, welche beim normalen Wachstum in der Nahrung entbehrt werden können und zu deren Synthese daher der Säugetierorganismus vermutlich befähigt ist, welche in ihrem Umsatz Glucose zu bilden vermögen.

Das hieße also, daß die mit der Wachstumswirkung des Vorderlappens verbundene Stickstoffretention, die wir als den Ausdruck eines Eiweißansatzes auffassen, die unmittelbare Folge des Dazutretens des Insulins ist, und daß *erst beides gemeinsam: Vorderlappen und Inselapparat, die Eiweißbildung und den Wachstumseffekt ergeben.* Allerdings darf man sich den Vorgang nicht so vorstellen, wie es von BOMSKOV und SLADOVIC (1940)[5] angenommen wird, daß sich die Vorderlappenwirkung beim Wachstumsvorgang in der Mobilisierung von Zucker erschöpft. Nach unseren Darlegungen wäre dann der folgende Eiweißaufbau nur die Folge des Dazutretens des Insulins. Wie aber GAEBLER und ZIMMERMANN (1939)[6] fanden, verursacht zwar die einmalige Injektion einer größeren Dosis von Wachstumshormon des HVL. die als Ausdruck eines Eiweißaufbaus gedeutete gewaltige Abnahme des Harnstickstoffs bei eiweißgefütterten Hunden; Glucose- plus Insulinzufuhr hat dagegen keinen derartigen Erfolg, so daß sicherlich dem Vorderlappen über die Zuckermobilisierung hinaus noch ein spezifischer Einfluß beim Eiweißaufbau bleibt, den er aber nur im Zusammenwirken mit dem Insulin ausübt, und bei dem offenbar Zucker zum Eiweißaufbau verwandt wird.

Die diabetogene Vorderlappenwirkung dagegen tritt nur unter der pathologischen Voraussetzung der Entfernung oder der absoluten oder relativen Unterdrückung der Inselfunktion in Erscheinung, dann nämlich, wenn der Vorderlappen bei seiner Wirkung keine entsprechenden Mengen von Insulin antrifft. Daher ist die diabetogene Vorderlappenwirkung auch besonders leicht auszulösen beim pankreasdiabetischen Tier bzw. bei einem Tier mit verkleinertem Pankreas,

---

[1] WIECHMANN: Z. exper. Med. **44**, 158 (1924).
[2] JANNEY u. SHAPIRO: Arch. int. Med. **38**, 96 (1926).
[3] MIRSKY: Amer. J. Physiol. **124**, 569 (1938).
[4] MCKAY, BARNES u. BERGMAN: Amer. J. Physiol. **126**, 155 (1938).
[5] BOMSKOV u. SLADOVIC: Dtsch. med. Wschr. **1940**, 589.
[6] GAEBLER u. ZIMMERMANN: Amer. J. Physiol. **128**, 111 (1939).

oder sie läßt sich erzwingen bei so gewaltiger Steigerung der Vorderlappenzufuhr beim normalen Tier, daß demgegenüber die Insulinproduktion nicht mehr Schritt hält, oder der Inselapparat sogar funktionell und anatomisch erschöpft wird. Und dementsprechend ist der Insulingehalt des Pankreas der vorderlappen-diabetischen Tiere auf einen Bruchteil des normalen Wertes herabgesetzt. So erklärt sich aber auch weiterhin, warum einzelne Tierarten, wie z. B. die Ratte, sich gegen die diabetogene Wirkung völlig refraktär verhalten, während andere, wie z. B. das Kaninchen, besonders leicht und oft schon auf die erste Injektion ansprechen.

Man ersieht daraus, daß es wohl berechtigt ist, von einer diabetogenen Wirkung des Vorderlappens zu sprechen, daß es aber einen Unsinn bedeutet, wenn man den Begriff eines diabetogenen Hormons prägen will. Denn bei der diabetogenen Wirkung handelt es sich um eine ausgesprochen pathologische Reaktion, wie sie unter normalen Verhältnissen niemals in Erscheinung tritt, sondern wie sie vom Vorderlappen nur unter der Bedingung der Ausschaltung oder Unterdrückung der Insulinproduktion erzwungen werden kann.

Die Beteiligung des Insulins an der Vorderlappenwirkung liefert also den Schlüssel zu ihrem Verständnis: Die eigentliche Vorderlappenwirkung ist zunächst die einer Zuckermobilisierung aus Glykogen, Fett und Eiweiß, das Hinzutreten des Insulins verhindert die diabetogene Wirkung und lenkt diese Zuckerproduktion im Zusammenwirken mit dem Vorderlappen in die dem Körper nützliche und dem jeweiligen Bedürfnis angepaßte Richtung, wobei das Wachstum nur eine von verschiedenen Möglichkeiten darstellt.

Das heißt aber, daß die von BOMSKOV und SLADOVIC (1940)[1] gewählte Definition der Wachstumswirkung des Vorderlappens: „Mobilisierung von Kohlehydrat durch die diabetogene Wirkung des HVL." am Kern der Dinge vorbeigeht. Erst die Beteiligung des Insulins vermittelt das Verständnis. Ohne die Anwesenheit des Insulins träte die Mobilisierung von Kohlehydrat durch den HVL. als die pathologische diabetogene Wirkung in Erscheinung; das Dazutreten des Insulins macht im Verein mit einer spezifischen Wirkung des Vorderlappens das Zuckerangebot in der Wachstumsperiode dem Wachstum nutzbar oder lenkt es zu einer sonstigen nützlichen Verwendung, während die diabetogene Wirkung Raubbau und Verschwendung bedeutet.

Daraus ergibt sich aber weiterhin, daß die herkömmliche Vorstellung einer *kontrainsulären Wirkung* des Vorderlappens im Sinne eines Antagonismus zwischen Vorderlappen und Inselapparat leicht ein schiefes Bild gibt und leicht eine falsche Vorstellung vermittelt. Nach den eben gegebenen Darlegungen wird es richtiger und dem Verständnis dienlicher sein, wenn wir uns das Zusammenwirken von Vorderlappen und Insulin eher im Sinne eines Synergismus vorstellen, wobei diese synergistische Wirkung der beiden Drüsen den harmonischen Ablauf jener Stoffwechselvorgänge garantiert, die uns in der Wachstumsperiode als der Wachstumseffekt des Vorderlappens, darüber hinaus aber während des ganzen Lebens als jene wunderbar fein reagierende Regulation des Blutzuckers und der Kohlehydratbestände entgegentreten, von der in einem früheren Abschnitt die Rede war. Demgegenüber ruft das einseitige Fehlen des Insulins bei überwiegender Vorderlappenfunktion die diabetogene Wirkung mit den Erscheinungen der Zuckerüberschwemmung hervor, während umgekehrt das einseitige Fehlen des Vorderlappens sich in der Zuckernot des hypophysenlosen Tieres, seiner Neigung zur Hypoglykämie und seiner abnormen Insulinempfindlichkeit äußert.

---

[1] BOMSKOV u. SLADOVIC: Dtsch. med. Wschr. **1940**, 589.

Unter diesem Gesichtspunkt erscheint aber auch die Frage der *pankreatropen Wirkung* des Vorderlappens, wie sie von ANSELMINO, HOFFMANN und HEROLD, RICHARDSON und YOUNG u. a. sicher nachgewiesen ist, in einem neuen Lichte. Die pankreatrope, d. h. die inselstimulierende Wirkung des Vorderlappens, mag sie nun direkt durch ein spezifisches Hormon oder reaktiv ausgelöst sein, entspringt — teleologisch gesehen — der Notwendigkeit, die Vorderlappenwirkung durch eine gewisse Insulinmenge zu vervollständigen bzw. abzubremsen. Sie wird in einem besonderen Kapitel im 2. Teil dieses Buches von FR. HOFFMANN ausführlich abgehandelt. Es ist noch nicht ganz klargestellt, ob es sich bei der pankreatropen Substanz (ANSELMINO und HOFFMANN) um ein spezifisch auf die Stimulierung des Inselapparates gerichtetes Vorderlappenhormon handelt, oder ob die nach der Zufuhr bestimmter Vorderlappenextrakte beobachtete anatomische und funktionelle Stimulierung der Inseln nur die Folge der Auslösung eines Regulationsmechanismus ist, der auf die vom Vorderlappen bewirkte Zuckerbildung anspricht. Gegen die letztere Auffassung spricht, daß RICHARDSON und YOUNG (1937)[1] keinen Anhalt dafür fanden, daß die Inselhypertrophie einfach die kompensatorische Antwort auf die diabetogene Wirkung der Vorderlappenextrakte bedeutet, während gegen die Spezifität der pankreatropen Substanz angeführt werden kann, daß nach der Hypophysektomie keine Atrophie des Inselgewebes eintritt. Aber dieser Einwand ließe sich auch gegen die Existenz eines gesonderten, das Nebennierenmark stimulierenden Hormons ins. Feld führen, da auch das Nebennierenmark nach der Hypophysektomie nicht zu atrophieren scheint. Und doch wurde von LUCKE der Nachweis des kontrainsulären Hormons geführt, dessen Angriffspunkt allerdings nicht am Nebennierenmark selbst liegt, sondern das am Zuckerzentrum in der Medulla angreift, von wo der Reiz auf nervösem Wege zum Nebennierenmark weitergeleitet wird, wo es eine Adrenalinausschüttung verursacht. Die Annahme eines ähnlichen Wirkungsmechanismus für ein pankreatropes „Hormon" könnte die fehlende Inselatrophie nach Vorderlappenexstirpation erklären.

6. Welche der bisher beschriebenen wachstums- und stoffwechselwirksamen Wirkstoffe könnten miteinander identisch sein?

Wiederholt sind wir der Frage begegnet, in der ja letzten Endes ein Buch, das den Wirkstoffen des Vorderlappens gewidmet ist, gipfelt: Welche der in früheren Kapiteln beschriebenen Wirkstoffe sind miteinander identisch? Wir haben dazu bereits in der Einleitung dieses Bandes ausgeführt, daß nicht jeder neugefundene Vorderlappenwirkstoff ein neues Hormon darzustellen braucht, daß wir es aber für nützlicher halten, jeden solange getrennt aufzuführen und zu behandeln, bis seine Identität mit einem schon bekannten Wirkstoff bzw. Hormon festgestellt werden kann. Wir haben aber auch bereits erfahren, daß wir nicht hoffen dürfen, auf diese Frage heute schon eine befriedigende Antwort zu erhalten, da die wichtigste Voraussetzung, die chemische Reindarstellung der einzelnen Hormone, immer noch aussteht. Die folgenden Überlegungen sind daher von recht problematischer Bedeutung, da sie notwendig durch meine subjektive Einstellung belastet sind, und sie mögen daher morgen schon überholt sein.

Wenn wir im vorangehenden Kapitel zu der Erkenntnis gelangten, daß *Wachstumswirkung und diabetogene Wirkung* keinen Gegensatz bedeuten, sondern nur die verschiedenartige Reaktion auf die gleiche Vorderlappenwirkung bei verschiedenartiger Beteiligung des Inselapparates darstellen, so ergibt sich

---

[1] YOUNG: Proc. roy. Soc. Med. **31**, 1305 (1938).

daraus die Wahrscheinlichkeit, daß das Wachstumshormon entweder mit einem der für die diabetogene Wirkung verantwortlichen Wirkstoffe identisch ist oder doch in engster Beziehung zu ihm steht.

Innerhalb der *diabetogenen Wirkung* haben wir früher zwei Wirkstoffe unterschieden, von denen der eine für die Blutzuckersteigerung bzw. die Glykosurie verantwortlich ist, während der andere Ketonämie bzw. Ketonurie verursacht. Als die ketogene Substanz des Vorderlappens haben wir das *Fettstoffwechselhormon* kennengelernt, während wir Gründe dafür anführten, daß für die langfristige Blutzuckersteigerung im Rahmen der diabetogenen Wirkung (= diabetogene Blutzuckerwirkung) das *Kohlehydratstoffwechselhormon* verantwortlich sein könnte. Daß diese beiden Hormone, das Fettstoffwechselhormon und das Kohlehydratstoffwechselhormon, unter sich verschieden sind, haben die Versuche von ANSELMINO und HOFFMANN ergeben, welche die Trennung der beiden Substanzen durchführten, für die allerdings eine Bestätigung noch aussteht. Auch die Versuchsergebnisse von COLLIP sind hierzu bemerkenswert, wonach ein „absoluter Beweis" dafür vorliegt, daß die auf den Blutzucker wirksame diabetogene Substanz von der ketogenen verschieden ist. Wenn unsere frühere Annahme — die sich vor allem auf die Versuche von MERTEN und HINSBERG stützt — richtig ist, daß das Kohlehydratstoffwechselhormon und die diabetogen blutzuckerwirksame Substanz identisch sind, so wären die obenerwähnten Versuche COLLIPs ein weiterer Hinweis für die Verschiedenheit des Fettstoffwechselhormons und des Kohlehydratstoffwechselhormons, die beide gemeinsam nach den Ergebnissen von ANSELMINO und HOFFMANN an Diabeteskranken an der diabetogenen Wirkung beteiligt sind; da COLLIP annimmt, daß die diabetogene Wirkung auf der gemeinsamen Aktion von zwei Substanzen beruht, von denen die eine blutzuckerwirksam ist, während die andere ketogen wirkt, so würde unsere Annahme der Identität des Kohlehydratstoffwechselhormons mit der diabetogen blutzuckerwirksamen Substanz auch in dieser Angabe von COLLIP eine weitere Stütze erhalten. Ein schlüssiger Beweis für die Identität des Kohlehydratstoffwechselhormons mit der diabetogen blutzuckerwirksamen Substanz liegt allerdings bisher nicht vor, und auch in den diesbezüglichen Angaben und Behauptungen von BOMSKOV und Mitarbeitern vermag ich bisher einen derartigen Beweis nicht zu erblicken. YOUNG nimmt zum mindesten zwei Wirkstoffe als Bestandteile des diabetogenen „Komplexes" an, einen hitzestabilen und einen hitzelabilen, die in enger Beziehung zu den obengenannten Wirkstoffen von ANSELMINO und HOFFMANN und von COLLIP stehen dürften.

Das *Wachstumshormon* ist häufig in Beziehung zur diabetogenen Wirkung gebracht worden (H. M. EVANS und Mitarbeiter, BAUMAN und MARINE, LUCKE und Mitarbeiter, SHIPLEY und LONG, GAEBLER und Mitarbeiter u. a.), ohne daß bisher ein exakter Beweis für eine Identität möglich war. Insbesondere seit der Angabe von H. M. EVANS und Mitarbeitern, daß die langfristige Zufuhr von Wachstumshormon bei mehreren Hunden einen Diabetes hervorrief, hat die Frage der Beziehung des Wachstumshormons zur diabetogenen Wirkung immer wieder zur Diskussion gestanden. COLLIP hat wiederholt angegeben, daß der diabetogene Blutzuckereffekt an sein hochgereinigtes Wachstumshormon gebunden blieb, während die ketogene Wirkung sich von dem Wachstumshormon bzw. dem diabetogen blutzuckerwirksamen Prinzip trennen ließ. Das läßt darauf schließen, daß das Wachstumshormon entweder mit dem diabetogen blutzuckerwirksamen Prinzip, der diabetogenen Substanz im engeren Sinne (und damit auch mit dem Kohlehydratstoffwechselhormon?), identisch ist, oder aber in naher Beziehung zu ihm steht; demgegenüber ist für das Fettstoffwechselhormon, das ketogene Prinzip, eine Beziehung zur Wachstumswirkung bisher nicht ersichtlich.

Für das Wachstumshormon ist von FREUD, DINGEMANSE und Mitarbeitern eine nahe Beziehung zum Thymus gefunden worden, und auch BOMSKOV und Mitarbeiter nehmen eine Wirkung der von ihnen für identisch erklärten Wirkstoffe: Wachstumshormon = Kohlehydratstoffwechselhormon = diabetogenes „Hormon" = thymotropes Hormon über den Thymus an. Doch scheint mir der Zusammenhang noch keineswegs sicher bewiesen[1].

Hier taucht auch die Frage der *pankreatropen Wirkung* auf, die, wie wir im vorangehenden Kapitel erörterten, eng an die Wachstumswirkung gebunden scheint. Da das Wachstumshormon bei seiner Wachstumswirkung der Mitwirkung des Inselapparates bedarf, besteht die Möglichkeit, daß die pankreatrope Wirkung entweder direkt vom Wachstumshormon verursacht ist, oder aber, daß sie auf eine gesonderte pankreatrope Substanz zurückgeht, welche die (diabetogen blutzuckersteigernde?) Wirkung des Wachstumshormons zur Wachstumswirkung ergänzt. Diese Frage läßt sich zur Zeit nicht beantworten.

Der *glykotrope Faktor* von YOUNG und der *glykostatische Faktor* von RUSSELL könnten miteinander identisch sein (RUSSELL und BENNETT, COLLIP), während YOUNG die Identität ablehnt. Nach YOUNG ist der glykotrope Faktor nicht identisch mit dem diabetogen blutzuckerwirksamen Wirkstoff, von dem wir eben hörten, daß er vielleicht mit dem Kohlehydratstoffwechselhormon.identisch ist. Nach LONG haben glykotrop wirksame, gereinigte Vorderlappenextrakte am pankreas- plus hypophysenlosen Hund wohl eine glykosurische, aber keine ketogene Wirksamkeit. Kann man aus diesen Angaben der beiden Autoren schließen, daß der glykotrope Faktor weder mit dem diabetogen blutzuckerwirksamen Prinzip (und damit nicht mit dem Wachstumshormon oder mit dem Kohlehydratstoffwechselhormon?), noch mit dem Fettstoffwechselhormon identisch ist? Demgegenüber besaß das hochgereinigte Kohlehydratstoffwechselhormon bzw. der hochgereinigte diabetogen blutzuckerwirksame Wirkstoff in den Versuchen von MERTEN und HINSBERG eine glykotrope Wirkung. Ich glaube daher, daß es verfrüht wäre, hier eine definitive Aussage zu machen, sondern daß eine Identität des glykotropen Faktors (und auch des glykostatischen Faktors) mit einem der obengenannten Wirkstoffe, vor allem dem Kohlehydratstoffwechselhormon oder dem Fettstoffwechselhormon, im Bereiche der Möglichkeit bleibt. Für eine Beziehung des glykostatischen Faktors zum Fettstoffwechselhormon könnte mit aller Vorsicht die Feststellung angeführt werden, daß der glykostatische Faktor zu einer Senkung des respiratorischen Quotienten führt, welche als Ausdruck einer Fettumsetzung gedeutet werden könnte.

Das gleiche Argument könnte auch für eine Identität des *spezifisch-stoffwechselwirksamen Prinzips* mit dem Fettstoffwechselhormon angeführt werden.

---

[1] Wenn BOMSKOV und Mitarbeiter kürzlich angegeben haben, daß Kohlehydratstoffwechselhormon und Wachstumshormon identisch und für die Blutzuckersteigerung im Rahmen der diabetogenen Wirkung verantwortlich sind, so liegen dafür, wie wir sahen, zahlreiche Hinweise in der Literatur vor; darüber hinaus sind von BOMSKOV aber in seinen bisher vorliegenden Arbeiten keine neuen Beweise geliefert worden. Und wenn BOMSKOV weiter angibt, daß der gemeinsame Mechanismus dieser Hormonwirkung die Anregung des Thymus und die Ausschüttung eines Thymushormons ist, so mag ein derartiger Weg nach früheren, für das Wachstumshormon vorliegenden Befunden nicht unwahrscheinlich sein; einen eigenen, neuen Beweis für derartig weitgehende Behauptungen wird man aber in den bisher von BOMSKOV gemachten Angaben so lange nicht zu erblicken vermögen, als bei den überaus bescheiden gehaltenen Mitteilungen über die angewandte Methodik usw. nicht weitere ausführliche Mitteilungen folgen oder Bestätigungen von anderer Seite vorliegen. Ich selbst war nicht in der Lage, die BOMSKOVschen Angaben in meinem Laboratorium zu reproduzieren (ANSELMINO u. LOTZ: Klin. Wschr. 1941 im Druck).

Für das spezifisch-stoffwechselwirksame Prinzip hat COLLIP anfangs eine Identität mit dem Melanophorenhormon angenommen, zumal es im Zwischenlappen am reichlichsten vorkommt. Doch hat COLLIP diesen Gedanken wieder aufgegeben, während er an der Bildung im Zwischenlappen festhält. GAEBLER, auf den die Feststellung der direkt grundumsatzsteigernden, nicht an die Schilddrüse gebundenen Vorderlappenwirkung zurückgeht, beschreibt diese als regelmäßige Wirkung seiner wachstumswirksamen Vorderlappenextrakte. Man könnte daher an eine Identität mit dem Wachstumshormon denken, wenn nicht die Angaben COLLIPS über die Koch- und sonstige Beständigkeit des spezifisch-stoffwechselwirksamen Prinzips vorlägen, die den Angaben der Literatur über die Eigenschaften des Wachstumshormons zu widersprechen scheinen.

Völlig außerhalb des Rahmens der bisher behandelten Vorderlappenwirkungen steht die Wirkung des *kontrainsulären Hormons* (LUCKE), das wir wohl als ein besonderes Vorderlappen- (vielleicht auch im Hinterlappen vorkommendes?) Hormon ansprechen müssen, wenn die bisher unbestätigten Angaben LUCKES zutreffen. Der Wirkungsmechanismus des Hormons, der über eine Adrenalinausschüttung verläuft, unterscheidet es von allen bekannten Vorderlappenhormonen. Die etwas unglückliche Bezeichnung „kontrainsulär", die offenbar seiner Wirkung nur sehr unvollkommen gerecht wird, könnte leicht dazu verleiten, das kontrainsuläre Hormon mit dem glykotropen Faktor zu identifizieren, da dieser ja an der Abschwächung der Insulinwirkung testiert wird. Dies trifft jedoch nicht zu.

Für die meisten Vorderlappenhormone ist eine *Vermittlerdrüse* bekannt, deren sich der Vorderlappen bei seiner Wirkung bedient. Es bliebe daher die Frage zu erörtern, ob wir auch für die Vermittlung der Wirkung der eben erörterten Wirkstoffe eine solche Drüse angeben oder wenigstens wahrscheinlich machen können. Denn das allgemeine Wirkungsprinzip, das dem Vorderlappen die Herrschaft über das übrige endokrine System zuweist, ihn auf diese Weise aber auch in eine gewisse Abhängigkeit vom endokrinen System bringt, würde plötzlich an dieser Stelle zur Charakterisierung der Vorderlappenwirkung nicht mehr ausreichen. Eine exakte Feststellung, welche einen eindeutigen Angriffspunkt der wachstums- und stoffwechselwirksamen Hormone nachweist, liegt bisher nicht vor. Für das Wachstumshormon bzw. die diabetogen blutzuckerwirksame Substanz bzw. das Kohlehydratstoffwechselhormon sind Beziehungen zum Thymus behauptet worden, ohne daß hier eine klare Entscheidung getroffen werden könnte. Es sind weiterhin öfter Vermutungen geäußert worden, daß die ketogene Wirkung über die Nebennierenrinde verlaufen, das Fettstoffwechselhormon also ein corticotropes Hormon sein könnte. Aber wie wir bereits in dem Kapitel über das Fettstoffwechselhormon erfuhren, ist bisher der exakte Nachweis einer derartigen Beziehung nicht geglückt.

Für das *Wirkungsprinzip* der Vorderlappenhormone ergäbe sich beim heutigen Stand der Dinge danach folgende Vorstellung: Erstens die direkte Stimulierung nachgeordneter endokriner Drüsen mittels spezifisch auf diese Drüsen eingestellter Hormone (die glandotropen Hormone). Zweitens die indirekte Beeinflussung nachgeordneter endokriner Drüsen durch primären Angriff des Vorderlappenhormons an einem nervösen Zentrum und Weiterleitung des Reizes zum endokrinen Erfolgsorgan auf dem Wege der Nervenbahn. [Die kontrainsuläre (= adrenalotrope) Wirkung nach LUCKE. Die pankreatrope Wirkung?] Und drittens — falls sich auch weiterhin kein drüsiger Angriffspunkt der verschiedenen stoffwechselwirksamen Vorderlappenwirkstoffe feststellen läßt — ein direkter Angriff einzelner Vorderlappenhormone im Gewebe? Die Antwort auf diese wie auf so viele Fragen der Vorderlappenwirkung steht noch aus. Sollten sich aber diese verschiedenen, beim heutigen Stande der Dinge anzunehmenden Wirkungsprinzipien der Vorderlappenhormone bestätigen, dann bliebe wohl nur die Erklärung, daß sich im Vorder- und Zwischenlappen mehr oder weniger zufällig verschiedene Drüsen zu einem Organ vereinigt haben, eine Vorstellung, die anatomisch und entwicklungsgeschichtlich nicht einmal unwahrscheinlich erscheint, wenn man die verschiedenartigen Anteile der Hypophyse in Rechnung stellt (vgl. ROMEIS[1]).

7. Analyse der hormonalen Regulation des Wachstums und der Zuckerbereitstellung durch den Vorderlappen.

Wenn wir im Vorangehenden erkannten, daß die Wachstums- und die diabetogene Wirkung keinen Gegensatz bedeuten, sondern nur die verschiedenartige Beteiligung des Inselapparates an den gleichen Hormonwirkungen zum Ausdruck bringen, so werden wir uns weiterhin darüber klar sein müssen, daß auch der Begriff des Wachstums in unserem Zusammenhang einer Erweiterung bedarf. Während der eigentlichen Wachstumsperiode mögen das Wachstum und die Lieferung der dafür benötigten Aufbauenergie ein sehr wesentliches Ergebnis der vom Vorderlappen im Verein mit dem Inselapparat regulierten Stoffwechselvorgänge sein. Aber im allgemeinen beschränkt sich das echte Wachstum (im Sinne einer Längenzunahme des Skelets) nur auf einen verhältnismäßig kurzen Lebensabschnitt, während das Wachstumshormon während des ganzen Lebens in der Hypophyse gebildet wird und somit während des ganzen Lebens eine Funktion behält, die offenbar wesentlich über die des einfachen Längenwachstums hinausgeht. Man darf nach allen vorliegenden Arbeiten überzeugt sein, daß das echte Längenwachstum nur einen zeitlich an die Wachstumsperiode gebundenen Sonderfall darstellt, und daß die weitergehende Funktion des Wachstumshormons ganz allgemein der *Bereitstellung von Aufbauenergie —* insbesondere für den Aufbau von Eiweiß — dient; bei den dauernden Auf- und Abbauvorgängen, die sich während des ganzen Lebens unaufhörlich abspielen, mag diese Wirkung des Wachstumshormons von ganz besonderer Bedeutung erscheinen.

Aber die Stoffwechselfunktion des Vorderlappens erschöpft sich keineswegs in der Wachstums- bzw. Aufbauwirkung. Die Lieferung der Aufbauenergie bzw. die Vermittlung der stoffwechselmäßigen Voraussetzungen für das Wachstum mögen ein sehr wesentliches Ergebnis der vom Vorderlappen regulierten Stoffwechselvorgänge sein. Ebenso wichtig und durch zahlreiche Versuche belegt erscheint die Regulation derjenigen Stoffwechselvorgänge, welche die *laufende Betriebsenergie* liefern und dafür den benötigten Zucker bereitstellen, und deren Störung uns beim hypophysenlosen Tier in der Neigung zur Hypoglykämie im Hunger und den damit verbundenen Stoffwechselstörungen entgegentritt.

Beides gemeinsam: *Die Regulation der Bereitstellung von Aufbau- und von Betriebsenergie in angemessenen Mengen und unter angemessener Beteiligung des Inselapparates stellt somit die Quintessenz der Stoffwechselfunktion des Vorderlappens dar.* Dabei ist das Augenmerk bisher wohl allzu einseitig auf den Kohlehydratstoffwechsel gerichtet gewesen. Aber es ist klar und durch zahlreiche Versuche bewiesen, daß auch Eiweiß- und Fettstoffwechsel in hohem Maße an der Vorderlappenwirkung beteiligt sind, so daß alle drei Stoffwechselgebiete gar nicht voneinander zu trennen, sondern offenbar aufs engste miteinander gekoppelt sind.

---

[1] ROMEIS: Handb. d. mikroskop. Anat. d. Menschen. Berlin: Julius Springer 1940.

Bei diesen Vorgängen handelt es sich jedoch um so fundamentale Lebensprozesse, deren Regulation in so viele Stoffwechselgebiete hineinreicht, daß sie unmöglich mittels einer einzelnen, dem Vorderlappen nachgeordneten Drüse oder mittels eines einzigen Hormons reguliert sein können. Wenn der Vorderlappen mittels der Regulation der Fortpflanzung der Erhaltung der Art dient, so dient er mittels der Regulation von Wachstum und Stoffwechsel der Erhaltung des Individuums. Dabei vermag er aber ebensowenig der Mitwirkung mehrerer Hormone und nachgeordneter Drüsen zu entbehren, wie er es bei der Regulation der Fortpflanzung vermag, bei der wir bisher mindestens drei Vorderlappenhormone beteiligt sehen: das follikelstimulierende und das luteinisierende sowie das Lactationshormon. Dem Kliniker mag eine solche Überlegung selbstverständlich klingen. Denn die Klinik vermittelt uns, um als Beispiel die Wuchsstörungen herauszugreifen, eine ganze Reihe von Hinweisen auf die Beteiligung aller möglichen endokrinen Drüsen am Wachstum: Wir kennen neben dem hypophysären Zwergwuchs die Schilddrüsen- und die Nebennierenzwerge, die Thymus- und die Pankreaszwerge, und wir kennen den eunuchoiden Hochwuchs, von avitaminotischen Wuchsstörungen ganz zu schweigen. Und so sehen wir auch eine Reihe von dem Vorderlappen nachgeordneten Drüsen am Kohlehydratstoffwechsel maßgeblich beteiligt: Nebennierenmark und -rinde, Schilddrüse und Pankreas. Und bezeichnenderweise vermag außer der Behandlung mit Vorderlappenextrakten auch die Zufuhr von mehreren weiteren Hormonen die Hypoglykämie des hungernden, hypophysenlosen Tieres vorübergehend zu beseitigen: die Zufuhr von Thyroxin, von Nebennierenrindenhormon, von Adrenalin als Ausdruck dafür, daß der Vorderlappen seine zuckerbereitstellende Funktion über verschiedene nachgeordnete Drüsen zu erfüllen vermag. Wir müssen somit das thyreotrope Hormon, das corticotrope Hormon und das kontrainsuläre Hormon unter die Zahl der an der Zuckerregulation beteiligten Vorderlappenhormone aufnehmen.

Für die diabetogene Wirkung wird allerdings von einzelnen Autoren (z. B. Houssay) die Beteiligung zwischengeschalteter endokriner Drüsen auf das entschiedenste bestritten. Wir werden daher gut tun, zwei Dinge scharf zu trennen, die oft fälschlich miteinander identifiziert werden: Erstens die zuckerbereitstellende Funktion der Hypophyse im weitesten Sinne, die alle Mechanismen umfaßt, mit denen die Hypophyse für die Zuckerbereitstellung bzw. für die Zuckerregulation sorgt, und die alles einschließt, womit z. B. die Hypoglykämie des hypophysenlosen Tieres beseitigt oder verhindert werden kann; und zweitens die diabetogene Wirkung, die auf die Erzeugung des vollen Bildes der diabetischen Stoffwechselstörung mit Blut- und Harnzuckersteigerung, Blut- und Harnketonkörpererhöhung usw. hinausläuft. Die an der diabetogenen Wirkung beteiligten Faktoren sind zwar imstande, das hypophysenlose Tier vor der Hypoglykämie zu bewahren und seine Insulinüberempfindlichkeit zu beseitigen, und sie bilden insofern einen Bestandteil der zuckerregulierenden Funktion der Hypophyse. Umgekehrt sind aber die obengenannten Drüsen: Schilddrüse und Nebennieren nicht imstande, ihrerseits einen Diabetes zu erzeugen, und wir können daher die übergeordneten Vorderlappenhormone nicht unter die diabetogen wirksamen Vorderlappenfaktoren aufnehmen. D. h. also, daß die diabetogene Wirkung nur eine Unterabteilung innerhalb der umfassenderen zuckerbereitstellenden Vorderlappenfunktion darstellt. Den für die diabetogene Vorderlappenwirkung verantwortlichen Wirkstoffen vermögen wir bisher keinen sicheren Angriffspunkt an nachgeordneten endokrinen Drüsen zuzuweisen.

Eine Sonderstellung nimmt die pankreatrope Wirkung ein, sie erweitert die eben skizzierte, zuckerbereitende Funktion des Vorderlappens zur zuckerregulierenden Funktion, wobei allerdings, wie wir hörten, noch offenbleiben muß, ob es sich hier um die direkte Wirkung eines spezifischen Vorderlappenhormons oder nur um eine indirekte Reaktion auf ein erhöhtes Zuckerangebot oder ähnliches handelt.

Wir kämen somit zu dem auf der nächsten Seite dargestellten Schema der Vorderlappenwirkung.

In diesem Schema, das die Regulation der Bereitstellung von Aufbau- und von Betriebsenergie umfaßt, fällt den an der diabetogenen Wirkung beteiligten Hormonen zwar eine besonders wichtige, aber keineswegs die ausschließliche Rolle zu. Wir haben die diabetogene Wirkung bereits als den krankhaften Beweis einer unterdrückten Inselfunktion, als den Ausdruck von Raubbau und Verschwendung der Depotstoffe gekennzeichnet, und ich habe dementsprechend bereits in meinem Referat vor dem Internationalen Physiologenkongreß in Zürich 1938 betont, daß der Begriff der diabetogenen Wirkung zwar sehr gute Dienste zur schlagwortartigen Verdeutlichung einer wesentlichen Vorderlappenwirkung geleistet habe, daß es aber nunmehr an der Zeit sei, diesen Begriff einer kritischen Zergliederung zu unterwerfen. Bei einer derartigen Auffassung werden sich sicherlich noch manche Widersprüche beseitigen lassen, und wir sahen ja bereits, daß sich der scheinbare Gegensatz zwischen diabetogener und Wachstumswirkung durch die verschiedenartige Beteiligung des Inselapparates erklären läßt.

In das Schema der diabetogenen Wirkung habe ich die diabetogen blutzuckersteigernde Substanz sowie das Kohlehydratstoffwechselhormon und das Fettstoffwechselhormon aufgenommen, von denen die beiden ersteren möglicherweise, aber nicht sicher miteinander identisch sind. Alles in diesem Zusammenhang Wesentliche wurde früher eingehend erörtert.

Über die übrigen in meinem Schema aufgeführten, an der Zuckerbereitung beteiligten Hormone sei folgendes gesagt:

Das *thyreotrope Hormon* habe ich entsprechend einem Vorschlage von Soskin (1939)[1] aufgenommen, da Thyroxinbehandlung imstande ist, die Hypoglykämie des hungernden hypophysenlosen Tieres zu beseitigen (vgl. Abb. 12).

Daß auch das *corticotrope Hormon* bzw. die Nebennierenrinde in einem Schema, das der Regulation der Zuckerbereitstellung gewidmet ist, nicht fehlen kann, ist sicher, obschon das Gewicht an gesicherten Tatsachen, die hier anzuführen wären, auffallend gering ist. Daß die Nebennierenrinde in den Kohlehydratstoffwechsel eingreift, lehrt einmal die klinische Beobachtung der hypoglykämischen Zustände der Addison-Kranken, lehren weiter aber auch zahlreiche experimentelle Erfahrungen [vgl. Long, Katzin und Fry (1940)[2]]. Seine Rolle bei der zuckerregulierenden Wirkung des Vorderlappens scheint aber weitgehend ungeklärt.

Als Charakteristicum der diabetogenen Wirkung gilt, daß sie im allgemeinen erst nach längerer Latenzzeit (am intakten Hund nach 2—3 Tagen) auftritt. In dieser Beziehung paßt daher die kurzfristig verlaufende, blutzuckersteigernde Wirkung des *kontrainsulären Hormons* von Lucke, das mittels einer Adrenalinausschüttung zur Wirkung kommt, nicht in den Rahmen der diabetogenen Wirkung. Die Arbeiten Luckes bilden die geschlossene Analyse einer Hormonwirkung, die man — abweichend von der früheren, viel zu weit gespannten Annahme Luckes — dahin interpretieren darf, daß hier eine kurzfristig wirksame, zuckerbildende Vorderlappenregulation vorliegt. Wenn sich die Luckeschen

---

[1] Soskin, Levine u. Heller: Amer. J. Physiol. **125**, 220, (1939).
[2] Long, Katzin u. Fry: Endocrinology **26**, 309 (1940).

Schema des heutigen Standes unserer Kenntnisse von der zuckerregulierenden Funktion des Vorderlappens.

HVL.

diabetogen blutzuckersteigerndes Prinzip (diabetogene Substanz im engeren Sinne)	Kohlehydratstoffwechselhormon	Fettstoffwechselhormon	thyreotropes Hormon	corticotropes Hormon	kontrainsuläres Hormon	pankreatrope Substanz
			(über Schilddrüse)	über Nebennierenrinde	über Nebennierenmark	über Inselapparat
identisch mit Wachstumshormon? und Kohlehydratstoffwechselhormon?	identisch mit diabetogen blutzuckerwirksamem Prinzip? und Wachstumshormon?	Ketonkörperbildung. Abbau von Fett zu Fettsäuren (und Zucker?)	Abbau von Eiweiß zu Aminosäuren (und Zucker?)	Phosphorylierungen. Mobilisierung der Depots. Bildung von Leberglykogen im Hunger	kurzfristige Zuckerbereitstellung aus Glykogen	Beschleunigung des Zuckerumsatzes. Drosselung der Zuckerbildung
ohne Insulin: diabetogene Blutzuckersteigerung *mit* Insulin: Wachstumswirkung?	Glykogenolyse des Leberglykogens					(Beziehung zum Wachstumshormon?)

diabetogene Wirkung

zuckerbereitstellende Funktion

zuckerregulierende Funktion

Angaben bestätigen, so würden wir hier einen neuen Hinweis für die Vielfältigkeit der Regulation der Zuckerbereitstellung durch den Vorderlappen erhalten, die sowohl über langfristig als auch über kurzfristig verlaufende Wirkungsmechanismen verfügt.

Wir erfuhren bereits, daß die Zufuhr von Vorderlappenextrakten eine anatomische und funktionelle Stimulierung des Inselapparates verursacht (die pankreatrope Wirkung von ANSELMINO und HOFFMANN), von der aber noch nicht feststeht, ob sie durch ein spezifisch auf die Stimulierung des Inselapparates gerichtetes Hormon verursacht wird, oder ob sie eine indirekte Reaktion auf die diabetogene Vorderlappenwirkung bzw. auf das Wachstumshormon darstellt. Sollte sich ergeben, daß es sich tatsächlich um ein spezifisch *pankreatropes Hormon* handelt, dann würde damit die Vorderlappenfunktion über eine bloß zuckerbereitstellende zu einer zuckerregulierenden hinauswachsen und die Regulation des gesamten Zuckerhaushaltes und darüber hinaus des Fett- und Eiweißstoffwechsels nach den beiden Richtungen des Auf- und Abbaus hin in souveräner Weise umfassen.

Zweiter Teil

Die glandotropen Hormone des Hypophysenvorderlappens.

(Von Friedrich Hoffmann.)

I. Die gonadotropen Hormone des Hypophysenvorderlappens.

1. Die Einteilung der gonadotropen Wirkstoffe.

Die Klinik der hypophysären Erkrankungen hat die engen Beziehungen, die zwischen dem Hypophysenvorderlappen und den Keimdrüsen bestehen, und die ihren Ausdruck in der bei der Mehrzahl der hypophysären Erkrankungen auftretenden Atrophie der Genitalorgane finden, seit den klinischen Arbeiten von Pierre Marie immer wieder bestätigt. Die ersten experimentellen Beweise für diese Zusammenhänge wurden 1909 von Aschner und von Cushing erbracht, die bei Hunden nach der Exstirpation der Hypophyse eine Rückbildung der Keimdrüsen und der sekundären Geschlechtsmerkmale und bei jungen Tieren ein Ausbleiben der Keimdrüsenentwicklung feststellten. Evans und Long haben dann 1921 bei ihren Untersuchungen über die Beeinflussung des Körperwachstums durch den Hypophysenvorderlappen erstmalig eine gonadotrope Wirkung von Vorderlappenextrakten nachgewiesen, indem sie bei Ratten nach einer über mehrere Monate durchgeführten Injektionsbehandlung mit wäßrigen Vorderlappenextrakten eine Vergrößerung der Ovarien mit einer ausgedehnten Bildung von Corpora lutea beobachteten. Da jedoch durch diese Behandlung eine Atresie der Ovarialfollikel entstanden war, nahmen Evans und Long an, daß die wachstumshormonhaltigen Extrakte eine Hemmung der Ovarialfunktion bewirken würden. Der endgültige Nachweis der gonadotropen Vorderlappenwirkung wurde dann 1926 durch Zondek und Aschheim und wenige Monate später durch Ph. E. Smith erbracht, die bei infantilen Tieren durch Implantation von Vorderlappengewebe oder durch Injektion von wäßrigen Vorderlappenextrakten eine künstliche sexuelle Frühreife erzielen konnten.

Der durch die Follikelreifung und die Corpus luteum-Bildung gekennzeichnete Ablauf der Vorderlappenwirkung wurde von Aschheim und von Zondek als Wirkung zweier verschiedener gonadotroper Hormone angesehen, von denen das eine, das Follikelreifungshormon, die Reifung der Follikel, und das andere, das Luteinisierungshormon, die Corpus luteum-Bildung bewirken würde. Zondek bezeichnete diese beiden Substanzen auch als Prolan A und Prolan B. Diese Auffassung von der Dualität der gonadotropen Vorderlappenhormone, die zunächst von nicht beweiskräftigen Beobachtungen ausging und daher stark angegriffen wurde, konnte dann in den Jahren 1934—1937 durch die Arbeiten von Fevold und Hisaw und von Evans und seiner Schule bewiesen werden. Es gelang ihnen, mit Hilfe von chemischen Trennungsmethoden und durch Verwendung von hypophysektomierten Tieren zur Testierung eine so weitgehende

Trennung der gonadotropen Extrakte in eine follikelreifende und in eine luteinisierende Fraktion durchzuführen, daß die Annahme zweier gesonderter gonadotroper Vorderlappenhormone als außerordentlich wahrscheinlich angesehen werden muß. Evans berichtete dann in den letzten Jahren über die weitere Isolierung eines synergistischen Faktors und eines die interstitiellen Zellen stimulierenden Faktors aus dem Vorderlappen, die er beide als selbständige von dem Follikelreifungshormon und dem Luteinisierungshormon trennbare gonadotrope Substanzen charakterisierte. Diese Annahme hat sich jedoch nicht bestätigt, und es konnten insbesondere von Fevold und Hisaw gezeigt werden, daß die Wirkung des synergistischen Faktors mit der des Follikelreifungshormons und die Wirkung des die interstitiellen Zellen stimulierenden Faktors mit der des Luteinisierungshormons identisch ist. So wird die gonadotrope Vorderlappenwirkung in ihrer Gesamtheit nach dem heutigen Stand der Forschung als Wirkung zweier voneinander trennbarer Komponenten, des Follikelreifungshormons und des Luteinisierungshormons, angesehen.

Die zweite Kategorie von gonadotropen Wirkstoffen wird durch die im Blut und Harn von Schwangeren vorkommende gonadotrope Substanz dargestellt. Aschheim und Zondek fanden 1928, daß im Harn von schwangeren Frauen große Mengen von gonadotropen Wirkstoffen ausgeschieden werden, die bei den infantilen Nagern eine ähnliche sexuelle Frühreife wie die gonadotropen Vorderlappenextrakte bewirken. Sie bezeichneten diese Wirkstoffe ebenfalls als Prolan, in der Annahme, daß es sich um einen hypophysär gebildeten Stoff handeln würde. Jedoch konnte bereits 1930 von Philipp gezeigt werden, daß das Prolan des Schwangerenharns nicht in der Hypophyse, sondern in der Placenta gebildet wird, und Evans, Smith u. a. stellten weiterhin fest, daß die Prolanwirkung nur in einer Reihe von Wirkungen der der gonadotropen Vorderlappenextrakte ähnelt und sich in anderen wesentlichen Punkten aber grundlegend von ihr unterscheidet. Daher muß der gonadotrope Wirkstoff des Schwangerenharns scharf von den gonadotropen Vorderlappenhormonen getrennt werden, und der Name „Prolan" kann entsprechend der Bezeichnung des gebräuchlichsten aus dem Harn schwangerer Frauen gewonnenen gonadotropen Handelspräparates nur für die gonadotrope Substanz des Schwangerenharns und nicht für hypophysär gebildete gonadotrope Hormone verwandt werden, wie es ursprünglich von Zondek angeregt wurde. Zondek, der die verschiedenartige Genese dieser beiden Klassen von gonadotropen Wirkstoffen erst sehr spät anerkannt hat, bezeichnet daher neuerdings die hypophysär gebildeten gonadotropen Hormone zum Unterschied gegenüber dem Prolan des Schwangerenharns als Prosylan. Weiterhin kann die von Zondek vorgenommene Differenzierung des Prolans in das Prolan A und Prolan B nicht aufrechterhalten werden, da bisher alle Bemühungen einer Trennung des Prolans in eine follikelreifende und eine luteinisierende Komponente fehlgeschlagen sind, so daß das Prolan als eine einheitliche Substanz angesehen werden muß.

Die dritte Kategorie der gonadotropen Wirkstoffe wird durch die im Blut von trächtigen Stuten auftretende gonadotrope Substanz dargestellt, die 1930 erstmalig von Cole und Hart nachgewiesen wurde. Dieser Wirkstoff wird nach den Untersuchungen von Catchpole und Lyons (1934) wahrscheinlich auch in den Chorionzellen der Placenta und im Endometrium gebildet. Er unterscheidet sich jedoch von dem Prolan dadurch, daß seine Wirkung der der gonadotropen Vorderlappenextrakte so weitgehend entspricht, daß eine sichere Abgrenzung gegenüber der Wirkung der Vorderlappenhormone bisher nicht gelungen ist. Die Wirkung dieses gonadotropen Faktors aus dem Serum trächtiger Stuten wird heute ebenfalls auf eine einheitliche Substanz zurückgeführt, da bisher keine Anhaltspunkte dafür vorliegen, daß eine Trennung in eine follikel-reifende und in eine luteinisierende Komponente möglich ist.

Wir unterscheiden somit nach dem heutigen Stand der Forschung folgende drei Kategorien von gonadotropen Wirkstoffen:

1. Die hypophysär gebildeten gonadotropen Hormone, bestehend aus dem Follikelreifungshormon und dem Luteinisierungshormon,

2. den als Prolan bezeichneten gonadotropen Wirkstoff des Schwangeren-blutes und -harnes und

3. den gonadotropen Wirkstoff aus dem Blute trächtiger Stuten.

Diese Differenzierung in drei verschiedene Arten von gonadotropen Wirkstoffen wird im folgenden hinsichtlich ihrer Wirkung und ihrer Testierung streng durch-geführt werden, und es erfolgt dementsprechend die Darstellung der gonado-tropen Wirkstoffe aus dem Schwangerenharn und aus dem Blute trächtiger Stuten außerhalb des Rahmens der hypophysären gonadotropen Hormone. Diese Trennung ist in zahlreichen Arbeiten und auch in größeren Monographien der letzten Jahre nicht immer durchgeführt worden, und es sind dadurch in der neueren Literatur eine Reihe von Verwirrungen und von Unklarheiten über die Wirkung der einzelnen gonadotropen Stoffklassen entstanden.

2. Der Einfluß der Hypophysektomie auf die Keimdrüsen.

Nachdem durch die ersten Exstirpationsversuche der Hypophyse von ASCH-NER, CUSHING und von ASCOLI und LEGNANI die Bedeutung der Hypophyse für die Aufrechterhaltung der Keimdrüsenfunktion erwiesen worden war, wurde erst durch Verbesserung der Operationstechnik durch PH. E. SMITH eine syste-matische Untersuchung über den Einfluß der Hypophysektomie auf die Keim-drüsen ermöglicht. Diese Arbeiten haben den Nachweis erbracht, daß die Hypo-physektomie bei allen bisher untersuchten Tierarten zu einer schnellen Atrophie der Keimdrüsen und zum Aufhören der Keimdrüsenfunktionen führt, und daß eine vor der Geschlechtsreife ausgeführte Hypophysektomie den Eintritt der Geschlechtsreife verhindert.

Die bei männlichen erwachsenen Tieren nach der Hypophysektomie auf-tretende Atrophie der Testes zeigt in ihrem zeitlichen Ablauf und in ihrem Aus-maß bei den verschiedenen Tierarten eine Reihe von Unterschieden. So werden bei der Ratte die ersten atrophischen Veränderungen nach den Feststellungen von SMITH[1], WEHEFRITZ und GIERHAKE[2] und von anderen vom 5. Tage nach der Operation an gefunden, und sie erreichen ihren Höhepunkt nach dem 25. bis 30. Tag, wobei sich die Testes auf $^1/_5$ ihrer ursprünglichen Größe zurück-bilden. Eine noch stärkere Atrophie wird bei hypophysektomierten Hähnen beobachtet, bei denen die Testesgewichte nach den Feststellungen von HILL und PARKES[3] innerhalb kurzer Zeit bis auf $^1/_{20}$ der Kontrollgewichte abnehmen. Dagegen verläuft die Rückbildung der männlichen Keimdrüsen bei Kaninchen (SMITH und WHITE[4]), Meerschweinchen (ALLENSON, HILL und McPHAIL[5]), Katzen (McPHAIL[6]), Frettchen (HILL und PARKES[7]) und beim Affen (SMITH[8]) langsamer. In der Abb. 1 ist der Ablauf und das Ausmaß der Testesatrophie

[1] SMITH: Amer. J. Anat. **45**, 205 (1930).
[2] WEHEFRITZ u. GIERHAKE: Endokrinol. **11**, 241 (1933).
[3] HILL u. PARKES: Proc. roy. Soc. Lond. B **116**, 221 (1934).
[4] SMITH u. WHITE: J. amer. med. Assoc. **1931**, 1861.
[5] ALLENSON, HILL u. McPHAIL: J. of exper. Biol. **10**, 348 (1935).
[6] McPHAIL: Proc. roy. Soc. Lond. B **117**, 45 (1935).
[7] HILL u. PARKES: Proc. roy. Soc. Lond. B **113**, 530 (1933).
[8] SMITH: Sex. a. Int. Secr. Baltimore **1939**, 932.

beim Frettchen graphisch dargestellt. Gleichzeitig mit dieser Rückbildung wandern die Testes bei Affen und bei Ratten wieder in das Abdomen zurück, während sie beim Kaninchen ihre extraabdominale Lage beibehalten. Das Auftreten einer vollkommenen Keimdrüsenatrophie hat allerdings zur Voraussetzung, daß

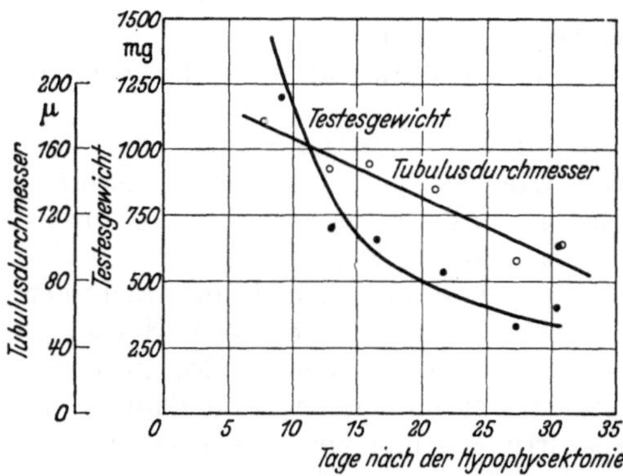

Abb. 1. Der Einfluß der Hypophysektomie auf das Testesgewicht und auf die Tubulusgröße von Frettchen. (Nach HILL und PARKES.)

bei der Operation mehr als 90% der Hypophyse entfernt werden. Bleiben nur 10% des Hypophysengewebes zurück, so tritt nur eine vorübergehende Atrophie auf, während dagegen bei einem Zurückbleiben von mehr als 30% des Hypophysengewebes überhaupt keine Ausfallssymptome beobachtet werden, da die zurückgelassenen Gewebsanteile infolge einer starken kompensatorischen Hypertrophie den Ausfall ausgleichen können.

Die nach der Hypophysektomie auftretende Atrophie der Testes ist im histologischen Bild vorzugsweise durch die zunehmende Atrophie der Samenkanälchen und durch das Aufhören der Spermatogenese gekennzeichnet, wie es in Abb. 2 dargestellt ist. In den Samenkanälchen von ausgewachsenen hypophysektomierten Ratten werden nach den Beobachtungen von SMITH u. a. nur noch zwei Schichten von Spermatogonien gefunden, während dagegen die Bildung von Spermatozoen oder von Spermatiden bereits wenige Tage nach der Hypophys-

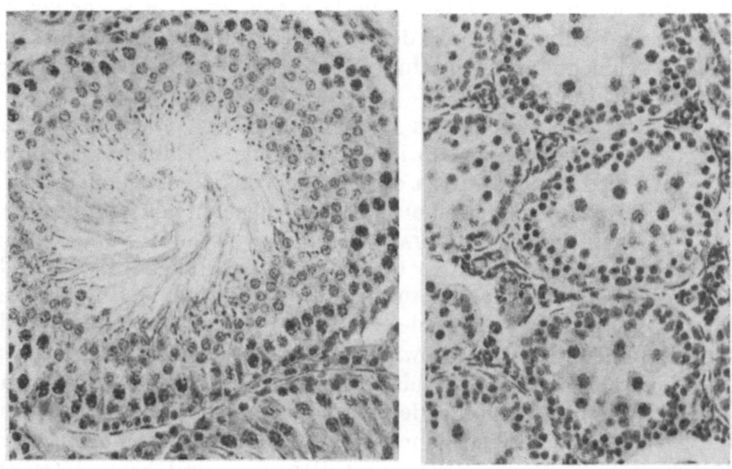

Abb. 2. a) Schnitt durch den Hoden einer geschlechtsreifen Ratte. b) Schnitt durch den Hoden eines Geschwistertieres 35 Tage nach der Hypophysektomie. (Nach SMITH.)

ektomie erlischt. Der zeitliche Ablauf dieser Atrophie der Samenkanälchen ist nach den von HILL und PARKES an hypophysektomierten Frettchen gewonnenen Ergebnissen in der Abb. 1 graphisch dargestellt. In den Spermatogonien werden dagegen bei Ratten und insbesondere bei Affen noch Monate nach der Hypophysektomie Mitosenbildungen gefunden (SMITH), so daß damit der Funktionszustand der Testes von ausgewachsenen hypophysektomierten Ratten und Affen im histologischen Bild dem vor der Geschlechtsreife ähnelt. Das gleiche Bild wird auch bei den vor der Pubertät hypophysektomierten Tieren gefunden, bei denen außer dem Stehenbleiben der Hoden auf ihrer infantilen Entwicklungsstufe lediglich eine geringe Abnahme der Tubulusgröße nachweisbar ist.

Das Hodenzwischengewebe zeigt bei ausgewachsenen hypophysektomierten Tieren im histologischen Bild nur eine geringgradige Atrophie, wenn es auch in seiner Funktion schwer geschädigt ist, da die sekundären männlichen Geschlechtsorgane in der gleichen Weise wie nach der Kastration atrophisch werden (vgl. Abb. 11a und b). Ebenso erlischt auch die Libido im Anschluß an die Hypophysektomie, und zwar zeitlich schneller als es nach der Kastration der Fall ist.

REISS, DRUCKREY und HOCHWALD[1] haben den Einfluß der Hypophysektomie auf den Stoffwechsel des überlebenden Hodengewebes von ausgewachsenen hypophysektomierten Ratten untersucht. Sie fanden hierbei, daß der Sauerstoffverbrauch und die anaerobe Glykolysefähigkeit des Gewebes abnimmt, und daß diese Abnahme bereits zu einem Zeitpunkt nachweisbar ist, zu dem makroskopisch noch keine Atrophie der Testes erkennbar ist.

In der gleichen Weise wie bei männlichen Tieren tritt auch bei weib-

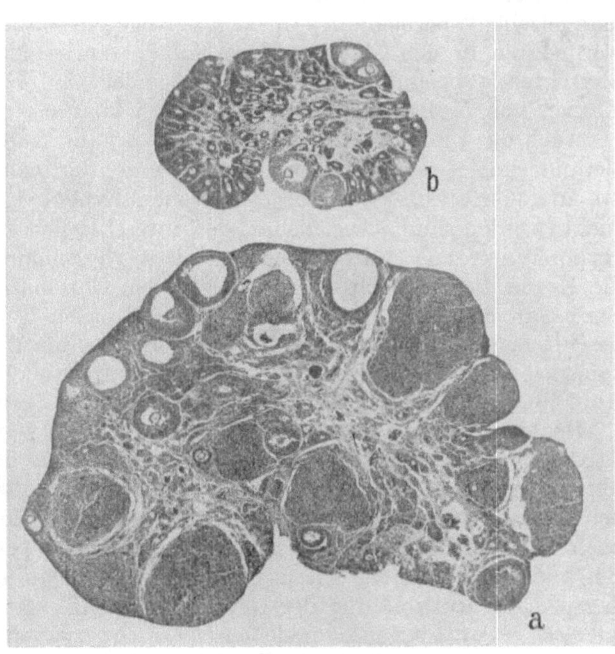

Abb. 3. a) Ovarium einer geschlechtsreifen Ratte. Ovargewicht 46,6 mg. b) Ovarium einer gleichaltrigen Ratte nach der Hypophysektomie. Ovargewicht 6,0 mg. (Nach v. DYKE.)

lichen ausgewachsenen Tieren nach der Hypophysektomie eine sofortige Atrophie der Ovarien und der sekundären weiblichen Geschlechtsorgane auf, wie sie insbesondere von SMITH[2] für die Ratte und in der folgenden Zeit für die Mehrzahl aller Tierarten von WEHEFRITZ und GIERHAKE[3], HILL und PARKES[4], SELYE[5], McPHAIL[6], WESTMAN und JACOBSON[7], DEMPSEY[8] u. v. a. beschrieben wurde. Aus diesen Untersuchungen geht hervor, daß das Wachstum der mittleren und der großen Follikel bereits innerhalb von 2—3 Tagen nach der Hypophysektomie aufhört, und daß anschließend eine vollkommene Rückbildung der Follikel durch Atresie erfolgt (vgl. Abb. 3). Das Wachstum der Primordialfollikel ist

[1] REISS, DRUCKREY u. HOCHWALD: Endokrinol. 12, 243 (1933).
[2] SMITH: Amer. J. Anat. 45, 205 (1930).
[3] WEHEFRITZ u. GIERHAKE: Endokrinol. 11, 241 (1933).
[4] HILL u. PARKES: Proc. roy. Soc. Lond. B 112, 138 (1932).
[5] SELYE: Proc. Soc. exper. Biol. a. Med. 31, 262 (1933).
[6] McPHAIL: Proc. roy. Soc. Lond. B 117, 45 (1935).
[7] WESTMAN u. JACOBSON: Acta obstetr. scand. (Stockh.) 16, 483 (1936).
[8] DEMPSEY: Amer. J. Physiol. 119, 121 (1937).

dagegen sowohl bei infantilen als auch bei im geschlechtsreifem Alter hypophysektomierten Tieren zunächst bis zum Auftreten der Follikelhöhlungen ungestört.
Dann werden jedoch auch diese Follikel atretisch. Aus diesen Beobachtungen
darf man schließen, daß auch beim weiblichen Geschlecht das Wachstum der
jungen Keimzellen ebenso wie bei männlichen infantilen Tieren nicht nachweisbar durch die Hypophyse beeinflußt wird. Allerdings konnte SELYE[1] zeigen,
daß sich an der Theca der Primordialfollikel von infantilen Ratten typische Veränderungen nach der Hypophysektomie finden. Die Zellen der Theca werden
chromatinarm und ihre Kerne zeigen große Chromatinklumpungen, zwischen
denen breite chromatinfreie Räume entstehen. SELYE hat diese Zellen als ,,Theca-
mangelzellen'' bezeichnet. In noch geringerem Maße wie die Primordialfollikel
werden die in den atresierendem Follikel enthaltenen Eier durch die Hypophysektomie beeinflußt, wie es insbesondere bei Ratten von SMITH und bei
Katzen von McPHAIL beobachtet werden konnte.

Auch das interstitielle Gewebe des Ovariums zeigt eine Reihe von typischen
Veränderungen nach der Hypophysektomie, die insbesondere von SELYE, COL-
LIP und THOMPSON[2] bei ausgewachsenen hypophysektomierten Ratten unter-
sucht worden sind. Die Zellen des interstitiellen Gewebes werden nach der
Hypophysektomie protoplasmaarm, sie verlieren ihre basophilen Granula, und
die Kerne dieser Zellen zeigen die gleichen Chromatinklumpungen, wie sie von
SELYE an den Primordialfollikeln von infantilen hypophysektomierten Ratten
beschrieben worden sind. Auffälligerweise beginnen diese Veränderungen auch
zunächst in der Umgebung der Theca der atretisch werdenden Follikel. In der
Abb. 28a und b auf S. 266 sind diese Veränderungen dargestellt.

Im Gegensatz zu der unmittelbar nach der Hypophysektomie auftretenden
Atrophie der reifenden Follikel ist die Rückbildung der Corpora lutea bei hypophysektomierten Ratten gegenüber der Norm verzögert und es finden sich in
den Ovarien von hypophysektomierten Ratten — wie SMITH erstmalig zeigte —
noch 1—2 Monate nach der Operation zahlreiche persistierende Corpora lutea.
Bei anderen Tierarten, wie z. B. bei Mäusen, Kaninchen oder bei Katzen, ist
dagegen die Rückbildung der Gelbkörper nicht gegenüber der Norm verändert
oder sie verläuft sogar schneller als bei nicht hypophysektomierten Tieren. Die
Gründe für diese auffallende Persistenz der Corpora lutea von hypophysektomierten Ratten sind bisher nicht geklärt.

Im Zusammenhang mit dem Aufhören der Follikelreifung in den Ovarien
von hypophysektomierten Tieren kommt es unmittelbar nach der Operation zu
einer zunehmenden Atrophie der sekundären weiblichen Geschlechtsorgane, die
ihren Ausdruck in der Schrumpfung des Uterus und der Scheide und dem Aufhören der cyclischen Veränderungen in der Uterus- und Scheidenschleimhaut
finden. Diese nach der Hypophysektomie auftretende Atrophie des Uterus ist
bei Affen nach den Beobachtungen von SMITH[3] noch stärker ausgeprägt als bei
kastrierten Tieren. Bei den nichtcyclisch ovulierenden Tieren, wie z. B. beim
Kaninchen oder bei der Katze, bleibt auch nach der Hypophysektomie die normalerweise im Anschluß an die Bespringung auftretende Ovulation aus, es sei
denn, daß — wie es im Abschn. 18, S. 255 noch näher dargestellt werden wird —
die Hypophysektomie innerhalb der ersten Stunde nach dem Bespringen ausgeführt wird.

Der Einfluß der Hypophysektomie auf den Verlauf der Schwangerschaft
wurde insbesondere in neuerer Zeit von einer Reihe von Autoren bei den ver-

---

[1] SELYE: Proc. Soc. exper. Biol. a. Med. **31**, 262 (1933).
[2] SELYE, COLLIP u. THOMPSON: Endocrinology **17**, 494 (1939).
[3] SMITH: Sex. a. Int. Secr. Baltimore 1939.

schiedenen Tierarten untersucht. So berichteten ASCHNER[1], HOUSSAY[2], VOT-QUENNE[3] u. a., daß bei Hunden eine Schwangerschaft durch die Hypophys-ektomie unterbrochen wird, ebenso wie auch bei schwangeren Kaninchen von SMITH und WHITE[4], WHITE[5] und bei Katzen von McPHAIL[6] stets eine Unter-brechung der Gravidität nach der Hypophysektomie beobachtet wurde. Bei Ratten bleibt dagegen die Schwangerschaft nach den Beobachtungen von PEN-CHARZ und LONG[7] und von SELYE[8] erhalten, wenn die Operation nach dem 10.—11. Tag der Schwangerschaft ausgeführt wird, und es werden lebende Feten geboren. Allerdings ist die Schwangerschaft in der Regel von 21 auf 25—26 Tage verlängert. Diese Verlängerung der Tragzeit bei der hypophysektomierten Ratte wird mit dem durch die Hypophysektomie bedingten Persistieren der Corpora lutea in Verbindung gebracht. Wird dagegen die Operation innerhalb der ersten 4 Tage nach dem Bespringen vorgenommen, so bleibt die Eiimplantation aus, und auch eine zwischen dem 7. und 10. Tag vorgenommene Hypophysektomie führt zum Abort. Bei schwangeren Kaninchen bleibt dagegen die Schwangerschaft nach den Angaben von COLLIP[9] auch erhalten, wenn die Operation während der ersten Hälfte der Schwangerschaft vorgenommen wird, während dagegen PENCHARZ und LONG[10] erst bei einer nach dem 34.—36. Tag der Tragzeit vor-genommenen Hypophysektomie einen ungestörten Ablauf der Schwangerschaft feststellen konnten. Auch bei Mäusen kann die Schwangerschaft nach den Fest-stellungen von SELYE, COLLIP und THOMPSON erhalten bleiben, wenn die Hypo-physektomie in der zweiten Hälfte der Schwangerschaft vorgenommen wird, wobei es allerdings in der Regel zu Totgeburten kommt.

3. Die gonadotrope Wirkung von Vorderlappenextrakten bei weiblichen Tieren.

ZONDEK[11] implantierte 1926 infantilen, 6—8 g schweren Mäusen Hypophysen-vorderlappengewebe von Rindern und untersuchte die Ovarien der Tiere nach einem Intervall von 24—100 Stunden nach der Implantation. Bei diesem Vor-gehen war bereits 50—60 Stunden nach der Implantation eine eindeutige Ver-größerung der Ovarien und der Uteri erkennbar, die gleichzeitig mit einer starken Hyperämie der Genitalorgane verbunden war. Bei der histologischen Unter-suchung der Ovarien wurde eine Vergrößerung der Primordialfollikel bis zur Bildung von großen, sich über die Oberfläche des Ovariums vorwölbenden sprung-reifen Follikeln festgestellt. Die Theca interna dieser Follikel war verdickt und außerordentlich hyperämisch, und ebenso waren auch die Granulosazellen der Follikel vergrößert und wiesen vermehrte Mitosenbildungen auf. In der Abb. 4a bis d sind diese für die Vorderlappenwirkung typischen Veränderungen der Ovarien dargestellt.

Die Uteri der Tiere zeigen als Ausdruck der erhöhten Hormonproduktion der Ovarien den gleichen Entwicklungszustand wie bei geschlechtsreifen Tieren. Sie sind vergrößert und hyperämisch, die Muskulatur ist durch Hypertrophie

[1] ASCHNER: Pflügers Arch. **65**, 341 (1912).
[2] HOUSSAY: C. r. Soc. Biol. Paris **120**, 496 (1935).
[3] VOTQUENNE: C. r. Soc. Biol. Paris **122**, 91 (1936).
[4] SMITH u. WHITE: J. amer. med. Assoc. **1931**, 1861.
[5] WHITE: Amer. J. Physiol. **102**, 505 (1932).
[6] McPHAIL: Proc. roy. Soc. Lond. B **117**, 45 (1935).
[7] PENCHARZ u. LONG: Science (N. Y.) **74**, 206 (1931).
[8] SELYE: Proc. Soc. exper. Biol. a. Med. **30**, 589 (1935).
[9] COLLIP: J. Mount. Sinai Hosp. **1**, 28 (1934).
[10] PENCHARZ u. LONG: Proc. Soc. exper. Biol. a. Med. **31**, 1131 (1934).
[11] ZONDEK: Z. Geburtsh. **90**, 378 (1926).

und Hyperplasie verdickt, und die Schleimhaut zeigt die für die Brunst typische Entwicklung (vgl. Abb. 4d). Im Innern der Uterushöhle finden sich reichliche Mengen eines glasigen Sekretes. Die durch diese Behandlung auftretende Gewichtszunahme der Uteri, die zur Standardisierung der gonadotropen Vorderlappenwirkung herangezogen wird, ist in der Abb. 13 in ihrer Abhängigkeit von der Größe der zugeführten Dosis graphisch dargestellt. Die Scheidenschleimhaut der behandelten Tiere

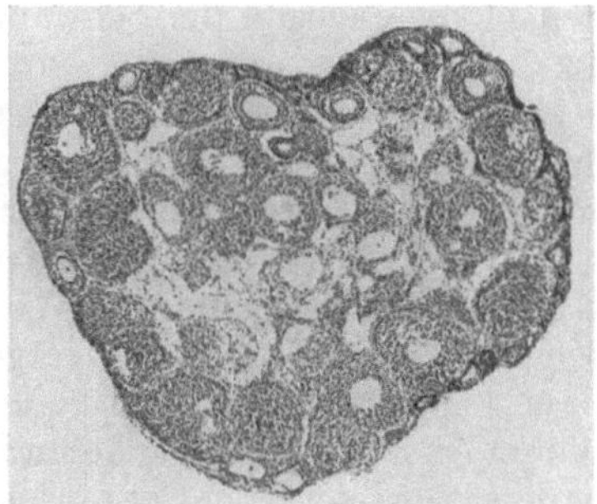

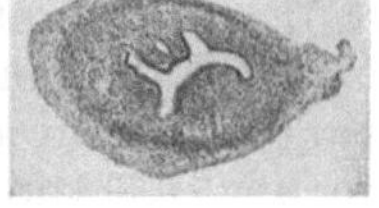

Abb. 4 a. Ovarium und Uterus einer unbehandelten infantilen Maus.

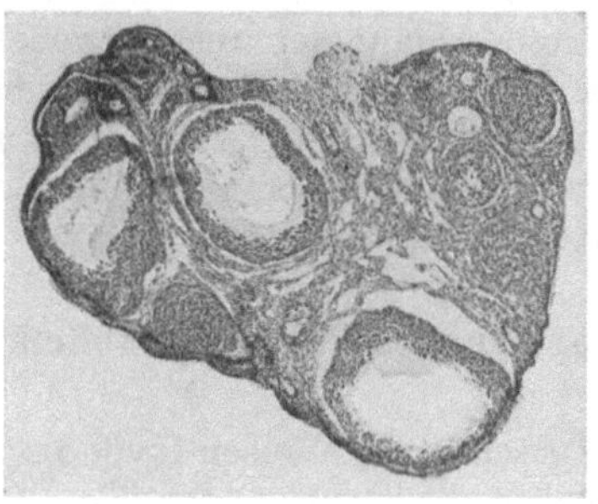

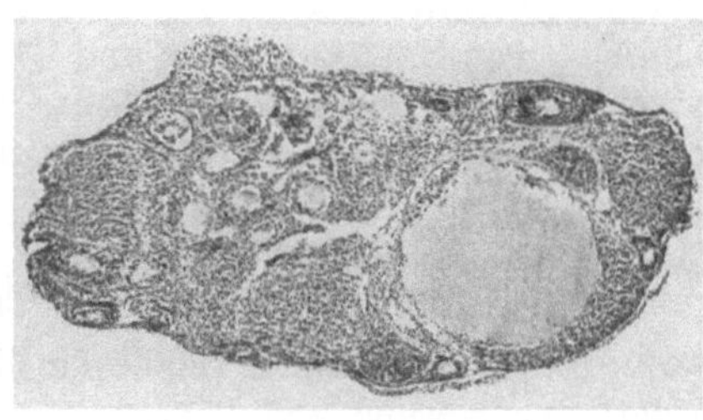

Abb. 4 b. Ovarium einer behandelten infantilen Maus. Follikelreifung (HVR. I).

Abb. 4 c Ovarium einer behandelten infantilen Maus. Blutpunkt (HVR. II).

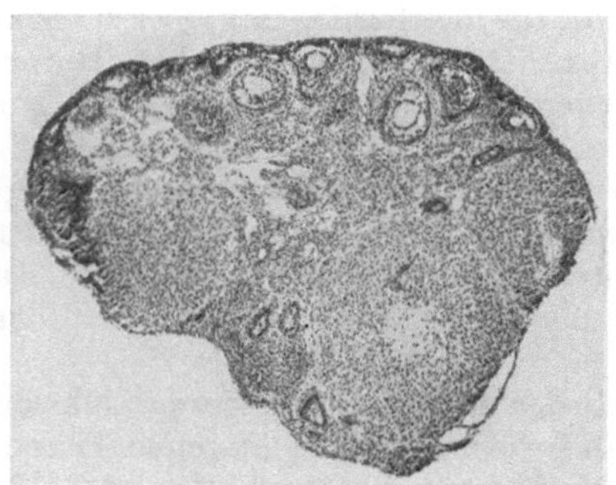

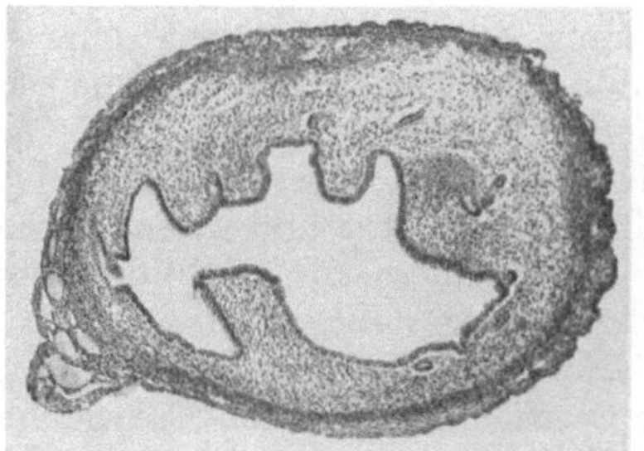

Abb. 4 d. Ovarium und Uterus einer behandelten infantilen Maus. Bildung von Corpora lutea (HVR. III).

Abb. 4 a bis d. Die Wirkung von Vorderlappenextrakten auf das Ovarium und den Uterus von infantilen Mäusen.

zeigt eine Mehrschichtung des Epithels mit der für die Brunst charakteristischen Verhornung der oberflächlichen Epithelschichten. Die Vulva ist wie bei geschlechtsreifen Tieren geöffnet. Diese durch das Wachstum der Follikel und das Auftreten der Brunstreaktion der Scheidenschleimhaut gekennzeichneten Veränderungen wurden von ZONDEK als die Hypophysenvorderlappenreaktion I (HVR. I) bezeichnet.

Im weiteren Verlauf der Reaktion kommt es dann zur Ruptur der reifen Follikel, oder es treten infolge der starken Hyperämie bereits vor oder während des Follikelsprungs Blutungen in die Follikelhöhle auf. So entstehen die bereits makroskopisch durch ihre schwarzbraune Farbe sich kennzeichnenden sog. Blutpunkte. In den Eileitern werden zu diesem Zeitpunkt zahlreiche reife Eier gefunden. Diese Reaktion wird als die HVR. II bezeichnet.

Nach Ablauf von 80—100 Stunden tritt dann die Bildung von Corpora lutea in den gesprungenen Follikeln auf, oder aber es bilden sich Corpora lutea in noch nicht gesprungenen Follikeln, die noch das Reifei enthalten und die als Corpora lutea atretica bezeichnet werden. Histologisch sieht man die Umwandlung der Granulosazellen und der Thecazellen in große glasige Luteinzellen, die die Follikel mehr oder minder ausfüllen (Abb. 4d). Dadurch gewinnt das Ovar makroskopisch infolge der sich pilzförmig über die Oberfläche vorwölbenden Corpora lutea ein maulbeerartiges Aussehen. Diese durch die Corpus luteum-Bildung gekennzeichnete Reaktion wird als die HVR. III bezeichnet. Der Ablauf dieser drei Reaktionen ist — wie im folgenden noch näher besprochen werden wird — abhängig von der Menge der zugeführten Extrakte, der Dauer der Behandlung und auch von der Herkunft des Vorderlappengewebes.

Da diese Stimulierung der weiblichen Keimdrüsen nur nach Transplantation von Vorderlappengewebe erzielt werden konnte und sich alle anderen Gewebsarten als gonadotrop unwirksam erwiesen, schlossen ZONDEK und ASCHHEIM, daß der Hypophysenvorderlappen als das den Keimdrüsen übergeordnete innersekretorische Organ anzusehen sei. Sie nannten daher den Hypophysenvorderlappen den „Motor der Sexualfunktion".

Die gonadotrope Wirkung der Vorderlappenextrakte konnte in den folgenden Jahren bei nahezu allen Tierarten nachgewiesen werden. Bei der *Ratte* entspricht der Ablauf der Vorderlappenwirkung auf das Ovar, wie SMITH[1] erstmalig zeigte, weitgehend den für die Maus beschriebenen Verhältnissen, nur daß die Bildung von Blutpunkten seltener beobachtet wird, und daß auch die Bildung von Corpora lutea zeitlich langsamer verläuft. Im Vergleich mit der Ansprechbarkeit der Maus ist für die Ratte die 2—3fache Hormonmenge erforderlich (vgl. Abschn. 6, S. 220). Bei der Ratte läßt sich die gonadotrope Vorderlappenwirkung auch in besonders anschaulicher Weise an der Zunahme der Ovarialgewichte verfolgen, die nach Art einer linearen Kurve von ihrem Ausgangswert von etwa 10 mg auf etwa 200—240 mg ansteigen können, wie es in Abschn. 6, S. 223 in der Abb. 15 graphisch dargestellt ist.

Bei infantilen *Meerschweinchen* wird durch die Extrakte aus dem Vorderlappen von Kaninchen, Meerschweinchen und von Ratten ebenfalls eine Follikelwachstum und eine Bildung von Corpora lutea erzielt, während dagegen die Extrakte aus dem Vorderlappen von Rindern und von Schafen nach den Untersuchungen von LOEB[2] und von GUYÉNOT[3] eine hemmende Wirkung auf das Follikelwachstum sowie eine Bildung von Corpora lutea atretica ausüben sollen. Besonders anschaulich läßt sich die gonadotrope Wirkung beim erwachsenen, isoliert gehaltenen *Kaninchen* verfolgen, bei dem stets sprungreife Follikel im Ovarium vorhanden sind, die sich physiologischerweise jedoch nur im Anschluß an die Bespringung in Corpora lutea umwandeln. Daher gelingt es beim Kaninchen bereits durch eine einzige intravenöse Injektion von sehr kleinen Vorderlappenmengen innerhalb von 10—12 Stunden den Follikelsprung auszulösen und eine reichliche Bildung von Blutpunkten und von Corpora lutea zu erzielen,

---

[1] SMITH: Proc. Soc. exper. Biol. a. Med. **24** (1926).
[2] LOEB: Proc. Soc. exper. Biol. a. Med. **29**, 1128 (1932).
[3] GUYÉNOT: Rev. suisse Zool. **40**, 217 (1933).

wie es von BELLERBY[1], FRIEDMAN[2], SIEGMUND[3], PHILIPP[4], PARKES und HILL[5], CLAUBERG[6] u. v. a. gezeigt wurde. In der Abb. 16 ist die Wirkung steigender Mengen von Vorderlappenextrakten auf die Ovulation von geschlechtsreifen Kaninchen graphisch dargestellt. Werden die Extrakte dagegen subcutan injiziert, so tritt selbst bei Verwendung großer Extraktmengen in der Regel keine Ovulation auf, sondern es kommt zur Bildung von Corpora lutea atretica. Auch bei infantilen Kaninchen wird nach einer mehrtägigen intravenösen Behandlung von Vorderlappenextrakten ebenfalls eine ausgesprochene Follikelreifung und eine Bildung von Corpora lutea sowie eine Luteinisierung der Theca interna erzielt (vgl. Abb. 5a und b). Durch diese Behandlung wird der fadendünne Uterus der Tiere infolge der Hypertrophie und der Hyperplasie der Uterusmuskulatur und der Schleimhaut über fingerdick. Die Uterusschleimhaut zeigt dann die für die Corpus luteum-Wirkung beim Kaninchen typische Drüsenentwicklung und Fältelung, wie sie in der Abb. 5b dargestellt ist. Entsprechende Befunde wurden bei *Katzen* von SNYDER und WISLOCKY[7], COURRIER und KEHL[8] und von FORSTER und HISAW[9] erhoben.

Ein besonderes Interesse besitzen die Versuche an *Affen*, da diese Tiere in ihrem Sexualcyclus dem des Menschen am meisten gleichen. Nach den Beobachtungen von ALLEN[10], EHRHARDT, WIESBADER und FOCSANEANO[11], COURRIER, KEHL, RAINAUD[12], HARTMAN[13], HISAW, FEVOLD und LEONHAR[14], SAIKI[15], ENGLE[16] u. v. a. tritt bei infantilen Affen (Maccacus rhesus) nach Injektion von Vorderlappenextrakten ein Follikelwachstum mit Bildung von großen Follikelcysten auf, ohne daß jedoch eine Ovulation und eine Corpus luteum-Bildung erfolgt. Die Gewichte der Ovarien können unter dieser Behandlung nach den Beobachtungen von HISAW bis zu 1800% zunehmen. Gleichzeitig wird als Zeichen der gesteigerten Follikelhormonproduktion im Ovarium eine Schwellung und Rötung der äußeren Sexualhaut sowie ein beträchtliches Wachstum des Uterus beobachtet. Wenn aber anschließend an eine vorausgegangene subcutane Injektionsbehandlung noch eine intravenöse Injektion von Vorderlappenextrakten angeschlossen wird, so gelingt es nach den Beobachtungen von HISAW und von ENGLE auch bei Affen eine Ovulation und eine Bildung von Corpora lutea zu erzielen. Für den Menschen liegen bisher noch keine beweiskräftigen Untersuchungen vor, da genügende Mengen von gereinigten Vorderlappenextrakten noch nicht verfügbar sind.

Weiterhin sind eine große Reihe von Untersuchungen über die gonadotrope Wirkung der Vorderlappenextrakte bei Vögeln und bei Kaltblütern unternommen worden. So beobachteten RIDDLE und POLHEMUS[17] bei jungen Tauben nach

[1] BELLERBY: J. of Physiol. **67**, 33 (1929).
[2] FRIEDMAN,: Amer. J. Physiol. **90**, 617 (1929).
[3] SIEGMUND: Arch. Gynäk. **142**, 702 (1932).
[4] PHILIPP: Z. Gynäk. **1931**, 491.
[5] PARKES u. HILL: John Hopkins Bull. **48**, 362 (1931).
[6] CLAUBERG: Handb. d. Gynäk. **9** v. W. STOECKEL (1936).
[7] SNYDER u. WISLOCKY: Zit. nach Fußnote 10.
[8] COURRIER u. KEHL: Zit. nach Fußnote 10.
[9] FORSTER u. HISAW: Anat. Rec. **62**, 75 (1935).
[10] ALLEN: Anat. Rec. **39**, 315 (1928).
[11] EHRHARDT, WIESBADER u. FOCSANEANO: Endokrinol. **3**, 401 (1929).
[12] COURRIER, KEHL u. RAINAUD: C. r. Soc. Biol. Paris **101**, 1093 (1929).
[13] HARTMAN: Proc. Soc. exper. Biol. a. Med. **27**, 338 (1929).
[14] HISAW, FEVOLD u. LEONARD: Proc. Soc. exper. Biol. a. Med. **29**, 204 (1931).
[15] SAIKI: Amer. J. Physiol. **100**, 8 (1932).
[16] ENGLE: Endocrinology **16**, 506 (1932).
[17] RIDDLE u. POLHEMUS: Amer. J. Physiol. **87**, 110 (1928).

einer 10tägigen Zufuhr von Vorderlappenextrakten eine Vergrößerung der Ovarien um das 120—500fache sowie ein außerordentlich starkes Wachstum der Oviducte. Ebenso konnte van Domm[1] bei jungen Hühnern eine Hypertrophie der Ovarien und der Oviducte erzielen, während dagegen die Legetätigkeit der Hennen nach den Beobachtungen von Walker[2], Noether[3] und von Loeser[4] gehemmt wird.

Bei Fledermäusen haben Caffier[5] und Zondek[6] während des Winterschlafes durch Zufuhr von Vorderlappenextrakten in dem funktionslosen Ovarium eine künstliche Follikelreifung und eine Ausstoßung reifer und befruchtungsfähiger Eier erzielen können, die von dem vor Beginn des Winterschlafes deponierten Sperma befruchtet wurden (Caffier und Kolbow).

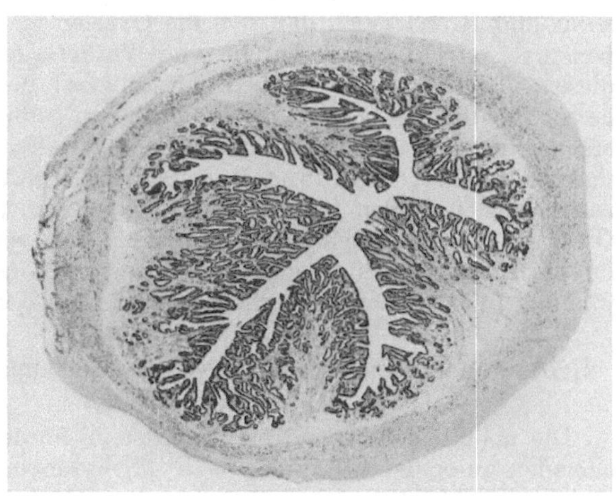

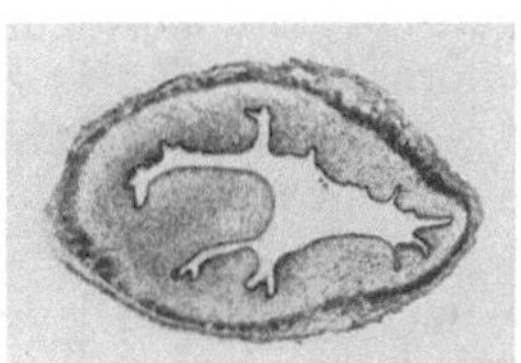

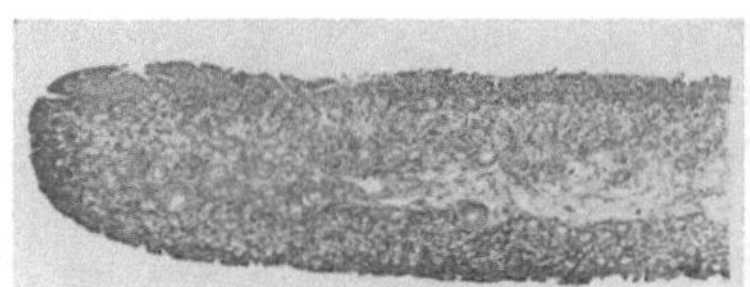

Abb. 5a. Ovarium und Uterus eines infantilen Kaninchens.

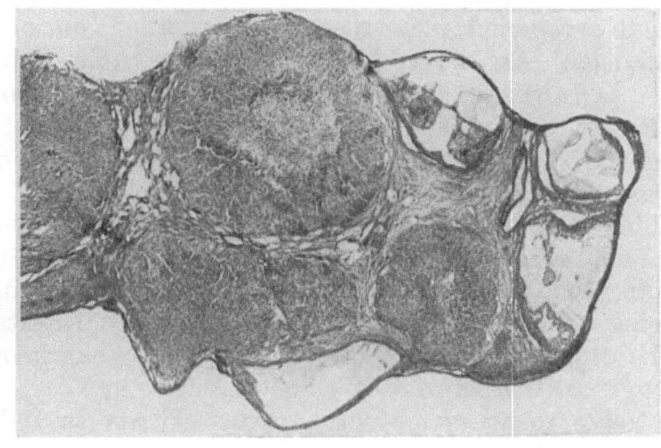

Abb. 5b. Ovarium und Uterus eines infantilen Kaninchens 9 Tage nach einer intravenösen Behandlung mit Vorderlappenextrakten.

Auch bei Kaltblütern wurde eine Stimulierung der Ovarien nach Behandlung mit Vorderlappenextrakt festgestellt. So beobachtete Forbes[7] eine Hypertrophie der Gonaden beim Alligator, und es konnte eine erhöhte Eiablage bei Eidechsen (Evans[8]) und bei Axolotln (Buyse und Burns[9]) festgestellt werden.

---

[1] van Domm: Proc. Soc. exper. Biol. a. Med. **29**, 310 (1931).

[2] Walker: Amer. J. Physiol. **74**, 249 (1926).

[3] Noether: Naunyn-Schmiedebergs Arch. **150**, 326 (1930).

[4] Loeser: Naunyn-Schmiedebergs Arch. **151**, 758 (1931).

[5] Caffier: Z. Gynäk. **1934**, 2354.

[6] Zondek: Die Hormone des Ovariums und des Hypophysenvorderlappens. Wien 1935.

[7] Forbes: Proc. Soc. exper. Biol. a. Med. **31**, 1129 (1934).

[8] Evans: Biol. Bull. **68**, 353 (1935).

[9] Buyse u. Burns: Proc. Soc. exper. Biol. a. Med. **29**, 80 (1931).

Bei Fischen haben Perciva[1], Morosowa[2] und Ihering[3] außerhalb der Laichzeit eine künstliche Eiablage durch Zufuhr von Vorderlappenextrakten erzielen können.

Der Ablauf der Vorderlappenwirkung ist bei allen Tierarten bis zu einem gewissen Grade von dem *Reifezustand des Ovariums* abhängig. So beobachteten Wiesner[4], Swezy und Evans[5], Selye, Collip und Thompson[6] und Anselmino und Hoffmann[7], daß sich die Ovarien infantiler Ratten vor dem 18. Lebenstage refraktär auf Zufuhr von Vorderlappenextrakten verhalten. Nach diesem Zeitpunkt ist die Reaktionsfähigkeit des Ovariums um so größer, je besser die Follikel entwickelt sind. Ebenso gelingt es bei infantilen Kaninchen erst nach der 6.—8. Lebenswoche eine Ovarialreaktion zu erzielen, wie Snyder und Wislocky[8], Siegmund[9], Brindau und Hinglais[10] und Hertz und Hisaw[11] zeigten. Bei senilen Tieren wird dagegen zu jedem Zeitpunkt die ruhende Ovarialfunktion so weitgehend stimuliert, daß eine Follikelreifung und Corpus luteum-Bildung, Schwangerschaften und auch eine vollkommene Wiederverjüngung im allgemeinen Verhalten eintreten (Zondek u. a.).

4. Die gonadotrope Wirkung von Vorderlappenextrakten bei männlichen Tieren.

Die männlichen Keimdrüsen werden in ähnlicher Weise wie die weiblichen Gonaden unter der Wirkung von Hypophysenvorderlappenextrakten stimuliert. Die Ansprechbarkeit der männlichen Keimdrüsen ist allerdings geringer als die der weiblichen, und dementsprechend ist auch eine längere Behandlungsdauer mit größeren Hormonmengen erforderlich, um eine Beeinflussung der Testes zu erzielen. Am eindrucksvollsten läßt sich der Einfluß der gonadotropen Vorderlappenwirkung nach den Beobachtungen von Smith[12] an hypophysektomierten Ratten nachweisen. So kann die nach der Exstirpation auftretende Atrophie der Hodenkanälchen und die Rückbildung des interstitiellen Gewebes und der accessorischen Nebenorgane durch Implantation von Vorderlappengewebe verhindert werden, und es wird eine normale Spermatogenese aufrechterhalten. Auch wenn die Behandlung erst zu einem Zeitpunkt begonnen wird, wenn die Hodenatrophie bereits zur vollen Ausbildung gelangt ist, so wird wieder eine volle morphologische und biologische Restitution erzielt, wie es auch von Houssay und Gonzales[13] an hypophysektomierten Kröten bestätigt wurde (vgl. auch Abschn. 5c).

Bei nichthypophysektomierten Tieren sind die morphologischen Veränderungen der Testesstruktur nach Implantation von Vorderlappengewebe oder nach Injektion von Vorderlappenextrakten nicht in so eindrucksvollem Maße ausgeprägt wie bei hypophysektomierten Tieren. Es tritt aber auch beim nichthypophysektomierten Tier eine eindeutige Vergrößerung der Testes auf, wie sie

---

[1] Perciva: C. r. Soc. Biol. Paris **116**, 1133 (1934).

[2] Morosowa: Z. Zool. **1936**, 1569.

[3] Ihering: Zool. Anz. **120**, 71 (1935).

[4] Wiesner: J. of Physiol. **75**, 39 (1932).

[5] Swezy u. Evans: Anat. Rec. **50**, 189 (1931).

[6] Selye, Collip u. Thompson: Proc. Soc. exper. Biol. a. Med. **32**, 800 (1935).

[7] Anselmino u. Hoffmann: Z. Geburtsh. **111**, 52 (1936).

[8] Snyder u. Wislocky: John Hopkins Bull. **49**, 106 (1931).

[9] Siegmund: Z. Gynäk. **1934**, 2413.

[10] Brindau u. Hinglais: C. r. Soc. Biol. Paris **11**, 604 (1932).

[11] Hertz u. Hisaw: Amer. J. Physiol. **108**, 1 (1934).

[12] Smith: Proc. Soc. exper. Biol. a. Med. **24**, 337 (1927).

[13] Houssay u. Gonzales: C. r. Soc. Biol. Paris **101**, 938 (1929).

von STEINACH und KUN[1], BORST, DÖDERLEIN und GOSTIMIROVIC[2] u. v. a. bei Mäusen und von MOORE und PRICE[3], ENGLE[4], PIGHINI[5], BISCHOFF[6] u. v. a. bei Ratten und von ENGLE[7] bei Affen beobachtet wurde. Bei der histologischen Untersuchung findet sich vor allem eine Zunahme des interstitiellen Bindegewebes mit einer vermehrten Lipoideinlagerung, während dagegen eine nennenswerte Stimulierung der Tubuli vermißt wird (vgl. Abb. 6a und b). Nur BORST und BISCHOFF beobachteten eine geringe Zunahme der mitotischen Teilungen in den Tubuli und eine vorzeitige Spermatidenbildung, während die anderen Autoren keine Beeinflussung des germinativen Anteils feststellen konnten. Übereinstimmend wird dagegen von allen Autoren angegeben, daß mit der Vermehrung des interstitiellen Bindegewebes eine starke Vergrößerung der Samenblasen, der

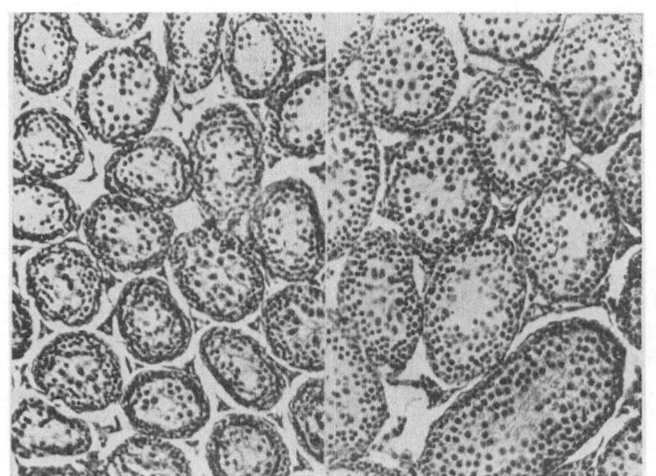

a   b

Abb. 6. a) Hoden einer infantilen Ratte. b) Hoden einer infantilen Ratte nach Behandlung mit gonadotropen Vorderlappenextrakten.

Prostata und der übrigen Hodenanhänge um das Mehrfache ihrer ursprünglichen Größe eintritt (vgl. Abb. 11b und d). Die Vorderlappenwirkung ist bei infantilen Ratten stärker ausgeprägt als bei juvenilen und vor allem als bei ausgewachsenen Tieren. Insbesondere gelingt es nach den Beobachtungen von WIESNER[8] und von KUSCHINSKY[9] auch bei jungen männlichen Ratten vom 12. Lebenstage an eine Stimulierung der Hoden zu erzielen, während die weiblichen Tiere in diesem Alter noch nicht auf gonadotrope Vorderlappenextrakte reagieren. Bei infantilen Affen beobachtete ENGLE gleichzeitig mit der Vergrößerung der Testes und der Wucherung des interstitiellen Gewebes einen vorzeitigen Descensus der Testikel.

Diese Stimulierung des Hodengewebes ist bei der Ratte mit einer Steigerung des Gewebsstoffwechsels verbunden. So wird nach den Untersuchungen von

---

_[1] STEINACH u. KUN: Med. Klin. **1928**, 14.
[2] BORST, DÖDERLEIN u. GOSTIMIROVIC: Münch. med. Wschr. **1930**, 473 u. 1536.
[3] MOORE u. PRICE: Amer. J. Physiol. **99**, 197 (1931).
[4] ENGLE: Endocrinology **16**, 513 (1932).
[5] PIGHINI: Biochimica e Ter. sper. **20**, 161 (1933).
[6] BISCHOFF: Amer. J. Physiol. **114**, 43 (1936).
[7] ENGLE: Endocrinology **16**, 506 (1932).
[8] WIESNER: J. of Physiol. **75**, 39 (1932).
[9] KUSCHINSKY: Naunyn-Schmiedebergs Arch. **179**, 724 (1935).

REISS, DRUCKREY und FISCHL[1] bei den mit gonadotropen Extrakten aus Schwangerenharn behandelten Tieren eine Zunahme des Sauerstoffverbrauchs in überlebenden Gewebsschnitten um etwa 20—25% festgestellt.

Im Vergleich zu der Ansprechbarkeit der Testes von Säugetieren reagieren die der Vögel wesentlich empfindlicher auf Zufuhr von Vorderlappenextrakten. So beobachtete SCHOKAERT[2] bei jungen Enten nach Injektion von Vorderlappenextrakten eine Zunahme der Testesgewichte um das 35—40fache mit einer Vergrößerung der Tubuli und einer Steigerung der Spermatogenese, während dagegen das interstitielle Bindegewebe nicht beeinflußt wurde. Die gleichen Befunde werden von RIDDLE und POLHEMUS[3] und von EVANS und SIMPSON[4] bei jungen Tauben erhoben. Nach den Untersuchungen von EVANS ist die Ansprechbarkeit der Hoden junger Tauben etwa 10mal größer als die der Ovarien infantiler Ratten. In ähnlicher Weise wurde auch von VAN DOMM[5] bei jungen Hähnen eine Vergrößerung der Hoden mit einer Erweiterung der Tubuli und einer Zunahme der Spermatogenese festgestellt. Das Kammwachstum der behandelten Tiere war beschleunigt, während dagegen das interstitielle Bindegewebe keine Veränderungen zeigte. Ebenso berichteten auch REISS, PICK und WINTER[6] über eine Zunahme der Hodengewichte junger Hähne um das 10fache und über ein gesteigertes Kammwachstum nach Zufuhr von Vorderlappenextrakten, während dagegen DINGEMANSE und KOBER[7] lediglich ein beschleunigtes Kammwachstum ohne Veränderungen der Hodenstruktur beobachteten.

Bei den niederen Tierarten gelingt es durch Zufuhr von Vorderlappenextrakten die während der Wintermonate einsetzende Atrophie der männlichen Genitalorgane wieder rückgängig zu machen und die Spermatogenese aufrechtzuerhalten, wie es von EVANS[8] und von TURNER[9] bei Eidechsen, von BURNS und BUYSE[10] bei Salamandern und von RUGH[11] bei Fröschen nachgewiesen werden konnte.

Weitere Untersuchungen über die unterschiedliche Beeinflussung der Testesstruktur durch das Follikelreifungshormon und durch das Luteinisierungshormon sind in dem anschließenden Kapitel dargestellt.

5. Die Trennung der gonadotropen Vorderlappenextrakte in das Follikelreifungshormon und in das Luteinisierungshormon und die Wirkung der getrennten Hormone auf die weiblichen und die männlichen Keimdrüsen.

Nachdem anfänglich die unter der Vorderlappenwirkung auftretende Follikelreifung und die Corpus luteum-Bildung als Wirkung einer einheitlichen gonadotropen Substanz angesehen wurde, wiesen ZONDEK und ASCHHEIM 1930 darauf hin, daß bestimmte gonadotrope Extrakte, die aus dem Harn von klimakterischen oder kastrierten Frauen gewonnen worden waren, bei infantilen Tieren vorwiegend eine Follikelreifung größtenteils ohne Bildung von Corpora lutea bewirkten, während andererseits die gonadotropen Extrakte aus dem Hypophysenvorderlappen eine Follikelreifung und eine Corpus luteum-Bildung verursachten. Sie zogen aus diesen unterschiedlichen Ergebnissen den Schluß, daß

[1] REISS, DRUCKREY u. FISCHL: Endokrinol. **10**, 320 (1932).
[2] SCHOKAERT: Anat. Rec. **50**, 381 (1931) — C. r. Soc. Biol. Paris **111**, 1095 (1932).
[3] RIDDLE u. POLHEMUS: Amer. J. Phys. **98**, 121 (1931).
[4] EVANS u. SIMPSON: Anat. Rec. **60**, 405 (1934).
[5] VAN DOMM: Proc. Soc. exper. Biol. a. Med. **29**, 308 (1931).
[6] REISS, PICK u. WINTER: Endokrinol. **12**, 18 (1933).
[7] DINGEMANSE u. KOBER: Nederl. Tijdschr. Geneesk. **1933**, 609.
[8] EVANS: Science (N. Y.) **1**, 468 (1935).
[9] TURNER: Biol. Bull. **69**, 143 (1935).
[10] BURNS u. BUYSE: Anat. Rec. **51**, 155 (1931).
[11] RUGH: Proc. Soc. exper. Biol. a. Med. **31**, 744 (1934).

die Vorderlappenwirkung durch zwei verschiedene gonadotrope Hormone bedingt werde, von denen das eine die Follikelreifung und das andere die Corpus luteum-Bildung bewirken würde.

Diese Frage über die Dualität der Vorderlappenwirkung ist in den darauffolgenden Jahren Gegenstand häufiger Diskussionen geworden, indem von den Gegnern dieser Auffassung eingewandt wurde, daß man mit den Extrakten, die vorwiegend eine Follikelreifung bewirken, in genügend hoher Dosierung auch eine einwandfreie Corpus luteum-Bildung erzielen könne. In den letzten Jahren ist es jedoch außerordentlich wahrscheinlich geworden, daß es sich um zwei verschiedene gonadotrope Hormone handelt, nachdem durch die zunehmende Verbesserung der Herstellungsmethoden eine immer schärfere Trennung in eine follikelstimulierende und in eine luteinisierende Fraktion erzielt werden konnte, und seitdem vor allem die Testierung an hypophysektomierten Tieren durchgeführt wurde.

a) Die Wirkung des getrennten Follikelreifungshormons und des Luteinisierungshormons auf die weiblichen Keimdrüsen.

Die ersten Methoden zur Fraktionierung der Vorderlappenextrakte in eine follikelreifende und in eine luteinisierende Komponente wurden 1931 von FEVOLD, HISAW und LEONARD[1] ausgearbeitet und in den folgenden Jahren von FEVOLD, HISAW und HERTZ[2], FEVOLD und HISAW[3] und von GREEP und FEVOLD[4] wiederholt verbessert. FEVOLD und Mitarbeiter stellten nach einem näher beschriebenen Verfahren aus Pyridinextrakten von Schafshypophysen eine wasserlösliche und eine wasserunlösliche Fraktion her, die noch einem weiteren Reinigungsgang unterworfen wurden. Zur Testierung dieser Fraktionen auf ihre follikelreifende und ihre luteinisierende Wirkung wurden infantile hypophysektomierte Ratten benutzt, um die luteinisierende Wirkung der eigenen Hypophyse der Versuchstiere auszuschließen. Bei Verwendung von nichthypophysektomierten Tieren wird — wie es im Abschnitt 7 näher dargestellt werden soll — durch die der Luteinisierung vorausgehende Phase der Follikelreifung und durch die damit verbundene gesteigerte Bildung von Follikelhormon eine Zunahme der luteinisierenden Wirksamkeit der eigenen Hypophyse der Versuchstiere erzielt (HOHLWEG), die zur Umwandlung der reifen Follikel in Corpora lutea ausreichen kann. Diese indirekte Luteinisierung durch die eigene Hypophyse der Versuchstiere wird durch die Verwendung von hypophysektomierten Tieren ausgeschlossen.

FEVOLD und HISAW konnten mit der von ihnen hergestellten wasserlöslichen Fraktion nach einer 5 tägigen Injektionsbehandlung bei infantilen hypophysektomierten Ratten eine ausgesprochene Follikelreifung erzielen, ohne daß auch bei einer Vervielfachung der Minimaldosis Zeichen einer Corpus luteum-Bildung auftraten (vgl. Abb. 7a und b). Nach den Angaben von FEVOLD und HISAW enthält dieses Follikelreifungshormon weniger als 0,2% seines ursprünglichen Gehaltes an Luteinisierungshormon. Auch bei der Testierung an nichthypophysektomierten Ratten wurden nach einer 5 tägigen Behandlung ebenfalls nur mittelgroße Follikel ohne Corpora lutea gefunden, während dagegen bei längerer Behandlung auch Corpora lutea auftraten, die entsprechend den obigen Ausführungen als eine Wirkung der eigenen Hypophyse der Versuchstiere gedeutet wurden, da sie bei hypophysektomierten Tieren nicht beobachtet wurden.

---

[1] FEVOLD, HISAW u. LEONARD: Amer. J. Physiol. **97**, 291 (1931).
[2] FEVOLD, HISAW u. HERTZ: Amer. J. Physiol. **104**, 701 (1931).
[3] FEVOLD u. HISAW: Amer. J. Physiol. **109**, 655 (1934).
[4] GREEP u. FEVOLD: Endocrinology **21**, 617 (1937).

Weiterhin konnten FEVOLD, HISAW und GREEP[1] zeigen, daß unter der Wirkung des gereinigten Follikelreifungshormons bei infantilen hypophysektomierten Ratten nur eine sehr begrenzte Zunahme der Ovarialgewichte auftritt, wie sie

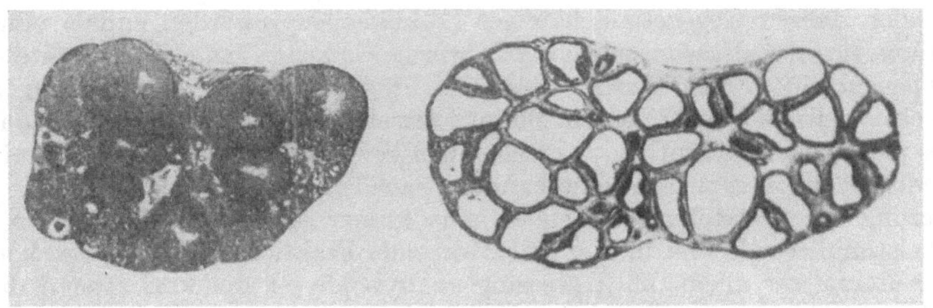

Abb. 7. a) Ovarium einer infantilen Ratte nach Zufuhr von unfraktionierten Extrakten aus 0,1 g Schafsvorderlappen. (Multiple Corpora lutea.) b) Ovarium einer infantilen Ratte nach Zufuhr von gereinigtem Follikelreifungshormon aus 1,0 g Schafsvorderlappen. (Follikelreifung ohne Zeichen von Luteinisierung.) (Nach FEVOLD, HISAW, HELLBAUM und HERTZ.)

in der Abb. 8 dargestellt ist. Die Ovarialgewichte steigen zunächst steil an, jedoch entsteht dann bereits bei einem Gewicht von 40 mg ein Stillstand der Gewichtskurve, weil die Corpus luteum-Bildung ausbleibt. Wird dagegen gleichzeitig mit dem Follikelreifungshormon auch ein gereinigtes Luteinisierungshormon gegeben, so steigen die Ovarialgewichte auf ein 3—4fach höheres Gewicht an und es entsteht ein ganz anderer Kurvenverlauf. Bei Verwendung von nichthypophysektomierten infantilen Ratten nehmen dagegen die Ovarialgewichte auch nach alleiniger Zufuhr von gereinigtem Follikelreifungshormon kontinuierlich zu, und es treten Corpora lutea auf, weil durch die zunehmende Bildung von Follikelhormon in den stimulierten Ovarien eine erhöhte Bildung von Luteinisierungshormon in der eigenen Hypophyse der Versuchstiere erfolgt, die zum Auftreten von Corpora lutea und damit zu einem weiteren Ansteigen der Ovarialgewichte führt.

Werden die mit Follikelreifungshormon behandelten infantilen hypophysektomierten Ratten anschließend mit dem aus der wasserunlöslichen Fraktion gewonnenen Luteinisierungshormon behandelt, oder werden die beiden Fraktionen von vornherein kombiniert, so tritt eine intensive Corpus luteum-Bildung auf. Bei alleiniger Injektion ist dagegen das Luteinisierungshormon, wie GREEP und FEVOLD bei hypophysektomierten Ratten

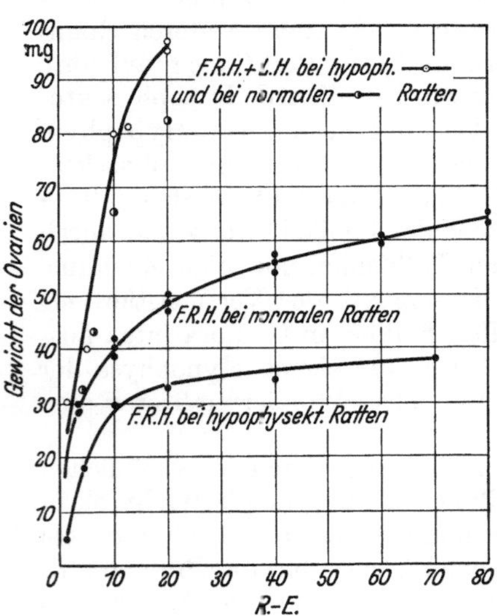

Abb. 8. Die Wirkung von gereinigtem Follikelreifungshormon (FRH.) und von Follikelreifungshormon und Luteinisierungshormon (FRH. + LH.) auf die Ovarialgewichte von normalen und von hypophysektomierten Ratten. (Nach FEVOLD, HISAW und GREEP.)

zeigten, unwirksam, auch wenn das 50fache der obigen Minimaldosis injiziert wurde. Die Wirkung des Luteinisierungshormons ist also daran gebunden, daß die Follikel zunächst unter der Wirkung des Follikelreifungshormons einen gewissen Reifegrad erreicht haben.

---

[1] FEVOLD, HISAW u. GREEP: Endocrinology 21, 343 (1937).

Von besonderem Interesse sind die jüngsten Feststellungen von Fevold[1], daß die unter der Wirkung des reinen Follikelreifungshormons erzielte hochgradige Reifung der Follikel nur von einer sehr geringen Oestronbildung begleitet ist, da ein Wachstum der Uteri nur bei Verwendung von großen Dosen von Follikelreifungshormon und bei einer hochgradigen Follikelreifung nachweisbar ist. Wenn aber gleichzeitig mit dem Follikelreifungshormon kleinste Mengen von Luteinisierungshormon injiziert werden, die allein gegeben auch in der 200fach größeren Dosis keine Wirkung auf das Ovar und auf den Uterus besitzen, so ist die Oestronproduktion der Ovarien — gemessen an dem Wachstum der Uteri — bedeutend größer. Fevold schließt aus diesen Ergebnissen, daß die Oestronbildung im reifenden Follikel an die Wirkung beider Komponenten gebunden ist.

Um die Wirkung des Luteinisierungshormons auszulösen, genügen nach den Feststellungen von Fevold und Hisaw bereits außerordentlich geringe Mengen von Follikelreifungshormon, die, allein gegeben, nur eine sehr geringe und flüchtig verlaufende Follikelreifung bewirken. Wenn diese kleinen Mengen von Follikelreifungshormon dagegen zusammen mit dem Luteinisierungshormon gegeben werden, so entstehen jetzt Corpora lutea und es resultiert eine sehr starke gonadotrope Wirkung, die wesentlich größer ist, als es durch die Addition beider Wirkungen zu erklären wäre. Die gleiche verstärkende Wirkung des Follikelreifungshormons läßt sich auch in Kombination mit dem ebenfalls stark luteinisierenden gonadotropen Wirkstoff des Schwangerenharns nachweisen. Evans, Simpson und Austin[2], die diese Verstärkung der Prolanwirkung durch kleinste nahezu unwirksame Mengen von Vorderlappenextrakten erstmalig beobachtet haben, führten diese Wirkung auf einen besonderen, von den anderen gonadotropen Vorderlappenhormonen abtrennbaren Faktor zurück, den sie als den *synergistischen Faktor* bezeichneten. Es konnte jedoch von Fevold und Hisaw gezeigt werden, daß es sich hier um die Wirkung kleinster Mengen von Follikelreifungshormon handelt, und daß der von Evans als selbständiger Wirkstoff angesprochene synergistische Faktor mit dem Follikelreifungshormon identisch ist. Diese synergistische Wirkung wird in einem späteren Kapitel ausführlich behandelt werden.

Ebenso ist auch die Evanssche Annahme eines gesonderten und von dem Follikelreifungshormon und dem Luteinisierungshormon abtrennbaren Faktors, der das interstitielle Gewebe des Ovariums stimuliert, sehr in Frage gestellt. Evans, Korpi, Simpson, Pencharz und Wonder[3] hatten 1936 berichtet, daß diese Wirkung auf einen gesonderten und durch ein beschriebenes Verfahren von dem Luteinisierungshormon abgrenzbaren Faktor zurückzuführen sei, den sie als „*einen die interstitiellen Zellen stimulierenden Faktor*" bezeichneten. Fevold[4] konnte jedoch zeigen, daß das reine Luteinisierungshormon die gleiche Wirkung auf die interstitiellen Zellen besitzt, und daß die nach den Angaben von Evans hergestellten Fraktionen entgegen den Angaben der Autoren auch Luteinisierungshormon enthalten, so daß die Annahme eines gesonderten Faktors überflüssig ist. Evans hat sich neuerdings dieser Auslegung seiner Versuche durch Fevold, die auch von Rinderknecht und Williams[5] vertreten wird, teilweise angeschlossen.

---

[1] Fevold: Endocrinology **28**, 33 (1941).
[2] Evans, Simpson u. Austin: J. of exper. Med. **57**, 857; **58**, 545 (1933).
[3] Evans, Korpi, Simpson, Pencharz u. Wonder: Univ. California Publ. Anat. **1**, 255 (1936).
[4] Fevold: Endocrinology **24**, 435 (1939).
[5] Rinderknecht u. Williams: J. of Endocrinol. **1**, 117 (1939).

Fevold und Hisaw haben dann vergleichsweise die Wirkung des reinen Follikelreifungshormons und des reinen Luteinisierungshormons bei einer Reihe von weiteren Tierarten untersucht. Sie konnten hierbei zeigen, daß auch bei infantilen, 10—12 Wochen alten Kaninchen nach Zufuhr von gereinigtem Follikelreifungshormon eine Reifung der Follikel ohne Zeichen einer Corpus luteum-Bildung auftritt (vgl. Abb. 9a und b), und daß die Corpus luteum-Bildung erst durch eine anschließende Behandlung mit Luteinisierungshormon erreicht wird. Bei diesen Untersuchungen stellten sie weiterhin fest, daß infantile Kaninchen weniger empfindlich auf die Wirkung des Luteinisierungshormons reagieren, da Extrakte, die das Follikelreifungshormon mit geringen Verunreinigungen von Luteinisierungshormon enthielten und die bei infantilen Ratten bereits eine Corpus luteum-Bildung bewirkten, bei infantilen Kaninchen noch zu keiner Corpus luteum-Bildung führten. Ebenso tritt nach den Untersuchungen von Hertz und Hisaw[1] auch bei nichthypophysektomierten infantilen Kaninchen nach

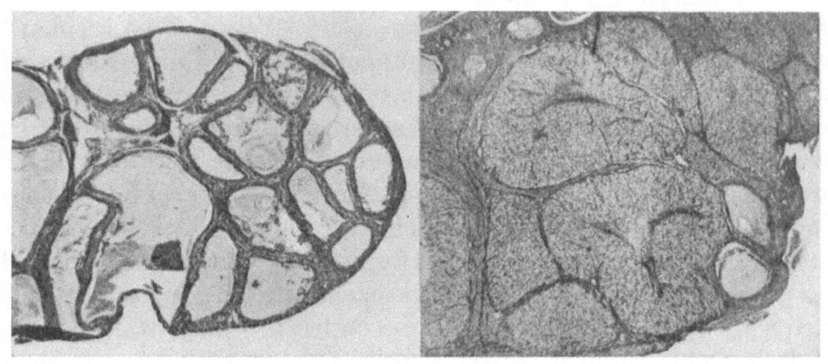

a   b

Abb. 9. a) Ovarium eines jungen Kaninchens nach Injektion von gereinigtem Follikelreifungshormon aus 2,5 g getrocknetem Schafsvorderlappen. b) Ovarium eines jungen Kaninchens nach Injektion von unfraktionierten Extrakten aus 2,5 g getrocknetem Schafsvorderlappen. (Nach Fevold, Hisaw, Hellbaum und Hertz.)

einer 10—20 tägigen Behandlung mit reinem Follikelreifungshormon noch keine reaktive Corpus luteum-Bildung auf, wie sie bei infantilen Ratten beobachtet wird. Diese Unterschiede werden von den Autoren dadurch erklärt, daß bei Kaninchen im Gegensatz zu der Ratte physiologischerweise während der Geschlechtsreife stets reife Follikel vorhanden sind, ohne daß es zur Bildung von Corpora lutea kommt, und daß also die Hypophyse des Kaninchens nicht in dem Maße wie die der Ratte unter der Oestronwirkung zur Bildung von Luteinisierungshormon angeregt wird.

Bei Affen ist die Reaktionsfähigkeit der Ovarien auf reines Luteinisierungshormon nach den Untersuchungen von Fevold noch geringer als beim Kaninchen. Es wurde im Abschn. 3 bereits aufgeführt, daß bei infantilen Affen nach einer subcutanen Infektionsbehandlung von unfraktionierten Vorderlappenextrakten nur eine Follikelreifung auftritt, und daß die Corpus luteum-Bildung erst durch eine anschließende intravenöse Injektion erreicht werden kann. Wird aber bei dieser anschließenden Behandlung reines Luteinisierungshormon injiziert, das kein Follikelreifungshormon enthält, so bleibt auch jetzt die Corpus luteum-Bildung aus. Beim Affen ist also die Auslösung der Ovulation und die Corpus luteum-Bildung nur durch die gleichzeitige Injektion von Follikelreifungshormon und von Luteinisierungshormon zu erzielen.

Diese vergleichenden Untersuchungen zeigen also, daß die infantile Ratte ein außerordentlich sensibles Testtier sowohl für die Wirkung des reinen Follikel-

---

[1] Hertz u. Hisaw: Amer. J. Physiol. **108**, 1 (1934).

reifungshormons als auch für die des reinen Luteinisierungshormons darstellt, und daß geringe Verunreinigungen des Follikelreifungshormons mit dem Luteinisierungshormon genügen, um eine Corpus luteum-Bildung zu bewirken, und andererseits auch Spuren von Follikelreifungshormon das Ovarium für die Wirkung des Luteinisierungshormons sensibilisieren können. Dagegen reagiert das infantile Kaninchen weniger empfindlich als die infantile Ratte auf das Luteinisierungshormon und eine Verunreinigung des Follikelreifungshormons mit Spuren von Luteinisierungshormon, die bei der infantilen Ratte bereits eine Corpus luteum-Bildung auslösen, hat bei dem infantilen Kaninchen noch keine Luteinisierung zur Folge. Die Reaktionsfähigkeit des infantilen Affens ist noch geringer als die des Kaninchens und es gelingt nur durch eine intravenöse Injektion von Luteinisierungshormon, das gleichzeitig auch Follikelreifungshormon enthält, eine Corpus luteum-Bildung zu erzielen, wenn zuvor eine ausreichende Entwicklung der Follikel durch eine vorausgegangene Behandlung mit Follikelreifungshormon erzielt worden ist.

Weitere Methoden zur Trennung der gonadotropen Vorderlappenwirkung wurden 1934 von WALLEN-LAWRENCE[1] und 1936 von EVANS, KORPI, SIMPSON, PENCHARZ und WONDER[2] ausgearbeitet. EVANS und Mitarbeiter haben mit dem von ihnen gewonnenen Follikelreifungshormon bei hypophysektomierten infantilen Ratten selbst nach Zufuhr der 250fachen Minimaldosis noch eine reine Follikelreifung erhalten, ohne daß Veränderungen der Theca interna oder sonstige Zeichen einer Luteinisierung auftraten. Dagegen ist ihnen eine Abtrennung des Follikelreifungshormons aus der luteinisierenden Fraktion nicht vollständig gelungen.

b) Die Auslösung der Ovulation durch die getrennten Fraktionen.

Das Follikelreifungshormon bewirkt bei der hypophysektomierten infantilen Ratte zwar eine ausgesprochene Follikelreifung, zum Teil mit Auftreten von großen Follikelcysten, ohne daß jedoch aber die Ovulation ausgelöst wird (HERTZ und HISAW[3]). Ebenso haben auch EVANS und Mitarbeiter[2] bei hypophysektomierten infantilen Ratten nach 15tägiger Zufuhr von Follikelreifungshormon keine Ovulation erzielt, und FOSTER und HISAW[4] konnten bei hypophysektomierten Kaninchen auch nach einer intravenösen Injektion von reinem Follikelreifungshormon keine Ovulation nachweisen. Erst wenn zu dem Follikelreifungshormon kleine Mengen von Luteinisierungshormon, und zwar 1 E. Luteinisierungshormon auf 50 E. Follikelreifungshormon gegeben wurden, so konnte die Ovulation bei hypophysektomierten Kaninchen ausgelöst werden. Das Luteinisierungshormon hatte dagegen aber ebenso wie das Follikelreifungshormon allein gegeben keine ovulationsauslösende Wirkung. Bei nichthypophysektomierten Kaninchen trat dagegen nach intravenöser Injektion von gereinigtem Follikelreifungshormon eine Ovulation auf, die von den Autoren auf eine Mitwirkung der eigenen Hypophyse der Versuchstiere zurückgeführt wird. Wenn aber in diesen Versuchen zu dem gereinigten Follikelreifungshormon nur 1 mg-Äquivalent gereinigtes Luteinisierungshormon hinzugesetzt wurde, so nahmen die zur Erzielung einer Ovulation erforderliche Menge von Follikelreifungshormon von 80 auf 20 mg-Äquivalent ab. Bei juvenilen Katzen, deren Ovarien durch eine vorausgegangene Behandlung mit Follikelreifungshormon entwickelt

---

[1] WALLEN-LAWRENCE: J. of Pharmacol. **51**, 263 (1934).

[2] EVANS, KORPI, SIMPSON, PENCHARZ u. WONDER: Univ. California Publ. Anat. **1**, 225 (1936).

[3] HERTZ u. HISAW: Amer. J. Physiol. **108**, 1 (1934).

[4] FOSTER u. HISAW: Endocrinology **21**, 249 (1937).

worden waren, konnte von FOSTER c. s. sowohl durch eine ausschließliche intravenöse Injektion von großen Dosen von Follikelreifungshormon als auch von Luteinisierungshormon eine Ovulation erzielt werden, aber die erforderliche Menge von Luteinisierungshormon war etwa 500fach größer, als wenn gleichzeitig mit dem Luteinisierungshormon auch kleine Mengen von Follikelreifungshormon injiziert wurden. Wurde andererseits die Dosis Follikelreifungshormon, die bei alleiniger intravenöser Injektion nur 4 Ovulationspunkte an den Ovarien ausgelöst hatte, mit $^1/_{500}$ derjenigen Dosis von Luteinisierungshormon kombiniert, die allein gegeben ovulationsauslösend wirkte, so wurden jetzt bei der kombinierten Injektion 20 Ovulationspunkte festgestellt.

Diese Versuche zeigen also, daß die Auslösung der Ovulation an das Zusammenwirken beider gonadotropen Hormone gebunden ist, die in einem bestimmten Mengenverhältnis zueinander stehen müssen. Auf Grund dieser Ergebnisse muß auch die von verschiedenen Seiten gemachte Annahme eines besonderen ovulationsauslösenden Faktors unwahrscheinlich erscheinen.

c) Die Wirkung des getrennten Follikelreifungshormons und des Luteinisierungshormons auf die männlichen Keimdrüsen.

Ein besonderes biologisches Interesse verdienen die Untersuchungen über die Wirkungen der getrennten Vorderlappenfraktionen auf die Hodenstruktur. SMITH, ENGLE und TYNDALE[1] berichteten 1934, daß die gonadotropen Extrakte aus dem Harn klimakterischer Frauen, die vorwiegend das Follikelreifungshormon und nur Spuren von Luteinisierungshormon enthalten (vgl. Abschn. 11), bei hypophysektomierten infantilen Ratten wieder ein Wachstum der Tubuli und ein Wiederauftreten der Spermatogenese bewirkten, während dagegen das interstitielle Gewebe und die akzessorischen Genitalorgane atrophisch blieben. RUBINSTEIN[2], der diese Versuche an nichthypophysektomierten infantilen und erwachsenen Ratten wiederholte, beobachtete dagegen gleichzeitig auch eine Zunahme des interstitiellen Gewebes, die er auf eine Wirkung der eigenen Hypophyse der Versuchstiere zurückführt.

Diese Ergebnisse von SMITH wurden neuerdings von EVANS, PENCHARZ und SIMPSON[3], GREEP, FEVOLD und HISAW[4], GREEP und FEVOLD[5] und von EVANS, KORPI, SIMPSON, PENCHARZ und WONDER[6] mit dem aus dem Hypophysenvorderlappen selbst hergestellten, getrennten Follikelreifungshormon und Luteinisierungshormon bestätigt. Diese Versuche zeigten, daß bei hypophysektomierten infantilen und erwachsenen Ratten, die unmittelbar nach der Operation mit dem Follikelreifungshormon behandelt wurden, während der 30tägigen Behandlung eine normale Spermatogenese und eine normale Struktur der Tubuli aufrechterhalten werden konnte, während dagegen das interstitielle Gewebe und die akzessorischen Nebenorgane die für die Hypophysektomie charakteristische Atrophie zeigten (vgl. Abb. 10a und b). Wurden die Tiere aber anschließend an die Operation mit dem Luteinisierungshormon behandelt, das bei unvorbehandelten weiblichen hypophysektomierten Ratten in der 50fachen Minimaldosis keine Wirkung auf das Ovarium besaß und somit frei von Follikelreifungshormon war, so trat eine Zunahme des interstitiellen Bindegewebes und eine

---

[1] SMITH, ENGLE u. TYNDALE: Proc. Soc. exper. Biol. a. Med. **31**, 744 (1934).

[2] RUBINSTEIN: Endocrinology **23**, 171 (1938).

[3] EVANS, PENCHARZ u. SIMPSON: Endocrinology **18**, 607 (1934).

[4] GREEP, FEVOLD u. HISAW: Anat. Rec. **65**, 261 (1937).

[5] GREEP u. FEVOLD: Endocrinology **21**, 611 (1937).

[6] EVANS, KORPI, SIMPSON, PENCHARZ u. WONDER: Univ. California Publ. Anat. **1**, 255 (1936).

Vergrößerung der akzessorischen Nebenorgane auf, während der germinative Anteil atrophierte und die Spermatogenese zum Stillstand kam (vgl. Abb. 11a—d).

Diese Versuche zeigen, daß das Follikelreifungshormon auch bei männlichen Tieren die gleiche gametokinetische Wirkung besitzt, indem es die Follikel- und die

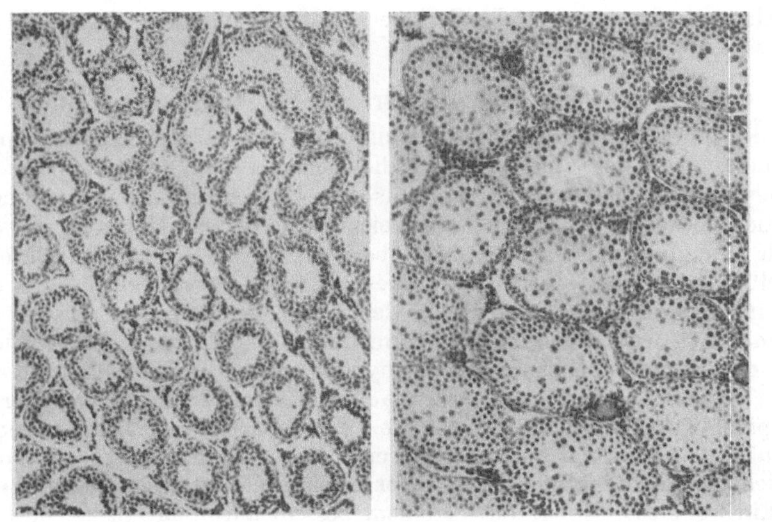

Abb. 10. a) Hoden einer im infantilen Alter hypophysektomierten Ratte, 16 Tage nach der Operation. Atrophie der Tubuli und des interstitiellen Gewebes. Testesgewicht 140 mg, Samenblasengewicht 7 mg. b) Hoden eines hypophysektomierten Kontrolltieres, das nach der Operation 12 Tage mit gereinigtem Follikelreifungshormon behandelt wurde. Stimulierung der Tubuli, Atrophie des interstitiellen Gewebes. Testesgewicht 720 mg, Samenblasengewicht 6 mg. (Nach Evans.)

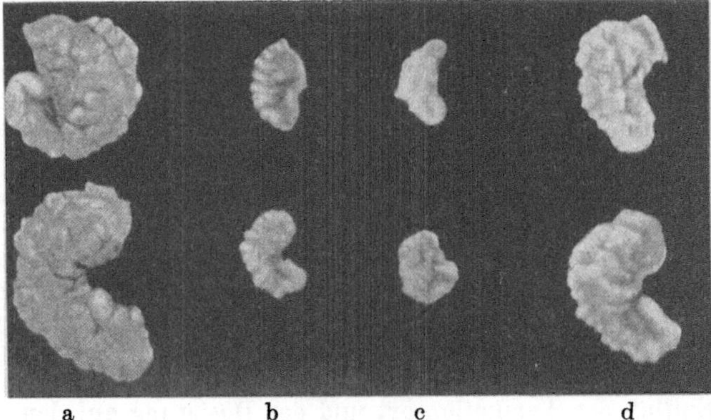

Abb. 11a bis d. Der Einfluß von gereinigtem Follikelreifungshormon und von Luteinisierungshormon auf die Samenblasen von hypophysektomierten erwachsenen Ratten. (Nach Greep und Fevold.)
a) Normale ausgewachsene Ratte. b) Ausgewachsene Ratte 15 Tage nach der Hypophysektomie. c) Ausgewachsene Ratte 15 Tage nach der Hypophysektomie mit gereinigtem Follikelreifungshormon behandelt. d) Ausgewachsene Ratte 15 Tage nach der Hypophysektomie mit gereinigtem Luteinisierungshormon behandelt.

Granulosazellen des Ovariums und die Tubuli und die Spermatogenese des Hodens stimuliert, während es dagegen auf das interstitielle Gewebe und die Theca interna des Ovariums sowie auf das interstitielle Gewebe des Hodens keinen Einfluß besitzt. Umgekehrt stimuliert das Luteinisierungshormon das akzessorische Gewebe und die akzessorischen Genitalorgane, ohne einen nachweisbaren Einfluß auf das germinative Gewebe zu besitzen. Damit ist gleichzeitig auch erwiesen, daß die Leydigschen Zwischenzellen bei der Ratte die Bildung der männlichen Keimdrüsenhormone bewirken, wie es aus dem gleichzeitigen Wachstum der Samenblase und der anderen Nebenorgane hervorgeht.

Bei jungen Hähnen wird dagegen nach den Untersuchungen von Brenman[1] durch Behandlung mit reinem Follikelreifungshormon ein Wachstum der Tubuli mit einem gleichzeitigen Kammwachstum erzielt, während dagegen das Luteinisierungshormon das interstitielle Gewebe stimuliert, ohne die Kammbildung zu beeinflussen.

6. Die Testierung der gonadotropen Vorderlappenhormone.

Bei der quantitativen Standardisierung der gonadotropen Vorderlappenwirkung muß man davon ausgehen, daß die gonadotropen Vorderlappenextrakte entsprechend ihrer Zusammensetzung aus dem Follikelreifungshormon und dem Luteinisierungshormon ein Gemisch zweier gonadotroper Hormone darstellen, die beide eine unterschiedliche Wirkung besitzen und die sich auch in ihrer Wirkung selbst gegenseitig beeinflussen. Dieser Umstand erschwert die Standardisierung um so mehr, als der jeweilige Gehalt der Hypophyse an diesen beiden Faktoren bei den einzelnen Tierarten, und auch der Hormongehalt in den aus Harn und Blut gewonnenen Extrakten hypophysärer Bildung sehr unterschiedlich ist. Diese Schwierigkeiten werden weiterhin noch dadurch vergrößert, daß die Ansprechbarkeit der einzelnen für die Testierung in Frage kommenden Tierarten auf die beiden gonadotropen Hormone sehr unterschiedlich ist, und daß schließlich auch die Reaktionsfähigkeit der gleichen Tierart in sich sehr schwanken kann. Ein weiteres erschwerendes Moment besteht darin, daß bisher noch keine befriedigende Einigung über eine einheitliche Einheitengabe getroffen worden ist, und daß daher auch keine vergleichbaren Standardpräparate vorliegen. Dementsprechend sind die von den verschiedenen Autoren definierten Einheiten je nach der Ansprechbarkeit der zur Testierung gewählten Tierart, nach dem Geschlecht der Tiere und auch nach der Art der Injektionsbehandlung sehr unterschiedlich. Da weiterhin eine Testierung einer gonadotropen Wirkung außer an der Reaktion des Ovariums auch an der der Erfolgsorgane, wie der des Uterus oder der Scheide bzw. bei männlichen Tieren an der der Samenblase vorgenommen werden kann, ist die Zahl der Definition der Einheiten noch größer geworden.

Für die Standardisierung der gonadotropen Vorderlappenwirkung müssen folgende drei Testierungsmöglichkeiten unterschieden werden: die Standardisierung des Follikelreifungshormons, die des Luteinisierungshormons sowie die Testierung der gonadotropen Gesamtwirkung. Nach dieser Einteilung sollen in diesem Kapitel die gebräuchlichsten Methoden für die Auswertung der gonadotropen Vorderlappenwirkung dargestellt werden.

a) Der Einfluß der Appikationsart und der Dosierung auf den Ablauf der gonadotropen Vorderlappenwirkung.

Die gonadotrope Vorderlappenwirkung wird durch die Art der Applikation und die Art der Dosierung weitgehend beeinflußt. Nachdem Evans und Simpson[2] und Smith[3] die Unwirksamkeit der peroralen Verabreichung von Vorderlappengewebe nachgewiesen hatten, zeigten Jansen und Loeser[4] in quantitativen Untersuchungen, daß bei infantilen Ratten bei peroraler Applikation eine 100fach größere Vorderlappenmenge als bei parenteraler Zufuhr erforder-

---

[1] Brenman: Anat. Rec. **64**, 51 u. 211 (1935/36).
[2] Evans u. Simpson: Anat. Rec. **21**, 60 (1921).
[3] Smith: Amer. J. Physiol. **81**, 20 (1927).
[4] Jansen u. Loeser: Naunyn-Schmiedebergs Arch. **159**, 737 (1931).

lich ist, um eine Follikelreifung zu erzielen. ZONDEK[1] honnte bei infantilen Ratten erst durch Verfütterung von 500—700 RE. Prolan eine Follikelreifung und eine Corpus luteum-Bildung erzielen. Ebenso benötigte LÉPINE[2] für das Kaninchen bei peroraler Verabreichung eine 15—30fach größere Dosis als bei intravenöser Injektion. Beim Menschen konnte EHRHARDT[3] nach peroraler Verabreichung von 10000—16000 ME. Vorderlappenhormon oder von Prolan keine gonadotropen Wirkstoffe im Blut nachweisen. Ebenso berichteten auch BÜTTNER und MÜLLER[4], daß im Serum von Frauen nach peroraler Verabreichung von 36000—260000 RE. Prolan aus Schwangerenharn keine erhöhte gonadotrope Wirksamkeit festzustellen ist. Auch bei rectaler Verabreichung von 10000 bis 16000 ME. gonadotroper Vorderlappenhormone konnte EHRHARDT keine gonadotropen Wirkstoffe im Blute nachweisen. Ebenso ist die intraperitoneale Injektion von Vorderlappenextrakten bei Ratten nach den Feststellungen von JANSEN und LOESER, COLLIP und WILLIAMSON[5], FREUD u. v. a. wenig wirksam, und es wird außerdem durch eine intraperitoneale Injektionsbehandlung die Wirkung einer gleichzeitig verabreichten subcutanen Injektionsbehandlung gehemmt, wie es im Abschn. 13 dargestellt werden wird.

Nach den vergleichenden Untersuchungen von LOESER[6] nimmt die gonadotrope Wirksamkeit in der Reihenfolge intramuskuläre — subcutane — intraperitoneale Injektion ab. Die einmalige intravenöse Injektion ist bei der Ratte zweifach weniger wirksam als eine einmalige subcutane Injektion (HAMBURGER[7]).

Das Optimum der Wirkung wird bei der allgemein angewandten subcutanen Injektion erreicht, wenn die Gesamtdosis innerhalb von 2—3 Tagen auf 5—6 Injektionen verteilt gegeben wird. Die Tiere werden 100 Stunden nach der ersten Injektion getötet. Wenn dagegen die Gesamtdosis in einer einzigen Injektion zugeführt wird, so ist eine 4—5fach größere Hormonmenge und bei einer intravenösen Injektion die 8fach größere Dosis zur Erzielung der gleichen gonadotropen Wirkung erforderlich (HAMBURGER).

Wird die Behandlung mit gonadotropen Vorderlappenextrakten über ein Intervall von 12—15 Tagen weitergeführt, so tritt allmählich trotz anhaltender Hormonzufuhr eine Rückbildung der Ovarien ein. Diese Erscheinung wird nach den Beobachtungen von COLLIP auf die zunehmende Bildung von antigonadotropen Stoffen im Blute der behandelten Tiere zurückgeführt.

b) Die Testierung des Follikelreifungshormons.

α) Die Testierung an dem Schollenstadium der Scheidenschleimhaut.

Die Auswertung des Follikelreifungshormons kann nach dem Vorgehen von ZONDEK auf indirektem Wege an dem Auftreten der Brunstreaktion in der Scheidenschleimhaut erfolgen, wobei das Auftreten des Schollenstadiums als Maßstab für die unter der Vorderlappenwirkung auftretende Reifung der Follikel und die Bildung von Follikelhormonen dient. Diese indirekte Testierung an der aufgetretenen Brunst ist einfacher und exakter durchzuführen als die planimetrische Messung der Follikelreifung, und es lassen sich mit dieser Methode bereits sehr kleine Hormonmengen testieren, die noch keine nachweisbare Ver-

[1] ZONDEK: Die Hormone des Ovariums und des Hypophysenvorderlappens. Wien 1935.
[2] LÉPINE: C. r. Soc. Biol. Paris **107**, 127 (1931).
[3] EHRHARDT: Z. Gynäk. **1930**, 2947.
[4] BÜTTNER u. MÜLLER: Z. Geburtsh. **119**, 148 (1939).
[5] COLLIP u. WILLIAMSON: Canad. med. Assoc. J. **34**, 484 (1936).
[6] LOESER: Naunyn-Schmiedebergs Arch. **159**, 657 (1931).
[7] HAMBURGER: Quart. J. Pharmacy **11**, 186 (1938).

größerung der Follikel bewirken. Bei dieser Testierung wird das in den Extrakten enthaltene Luteinisierungshormon nicht miterfaßt.

Als Testtiere werden nach ZONDEK 6—8 g schwere infantile Mäuse verwandt. Die Tiere erhalten innerhalb der ersten 2 Tage 6 subcutane Injektionen des auszuwertenden Extraktes und werden 100 Stunden nach der ersten Injektion getötet. Vom 3. Behandlungstage an werden 2mal täglich Scheidenabstriche gemacht. Die kleinste Extraktmenge, die bei drei von sechs Tieren ein Schollenstadium in der Scheidenschleimhaut als Zeichen der Brunst bewirkt, wird als 1 ME. Follikelreifungshormon bezeichnet.

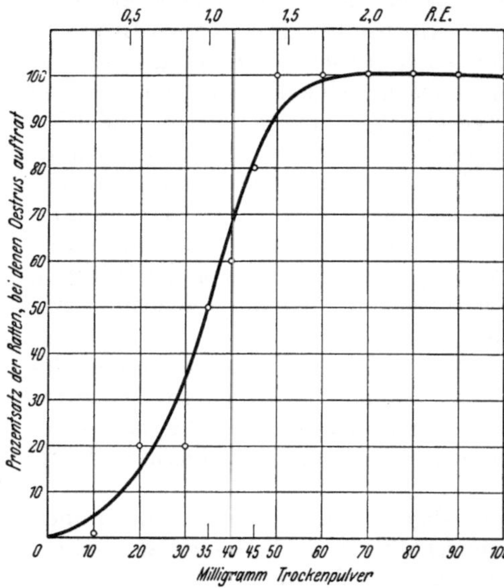

Abb. 12. Die Kurve zeigt das Verhältnis zwischen der Oestrus erzeugenden Dosis Standardpulver und dem Prozentsatz von Ratten, bei denen mindestens einmal Oestrus auftrat. Die Auswertung jeder Dosis erfolgte an 10 Ratten. Die Reaktionszeit betrug 100 Stunden. (Nach LOESER.)

Die Testierung des Follikelreifungshormons kann nach dem Vorschlag von LOESER[1] in der gleichen Weise auch an infantilen Ratten vorgenommen werden, jedoch ist bei gleicher Versuchsanordnung eine 2—3fache größere Hormonmenge als bei der Maus erforderlich, um bei der Ratte ein Schollenstadium zu erzielen. So entspricht nach den Angaben von HAMBURGER[2], LAUTENSCHLÄGER[3] und von NELSON[4] 1 RE. = 2 bis 3 ME., so daß die Testierung an der infantilen Ratte für den Nachweis kleiner Mengen von hypophysären gonadotropen Hormonen weniger geeignet ist. LOESER verwendet 25—40 g schwere infantile Ratten, die in Gruppen zu je 10 Tieren eine intramuskuläre Injektion von Vorderlappenextrakten erhalten. Diejenige Dosis, die bei 50% der Tiere innerhalb von 48—100 Stunden das Auftreten eines Schollenstadiums auslöst, wird als eine RE. bezeichnet. Die in der Abb. 12 dargestellte Dosiswirkungskurve gibt das Verhältnis zwischen der Größe der Hormonmenge und der Häufigkeit des Schollenstadiums in den einzelnen Tiergruppen wieder.

β) Die Testierung an dem Uterusgewicht.

Eine ähnliche indirekte Testierung des Follikelreifungshormons aus dem Vorderlappen haben LEVIN und TYNDALE[5] beschrieben, indem sie an Stelle der Brunstreaktion der Scheidenschleimhaut die Zunahme der Uterusgewichte als Maßstab für die Bildung von Follikelhormon in den durch die Vorderlappenextrakte zur Reifung gebrachten Follikel wählen. Sie verwenden infantile, 21—23 Tage alte Mäuse, die in Gruppen zu je 5 Tieren an drei aufeinanderfolgenden Tagen je eine subcutane Injektion erhalten. Die Tiere werden 72 Stunden nach der Injektion getötet, da bereits zu dieser Zeit das Maximum der Wirkung erreicht ist und bei 96stündiger Versuchsdauer bereits wieder geringere

[1] LOESER: Naunyn-Schmiedebergs Arch. **159**, 657 (1931).
[2] HAMBURGER: C. r. Soc. Biol. Paris **112**, 99 (1933).
[3] LAUTENSCHLÄGER: Med. u. Chem. **1934**, Nr 2.
[4] NELSON: J. of Pharmacol. **54**, 378 (1935).
[5] LEVIN u. TYNDALE: Endocrinology **21**, 619 (1937).

Uterusgewichte gefunden werden (DELFS[1]). Die Uteri werden dann von ihrem Mesenterium freipräpapiert und gewogen, nachdem die Innenflüssigkeit durch Absaugen mittels Filtrierpapiers entfernt ist. Eine Gewichtszunahme von 100 bis 150% wird von ihnen als eine Mäuse-Uterus-Einheit bezeichnet. Der Ablauf dieser Wirkung wird durch die Dosiswirkungskurve in Abb. 13 dargestellt. Da die Gewichtszunahme der Uteri größer als die der Ovarien ist, können mit dieser Methode noch verhältnismäßig kleine Hormonmengen nachgewiesen werden. Außerdem soll sie nach den Angaben der Autoren auch eine genauere quantitative Auswertung ermöglichen als alle anderen Testierungsverfahren. Sie wird hauptsächlich für die Auswertung der gonadotropen Extrakte aus dem Harn klimakterischer Frauen empfohlen, die besonders reich an Follikelreifungshormon sind, und die nur sehr kleine Mengen von Luteinisierungshormon enthalten. Dagegen ist die Brauchbarkeit dieser Methode für die Auswertung von Vorderlappenextrakten, die reich an Luteinisierungshormon sind, wie z. B. die Hypophyse von Schafen, weniger geeignet, weil offenbar der Ablauf der Entwicklung des Uterus durch die Corpus luteum-Bildung gehemmt wird.

Neuerdings hat SCENDI[2] an der WAGNERschen Klinik die Brauchbarkeit dieser Methode untersucht und empfiehlt sie ebenfalls für die Standardisierung der an Follikelreifungshormon reichen gonadotropen Extrakten aus dem Menopause-Harn. Nach den Feststellungen von SCENDI ist

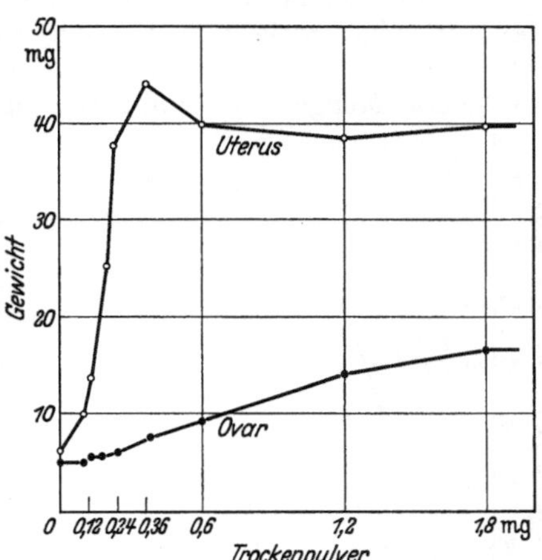

Abb. 13. Der Einfluß von gonadotropen Vorderlappenhormonen auf das Gewicht von Uterus und Ovar von infantilen Mäusen. (Nach LEVIN und TYNDALE.)

die Testierung an der Gewichtszunahme des Uterus etwa 4—5fach empfindlicher als die Auswertung an dem Schollenstadium der Scheide. Dagegen ist die Methode für die Auswertung von Extrakten, die große Mengen von Luteinisierungshormon enthalten, ungeeignet, da die Gewichtszunahme der Uteri durch die Bildung von Corpora lutea gehemmt wird.

Eine ähnliche Methode wurde von HAMBURGER und von CARTLAND und NELSON für die Standardisierung der gonadotropen Extrakte aus dem Serum von trächtigen Stuten angegeben und wird dort besprochen werden.

c) Die Testierung des Luteinisierungshormons.

Die Mehrzahl der für die Standardisierung des Luteinisierungshormons angegebenen Methoden sind nicht für eine quantitative Auswertung geeignet, sondern lassen lediglich eine annähernde Orientierung über die luteinisierende Wirkung der Extrakte zu. Für eine exakte Standardisierung des Luteinisierungshormons an weiblichen Tieren wäre entsprechend dem Vorschlag von SMITH eine Testierung an hypophysektomierten Tieren zu fordern. Wie bereits in dem vorausgehenden Kapitel betont wurde und im Abschn. 7, S. 229 noch näher dargestellt wird, ist die Wirkung des Luteinisierungshormons an eine vorausgehende Entwicklung der Follikel unter der Wirkung des Follikelreifungshormons ge-

---

[1] DELFS: Endocrinology **28**, 161 (1941).
[2] SCENDI: Arch. Gynäk. **169**, 594 (1939).

bunden. Durch die hiermit verbundene gesteigerte Bildung von Follikelhormon wird aber die luteinisierende Wirkung der eigenen Hypophyse der Testtiere so gesteigert (HOHLWEG), daß sie allein schon ausreicht, um die künstlich zur Reifung gebrachten Follikel zu luteinisieren. Aus diesem Grunde werden bei allen neueren Untersuchungen über die Wirkung des von dem Follikelreifungshormon getrennten reinen Luteinisierungshormons nur hypophysektomierte Tiere als Testtiere verwandt (vgl. Abschn. 5, S. 211). Jedoch sind quantitative Standardisisierungsmethoden noch nicht im einzelnen ausgearbeitet worden. Wenn man einen sicheren Anhaltspunkt über die Anwesenheit von Luteinisierungshormon gewinnen will, so empfiehlt es sich nach dem Vorgehen von FEVOLD[1] eine Serie von hypophysektomierten infantilen Ratten über einen Intervall von mindestens 5 Tagen mit den zu prüfenden Extrakten, die eine genügende Menge von Follikelreifungshormon zur vorbereitenden Entwicklung der Follikel enthalten müssen, zu behandeln und die Tiere 2—3 Tage nach der letzten Injektion zu töten. Finden sich bei den behandelten Tieren Corpora lutea, so enthält der Extrakt Luteinisierungshormon; werden dagegen nur reife Follikel gefunden, so liegt ein reines und von Luteinisierungshormon freies Follikelreifungshormon vor.

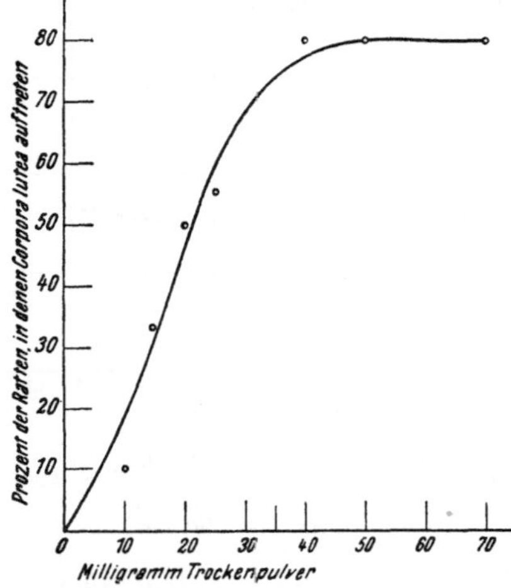

Abb. 14. Der Einfluß von Vorderlappenextrakten auf die Bildung von Corpora lutea im Ovarium von infantilen Ratten. (Nach JANSSEN und LOESER.)

α) Die Testierung an weiblichen Tieren.

Für eine annähernde Orientierung über die luteinisierende Wirkung der Vorderlappenextrakte kann die von ZONDEK angegebene Methode verwandt werden. Als Testtiere dienen 6—8 g schwere infantile Mäuse, die an 2 aufeinanderfolgenden Tagen 6 subcutane Injektionen erhalten und die 100 Stunden nach der ersten Injektion getötet werden. ZONDEK bezeichnet die kleinste Hormonmenge als 1 ME. Luteinisierungshormon, die bei der histologischen Untersuchung der Ovarien bei einem von 6 Tieren die Bildung von Corpora lutea bewirkt, wobei der Nachweis eines einzigen Corpus luteums als ausreichend angesehen wird. Bei Verwendung von infantilen Ratten empfiehlt ZONDEK, die Tiere erst 120 Stunden nach der Injektion zu töten, da der Ablauf der Corpus luteum-Bildung bei der Ratte längere Zeit beansprucht als bei der Maus.

Eine exaktere Standardisierungsmethode haben JANSEN und LOESER[2] angegeben. Sie verwenden zur Testierung des Luteinisierungshormons infantile Ratten im Gewicht von 40—50 g, die innerhalb von 48 Stunden 6 intraperitoneale Injektionen erhalten und 100 Stunden nach der letzten Injektion getötet werden. Für jede Auswertung werden 10 Tiere verwandt. Die Autoren bezeichnen die Wirkung derjenigen Hormonmenge, die bei 50% der Versuchstiere zur Bildung von Corpora lutea oder von Corpora lutea atretica führt, als eine RE. Luteinisierungshormon. Die Dosiswirkungskurve in Abb. 14 veranschaulicht den Ablauf dieser Wirkung.

---

[1] FEVOLD: Cold Spring Harbour Symp. on quant. Biol. 1, 93 (1937).
[2] JANSEN u. LOESER: Naunyn-Schmiedebergs Arch. 151 188 (1930).

β) Die Testierung an männlichen Tieren.

Neuerdings hat FEVOLD[1] eine Standardisierungsmethode des Luteinisierungshormons an männlichen Ratten angegeben, die eine vorbereitende Behandlung der Tiere mit Follikelreifungshormon nicht erforderlich macht, so daß damit gleichzeitig auch die sonst während der Vorbehandlung eintretende Zunahme der luteinisierenden Wirkung der eigenen Hypophyse wegfällt. Das Prinzip der Methode geht davon aus, daß das Luteinisierungshormon ausschließlich die interstitiellen Zellen des Hodens stimuliert, ohne den tubulären Anteil zu beeinflussen, wie es im Abschn. 5, S. 216 dargestellt ist. Der Grad dieser Stimulierung des interstitiellen Gewebes kann indirekt an der Zunahme der Samenblasengewichte abgelesen werden. Zur Testierung behandelt FEVOLD 22 Tage alte männliche Ratten 5 Tage lang mit 2 Injektionen täglich und bestimmt am 6. Tage das Gewicht der Samenblase. Eine Gewichtszunahme von 100% wird als die Wirkung einer E. Luteinisierungshormon definiert. Die Methode ermöglicht eine verhältnismäßig exakte Testierung des Luteinisierungshormons, jedoch ist die Empfindlichkeit dieser Testmethode etwa 5—6fach geringer als die Testierung an weiblichen Tieren.

d) Die Testierung der gonadotropen Vorderlappenwirkung an der Steigerung der Ovarialgewichte.

Die Auswertung der gonadotropen Vorderlappenwirkung ist von zahlreichen Autoren auch an der Zunahme der Ovarialgewichte von infantilen Tieren durchgeführt worden, die in einem bestimmten Verhältnisse zur Größe der zugeführten Hormonmenge steht. Bei dieser Standardisierung wird im Gegensatz zu den bisher beschriebenen Methoden die Wirkung beider gonadotropen Hormone erfaßt.

Die am besten ausgearbeitete Methode ist die von DEANESLY[2] angegebene. Nach den Feststellungen von DEANESLY verläuft die Gewichtszunahme der Ovarien von infantilen Ratten nach Zufuhr von steigenden Dosen von Vorderlappenextrakten in dem Gewichtsbereich von 30—80 mg am meisten nach Art einer linearen Kurve, so daß die Standardisierung am zweckmäßigsten in diesem Intervall vorgenommen wird, wie es aus der Dosiswirkungskurve in Abb. 15 hervorgeht. DEANESLY definiert daher die Wirkung derjenigen Dosis als 1 RE., die eine Steigerung der Ovarialgewichte von ihrem Ausgangswert von 10 mg auf 60 mg bewirkt. Zur Testierung werden weibliche infantile Ratten im Gewicht von 40—50 g verwandt, die in Gruppen zu je 10 Tieren 5 Tage lang täglich eine Injektion erhalten, und die am 6. Tage getötet werden. Die

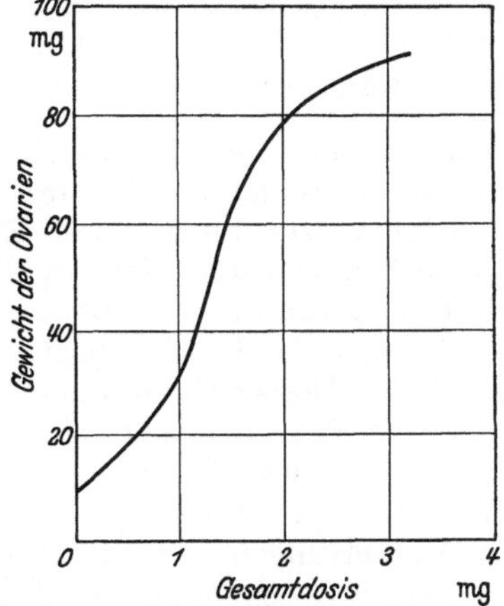

Abb. 15. Der Einfluß von Vorderlappenextrakten auf das Gewicht der Ovarien von infantilen Ratten. (Nach DEANESLEY.)

Fehlergrenze dieser Methode ist verhältnismäßig gering und beträgt ±9,6%. Der Nachteil dieser Testierung besteht aber darin, daß sehr große Mengen von Vorderlappenextrakten erforderlich sind, um bei der an sich auf Vorderlappenextrakte schlecht ansprechenden infantilen Ratte die verhältnismäßig große Steigerung der Ovarialgewichte auf 60 mg, die der Einheitenangabe von DEANESLY zugrunde gelegt ist, zu erzielen.

---

[1] FEVOLD: Endocrinology **24**, 435 (1939).
[2] DEANESLY: Quart. J. Pharmacy **8**, 651 (1935).

e) Der Ovulationstest am Kaninchen.

Die Testierung der gonadotropen Vorderlappenextrakte an ihrer ovulations-auslösenden Wirkung wurde insbesondere von HILL, WHITE und PARKES[1] bei geschlechtsreifen, isoliert gehaltenen Kaninchen ausgearbeitet. Bei dieser Testierung wird in erster Linie die Wirkung des Luteinisierungshormons erfaßt, wenn auch die Auslösung der Ovulation an die gleichzeitige Mitwirkung kleiner Mengen von Follikelreifungshormon gebunden ist (vgl. Abschn. 5, S. 215).

Die Autoren verwenden für diese Testierung ausgewachsene Kaninchen, die 5 Wochen vor Versuchsbeginn isoliert worden sind. Da die Ovulation physiologischerweise nur durch die Bespringung ausgelöst wird, finden sich in den Ovarien dieser Tiere zahlreiche sprungreife Follikel aber keine Corpora lutea. Daher kann der Follikelsprung bereits durch eine intravenöse Injektion von gonadotropen Vorderlappenextrakten ausgelöst werden, und es finden sich bei der 24 Stunden später vorgenommenen Laparotomie und Inspektion der Ovarien zahlreiche Blutpunkte, die sich in Form von kleinen stark vascularisierten Erhebungen über die glatte Oberfläche des Ovariums vorwölben.

HILL, WHITE und PARKES verwenden für jede Standardisierung 20 Kaninchen, die mit abgestuften Extraktmengen behandelt werden. Der Prozentsatz der Tiere, bei denen in jeder Gruppe eine Ovulation aufgetreten ist, dient als Maßstab für die Wirkung. Aus diesem Wert und aus der zugeführten Dosis wird eine Dosiswirkungskurve konstruiert, die in Abb. 16 dargestellt ist. Die Autoren bezeichnen die Wirkung derjenigen Dosis, die bei 50% der Tiere eine Ovulation erzeugt, als eine KanE. Für die Auswertung eines unbekannten Extraktes empfehlen die Autoren zunächst eine orientierende Auswertung an 6 bis 8 Tieren vorzunehmen, deren Ergebnis möglichst in das Ovulationsintervall von 30—70% fallen soll. Nach dem Ausfall dieses Versuches wird die Dosis so korrigiert, daß für die Endauswertung der erhaltene Prozentsatz der Ovulationen möglichst nahe an 50% liegt. An Hand einer mit einem Standardpräparat gewonnenen Dosiswirkungskurve wird dann die Menge, die tatsächlich eine Ovulation von 50% erzielt, errechnet. Wenn z. B. 0,5 mg eines unbekannten Vorderlappenpräparates bei 60% der Tiere eine Ovulation erzielt (1,2 E.), so liegt der Wert für 1 E. bei 0,4 mg. Die Tiere können 3 Wochen nach dem Versuch erneut zu Auswertungen verwandt werden, jedoch dürfen sie nicht mehr als 3 mal in den Versuch genommen werden. Das Körpergewicht der Tiere hat keinen Einfluß auf den Ablauf der Reaktion.

Dieser Test hat den Vorteil, daß er nur eine einzige Injektion erfordert, und daß der Versuch innerhalb von 24 Stunden beendet ist. Weiterhin ist auch die Empfindlichkeit der Testmethode sehr groß, indem z. B. im Vergleich mit der Standardisierung an dem Ovarialgewicht von Ratten nach DEANESLY nur der $1/120$. Teil einer RE. für 1 KanE. erforderlich ist. Andererseits erfordert die Methode aber ein sehr großes Tiermaterial, und es müssen zahlreiche Laparotomien ausgeführt werden, so daß dieses Verfahren verhältnismäßig wenig Anwendung gefunden hat.

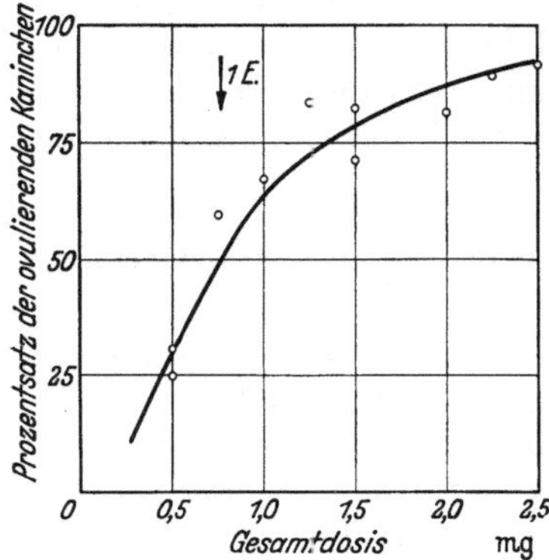

Abb. 16. Der Einfluß von Vorderlappenextrakten auf die Ovulation von Kaninchen.
(Nach HILL, PARKES und WHITE.)

---

[1] HILL, WHITE u. PARKES: J. of Physiol. **81**, 335 (1934).

Beim Vergleich mit dem Ausfall der übrigen Testierungsmethoden ergibt der Ovulationstest abweichende Resultate, da er von ganz anderen Voraussetzungen ausgeht als die Testierung an den Ovarien von infantilen Ratten oder Mäusen (vgl. hierzu Abschn. 5, S. 215). So sind Extrakte, die viel Follikelreifungshormon und wenig Luteinisierungshormon enthalten, wie die aus der Hypophyse oder aus dem Harn von Kastraten gewonnenen gonadotropen Extrakte, weniger wirksam als die an Luteinisierungshormon reichen Extrakte aus Schafshypophysen (und die aus Schwangerenharn gewonnenen gonadotropen Extrakte). Dementsprechend fand HILL[1] bei Verwendung des Ovulationstestes nach der Kastration eine Abnahme der gonadotropen Wirksamkeit der Hypophyse von Katzen und von Kaninchen, während mit den übrigen Testmethoden eine beträchtliche Zunahme der gonadotropen Wirksamkeit und insbesondere des Gehaltes an Follikelreifungshormon gefunden wird.

7. Der Einfluß der Keimdrüsenfunktion auf die gonadotrope Wirksamkeit der Hypophyse.

a) Der Hormongehalt der Hypophyse von Feten und von Neugeborenen.

Die gonadotrope Wirksamkeit der Hypophyse wird durch das Geschlecht und durch die Geschlechtsfunktion weitgehend beeinflußt. So ist der absolute Hormongehalt der Hypophyse infantiler Tiere beträchtlich geringer als der von geschlechtsreifen Tieren (BACON[2], SVEZY[3], RIDDLE[4], SIGMUND und MAHNERT[5]). Das gleiche gilt auch nach den Beobachtungen von SIGMUND und MAHNERT, SCHULTZE-RHONHOFF und NIEDENTHAL[6], PHILIPP[7], WIRZ[8] und von SCHOKAERT und SIEBKE[9] für die menschliche Hypophyse. Es werden zwar schon bei menschlichen Feten im 5.—6. Embryonalmonat gonadotrope Hormone in der Hypophyse gefunden, die aber erst bei Implantation einer halben bis einer ganzen Drüse bei infantilen Mäusen eine Follikelreifung be-

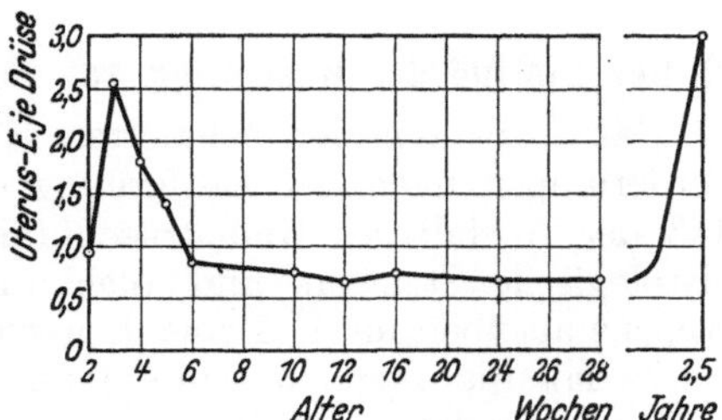

Abb. 17. Der Einfluß des Alters und der Geschlechtsfunktion auf die gonadotrope Wirksamkeit der Hypophyse von weiblichen Ratten. (Nach LAUSEN, HOLDEN und SEVERINGHAUS.)

wirken. Ebenso enthält auch die Hypophyse von Neugeborenen und die von Kleinkindern nur sehr geringe Mengen von Follikelreifungshormon, und zwar sind nach den Feststellungen von WIRTZ etwa 1 ME. Follikelreifungshormon in einer Hypophyse enthalten. Erst mit Eintritt der Pubertät nimmt dann die gonadotrope Wirksamkeit der Hypophyse zu, und sie besitzt von diesem Zeitpunkt an in zunehmendem Maße auch eine luteinisierende Wirkung. So enthält die Hypophyse von Kindern bis zum 12. Lebensjahr nach den Untersuchungen von WITSCHLI, GARDNER und RILEY[10] im Gramm acetongetrockneter Drüse im Mittel nur 20 RE. und erreicht nach der Geschlechtsreife bei der Frau Werte von 150—200 RE. und bei Männern

[1] HILL: J. of Physiol. 83, 137 (1934).
[2] BACON: Amer. J. Obstetr. 19, 352 (1930).
[3] SVEZY: Endocrinology 18, 619 (1934).
[4] RIDDLE: Proc. Soc. exper. Biol. a. Med. 32, 610 (1933).
[5] SIGMUND u. MAHNERT: Münch. med. Wschr. 1928, 1835.
[6] SCHULTZE-RHONHOFF u. NIEDENTHAL: Z. Gynäk. 1929, 904.
[7] PHILIPP: Z. Gynäk. 1930, 1558.
[8] WIRZ: Z. Geburtsh. 104, 293 (1933).
[9] SCHOKAERT u. SIEBKE: Z. Gynäk. 97, 2774 (1933).
[10] WITSCHLI, GARDNER u. RILEY: Endocrinology 26, 565 (1940).

500—2000 RE. (vgl. S. 236). Nach den Beobachtungen von LAUSEN, HOLDEN und SEVERINGHAUS[1] erfolgt bei weiblichen Ratten vor Beginn der Pubertät eine starke Zunahme des Hormongehaltes der Hypophyse, der von 1 RE. in der 2. Lebenswoche auf 2,6 E. in der 3. Woche ansteigt, um dann von der 7. Lebenswoche wieder auf ein gleichbleibendes Niveau von 0,8 E. abzufallen (vgl. Abb. 17).

b) Der Einfluß des Geschlechts auf die gonadotrope Wirksamkeit der Hypophyse.

Der Einfluß des Geschlechtes äußert sich darin, daß die Hypophyse weiblicher infantiler Ratten nach den Beobachtungen von CLARK[2] und von McQUEEN-WILLIAMS[3] bis zum 21. Tage einen größeren Hormongehalt aufweist als die der männlichen Tiere. Mit Eintritt der Geschlechtsreife ändert sich dieses Verhältnis dahin, daß jetzt die Hypophyse männlicher Ratten, wie auch die der meisten anderen Versuchstiere, einen größeren Hormongehalt aufweist als die der weiblichen Tiere (CLARK, EVANS und SIMSON[4], SMITH, SEVERINGHAUS und LEONARD[5], NELSON[6]). Nach den Untersuchungen von NELSON ist der Hormongehalt der Hypophyse männlicher Ratten um etwa 50% höher als die der weiblichen Tiere. Beim Menschen fanden allerdings SCHOKAERT und SIEBKE in der Hypophyse von Frauen einen etwas höheren Hormongehalt als in der von Männern, während dagegen WITSCHLI, GARDNER und RILEY eine wesentlich größere gonadotrope Wirksamkeit der Hypophyse von Männern nachweisen konnten (vgl. S. 236).

c) Der Einfluß der Kastration auf die gonadotrope Wirksamkeit der Hypophyse.

Das Auftreten der bekannten Kastrationsveränderungen im Hypophysenvorderlappen nach der Entfernung der Keimdrüsen weist bereits darauf hin, daß der Ausfall der Keimdrüsenfunktion einen tiefgreifenden Einfluß auf die histologische Struktur und auch auf die sekretorische Funktion des Vorderlappens ausüben muß. Dementsprechend zeigten ENGLE[7] und EVANS und SIMSON[8], daß die Hypophysenimplantate von kastrierten Ratten eine bedeutend größere gonadotrope Wirksamkeit besitzen, als die der nichtkastrierten Kontrolltiere. So betrugen nach den Angaben von EVANS und SIMSON die Ovarialgewichte der mit den Kastratenhypophysen behandelten infantilen Ratten 113 mg, während die Ovarien der mit den Hypophysen von nichtkastrierten Kontrolltieren behandelten infantilen Ratten nur 19,5 mg schwer waren. Ähnliche Befunde wurden bei Ratten auch von HOHLWEG und DOHRN[9], EMANUEL[10], HIGUCHI[11], SIEGERT[12], MEYER, LEONARD, HISAW und MARTIN[13], bei Meerschweinchen von NELSON[14] und bei Kaninchen von PHILIPP erhoben. Der zeitliche Ablauf der Zunahme der gonadotropen Wirksamkeit der Hypophyse nach der Kastration geht aus den in den Abb. 17 und 18 wiedergegebenen quantitativen Untersuchungen

[1] LAUSEN, HOLDEN u. SEVERINGHAUS: Amer. J. Physiol. **125**, 396 (1939).
[2] CLARK: Anat. Rec. **61**, 175 (1935).
[3] McQUEEN-WILLIAMS: Proc. Soc. exper. Biol. a. Med. **32**, 1051 (1935).
[4] CLARK, EVANS u. SIMSON: Amer. J. Physiol. **89**, 379 (1929).
[5] SMITH, SEVERINGHAUS u. LEONARD: Anat. Rec. **57**, 177 (1933).
[6] NELSON: Proc. Soc. exper. Biol. a. Med. **32**, 1605 (1935).
[7] ENGLE: Amer. J. Physiol. **88**, 101 (1929).
[8] EVANS u. SIMPSON: Amer. J. Physiol. **89**, 371 (1928).
[9] HOHLWEG u. DOHRN: Wien. Arch. inn. Med. **21**, 337 (1931).
[10] EMANUEL: C. r. Soc. Biol. Paris **106**, 571 (1931).
[11] HIGUCHI: Z. Gynäk. **1931**, 2341.
[12] SIEGERT: Arch. Gynäk. **152**, 25 (1932).
[13] MEYER, LEONARD, HISAW u. MARTIN: Endocrinology **16**, 655 (1932).
[14] NELSON: Anat. Rec. **57**, 144 (1933).

von Lausen, Holden und Severinghaus[1] hervor. Auch bei männlichen Tieren wurde eine Zunahme der gonadotropen Wirksamkeit der Hypophyse festgestellt, die allerdings geringer ist als bei weiblichen Tieren.

Ein sehr eindrucksvolles Bild von der nach der Kastration auftretenden Zunahme der gonadotropen Vorderlappenwirkung ergeben die Parabioseversuche, wie sie von Matsujama[2], Kallas[3], Martins und Rocha[4], Martins und de Nello[5], Möller-Christensen[6], Witschli und Levin[7], Cutuly und Cutuly[8], Meyer und Hertz[9] u. v. a. vorgenommen worden sind. Vereinigt man zwei infantile Ratten parabiotisch miteinander und kastriert den einen Partner, so tritt bei dem anderen Tier eine sexuelle Frühreife mit einer Follikelreifung und einer Corpus luteum-Bildung auf, oder es wird eine Stimulierung der Testes beobachtet, wenn es sich um eine Parabiose zwischen einem männlichen und einem weiblichen Tier handelt. Diese Stimulierung der Keimdrüsen wird durch die erhöhte gonadotrope Tätigkeit der Kastratenhypophyse (Kastrohormone von Matsujama) bedingt, denn wenn man die Hypophyse des kastrierten infantilen Partners entfernt, so bleibt die Stimulierung der Keimdrüsen des anderen Tieres aus (Martins und de Nello).

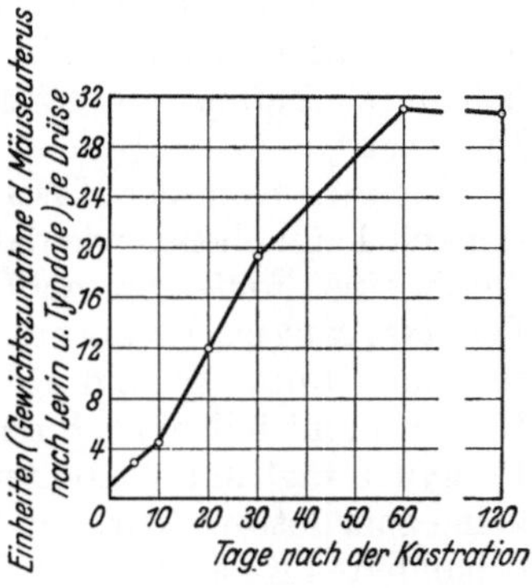

Abb. 18. Der Einfluß der Kastration auf die gonadotrope Wirksamkeit der Hypophyse von geschlechtsreifen weiblichen Ratten. (Nach Lausen c. s.)

Auch die menschliche Kastratenhypophyse enthält nach den Feststellungen von Philipp[10], Schokaert und Siebke[11] und von Zondek einen erhöhten Gehalt an gonadotropen Hormonen, ebenso wie der Gehalt der Hypophyse von Frauen im geschlechtsreifen Alter von 150—200 RE. im Gramm acetongetrockneter Drüse nach dem 45. Lebensjahr auf 1000—4000 E. und bei Männern von 500—2000 E. auf 100—4000 E. ansteigt (Witschli, Gardner und Riley; vgl. S. 236). Weiterhin sei auch in diesem Zusammenhang auf die erhöhte Ausscheidung von gonadotropen Hormonen im Urin von kastrierten und von klimakterischen Frauen hingewiesen (vgl. Abschn. 10, S. 239).

Die nach der Kastration auftretende Zunahme der gonadotropen Wirksamkeit der Hypophyse wird — wie in dem Abschn. 11 noch näher ausgeführt ist — in erster Linie durch die erhöhte Bildung von Follikelreifungshormon bedingt.

d) Der Einfluß der weiblichen Keimdrüsenhormone auf die gonadotrope Wirksamkeit des Hypophysenvorderlappens.

Wie durch die Kastration, so wird auch durch Zufuhr von Keimdrüsenhormonen ein tiefgreifender Einfluß auf die gonadotrope Wirksamkeit der Hypophyse ausgeübt. So berichteten Siegmund[12] und Mahnert[13] bereits 1928, daß

---

[1] Lausen, Holden u. Severinghaus: Endocrinology 25, 47 (1939).

[2] Matsujama: Frankf. Z. Path. 25, 436 (1921).

[3] Kallas: Pflügers Arch. 223, 232 (1932).

[4] Martins u. Rocha: C. r. Soc. Biol. Paris 105, (1930).

[5] Martins u. de Nello: C. r. Soc. Biol. Paris 107, 1258 (1934).

[6] Möller-Christensen: Acta path. scand. (Kobenh.) Suppl.-H. 22.

[7] Witschli u. Levin: Proc. Soc. exper. Biol. a. Med. 32, 101 (1934).

[8] Cutuly u. Cutuly: Proc. Soc. exper. Biol. a. Med. 37, 477 (1937).

[9] Meyer u. Hertz: Amer. J. Physiol. 120, 232 (1937).

[10] Philipp: Z. Gynäk. 1930, 3076.

[11] Schokaert u. Siebke: Z. Gynäk. 97, 2774 (1933).

[12] Siegmund: Arch. Gynäk. 139, 521 (1930).

[13] Mahnert: Z. Gynäk. 1928, 1758.

bei infantilen Mäusen, denen Ovarialgewebe transplantiert worden war, durch eine gleichzeitige Transplantation von Vorderlappengewebe eine geringere gonadotrope Wirkung erzielt wurde als bei den Kontrolltieren. In Übereinstimmung hiermit fanden MEYER, LEONARD, HISAW und MARTIN[1] bei infantilen Ratten, die 30 Tage lang mit 2 RE. Oestron täglich behandelt worden waren, eine Abnahme des Hormongehaltes im Vorderlappen um etwa 40%. In der gleichen Weise nimmt auch die gonadotrope Wirksamkeit der Hypophyse von infantilen Ratten ab, wenn die eigene Follikelhormonproduktion künstlich durch Zufuhr von gonadotropen Extrakten gesteigert wird (KUSCHINSKY[2], LEONARD[3]).

Auch die nach der Kastration auftretende Zunahme der gonadotropen Wirksamkeit kann ebenso wie das Auftreten von Kastrationszellen in der Hypophyse durch eine Follikelhormonbehandlung verhindert werden, wie HOHLWEG und DOHRN[4], MEYER, LEONARD, HISAW und MARTIN[1], CLAUBERG und BREIPOHL[5] u. a. zeigten. HOHLWEG und DOHRN behandelten infantile weibliche und männliche Ratten unmittelbar nach der Kastration beginnend 3 Wochen lang mit $^1/_{30}$ RE. Progynon täglich und stellten fest, daß die Hypophysentransplantate dieser Tiere keine gonadotrope Wirkung bei infantilen Ratten zeigten, während die der nichtbehandelten Kastraten eine Follikelreifung und Corpus luteum-Bildung bewirkten. Bei männlichen kastrierten Tieren muß nach den Feststellungen von HOHLWEG und DOHRN die 10—20fache Menge Follikelhormon und nach NELSON und GALLAGHER[6] die 5fache Menge injiziert werden, um den hormonalen Kastrationseffekt und das Auftreten der Kastrationszellen zu verhindern. Ebenso läßt sich die bei parabiotischen Tieren nach der Kastration des einen Partners auftretende Stimulierung der Ovarien verhindern, wenn dem Kastraten Follikelhormon zugeführt wird, auch wenn es sich dabei um einen männlichen Kastraten handelt (KALLAS, MEYER und HERTZ).

In der gleichen Weise gelingt es auch bei kastrierten Frauen auftretende Zunahme der Ausscheidung von Follikelreifungshormon nach den Beobachtungen von BÜTTNER[7], ENGELHARDT und TSCHERNE[8], FRANK und SALMON[9], ALBRIGHT[10] und von RUST und HUBER[11], durch eine gleichzeitige Zufuhr von genügenden Dosen von Oestron zu verringern, wie es in

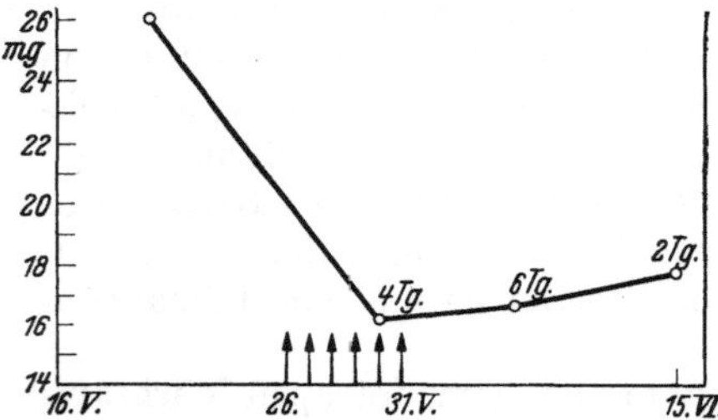

Abb. 19. Der Einfluß des Follikelhormons (6 Tage lang tgl. 10 mg Progynon B.) auf die Ausscheidung von gonadotropen Hormonen im Harn einer Kastratin, gemessen an den Ovarialgewichten von infantilen Mäusen (nach BÜTTNER).

der Abb. 19 dargestellt ist. Ebenso geht auch aus den klinischen Untersuchungen von SPIEGLER, SIEGERT und von TIETZE hervor, daß die Follikelreifung und der Follikelsprung bei der Frau durch eine vor dem Follikelsprung eingeleitete Behandlung mit Follikelhormon verzögert werden kann.

---

[1] MEYER, LEONARD, HISAW u. MARTIN: Proc. Soc. exper. Biol. a. Med. **27**, 702 (1930).
[2] KUSCHINSKY: Naunyn-Schmiedebergs Arch. **162**, 183 (1931).
[3] LEONARD: Anat. Rec. **57**, 45 (1935).
[4] HOHLWEG u. DOHRN: Klin. Wschr. **1932**, 233.
[5] CLAUBERG u. BREIPOHL: Arch. Gynäk. **158**, 567 (1934).
[6] NELSON u. GALLAGHER: Endocrinology **24**, 701 (1937).
[7] BÜTTNER: Gynäkologenkongreß 1935.
[8] ENGELHARDT u. TSCHERNE: Z. Gynäk. **1936**, 790.
[9] FRANK u. SALMON: Proc. Soc. exper. Biol. a. Med. **34**, 804 (1936).
[10] ALBRIGHT: Endocrinology **20**, 24 (1936).
[11] RUST u. HUBER: Arch. Gynäk. **170**, 193 (1940).

Während somit das Follikelhormon einen hemmenden Einfluß auf die follikelreifende Wirkung der Hypophyse ausübt, fördert es andererseits die Bildung des Luteinisierungshormons in der Hypophyse. So berichtete SCAGLIONE[1] bereits 1930, daß bei geschlechtsreifen Ratten nach Zufuhr großer Dosen von Follikelhormon eine intensive Bildung von Corpora lutea auftritt. HOHLWEG[2] beobachtete dann bei juvenilen 40—50 g schweren Ratten, die eine Injektion von 500 RE. Oestron erhalten hatten, nach einem Intervall von 8 Tagen eine Bildung von Corpora lutea, die auch von CLAUBERG[3] bei erwachsenen Mäusen nachgewiesen werden konnte. Dagegen trat bei infantilen Ratten mit einem Gewicht von weniger als 40 g keine Corpus luteum-Bildung nach Zufuhr von Oestron auf. Ebenso konnten auch SELYE, COLLIP und THOMPSON[4] bei trächttigen Ratten, die in der zweiten Schwangerschaftshälfte 500 γ Oestron täglich erhielten, die Funktion der Corpora lutea und damit die Schwangerschaft von 21 Tagen bis zu 24—26 Tagen verlängern und in der gleichen Weise auch während der Lactationsperiode eine gesteigerte Corpus luteum-Bildung erzielen. WESTMAN und JACOBSON[5] haben pseudoschwangere Kaninchen vom 7.—10. Tag der Pseudoschwangerschaft mit 25—50 E. Oestron täglich behandelt und konnten hierdurch die Lebensdauer der Corpora lutea, die normalerweise 14—16 Tage und in Ausnahmefällen 20 Tage beträgt, auf 35 Tage verlängern. Die Wirkung dieser großen Oestrondosen beruht auf einer gesteigerten Ausschüttung von Luteinisierungshormon aus dem Vorderlappen, da das Auftreten von Corpora lutea nach den Beobachtungen von FEVOLD, HISAW und GREEP[6] und von HOHLWEG und CHAMORRO[7] ausbleibt, wenn die Tiere zu Beginn der Oestronbehandlung hypophysektomiert werden.

In ähnlicher Weise wird auch nach den Untersuchungen von MAGATH und ROSENFELD[8] die Wirkung eines aus Schwangerenharn gewonnenen gonadotropen Extraktes, der bei infantilen Ratten nur eine Follikelreifung und noch keine Corpus luteum-Bildung bewirkt, durch eine gleichzeitige Behandlung der Tiere mit Oestron so verstärkt, daß bei der kombinierten Behandlung Corpora lutea auftreten. Ebenso zeigten auch SELYE, COLLIP und THOMPSON, daß die Ovarien von infantilen Ratten, die vom 21.—40. Lebenstage täglich 100 γ Oestron und vom 26.—40. Tage an zusätzlich 50 RE. Prolan erhielten, ein Gewicht von 165 mg und multiple Corpora lutea aufwiesen, während die Ovarien der nur mit Prolan behandelten Tiere nur 64 mg schwer waren und eine geringere Bildung von Corpora lutea aufwiesen. Schließlich berichteten auch HISAW, FEVOLD und GREEP, daß bei 21 Tage alten Ratten, die 3 Tage lang 0,1—4 RE. Oestron täglich und anschließend 3 Tage lang reines Follikelreifungshormon erhielten, eine Corpus luteum-Bildung auftritt, als ob gleichzeitig mit dem Follikelreifungshormon auch Luteinisierungshormon gegeben wäre. Bei den in der gleichen Weise behandelten hypophysektomierten Kontrolltieren waren dagegen auch keine Corpora lutea nachweisbar.

Diese Versuche zeigen also, daß unter der Wirkung des Follikelhormons eine gesteigerte Bildung und Abgabe von Luteinisierungshormon aus der Hypophyse erfolgt, während andererseits die follikelreifende Wirkung der Hypophyse gehemmt wird.

---

[1] SCAGLIONE: Rev. ital. Ginecol. **11**, 463 (1930).
[2] HOLHWEG: Klin. Wschr. **1934**, 96.
[3] CLAUBERG: Handb. d. Gynäk. v. VEIT-STOECKEL Bd. **9**.
[4] SELYE, COLLIP u. THOMPSON: Proc. Soc. exper. Biol. a. Med. **32**, 1337 (1935).
[5] WESTMAN u. JACOBSON: Acta obstetr. scand. (Stockh.) **17**, 1 (1937).
[6] FEVOLD, HISAW u. GREEP: Amer. J. Physiol. **114**, 508 (1936).
[7] HOHLWEG u. CHAMORRO: Klin. Wschr. **1937**, 196.
[8] MAGATH u. ROSENFELD: Pflügers Arch. **233**, 311 (1933).

Die Wirkung des *Progesterons* auf die gonadotrope Wirksamkeit der Hypophyse ist erst in jüngster Zeit näher untersucht worden. Es ist seit langem aus klinischen und experimentellen Beobachtungen bekannt, daß bei Anwesenheit von Corpora lutea im Ovarium der Eintritt der Ovulation gehemmt oder verzögert wird. In jüngster Zeit konnte diese ovulationshemmende Wirkung des Corpus luteum-Hormons von einer Reihe von Autoren auch mit synthetisch gewonnenem reinen Progesteron nachgewiesen werden.

Nach den Ergebnissen neuerer Untersuchung ist diese ovulationshemmende Wirkung des Progesterons auf eine Abnahme der luteinisierenden Wirksamkeit der Hypophyse zurückzuführen. So zeigte DEMPSEY[1], daß die Follikelreifung und der Eintritt der Ovulation beim Meerschweinchen durch Injektion von Progesteron gehemmt werden kann. Wenn dagegen aber gleichzeitig mit dem Progesteron reines Luteinisierungshormon injiziert wurde, so trat die Ovulation und die Bildung von Corpora lutea auf, so daß nach der Auffassung von DEMPSEY durch die Progesteronbehandlung eine Hemmung der Ausschüttung des Luteinisierungshormons aus der Hypophyse erfolgt ist. Weiterhin stellten MAKEPIECE, WEINSTEIN und FRIEDMAN[2] fest, daß auch die bei geschlechtsreifen Kaninchen nach einer Bespringung auftretende Ovulation durch eine vorausgehende 5tägige Behandlung der Tiere mit Progesteron in Mengen von 1—10 mg verhindert werden kann. Da diese Tiere auf eine intravenöse Injektion der kleinsten ovulationsauslösenden Dosis von gonadotropen Hormonen in vollkommen normaler Weise mit einer Ovulation reagierten, schlossen die Autoren aus diesen Befunden, daß nicht die Ansprechbarkeit der Ovarien verändert ist, sondern daß die normalerweise auf den nervösen Reiz der Bespringung hin einsetzende Ausschüttung von gonadotropen Hormonen aus der Hypophyse durch die Vorbehandlung mit Progesteron gehemmt wird. EHRHARDT und FUNKE[3] berichteten dagegen, daß die Implantation einer Kaninchenhypophyse und die gleichzeitige Injektion von follikelreifungshormonhaltigem Harn bei infantilen Mäusen nur eine Follikelreifung ergab, während in der gleichen Versuchsanordnung die Transplantation von Hypophysen von Kaninchen, die mit synthetischem und insbesondere mit nativem Corpus luteum-Hormon behandelt worden waren, auch eine Corpus luteum-Bildung in den Ovarien auslöste. Schließlich konnten ASTWOOD und FEVOLD[4] zeigen, daß die bei erwachsenen weiblichen Ratten nach Zufuhr von Follikelreifungshormon auftretende Zunahme der Ovarialgewichte und die Bildung von Corpora lutea durch eine gleichzeitige Behandlung der Tiere mit Progesteron gehemmt oder verhindert werden kann, während dagegen aber diese hemmende Wirkung des Progesterons bei hypophysektomierten Tieren vermißt wurde. Die Autoren ziehen hieraus in Übereinstimmung mit der Auffassung der anderen Autoren den Schluß, daß die luteinisierende Wirkung der Hypophyse durch das Corpus luteum-Hormon herabgesetzt wird.

Der Einfluß des Progesterons auf die follikelreifende Wirkung des Hypophysenvorderlappens wurde 1937 von LAROCHE, SIMMONET und BOMPARD[5] untersucht. Sie fanden, daß die gesteigerte Ausscheidung von Follikelreifungshormon im Harn von kastrierten und von klimakterischen Frauen durch eine 3—5wöchige Behandlung mit Progesteron in einer Gesamtmenge von bis zu 60 mg herabgesetzt wird. BÜTTNER und TRAPPMANN[6] konnten dagegen durch

[1] DEMPSEY: Amer. J. Physiol. **120**, 126 (1937).
[2] MAKEPIECE, WEINSTEIN u. FRIEDMAN: Amer. J. Physiol. **119**, 623 (1937).
[3] EHRHARDT u. FUNKE: Klin. Wschr. **1938**, 1588.
[4] ASTWOOD u. FEVOLD: Amer. J. Physiol. **127**, 192 (1939).
[5] LAROCHE, SIMMONET u. BOMPARD: C. r. Soc. Biol. Paris **126**, 1159 (1937).
[6] BÜTTNER u. TRAPPMANN: Arch. Gynäk. **170**, 413 (1940).

eine 6—8 tägige Progesteronbehandlung mit einer Gesamtmenge von 60—120 mg keine Änderungen in der Ausscheidung von gonadotropen Hormonen im Harn von kastrierten Frauen nachweisen. Im Tierexperiment haben SELYE, BROWNE und COLLIP[1] bei cyclisch ovulierenden Ratten nach einer täglichen Injektion von 5 mg Progesteron eine Atrophie der Ovarien mit Stillstand der Follikelreifung, Aufhören von Corpus luteum-Bildung und einer Atrophie des interstitiellen Gewebes beobachtet. Über ähnliche Befunde berichtete SELYE[2] bei geschlechtsreifen Mäusen nach einer 5 tägigen Behandlung mit 1 mg Progesteron täglich, und ebenso MØLLER-CHRISTENSEN und FØNSS-BECK[3] bei Meerschweinchen. CIULLA[4] fand bei erwachsenen Kaninchen nach einer 15—20 tägigen Behandlung mit 2 mg Progesteron täglich eine so weitgehende Atresie der Follikel, daß die Reaktionsfähigkeit der Tiere gegenüber intravenös injiziertem Prolan deutlich herabgesetzt waren. Über ähnliche Ergebnisse an infantilen Mäusen berichtete auch JAKOBSEN[5]. Vor kurzem haben BIDDULPH, MEYER und GUMBRECK[6] bei parabiotisch vereinigten juvenilen, weiblichen Ratten festgestellt, daß die nach der Kastration auftretende gesteigerte Ausschüttung von Follikelreifungshormon aus der Hypophyse, gemessen an der Gewichtszunahme der Ovarien des nichtkastrierten Partners, durch Zufuhr von 1000 γ Progesteron beim Kastraten verhindert werden kann, und daß hierfür beim Vergleich mit der Follikelhormonwirkung bereits 0,025 γ Östradiol ausreichend sind.

Die Autoren schließen aus diesen Befunden, daß das Progesteron die follikelreifende Wirkung der Hypophyse hemmt, ebenso wie es auch nach den bereits beschriebenen Ergebnissen die luteinisierende Wirkung der Hypophyse herabsetzt. Es tritt also unter der Progesteronwirkung ein Stillstand der Ovarialfunktion auf, wie er in ähnlicher Weise in der zweiten Hälfte der Schwangerschaft beobachtet wird.

e) Der Einfluß der männlichen Keimdrüsenhormone auf die gonadotrope Wirksamkeit des Hypophysenvorderlappens.

Auch die männlichen Keimdrüsenhormone beeinflussen in ähnlicher Weise wie die weiblichen Sexualhormone die gonadotrope Funktion der Hypophyse. So beobachteten MARTINS und ROCHA[7], McCULLAGH und WALSH[8] und HERTZ und MEYER[9], daß die nach der Kastration eines männlichen Parabionten auftretende Hypertrophie der Ovarien oder der Testes des anderen Partners durch Zufuhr von männlichen Keimdrüsenhormonen verhindert werden kann. Gleichzeitig wird auch die Ausbildung der Kastrationszellen nach den Beobachtungen von NELSON und GALAGHER[10], SCHÖLLER, DOHRN und HOHLWEG[11] und von HAMILTON und WOLFE[12] durch eine Behandlung mit Testosteron oder mit Androsteron bei männlichen und bei weiblichen Kastraten verhindert. Weiterhin zeigten MOORE und PRICE[13] und HAMILTON und WOLFE[14], daß die bei infantilen männ-

---

[1] SELYE, BROWNE u. COLLIP: Proc. Soc. exper. Biol. a. Med. **34**, 472 (1936).
[2] SELYE: Anat. Rec. **75**, 59 (1939).
[3] MØLLER-CHRISTENSEN u. FØNSS-BECK: Endokrinol. **23**, 161 (1940).
[4] CIULLA: Atti Soc. ital. Ostetr. **35**, 396 (1938) — Ber. Gynäk. **38** (1939).
[5] JAKOBSEN: Ref. nach Ber. Gynäk. **33**, 240.
[6] BIDDULPH, MEYER u. GUMBRECK: Endocrinology **26**, 280 (1940).
[7] MARTINS u. ROCHA: Endocrinology **15**, 421 (1931).
[8] McCULLAGH u. WALSH: Endocrinology **19**, 466 (1935).
[9] HERTZ u. MEYER: Endocrinology **21**, 756 (1937).
[10] NELSON u. GALAGHER: Science (N.Y.) **84**, 230 (1936).
[11] SCHÖLLER, DOHRN u. HOHLWEG: Klin. Wschr. **1936**, 1907.
[12] HAMILTON u. WOLFE: Endocrinology **21**, 603 (1937).
[13] MOORE u. PRICE: Endocrinology **21**, 313 (1937).
[14] HAMILTON u. WOLFE: Endocrinology **22**, 360 (1938).

lichen Ratten nach Zufuhr von Androsteron auftretende Atrophie der Testes auf einer Funktionshemmung der Hypophyse beruht, die im Implantationsversuch bei infantilen weiblichen Ratten eine geringere follikelreifende Wirkung besitzt als die der nichtbehandelten Kontrollen. So fanden HAMILTON und WOLFE, daß die Hypophyse von männlichen Ratten, die 30 Tage mit 500 γ Testosteron behandelt worden waren, im Implantationsversuch bei infantilen weiblichen Ratten nur eine mittlere Zunahme der Ovarialgewichte von 10 auf 23 mg bewirkte, während mit den Hypophysen der unbehandelten Kontrolltiere eine mittlere Zunahme auf 65 mg erzielt wurde. Ebenso konnte auch die nach der Kastration bei männlichen Ratten auftretende Zunahme der follikelreifenden Wirksamkeit der Hypophyse durch Zufuhr von Testosteron verhindert werden.

In Übereinstimmung mit diesen tierexperimentellen Ergebnissen konnten LAROCHE, SIMMONET und BOMPARD[1] nachweisen, daß die gesteigerte Ausscheidung von Follikelreifungshormon im Harn von klimakterischen oder kastrierten Frauen durch hohe Dosen von Testosteron-Proprionat — es wurden bis zu 600 mg innerhalb von 5—9 Wochen gegeben — herabgesetzt werden kann, wobei der Hormongehalt in einzelnen Fällen von 150 ME. pro Liter auf 40—50 E. abnahm. Über ähnliche Befunde berichtete neuerdings auch ROTHERMICH und FOLTZ[2]. Im Gegensatz zu diesen Feststellungen fanden allerdings SALMON[3] sowie STARKEY und LEATHEM[4], daß bei infantilen Ratten und Mäusen nach Injektion von 0,5—2 mg Testosteron-Proprionat innerhalb von 100 Stunden eine Follikelreifung und Corpus luteum-Bildung auftritt.

Die Wirkung der männlichen Keimdrüsenhormone auf die luteinisierende Wirkung der Hypophyse wurde von HOHLWEG[5] untersucht. Er behandelte juvenile, 48 g schwere, weibliche Ratten 8 Tage lang mit 10 mg Testosteron täglich und beobachtete bei diesen Tieren eine Bildung von Corpora lutea, die bei den unbehandelten Kontrolltieren nicht nachweisbar war. Es ist dies die gleiche reaktive Corpus luteum-Bildung, wie sie von HOHLWEG bei juvenilen Tieren nach Zufuhr von Oestron nachgewiesen werden konnte, die als Folge einer erhöhten Bildung von Luteinisierungshormon in der Hypophyse anzusehen ist. Die gleiche Reaktion der Hypophyse wird also auch durch die männlichen Keimdrüsenhormone ausgelöst.

Bei geschlechtsreifen Kaninchen, die ein weniger empfindliches Testtier für die luteinisierende Wirkung des Hypophysenvorderlappens darstellen (vgl. Abschn. 5, S. 214), konnte GYARMATI[6] durch tägliche Injektion von 1 mg/kg Testosteron-Proprionat über 3 Wochen bzw. von 3 mg/kg über 2 Wochen eine Atresie der Follikel sowie eine diffuse Luteinisierung des Stromas nachweisen. Der Autor erklärt diese Veränderungen durch eine Hemmung der Bildung von Follikelreifungshormon und durch eine gleichzeitige Zunahme der luteinisierenden Wirksamkeit der Hypophyse. CIULLA[7] behandelte erwachsene Kaninchen innerhalb von 10 Tagen mit insgesamt 45,75 und 100 mg Testosteron-Proprionat und beobachtete nach intravenöser Injektion von 100 RE. Prolan am 11. Tag, daß bei der mit 100 mg behandelten Gruppe die Ovulation und die Corpus luteum-Bildung ausgeblieben waren. Histologisch fand sich an den Ovarien dieser Tiere eine Atresie der Follikel und eine diffuse Luteinisierung des Stromas.

[1] LAROCHE, SIMMONET u. BOMPARD: C. r. Soc. Biol. Paris **129**, 593 (1938).
[2] ROTHERMICH u. FOLTZ: J. Endocrinol. **1940**, 1.
[3] SALMON: Endocrinology **23**, 779 (1938).
[4] STARKEY u. LEATHEM: Proc. Soc. exper. Biol. a. Med. **39**, 218 (1938).
[5] HOHLWEG: Klin. Wschr. **1937**, 586.
[6] GYARMATI: Arch. ital. Med. sper. **2**, 1025 (1938) — Ber. Gynäk. **39**, 693 (1939).
[7] CIULLA: Atti Soc. ital. Ostetr. **35**, Suppl. Nr 2, 128 (1939) — Ber. Gynäk. **39**, 692 (1939).

Diese Befunde zeigen also in ihrer Gesamtheit, daß die männlichen Keimdrüsenhormone in der gleichen Weise wie der weibliche Prägungsstoff die follikelreifende Wirkung der Hypophyse hemmen und die Bildung des Luteinisierungshormons fördern.

f) Der Einfluß des Sexualcyclus auf die gonadotrope Wirksamkeit der Hypophyse.

Nach den Untersuchungen von Smith[1], Siegert[2] und von Schmidt[3] ist die gonadotrope Wirksamkeit der Hypophyse von Meerschweinchen und von Ratten während des Oestrus geringer als im Dioestrus. In Übereinstimmung mit diesen Befunden sind auch die Feststellungen von Wolfe[4] von besonderem Interesse, daß die gonadotrope Wirkung der Hypophyse von Schweinen um das 10fache abnimmt, wenn die Größe der Follikel von 6—8 mm Durchmesser auf 10 mm zunimmt.

g) Der Einfluß der Schwangerschaft auf die gonadotrope Wirksamkeit der Hypophyse.

Die Beobachtungen von Philipp[5], daß die Hypophyse schwangerer Frauen keine oder nur eine sehr geringe gonadotrope Wirkung besitzt, bedeutete für die damaligen Ansichten über die Vorderlappenfunktion während der Schwangerschaft ein außerordentlich überraschendes Ergebnis, da man zu diesem Zeitpunkt noch annahm, daß die Überschwemmung des Organismus der schwangeren Frau mit gonadotropen Hormonen eher auf eine Überfunktion des Vorderlappens hindeuten müsse. Philipp wies nach, daß die Implantation von Vorderlappengewebe von schwangeren Frauen am Ende der Gravidität keine gonadotrope Wirksamkeit besitzen, während gleich große Implantate von nichtgraviden Frauen die HVR. III auslösten. Diese Befunde wurden unmittelbar darauf von Zondek[6], Ehrhardt und Mayes[7], Fels[8], Schokaert und Siebke[9], Wirz[10], Saxton und Loeb[11] u. v. a. bestätigt. Nach den Untersuchungen von Philipp und von Saxton und Loeb enthält die Hypophyse schwangerer Frauen bis zum 3. Schwangerschaftsmonat noch geringe Mengen von Follikelreifungshormon und wird dann in den folgenden Monaten gonadotrop unwirksam. Witschli, Gardner und Riley[12] fanden am Ende der Schwangerschaft im Gramm acetongetrockneter Hypophysen einen mittleren Gehalt von nur 20—50 RE. gegenüber 20 RE. bei Kindern bis zum 12. Lebensjahre und 150—200 RE. bei nichtschwangeren Frauen. Nach der Beendigung der Schwangerschaft gewinnt die Hypophyse nach den Auswertungen von Schokaert und Siebke und von Wirtz erst nach einem Intervall von 2—5 Wochen ihre gonadotrope Wirksamkeit in steigendem Maße wieder, wobei die Wiederaufnahme der Hormonproduktion um so später erfolgt, je länger die Gravidität ausgetragen wurde.

Im Gegensatz zu diesen Ergebnissen sind die entsprechenden Untersuchungen mit den Hypophysen schwangerer Tiere nicht ganz einheitlich. So haben Bacon[13]

---

[1] Smith: Anat. Rec. **42**, 38 (1929).
[2] Siegert: Arch. Gynäk. **152**, 25 (1932).
[3] Schmidt: Endocrinology **21**, 461 (1937).
[4] Wolfe: Amer. J. Anat. **48**, 391 (1931).
[5] Philipp: Z. Gynäk. **1930**, 1858 u. 3076.
[6] Zondek: Z. Gynäk. **1931**, 1.
[7] Ehrhardt u. Mayes: Z. Gynäk. **1930**, 2949.
[8] Fels: Z. Gynäk. **1930**, 2191.
[9] Schokaert u. Siebke: Z. Gynäk. **97**, 2774 (1933).
[10] Wirz: Z. Geburtsh. **104**, 293 (1933).
[11] Saxton u. Loeb: Anat. Rec. **69**, 261 (1937).
[12] Witschli, Gardner u. Riley: Endocrinology **26**, 565 (1940).
[13] Bacon: Amer. J. Obstetr. **19**, 352, 426 (1930).

und SIEGERT[1] bei Ratten während der Schwangerschaft eine Abnahme der gonadotropen Wirksamkeit der Hypophyse festgestellt. BATES, RIDDLE und LAHR[2] haben dagegen bei Kühen in der Frühschwangerschaft eine Zunahme der gonadotropen Wirksamkeit der Hypophyse um etwa 50% gefunden und konnten dann in der zweiten Hälfte der Schwangerschaft wieder eine Abnahme des Hormongehaltes zur Norm feststellen. Ebenso berichten auch EHRHARDT und MAYES[3], daß der Hormongehalt von trächtigen Kühen am Ende der Schwangerschaft nicht gegenüber der Norm erhöht ist. VALBANDOW und FOLTZ[4] stellten neuerdings fest, daß der Hormongehalt in der Hypophyse von Kühen im Beginn der Schwangerschaft hoch ist, und daß er dann kontinuierlich im Laufe der Schwangerschaft zu niedrigen Werten abfällt. Eine ähnliche Änderung des Hormongehaltes der Hypophyse während der Schwangerschaft wird nach den Untersuchungen von CATCHPOLE und LYONS[5] auch bei Pferden gefunden (vgl. Kap. III, S. 294).

8. Die hormonale Regulation des Sexualcyclus durch den Hypophysenvorderlappen.

Die in dem vorausgehenden Kapitel aufgeführten Versuche zeigen also, daß der Hypophysenvorderlappen, obwohl er als das übergeordnete Sexualzentrum die Keimdrüsen stimuliert, diese keineswegs in autokratischer Weise beherrscht, sondern daß vielmehr eine fein abgestimmte gegenseitige Wechselbeziehung zwischen dem Hypophysenvorderlappen und den Keimdrüsen besteht. Man wird sich diese Regulation des Sexualcyclus der Frau entsprechend der Auffassung von SIEGMUND und MAHNERT, HOHLWEG, HISAW u. a. so vorzustellen haben, daß durch die unmittelbar vor und während der Menstruation einsetzende Abnahme der Follikelhormonbildung im Ovarium eine gesteigerte Bildung von Follikelreifungshormon in der Hypophyse ausgelöst wird, die in der ersten Phase des Cyclus zur allmählichen Reifung der Follikel führt. Die hiermit verbundene erhöhte Bildung von Follikelhormon wirkt dann wieder hemmend auf die Bildung des Follikelreifungshormons und fördert aber andererseits die Bildung des Luteinisierungshormons, so daß damit die Ovulation und die anschließende Corpus luteum-Bildung erfolgt. Mit der während der Corpus luteum-Phase zunehmenden Sekretion von Corpus luteum-Hormon wird dann die Bildung von Luteinisierungshormon wieder eingeschränkt und das Corpus luteum des Cyclus bildet sich im Zusammenhang mit dem Absterben des unbefruchteten Eies wieder zurück. Durch den während der Menstruation einsetzenden Tiefstand der Follikelhormonbildung wird dann mit Beginn des neuen Cyclus wieder erneut eine Ausschüttung von Follikelreifungshormon ausgelöst. Mit dieser Vorstellung stimmen die in den folgenden Kapiteln beschriebenen Ergebnisse über das Auftreten von Follikelreifungshormon im Blut und Harn während des Cyclus sowie die Untersuchungen von SIEBKE, FRANK u. a. über die Ausscheidung des Follikelhormons während des Cyclus in ausreichendem Maße überein. Man darf daher annehmen, daß der Sexualcyclus durch diese fein abgestimmte Wechselbeziehung zwischen der Funktion des Hypophysenvorderlappens und des Ovariums reguliert wird, wobei zweifellos auch noch andere innersekretorische Drüsen, wie die Schilddrüse (SIEGERT) und die Nebennierenrinde eine Bedeutung besitzen. Die vom Ovarium ausgehenden hormonalen Reize wirken allerdings

---

[1] SIEGERT: Arch. Gynäk. **152**, 25 (1932) — Klin. Wschr. **1933**, 12.
[2] BATES, RIDDLE u. LAHR: Amer. J. Physiol. **113**, 259 (1935).
[3] EHRHARDT u. MAYES: Z. Gynäk. **1930**, 2949.
[4] VALBANDOW u. FOLTZ: Endocrinology **27**, 559 (1940).
[5] CATCHPOLE u. LYONS: Amer. J. Anat. **55**, 167 (1934).

nicht direkt auf die Hypophyse, sondern sie werden im Hypothalamus auf nervöse Bahnen umgeschaltet, die durch den Hypophysenstiel verlaufend zur Hypophyse gelangen und die Vorderlappenfunktion regulieren, wie es in einem späteren Kapitel ausführlicher zu behandeln sein wird.

Diese Auffassung von der gegenseitigen hormonalen Steuerung der Keimdrüsen- und der gonadotropen Vorderlappenfunktion ist dagegen für diejenigen Tierarten unbefriedigend, deren Ovarialfunktion nicht cyclisch abläuft. So tritt beim geschlechtsreifen Kaninchen keine Ovulation und keine Corpus luteum-Bildung auf, obwohl im Ovarium stets reife Follikel vorhanden sind. Man muß also annehmen, daß beim Kaninchen kein Luteinisierungshormon in der Hypophyse unter dem Einfluß des Follikelhormons gebildet wird. Dementsprechend konnte in den bereits erwähnten Untersuchungen von FEVOLD und HISAW gezeigt werden, daß beim infantilen Kaninchen auch durch eine 10 tägige Behandlung mit reinem Follikelreifungshormon noch keine reaktive Corpus luteum-Bildung wie bei der infantilen Ratte auftritt, und daß also die Reaktionsfähigkeit der Hypophyse des Kaninchens zur Bildung von Luteinisierungshormon auf den Oestronreiz sehr gering ist (vgl. Abschn. 5, S. 214). Dementsprechend tritt bei dem Kaninchen normalerweise auch keine Ovulation auf, obwohl stets reife sezernierende Follikel im Ovarium vorhanden sind. Ähnliche Verhältnisse treffen auch für den Affen zu, bei dem während eines bestimmten Zeitintervalls im Ovarium ein cyclisches Wachstum der Follikel mit einer anschließenden Rückbildung erfolgt, ohne daß es zur Ovulation und Corpus luteum-Bildung kommt. Dementsprechend ist auch die Reaktionsfähigkeit der Hypophyse des Affen zur Bildung von Luteinisierungshormon unter der Oestronwirkung nach den bereits im Abschn. 5, S. 214 besprochenen Ergebnissen nur sehr gering. Somit werden also die bei diesen Tierarten bestehenden Besonderheiten in dem Ablauf ihrer Sexualfunktion durch die andersartige Reaktionsfähigkeit ihrer Hypophyse in der Bildung von gonadotropen Hormonen bis zu einem gewissen Grade erklärt.

9. Die gonadotrope Wirksamkeit der menschlichen und der tierischen Hypophyse und ihre Zusammensetzung an Follikelreifungshormon und an Luteinisierungshormon.

Wie die Ansprechbarkeit der Ovarien der verschiedenen Tierarten auf gonadotrope Vorderlappenextrakte sehr unterschiedlich ist, so wechselt auch der Gehalt ihrer Hypophysen an gonadotropen Hormonen außerordentlich stark. Die größte gonadotrope Wirksamkeit besitzt nach den Feststellungen von HELLBAUM[1] und von HILL[2] die Hypophyse von Pferden, die allerdings trotz ihres auffallenden Reichtums an Follikelreifungshormon nur einen sehr geringen Gehalt an Luteinisierungshormon besitzt. Ebenso ist auch die Hypophyse von Schafen verhältnismäßig reich an gonadotropen Hormonen und zeichnet sich vor allem durch eine starke luteinisierende Wirkung aus. Dagegen ist die Hypophyse von Schweinen bereits ärmer an gonadotropen Hormonen, während die von Rindern nur noch einen sehr geringen Hormongehalt aufweist. Nach den vergleichenden Untersuchungen von HILL enthalten 1 g acetongetrocknete Hypophysenvorderlappen folgende Hormonmengen bei der Testierung an dem wenig empfindlichen Test von DEANESLY (Zunahme der Ovarialgewichte von infantilen Ratten auf 60 mg): Pferd 143—200 R.E., Schaf 62—100 R.E., Schwein 17—25 R.E., Rind 1 R.E. Von den kleineren Versuchstieren besitzt die Hypophyse der Ratte und der Maus einen 5—10fach höheren Hormongehalt als die des Meerschweinchens (LIPSCHÜTZ).

---

[1] HELLBAUM: Proc. Soc. exper. Biol. a. Med. **30**, 641 (1933).
[2] HILL: J. of Physiol. **83**, 137 (1934).

Fevold[1] hat vergleichend den Gehalt an Follikelreifungshormon und an Luteinisierungshormon in der Hypophyse von Pferden, Schweinen und von Schafen mit den von ihm ausgearbeiteten und hier bereits beschriebenen Testierungsmethoden bestimmt. Die Tabelle 1 zeigt, daß die Hypophyse von Pferden einen sehr hohen Gehalt an Follikelreifungshormon besitzt, der den Gehalt an Luteinisierungshormon um das 16—20fache übertrifft, während umgekehrt in der Hypophyse von Schweinen und von Schafen das Luteinisierungshormon in einer 2—5fach höheren Konzentration als das Follikelreifungshormon vorhanden ist.

Tabelle 1. Der Gehalt der Hypophysen von Pferden, Schweinen und Schafen an Follikelreifungshormon und an Luteinisierungshormon. (Nach Fevold.)

	Gehalt an Follikel-reifungshormon pro kg	Gehalt an Luteinisie-rungshormon pro kg	Verhältnis $\frac{FRH.}{LH.}$
Pferd	1 000 000 5 000 000	60 000 250 000	16 : 1 20 : 1
Schwein	60 000 50 000	120 000 150 000	1 : 2 1 : 3
Schaf	100 000 80 000	400 000 400 000	1 : 4 1 : 5

Die ersten Auswertungen der menschlichen Hypophyse wurden 1930 von Zondek[2] vorgenommen, der mit der Implantationsmethode einen verhältnismäßig niedrigen Gehalt an gonadotropen Hormonen feststellte. Schokaert und Siebke[3] haben dann mit wäßrigen Extrakten aus menschlichen Hypophysenvorderlappen, die innerhalb von 24 Stunden nach dem Exitus verarbeitet wurden, eine genauere quantitative Auswertung vorgenommen. Sie fanden im Vorderlappen der Frau bis zu 4000 ME. Follikelreifungshormon und 1500 ME. Luteinisierungshormon, während der Vorderlappen von Männern bis zu 3000 ME. Follikelreifungshormon und 1000 ME. Luteinisierungshormon enthält. Nach diesen Ergebnissen besitzt also der Vorderlappen des Menschen einen sehr hohen Hormongehalt, der in 1 g Drüse etwa 8000—10000 ME. Follikelreifungshormon und 3500 ME. Luteinisierungshormon beträgt.

Witschli, Gardner und Riley[4] haben den Hormongehalt von über 100 menschlichen Hypophysen bestimmt und fanden bei Verwendung des Schollentestes von infantilen Ratten im Gramm acetongetrockneter Drüsen folgende Werte: Kinder bis zum 12. Lebensjahr 20 RE., Frauen am Ende der Schwangerschaft 20—50 RE., Frauen im geschlechtsreifen Alter 150—200 RE., Frauen nach dem 45. Lebensjahr 1000—4000 RE., Männer bis zum 45. Lebensjahr 500 bis 2000 RE. und Männer nach dem 45. Lebensjahr 100—4000 RE.

10. Das Vorkommen von gonadotropen Vorderlappenhormonen im Blut und Harn unter normalen und pathologischen Bedingungen.

a) Die Ausscheidung von gonadotropen Hormonen im Harn von Kindern.

Entsprechend der geringen Wirksamkeit der kindlichen Hypophyse ist die Ausscheidung von gonadotropen Hormonen im Harn von Kindern bis zur Pubertät nur sehr gering. So haben Neumann und Peter[5] bei 100 Urinunter-

[1] Fevold: Endocrinology 24, 435 (1939).
[2] Zondek: Z. Gynäk. 1931, 1.
[3] Schokaert u. Siebke: Z. Gynäk. 97, 2774 (1933).
[4] Witschli, Gardner u. Riley: Endocrinology 26, 565 (1940).
[5] Neumann u. Peter: Z. Kinderheilk. 52, 24 (1931).

suchungen von Kindern zwischen dem 1. und 10. Lebensjahr mit Nativharn bei infantilen Mäusen in 37 Fällen eine HVR. I erzielt, und erhielten in 63 Fällen ein negatives Ergebnis. PHILIPP[1] konnte bei 6 Kindern zwischen dem 1. und 9. Lebensjahr in 4 Fällen eine positive HVR. I mit unkonzentriertem Harn erzielen. Ebenso hat SOEKEN[2] bei 50 Kindern und Jugendlichen zwischen dem 1. und dem 18. Lebensjahr mit unkonzentriertem Morgenharn bei infantilen Mäusen eine Follikelreifung nachweisen können, während dagegen allerdings von WIRZ[3] und von SCHÖRCHER[4] in dem gleichen Lebensabschnitt auch bei 5facher Konzentration stets eine negative Reaktion erhalten wurde. Ebenso fanden KATZMANN und DOISY[5] mit der von ihnen angegebenen Methode zur Ausfällung der gonadotropen Hormone mit Phosphorwolframsäure bei Kindern einen Gehalt von nur 2,7—4,7 ME. in der 24 Std.-Ausscheidung, während dagegen CATCHPOLE, GREULICH und SOLLENBERGER[6] mit der gleichen Methode bei 18 Kindern bis zum 11. Lebensjahre keine gonadotropen Hormone und bei Jugendlichen eine Menge von 2—10 ME. in der Tagesausscheidung nachweisen konnten.

b) Die Ausscheidung von gonadotropen Hormonen im Harn bei Frauen während des Cyclus.

ZONDEK[7] untersuchte 1931 die Ausscheidung von gonadotropen Vorderlappenhormonen im Harn während des Cyclus der Frau, indem er zur Hormonanreicherung die von ihm beschriebene Alkoholfällungsmethode anwandte. ZONDEK fand, daß die Hormonausscheidung im Postmenstruum mit einem Wert von 8 RE. Follikelreifungshormon täglich am niedrigsten ist und dann im Intermenstruum auf etwa 25 RE. täglich ansteigt. Im Praemenstruum erreicht die tägliche Hormonausscheidung ihren Höhepunkt mit einem Wert von etwa 30 RE. (= 60 bis 90 ME.), um dann während der Menstruation wieder auf 25 RE. abzufallen. Die Gesamtausscheidung während des Cyclus betrug 753 RE. Follikelreifungshormone. Im Gegensatz hierzu erhielten KATZMANN und DOISY[5] bei Anwendung der Phosphorwolframsäurefällung während des Cyclus eine wellenförmig verlaufende Ausscheidungskurve mit einem Maximum zur Zeit der Ovulation und während der Menstruation. Zu diesen Zeitpunkten betrug die tägliche Ausscheidung 12—15 ME., während sie sonst nur 3 ME. täglich erreichte. FRANK und SALMON[8], die als Testtiere die weniger empfindlich reagierende Ratte verwandten, konnten mit der gleichen Methode nur während des 10. und 14. Tages des Cyclus Follikelreifungshormon im Harn nachweisen, und zwar betrug die Ausscheidung zu diesem Zeitpunkt 2—25 RE. im Liter Harn. Insgesamt wurden bei einer Frau in zwei aufeinanderfolgenden Cyclen 80 bzw. 54 RE. Follikelreifungshormon nachgewiesen. THOMSEN und PEDERSEN-BJERGAARD[9] fanden mit Hilfe der Gerbsäurefällungsmethode bei einer Frau mit normalem Cyclus am 11.—12. Tag 7,5 RE., am 13.—14. Tag 10 RE. und am 15.—16. Tag 15 RE. in der Tagesausscheidung. In Übereinstimmung mit diesen Befunden berichteten KAUFMANN und MÜHLBOCK[10], daß von 21 Frauen im geschlechtsreifen Alter nur

---

[1] PHILIPP: Zit. nach Z. Kinderheilk. **53**, 339 (1932).

[2] SOEKEN: Z. Kinderheilk. **53**, 339 (1932).

[3] WIRZ: Z. Geburtsh. **104**, 293 (1933).

[4] SCHÖRCHER: Klin. Wschr. **1931**, 2221.

[5] KATZMANN u. DOISY: Proc. Soc. exper. Biol. a. Med. **30**, 1188 (1933).

[6] CATCHPOLE, GREULICH u. SOLLENBERGER: Amer. J. Physiol. **123**, 32 (1937).

[7] ZONDEK: Klin. Wschr. **1931**, 2221.

[8] FRANK u. SALMON: Proc. Soc. exper. Biol. a. Med. **32**, 1237 (1931).

[9] THOMSEN u. PEDERSEN-BJERGAARD: Z. Geburtsh. **112**, 202 (1936) — Z. Gynäk. **1936**, 372.

[10] KAUFMANN u. MÜHLBOCK: Klin. Wschr. **1936**, 1480.

eine mehr als 40 R.E. Follikelreifungshormon im Liter Harn ausschied, ebenso wie auch SAETHRE[1], ÖSTERREICHER[2] und DIETEL[3] eine Ausscheidung von weniger als 28 bzw. 45 ME. feststellen konnten. Aus diesen Befunden geht also hervor, daß die Hormonausscheidung während des Cyclus im Durchschnitt eine Menge von 10—15 ME. (= etwa 3—10 R.E.) erreicht. Im Blut wurde von FLUHMANN[4] bei Injektion von Serum in Mengen von 5 ccm bei der infantilen Maus keine gonadotrope Reaktion beobachtet. NEUMANN und PETER[5] konnten nach Injektion von 20 ccm hämolysiertem Blut nur während des 22.—27. Tages des Cyclus eine gonadotrope Vorderlappenreaktion bei infantilen Mäusen nachweisen.

Neuerdings haben D'AMOUR, FUNK und LIVERMAN[6] eine umfassende Untersuchung über die Zusammenhänge zwischen der Ovulation und der Bildung von Follikelreifungshormon in der Hypophyse während des normalen Cyclus ausgeführt. Es wurde bei 12 Studentinnen fortlaufend die tägliche Hormonausscheidung bestimmt, wobei in 5 Fällen 6—11 aufeinanderfolgende Cyclen untersucht wurden. Insgesamt wurde die Ausscheidung in 50 normalen Cyclen bestimmt. Als Test diente die Verdoppelung des Ovarialgewichtes von infantilen Ratten. Die Autoren fanden in 21 Cyclen (42%) ein Ausscheidungsmaximum zwischen dem 13.—16. Tag und in zwei Cyclen ein Maximum am 19.—20. Tag. In 13 Cyclen wurden zwei Maxima zwischen dem 6.—12. Tag, und in weiteren 9 Cyclen drei Maxima gefunden, die während der folgenden Cyclen in regelmäßigen Abständen wieder auftraten. Die Autoren schließen aus ihren Ergebnissen, daß entweder die Ovulation innerhalb eines Cyclus wiederholt auftreten kann, oder daß in vielen Fällen keine direkte Beziehung zwischen der Bildung zwischen Follikelreifungshormon in der Hypophyse und dem Auftreten des Follikelsprunges besteht. In jüngster Zeit hat D'AMOUR[7] erneut die tägliche Ausscheidung von gonadotropen Hormonen im Harn bei 5 regelmäßig menstruierenden Frauen während 29 Cyclen verfolgt, und nach seiner Ansicht durch die Testierung an der Zunahme der Uterusgewichte von infantilen Ratten und durch die Verwendung einer großen Zahl von Testtieren eine genauere Auswertung durchgeführt. Er findet nunmehr, daß in 25 von 29 untersuchten Cyclen ein Ausscheidungsmaximum zwischen dem 12. und dem 16. Tag des Cyclus besteht, wobei die täglichen Hormonmengen beim Vergleich mit dem internationalen Prolanstandard zwischen 4 und 16 IE. schwanken. Außerhalb dieser Zeit ist die Hormonausscheidung sehr gering. In den restlichen 4 Cyclen blieb die Ausscheidung gleichmäßig niedrig, so daß anovulatorisch ablaufende Cyclen angenommen werden.

c) Die Ausscheidung von gonadotropen Hormonen im Harn bei Männern.

Bei Männern beträgt die tägliche Hormonausscheidung während des geschlechtsreifen Alters nach den Angaben von ZONDEK[8] etwa 10 ME. und nach KATZMANN und DOISY[9] etwa 4—19 ME. Follikelreifungshormon. Ebenso konnte SAETHRE[10] bei 72 Männern im Alter von 20—24 Jahren in 69 Fällen eine Ausscheidung von 11—38 ME. Follikelreifungshormon im Liter Frühharn nach-

[1] SAETHRE: Klin. Wschr. **1933**, 1727.
[2] ÖSTERREICHER: Klin. Wschr. **1933**, 896.
[3] DIETEL: Z. Gynäk. **1938**, 1727.
[4] FLUHMANN: Endocrinology **15**, 1577 (1931).
[5] NEUMANN u. PETER: Z. Gynäk. **1932**, 391.
[6] D'AMOUR, FUNK u. LIVERMAN: Amer. J. Obstetr. **37**, 940 (1939).
[7] D'AMOUR: Amer. J. Obstetr. **40**, 958 (1940).
[8] ZONDEK: Die Hormone des Ovariums und des Hypophysenvorderlappens. Wien 1935.
[9] KATZMANN u. DOISY: Proc. Soc. exper. Biol. a. Med. **30**, 1188 (1933).
[10] SAETHRE: Klin. Wschr. **1936**, 366.

weisen, während dagegen in 3 Fällen mehr als 55 E. ausgeschieden wurden. Nach den Angaben von ÖSTERREICHER[1] beträgt die Ausscheidung im Liter Frühharn weniger als 28 ME. Nach diesen Ergebnissen bewegt sich also die Hormonausscheidung bei Männern mit einem Mittelwert von etwa 10—15 ME. Follikelreifungshormon in den gleichen Grenzen wie bei Frauen im geschlechtsreifen Alter.

d) Die Ausscheidung von gonadotropen Hormonen im Harn von Kastraten.

ZONDEK[2] berichtete 1931, daß bei Frauen im Anschluß an die Kastration eine erhöhte Ausscheidung von Follikelreifungshormon im Harn erfolgt, ein Befund, der mit der bereits besprochenen Zunahme der gonadotropen Wirksamkeit der Kastratenhypophyse in Einklang steht. Nach den Angaben von ZONDEK werden in 86,6% aller Frauen nach der Kastration mehr als 110 ME. Follikelreifungshormon im Liter Harn ausgeschieden, während die maximale tägliche Ausscheidung während des geschlechtsreifen Alters nur etwa 10—15 ME. beträgt. Diese erhöhte Ausscheidung von Follikelreifungshormon wurde von ZONDEK bereits 10 Tage nach der Kastration festgestellt, und ebenso berichtete auch PHILIPP[3], daß bereits 7 Tage nach der Kastration die HVR. III bei Verwendung von Nativharn positiv ausfallen kann. Ebenso stellte ÖSTERREICHER[4] fest, daß nach der Kastration in allen untersuchten Fällen eine erhöhte Ausscheidung von mehr als 55 ME. Follikelreifungshormon im Liter Harn gefunden wird. Auch nach der Röntgenkastration ist nach den Angaben von BORST, DÖDERLEIN und GOSTIMIROVIC[5] eine Zunahme der Hormonausscheidung im Harn nachweisbar. In Übereinstimmung hiermit berichten auch LASSEN und BRANDSTRUP[6], daß bei 36 durch Röntgenstrahlen und bei 10 durch Operation kastrierten Frauen in 30 bzw. 50% der Fälle mehr als 400 ME. Follikelreifungshormon ausgeschieden wird, und daß in 9% dieser Fälle auch das Luteinisierungshormon nachweisbar ist. Weiterhin haben auch BÜTTNER[7], ENGELHARDT und TSCHERNE[8], DAMM[9], ABBRIGHT[10], RUST und HUBER[11] u. a. über eine erhöhte Ausscheidung von gonadotropen Vorderlappenhormonen nach der Kastration berichtet. Nach den Untersuchungen von RUST und HUBER ist das Ausmaß und der zeitliche Ablauf der nach der Kastration auftretenden gesteigerten Bildung von gonadotropen Vorderlappenhormonen von der Schwere der klinischen Ausfallserscheinungen abhängig, wie die Aufstellung in der Tabelle 2 zeigt.

Auch bei Männern wurde von HAMBURGER[12] im ersten Jahr nach der Kastration in 79% aller Fälle eine Erhöhung der Hormonausscheidung über den Wert von 110 ME. Follikelreifungshormon im Liter Frühharn nachgewiesen.

Im Blut von kastrierten Frauen läßt sich nach den Untersuchungen von FLUHMANN[13] ebenfalls ein erhöhter Hormongehalt nachweisen. So konnte er in 12 von 19 Fällen nach Injektion von 3—5 ccm Serum bei infantilen Mäusen

---

[1] ÖSTERREICHER: Klin. Wschr. **1931**, 1019.
[2] ZONDEK: Klin. Wschr. **1930**, 393.
[3] PHILIPP: Z. Gynäk. **1930**, 3076.
[4] ÖSTERREICHER: Klin. Wschr. **1932**, 896.
[5] BORST, DÖDERLEIN u. GOSTIMIROVIC: Münch. med. Wschr. **1932**, 1103.
[6] LASSEN u. BRANDSTRUP: Arch. Gynäk. **156**, 336 (1936).
[7] BÜTTNER: Gynäkologenkongreß 1935 — Arch. Gynäk. **163**, 488 (1937).
[8] ENGELHARDT u. TSCHERNE: Z. Gynäk. **1936**, 790.
[9] DAMM: Acta obstetr. scand. (Stockh.) **14**, 115 (1934).
[10] ABBRIGHT: Endocrinology **20**, 24 (1936).
[11] RUST u. HUBER: Arch. Gynäk. **170**, 193 (1940).
[12] HAMBURGER: Klin. Wschr. **1932**, 934.
[13] FLUHMANN: J. amer. med. Assoc. **93**, 672 (1929).

Tabelle 2. Die Ausscheidung von gonadotropen Hormonen im Harn von Frauen mit Störungen der Keimdrüsenfunktion in Abhängigkeit von der Stärke der Ausfallserscheinungen. (Nach Rust und Huber.)

	Fälle mit Ausfallserscheinungen	Davon stark vermehrte Hormonausscheidung	Fälle ohne Ausfallserscheinungen	Davon keine vermehrte Hormonausscheidung	Anzahl der untersuchten Fälle
Primäre Amenorrhöe	6	6	8	5	14
Sekundäre Amenorrhöe	9	9	15	11	24
Operativ Kastrierte	16	16	9	8	25
Röntgenkastrierte	12	12	8	6	20
Uterusexstirpation ohne Adnexe	11	11	4	4	15
Klimakterium	25	23	12	12	37
Normaler Cyclus	—	—	—	15	15

Insgesamt 150

eine positive HVR. I und in 3 Fällen auch eine positive HVR. II beobachten, während die entsprechenden Untersuchungen mit dem Serum von nichtkastrierten Frauen im geschlechtsreifen Alter negativ ausfielen.

e) Die Ausscheidung von gonadotropen Hormonen im Harn von alten Frauen und Männern.

In ähnlicher Weise wie nach der Kastration erfolgt auch nach dem physiologischen Aufhören der Keimdrüsenfunktion im Klimakterium eine Zunahme der Ausscheidung von gonadotropen Vorderlappenhormonen, die in besonders ausgesprochener Form bei klimakterischen Frauen gefunden wird. So gibt Österreicher[1] an, daß von 105 Frauen im Alter von 50—93 Jahren in 52% mehr als 110 ME. und in 40% sogar mehr als 330 ME. im Liter Frühharn ausgeschieden werden. Wenn die Auswertungen an verschiedenen Tagen wiederholt werden, so kann in allen Fällen eine erhöhte Ausscheidung nachgewiesen werden. Ebenso berichtet auch Saethre[2], daß bei 120 untersuchten alten Frauen in 92% mehr als 110 ME. und in weiteren 6% mehr als 50 ME. Follikelreifungshormon im Liter Frühharn ausgeschieden werden. In vereinzelten Fällen wurde sogar eine Hormonmenge von bis zu 660 ME. im Liter Harn nachgewiesen. Ebenso konnte auch Hamburger[3] bei 11 von 15 alten Frauen Hormonmengen von 100—700 ME. im Liter Harn feststellen. Diese gesteigerte Hormonausscheidung läßt sich nach den Angaben aller Autoren bis in das höchste Alter hinein nachweisen. Im Gegensatz zu diesen Angaben findet Zondek, daß bei alten Frauen nur in 25% eine erhöhte Ausscheidung über die Grenze von 110 ME. besteht. Nach den Untersuchungen von Rust und Huber ist auch im Klimakterium das Ausmaß der gesteigerten Bildung von gonadotropen Vorderlappenhormonen von der Schwere der klinischen Ausfallserscheinung abhängig (vgl. Tabelle 2).

Bei Männern wird dagegen in höherem Alter nach den Untersuchungen von Österreicher[4], Saethre[5] und Kukos[6] nur etwa in 20—30% eine erhöhte Ausscheidung von Follikelreifungshormonen gefunden, die sich zwischen 55 und 110 ME. im Liter Harn bewegt. In Übereinstimmung hiermit fanden Witschli, Gardner und Riley, daß der Hormongehalt der Hypophyse bei Männern im

[1] Österreicher: Klin. Wschr. **1933**, 896.
[2] Saethre: Klin. Wschr. **1933**, 1727.
[3] Hamburger: Klin. Wschr. **1933**, 934.
[4] Österreicher: Klin. Wschr. **1934**, 1019.
[5] Saethre: Klin. Wschr. **1935**, 376.
[6] Kukos: Klin. Wschr. **1934**, 943.

Alter von über 45 Jahren nicht in dem gleichen Maße erhöht ist, wie es bei alternden Frauen der Fall ist (vgl. S. 236). Diese Unterschiede in der Hormonausscheidung im männlichen und im weiblichen Klimakterium wird von den Autoren dadurch erklärt, daß das Erlöschen der Keimdrüsenfunktion beim Mann zeitlich protrahierter verläuft als bei der Frau.

Bei alten Männern mit Prostatahypertrophie ist die Ausscheidung von gonadotropen Vorderlappenhormonen im Harn nach den Untersuchungen von CUTTLER[1], MIGHETTI und BARENGHI[1], SIEBMANN[1], STIMPEL[2] nicht in einem größeren Prozentsatz erhöht als bei gesunden Männern im Senium. Dagegen wurde allerdings von STEFFANINI[1], WALLIS[1] u. a. eine erhöhte Ausscheidung von Follikelreifungshormon in 55—88% gefunden.

f) Die Ausscheidung von gonadotropen Hormonen im Harn bei der Keimdrüseninsuffizienz.

Bei den verschiedenen Formen der Keimdrüseninsuffizienz wird ebenfalls eine erhöhte Ausscheidung von gonadotropen Vorderlappenhormonen gefunden, die allerdings in wesentlich geringerem Ausmaße als nach der Kastration oder im physiologischen Klimakterium auftritt. So berichtete EHRHARDT[3] 1929 erstmalig über eine positive HVR. I mit dem Harn einer amenorrhoischen Frau. Nach den eingehenden Untersuchungen von WIRZ[4] wird jedoch nur bei den schweren Formen der Amenorrhöe eine erhöhte Hormonausscheidung gefunden. Ebenso konnten auch KAUFMANN und MÜHLBOCK[5] bei 27 Frauen mit primärer oder sekundärer Amenorrhöe nur in 3 Fällen mehr als 40 RE. Follikelreifungshormon im Liter Harn nachweisen, während bei 21 genitalgesunden Frauen nur einmal eine erhöhte Hormonausscheidung gefunden wurde. Weiterhin berichtet auch SAETHRE[6], daß von 25 Fällen von Oligomenorrhöe und von Amenorrhöe nur in 5 Fällen mehr als 50 ME. im Liter Harn gefunden werden. Nach den Feststellungen von RUST und HUBER ist die Schwere der klinischen Ausfallserscheinungen ausschlaggebend für die gesteigerte Bildung von Follikelreifungshormon (vgl. Tabelle 2).

Bei Männern mit Potenzstörungen soll nach den Angaben von GOSTIMIROVIC in 15 von 17 Fällen eine erhöhte Ausscheidung von mehr als 50 ME. Follikelreifungshormonen im Liter Harn gefunden werden, während dagegen HAMBURGER[7] in derartigen Fällen stets eine normale Ausscheidung feststellte.

g) Die Ausscheidung von gonadotropen Hormonen im Harn bei Genitalcarcinomen.

ZONDEK[8] berichtete 1930, daß im Harn von Carcinomträgern und insbesondere von Frauen mit Genitalcarcinomen eine erhöhte Ausscheidung von Follikelreifungshormonen besteht. So konnte er bei Frauen mit Genitalcarcinomen bereits bei Verwendung von Nativharn in 20% aller Fälle eine positive HVR. I und bei Anreicherung des Harnes durch Alkoholfällung auf das Fünffache in 84,6% eine erhöhte Ausscheidung von mehr als 110 ME. Follikelreifungshormon im Liter Harn nachweisen. Wurden nur Fälle mit einem Alter von unter 42 Jahren

---

[1] Zit. nach STIMPEL: Klin. Wschr. **1940**, 597.
[2] STIMPEL: Klin. Wschr. **1940**, 597.
[3] EHRHARDT: Münch. med. Wschr. **1929**, 1246.
[4] WIRZ: Z. Geburtsh. **104**, 293 (1933).
[5] KAUFMANN u. MÜHLBOCK: Klin. Wschr. **1933** 1480.
[6] SAETHRE: Klin. Wschr. **1933**, 1409.
[7] HAMBURGER: Klin. Wschr. **1937**, 1158.
[8] ZONDEK: Klin. Wschr. **1930**, Nr 15.

berücksichtigt, um die altersbedingte Zunahme der Hormonausscheidung auszuschließen, so bestand noch in 68,7% eine Ausscheidung von mehr als 110 ME.,
während die höchste Ausscheidung bei gesunden Frauen im Cyclus 10—15 ME.
beträgt. Bei den extragenitalen Carcinomen von Frauen aller Altersklassen
wurde dagegen von ZONDEK nur in 33,3% eine erhöhte Ausscheidung von gonadotropen Hormonen festgestellt, so daß demnach das Genitalcarcinom der Frau
eine Sonderstellung einnehmen müßte. Ähnliche Ergebnisse wurden auch von
BORST, DÖDERLEIN und GOSTIMIROVIC[1], WINTER[2], JEFFKOATE[3], BANDLER[4] u. v. a.
erhalten. Nach den ausgedehnten Untersuchungen von BANDLER werden beim
Plattenepithelcarcinom der Portio in 72% aller Fälle Hormonmengen von 80 bis
500 ME. Follikelreifungshormon im Liter Frühharn ausgeschieden. Weiterhin
stellte BANDLER fest, daß die Hormonausscheidung in einem Falle von Portiocarcinom nach der Abtragung der Carcinommassen mit der Diathermieschlinge
von 840 ME. auf 160—170 ME. absank. GOSTIMIROVIC, der bei Frauen mit
Genitalcarcinomen aller Altersklassen in 63,16% eine erhöhte Hormonausscheidung fand, beobachtete nach der ersten Radium-Röntgenbehandlung ein Ansteigen der Fälle mit erhöhter Hormonausscheidung auf 83,33%. Nach der
zweiten Bestrahlung, die zu einem Zeitpunkt vorgenommen wurde, zu dem kein
Carcinomgewebe mehr vorhanden war, wurde sogar bei allen untersuchten
Frauen eine erhöhte Ausscheidung von gonadotropen Hormonen gefunden.
Ebenso wurde auch bei gesunden Männern nach einer extragenitalen Röntgenbestrahlung in einem größeren Prozentsatz eine erhöhte Hormonausscheidung
nachgewiesen. Diese Befunde sprechen zweifellos dafür, daß die Eiweißzerfallsprodukte bei diesen Ergebnissen eine Rolle spielen.

Im Gegensatz zu diesen Angaben fanden BUSSE und KLEHMENT[5], daß beim
weiblichen Genitalcarcinom während der Geschlechtsreife keine erhöhte Ausscheidung von gonadotropen Hormonen besteht. Sie konnten zwar bei 30 Fällen
von Genitalcarcinomen durch eine 6fache Anreicherung des Harnes in 19 Fällen
eine positive HVR. I erzielen. Wenn dagegen aber nur die im geschlechtsreifen
Alter stehenden Frauen berücksichtigt wurden, so erhielten die Autoren von
10 Fällen nur bei einer Frau eine positive HVR. I.

Die bei den bösartigen Tumoren des Hodens angestellten Untersuchungen
über den Hormongehalt des Blutes und des Harnes sind im Kap. II, S. 285
wiedergegeben.

11. Die Ausscheidung von Follikelreifungshormon und von Luteinisierungshormon im Harn von kastrierten und von klimakterischen Frauen.

ZONDEK[6] wies 1930 darauf hin, daß die in erhöhtem Maße im Harn von
kastrierten und von klimakterischen Frauen ausgeschiedenen gonadotropen
Wirkstoffe (vgl. Abschn. 10, S. 239) bei infantilen Ratten vorwiegend eine Follikelreifung bewirken, ohne daß gleichzeitig auch eine Bildung von Corpora lutea
auftritt, wie sie unter der Wirkung der aus der Hypophyse oder der aus dem
Harn von schwangeren Frauen gewonnenen gonadotropen Extrakten beobachtet
wird. ZONDEK schloß aus diesen Ergebnissen, daß der Harn von kastrierten
und von klimakterischen Frauen einen besonders hohen Gehalt an Follikelreifungshormon und nur geringe Mengen von Luteinisierungshormon aufweist.

[1] BORST, DÖDERLEIN u. GOSTIMIROVIC: Münch. med. Wschr. **1931**, 2108.
[2] WINTER: Arch. Gynäk. **151**, 201 (1932).
[3] JEFFKOATE: Lancet **1932**, 632.
[4] BANDLER: Mschr. Geburtsh. **102**, 106 (1936).
[5] BUSSE u. KLEHMENT: Z. Gynäk. **1935**, 49.
[6] ZONDEK: Klin. Wschr. **1930**, 679.

Diese Auffassung wurde zunächst von einer größeren Zahl von Autoren bestritten, die vor allem darauf hinwiesen, daß bei Verwendung von genügend großen Mengen von gonadotropen Wirkstoffen aus dem Kastratenharn auch eine Corpus luteum-Bildung erzielt werden kann.

Um einen exakten Überblick über den Gehalt des Kastratenharnes an Follikelreifungshormon und an Luteinisierungshormon zu erhalten, ist es erforderlich, daß die Testierung nach dem Vorgehen von Smith[1] an hypophysektomierten Tieren durchgeführt wird (vgl. hierzu Abschn. 5). Bei Verwendung von nichthypophysektomierten Tieren wird entsprechend den bereits dargestellten Ergebnissen von Hohlweg durch die während der vorausgehenden Phase der Follikelreifung auftretende gesteigerte Bildung von Follikelhormon eine Zunahme der luteinisierenden Wirkung der eigenen Hypophyse der Versuchstiere erzielt (vgl. Abschn. 7, S. 229), die zu einer teilweisen Luteinisierung der zur Reifung ge-

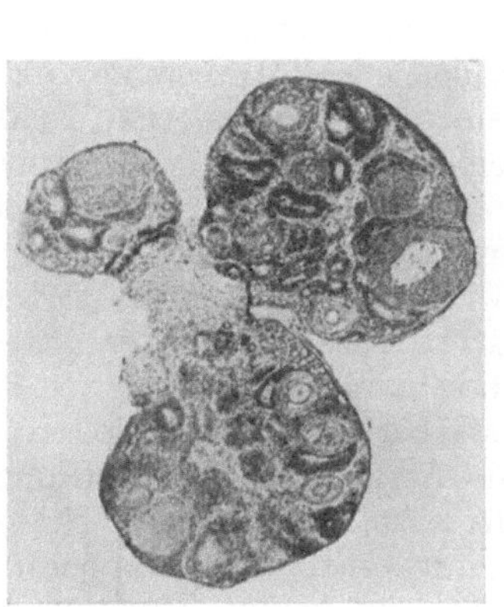
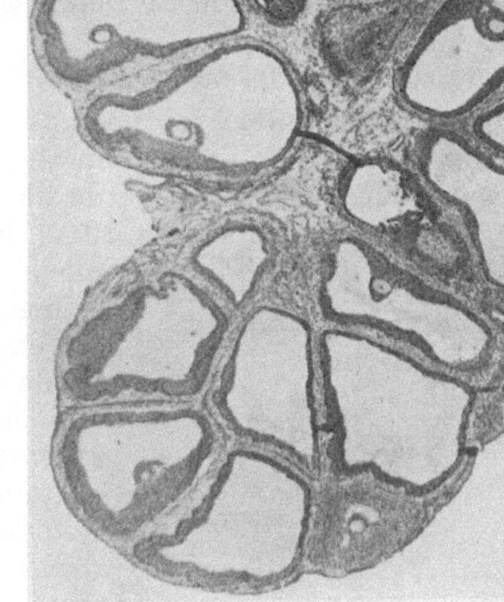

Abb. 20. a) Ovarium einer infantilen Ratte 17 Tage nach der Hypophysektomie. b) Ovarium desselben Tieres nach anschließender 8 tägiger Behandlung mit Extrakten entsprechend 110 ccm Harn von klimakterischen Frauen. (Nach Leonard und Smith.)

langten Follikel ausreicht. Diese luteinisierende Wirkung der eigenen Hypophyse der Versuchstiere kann jedoch durch die Verwendung von hypophysektomierten Tieren ausgeschlossen werden. Leonhard und Smith[2] zeigten nun, daß nach Injektion von gonadotropen Extrakten aus dem Kastratenharn bei hypophysektomierten Ratten eine ausgesprochene Follikelreifung auftritt, ohne daß auch bei Verwendung von großen Extraktmengen, die bei nichthypophysektomierten Tieren bereits eine Corpus luteum-Bildung bewirken, Zeichen einer Luteinisierung auftreten (vgl. Abb. 20). Durch eine anschließende Behandlung mit kleinen Mengen von Vorderlappenextrakten oder von Prolan wird dagegen eine intensive Corpus luteum-Bildung erzielt. Nach den Feststellungen von Tyndale, Levin und Smith[2] muß diejenige Menge von gonadotroper Substanz aus dem Kastratenharn, die bei der normalen infantilen Ratte eine Corpus luteum-Bildung bewirkt, verzehnfacht werden, um unter den gleichen Versuchsbedingungen bei hypophysektomierten Tieren eine Corpus luteum-Bildung zu erzielen.

---

[1] Smith: Amer. J. Physiol. **108**, 22 (1934).

[2] Tyndale, Levin u. Smith: Amer. J. Physiol. **123**, 206 (1938).

16*

Über die entsprechenden Versuche von Smith, Engle und Tyndale bei männlichen hypophysektomierten Ratten wurde bereits im Abschn. 5, S. 216 berichtet. Die Autoren konnten mit den gonadotropen Extrakten aus dem Kastratenharn bei männlichen hypophysektomierten Ratten vorzugsweise eine für die Wirkung des Follikelreifungshormons charakteristische Stimulierung der Tubuli mit einer Steigerung der Spermatogenese erzielen, während dagegen das interstitielle Gewebe und die akzessorischen Nebenorgane nicht oder nur bei Verwendung großer Extraktmengen beeinflußt wurden.

Diese Versuche zeigen also, daß in dem Harn von kastrierten und von klimakterischen Frauen besonders große Mengen von Follikelreifungshormon und nur Spuren von Luteinisierungshormon ausgeschieden werden. Es erfolgt also im Organismus eine ähnliche, wenn auch nicht so weitgehende Trennung der gonadotropen Vorderlappenwirkung, wie sie durch die bereits dargestellten chemischen Trennungsmethoden möglich ist. Diese Ergebnisse stehen weiterhin mit den bereits erwähnten Befunden über den hohen Gehalt der Kastratenhypophyse an Follikelreifungshormon in Einklang.

12. Die synergistische Wirkung von gonadotropen Vorderlappenextrakten.

Das biologisch interessante Problem der synergistischen Wirkung der gonadotropen Vorderlappenextrakte in Kombination mit den gonadotropen Extrakten aus dem Schwangerenharn (Prolan) wurde eingangs bereits kurz gestreift. Evans, Meyer und Simpson[1] beobachteten 1932, daß eine Reihe von Vorderlappenpräparaten, die bei infantilen Ratten allein gegeben noch keine oder nur eine geringe, bereits 48—72 Stunden nach der Injektion wieder abgeklungene Wirkung auf das Ovarium besaßen, in Kombination mit einer bestimmten Prolanmenge eine wesentlich stärkere Wirkung erzielten, als es durch die Addition beider Wirkungen zu erklären wäre. So konnten sie beispielsweise mit einer Vorderlappenfraktion, die noch zu keiner Zunahme der Ovarialgewichte infantiler Ratten führte, in Kombination mit einer Prolandosis, die allein gegeben nur eine Gewichtszunahme der Ovarien von 10 mg ergab, zusammengegeben eine Gewichtszunahme von 66 mg erzielen (vgl. Abb. 21). Evans und Mitarbeiter folgerten aus diesen Befunden, die kurz darauf von Leonard[2] bestätigt wurden, daß diese Wirkung auf einen gesonderten, synergistisch wirkenden Faktor zurückzuführen sei, den sie auf Grund

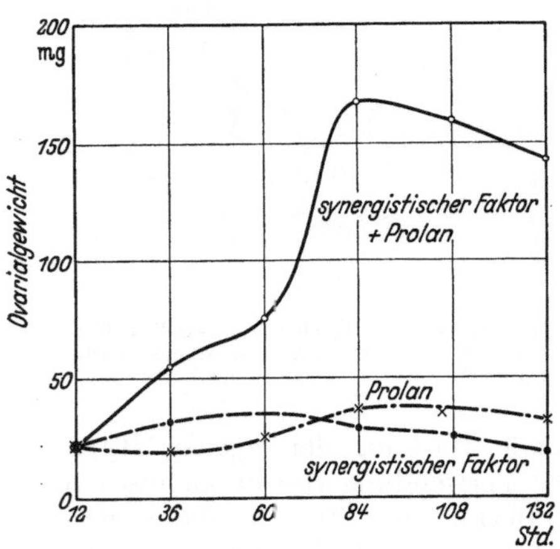

Abb. 21. Die synergistische Wirkung von Vorderlappenextrakten und von Prolan auf die Ovarialgewichte von infantilen Ratten bei 3 tägiger Injektionsdauer. (Nach Evans, Simpson und Austin.)

seiner besonderen physikalisch-chemischen Eigenschaften durch besondere Herstellungsverfahren (Evans, Simpson und Austin[3]) von dem Follikelreifungshormon abtrennen zu können glaubten.

Nun konnten aber Fevold und Hisaw[4] nachweisen, daß auch kleinste Mengen ihres reinen Follikelreifungshormons die gleiche synergistische Wirkung in

[1] Evans, Meyer u. Simpson: Amer. J. Physiol. 100, 141 (1932).
[2] Leonard: Proc. Soc. exper. Biol. a. Med. 30, 403 (1932).
[3] Evans, Simpson u. Austin: J. of exper. Med. 58, 545 (1933).
[4] Fevold u. Hisaw: Amer. J. Physiol. 109, 655 (1934).

Kombination mit Prolan ergaben, und daß die von EVANS für den synergistischen Faktor beschriebenen chemischen Eigenschaften auch für das Follikelreifungshormon zutreffen. Sie schlossen hieraus, daß der synergistische Faktor von EVANS mit dem Follikelreifungshormon identisch sein müsse. Diese Auffassung hat heute allgemeine Anerkennung gewonnen.

Nach den Feststellungen von FEVOLD und HISAW genügt bereits der hundertste Teil derjenigen Menge von gereinigtem Follikelreifungshormon, die die geringste gerade nachweisbare Follikelreifung erzielt, um in Kombination mit Prolan eine beträchtliche Aktivierung der Prolanwirkung zu erzielen. In besonders eindrucksvoller Weise läßt sich die Aktivierung der Prolanwirkung nach den Beobachtungen von EVANS, PENCHARZ und SIMPSON[1] an der hypophysektomierten Ratte nachweisen, bei der die Prolanbehandlung — wie noch dargestellt werden wird — keine Follikelreifung, sondern lediglich eine Hypertrophie und eine Luteinisierung der Theca interna bewirkt. So wurde bei erwachsenen hypophysektomierten Ratten nach einer 26 tägigen Behandlung mit dem synergistischen Faktor eine mittlere Gewichtszunahme der Ovarien von 6 mg und nach einer alleinigen Prolanbehandlung eine Zunahme von 17 mg erreicht, während dagegen beide Substanzen zusammen gegeben eine Gewichtszunahme von 126 mg mit einer ausgesprochenen Follikelreifung und Corpus luteum-Bildung ergaben.

Ebenso gelingt es nach den Beobachtungen von LEONARD und SMITH[2] bei hypophysektomierten Ratten durch Behandlung mit gonadotropen Extrakten aus dem Menopauseharn, die vorwiegend das Follikelreifungshormon enthalten, nur eine Follikelreifung zu erzielen, während dagegen in Kombination mit Prolan eine starke Aktivierung der Prolanwirkung mit einer intensiven Corpus luteum-Bildung auftritt. Die gleiche synergistische Wirkung des Menopauseharnes wurde von LEONARD und SMITH und von ANSELMINO und HOFFMANN[3] auch bei normalen infantilen Ratten nachgewiesen.

Auch bei männlichen Tieren konnte von EVANS, PENCHARZ und SIMPSON[1] eine Aktivierung der Prolanwirkung durch den synergistischen Faktor festgestellt werden. Bei jugendlichen männlichen Ratten, die 2 Tage nach der Hypophysektomie für die Dauer von 10 Tagen behandelt wurden, konnte nach Zufuhr von Prolan eine mittlere Gewichtszunahme der Samenblasen von 17 mg auf 323 mg und in Kombination mit einem synergistischen Faktor, der bei alleiniger Injektion nur eine Gewichtszunahme von 10 mg bewirkte, ein Samenblasengewicht von 444 mg im Mittel erzielt werden. Aus der histologischen Untersuchung der Testes geht weiterhin hervor, daß der synergistische Faktor bei hypophysektomierten Ratten die Atrophie der Tubuli verhindert und eine normale Spermatogenese aufrechterhält, wie es in der gleichen Weise für die Wirkung des Follikelreifungshormons bekannt ist.

Eine ähnliche Aktivierung, wie sie für die Prolanwirkung nachgewiesen worden ist, besteht nach den Untersuchungen von FEVOLD und HISAW[4] auch für die Wirkung des gereinigten und von dem Follikelreifungshormon getrennten Luteinisierungshormons des Vorderlappens, dessen Wirkung der des Prolans sehr nahe steht. Es wurde bereits im Abschn. 5, S. 213 dargestellt, daß das gereinigte Luteinisierungshormon bei normalen infantilen Tieren und besonders bei hypophysektomierten infantilen Tieren wirkungslos ist und erst in Kombination oder nach einer vorausgegangenen Behandlung mit kleinen Dosen von Follikelreifungshormon eine luteinisierende Wirkung besitzt. Die hierfür erforderlichen

---

[1] EVANS, PENCHARZ u. SIMPSON: Endocrinology **18**, 601 (1934).
[2] LEONARD u. SMITH: Amer. J. Physiol. **108**, 22 (1934).
[3] ANSELMINO u. HOFFMANN: Klin. Wschr. **1934**, 1471.
[4] FEVOLD u. HISAW: Amer. J. Physiol. **109**, 655 (1934).

Dosen von Follikelreifungshormon sind so gering, daß sie bei alleiniger Injektion nur eine gerade nachweisbare Follikelreifung bewirken.

Das Wesen dieser synergistischen Wirkung findet seine Erklärung durch den noch zu besprechenden Wirkungsmechanismus des Prolans. Das Prolan ist vorwiegend ein luteinisierender Wirkstoff, der beim hypophysektomierten Tier keine follikelreifende Wirkung besitzt, und der beim infantilen normalen Tier nur eine sehr geringe, möglicherweise durch die eigene Hypophyse des Tieres bedingte Follikelreife bewirkt. Wenn nun zusammen mit dem Prolan kleinste Mengen von Follikelreifungshormon verabreicht werden, so wird eine ausreichende Wirkung auf den Follikelreifungsprozeß erreicht, um die luteinisierende Wirkung des Prolans voll zum Ausdruck zu bringen. Auf diese Weise entsteht dann die starke Aktivierung der Prolanwirkung durch außerordentlich kleine Mengen von Follikelreifungshormon. Das gleiche gilt auch für die Wirkung des gereinigten Luteinisierungshormons.

13. Die Hemmung der gonadotropen Vorderlappenwirkung durch Vorderlappenextrakte (der antagonistische Faktor des Hypophysenvorderlappens).

PH. E. SMITH[1] berichtete 1927, daß die gonadotrope Wirkung von Hypophysenvorderlappentransplantaten bei hypophysektomierten Ratten ausbleibt, wenn die Tiere gleichzeitig intraperitoneale Injektionen von Vorderlappenextrakten erhalten. Dagegen wird aber die Wirkung der Transplantate auf die atrophischen Schilddrüsen und Nebennieren durch die intraperitoneale Injektion von Vorderlappenextrakten nicht beeinflußt, so daß demnach die hemmende Wirkung von intraperitonealen Injektionen in spezifischer Weise auf die Gonaden gerichtet ist. LEONARD[2] und REISS, SELYE und BALINT[3] haben dann 1931 gezeigt, daß in ähnlicher Weise auch die Wirkung von subcutan injizierten gonadotropen Vorderlappenextrakten durch die gleichzeitige intraperitoneale Injektion desselben Extraktes gehemmt oder aufgehoben werden kann. So konnten sie die bei infantilen Ratten nach einer 3 tägigen Behandlung mit gonadotropen Vorderlappenextrakten auftretende Follikelreifung und die Zunahme der Ovarialgewichte unterdrücken, wenn die Extrakte gleichzeitig auch intraperitoneal injiziert wurden. Diese im kurzfristigen Versuch auftretende Hemmung der gonadotropen Vorderlappenwirkung durch eine intraperitoneale Injektion von Vorderlappenextrakten ist also scharf von dem nach einer lang dauernden Behandlung mit Vorderlappenextrakten auftretenden Refraktärstadium der Ovarien und der übrigen innersekretorischen Drüsen zu unterscheiden, das auf die Bildung von antigonadotropen Stoffen im Blut der behandelten Tiere zurückgeführt wird (COLLIP).

LEONARD und REISS und SELYE und BALINT konnten dann nachweisen, daß diese hemmende Wirkung auf die Follikelreifung nicht, wie sie ursprünglich angenommen hatten, auf eine Wirkung des Wachstumshormons zurückzuführen ist, da gereinigte Fraktionen von Wachstumshormon keinen Einfluß auf den Ablauf der Follikelreifung zeigten. LEONARD, HISAW und FEVOLD[4] stellten weiterhin fest, daß auch gereinigte thyreotrope Fraktionen den Hemmungsfaktor nicht enthalten, während dagegen das von ihnen aus Schafshypophysen gewonnene gereinigte Luteinisierungshormon eine eindeutige Hemmungswirkung im kurzfristigen Versuch entfaltete. BUNDE und GREEP[5] konnten dann zeigen, daß

---

[1] SMITH, PH. E.: J. amer. med. Assoc. **88**, 158 (1927).

[2] LEONARD: Amer. J. Physiol. **98**, 406 (1931).

[3] REISS, SELYE u. BALINT: Endocrinology 8, 15, 259; **9**, 80 (1931).

[4] LEONARD, HISAW u. FEVOLD: Proc. Soc. exper. Biol. a. Med. **33**, 319 (1935).

[5] BUNDE u. GREEP: Proc. Soc. exper. Biol. a. Med. **35**, 235 (1936).

auch die bei Ratten noch längere Zeit nach der Hypophysektomie persistierenden Corpora lutea durch intraperitoneale Injektionen von Luteinisierungshormon aus Schafshypophysen zu einer beschleunigten Rückbildung gebracht werden können, was auch von FREUD[1] bei Verwendung von wachstumshormonhaltigen Extrakten bestätigt werden konnte. Ebenso berichtete auch COLLIP[2] über eine besonders starke Hemmung der gonadotropen Vorderlappenwirkung durch eine gleichzeitige intraperitoneale Zufuhr von Extrakten aus Schafshypophysen, die besonders reich an Luteinisierungshormon sind (vgl. Abschn. 9, S. 236). Wenn der gleiche Extrakt 6 Tage lang bei infantilen Ratten nur subcutan injiziert wurde, so betrugen die Ovarialgewichte 212 mg, während sie bei 6tägiger ausschließlicher intraperitonealer Injektion des gleichen Extraktes nur 21 mg erreichten. Wurde aber der gleiche Extrakt 6 Tage lang gleichzeitig subcutan und intraperitoneal injiziert, so fehlte jede gonadotrope Wirkung und die Ovarialgewichte betrugen 10 mg.

EVANS, KORPI, PENCHARZ und SIMPSON[3] haben 1936 eine umfangreiche Methode ausgearbeitet, die eine Reinigung dieser von ihnen als „antagonistischer Faktor" bezeichneten Substanz und eine Abtrennung von dem Follikelreifungs- und Luteinisierungshormon ermöglichen soll. Mit diesen Extrakten konnten sie bei intraperitonealer Injektion eine weitgehende Hemmung der subcutan zugeführten gonadotropen Extrakte erzielen und haben diese Wirkung auch bei hypophysektomierten Ratten, ebenso wie bei thyreodektomierten und bei adrenalektomierten Ratten (die allerdings die Adrenalektomie überlebten) nachweisen können. Sie schließen hieraus, daß die Wirkung des antagonistischen Prinzips nicht auf dem Wege über die Hypophyse verläuft, wie es auch später von BUNDE und HELLBAUM[4] und von FEVOLD und FISKE[5] bestätigt wurde, und daß sie auch von der Schilddrüsenfunktion unabhängig ist. Bei alleiniger Injektion hatte der antagonistische Faktor keine Wirkung auf das Ovarium infantiler Ratten, während er bei hypophysektomierten Ratten die Atrophie des interstitiellen Gewebes aufhob. Wenn dagegen aber diese die Follikelreifung hemmenden Fraktionen bei ausgewachsenen Tieren injiziert wurden, so trat eine ausgesprochene Luteinisierung der Ovarien auf.

HOFFMANN[6] konnte neuerdings eine sehr einfache Methode zur Gewinnung einer die Follikelreifung hemmenden Fraktion aus dem Hypophysenvorderlappen ausarbeiten, indem er von bestimmten klinischen Zusammenhängen ausgehend die Wirkung des die Nebennierenrinde stimulierenden corticotropen Hormons untersuchte. Durch die im Kap. V beschriebene einfache Methode der Ultrafiltration bei neutraler Reaktion lassen sich eiweißfreie corticotrope Extrakte gewinnen, die frei sind von dem Follikelreifungshormon, dem thyreotropen und dem parathyreotropen Hormon und dem Lactations- und Wachstumshormon. Diese Extrakte wurden 3 Tage lang infantilen Ratten intraperitoneal oder subcutan injiziert, und gleichzeitig erhielten die Tiere eine bestimmte Menge eines gonadotropen Vorderlappenextraktes, der allein gegeben die Ovarialgewichte von 10 mg auf 25 mg steigerte und der bereits eine Corpus luteum-Bildung bewirkte. Bei der kombinierten Behandlung ist nun die gonadotrope Vorderlappenwirkung deutlich abgeschwächt. Die Ovarialgewichte der kombiniert behandelten Tiere sind niedriger, es fehlt die bei den Kontrolltieren nachweisbare Corpus luteum-Bildung

---

[1] FREUD: Nature (Lond.) **1937**, 880.
[2] COLLIP: Medical laeves **1938**, 36.
[3] EVANS, KORPI, PENCHARZ u. SIMPSON: Univ. California Publ. Anat. **1**, 237 (1936).
[4] BUNDE u. HELLBAUM: Amer. J. Physiol. **125**, 290 (1939).
[5] FEVOLD u. FISKE: Endocrinology **24**, 823 (1939).
[6] HOFFMANN: Unveröffentlichte Versuche.

Tabelle 3. Die Wirkung von Vorderlappenextrakten auf die Ovarialgewichte von infantilen Ratten und die teilweise Aufhebung dieser Wirkung durch vorherige und gleichzeitige Injektion von Ultrafiltraten aus Vorderlappenextrakten. (Nach HOFFMANN.)

	Ovarialgewichte in mg	Histologisches Bild der Ovarien
Serie I: Unbehandelte Kontrollen	9,5 10,0 } 10,2 11,0	Kleine Follikel
Serie II: Extrakt aus 120 mg HVL. in 3 Tagen	21,0 23,0 } 23,0 25,0	Reife Follikel und Corpora lutea
Serie III: Extrakt aus 120 mg HVL. in 3 Tagen *und* 3 Tage vorher beginnend 6 Tage Ultrafiltrate aus 100 mg HVL. tägl. subcutan	14,0 15,0 } 14,3 14,0	Kleine Follikel, keine Corpora lutea, reichliches interstitielles Gewebe

und es findet sich lediglich eine geringe Reifung der Follikel (vgl. Tabelle 3). In der gleichen Weise wird auch die Wirkung einer dosierten Prolanmenge gehemmt. Werden die corticotropen Extrakte infantilen Tieren ohne gleichzeitige Zufuhr von gonadotropen Extrakten injiziert, so wurde eine geringe Gewichtszunahme der Ovarien beobachtet, die wahrscheinlich auf einer geringen Zunahme des interstitiellen Gewebes beruht. Wenn dagegen die corticotropen Extrakte bei juvenilen Ratten injiziert werden, die bereits unmittelbar vor oder im Beginn der Geschlechtsreife stehen, so wurde eine Zunahme der Ovarialgewichte mit einer verstärkten Corpus luteum-Bildung erzielt, wie sie auch von EVANS c. s. beobachtet wurde. Es kann also durch den gleichen Extrakt, der bei infantilen Tieren die follikelreifende Wirkung von gleichzeitig injizierten gonadotropen Extrakten hemmt, bei juvenilen Tieren, deren Follikel bereits einen höheren Reifegrad erreicht haben, eine Corpus luteum-Bildung erzielt werden. Die Wirkung der Extrakte ist also von der Entwicklung der Follikel abhängig, und es kann ebenso, wie es für die Wirkung des gereinigten Luteinisierungshormons des Vorderlappens nachgewiesen ist, eine Luteinisierung der Ovarien erzielt werden, wenn zunächst eine Entwicklung der Follikel vorausgegangen ist. Ob man aus diesen Ergebnissen den Schluß ziehen darf, daß der antagonistische Faktor mit dem Luteinisierungshormon identisch ist, oder inwieweit er mit dem in den Ultrafiltraten enthaltenen corticotropen Hormon identisch ist, muß offengelassen werden.

Diese Feststellung einer luteinisierenden Wirkung corticotroper Vorderlappenextrakte gewinnt insofern ein besonderes Interesse, als auch in der Nebennierenrinde ein gonadotrop wirksamer Faktor enthalten ist (vgl. Abschn. 16, S. 252), der in ähnlicher Weise bei der Ratte eine Corpus luteum-Bildung bewirkt, wenn eine Entwicklung der Follikel durch eine vorausgegangene Behandlung mit kleinen Mengen von Vorderlappenextrakten erfolgt ist.

In diesem Zusammenhang sind die neueren Befunde von BUNDE und HELLBAUM[1] und von FEVOLD und FISKE[2] von besonderem Interesse, daß das hochgereinigte Luteinisierungshormon die gleiche Hemmung der Follikelreifung bewirkt, und daß die physikalisch-chemischen Eigenschaften der antagonistischen Substanz mit der des Luteinisierungshormons soweit übereinstimmen, daß bisher eine Abgrenzung der antagonistischen Wirkung von der des Luteinisierungshormons nicht möglich war. FEVOLD schließt aus diesen Befunden, daß „sie

---

[1] BUNDE u. HELLBAUM: Amer. J. Physiol. **125**, 290 (1939).
[2] FEVOLD u. FISKE: Endocrinology **24**, 823 (1939).

nicht den schlüssigen Beweis erbringen, daß der Faktor, der für die antagonistische Wirkung der Vorderlappenextrakte verantwortlich ist, das Luteinisierungshormon ist, aber daß sie zum mindesten zeigen, daß der Faktor nahe mit dem Luteinisierungshormon verwandt ist".

14. Die Eigenschaften und die Darstellungsmethoden der gonadotropen Vorderlappenhormone.

Die physikalisch-chemischen Eigenschaften der gonadotropen Vorderlappenhormone entsprechen weitgehend den für die Gesamtheit aller Vorderlappenhormone geltenden Eigenschaften. So werden sie durch wäßrige Extraktion bei neutraler oder bei schwach alkalischer Reaktion aus frischen oder aus acetongetrockneten und pulverisierten Hypophysenvorderlappen gewonnen. Ihre Haltbarkeit in wäßriger Lösung ist sehr gering, da sie durch proteolytische Fermente sehr schnell zerstört werden. Dagegen ist ihre Haltbarkeit in Form von Trockenpulver wesentlich größer. Ebenso sind die gonadotropen Vorderlappenhormone in wäßriger Lösung außerordentlich thermolabil, indem sie durch ein Erhitzen auf 60° innerhalb von 30—60 Minuten bereits 50% ihrer Wirksamkeit verlieren und bei höheren Temperaturen vollkommen unwirksam werden.

Aus wäßrigen Extrakten kann eine Anreicherung der gonadotropen Hormone dadurch erzielt werden, daß die wirksamen Substanzen entsprechend ihrem proteinartigen Charakter durch den Zusatz einer vierfachen Menge absoluten Alkohols ausgefällt werden (ZONDEK). Der sich hierbei bildende Niederschlag wird nach 24stündigem Stehen im Eisschrank abzentrifugiert oder auf einem gehärteten Filter abgesaugt und durch Nachwaschen mit Alkohol und Äther getrocknet. Aus diesem Trockenrückstand werden die wirksamen Substanzen durch wäßrige Extraktion gewonnen.

In den letzten 10 Jahren sind eine große Reihe von Methoden zur Gewinnung der gonadotropen Vorderlappenhormone ausgearbeitet worden, von denen ein Teil auch eine Trennung der Gesamtwirkung in das Follikelreifungshormon und in das Luteinisierungshormon anstrebt. Das Prinzip der am häufigsten angewandten Methoden beruht entweder auf einer fraktionierten Aussalzung der wirksamen Substanzen, wie z. B. durch Behandlung mit Ammoniumsulfat, oder es liegen ihnen isoelektrische Fällungen zugrunde. Andere Methoden gehen von einer Absorption der Hormone aus, wobei die Absorption an Phosphorwolframsäure oder an Benzoesäure am häufigsten verwandt worden ist. Die methodischen Einzelheiten dieser zahlreichen Verfahren können im Rahmen dieser Darstellung nicht näher wiedergegeben werden. Diese Arbeiten über die Gewinnung gereinigter gonadotroper Vorderlappenhormone haben im Verein mit den biologischen Untersuchungen gezeigt, daß die gonadotropen Vorderlappenhormone als selbständig spezifisch wirkende Hormone anzusehen sind, wie es heute auch von allen Autoren anerkannt wird.

15. Der Einfluß der Schilddrüsenfunktion auf die gonadotrope Vorderlappenwirkung.

Die Wirkung von gonadotropen Vorderlappenextrakten ist bei männlichen und weiblichen thyreodektomierten Ratten nach den Beobachtungen von SCHOKAERT[1], FLUHMAN[2], LEONARD und HANSEN[3], LEONARD[4] und von REFORZO

---

[1] SCHOKAERT: C. r. Soc. Biol. Paris **108**, 431 (1931).
[2] FLUHMAN: Amer. J. Physiol. **108**, 498 (1934).
[3] LEONARD u. HANSEN: Anat. Rec. **64**, 203 (1936).
[4] LEONARD: Proc. Soc. exper. Biol. a. Med. **34**, 599 (1936).

MEMBRIVES[1] größer als bei den nichtthyreodektomierten Kontrolltieren. So gibt LEONARD an, daß die Ovarialgewichte von thyreodektomierten Ratten nach einer mehrtägigen Behandlung mit gonadotropen Vorderlappenextrakten um 38,1—160,6% und die der Uteri um 55,8—185,3% gegenüber denen der nichtthyreodektomierten behandelten Tiere erhöht sind. Dagegen wird die Wirkung der aus dem Harn schwangerer Frauen gewonnenen gonadotropen Extrakte nichthypophysärer Bildung nach den Angaben der obengenannten Autoren durch die Entfernung der Schilddrüse nicht verändert. Diese Unterschiede werden nach der Ansicht der Autoren dadurch erklärt, daß die gonadotropen Extrakte aus dem Schwangerenharn im Gegensatz zu den gonadotropen Vorderlappenextrakten kein thyreotropes Hormon enthalten. Durch die unter der Wirkung des thyreotropen Hormons auftretende gesteigerte Bildung von Schilddrüsenhormon werde die gonadotrope Wirkung der Vorderlappenextrakte gehemmt. Dementsprechend konnten auch FLUHMAN[2] und TYNDALE und LEVIN[3] zeigen, daß die gonadotrope Wirkung von Vorderlappenextrakten bei normalen oder auch bei hypophysektomierten Ratten durch gleichzeitige Gaben von Schilddrüsensubstanz oder durch Injektion von Thyroxin verringert wird.

Diese Unterschiede in der Ansprechbarkeit der Ovarien auf gonadotrope Vorderlappenextrakte bei thyreodektomierten oder bei mit Thyroxin behandelten Tieren sind nach neueren Untersuchungen von BISCHOFF, CLARK und EPPS[4] dadurch zu erklären, daß die Schilddrüse einen maßgebenden Einfluß auf die Ausscheidung der zugeführten gonadotropen Extrakte besitzt. Wenn nämlich die Resorption der injizierten Vorderlappenextrakte durch Zusatz von Zink- oder von Kupfersalzen verzögert wird, so waren die Ovarialgewichte infantiler Ratten, die 2 Tage nach der Thyreodektomie mit Vorderlappenextrakten behandelt wurden, nicht mehr gegenüber denen der nichtoperierten Kontrolltiere erhöht, und ebenso bewirkte eine gleichzeitige Thyroxinbehandlung bei normalen infantilen Ratten keine Abschwächung der gonadotropen Vorderlappenwirkung.

GUMBRECHT und LOESER[5] untersuchten die Einwirkung verschieden großer Dosen von Thyroxin auf das Ovarium und auf die gonadotrope Wirksamkeit der Hypophyse. Sie beobachteten bei infantilen Ratten nach einer 10tägigen Behandlung mit 5 γ Thyroxin täglich eine gesteigerte Follikelreifung und eine Corpus luteum-Bildung, während dagegen bei Behandlung mit 200 γ Thyroxin täglich ein Stillstand der Follikelreifung durch Atresie mit einer cystischen Entartung der Follikel gefunden wurde. Die Autoren ziehen hieraus den Schluß, daß kleine Mengen von Thyroxin die Eireifung fördern, während große Dosen dagegen die Follikel schädigen. Weiterhin konnten sie zeigen, daß bei infantilen Ratten durch eine 3tägige Vorbehandlung mit insgesamt 48—75 γ Thyroxin die Wirkung einer anschließenden 2tägigen Injektionsbehandlung mit Vorderlappenextrakten so gesteigert wird, daß im Gegensatz zu den nicht mit Thyroxin vorbehandelten Kontrollen eine Bildung von Corpora lutea auftritt. Da die Hypophysen der mit Thyroxin behandelten Tiere den gleichen Gehalt an gonadotropen Wirkstoffen enthielten wie die der Kontrollen, nehmen GUMBRECHT und LOESER an, daß das Thyroxin die gonadotrope Wirkung der Vorderlappenextrakte sensibilisiert. Dagegen stellten EVANS und SIMPSON[6], VAN HORN[7] und BOKSLAGE[8]

[1] REFORZO MEMBRIVES: C. r. Soc. Biol. Paris **127**, 659 (1938).
[2] FLUHMAN: Amer. J. Physiol. **108**, 498 (1934).
[3] TYNDALE u. LEVIN: Amer. J. Phys. **120**, 486 (1937).
[4] BISCHOFF, CLARK u. EPPS: Endocrinology **28**, 48 (1941).
[5] GUMBRECHT u. LOESER: Z. Gynäk. **1939**, 1942.
[6] EVANS u. SIMPSON: Anat. Rec. **45**, 215 (1930).
[7] VAN HORN: Endocrinology **17**, 152 (1933).
[8] BOKSLAGE: Acta brev. neerl. Physiol. etc. **7**, 87 (1937).

fest, daß die Hypophysen von Ratten, die längere Zeit mit Schilddrüsensubstanz behandelt worden waren, eine stärkere gonadotrope Wirkung besitzen als die der unbehandelten Kontrolltiere. So nimmt nach den Angaben von van Horn die gonadotrope Wirksamkeit der Hypophyse von weiblichen Ratten nach einer 5wöchentlichen Behandlung mit 0,6 g Schilddrüsensubstanz täglich um 15—63% zu. Andererseits stellten van Dyke und Ch'en[1] fest, daß die Hypophysen von Kaninchen 4—11 Monate nach der Thyreodektomie eine verringerte gonadotrope Wirksamkeit besitzen, während dagegen Smith und Engle[2] bei Ratten keine wesentlichen Unterschiede fanden.

Diese Widersprüche in den Ergebnissen der Arbeiten der verschiedenen Autoren sind nach den Befunden von Gumprecht und Loeser offenbar dadurch zu erklären, daß die Wirkung von verschieden großen Thyroxindosen auf die Keimdrüsen und auf den Hypophysenvorderlappen eine gegensätzliche sein kann.

16. Der Einfluß der Nebennierenrinde auf die gonadotrope Vorderlappenwirkung.

Die eindeutigen strukturellen Veränderungen der Nebennierenrinde während der verschiedenen Phasen der Geschlechtsfunktion sowie das klinische Bild der im Gefolge von Nebennierenrindentumoren auftretenden Fälle von Pubertas praecox weisen auf eine enge Beziehung zwischen der Nebennierenrinde und den Keimdrüsen hin und haben damit gleichzeitig auch die Frage auftauchen lassen, welche Rolle die Nebennierenrinde in der gegenseitigen Beeinflussung von Hypophysenvorderlappen und Keimdrüsen besitzt.

Von diesen Zusammenhängen ausgehend haben Winter, Reiss und Balint[3] und Balint[4] die Bedeutung der Nebennierenrinde für den Ablauf der gonadotropen Wirkung geprüft, indem sie die Wirkung von Vorderlappenextrakten und von Extrakten aus Schwangerenharn bei nebennierenlosen infantilen Ratten untersuchten. Sie fanden bei diesen Versuchen, daß der Ablauf der Vorderlappenwirkung bei nebennierenlosen Ratten unverändert ist (Balint), während dagegen nach Zufuhr von gonadotropen Extrakten aus Schwangerenharn eine Bildung von Corpora lutea ausblieb (Winter, Reiss und Balint). Im Gegensatz hierzu berichtete jedoch Wobker[5], daß auch bei nebennierenlosen infantilen Ratten nach Behandlung mit Prolan die gleiche Corpus luteum-Bildung wie bei den nichtoperierten Kontrolltieren auftritt, was auch in eigenen unveröffentlichten Versuchen bestätigt werden kann. Der Ausfall dieser Versuche ist allerdings für die vorliegende Frage insofern nicht beweisend, als bei infantilen Ratten noch genügend akzessorisches Rindengewebe vorhanden ist, um die Tiere nach der Adrenalektomie überleben zu lassen, besonders da außer der kompensatorischen Hypertrophie dieses Gewebes noch eine zusätzliche Stimulierung durch das in den Drüsen- und Harnextrakten enthaltene corticotrope Hormon des Vorderlappens erfolgt.

Daher besitzen die Arbeiten von Brooks und Page[6] an adrenalektomierten Katzen und Kaninchen eine größere Beweiskraft, da diese Tiere kein akzessorisches Rindengewebe besitzen. Die Autoren untersuchten bei diesen Tieren den Einfluß der Nebennierenentfernung auf die Ovulation und die Corpus luteum-

---

[1] van Dyke u. Ch'en: Proc. Soc. exper. Biol. a. Med. **31**, 327 (1933).
[2] Smith u. Engle: Anat. Rec. **45**, 278 (1930).
[3] Winter, Reiss u. Balint: Klin. Wschr. **1934**, 146.
[4] Balint: Klin. Wschr. **1937**, 136.
[5] Wobker: Arch. Gynäk. **167**, 339 (1938).
[6] Brooks u. Page: Endocrinology **22**, 613 (1938).

Bildung, wie sie normalerweise durch den Reiz der Bespringung und durch die hierdurch bedingte Ausschüttung von gonadotropen Hormonen aus der Hypophyse ausgelöst wird (vgl. Abschn. 18, S. 255). Zu diesem Zweck entfernten sie bei Katzen innerhalb von 15—45 Minuten nach dem Bespringen beide Nebennieren und konnten bei diesen Tieren einen normalen Ablauf der Ovulation mit einer anschließenden Bildung von Corpora lutea feststellen. Die gleiche Beobachtung machten sie bei nebennierenlosen Kaninchen, die durch hohe Dosen von Kochsalz am Überleben gehalten wurden und die am 2.—3. Tage nach der Operation besprungen wurden. BROOKS und PAGE schließen hieraus im Gegensatz zu der Auffassung von REISS c. s., daß der Ablauf der ovulationsauslösenden Wirkung der Hypophyse, und damit auch die Wirkung der gonadotropen Vorderlappenhormone auf das Ovarium bei nebennierenlosen Tieren unverändert ist. Zu den gleichen Schlußfolgerungen gelangte neuerdings auch FRIEDGOOD[1] auf Grund von ähnlichen Versuchen an Katzen und Kaninchen, die unmittelbar nach der Adrenalektomie besprungen wurden.

Wenn somit auch die Nebennierenrinde keinen direkten Einfluß auf den Ablauf der hormonalen Einwirkung der Hypophyse auf das Ovarium besitzt, wie sie beim Kaninchen und bei der Katze durch den Reiz der Bespringung und durch die hierdurch ausgelöste Hormonausschüttung aus der Hypophyse bedingt wird, so darf es andererseits als wahrscheinlich angenommen werden, daß das Nebennierenrindenhormon, das eine außerordentlich nahe chemische Verwandtschaft mit dem Progesteron aufweist (REICHSTEIN), und das auch eine progesteronartige Wirkung am Clauberg-Test besitzt (HOFFMANN, MIESCHER c. s. u. a.) eine ähnliche Wirkung auf die Hypophyse ausübt, wie sie für das Progesteron beschrieben worden ist. Versuche über eine derartige gegenseitige Beeinflussung liegen allerdings bisher nicht vor.

Ein besonderes Interesse verdienen schließlich die Arbeiten über die Gewinnung eines gonadotropen Wirkstoffes aus der Nebennierenrinde. Nach den Untersuchungen von CASIDA und HELLBAUM[2], DEANESLY[3], HOFFMANN[4] und von ALLEN und BOURNE[5] gelingt es durch wäßrige Extraktion aus acetongetrockneten Nebennieren eine gonadotrope Substanz zu gewinnen, die bei infantilen Ratten eine Follikelreifung bewirkt. Diese gonadotrope Substanz läßt sich auf Grund ihrer physikalisch-chemischen Eigenschaften, insbesondere ihrer Lipoidunlöslichkeit, in eindeutiger Weise von dem Corticosteron abgrenzen, das als chemisch reines und synthetisch gewonnenes Produkt keine gonadotrope Wirkung im Sinne einer Follikelreifung bei infantilen Tieren besitzt (HOFFMANN[6]). Nach den Untersuchungen von HOFFMANN[7] bewirkt diese gonadotrope Substanz, die nur in der Rinde geschlechtsreifer Tiere gefunden wird, in Kombination mit kleinen Dosen von Vorderlappenextrakten eine beträchtliche Verstärkung der gonadotropen Wirkung und insbesondere eine intensive Bildung von Corpora lutea. Gleichzeitig gelingt es auch bei infantilen Ratten, das nach Behandlung mit großen Dosen von Prolan auftretende Gewichtsplateau der Ovarien in Kombination mit dem gonadotropen Wirkstoff der Rinde zu durchbrechen und Ovarialgewichte von bis zu 100 mg zu erzielen, wie sie sonst nur unter diesen Versuchsbedingungen bei Verwendung von hypophysären gonado-

---

[1] FRIEDGOOD: Endocrinology **25**, 296 (1939).
[2] CASIDA u. HELLBAUM: Endocrinology **18**, 249 (1934).
[3] DEANESLY: Quart. J. Pharmacy **13**, 651 (1935).
[4] HOFFMANN: Klin. Wschr. **1937**, 97.
[5] ALLEN u. BOURNE: Austral. J. exper. Biol. a. med. Sci. **14**, 45 (1936).
[6] HOFFMANN: Z. Gynäk. **1938**, Nr 49.
[7] HOFFMANN: Z. Geburtsh. **115**, 416 (1937).

tropen Hormonen beobachtet werden (Abb. 22). Inwieweit die Wirkung dieses nur in der Nebennierenrinde von geschlechtsreifen Tieren nachweisbaren Wirkstoffes auf dem Wege über die Hypophyse verläuft und eine Bildung und Ausschüttung von gonadotropen Hormonen anregt, ist noch nicht geklärt.

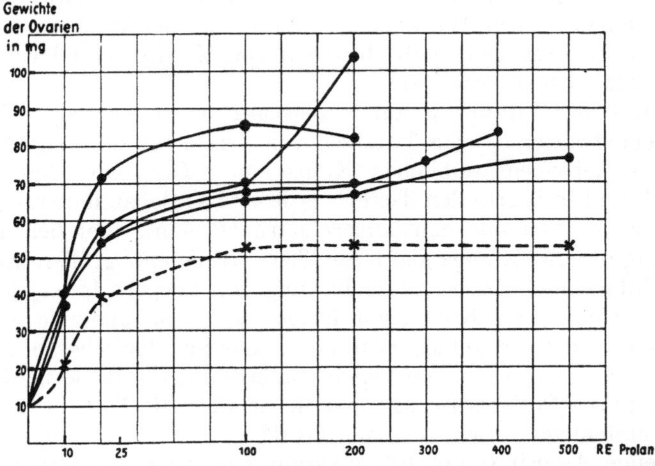

Abb. 22. Ovarialgewichte infantiler Ratten nach Injektion von gonadotroper Substanz aus Nebennierenrinde.
(Nach HOFFMANN.)
× — — × Prolan,   • — • Prolan und gonadotrope Substanz aus Nebennierenrinde.

17. Der Einfluß von Vitaminen auf die gonadotrope Wirksamkeit der Hypophyse.

Die bei den verschiedenen Avitaminosen auftretenden Störungen der Keimdrüsenfunktion haben in neuerer Zeit Veranlassung gegeben, die Einwirkung von Vitaminen auf die gonadotrope Wirksamkeit der Hypophyse zu untersuchen. Die Ergebnisse dieser Arbeiten sind allerdings in manchen Punkten noch sehr uneinheitlich.

Bei den mit degenerativen Veränderungen der Keimdrüsen einhergehenden A-Avitaminosen konnte von MASON und WOLFE[1] und von MASON im Implantationsversuch eine Zunahme der gonadotropen Wirksamkeit der Hypophyse von männlichen Ratten nachgewiesen werden. Nach der Ansicht der Autoren wird diese Zunahme der gonadotropen Wirksamkeit der Hypophyse als eine indirekte Vitaminwirkung angesehen, indem zunächst primär infolge des Vitaminmangels eine Atrophie der Testes entsteht, durch die dann sekundär eine ähnliche Steigerung der gonadotropen Wirksamkeit der Hypophyse bewirkt wird wie durch die Kastration. Dementsprechend wurden von MASON bei infantilen, Vitamin A-frei ernährten Ratten keine Änderungen des Hormongehaltes der Hypophyse gefunden. Nach Injektion von gonadotropen Vorderlappenextrakten wird auch bei Vitamin A-frei ernährten Ratten die gleiche Stimulierung der Genitalorgane gefunden wie bei den normal ernährten Kontrolltieren (MASON und WOLFE).

Die bei den Vitamin B_1-frei ernährten männlichen Ratten auftretende Atrophie der Testes ist nach den Untersuchungen von EVANS und SIMPSON[2] und von HUNDHAUSEN[3] mit einer beträchtlichen Abnahme der gonadotropen Wirksamkeit der Hypophyse verbunden. Nach der Ansicht von MASON[4] ist diese

---

[1] MASON u. WOLFE: Anat. Rec. **45**, 232 (1930).
[2] EVANS u. SIMPSON: Anat. Rec. **45**, 216 (1930).
[3] HUNDHAUSEN: Naunyn-Schmiedebergs Arch. **192**, 670 (1939).
[4] MASON: Sex. a. int. Secretion. S. 1168. Baltimore 1939.

verringerte gonadotrope Wirksamkeit der Hypophyse durch den bei den B_1-Avitaminosen auftretenden Hungerzustand der Tiere bedingt, während dagegen EVANS und SIMPSON und HUNDHAUSEN eine spezifische Vitaminwirkung auf die Hypophyse annehmen, da die gonadotrope Wirksamkeit der Hypophyse nach ihren Untersuchungen durch den Hungerzustand nicht beeinflußt wird. Der Ablauf der gonadotropen Wirkung von Vorderlappenextrakten ist bei B_1-frei ernährten Ratten nach den Beobachtungen von MARION und PARKES[1] und von EVANS und SIMPSON unverändert.

Der Einfluß des Vitamin C auf den Ablauf der gonadotropen Wirkung von Vorderlappenextrakten wurde kürzlich von GIEDOSZ[2] untersucht. Er verabreichte ausgewachsenen weiblichen Kaninchen 3 Tage lang 350 mg Ascorbinsäure täglich und injizierte den Tieren am 3. und 4. Behandlungstage je 100 RE. gonadotropes Hormon aus Schwangerenharn (Prolan). Bei der histologischen Untersuchung der am 5. Tage getöteten Tiere wurde eine größere Zahl von bluthaltigen Follikeln und eine stärkere Bildung von Corpora lutea als bei den nur mit Prolan behandelten Kontrollen festgestellt. Die alleinige Injektion von Vitamin C hatte dagegen keinen Einfluß auf das histologische Bild der Ovarien. GAETHJENS[3], der in der gleichen Versuchsanordnung die Wirkung des Vitamin C auf den Ablauf der Prolanwirkung untersuchte, aber die Tiere bereits 24 Stunden nach einer einmaligen Injektion von 100 RE. Prolan in Kombination mit der gleichen Menge Ascorbinsäure tötete, konnte dagegen nur ein gehäuftes Auftreten von luteinisiertem Zwischengewebe ohne vermehrte Bildung von Blutpunkten und von Corpora lutea feststellen.

Ein besonderes Interesse haben die Zusammenhänge zwischen der Hypophysenvorderlappenfunktion und den E-Avitaminosen gefunden, nachdem von VERZAR vermutet wurde, daß die bei E-avitaminotisch ernährten männlichen Ratten auftretende Atrophie der Testes, die in vielen Punkten den nach der Hypophysektomie auftretenden Veränderungen gleicht, als Folge eines mangelnden Funktionszustandes des Hypophysenvorderlappens aufzufassen sei. Entgegen dieser Auffassung konnten jedoch NELSON[4] und MASON und WOLFE[5] zeigen, daß die Hypophysentransplantate von E-avitaminotisch ernährten Ratten, deren Testes atrophiert waren, eine beträchtliche Zunahme der gonadotropen Wirksamkeit bei infantilen Mäusen und Ratten aufweisen. Nach den Beobachtungen von NELSON und von MASON und WOLFE besitzen dagegen die Hypophysentransplantate von weiblichen Ratten, bei denen keine Keimschädigungen beobachtet werden, eine normale gonadotrope Wirksamkeit. McQUEEN WILLIAMS[6] und CARL MÜLLER[7] konnten jedoch neuerdings zeigen, daß auch bei weiblichen Ratten nach einem lang dauernden Entzug von Vitamin E eine Atrophie der Ovarien auftritt, und daß die Hypophyse dieser Tiere ebenfalls stärker gonadotrop wirksam wird als die der Kontrolltiere. Diese Versuche zeigen also, daß bei Vitamin E-frei ernährten Ratten mit einer Atrophie der Keimdrüsen eine ähnliche Zunahme der gonadotropen Wirksamkeit, und zwar der follikelreifenden Wirkung auftritt, wie nach der Kastration. Ebenso nimmt auch die luteinisierende Wirkung der Hypophyse in ähnlicher Weise wie nach der Kastration ab, wie es von ROWLANDS und SINGER[8] bei Verwendung des Ovulations-

---

[1] MARION u. PARKES: Proc. roy. Soc. Lond. B **105**, 248 (1929).

[2] GIEDOSZ: Klin. Wschr. **1939**, 63.

[3] GAETHJENS: Z. Gynäk. **1939**, 25, 163.

[4] NELSON: Anat. Rec. **56**, 241 (1933).

[5] MASON u. WOLFE: Sex. a. int. Secretion. S. 1195. Baltimore 1939.

[6] McQUEEN WILLIAMS: Anat. Rec. **58**, 77 (1934).

[7] MÜLLER, CARL: Arch. Gynäk. **169**, 483 (1939).

[8] ROWLANDS u. SINGER: J. of Physiol. **86**, 323 (1936).

testes an Kaninchen gezeigt werden konnte. In Übereinstimmung mit diesen Ergebnissen seien die Untersuchungen von VAN WAGENEN, NELSON, GELLER, GIERHAKE, MÜLLER u. a. über das Auftreten von histologischen Veränderungen in der Hypophyse von Vitamin E-frei ernährten Tieren erwähnt, die den nach der Kastration zu beobachtenden Veränderungen außerordentlich gleichen.

Die gesteigerte gonadotrope Wirksamkeit der Hypophyse von Vitamin E-frei ernährten Ratten wird daher nach der Auffassung von MASON, GELLER, MÜLLER u. a. als eine indirekte Wirkung angesehen, indem durch den Entzug des Antisterilitätsvitamins zunächst eine Epithelschädigung in den Keimdrüsen entsteht, und damit dann sekundär eine erhöhte gonadotrope Wirksamkeit ähnlich der nach der Kastration auftretenden gesteigerten Aktivität der Hypophyse resultiert. Diese Steigerung der gonadotropen Wirksamkeit der Hypophyse, die nach den Befunden von SUTTON und BRIEF[1] bei männlichen Tieren stärker als bei weiblichen ausgeprägt ist, läuft der Vermehrung der basophilen Zellen in der Hypophyse parallel.

18. Die neuro-hormonale Regulation der gonadotropen Vorderlappenfunktion.

Die ersten experimentellen Beobachtungen über die Bedeutung nervöser Reize für die Bildung von gonadotropen Vorderlappenhormonen wurden 1929 von FEE und PARKES[2] erhoben. Sie stellten fest, daß die bei Kaninchen nach dem Bespringen im Oestrus auftretende Ovulation und die anschließende Bildung von Corpora lutea ausbleibt, wenn die Tiere innerhalb der ersten Stunde nach dem Coitus hypophysektomiert werden. Eine nach diesem Zeitpunkt vorgenommene Hypophysektomie verhindert dagegen die normalerweise innerhalb von 7 bis 10 Stunden nach dem Bespringen auftretende Ovulation nicht. Aus diesen Ergebnissen, die von SMITH und WHITE[3], WHITE[4], McPHAIL[5], WESTMAN und JACOBSOHN[6] u. v. a. bestätigt wurden, schlossen die Autoren, daß durch die Kohabitation nervöse Impulse auf die Hypophyse ausgeübt werden, die zu einer Ausschüttung von gonadotropen Vorderlappenhormonen führen. Diese gesteigerte Abgabe von gonadotropen Hormonen aus der Hypophyse konnte von DUMMONT, D'AMOUR und GUSTAVSON[7] und von WESTMAN und JACOBSOHN auf direktem Wege nachgewiesen werden, indem sie mit dem Blut von Kaninchen, das $1/_2 - 1^1/_2$ Stunden nach dem Bespringen entnommen worden war, bei infantilen Kaninchen eine Ovulation auslösen könnten.

Weitere Untersuchungen, die die Bedeutung nervöser Impulse für den Ablauf der Vorderlappenfunktion wahrscheinlich machen, wurden von HOHLWEG und JUNKMANN[8] ausgeführt. Sie fanden, daß die Hypophyse von weiblichen Ratten, die in die Nieren von anderen Ratten transplantiert und hier eingeheilt waren, nach der Kastration der Tiere keine Kastrationserscheinungen aufwiesen, während die eigene Hypophyse der Tiere das typische Bild der Kastrationshypophyse zeigte. Wurden zur Transplantation Hypophysen von kastrierten Ratten verwandt, so bildeten sich die Kastrationserscheinungen in den transplantierten Hypophysen wieder zurück, während wiederum die eigene Hypophyse der Tiere das typische Bild der Kastrationshypophyse zeigte. Die Autoren

---

1 SUTTON u. BRIEF: Endocrinology **25**, 302 (1939).
2 FEE u. PARKES: J. of Physiol. **67**, 383 (1929).
3 SMITH u. WHITE: J. Amer. med. Assoc. **97** (1861).
4 WHITE: Amer. J. Physiol. **102**, 505 (1932).
5 McPHAIL: Proc. roy. Soc. Lond. B **114**, 124 (1933).
6 WESTMAN u. JACOBSOHN: Acta obstetr. scand. (Stockh.) **16**, 483 (1936).
7 DUMMONT, D'AMOUR u. GUSTAVSON: Proc. Soc. exper. Biol. a. Med. **30**, 68 (1932).
8 HOHLWEG u. JUNKMANN: Klin. Wschr. **1932**, 321.

schlossen aus diesen Ergebnissen, daß der durch die Kastration bedingte hormonale Reiz nicht mehr auf die von ihren nervösen Verbindungen gelöste transplantierte Hypophyse wirken würde, und daß also die Hypophyse unter dem Einfluß nervöser Impulse stehen müsse. Auf Grund dieser Versuche postulierten sie ein nicht näher lokalisiertes Sexualzentrum, das auf nervösen Bahnen die Vorderlappensekretion regulieren würde. Gegen die Deutung dieser Versuche wurde allerdings von ZONDEK eingewandt, daß die transplantierten Kastratenhypophysen besonders aktive Drüsen darstellen, und daß daher das Verschwinden der Kastrationserscheinungen in den transplantierten Kastratenhypophysen auch als eine Folge der durch die Transplantation bedingten Schädigung aufgefaßt werden könne, wie es auch von MARTINS[1] in entsprechend durchgeführten Versuchen gezeigt wurde. Weiterhin stellten auch DESCLIN und GREGOIRE[2] fest, daß die Hypophysen von Ratten, die in die Nieren von normalen oder von kastrierten Ratten transplantiert worden waren, nach einer Injektionsbehandlung der Tiere mit Oestron die gleichen histologischen Veränderungen zeigten wie die eigene Hypophyse der Tiere, deren nervöse Verbindung nicht ausgeschaltet worden war (vgl. hierzu die folgenden Versuche von WESTMAN und JACOBSOHN).

Nachdem durch die Versuche von FEE und PARKES eine nervöse Reizleitung zur Hypophyse wahrscheinlich gemacht worden war, hat man den Verlauf dieser Nervenbahnen näher zu verfolgen versucht und hat zunächst durch Ausschaltung des Halssympathicus die Bedeutung dieser an der Art. carotis zur Hypophyse verlaufenden Nervenbahnen studiert. MARTHE VOGT[3] zeigte zunächst, daß die nach einer Reizung der Cervix mit einem Glasstab auftretende Ovulation von Kaninchen nach der Zerstörung des Halssympathicus in der gleichen Weise auftritt wie bei den unbehandelten Kontrolltieren. In Übereinstimmung hiermit beobachteten auch HINSEY und MARKEE[4] und HARTERIUS[5], daß bei besprungenen Kaninchen nach der Durchtrennung des Halssympathicus ebenfalls noch eine Ovulation auftritt, und daß andererseits auch die elektrische Reizung des Halssympathicus bei nichtbesprungenen Tieren keine Ovulation auslöst. Ebenso hat auch die vollständige Entfernung der Halssympathicusketten einschließlich des Ganglion cervicale superior, des Ganglion stellatum und des Bruststranges nach den Befunden von BROOKS[6] keinen Einfluß auf die nach dem Bespringen auftretende Ovulation. HOHLWEG und JUNKMANN[7] hatten bereits früher gezeigt, daß auch das Auftreten der Kastrationserscheinungen in der Hypophyse durch die Durchschneidung des Halssympathicus nicht beeinflußt wird. Dagegen geben allerdings FRIEDMAN und PINCUS[8] an, daß durch eine längere Reizung des cervicalen Sympathicus bei Kaninchen eine Ovulation ausgelöst werden kann.

Da nach diesen Befunden eine Reizleitung auf den sympathischen Nervenbahnen zur Hypophyse als unwahrscheinlich angesehen werden muß, haben HARRIES[9], BROOKS[10] und WESTMAN und JACOBSOHN[11] die Bedeutung der von dem Hypothalamus durch den Hypophysenstiel zur Hypophyse verlaufenden

---

[1] MARTINS: C. r. Soc. Biol. Paris **123**, 699 (1936).
[2] DESCLIN u. GREGOIRE: Bull. Acad. Méd. Belg. **62**, 49 (1936).
[3] VOGT, MARTHE: Naunyn-Schmiedebergs Arch. **162**, 197 (1931).
[4] HINSEY u. MARKEE: Amer. J. Physiol. **106**, 48 (1933).
[5] HARTERIUS: Proc. Soc. exper. Biol. a. Med. **31**, 1121 (1934).
[6] BROOKS: Amer. J. Physiol. **121**, 157 (1938).
[7] HOHLWEG u. JUNKMANN: Klin. Wschr. **1932**, 321.
[8] FRIEDMAN u. PINCUS: Endocrinology **19**, 710 (1935).
[9] HARRIS: Amer. J. Physiol. **112**, 37 (1936).
[10] BROOKS: Proc. roy. Soc. Lond. B **122**, 374 (1937) — Endocrinology **27**, 875 (1940).
[11] WESTMAN u. JACOBSOHN: Acta obstetr. scand. (Stockh.) **17**, 235 (1937); **20**, 392 (1940).

Nervenbahnen untersucht und konnten nach der Durchtrennung des Stieles ein Ausbleiben der durch den Coitus ausgelösten Ovulation nachweisen. Insbesondere haben WESTMAN und JACOBSOHN in ausgedehnten Untersuchungen gezeigt, daß die Ovulation bei besprungenen Kaninchen ausbleibt, wenn die Stieldurchtrennung vor dem Coitus durchgeführt wird. Wird dagegen die Stieldurchtrennung innerhalb von 40 Minuten nach dem Bespringen ausgeführt, so tritt noch eine Ovulation ein, während sie dagegen bei hypophysektomierten Tieren ausbleibt, so daß nach der Ansicht der Autoren bei den stieldurchtrennten Tieren im Gegensatz zu den hypophysektomierten Tieren noch eine Abgabe von Hormonen aus der Hypophyse erfolgen muß. Die sich nach der Ovulation bildenden Corpora lutea haben nur eine Lebensdauer von etwa 4 Tagen und degenerieren dann in der gleichen Weise wie bei hypophysektomierten Tieren. Jedoch tritt bei den stieldurchtrennten Tieren keine Degeneration der Granulosazellen wie bei den hypophysektomierten Tieren auf, so daß bei ihnen noch 2 Wochen nach der Stieldurchtrennung — wie auch BROOKS c. s.[1] feststellte — durch Zufuhr von hohen Prolandosen wieder eine Ovulation ausgelöst werden kann, was bei den hypophysektomierten Tieren nicht mehr gelingt. Auch hieraus wird geschlossen, daß nach der Stieldurchtrennung noch kleine Hormonmengen aus der Hypophyse abgegeben werden, wenn sich auch die Ovarien 2—10 Monate nach der Stieldurchtrennung auf die Hälfte ihres Gewichtes zurückgebildet haben, das Wachstum der Follikel zum Stillstand gekommen ist und die Uteri atrophisch geworden sind. Bei männlichen Kaninchen wird nach der Stieldurchtrennung eine Atrophie des Testes und ein Aufhören der Spermatogenese gefunden. Ebenso bildet sich die Hypophyse im Verlauf von 2—10 Monaten nach der Stieldurchtrennung auf die Hälfte ihres Gewichtes zurück und es tritt vor allem ein Schwund der eosinophilen Zellen ein. Weiterhin stellen WESTMAN und JACOBSOHN fest, daß die elektrische Reizung des Gehirnes, die nach den Beobachtungen von MARSHALL und VERNEY[2] bei Kaninchen eine Ovulation auslöst, nach der Stieldurchtrennung unwirksam ist. Bei erwachsenen weiblichen Ratten sahen WESTMAN und JACOBSOHN nach der Durchtrennung des Hypophysenstieles eine allmählich sich ausbildende Atrophie der Ovarien mit einem Sistieren der Follikelreifung, wie es für hypophysektomierte Tiere charakteristisch ist. In analoger Weise konnten WESTMAN und JACOBSOHN bei männlichen Ratten nach der Stieldurchtrennung eine Abnahme der Testesgewichte mit einer Atrophie der Tubuli und der Samenblasen feststellen. Die Spermatogenese der stieldurchtrennten Tiere kam zum Stillstand.

Um einen näheren Einblick in die Regulation der gonadotropen Vorderlappenfunktion nach der Stieldurchtrennung zu gewinnen, untersuchten WESTMAN und JACOBSOHN[3] den Hormongehalt der Hypophyse zu verschiedenen Zeiten nach der Operation. Sie fanden hierbei, daß die Hypophyse der Tiere noch 2—3 Tage nach der Durchtrennung nachweisbare Hormonmengen enthält, daß sie dann aber vom 4. Tage an gonadotrop unwirksam wird. Hieraus schließt WESTMAN im Zusammenhang mit den schon erwähnten Befunden, daß die Bildung der gonadotropen Hormone in der Hypophyse nach der Durchtrennung des Hypophysenstieles aufhört, während dagegen die Abgabe des zur Zeit der Stieldurchtrennung in der Hypophyse enthaltenen Hormones nicht verhindert wird. In Übereinstimmung mit diesen Befunden berichtet auch BROOKS[4], daß die Hypophysen von Kaninchen nach der Durchtrennung des Hypophysenstieles

---

[1] BROOKS: Proc. roy. Soc. Lond. B **122**, 374 (1937) — Endocrinology **27**, 875 (1940).
[2] MARSHALL u. VERNEY: J. of Physiol. **85**, 12 (1935).
[3] WESTMAN u. JACOBSOHN: Acta path. scand. (Københ.) **15**, 445 (1938).
[4] BROOKS: Amer. J. Physiol. **123**, 25 (1938).

in 12 von 14 Fällen einen normalen und zum Teil über die Norm erhöhten Gehalt an gonadotropen Hormonen besitzen.

In weiteren Untersuchungen zeigten WESTMAN und JACOBSOHN[1], daß eine am 21. Tage nach der Stieldurchtrennung vorgenommene Kastration bei Ratten nicht mehr zum Auftreten der Kastrationserscheinungen in der Hypophyse führt. Dagegen tritt aber die nach einer Oestronbehandlung bei nichtkastrierten Ratten auftretende Vergrößerung der Hypophyse auch bei stieldurchtrennten Tieren auf. Dieser auffallende Befund, der dafür spricht, daß die aus ihren nervösen Verbindungen gelöste Hypophyse noch auf den hormonalen Reiz des zugeführten Oestrons antwortet, steht mit den übrigen Befunden zweifellos in Widerspruch. Dagegen bleibt aber die nach einer Oestronbehandlung bei juvenilen Tieren auftretende Corpus luteum-Bildung, die nach den bereits erwähnten Befunden von HOHLWEG auf eine erhöhte Bildung von Luteinisierungshormon in der Hypophyse zurückgeführt wird, bei stieldurchtrennten Tieren nach den Beobachtungen von WESTMAN und JACOBSOHN[2] und von HEROLD und EFFKEMANN[3] aus. Diese Befunde sprechen dafür, daß auch der hormonale Reiz der Keimdrüsenhormone auf dem Wege über nervöse Bahnen zur Hypophyse weitergeleitet wird, und daß die Umschaltung dieser hormonalen Impulse nach der Stieldurchtrennung nicht mehr erfolgen kann.

In ihrer Gesamtheit zeigen diese Untersuchungen, daß nervöse Impulse vom Hypothalamus durch den Hypophysenstiel zur Hypophyse verlaufen, die die Regulation der gonadotropen Vorderlappenfunktionen bedingen. Werden diese Bahnen im Hypophysenstiel durchtrennt, so werden die nervösen Reize, die die vegetativen Zentren im Hypothalamus treffen, nicht mehr zur Hypophyse weitergeleitet. In der gleichen Weise ist auch die Umschaltung der hormonalen Reize der Keimdrüsenhormone auf die nervösen Bahnen unterbrochen und die gegenseitige hormonale Regulierung der Keimdrüsen- und der Hypophysenvorderlappenfunktion, wie sie in Abschn. 8, S. 234 dargestellt wurde, ist aufgehoben. Nach der Stieldurchtrennung hört die Bildung der gonadotropen Hormone in der Hypophyse auf und es erfolgt lediglich eine Abgabe des noch in der Hypophyse vorhandenen Hormons. Diese Versuche, die die Bedeutung nervöser Regulationen für die Hypophysenvorderlappenfunktionen veranschaulichen, werden durch zahlreiche klinische Beobachtungen über die Störungen der Keimdrüsenfunktion bei den Schädigungen der vegetativen Zentren des Zwischenhirnes bestätigt.

II. Der gonadotrope Wirkstoff aus dem Blut und Harn schwangerer Frauen (Prolan).

1. Einleitung.

ASCHHEIM[4] und ZONDEK[5] haben 1928 nachgewiesen, daß im Blut und besonders im Harn von schwangeren Frauen große Mengen von gonadotropen Stoffen ausgeschieden werden, die bei infantilen Mäusen und Ratten in ähnlicher Weise wie die gonadotropen Vorderlappenextrakte eine vorzeitige Entwicklung der Ovarien mit einer Follikelreifung und Corpus luteum-Bildung bewirken. Sie bezeichneten diese Substanz ebenso wie die gonadotropen Extrakte aus dem Hypophysenvorderlappen als „Prolan", indem sie zunächst annahmen,

---

[1] WESTMAN u. JACOBSOHN: Acta obstetr. scand. (Stockh.) **18**, 117 (1938).
[2] WESTMAN u. JACOBSOHN: Acta obstetr. scand. (Stockh.) **18**, 115 (1938).
[3] HEROLD u. EFFKEMANN: Arch. Gynäk. **167**, 389 (1938).
[4] ASCHHEIM: Klin. Wschr. **1928**, 1453.
[5] ZONDEK: Klin. Wschr. **1928**, 1404.

daß das Prolan des Schwangerenharns auch in der Hypophyse gebildet würde. In den folgenden Jahren konnte jedoch von PHILIPP gezeigt werden, daß der gonadotrope Wirkstoff des Schwangerenharns nicht in der Hypophyse, sondern in den Chorionzellen der Placenta gebildet wird, und EVANS, SMITH u. a. stellten weiterhin fest, daß die Prolanwirkung zwar in manchen Punkten der der gonadotropen Vorderlappenextrakte gleicht, daß sie sich aber in anderen grundlegend von ihr unterscheidet. Daher muß die Bezeichnung „Prolan" entsprechend dem Namen und der Herkunft des gebräuchlichsten, aus Schwangerenharn gewonnenen Handelspräparates ausschließlich für die chorial gebildeten gonadotropen Wirkstoffe vorbehalten bleiben und kann nicht für die hypophysär gebildeten gonadotropen Hormone angewandt werden. ZONDEK, der die verschiedenartige Genese dieser beiden Stoffklassen erst sehr spät anerkannt hat, bezeichnet daher neuerdings die hypophysären gonadotropen Hormone zur Unterscheidung gegenüber dem Prolan des Schwangerenharns als Prosylan. In der amerikanischen Literatur werden die chorial gebildeten gonadotropen Wirkstoffe in ihrer Wirkung als „Hypophysenvorderlappen-ähnlich" (Anterior pituitary like = A.P.L.) bezeichnet. Dadurch, daß diese grundsätzliche Trennung in der Bezeichnung dieser beiden Stoffklassen und ihre unterschiedlichen Wirkungen in zahlreichen Arbeiten und auch in den Monographien der letzten Jahre nicht immer klar auseinander gehalten wurden, sind in der überaus großen Literatur über dieses Gebiet zahlreiche Verwirrungen aufgetreten.

Ebenso muß in diesem Zusammenhang betont werden, daß die von ZONDEK durchgeführte Differenzierung der Prolanwirkung in Prolan A (Follikelreifung) und in Prolan B (Corpus luteum-Bildung) insofern nicht korrekt ist, als alle Versuche fehlgeschlagen sind, den gonadotropen Wirkstoff des Schwangerenharns in eine follikelreifende und in eine luteinisierende Fraktion zu trennen. Daher muß der unter der Prolanwirkung auftretende biologische Komplex der Follikelreifung und der Corpus luteum-Bildung als Wirkung einer einheitlichen Substanz aufgefaßt werden. Wenn allerdings in dieser Abhandlung in dem Kapitel über die quantitativen Prolanauswertungen in den Körperflüssigkeiten noch in Anlehnung an die ältere Literatur die Bezeichnung nach Prolan A- und Prolan B-Einheiten beibehalten wird, so müßte hierunter korrekterweise die Prolan A- und die Prolan B-Reaktion verstanden werden.

2. Die Prolanwirkung bei weiblichen Tieren.

a) Die Prolanwirkung bei der Maus und bei der Ratte.

Die Prolanwirkung entspricht bei der Maus und bei der Ratte im wesentlichen der Wirkung der Vorderlappenextrakte, so daß wir uns darauf beschränken, aus der überaus großen Literatur über die Prolanwirkung lediglich die Unterschiede gegenüber der Wirkung der gonadotropen Vorderlappenextrakte in den Vordergrund zu stellen.

Während bei der infantilen Ratte unter der Vorderlappenwirkung eine gleichmäßige Reifung aller Follikel auftritt, so führt die Prolanbehandlung zu einer Reifung einzelner Follikel bis zu großen Follikelcysten (vgl. Abb. 23), während die restlichen Follikel im wesentlichen unbeeinflußt bleiben (HAMBURGER[1]). Weiterhin sehen wir nach der Prolanbehandlung eine stärkere Hypertrophie des interstitiellen Bindegewebes und der Theca interna sowie eine intensivere Bildung von Corpora lutea, als es nach Zufuhr von Vorderlappenextrakten der Fall ist. Gegenüber diesen mehr graduellen Unterschieden in dem Ablauf der Reifungsprozesse des Ovariums finden sich grundlegende Abweichungen in der

---

[1] HAMBURGER: Acta path. scand. (Københ.) **17** (1933).

Ansprechbarkeit der Ovarien von Mäusen und Ratten auf Vorderlappenextrakte und auf Prolan. Während die infantile Maus bereits auf eine 2—3fach kleinere

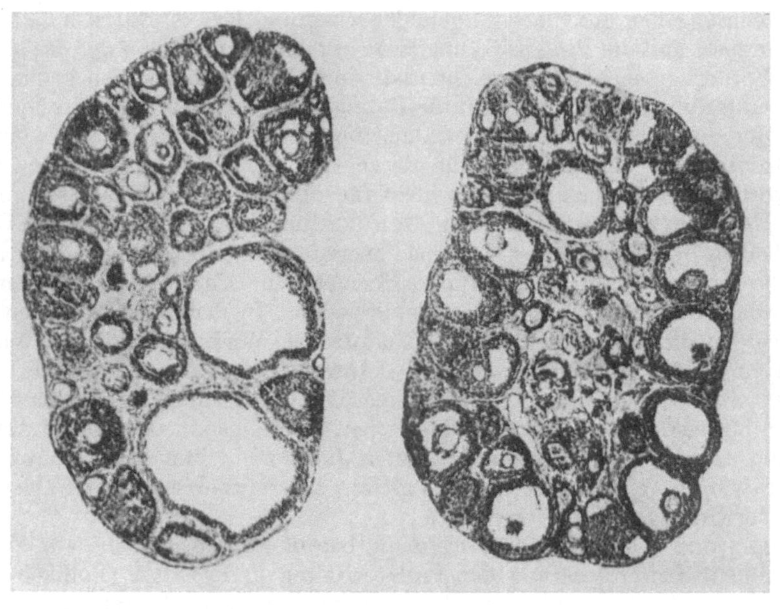

Abb. 23. a) Ovar einer infantilen Maus nach Behandlung mit chorialen gonadotropen Wirkstoffen. (Überstürzte Reifung einzelner Follikel.) b) Ovar einer infantilen Maus nach Behandlung mit hypophysären gonadotropen Wirkstoffen. (Gleichmäßige Reifung aller Follikel.) (Nach HAMBURGER.)

Vorderlappenmenge als die infantile Ratte reagiert (1 RE. = 2—3 ME.), so ist andererseits die infantile Ratte nach den Feststellungen von ZONDEK u. v. a.

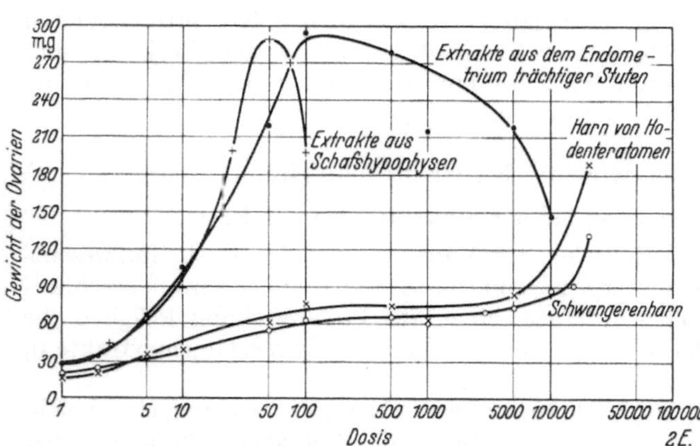

Abb. 24. Die Wirkung von Prolan und von Vorderlappenextrakten auf die Ovarialgewichte von infantilen Ratten. (Nach EVANS.)

ein wesentlich empfindlicheres Testtier für die Prolanwirkung als die kleinere infantile Maus, und zwar entspricht 1 RE. Prolan = $^1/_5$ ME. Prolan. Daher erfolgt die Testierung des Prolans in der Regel an der infantilen Ratte, während die der Vorderlappenhormone am zweckmäßigsten an der infantilen Maus vorgenommen wird.

Einen weiteren sehr eindrucksvollen Unterschied finden wir in dem Verlauf der Gewichtskurven der Ovarien. EVANS und SIMPSON zeigten, daß die Ovarialgewichte infantiler Ratten nach 4tägiger Behandlung mit steigenden Prolandosen von ihrem Ausgangswert von 10 mg sehr schnell auf Werte von 50 bis 60 mg ansteigen, daß aber dann ein Gewichtsplateau entsteht, das auch nach Zufuhr von größeren Prolandosen nicht überschritten werden kann, auch wenn man die hundertfach größere Dosis injiziert (vgl. Abb. 24). ANSELMINO und

HOFFMANN[1] konnten bei Verwendung einer besonders hoch gereinigten Prolanfraktion der I. G.-Farbenindustrie, die 100000 RE. Prolan in 1 g Trockensubstanz ent-

hielt, bei infantilen Ratten mit 25 E. als niedrigster Dosis eine Steigerung der Ovarialgewichte auf die 60 mg - Grenze erzielen und auch durch Zufuhr der 200fach größeren Dosis (5000 RE.) das Gewichtsplateau nicht durchbrechen. Über ähnliche Ergebnisse mit dem Prolan des Schwangerenharnes berichtete auch HAMBURGER[2]. Dagegen gelingt es allerdings mit noch höheren Prolandosen, wie sie aus dem Harn von Schwangeren mit Hyperemesis (ANSELMINO und HOFFMANN) und aus dem Harn von Männern mit Hodenteratomen (EVANS c. s., HAMBURGER, FEVOLD c. s.) gewonnen werden können, das Gewichtsplateau zu durchbrechen und höhere Ovarialgewichte zu erzielen. Bei diesen mit ungewöhnlich hohen Prolanmengen aus Harn durchgeführten Versuchen, die in einem späteren Abschnitt noch gesondert besprochen werden, muß jedoch berücksichtigt werden, daß in den für die Prolangewinnung verarbeiteten großen Harnmengen auch hypophysär gebildete gonadotrope Hormone enthalten sein können.

Weiterhin besteht auch ein Unterschied in der Ansprechbarkeit der Ovarien von sehr jungen Ratten. Werden 6 bis 10 Tage alte Ratten mit Vorderlappenextrakten behandelt, so finden sich an den Ovarien — wie bereits früher dargestellt worden ist — noch keine strukturellen Veränderungen. Behandelt man die Tiere dagegen mit Prolan, so tritt nach den

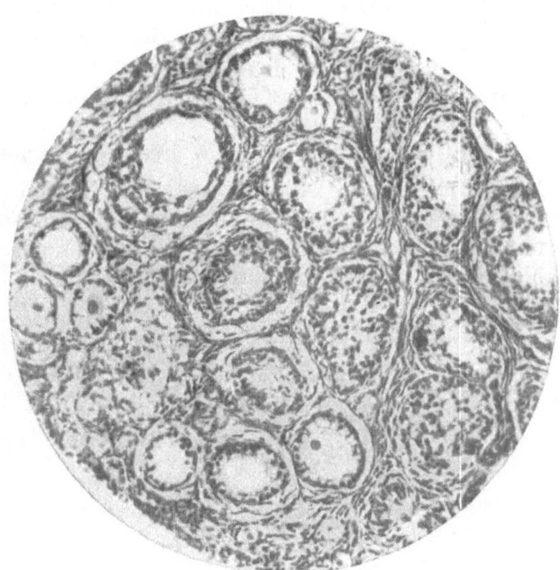

Abb. 25 a. Schnitt durch das Ovar einer unbehandelten 17 Tage alten, infantilen Ratte (Häm. Eosinfärbung, Huygens Okular 7, Obj. c). Kleine ruhende Follikel. (Nach ANSELMINO und HOFFMANN.)

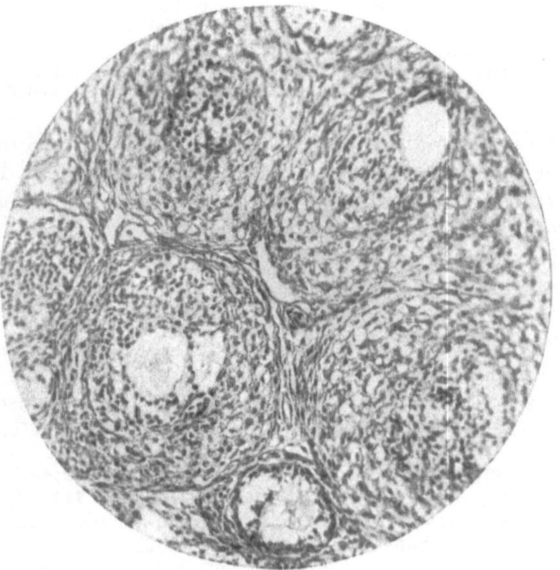

Abb. 25 b. Schnitt durch das Ovar einer 17 Tage alten, infantilen Ratte nach Injektion von 4500 RE. Prolan innerhalb von 8 Tagen (Häm. Eosinfärbung, Huygens Okular 7, Obj. c). Hochgradige Thecaluteinisierung, keine Follikelreifung, keine Corpus luteum-Bildung. (Nach ANSELMINO und HOFFMANN.)

[1] ANSELMINO u. HOFFMANN: Z. Geburtsh. 114, 52 (1936).
[2] HAMBURGER: Endokrinol. 17, 13 (1936).

Beobachtungen von SELYE, COLLIP und THOMPSON[1], ANSELMINO und HOFF-MANN[2], KUSCHINSKY und TANG-SÜ[3] u. a. eine Vergrößerung der Ovarien mit einer Luteinisierung der Theca interna und des Zwischengewebes auf, ohne daß aber eine Follikelreifung oder eine Bildung von Corpora lutea beobachtet wird (Abb. 25a und b). Diese Veränderungen sind von einem anhaltenden Schollenstadium und einer entsprechenden Vergrößerung des Uterus begleitet.

b) Die Prolanwirkung bei Meerschweinchen und bei Kaninchen.

Die Prolanwirkung ist beim Meerschweinchen nach den Untersuchungen von LOEB[4], DE FREMERY und DORFMÜLLER[5], ANSELMINO und HOFFMANN[2], GUYÉNOT, PONSE und TROLLIET[6] u. v. a. durch die auffallend starke Hypertrophie und die Luteinisierung der Theca und des interstitiellen Bindegewebes gekennzeichnet

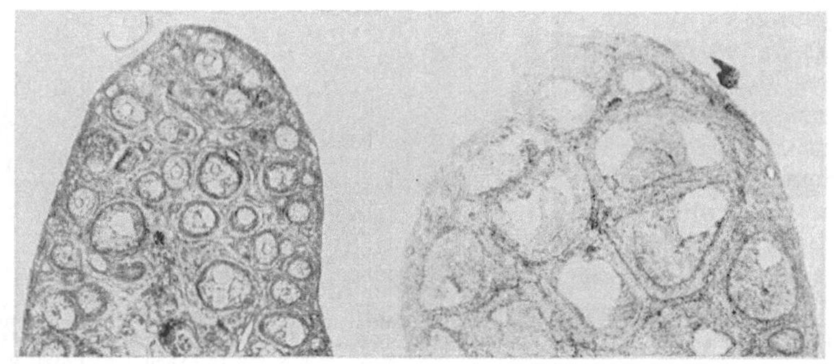

a   b

Abb. 26a. Schnitt durch das Ovarium eines erwachsenen unbehandelten Meerschweinchens (Häm. Eosinfärbung, Huygens Okular I, Obj. a). Heranreifende Follikel ohne Thecaluteinisierung und Corpus luteum-Bildung. (Nach ANSELMINO und HOFFMANN.)

Abb. 26b. Schnitt durch das Ovarium eines erwachsenen Meerschweinchens nach Injektion von 3×200 R.E. Prolan (Häm. Eosinfärbung, Huygens Okular I, Obj. a). Follikelreifung mit multipler Thecaluteinisation ohne Corpus luteum-Bildung. (Nach ANSELMINO und HOFFMANN.)

(Abb. 26a und b), die sowohl bei infantilen als auch bei geschlechtsreifen Tieren nachweisbar ist. Im Gegensatz zu der Wirkung der gonadotropen Vorderlappenextrakte tritt unter der Prolanwirkung kein Follikelsprung und keine Bildung von Corpera lutea auf. Dementsprechend gelingt auch beim Meerschweinchen nicht, durch eine intravenöse Applikation von Prolan eine künstliche Ovulation zu erzielen (JARES[7], LOEB[8]).

Beim Kaninchen entspricht die Prolanwirkung weitgehend den bei diesen Tieren unter der Wirkung der gonadotropen Vorderlappenextrakten beobachteten Veränderungen. Nach den Untersuchungen von FRIEDMAN[9], SIEGMUND[10], PHILIPP[11], CLAUBERG[12] u. v. a. wird beim ausgewachsenen, isoliert gehaltenen Kaninchen durch eine einzige intravenöse Injektion von Schwangerenharn eine Ovu-

[1] SELYE, COLLIP u. THOMPSON: Proc. Soc. exper. Biol. a. Med. 30, 780 (1933).
[2] ANSELMINO u. HOFFMANN: Z. Geburtsh. 111, 26 (1935).
[3] KUSCHINSKY u. TANG-SÜ: Naunyn-Schmiedebergs Arch. 179, 717 (1935).
[4] LOEB: Endocrinology 16, 129 (1932).
[5] DE FREMERY u. DORFMÜLLER: Acta brev. neerl. Physiol. etc. 2, 97 (1932).
[6] GUYÉNOT, PONSE u. TROLLIET: C. r. Acad. Sci. Paris 198, 1830 (1934).
[7] JARES: Amer. J. Physiol. 101, 545 (1932).
[8] LOEB: Proc. Soc. exper. Biol. a. Med. 29, 1128 (1932).
[9] FRIEDMAN: Amer. J. Physiol. 89, 438 (1929); 90, 617 — Amer. J. Obstetr. 21, 405 (1931).
[10] SIEGMUND: Arch. Gynäk. 142, 702 (1932).
[11] PHILIPP: Z. Gynäk. 1931, 491.
[12] CLAUBERG: Z. Gynäk. 1932, 16.

lation mit Blutungen in die Follikel und einer anschließenden Bildung von Corpora lutea erzielt (vgl. Abschn. 9, S. 274). Auf dieser Reaktion beruht die FRIEDMANsche Schwangerschaftsdiagnose. Allerdings beträgt die für die Auslösung der Ovulation erforderliche Prolandosis nach den Untersuchungen von LEONARD[1] und von MAHNERT[2] etwa 1—2 RE. pro Kilogramm, während bei Verwendung von Vorderlappenextrakt nur $^1/_2$—$^1/_3$ RE. benötigt werden. In der Abb. 32 im Abschn. 9, S. 274 ist die ovulationsauslösende Wirkung von steigenden Prolandosen graphisch dargestellt.

c) Die Prolanwirkung bei Affen.

Während bei infantilen Affen durch Zufuhr von Vorderlappenextrakten ein Wachstum der Follikel bis zum Auftreten von Follikelcysten auftritt und als Ausdruck der gesteigerten Hormonproduktion der Ovarien gleichzeitig eine Schwellung und Rötung der Sexualhaut beobachtet wird, hat das Prolan selbst in sehr hoher Dosierung keinen Einfluß auf das Follikelwachstum beim Affen, wie es aus den Beobachtungen von NOVAK und KUHN[3], ENGLE[4], MARSCHALL[5], HARTMANN[6] und von JOHNSON[7] hervorgeht. Nach den eingehenden Untersuchungen von ENGLE werden sogar bei längerer Prolanbehandlung hyaline Degenerationen an den Follikeln beobachtet. Nur nach intravenöser Injektion von 9000 RE. Prolan ist es allerdings ENGLE gelungen, eine geringe Luteinisierung der Theca interna zu erzielen, die aber von degenerativen Veränderungen an den Follikeln und an den Granulosazellen begleitet war. Wenn dagegen die Follikel aber zunächst durch eine vorausgegangene Vorderlappenbehandlung zur Reifung gebracht worden sind, so kann durch eine gleichzeitige zusätzliche Prolanbehandlung eine Luteinisierung der Theca interna und eine Bildung von Corpora lutea erzielt werden, besonders wenn die Extrakte intravenös injiziert werden (ENGLE[8]). Im Gegensatz zu diesen Befunden gelang es allerdings COURRIER und GROS[9], bei infantilen Magotaffen durch eine subcutane Prolanbehandlung eine ausgesprochene Follikelreifung und Schwellung der Sexualhaut zu erzielen, die bei einem Teil der Tiere auch von einer Corpus luteum-Bildung begleitet war.

d) Die Prolanwirkung beim Menschen.

Die Wirkung des Prolans auf das menschliche Ovarium ist verhältnismäßig schwierig zu beurteilen, weil bei allen im geschlechtsreifen Alter durchgeführten therapeutischen Untersuchungen eine Mitbeteiligung der eigenen Hypophyse und damit eine Aktivierung der Prolanwirkung im Sinne der synergistischen Wirkung von Prolan und von Vorderlappenhormonen (EVANS) nicht oder nur sehr schwer auszuschließen ist.

Die praktisch außerordentlich wichtige Frage, ob das Prolan beim Menschen eine follikelreifende Wirkung besitzt, läßt sich bis zu einem gewissen Grade durch die Untersuchungen an amenorrhoischen Frauen klären, da bei der Amenorrhöe die Sekretion der eigenen Hypophyse offenbar sehr gering ist (vgl.

---

[1] LEONARD: Proc. Soc. exper. Biol. a. Med. **29**, 812 (1932).

[2] MAHNERT: Z. Gynäk. **1932**, 1527.

[3] NOVAK u. KUHN: Wien. Arch. inn. Med. **21**, 359 (1931).

[4] ENGLE: Proc. Soc. exper. Biol. a. Med. **30**, 530 (1933) — Amer. J. Physiol. **106**, 145 (1933).

[5] MARSCHALL, zit. nach VAN DYKE: The Physiol. a. Pharmac. of the Pituitary Body. Chicago 1937.

[6] HARTMANN: Amer. J. Obstetr. **27**, 564 (1934).

[7] JOHNSON: Amer. J. Obstetr. **29**, 120 (1935).

[8] ENGLE: Endocrinology **18**, 513 (1933).

[9] COURRIER u. GROS: C. r. Soc. Biol. Paris **116**, 1392 (1934).

Kap. I, Abschn. 10, S. 241) und andererseits auch die Follikel eine weitgehende Atrophie aufweisen. Aus den Untersuchungen von Ross[1], Westman[2], Novak[3], Büttner[4], Siegert[5] u. a. geht hervor, daß bei amenorrhoischen Frauen auch durch eine hochdosierte Prolanbehandlung keine Follikelreifung erzielt werden kann, und daß das Prolan also in Analogie zu den entsprechenden Versuchen bei infantilen Affen keine Wachstumswirkung auf die atrophischen Follikel von amenorrhoischen Frauen ausübt. Ebenso gelingt es auch nach den an den Ovarien von geschlechtsreifen Frauen durchgeführten histologischen Untersuchungen von Geist[6], Anselmino und Hoffmann[7], Hamblen und Ross[8] und von Büttner[4] nicht, durch hohe Dosen von Prolan (2000—22000 RE.) eine Reifung der Primordialfollikel zu erzielen. Nach den Feststellungen von Geist und von Hamblen und Ross tritt dagegen eine Reifung der großen Follikel mit einer Bildung von Follikelcysten auf, wie sie allerdings von Anselmino und Hoffmann und von Büttner nicht beobachtet wurde. Weiterhin stellten Geist, Hamblen und Ross und insbesondere Büttner fest, daß unter der Prolanwirkung bei geschlechtsreifen Frauen eine gesteigerte Thecaluteinisierung mit Bildung von Thecaluteincysten, eine „Verjüngung" der Granulosazellen in alten atretischen Follikeln (Büttner) und eine erhöhte Bildung von Corpora lutea auftreten, die nach den Beobachtungen von Hamblen und Ross längere Zeit persistieren können. Neuerdings fanden Büttner und Majakos[9], daß eine bei älteren Frauen im Anschluß an die Menstruation durchgeführte Prolanbehandlung mit 14500 bis 20000 RE. und eine gleichzeitige Transfusion von Schwangerenblut die Rückbildung der Corpora lutea des abgelaufenen Cyclus verzögert. Ebenso beobachteten Browne und Venning[10], daß eine in der zweiten Hälfte des Cyclus durchgeführte Prolanbehandlung den Eintritt der erwarteten Menstruation hinausschiebt, und daß im Harn dieser Frauen eine vermehrte Ausscheidung von Pregnandiol als Zeichen für eine gesteigerte Bildung von Corpus luteum-Hormon nachweisbar ist. Schließlich berichteten auch Zondek[11] und Damm[12] über den Nachweis multipler Corpora lutea in den Ovarien von geschlechtsreifen prolanbehandelten Frauen. Mit diesen Befunden über die luteinisierende Wirkung des Prolans lassen sich auch die günstigen klinischen Beobachtungen von Siebke[13], Runge[14], Westman[15], Hamblen und Ross, Ehrhardt und Winkler[16], Goecke[17] und von Büttner bei der glandulären Hyperplasie in Einklang bringen, wobei die Luteinisierung der reifen persistierenden Follikel von einem Teil der Autoren an dem histologischen Bild der Schleimhaut direkt nachgewiesen werden konnte.

Aus diesen klinischen Befunden darf man schließen, daß das Prolan beim Menschen — ebenso wie auch beim Affen — keine Wirkung auf die Primordialfollikel im Sinne einer Follikelreifung besitzt, sondern daß es in erster Linie

---

[1] Ross: Amer. J. Obstetr. **34**, 780 (1937).
[2] Westman: Acta obstetr. scand. (Stockh.) **17**, 492 (1937).
[3] Novak: Gland. Physiol. a. Ther., S. 190 (1935).
[4] Büttner: Arch. Gynäk. **163**, 487 (1937).
[5] Siegert: Geburtsh. u. Frauenheilk. **1939**, 642.
[6] Geist: Amer. J. Obstetr. **26**, 588 (1933).
[7] Anselmino u. Hoffmann: Z. Geburtsh. **111**, 26 (1935).
[8] Hamblen u. Ross: Amer. J. Obstetr. **31**, 14 (1936).
[9] Büttner u. Majakos: Arch. Gynäk. **170**, 225 (1940).
[10] Browne u. Venning: Amer. J. Obstetr. **1939**.
[11] Zondek: Acta obstetr. scand. (Stockh.) **15**, 1 (1935).
[12] Damm: Zit. nach Büttner.
[13] Siebke: Mschr. Geburtsh. **95**, 298 (1932).
[14] Runge: Arch. Gynäk. **156**, 27 (1934).
[15] Westman: Z. Gynäk. **1935**, 1090.
[16] Ehrhardt u. Winkler: Dtsch. med. Wschr. **1934**, 959.
[17] Goecke: Z. Gynäk. **1935**, 787.

eine Luteinisierung der Theca und der großen reifen Follikel bewirkt. Diese Auffassung stimmt mit den tierexperimentellen Ergebnissen überein, daß das Prolan bei infantilen Affen (und auch bei infantilen hypophysektomierten Mäusen und Ratten) keine follikelreifenden Eigenschaften besitzt, sondern daß es eine starke luteinisierende Wirkung aufweist, wenn zunächst eine gewisse Reifung der Follikel erzielt worden ist. Mit dieser Auffassung über den Wirkungsmechanismus des Prolans läßt sich auch die während der Schwangerschaft eintretende Hemmung des Follikelwachstums sowie das Persistieren des Corpus luteum graviditatis in Einklang bringen. Ebenso spricht auch das Auftreten von Luteincysten und von multiplen Corpora lutea bei den mit einer ungewöhnlich stark erhöhten Prolanbildung einhergehenden Fällen von Blasenmolen (STOECKEL) und von Chorionepitheliomen für diese Auffassung.

3. Die Prolanwirkung bei hypophysektomierten weiblichen Tieren.

Die Untersuchungen über die Wirkung des Prolans bei hypophysektomierten Tieren sind besonders bedeutungsvoll für die Erkenntnis über das Wesen der Prolanwirkung, da in dieser Versuchsanordnung eine Mitbeteiligung der eigenen Hypophyse der Versuchstiere ausgeschlossen werden kann, die selbst bei infantilen Tieren für den Ablauf einer gonadotropen Wirkung von großer Bedeutung ist (vgl. hierzu Kap. I, Abschn. 5 und 7).

Nach den Beobachtungen von NOGUSCHI[1], FREUD[2], KRAUL[3],

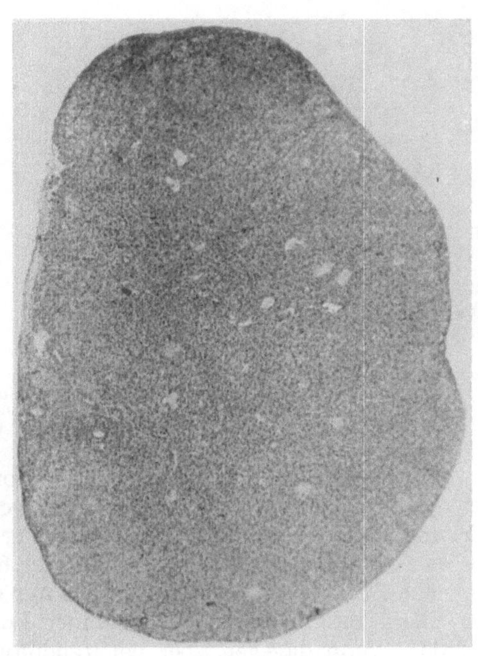
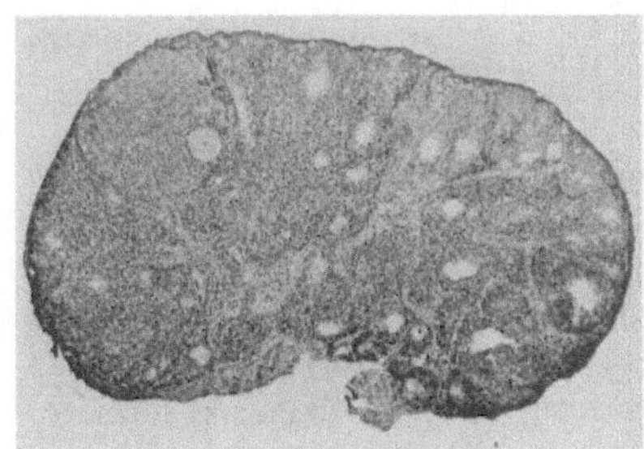

a   b

Abb. 27. a) Linkes Ovarium einer infantilen Ratte 54 Tage nach der Hypophysektomie. b) Rechtes Ovarium des gleichen Tieres nach anschließender 15 tägiger Behandlung mit 30 RE. Prolan täglich. (Nach LEONARD und SMITH.)

WADE, KATZMANN und JÖRGENSEN[4], COLLIP, SELYE und THOMPSON[5], EVANS, MEYER und SIMPSON[6] und von LEONARD und SMITH[7] tritt bei infantilen hypophys-

[1] NOGUSCHI: Jap. J. med. Sci., Trans. IV Pharmacol. 2, 504 (1931).
[2] FREUD: Dtsch. med. Wschr. 58, 974 (1932).
[3] KRAUL: Arch. Gynäk. 148, 65 (1932).
[4] WADE, KATZMANN u. JÖRGENSEN: J. of biol. Chem. 100, 96 (1933).
[5] COLLIP, SELYE u. THOMPSON: Nature (Lond.) 131, 56 (1933).
[6] EVANS, MEYER u. SIMPSON: Proc. Soc. exper. Biol. a. Med. 28, 845 (1931) — Amer. J. Physiol. 100, 141 (1932).
[7] LEONARD u. SMITH: Proc. Soc. exper. Biol. a. Med. 30, 363 (1933) — Anat. Rec. 58, 175 (1934).

ektomierten Ratten, die im Anschluß an die Operation mit Prolan behandelt werden, eine starke Vergrößerung der Ovarien auf. Bei der histologischen Untersuchung wurde eine Hypertrophie und eine Luteinisierung der Theca interna gefunden (Abb. 27a und b), die nach den Untersuchungen von LEONARD und SMITH besonders bei den etwas älteren Tieren auch von einer Bildung neuer Corpora lutea gefolgt ist. Ebenso bilden sich auch die bereits beschriebenen Veränderungen des interstitiellen Gewebes von hypophysektomierten Tieren zurück (Abb. 28). Der Uterus der Tiere ist vergrößert und in der Scheide findet sich ein Schollenstadium. Die gleichen Veränderungen wurden auch beobachtet, wenn die Prolanbehandlung erst zu einem Zeitpunkt nach der Operation begonnen wurde, in dem bereits atrophische Veränderungen in den Ovarien aufgetreten waren. Übereinstimmend wird aber von allen Autoren festgestellt, daß die für die

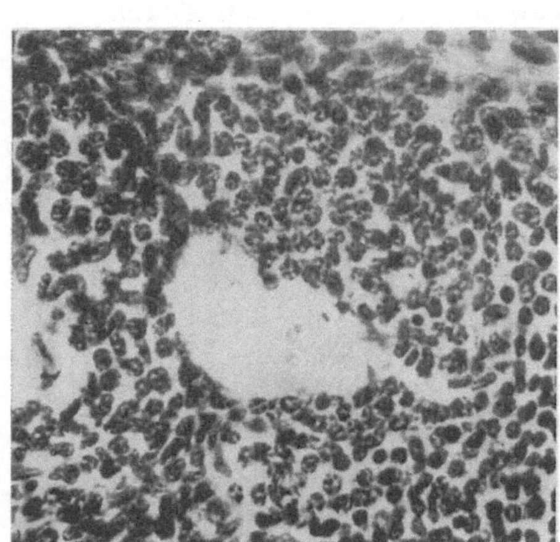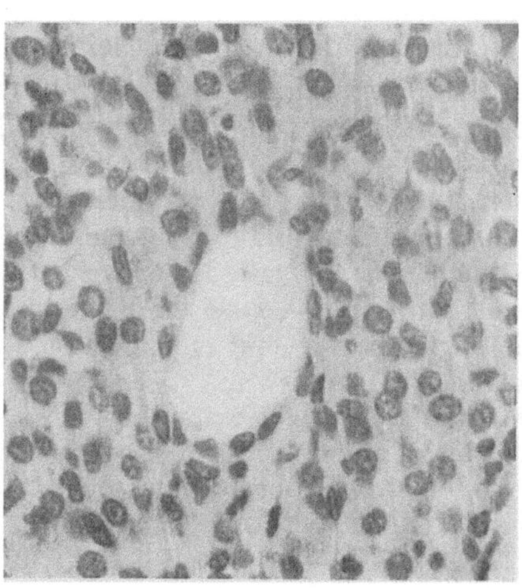

a b

Abb. 28. a) Ovarium einer im geschlechtsreifen Alter hypophysektomierten Ratte 7 Monate nach der Operation. Geschrumpftes interstitielles Gewebe mit Radzellen um einen hyalinisierten Follikel. b) Ovarium des gleichen Tieres nach anschließender 12tägiger Prolanbehandlung. Luteinisierung der Thecazellen. (Nach SELYE, COLLIP und THOMPSON.)

Vorderlappenwirkung beim hypophysektomierten Tier typische Follikelreifung bei der Prolanbehandlung vollkommen vermißt wird. Der Ablauf der Prolanwirkung gleicht bei der hypophysektomierten infantilen Ratte bis zu einem gewissen Grade der Prolanwirkung bei der 6—10 Tage alten normalen Ratte, bei der nach Zufuhr von Prolan ebenfalls nur eine Hypertrophie und Luteinisierung der Theca interna ohne Zeichen einer Follikelreifung auftritt (vgl. Abschn. 2, S. 261). Wenn dagegen aber bei hypophysektomierten Ratten gleichzeitig mit der Prolanbehandlung auch geringe Mengen von Vorderlappenextrakten zugeführt werden, die allein gegeben noch keine oder nur eine sehr geringe Wirkung auf das Ovarium infantiler Ratten besitzen, so tritt auch beim hypophysektomierten Tier nach den Untersuchungen von COLLIP, SELYE, THOMPSON und WILLIAMSON[1] und von EVANS, PENCHARZ und SIMPSON[2] eine Follikelreifung und Corpus luteum-Bildung auf. Diese „synergistische" Wirkung von Prolan und von gonadotropen Vorderlappenextrakten ist bereits ausführlich dargestellt worden.

Auch bei jungen hypophysektomierten Hunden konnten REICHERT, PENCHARZ, SIMPSON, MEYER und EVANS[3] mit allerdings verhältnismäßig kleinen Prolan-

---

[1] COLLIP, SELYE, THOMPSON u. WILLIAMSON: Proc. Soc. exper. Biol. a. Med. **30**, 663 (1933).

[2] EVANS, PENCHARZ u. SIMPSON: Endocrinology **18**, 601 (1934).

[3] REICHERT, PENCHARZ, SIMPSON, MEYER u. EVANS: Proc. Soc. exper. Biol. a. Med. **28**, 843 (1931).

dosen, die bei nichtoperierten Tieren wirksam waren, weder histologische Veränderungen an den Ovarien noch eine Beeinflussung der äußeren Genitalhaut erzielen. Bei hypophysektomierten Kaninchen gelingt es nach den Beobachtungen von HILL und PARKES[1], WHITE und LEONARD[2] und von ROBSON[3] durch Injektion von Schwangerenharn um so schwieriger eine Ovulation auszulösen, je länger die Hypophysektomie zurückliegt. Dagegen berichtet allerdings McPHAIL[4], daß bei hypophysektomierten Frettchen, die erst nach einem längeren Intervall nach der Operation mit Prolan behandelt wurden, wieder eine Follikelreifung auftritt.

Neuere Untersuchungen über die Wirkung von besonders großen Prolandosen, die aus dem Harn von testikulären Chorionepitheliomen gewonnen wurden, sind im Abschn. 6 dargestellt.

4. Die Prolanwirkung bei männlichen Tieren.

Eine große Reihe von Autoren haben den Einfluß des aus Schwangerenharn gewonnenen Prolans auf die histologische Struktur der Testes bei den verschiedenen Tierarten untersucht. Die Ergebnisse dieser Untersuchungen entsprechen — obgleich sie nicht ganz einheitlich sind — im wesentlichen den mit den gonadotropen Vorderlappenextrakten erzielten Veränderungen. So berichten alle Autoren, daß bei jungen männlichen Tieren nach einer 8—10 tägigen Prolanbehandlung eine Zunahme der Testesgewichte um 30—100 % gegenüber den Kontrollgewichten, sowie eine ausgeprägte Wucherung des interstitiellen Gewebes auftritt. Gleichzeitig wird eine außerordentlich starke Vergrößerung der Samenblasen und der übrigen akzessorischen Genitalorgane beobachtet, die das 5—10 fache der Norm erreichen kann. Die unter der Prolanwirkung auftretende Wucherung des interstitiellen Bindegewebes und die Vergrößerung der akzessorischen Hodenorgane ist in stärkerem Maße ausgeprägt, als es nach einer Behandlung mit gonadotropen Vorderlappenextrakten der Fall ist.

Diese Befunde wurden bei Mäusen von BROUHA und SIMMONET[5], BORST[6], BORST, DÖDERLEIN und GOSTIMIROVIC[7], BOURG[8], KRAUS[9], NEUMANN[10] u. v. a., bei Meerschweinchen von COLOMBI[11] und von LUCARELLI[12], bei Ratten von JONGH und DINGEMANSE[13], JONGH[14], COLOMBI[11], MOORE und PRICE[15], MOORE[16], BORST, DÖDERLEIN und GOSTIMIROVIC[17], BOETERS[18], REISS, SELYE und BALINT[19], ENGLE[20], SMITH und LEONARD[21], KUSCHINSKY und TANG-SÜ[22], LUCARELLI[12], KOREN-

---

[1] HILL u. PARKES: J. of Physiol. 72, 15 P (1931); 71, 40 (1931).

[2] WHITE u. LEONARD: Amer. J. Physiol. 104, 44 (1933).

[3] ROBSON: J. of Physiol. 90, 125 (1937).

[4] McPHAIL: Proc. roy. Soc. Lond. B 114, 128 (1933).

[5] BROUHA u. SIMMONET: Ann. de Physiol. 5, 562 (1929).

[6] BORST: Münch. med. Wschr. 1930, 1117, 1130.

[7] BORST, DÖDERLEIN u. GOSTIMIROVIC: Münch. med. Wschr. 1930, 1526.

[8] BOURG: C. r. Soc. Biol. Paris 104, 109 (1930).

[9] KRAUS: Arch. Gynäk. 145, 524 (1931) — Klin. Wschr. 1930, 1493.

[10] NEUMANN: Z. Gynäk. 1931, 407 u. 1954.

[11] COLOMBI: Arch. ital. Anat. e Istol. pat. 2, 1129 (1931).

[12] LUCARELLI: Biochimica e Ter. sper. 191 (1932).

[13] JONGH u. DINGEMANSE: Nederl. Tijdschr. Geneesk. 1930, 21, 86.

[14] JONGH: Pflügers Arch. 226, 547 (1931).

[15] MOORE u. PRICE: Amer. J. Physiol. 99, 197 (1931).

[16] MOORE: Amer. J. Anat. 59, 63 (1936).

[17] BORST, DÖDERLEIN u. GOSTIMIROVIC: Münch. med. Wschr. 1930, 473.

[18] BOETERS: Dtsch. med. Wschr. 1930, 1382.

[19] REISS, SELYE u. BALINT: Endokrinol. 9, 81 (1931).

[20] ENGLE: Endocrinology 16, 506 (1932).

[21] SMITH u. LEONARD: Anat. Rec. 58, 145 (1934).

[22] KUSCHINSKY u. TANG-SÜ: Naunyn-Schmiedebergs Arch. 179, 722 (1934).

CHEWSKY, DENNISON und SIMPSON[1] und DEANSLY[2] und beim Affen von ENGLE[3] und von COURRIER und GROSS[4]. Während die Angaben über die Beeinflussung des interstitiellen Gewebes einheitlich sind, gehen die Beobachtungen über die Wirkung auf das germinative Gewebe des Hodens auseinander. So wurde von BORST bei Mäusen und bei Ratten eine vermehrte Teilung der Spermatogonien und der Spermatocyten mit einer vermehrten Lumenbildung der Tubuli, jedoch ohne Spermatiden- oder Spermienentwicklung, beobachtet. Entsprechende Ergebnisse haben auch NEUMANN, BOETERS und LUCARELLI bei Ratten erhoben, während dagegen die übrigen obengenannten Autoren keine Beeinflussung der Spermatogenese und des Tubulusapparates sahen. Die Untersuchungen zeigten weiterhin, daß infantile männliche Tiere besser ansprechen als erwachsene und senile Tiere. Eine lang dauernde Behandlung mit großen Dosen von Prolan führt nach den Beobachtungen von NEUMANN, KRAUS, BORST u. a. zu atrophischen Veränderungen.

Die bei infantilen Tieren nach der Prolanbehandlung auftretende Wucherung des interstitiellen Gewebes ist bedeutend stärker ausgeprägt als nach einer Behandlung mit Vorderlappenextrakten. SCHOKAERT[5] verglich die Wirkung von Prolan und von Vorderlappenextrakten auf die Hoden und auf die akzessorischen Genitalorgane, wobei er als genokinetischen Index das relative Gewicht der akzessorischen Genitalorgane durch das Hodengewicht zugrunde legte. Es zeigte sich, daß durch die Prolanbehandlung unabhängig von der Größe der zugeführten Dosis eine wesentliche stärkere Beeinflussung der akzessorischen Genitalorgane (Index 2,45 im Mittel) als nach Zufuhr von Vorderlappenextrakten (Index 1,25) erfolgt, und daß das Prolan also die innersekretorische Funktion des Hodens stärker stimuliert als die gonadotropen Vorderlappenextrakte. Dieser für beide Arten von Wirkstoffen charakteristische genokinetische Index wird durch die Größe der zugeführten Dosis nicht beeinflußt (Dosisbreite bei der Prolanbehandlung 1:50 und bei der Vorderlappenbehandlung 1:88).

Im Zusammenhang mit der Stimulierung der männlichen Keimdrüsen beobachteten REISS, DRUCKREY und FISCHL[6] eine Zunahme des Sauerstoffverbrauches von überlebenden Testesschnitten um etwa 20—25% sowie eine Steigerung der anaeroben Glykolyse um 100—200% auf dem Höhepunkt der Prolanwirkung.

Bei infantilen Affen konnte ENGLE nach Zufuhr von Prolan in weitaus stärkerem Maße als nach Injektion von Vorderlappenextrakten einen vorzeitigen Descensus der Testikel mit einer ausgesprochenen Schwellung der Scrotalhaut und einer Vergrößerung der Testes erzielen. Da der Descensus testiculorum nur beim menschlich Neugeborenen bereits am Ende der Schwangerschaft beendet ist, und da auch nur beim Menschen und bei den höheren Affenarten eine Überschwemmung des mütterlichen und des fetalen Organismus mit Prolan erfolgt, so schließt ENGLE aus diesen Befunden, daß das Prolan der wirksame Faktor ist, der beim Menschen den Descensus testiculorum während des intrauterinen Lebens bedingt.

Diese Auffassung wird durch zahlreiche klinische Beobachtungen unterstützt, indem es in Fällen von Kryptorchismus gelang, den Descensus testiculorum durch eine Prolanbehandlung künstlich zu erreichen und gleichzeitig eine Vergrößerung der Testes zu erzielen.

---

[1] KORENCHEWSKY, DENNISON u. SIMPSON: Biochemic. J. **29**, 2522 (1935).
[2] DEANSLY: Quart. J. Pharmacy **8**, 651 (1935).
[3] ENGLE: Endocrinology **16**, 513 (1932).
[4] COURRIER u. GROSS: C. r. Soc. Biol. Paris **116**, 1396 (1934).
[5] SCHOKAERT: C. r. Soc. Biol. Paris **112**, 732 (1933) — Amer. J. Physiol. **105**, 497 (1933).
[6] REISS, DRUCKREY u. FISCHL: Endokrinol. **10**, 329 (1932).

Ein sehr überraschendes Ergebnis erbrachten die Versuche an Vögeln, die auf die hypophysären gonadotropen Hormone mit einer sehr starken Stimulierung der Testes ansprechen. Nun fanden aber Riddle und Polhemus[1] bei jungen Tauben und Schokaert[2] bei Enten, daß die gonadotropen Extrakte aus Schwangerenharn im Gegensatz zu der starken Wirksamkeit der hypophysären Hormone vollkommen unwirksam sind (vgl. hierzu Kap. I, Abschn. 4, S. 210). Die gleichen Beobachtungen wurden von Dingemanse und Kober[3], Reiss, Pick und Winter[4], Hamburger[5] u. v. a. bei jungen Hähnen und von Evans und Simpson[6] bei Tauben gemacht. Hill und Parkes[7] berichteten weiterhin, daß auch die Testesatrophie von hypophysektomierten Leghornhühnern durch Zufuhr von Prolan nicht beeinflußt wird, während durch Behandlung mit Vorderlappenextrakten eine volle Restitution der atrophischen Testes erzielt werden kann.

5. Die Prolanwirkung bei männlichen hypophysektomierten Tieren.

Von besonderem Interesse sind die Versuche über die Beeinflussung der männlichen Keimdrüsen bei hypophysektomierten Tieren, nachdem festgestellt worden war, daß das Prolan bei weiblichen hypophysektomierten Tieren keinen Einfluß auf die Follikelreifung besitzt. Freud[8] berichtete 1932 erst-

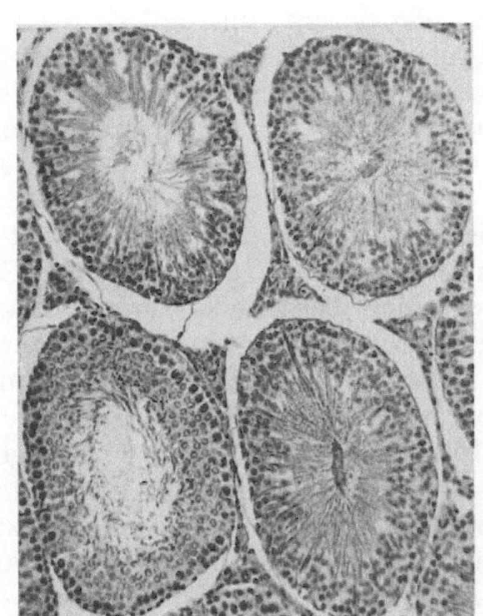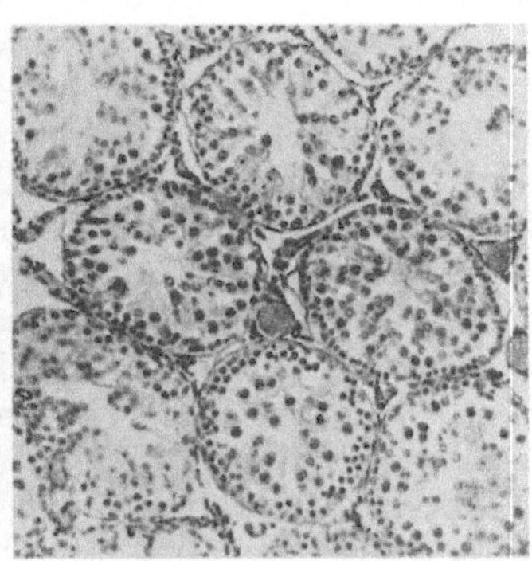

Abb. 29. a) Hoden einer geschlechtsreifen Ratte. b) Hoden des gleichen Tieres, das nach der Hypophysektomie 20 Tage lang 25 R.E. Prolan täglich erhielt. (Nach Smith und Leonard.)

malig über eine Gewichtszunahme der Testes von hypophysektomierten Ratten nach Zufuhr von Prolan, und Smith und Leonard[9] zeigten dann, daß bei jugendlichen hypophysektomierten Ratten, die unmittelbar nach der Operation über 20—30 Tage hindurch mit Prolan behandelt wurden, die Gewichtsabnahme der Testes verhindert werden kann, und daß gleichzeitig eine normale Spermatogenese aufrechterhalten wird (vgl. Abb. 29). Das interstitielle Gewebe hypertrophiert unter dieser Behandlung und es tritt eine eindeutige Vergrößerung

[1] Riddle u. Polhemus: Amer. J. Physiol. **98**, 121 (1931).
[2] Schokaert: C. r. Soc. Biol. Paris **112**, 733 (1933) — Amer. J. Physiol. **105**, 497 (1933).
[3] Dingemanse u. Kober: Nederl. Tijdschr. Geneesk. **1933**, 609.
[4] Reiss, Pick u. Winter: Endokrinol. **12**, 18 (1933).
[5] Hamburger: Endokrinol. **13**, 21 (1934).
[6] Evans u. Simpson: Anat. Rec. **60**, 405 (1934).
[7] Hill u. Parkes: Proc. roy. Soc. Lond. B **117**, 210 (1935).
[8] Freud: Dtsch. med. Wschr. **1932**, 974.
[9] Smith u. Leonard: Anat. Rec. **58**, 145 (1934).

der Samenblasen (bis zu 500%) und der übrigen akzessorischen Nebenorgane auf. Wird die Prolanbehandlung erst 20—30 Tage nach der Operation begonnen, so wird ebenfalls eine Zunahme der Testesgewichte von 73—198% beobachtet. Die Spermatogenese kommt wieder in Gang und es tritt weiterhin eine Hypertrophie des interstitiellen Gewebes auf, die stärker ausgeprägt ist, als wenn die Tiere in der gleichen Weise mit Vorderlappenextrakten behandelt werden. SMITH und LEONARD konnten weiterhin zeigen, daß diese 20—30 Tage nach der Hypophysektomie mit Prolan behandelten Tiere wieder befruchtungsfähig geworden waren. Diese Befunde wurden von EVANS, PENCHARZ und SIMPSON[1] bestätigt, während dagegen COLLIP, SELYE und THOMPSON[2] angeben, daß die Rückbildung der Testesgewichte und die Atrophie des germinativen Anteils bei hypophysektomierten Ratten nicht durch eine Prolanbehandlung verhindert werden kann, sondern daß lediglich das atrophierte interstitielle Gewebe und die akzessorischen Genitalorgane stimuliert werden.

6. Die Wirkung großer Prolandosen.

ANSELMINO und HOFFMANN[3] wiesen 1936 darauf hin, daß es nach Zufuhr von außerordentlich hohen Dosen von Prolan gelingt, das bei infantilen Ratten nach Behandlung mit steigenden Prolandosen auftretende Gewichtsplateau der Ovarien von 50—60 mg (EVANS) zu durchbrechen und Ovarialgewichte zu erzielen, wie sie sonst nur unter der Wirkung von hypophysär gebildeten gonadotropen Stoffen beobachtet werden. Sie verwandten für diese Versuche, die für die Frage der unterschiedlichen Wirkung von Prolan und von gonadotropen Vorderlappenhormonen von besonderem Interesse sind, den Harn von Schwangeren mit Hyperemesis gravidarum, der einen besonders hohen Prolangehalt aufweist (vgl. Abschn. 15, S. 280). Die Autoren konnten mit Extrakten aus Alkoholfällungen entsprechend 100 ccm Harn, die einen Prolangehalt von 40 000 bis 80 000 RE. aufwiesen, Ovarialgewichte von bis zu 160 mg erzielen. Bei den entsprechend durchgeführten Kontrollversuchen mit dem Harn gesunder Schwangerer der ersten 3 Schwangerschaftsmonate konnte dagegen nur in 2 von 14 Fällen eine Steigerung der Ovarialgewichte über die 50—60 mg-Grenze nachgewiesen werden. Ebenso konnten mit Alkoholfällungen aus dem Harn von Toxikosen der Spätschwangerschaft (Eklampsien) in Mengen entsprechend 100 ccm Harn keine Steigerung der Ovarialgewichte infantiler Ratten über die 50—60 mg-Grenze beobachtet werden, obwohl diese Extrakte ebenso wie die aus dem Harn von Schwangeren mit Hyperemesis gravidarum gewonnenen einen sehr hohen Prolangehalt von 5000—15 000 RE. enthielten. ANSELMINO und HOFFMANN schlossen aus diesen Versuchen, daß in Prolandosen, die aus großen Mengen von Frühschwangerenharn uns insbesondere aus dem Harn von Frühschwangeren mit Hyperemesis gravidarum gewonnen sind, kleinste Mengen von hypophysär gebildeten gonadotropen Hormonen vorhanden sind, da die Schwangerenhypophyse bis zum 3. Schwangerschaftsmonat noch eine mäßige follikelreifende Wirkung im Implantationsversuch aufweist. Es resultiert dann durch das im Harn ausgeschiedene hypophysäre Hormon eine synergistische Wirkung von placentar gebildetem Prolan und von hypophysär gebildeten gonadotropen Hormonen im Sinne von EVANS, und es werden dann Ovarialgewichte erzielt, wie sie sonst nur bei Verwendung von Vorderlappenextrakten möglich sind. In der Spätschwangerschaft ist dagegen die Hypophyse weit-

---

[1] EVANS, PENCHARZ u. SIMPSON: Endocrinology 18, 607 (1934).
[2] COLLIP, SELYE u. THOMPSON: Virchows Arch. 290, 23 (1934).
[3] ANSELMINO u. HOFFMANN: Z. Geburtsh. 114, 52 (1936).

gehend gonadotrop unwirksam und es kann dementsprechend mit den Harnextrakten aus der Spätschwangerschaft keine für eine Vorderlappenwirkung typische Ovarialreaktion erzielt werden, obwohl der Prolangehalt dieser Extrakte in ähnlicher Weise wie der im Harn der Toxikosen der Frühschwangerschaft erhöht ist. Diese Versuche sprechen also dafür, daß offenbar nicht die absolute Größe der zugeführten Prolandosis, sondern die gonadotrope Wirksamkeit der Hypophyse der betreffenden Schwangeren maßgebend für die Erzielung dieser hypophysenartigen Wirkung ist.

Über ähnliche Ergebnisse berichteten gleichzeitig auch EVANS und SIMPSON[1] und neuerdings auch FEVOLD, FISKE und NATHANSON[2]. Sie konnten mit Extrakten aus dem Harn von Männern mit testiculären Chorionepitheliomen, die ebenfalls einen außerordentlich hohen Prolangehalt aufweisen (vgl. Abschn. 18, S. 285), in genügend hoher Dosierung bei infantilen Ratten das Gewichtsplateau von 50—60 mg durchbrechen und Ovarialgewichte bis zu 200 mg erzielen. Weiterhin wurde auch von FEVOLD c. s. nachgewiesen, daß bei männlichen Tauben nach Injektion von 5000 RE. Prolan, das aus dem Harn von Männern mit testiculären Chorionepitheliomen gewonnen worden war, eine Zunahme der Testesgewichte um 300—800% erzielt werden kann, während das Prolan in geringerer Dosierung entsprechend den bereits beschriebenen Untersuchungen bei männlichen Tauben unwirksam ist. Ebenso konnten sie auch zeigen, daß die gleichen Extrakte in einer Dosierung von mehr als 2000 RE. bei hypophysektomierten Ratten eine Follikelreifung und eine Corpus luteum-Bildung bewirken.

7. Zusammenfassung der Wirkungsunterschiede zwischen den gonadotropen Vorderlappenextrakten und den gonadotropen Extrakten aus Schwangerenharn.

Fassen wir abschließend die wesentlichen Unterschiede der Prolan- und der Vorderlappenwirkung kurz zusammen, so ergibt sich dabei folgendes Bild:

1. Die infantile Ratte spricht in etwa 5fach stärkerem Maße als die infantile Maus auf Prolan an, während die infantile Maus etwa 2—3fach empfindlicher als die infantile Ratte für Vorderlappenextrakte ist.

2. Es gelingt bei der infantilen Ratte nicht, die Ovarialgewichte durch Zufuhr von großen Prolandosen während einer 4tägigen Behandlung über die Grenze von 50—60 mg zu steigern, während die Ovarialgewichte nach Zufuhr von Vorderlappenextrakten nach Art einer linearen Kurve Werte von 200 bis 240 mg erreichen.

3. Bei der hypophysektomierten Ratte fehlt nach der Prolanbehandlung jegliche Beeinflussung des Follikelwachstums.

4. Beim Affen gelingt es ebenfalls nicht, durch eine Prolanbehandlung eine Follikelreifung zu erzielen.

5. Das Prolan ist wirkungslos auf die Testes von Vögeln.

6. Wenn nach einer lang dauernden Vorderlappenbehandlung ein Refraktärstadium der Ovarien entsteht, in dem sich diese trotz weiterer Behandlung zurückbilden, so kann durch Prolanzufuhr wieder eine Stimulierung der Ovarien erreicht werden. Umgekehrt kann das nach anhaltender Prolanbehandlung auftretende Refraktärstadium durch Zufuhr von Vorderlappenextrakten durchbrochen werden.

---

[1] EVANS u. SIMPSON: Anat. Rec. **61**, 17 (1936).
[2] FEVOLD, FISKE u. NATHANSON: Endocrinology **24**, 557 (1939).

8. Das Wesen der Prolanwirkung.

Wenn sich somit die Prolanwirkung in wesentlichen Punkten von der Wirkung der Vorderlappenextrakte unterscheidet, so erhebt sich damit die Frage, worin das Wesen der Prolanwirkung besteht. Bei einem Vergleich mit der Vorderlappenwirkung ergibt sich dabei folgendes Bild:

Das Prolan besitzt nur eine sehr geringe follikelreifende Wirkung, obwohl es zwar bei der normalen infantilen Ratte eine Reifung einzelner Follikel bis zum Auftreten von Follikelcysten bewirkt. An dieser Wirkung ist wahrscheinlich die eigene Hypophyse des Versuchstieres beteiligt, da bei hypophysektomierten Tieren jegliche Einwirkung auf das Follikelwachstum vermißt wird. Ebenso fehlt auch jede follikelreifende Wirkung beim Affen. Dementsprechend sehen wir auch bei der schwangeren Frau, deren Organismus mit Prolan überschwemmt wird, einen Stillstand der Follikelreifung, der außerordentlich mit dem Auftreten neuer Corpora lutea in dem Ovarium der trächtigen Stuten zum Zeitpunkt der gesteigerten Ausschüttung von hypophysär wirkenden gonadotropen Stoffen kontrastiert (vgl. Kap. III).

Dagegen besitzt das Prolan eine sehr starke luteinisierende Wirkung, die schon bis zu einem gewissen Grade bei normalen infantilen Tieren an der starken Reaktion der Theca interna und der intensiven Corpus luteum-Bildung kenntlich ist. Weiterhin sehen wir bei der 6—10 Tage alten infantilen Ratte, deren Hypophyse noch wenig aktiv ist, eine Luteinisierung des interstitiellen Gewebes, wie sie bei Verwendung von Vorderlappenextrakten nicht auftritt. Dementsprechend finden wir auch bei der hypophysektomierten Ratte als den einzigen Ausdruck der Prolanwirkung die Luteinisierung des interstitiellen Gewebes und der Theca interna. Besonders eindrucksvoll ist die luteinisierende Wirkung des Prolans beim Affen, wenn eine vorausgegangene Entwicklung der Follikel durch Zufuhr von Vorderlappenextrakten erfolgt ist. Ebenso wie beim weiblichen Tier unter der Prolanwirkung die Luteinisierung im Vordergrund steht, so sehen wir auch beim männlichen Tier eine vorzugsweise und auffallend starke Beeinflussung derjenigen Gewebsanteile, die auch durch das gereinigte Luteinisierungshormon des Hypophysenvorderlappens stimuliert werden, nämlich des interstitiellen Gewebes des Hodens und der akzessorischen Nebenorgane.

Das Prolan ist dementsprechend in erster Linie ein luteinisierender Wirkstoff, dessen Wirkung im wesentlichen daran gebunden ist, daß zunächst eine gewisse Reifung der Follikel unter der Wirkung der Hypophyse erfolgt ist, wie es wohl beim infantilen Tier durch die eigene Hypophyse geschieht. Dementsprechend genügen auch beim hypophysektomierten Tier kleinste Mengen von Vorderlappenextrakten, die allein gegeben nahezu unwirksam sind, um in Kombination mit Prolan eine intensive Wirkung auf das Ovarium zu erzielen, ebenso wie auch bei den höheren Säugetieren (Affe und vielleicht auch beim Menschen) zunächst eine Entwicklung der Follikel durch Zufuhr von Vorderlappenextrakten erzielt sein muß, um die Prolanwirkung zu ermöglichen und eine Corpus luteum-Bildung zu erreichen.

9. Die Testierung der Prolanwirkung.

Die Testierung der Prolanwirkung wird vorzugsweise an dem Auftreten der Brunstreaktion in der Scheide von infantilen Ratten vorgenommen, die indirekt als Maßstab für die unter der Prolanwirkung auftretende Follikelreifung und die damit verbundene Bildung von Follikelhormon dient. Diese Reaktion wird von ZONDEK als die Prolan A-Reaktion bezeichnet. Daneben ist auch eine Testierung der luteinisierenden Wirkung des Prolans an dem Auftreten von Corpora lutea möglich, die von ZONDEK als die Prolan B-Reaktion bezeichnet wird. Eine geringere praktische Bedeutung besitzt die Testierung der Prolanwirkung an der Auslösung der Ovulation von Kaninchen, während dagegen eine Testierung an der Zunahme der Ovarialgewichte nicht durchführbar ist, da die Steigerung der Ovarialgewichte unter der Prolanwirkung zu sehr begrenzt ist. Die allgemeinen Voraussetzungen für die Testierung von gonadotropen Extrakten sind bereits im Kap. I, S. 218 besprochen worden.

a) Die Testierung des Prolans an dem Auftreten des Schollenstadiums.

Das geeignetste Testtier für die Prolanauswertung ist die infantile weibliche Ratte, die nach den bereits erwähnten Feststellungen von ZONDEK, HAMBURGER u. a. auf die 4—5fache kleinere Hormonmenge reagiert als die infantile Maus, die ihrerseits das beste Testtier für die Auswertung der hypophysär gebildeten gonadotropen Hormone darstellt.

Nach dem Vorschlag von ZONDEK[1] werden infantile, 30—35 g schwere Ratten verwandt, die ein Alter von 21—23 Tagen besitzen. Die Tiere erhalten innerhalb von 2 Tagen 6 subcutane Injektionen, und es werden am 3. und 4. Tage je 2 Scheidenabstriche gemacht. Diejenige Hormonmenge, die bei 3 von 6 Tieren ein Schollenstadium auslöst, wird als 1 R.E. Prolan A bezeichnet.

In ähnlicher Weise hat CÖSTER[2] die Auswertung des Prolans an 40—50 g schweren weiblichen Ratten durchgeführt, die in Gruppen von je 20 Tieren innerhalb von 2 Tagen mit 6 intraperitonealen Einzelinjektionen behandelt werden. Nach der letzten Injektion

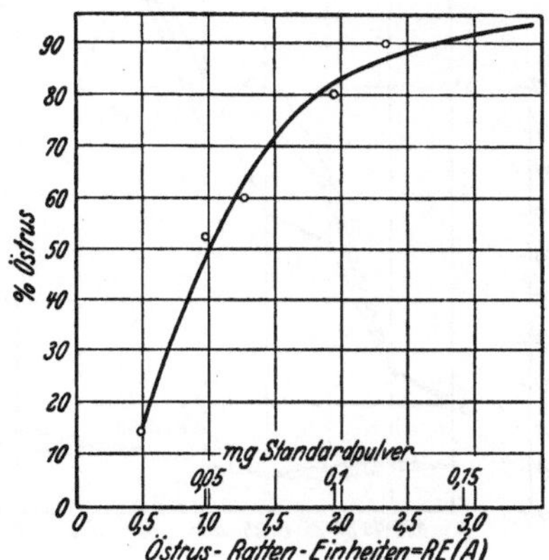

Abb. 30. Die Wirkung des Prolans auf das Schollenstadium von infantilen weiblichen Ratten. (Nach CÖSTER.)

werden 3mal täglich Scheidenabstriche gemacht. Diejenige Hormonmenge, die bei 50% der Tiere ein Schollenstadium auslöst, wird als 1 R.E. Prolan A bezeichnet. Der Ablauf dieser Wirkung ist in der Abb. 30 dargestellt.

Eine Testierung des Prolans an der Gewichtszunahme der Uteri von infantilen Ratten ist nach den Feststellungen von LEVIN und TYNDALE[3], SCENDI[4] und von HAMBURGER[5] nicht zu empfehlen, da die Zunahme der Uterusgewichte offenbar infolge der starken luteinisierenden Wirkung des Prolans frühzeitig gehemmt wird, und die Gewichtskurve der Uteri nach den Feststellungen von HAMBURGER bereits bei der Verdoppelung der Minimaldosis zum Stillstand kommt. Bei der infantilen Maus verläuft dagegen nach den Feststellungen von HAMBURGER die Gewichtskurve der Uteri in einer stärkeren Abhängigkeit von der Größe der zugeführten Dosis, wie die Abb. 31 zeigt. Jedoch ist die Reaktionsfähigkeit dieser Testmethode geringer und ungenauer als die Testierung an dem Schollenstadium von infantilen Ratten.

b) Die Testierung der luteinisierenden Wirkung des Prolans.

Die Testierung des Prolans an seiner luteinisierenden Wirkung kann nach dem Vorgehen von ZONDEK an der infantilen, 30—35 g schweren weiblichen

---

[1] ZONDEK: Die Hormone des Ovariums und des Hypophysenvorderlappens. Wien 1935.
[2] CÖSTER: Naunyn-Schmiedebergs Arch. **168**, 745 (1932).
[3] LEVIN u. TYNDALE: Endocrinology **21**, 619 (1937).
[4] SCENDI: Arch. Gynäk. **169**, 594 (1939).
[5] HAMBURGER: Quart. J. Pharmacy **10**, 602 (1937).

Ratte erfolgen. Die Tiere erhalten in Gruppen zu je 6 Tieren an den ersten beiden Tagen 6 subcutane Injektionen und werden 120 Stunden nach der ersten Injektion getötet. Diejenige Extraktmenge, die bei einem der Tiere zur Bildung eines Corpus luteums führt, wird als die Wirkung einer RE. Prolan B bezeichnet. CÖSTER[1] verwendet 40—50 g schwere infantile Tiere, die in Gruppen zu je 20 Tieren innerhalb von 48 Stunden 6 subcutane Einzelinjektionen erhalten.

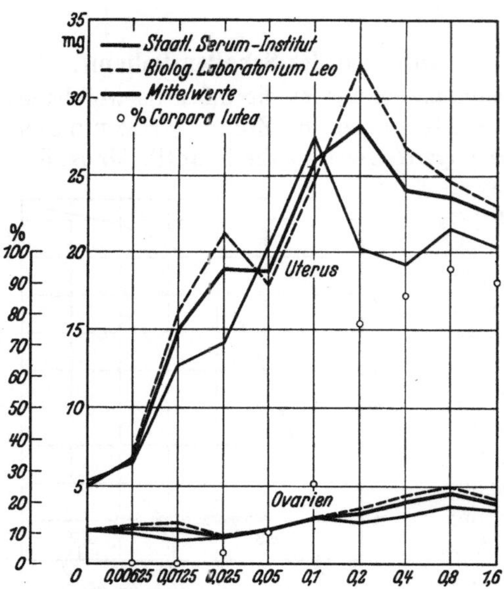

Abb. 31. Die Wirkung des Prolans auf die Corpus luteum-Bildung und auf die Gewichtskurve von Ovar und Uterus von infantilen Mäusen. (Nach HAMBURGER und PEDERSEN-BJEERGARD.)

Die Tiere werden bereits 100 Stunden nach der ersten Injektion getötet. Diejenige Hormonmenge, die bei 50% der Tiere zum Auftreten von Corpora lutea führt, wird als 1 RE. Prolan B definiert. Nach den Feststellungen von CÖSTER entsprechen 11 RE. Prolan A = 1 RE. Prolan B.

Nach den Untersuchungen von HAMBURGER[2] ist die infantile Ratte zur Standardisierung der luteinisierenden Wirkung des Prolans weniger geeignet als die infantile Maus, da die Corpus luteum-Bildung bei der Ratte zu ungleichmäßig erfolgt. Wenn nach den Feststellungen von HAMBURGER eine Prolanmenge, die bei der Hälfte der Testratten Corpora lutea erzeugte, verdoppelt oder vervierfacht wurde, so kann der Prozentsatz der Tiere, bei denen Corpora lutea auftreten, sogar abnehmen. Dagegen verläuft die Corpus luteum-Bildung bei der infantilen Maus in einem bestimmten Verhältnis zu der Größe der zugeführten Prolanmenge (vgl. Abb. 31). Nach dem Vorschlag von HAMBURGER erhalten infantile Mäuse im Alter von 20—22 Tagen in Gruppen zu 10—20 Tieren innerhalb von 48 Stunden 5 subcutane Einzelinjektionen und werden 100 Stunden nach der ersten Injektion getötet. Bei diesem Vorgehen definiert HAMBURGER diejenige Menge, die bei 50% der Tiere Corpora lutea erzeugt, als 1 ME. Prolan B. Diese Einheit ist jedoch 15-fach größer als diejenige Dosis, die bei infantilen Ratten in 75% ein Schollen-stadium bewirkt.

c) Die Testierung an der Ovulation von Kaninchen.

Die Testierung des Prolans kann nach dem Vorschlag von HILL, WHITE und PARKES[3] auch an der ovulations-

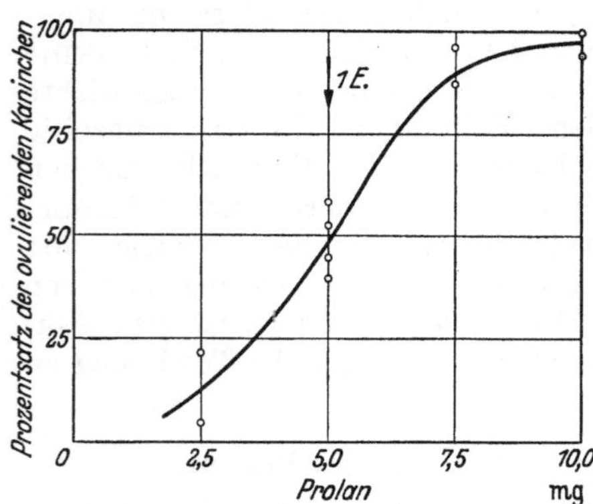

Abb. 32. Standardisierung des Prolans an der Ovulation von Kaninchen. (Nach HILL, PARKES und WHITE.)

---

[1] CÖSTER: Naunyn-Schmiedebergs Arch. **168**, 745 (1932).
[2] HAMBURGER: Quart. J. Pharmacy **10**, 602 (1937).
[3] HILL, WHITE u. PARKES: J. of Physiol. **81**, 335 (1934).

auslösenden Wirkung von erwachsenen, isoliert gehaltenen Kaninchen erfolgen. Die methodischen Einzelheiten sind die gleichen, wie sie für die Testierung der gonadotropen Vorderlappenextrakte beschrieben worden sind, so daß hier auf ihre Wiedergabe verzichtet werden kann. Bezüglich der Brauchbarkeit der Methode wird ebenfalls auf die dortigen Ausführungen verwiesen.

Die Dosiswirkungskurve in der Abb. 32 veranschaulicht das Verhältnis zwischen der Größe der zugeführten Prolandosis und dem Prozentsatz der Ovulationen bei den einzelnen Tieren jeder Versuchsgruppe. Als 1 KanE. wird diejenige Dosis definiert, die bei 5 von 10 Kaninchen die Ovulation auslöst.

d) Die Testierung an männlichen Tieren.

Die von KORENSCHEWKY, DENNISON und SIMPSON[1] angegebene Testierung der Prolanwirkung an der Gewichtszunahme der Prostata und der Samenblasen von infantilen Ratten hat keine größere praktische Bedeutung gewonnen. Männliche Tiere sind für die Testierung der Prolanwirkung weniger geeignet, weil die Ausgangsgewichte der akzessorischen Hodenorgane bei den infantilen Tieren verhältnismäßig große Schwankungen aufweisen, und weil andererseits auch der Verlauf der Gewichtskurve bei behandelten Tieren eine exakte Testierung erschwert, wie es insbesondere aus den von DEANSLY[2] gewonnenen Kurven hervorgeht. Außerdem wird das Maximum der Prolanwirkung bei männlichen Tieren erst nach einer 10tägigen Behandlungsdauer erreicht.

e) Der internationale Prolanstandard und der Vergleich der verschiedenen Testmethoden untereinander.

Die 3. Internationale Konferenz für die Standardisierung von Hormonen hat im August 1938 die Herstellung eines internationalen Standardpräparates für die Testierung des gonadotropen Wirkstoffes aus dem Harn schwangerer Frauen vorbereitet. Das Standardpräparat wurde aus Präparaten von 6 verschiedenen Herstellern aus verschiedenen Ländern zusammengestellt. Die gonadotrope Wirkung von 0,1 mg dieses Präparates wird als eine Internationale Einheit definiert[3]. Das Präparat wird in Tabletten zu 10 mg (= 100 IE.) von dem National Institute for Medical Research, London NW 3, aufbewahrt, und von dort abgegeben. Eine Testierung an einem bestimmten Test wird infolge der zahlreichen Testierungsmöglichkeiten (Schollenstadium der Scheidenschleimhaut, Zunahme der Uterus- und Ovarialgewichte, Ovulationstest am Kaninchen, Zunahme der Samenblasengewichte) nicht vorgeschrieben, wenn auch die Testierung am Oestrus der Scheidenschleimhaut von infantilen Ratten empfohlen wird.

Mit einer Einheit dieses Standardpräparates haben D'AMOUR und D'AMOUR[4] bei 21 Tage alten Ratten, die 3 Tage lang täglich eine subcutane Injektion erhielten und 100 Stunden nach der ersten Injektion getötet wurden, ein Schollenstadium in 100%, eine 6fache Zunahme der Uterusgewichte, eine geringe Steigerung der Ovarialgewichte ohne Bildung von Corpora lutea und eine Verdoppelung der Samenblasengewichte erzielt. SEALEY und SONDERN[5], die 21—23 Tage alte Ratten 3 Tage mit zwei täglichen Injektionen behandelten und die Tiere 100 Stunden nach der ersten Injektion töteten, fanden als Wirkung einer Internationalen Einheit ein Schollenstadium in 53%, eine Steigerung der Uterusgewichte um das 4fache, keine Gewichtszunahmen der Ovarien und Corpora lutea bei 4% der

---

[1] KORENCHEWSKY, DENNISON u. SIMPSON: Biochemic. J. **29**, 2522 (1935).

[2] DEANSLY: Quart. J. Pharmacy **8**, 651 (1935).

[3] Lancet **1939**, 1106 — Endocrinology **25**, 318 (1939).

[4] D'AMOUR u. D'AMOUR: Endocrinology **26**, 113 (1940).

[5] SEALEY u. SONDERN: Endocrinology **28**, 813 (1941).

Tiere. Bei gleichaltrigen männlichen Tieren, die 5 Tage lang mit zwei täglichen Injektionen behandelt wurden und die 124 Stunden nach der ersten Injektion getötet wurden, nahmen die Samenblasengewichte von 4,7 mg auf 5,1 mg im Mittel zu. BARLOW und SPRAGUE[1], die 21—23 Tage alte Ratten 3 Tage lang mit 2 täglichen Injektionen behandelten und die Tiere 116—118 Stunden nach der ersten Injektion töteten, beobachteten als Wirkung einer Internationalen Einheit ein Schollenstadium in 50%, eine mittlere Zunahme der Uterusgewichte von nur 60% (offenbar infolge der längeren Versuchsdauer) sowie keine Veränderungen der Ovarialgewichte und keine Bildung von Corpora lutea. Wurden in der gleichen Versuchsanordnung 26—28 Tage alte Ratten verwandt, so wurde bei einer Serie von 200 Tieren ein Schollenstadium in 90%, eine mittlere Zunahme der Uterusgewichte von 28%, eine Steigerung der Ovarialgewichte von 14 auf 16,6 mg und eine Bildung von Corpora lutea in 48% der Versuchstiere gefunden.

Alle Autoren empfehlen die Verwendung von mindestens 10 Tieren für jede Auswertung. Die Schwankungsbreite der einzelnen Testmethoden beträgt 15—20%. Die Lösungen müssen täglich neu hergestellt werden, da das Standardpräparat in wäßriger Lösung auch in der Kälte in kurzer Zeit an Wirksamkeit verliert (SEALEY und SONDERN, GARVIN, BACHMANN und WILSON[2]). Als Trockenpräparat ist das Standardpräparat in der Kälte haltbar.

10. Die Bildungsstätte des Prolans.

Schon zu einem Zeitpunkt, bevor die unterschiedliche gonadotrope Wirkung des Prolans und der Vorderlappenextrakte bekannt war, und man noch annahm, daß die während der Schwangerschaft auftretenden gonadotropen Wirkstoffe in der Hypophyse gebildet würden, zeigte PHILIPP — wie bereits berichtet wurde — daß die Hypophyse schwangerer Frauen gonadotrop unwirksam ist, während dagegen die Implantation von Chorionzotten bei infantilen Mäusen und Ratten eine starke gonadotrope Wirkung auslöste. PHILIPP schloß hieraus, daß die gonadotropen Hormone während der Gravidität nicht in der Hypophyse, sondern in den Chorionzotten der Placenta gebildet werden müssen. Diese Annahme fand zweifellos ihre stärkste Stütze in der erhöhten Ausscheidung von gonadotropen Wirkstoffen bei der Blasenmole und beim Chorionepitheliom sowie in der gonadotropen Wirksamkeit dieser Chorionzellen selbst. Einen weiteren sehr anschaulichen Beitrag für die Frage der Prolanbildung durch die Chorionzellen wurde von KIDO[3] erbracht, indem er Zottenanteile, die beim Kaninchen noch keine gonadotrope Wirkung ergaben, in die Augenkammer anderer Kaninchen transplantierte und die nunmehr nach der Einheilung einsetzende Hormonproduktion der transplantierten Zellen an der Ovarialreaktion der Tiere ablesen konnte. Neuerdings haben dann auch PHILIPP und HUBER[4] eine Hormonbildung durch die Deciduazellen ausschließen können, indem sie in Fällen von Tubargraviditäten die räumlich getrennten Chorion- und Deciduazellen auf ihren Gehalt an gonadotropen Wirkstoffen auswerteten.

Auf Grund dieser Ergebnisse wird heute von der weitaus überwiegenden Zahl aller Autoren angenommen, daß das Prolan, das sich auch in seiner Wirkung in wesentlichen Punkten von der Wirkung der Hypophysenvorderlappenextrakte unterscheidet, nicht in der Hypophyse, sondern in den Chorionzotten der Placenta gebildet wird. ZONDEK hat sich allerdings dieser Auffassung noch nicht

---

[1] BARLOW u. SPRAGUE: Endocrinology **28**, 203 (1941).
[2] GARVIN, BACHMANN u. WILSON: J. of biol. Chem. **128**, 525 (1939).
[3] KIDO: Z. Gynäk. **1937**, 1551.
[4] PHILIPP u. HUBER: Z. Gynäk. **1936**, 2700.

vollkommen angeschlossen, indem er beispielsweise darauf hinweist, daß auch die Schilddrüsen von Basedowkranken trotz ihrer erhöhten Hormonproduktion selbst nur einen sehr geringen Hormongehalt besitzen, und daß damit auch die Möglichkeit einer ähnlichen Erschöpfung des Hormongehaltes der Hypophyse während der Schwangerschaft gegeben sein könnte.

Bei den quantitativen Untersuchungen wurden von ZONDEK[1] in der Placenta der 7. Woche (8 g) ein Prolangehalt von 1144 ME. Prolan A und B gefunden, in der 11. Woche (34 g) betrug er 1132 ME. Prolan A und B, und die reife Placenta (580 g) enthielt 5800 ME. Prolan A und B. Obwohl also der Prolangehalt der Placenta im Verlauf der Schwangerschaft zunimmt, verringert er sich auf die Gewichtseinheit bezogen im Verlaufe der Schwangerschaft beträchtlich, wie es bereits 1930 von PHILIPP[2] festgestellt wurde.

Außer beim Menschen finden wir noch in der Placenta von Affen eine Prolanbildung, während dagegen die Placenta von Rindern, Schweinen, Schafen und von Meerschweinchen nach der Untersuchung von GUTMANN[3] und von ZONDEK[4] keine gonadotropen Wirkstoffe enthält. Eine Ausnahme macht nur die Placenta von Stuten, die ebenso wie das Blut dieser Tiere große Mengen von gonadotropen Stoffen aufweist, die aber im Gegensatz zum Prolan die Eigenschaften von hypophysären gonadotropen Hormonen besitzen (vgl. Kap. III).

11. Die Prolanausscheidung im Harn schwangerer Frauen.

ASCHHEIM[5] und ZONDEK[6] berichteten 1928, daß im Harn von schwangeren Frauen so große Prolanmengen ausgeschieden werden, daß die Hypophysenvorderlappenreaktionen I—III bei infantilen Mäusen und Ratten bereits bei Verwendung von 1—2 ccm Nativharn positiv ausfallen. Bei der quantitativen Auswertung stellten sie fest, daß diese gesteigerte Prolanausscheidung bereits wenige Tage nach dem ersten Ausbleiben der Menstruation nachweisbar ist, und daß sie in den ersten Monaten der Schwangerschaft die höchsten Werte erreicht, um dann gegen Ende der Schwangerschaft sehr stark abzufallen. Sie geben folgende Werte an: 1.—8. Woche 5000—30000 ME. pro Liter, 3.—7. Monat 5000—16000 ME., 10. Monat 4000—12000 ME. Fortlaufende quantitative Auswertungen durch die ganze Schwangerschaft hindurch wurden von HAMBURGER[7], EVANS, KOHS und WONDER[8], EHRHARD[9] und von BROWNE und VENNING[10] vorgenommen. HAMBURGER konnte bereits vor dem Ausbleiben der ersten Regel am 24. Tage des zur Befruchtung führenden Cyclus einen Gehalt von 200 ME. Prolan A und von 50 ME. Prolan B im Liter Harn nachweisen. Die Hormonausscheidung steigt dann in den ersten Schwangerschaftswochen sehr stark an und erreicht — worauf besonders EHRHARD, EVANS c. s., BROWNE und VENNING, BRANDSTRUP[11] und v. SCHORLEMMER[12] aufmerksam gemacht haben — zwischen dem 30. und 50. Tage der Schwangerschaft vorübergehend außerordentlich hohe Werte. So wurden in diesem Intervall von EVANS bei 6 gesunden

[1] ZONDEK: Die Hormone des Ovariums und des Hypophysenvorderlappens. Berlin 1931.
[2] PHILIPP: Z. Gynäk. **1930**, 450.
[3] GUTMANN: Arch. Gynäk. **141**, 22 (1930).
[4] ZONDEK: Z. Gynäk. **1931**, 1.
[5] ASCHHEIM: Klin. Wschr. **1928**, 1453.
[6] ZONDEK: Klin. Wschr. **1928**, 1404.
[7] HAMBURGER: Ugeskr. Laeg. **1933**, 284.
[8] EVANS, KOHS u. WONDER: J. amer. med. Assoc. **108**, 287 (1937).
[9] EHRHARD: Klin. Wschr. **1936**, 514.
[10] BROWNE u. VENNING: Lancet **1936**, 1507.
[11] BRANDSTRUP: Acta obstetr. scand. (Stockh.) **19**, 376 (1939).
[12] v. SCHORLEMMER: Z. Gynäk. **1940**, 198.

Schwangeren Höchstwerte von 75000—1400000 R.E., im Mittel 376000 R.E.
(= etwa 75000 ME.) im 24 Stunden-Harn nachgewiesen (vgl. Abb. 33). Nach
diesem Zeitpunkt fällt die Hormonausscheidung wieder stark ab und sie ist
dann — wie wir aus den Untersuchungen von RUNGE, HARTMANN und SIEVERS[1],
RUNGE und CLAUSNITZER[2], BRINDEAU, HINGLAIS und HINGLAIS[3], MURPHY[4] u. v. a.
wissen — sehr gering. Nach den Befunden von RUNGE schwankt der tägliche

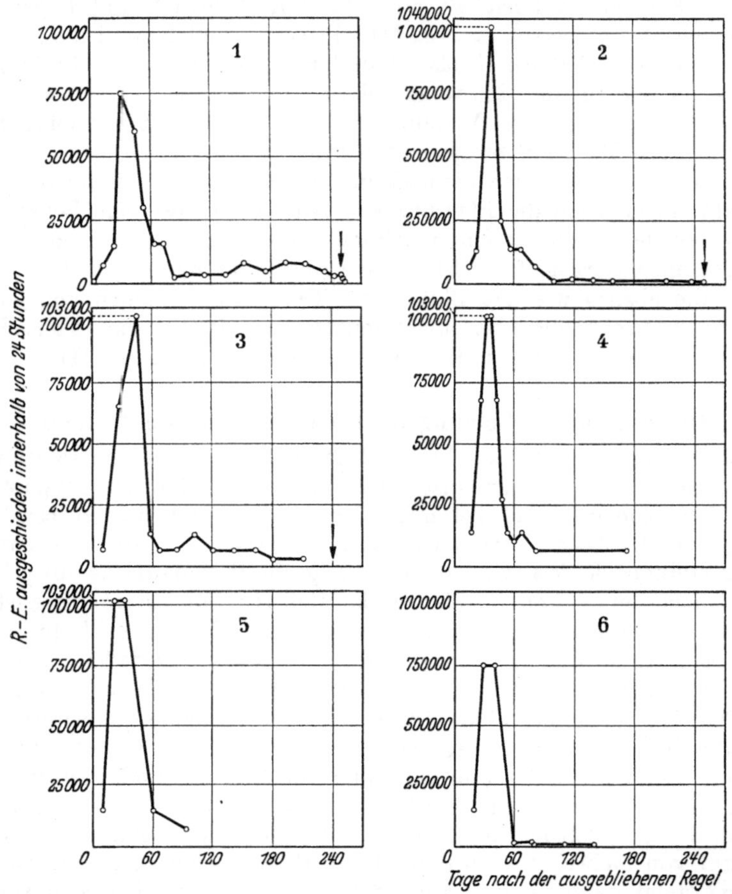

Abb. 33. Die Prolanausscheidung im Harn in 6 Fällen von normaler Frühschwangerschaft. (Nach EVANS.)

Hormongehalt des Harnes am Ende der Schwangerschaft zwischen 555 und
11000 ME. im Liter, so daß bei Verwendung von Nativharn zeitweise negative
Reaktionen erhalten werden. Im Wochenbett sind nach den Angaben aller
Autoren vom 6.—8. Wochenbettstage an keine gonadotropen Wirkstoffe mehr
im Harn nachweisbar. Diese Untersuchungen zeigen also, daß die stärkste
Prolanbildung beim Menschen — ebenso wie auch bei der trächtigen Stute
(vgl. Kap. III, Abschn. 1) — unmittelbar nach der Implantation des befruchteten Eies erfolgt, und daß die jungen Chorionzellen als die stärksten Prolanbildner
anzusehen sind.

[1] RUNGE, HARTMANN u. SIEVERS: Arch. Gynäk. **149**, 608 (1932).
[2] RUNGE u. CLAUSNITZER: Z. Gynäk. **1932**, 24, 150.
[3] BRINDEAU, HINGLAIS u. HINGLAIS: C. r. Soc. Biol. Paris **111**, 988 (1932).
[4] MURPHY: Surgery **56**, 91 (1933).

Bei Mehrlingsschwangerschaften wurde von HEIM[1] eine erhöhte Prolanausscheidung im Harn nachgewiesen, die in einer gewissen Parallele zu der Masse des Placentargewebes steht.

12. Der Prolangehalt im Blute schwangerer Frauen.

Im Blute schwangerer Frauen wurden von ASCHHEIM ebenfalls größere Prolanmengen nachgewiesen. So fand er gemeinsam mit ZONDEK im Citratblut während des 3. Schwangerschaftsmonats einen Gehalt von 18300 RE. Prolan A und 11000 ME. Prolan B und im letzten Schwangerschaftsmonat 19000 RE. Prolan A und 8000 ME. Prolan B. Der Prolangehalt des Blutes ist demnach in den verschiedenen Phasen der Gravidität wesentlich konstanter als der des Harnes. Im Gegensatz zu diesen Angaben fanden allerdings SMITH und SMITH[2] am Ende der Schwangerschaft einen wesentlich geringeren Hormongehalt im Blut.

13. Der Prolangehalt im Blut und Harn von Neugeborenen.

Auch im Harn von Neugeborenen wurden von ASCHHEIM und ZONDEK, JOSEPH[3], BRÜHL[4], NEUMANN[5], WINTER[6], COZZI[7], CASTAGNA[8] u. v. a. bis zum 2.—4. Tage nach der Geburt Prolan A und B nachgewiesen. Ebenso enthält auch das Fruchtwasser Prolan in wechselnden Mengen. Diese Befunde zeigen also, daß die menschliche Placenta für Prolan durchgängig sein muß. In diesem Zusammenhange sei erwähnt, daß LITZKA[9] bei trächtigen Meerschweinchen durch Injektion von Prolan bei den Feten eine Follikelreifung als Zeichen für die Durchlässigkeit der Placenta erzielen konnte, während dagegen WIESLOCKY und SNYDER[10] und GOODMAN, LE ROY und WIESLOCKY[11] bei trächtigen Kaninchen negative Resultate erhielten.

Das fetale Blut enthält nach den Untersuchungen von NEUMANN, BRÜHL, ASCHHEIM und ZONDEK und von SIEGERT und SCHMIDT-NEUMANN[12] beträchtliche Mengen von Prolan, und zwar nach den Feststellungen von SIEGERT die gleichen Mengen wie das mütterliche Blut. In diesem Zusammenhang ist es von Interesse, daß von NEUMANN in den Ovarien Neugeborener im Gegensatz zu den Verhältnissen bei der Mutter eine Follikelreifung und von HARTMANN sogar Blutungen in die Follikel sowie Thecazellwucherungen beobachtet wurden. Diese Erscheinungen, die mit dem Stillstand der Follikelreifung im mütterlichen Ovarium sehr stark kontrastieren und die sich nach der Geburt wieder zurückbilden, müssen als eine synergistische Wirkung der fetalen gonadotropen Hormone (im Sinne von EVANS) angesehen werden.

14. Der Prolangehalt in den Körperflüssigkeiten schwangerer Frauen.

Infolge des hohen Prolangehaltes im Blute der schwangeren Frauen kommt es zu einer hormonalen Durchdringung des gesamten Organismus (HEIM), und es werden in nahezu allen Körperflüssigkeiten kleine Prolanmengen gefunden.

[1] HEIM: Mschr. Geburtsh. **104**, 1 (1937).
[2] SMITH u. SMITH: Amer. J. Physiol. **107**, 128 (1934).
[3] JOSEPH: Mschr. Geburtsh. **83**, 219 (1929).
[4] BRÜHL: Klin. Wschr. **1929**, 1766.
[5] NEUMANN: Z. Kinderheilk. **52**, 363 (1932).
[6] WINTER: Arch. Gynäk. **151**, 201 (1932).
[7] COZZI: Arch. Ostetr. **39**, 61 (1932).
[8] CASTAGNA: Ann. Ostetr. **40**, 463 (1933).
[9] LITZKA: Z. Kinderheilk. **54**, 742 (1933).
[10] WIESLOCKY u. SNYDER: Proc. Soc. exper. Biol. a. Med. **30**, 196 (1932).
[11] GOODMAN, LE ROY u. WIESLOCKY: Amer. J. Physiol. **106**, 323 (1937).
[12] SIEGERT u. SCHMIDT-NEUMANN: Z. Gynäk. **1930**, 1630.

Im Hinblick auf die ursprünglich angenommene Prolanbildung in der Hypophyse wurden eine größere Zahl von Hormonauswertungen im Liquor von schwangeren Frauen durchgeführt. Hierbei wurden aber nach den Untersuchungen von Ehrhard[1], Fels[2], Browne, Candela, Kulka[3] im Liquor von gesunden Schwangeren bzw. im Punktat von Leichen in Mengen von 2,5 ccm Liquor keine nachweisbaren Prolanmengen gefunden, während dagegen Aranowitsch[4] bei Zufuhr von 3 ccm Liquor in einem Teil der Fälle Prolan nachweisen konnte. Hashimoto[5] und auch Roselli[6] konnten durch Anreicherungsverfahren in 18—26 ccm Liquor stets die HVR. III erzielen, während die gleichen Liquormengen von nichtgraviden Frauen unwirksam waren. Auch im Colostrum werden nach den Untersuchungen von Zondek[7], Heim[8], Winter[9], Konsuloff[10] u. v. a. vom 7. Monat an stets kleine Mengen von Prolan gefunden. Weiterhin konnten Zondek[11], Trancu-Reiner[12], Ofstad[13], Guercio[14] u. a. im Speichel von schwangeren Frauen ebenfalls Prolan nachweisen. Es sei schließlich auch erwähnt, daß Heim und Ehrhardt Prolan im Punktat von Hautblasen fand, die bei Schwangeren durch Anlegen von Emplastrum cantharidum erzeugt worden waren.

15. Die Prolanausscheidung bei den Schwangerschaftstoxikosen.

Bei den Toxikosen der Früh- und Spätschwangerschaft konnte von einer Reihe von Autoren eine erhöhte Prolanbildung nachgewiesen werden. Allerdings übersteigt die Prolanausscheidung bei den Toxikosen der Frühschwangerschaft, der Hyperemesis gravidarum, mengenmäßig zwar nicht wesentlich das während eines kurz begrenzten Intervalles der physiologischen Frühschwangerschaft auftretende Maximum der Prolanausscheidung, aber es besteht über diesen Zeitpunkt hinaus während der Frühschwangerschaft eine gesteigerte Ausscheidung von Prolan im Harn.

So berichtete Wymersch[15], daß in 4 Fällen von Hyperemesis gravidarum im Liter Harn 12000, 8000, 25000 und 8000 KanE. Prolan ausgeschieden werden, während die in der normalen Gravidität gefundenen Höchstwerte nur 4000 KanE. erreichten. Ebenso stellte auch Heim[16] fest, daß die Tagesausscheidung von Prolan in 5 Fällen von Hyperemesis gravidarum zwischen 83000 und 250000 ME. (= 400000—1250000 RE.) Prolan A schwankte. In Übereinstimmung hiermit fanden Anker und Laaland[17] und Schöneck[18] erhöhte Prolanwerte im Harn bei der Hyperemesis gravidarum. Anselmino und Hoffmann[19] konnten in 4 Fällen Werte von über 400000, 600000 und 800000 RE. Prolan A in der Tages-

[1] Ehrhard: Klin. Wschr. **1929**, 2330.
[2] Fels: Z. Gynäk. **1930**, 2191.
[3] Browne, Candela u. Kulka: Z. Gynäk. **1932**, 2774.
[4] Aranowitsch: Endokrinol. **7**, 113 (1936).
[5] Hashimoto: Z. Gynäk. **1932**, 2247.
[6] Roselli: Riv. ital. Ginec. **16**, 776 (1934).
[7] Zondek: Die Hormone des Ovariums und des Hypophysenvorderlappens. Wien 1935.
[8] Heim: Klin. Wschr. **1931**, 357 u. 1031.
[9] Winter: Arch. Gynäk. **151**, 201 (1932).
[10] Konsuloff: Endocrinology **13**, 27 (1933).
[11] Zondek: Z. Gynäk. **101**, 797 (1932).
[12] Trancu-Reiner: Z. Gynäk. **1931**, 1971.
[13] Ofstad: Klin. Wschr. **1932**, 1761.
[14] Guercio: Clin. ostetr. **38**, 397 (1938).
[15] Wymersch, zit. nach Clauberg: Handb. d. Gynäk. v. Veit-Stoeckel, Bd. **9**.
[16] Heim: Klin. Wschr. **1934**, 1614 — Mschr. Geburtsh. **104**. 1 (1937).
[17] Anker u. Laaland: Acta obstetr. scand. (Stockh.) **14**, 310 (1934).
[18] Schöneck: Proc. Soc. exper. Biol. a. Med. **33**, 102 (1935).
[19] Anselmino u. Hoffmann: Z. Geburtsh. **114**, 52 (1936).

ausscheidung nachweisen, und zwar zu einem Zeitpunkt der Schwangerschaft, zu dem der Höhepunkt der Prolanausscheidung in der physiologischen Schwangerschaft bereits überschritten ist. Weiterhin beobachtete auch EHRHARDT[1] 3 Fälle von Hyperemesis gravidarum mit einer Tagesausscheidung von 80000, 90000 und 200000 ME. Prolan B. Neuerdings berichtete dann SCHMIDT[2], daß in 7 von 10 Hyperemesis-Fällen Werte von 50000—100000 ME. Prolan A und von 20000 ME. Prolan B im Liter Harn gefunden wurden, während die in der normalen Frühschwangerschaft festgestellten Höchstwerte nur 20000 ME. Prolan A und 10000 ME. Prolan B betrugen. Nach den Untersuchungen von BRANDSTRUP[3] übersteigt die Prolanausscheidung in 5 Fällen von Hyperemesis gravidarum nicht die Höchstwerte, die während eines kurzbegrenzten Intervalles der Frühschwangerschaft gefunden werden, jedoch sind sie nach diesem Zeitpunkt höher als in der normalen Schwangerschaft. Über ähnliche Ergebnisse berichtete kürzlich auch WESTMAN[4] und v. SCHORLEMER[5]. BRINDEAU, HINGLAIS und HINGLAIS[6] geben neuerdings an, daß die Prolanausscheidung in der Tagesmenge den Wert von 25000 KanE. nicht übersteigt, während dagegen bei 7 von 15 Fällen von Hyperemesis Werte von 30000—50000 KanE. Prolan in der Tagesmenge gefunden wurden.

Ebenso ist auch der Prolangehalt des Blutes bei Schwangeren mit Hyperemesis gravidarum erhöht. ANKER und LAALAND fanden in 2 Fällen einen Prolangehalt von 250330 RE. Prolan und von 33000 RE. im Liter Blut. Ebenso konnten ANSELMINO und HOFFMANN in 4 Fällen Werte von 24000, 27000, 60000 und von 120000 RE. Prolan A im Liter Blut nachweisen, während die entsprechenden Untersuchungen bei normalen Schwangeren des 3.—5. Schwangerschaftsmonates bei der Auswertung auf 12000—15000 RE. bereits negativ ausfielen.

Die Untersuchungen zeigen also, daß in der Frühschwangerschaft bei der Hyperemesis gravidarum größere Prolanmengen als in der normalen Schwangerschaft ausgeschieden werden. Wenn man auch berücksichtigen muß, daß in der normalen Schwangerschaft zwischen dem 40. und 60. Tage vorübergehend ebenso große Prolanmengen ausgeschieden werden können, so finden sich aber bei der Hyperemesis gravidarum über diesen Zeitpunkt hinaus eine anhaltende pathologisch gesteigerte Prolanbildung, über deren Ursachen bisher keine Erklärungen vorliegen.

In Analogie zu diesen Ergebnissen werden auch bei Schwangeren mit Eklampsie pathologisch große Prolanmengen gebildet. So fanden SMITH und SMITH[7] bei 27 Fällen von Präeklampsien eine mittlere Tagesausscheidung von 4216 RE. Prolan A, während bei 15 gesunden Schwangeren nur eine mittlere Ausscheidung von 540 RE. nachgewiesen wurde. Dementsprechend wurden im Blut von Präeklamptischen und von Eklamptischen in 100 ccm Serum Prolanmengen von 250—480 RE. nachgewiesen, während bei gesunden Schwangeren am Ende der Gravidität in 100 ccm Serum nur 50 RE. enthalten waren. Weiterhin berichtet auch HEIM[8] über eine erhöhte Prolanausscheidung bei 7 Fällen von Eklampsie, die Werte von 250000 ME. Prolan A und 125000—166000 ME. Prolan B (1250000 RE. Prolan A) im Liter Harn erreichte ANSELMINO und

[1] EHRHARD: Z. Geburtsh. **11**, 452 (1937).
[2] SCHMIDT: Z. Geburtsh. **116**, 56 (1938).
[3] BRANDSTRUP: Acta obstetr. scand. (Stockh.) **19**, 376 (1939).
[4] WESTMAN: Acta obstetr. scand. (Stockh.) **20**, 203 (1940).
[5] SCHORLEMER: Z. Gynäk. **1940**, 198.
[6] BRINDEAU, HINGLAIS u. HINGLAIS: Presse méd. **1939 I**, 281.
[7] SMITH u. SMITH: Proc. Soc. exper. Biol. a. Med. **30**, 918 (1933).
[8] HEIM: Klin. Wschr. **1934**, 1614.

HOFFMANN konnten in 4 Fällen von Eklampsie in der Tagesausscheidung Werte von 51000, 90000, 117000 und 153000 RE. Prolan A nachweisen. Ebenso gibt auch SCHMIDT an, daß in 5 von 6 Fällen von Eklampsie Prolanwerte von 50000 bis 100000 RE. im Liter Harn gefunden werden, und daß bei 14 von 19 Fällen von Präeklampsie mehr als 10000 RE. und in 9 Fällen mehr als 50000 RE. Prolan A ausgeschieden werden. LUISI[1] berichtete neuerdings, daß die Prolanausscheidung in der Tagesharnmenge von 1605 ME. im Mittel bei gesunden Schwangeren des 7.—10. Monates auf 2690 ME. im Mittel bei Schwangeren mit Nephropathie und auf 2050 ME. bei Eklamptischen erhöht ist.. Wenn man bei den Untersuchungen, die die Hormonmengen nicht für die Tagesausscheidungen berechnen, berücksichtigen muß, daß die Harnmenge bei Eklamptischen stark reduziert ist, so zeigen die Untersuchungen trotzdem, daß bei der Eklampsie eine Erhöhung der Prolanausscheidung besteht, die sich von den niedrigen Werten, die in der normalen Spätschwangerschaft gefunden werden, in eindeutiger Weise abgrenzt. Nur TAYLOR und SCADRON[2] haben neuerdings bei einer großen Zahl von Eklamptischen einen normalen Prolangehalt im Blut und Harn festgestellt, und konnten lediglich bei einer kleinen Zahl von besonders schweren Fällen eine geringe Erhöhung der Prolanausscheidung nachweisen.

Im Liquor von eklamptischen Frauen haben EHRHARDT[3], HEIM[4] und KULKA[5] ebenfalls einen gesteigerten Prolangehalt nachgewiesen. So konnte von EHRHARDT bereits mit 2,4 ccm Liquor eine positive HVR. I erzielt werden, während die gleichen Mengen von gesunden Schwangeren gonadotrop unwirksam waren.

16. Die Prolanausscheidung bei der Blasenmole und bei dem Chorionepitheliom.

Von einer besonderen Bedeutung für den Beweis der chorialen Genese des Prolans sind die Untersuchungen über die Prolanausscheidung bei der Blasenmole und beim Chorionepitheliom. So berichteten ASCHHEIM[6] und ZONDEK[7] 1928, daß bei Blasenmolen-Trägerinnen größere Prolanmengen als bei gesunden Schwangeren ausgeschieden werden, ein Befund, der kurz darauf von ROBERT MEYER[8] auch in Fällen von Chorionepitheliomen erhoben wurde. Diese Angaben wurden in den folgenden Jahren an Hand einer großen Reihe von Einzelfällen durch EHRHARDT[9], FELS[10], KRAUL[11], SCHULTZE-RHONHOFF[12], CLAUBERG[13], NEUMANN[14], SIEGMUND[15] u. a. bestätigt und erweitert. Die bei der Blasenmole ausgeschiedenen Prolanmengen schwanken nach den Angaben der einzelnen Autoren zwischen 50000 und 500000 ME. im Liter Harn, wobei zweifellos die Ausbreitung der Blasenmolenbildung maßgebend für die Größe der Hormonausscheidung in den einzelnen Fällen ist. Beim Chorionepitheliom sind die im Harn ausgeschiedenen Prolanmengen noch größer als bei der Blasenmole, und die Größe der Hormonausscheidung ist auch weitgehend unabhängig von der

---

[1] LUISI: Gynéc. **12** ,172 (1939) — Ber. Gynäk. **39**, 465 (1939).
[2] TAYLOR u. SCADRON: Amer. J. Obstetr. **37**, 963 (1939).
[3] EHRHARDT: Klin. Wschr. **1930**, 130.
[4] HEIM: Z. Gynäk. **1932**, 755.
[5] KULKA: Z. Gynäk. **1932**, 2774.
[6] ASCHHEIM: Z. Gynäk. **1928**, 602.
[7] ZONDEK: Endokrinol. **14**, 28 (1929).
[8] MEYER, ROB.: Z. Gynäk. **1930**, 431.
[9] EHRHARDT: Med. Klin. **1931**, 426.
[10] FELS: Z. Gynäk. **1929**, 466.
[11] KRAUL: Z. Gynäk. **1929**, 22.
[12] SCHULTZE-RHONHOFF: Z. Gynäk. **1930**, 578.
[13] CLAUBERG: Z. Gynäk. **1932**, Nr 16.
[14] NEUMANN: Arch. Gynäk. **144**, 179 (1931).
[15] SIEGMUND: Arch. Gynäk. **149**, 458 (1932).

Ausbreitung des Choriongewebes. Nur in vereinzelten, besonders gelagerten Fällen von Blasenmole und von Chorionepitheliom, in denen das Choriongewebe nicht mehr in Verbindung mit der Blutbahn stand, fehlte die gesteigerte Prolanausscheidung im Harn (PHILIPP[1], SCHULTZE-RHONHOFF[2], EHRHART[3], GOECKE[4] WYMERSCH[5]). Allerdings haben kürzlich HAJEK und BAREUTHER[6] und RUST[7] je einen Fall von Chorionepitheliom beschrieben, bei denen keine gonadotropen Stoffe im Harn ausgeschieden wurden, obgleich das Choriongewebe in Verbindung mit der Blutbahn stand.

Bei der Blasenmole ist auch der Hormongehalt im Liquor so stark erhöht, daß die typische Schwangerschaftsreaktion von EHRHARDT, HASHIMOTO, HEIM, WINTER u. a. mit unverdünntem Liquor erzielt werden konnte. Auch im Collostrum wurden von HEIM besonders große Hormonmengen gefunden.

Auch durch Implantation von Choriongewebe aus Blasenmolen und insbesondere aus Chorionepitheliomen wurde bei infantilen Mäusen eine starke gonadotrope Reaktion von OTTO[8], ZONDEK[9], EHRHARDT, FELS, NEUMANN u. v. a. erzielt. Nach den Angaben von ZONDEK sind bei vergleichenden Auswertungen von chorialem Gewebe verschiedenster Herkunft folgende Gewichtsmengen notwendig, um die HVR. III auszulösen:

Normale Placenta der 7. Schwangerschaftswoche	7 mg	Gewebe
Normale Placenta der 16. Schwangerschaftswoche	20—30 „	„
Blasenmolenwand, 16. Woche	4— 6 „	„
Chorionepitheliomgewebe	0,1 „	„

Die hohe gonadotrope Wirksamkeit des Chorionepitheliomgewebes steht somit in Übereinstimmung mit dem hohen Hormongehalt des Harnes, und sie wird von ZONDEK zur Sicherung der histologisch oft schwierigen Diagnose des Chorionepithelioms durch eine hormonale Titration empfohlen. Zu diesem Zweck wird das Gewebe mit Seesand fein zerrieben und zur Entgiftung für 24 Stunden in Äther gelegt. Nach dem Abgießen des Äthers und der Trocknung des Gewebes wird es mehrere Stunden mit der 10fachen Menge Wasser geschüttelt. Der unlösliche Anteil wird abzentrifugiert und der Extrakt (1 ccm = 0,1 g Gewebe) wird ausgewertet. Wenn bei Verwendung von Curettagegewebe aus dem Uterus mehr als 1000 ME. Prolan (HVR. III) in 1 g Gewebe nachweisbar sind, so spricht das Ergebnis für ein Chorionepitheliom. Bei der Auswertung von suspektem Gewebe aus der Scheide, der Portio oder von Metastasen genügt es zur Sicherung der Diagnose, wenn 0,02—0,15 g die HVR. III ergeben, da gesundes Gewebe niemals und Carcinomgewebe erst in Mengen von 0,5 g die HVR. I auslöst.

Die erhöhte Prolanausscheidung im Harn ist ebenfalls zur hormonalen Diagnose der Blasenmole und des Chorionepithelioms ausgewertet worden. Nach den ursprünglichen Angaben von ZONDEK ist die Wahrscheinlichkeit einer Entartung des Choriongewebes im Sinne einer Blasenmolenbildung oder eines Chorionepithelioms um so größer, je höher der Prolantiter über einen Gehalt von 50000 ME. Prolan B steigt. Für die hormonale Diagnose der Blasenmole muß aber heute auf Grund neuerer Untersuchungsergebnisse eingewandt werden,

---

[1] PHILIPP: Z. Gynäk. **1931**, 491 u. 929.
[2] SCHULTZE-RHONHOFF: Z. Gynäk. **1930**, 578.
[3] EHRHARDT: Med. Klin. **1931**, 426.
[4] GOECKE: Bull. Soc. belge Gynéc. **9**, 5 (1933).
[5] WYMERSCH: Z. Gynäk. **1936**, 929.
[6] HAJEK u. BAREUTHER: Arch. Gynäk. **167**, 531 (1938).
[7] RUST: Z. Gynäk. **1929**, 3037.
[8] OTTO: Z. Gynäk. **1930**, 2306.
[9] ZONDEK: Z. Gynäk. **1930**, 2306.

daß auch in der normalen Frühschwangerschaft während eines allerdings kurzen Intervalls Prolanwerte im Harn erreicht werden, die denen bei der Blasenmole gleichkommen. Vor allem werden aber auch in Fällen von Hyperemesis gravidarum (und auch bei den Toxikosen der Spätschwangerschaft) entsprechend große Prolanmengen im Harn ausgeschieden. Daher ist auch die neue Formulierung von ZONDEK[1], daß der Nachweis von mehr als 200000 ME. Prolan B (0,006 ccm Harn = HVR. III) die Diagnose der Blasenmole sichert, sofern keine Toxikose vorliegt und gleichzeitig auch mit unverdünntem Liquor eine positive HVR. III erzielt wird[2], nicht beweiskräftig. Wenn daher die hormonale Diagnose der Blasenmole weitgehend ihren Wert verloren hat, so bleibt ihre Bedeutung für die Erkennung des Chorionepithelioms hiervon unberührt (vgl. Abschnitt 21). Wenn die Schwangerschaftsreaktion nach Ausstoßung einer Blasenmole positiv bleibt und der Hormongehalt weiter ansteigt, so beweist dies das Vorliegen eines Chorionepithelioms, sofern keine neue Schwangerschaft eingetreten ist. In der Regel wird die Schwangerschaftsreaktion nach 2—4 Wochen, spätestens aber innerhalb von 60—90 Tagen nach Ausstoßung der Mole negativ (ASCHHEIM, PHILIPP, SCHWALM u. a.). HEUCK und HAUSER[3] beobachteten allerdings noch 5 Monate nach der Ausräumung einer Blasenmole eine positive HVR. III, die dann erst im 6. Monat negativ wurde.

Ebenso kann auch bei den seltenen und mit sexueller Frühreife einhergehenden Fällen von Chorionepitheliom bei jungen Mädchen die Diagnose durch den Nachweis einer erhöhten Ausscheidung von gonadotropen Wirkstoffen im Harn erhärtet werden, wie es von FASOLD[4], SIEGMUND[5] und neuerdings von TSCHERNE und SCHÄFFER[6] gezeigt werden konnte. In diesen Fällen fiel die Schwangerschaftsreaktion am Kaninchen bereits bei intravenöser Injektion von 0,2 bis 0,5 ccm Morgenharn positiv aus.

17. Die Prolanausscheidung bei dem Hydrops foetus et placentae.

Ebenso wie bei der Blasenmole und bei dem Chorionepitheliom weist auch die erhöhte Bildung von Prolan bei dem Hydrops foetus et placentae, einem Krankheitsbild, das mit einer hydropischen Entartung der Placenta einhergeht, auf die placentare Bildung des Prolans hin. Nachdem TSCHERNE[7] auf den pathologisch gesteigerten Oestrongehalt der großen hydropischen Placenta derartiger Fälle hingewiesen hatte, berichtete v. PALLOS[8] erstmalig über den hohen Prolangehalt in den bei diesen Fällen auftretenden Luteincysten der Ovarien (BURGER). In der Cystenflüssigkeit wurde von v. PALLOS 50000 ME. Prolan in 100 ccm nachgewiesen. Neuerdings berichtete dann HERRNBERGER[9] über einen pathologisch gesteigerten Prolangehalt im Blut und Harn, sowie in der Placenta von 2 Fällen von Hydrops foetus et placentae. Im Liter Harn wurden 4—6 Mill. RE. und im Retroplacentarblut 245000 RE. pro Liter Prolan gefunden, während bei einer gesunden Schwangeren des gleichen Schwangerschaftsalters im Liter Harn nur 100000—150000 RE. und im Liter Retroplacentarblut nur 43300 RE. Prolan nachgewiesen werden konnten. Die Placenta enthielt 112000 RE. pro Kilogramm gegenüber 34000 RE. des Kontrollfalles. Es sei schließlich noch er-

<hr>

[1] ZONDEK: Die Hormone des Ovariums und des Hypophysenvorderlappens. Wien 1935.
[2] J. amer. med. Assoc. **108**, 607 (1937).
[3] HEUCK u. HAUSER: Z. Geburtsh. **107**, 1 (1938).
[4] FASOLD: Z. Kinderheilk. **51**, 519 (1931).
[5] SIEGMUND: Arch. Gynäk. **149**, 498 (1932).
[6] TSCHERNE u. SCHÄFFER: Z. Gynäk. **1939**, 2417.
[7] TSCHERNE: Arch. Gynäk. **167**, 489 (1938).
[8] v. PALLOS: Z. Gynäk. **1939**, 2352.
[9] HERRNBERGER: Arch. Gynäk. **170**, 287 (1940).

wähnt, daß bereits früher von CLAUBERG[1] bei einem Fall von Hydrops foetus et placentae, bei dem allerdings das Vorliegen einer partiellen Blasenmole nicht sicher ausgeschlossen werden konnte, eine ähnlich gesteigerte Prolanausscheidung wie bei der Blasenmole selbst nachgewiesen werden konnte.

18. Die Prolanausscheidung bei den malignen Hodentumoren.

Ein besonderes klinisches und biologisches Interesse verdienen die Untersuchungen über die Prolanausscheidung bei den malignen Hodentumoren. ZONDEK[2] berichtete 1930, daß auch beim Chorionepitheliom des Hodens eine so hochgradige Ausscheidung von gonadotropen Wirkstoffen erfolgt, daß die HVR. I—III bereits bei Verwendung von Nativharn positiv ausfallen kann. Diese Angaben wurden bald darauf von HEIDRICH, FELS und MATHIAS[3], HADY[4], CHEVASSU[5], KLEMPERER[6], FERGUSON[7], EHRHARDT[8], EVANS und SIMPSON[9], FEVOLD, FISKE und NATHANSON[10] u. v. a. bestätigt. Auch bei den extragenitalen Chorionepitheliomen konnte von KANTROVITZ[11] und von EHRHARDT eine erhöhte Prolanausscheidung nachgewiesen werden. Bei den quantitativen Analysen des Harnes wurden von den einzelnen Autoren Mengen von 500—150000 ME. Prolan A und B gefunden. Ebenso konnte auch bei den embryonalen Teratomen des Hodens von HAMBURGER, BANG und NIELSEN[12], FLUHMAN und HOFFMANN[13], BEK[14], EVANS, SIMPSON, AUSTIN und FERGUSON[15] u. v. a. eine erhöhte Ausscheidung von gonadotropen Wirkstoffen nachgewiesen werden, die nach den quantitativen Auswertungen von HAMBURGER in 11 Fällen zwischen 50 und 150000 ME. Prolan schwankt. Bei den Carcinomen und Seminomen des Hodens sind dagegen Untersuchungsergebnisse nicht ganz einheitlich. Während ZONDEK und auch BOLLAG[16] bei den Hodencarcinomen und -seminomen keine erhöhte Ausscheidung von Prolan fanden, berichtete BRÜHL[17] über den Nachweis großer Mengen von gonadotropen Wirkstoffen im Harn, die sich zwischen 7000 und 100000 ME. Prolan A und 400 und 3000 ME. Prolan B im Liter Harn bewegen. HAMBURGER c. s. fand bei 6 von 15 Fällen von Seminomen des Hodens weniger als 100 ME. im Liter Harn und in den restlichen 7 Fällen Mengen von 100—400 ME.

Das testiculäre Choriongewebe besitzt, wie ZONDEK und HEIDRICH, FELS und MATHIAS im Implantationsversuch nachweisen konnten, eine ähnliche gonadotrope Wirksamkeit wie das Choriongewebe der Placenta. Nach den Angaben von ZONDEK wird bereits durch Implantation von 0,05—0,01 g Gewebe, das vorher durch Einlegen in Äther entgiftet worden ist, bei infantilen Mäusen eine positive HVR. III erzielt, so daß in einem Gramm Gewebe mehr als 20 ME. Prolan B enthalten sind.

[1] CLAUBERG: Handb. d. Gynäk. v. VEIT-STOECKEL 9, 501.
[2] ZONDEK: Chirurg 1930, H. 23 — Klin. Wschr. 1932, 274.
[3] HEIDRICH, FELS u. MATHIAS: Bruns' Beitr. 150, 349 (1930).
[4] HADY: Z. Gynäk. 1931, 912.
[5] CHEVASSU: Gynéc. et Sem. Gynéc. 1932, 406.
[6] KLEMPERER: Zit. nach Proc. Soc. exper. Biol. a. Med. 29, 852 (1932).
[7] FERGUSON: Amer. J. Canc. 15, 835 (1931); 18, 269 (1933) — J. of Urol. 31, 397 (1934).
[8] EHRHARDT: Münch. med. Wschr. 1936, 6.
[9] EVANS u. SIMPSON: Anat. Rec., Suppl. 82, 61 (1936).
[10] FEVOLD, FISKE u. NATHANSON: Endocrinology 24, 578 (1939).
[11] KANTROVITZ: Arch. of Path. 13, 186 (1932).
[12] HAMBURGER, BANG u. NIELSEN: Acta path. scand. (København.) 8, 75 (1936).
[13] FLUHMAN u. HOFFMANN: Proc. Soc. exper. Biol. a. Med. 31, 1013 (1934).
[14] BEK: Dissert. Zürich 1933.
[15] EVANS, SIMPSON, AUSTIN u. FERGUSON: Proc. Soc. exper. Biol. a. Med. 31, 21 (1933).
[16] BOLLAG: Schweiz. med. Wschr. 1932, 419.
[17] BRÜHL: Z. Geburtsh. 108, 235 (1934).

Die erhöhte Prolanausscheidung bei den malignen Hodentumoren ist ebenso wie beim Chorionepitheliom der Frau zur hormonalen Diagnose herangezogen worden, da normalerweise beim Mann bis in das höhere Lebensalter nur eine sehr geringe Ausscheidung von gonadotropen Wirkstoffen besteht (etwa 10 ME. Follikelreifungshormon im Liter Harn). Ebenso wird auch bei den benignen Hodentumoren nur in äußerst seltenen Fällen eine geringgradige Erhöhung der Ausscheidung von gonadotropen Wirkstoffen gefunden. So hat FERGUSON bei 100 Fällen von benignen Hodentumoren stets eine Ausscheidung von weniger als 100 ME. Prolan A gefunden, ebenso wie auch KEGEL[1] und BRANCH[1] bei 85 bzw. bei 500 gesunden Männern niemals eine erhöhte Ausscheidung von gonadotropen Wirkstoffen im Harn nachweisen konnten. Auch bei der Tuberkulose der Hoden oder der Nebenhoden wurde von ZONDEK in 11 Fällen nur einmal ein Gehalt von 111 ME. Prolan A gefunden, während dagegen allerdings BRÜHL bei 3 von 6 Fällen eine positive HVR. I bei Verwendung von Nativharn fand (333 ME. Prolan A im Liter Harn). ZONDEK vertritt daher in Übereinstimmung mit EHRHARDT, FERGUSON u. a. den Standpunkt, daß der Nachweis von 111 ME. Prolan B bei Vorhandensein einer Hodenerkrankung das Vorliegen eines malignen Hodentumors beweist, und daß der Nachweis von 500 ME. Prolan A den Verdacht auf einen malignen Hodentumor zuläßt. Andererseits schließt aber das Fehlen einer positiven Prolan B-Reaktion einen malignen Hodentumor nicht aus, wie es die Titrationsergebnisse bei den Carcinomen und den Seminomen des Hodens zeigen.

Die bei den testiculären Chorionepitheliomen und den teratoiden Geschwülsten des Hodens ausgeschiedenen gonadotropen Wirkstoffe sind zweifellos chorialer Herkunft. Dementsprechend besitzt auch das Choriongewebe im Implantationsversuch eine hohe gonadotrope Wirksamkeit, während andererseits die Hypophyse in diesen Fällen nach den Ergebnissen von ZONDEK und von HEIDRICH, FELS und MATHIAS in ähnlicher Weise gonadotrop unwirksam ist wie die Hypophyse schwangerer Frauen. Auch bei den embryonalen Hodentumoren konnte von HAMBURGER eine gonadotrope Wirksamkeit des Tumorgewebes nachgewiesen werden, das in einem Falle in 1 g 100 ME. Prolan und in einem anderen 1,2 ME. Prolan enthielt. Weiterhin sprechen für die choriale Genese dieser Wirkstoffe Feststellungen von FLUHMAN und HOFFMANN, EVANS und SIMPSON und von FEVOLD, FISKE und NATHANSON, daß die gonadotropen Extrakte aus dem Harn von testiculären Chorionepitheliomen ebenso wie die aus dem Harn von schwangeren Frauen gewonnenen gonadotropen Extrakte bei hypophysektomierten Ratten keine Follikelreife bewirken, daß sie keinen Einfluß auf die Testesgewichte von Vögeln besitzen, und daß sie schließlich die Ovarialgewichte nicht über die Grenze von 50—60 mg steigern. Nur bei Verwendung von außerordentlich großen Extraktmengen, die mehr als 2500 RE. enthalten, gelingt es nach den bereits erwähnten neueren Feststellungen von EVANS und SIMPSON und von FEVOLD c. s. auch die obengenannten, für eine echte Vorderlappenwirkung charakteristischen Veränderungen zu erzielen, wobei man allerdings einwenden könnte, daß in diesen verhältnismäßig großen Extraktmengen auch hypophysär gebildete gonadotrope Hormone enthalten sind, so daß eine Verstärkung der Prolanwirkung im Sinne einer synergistischen Wirkung auftreten könnte. Weiterhin hat auch HAMBURGER nachgewiesen, daß die bei den embryonalen Geschwülsten des Hodens ausgeschiedenen gonadotropen Wirkstoffe bei infantilen Mäusen eine für die Wirkung von chorial gebildeten Wirkstoffen typische Reifung einzelner Follikel bewirken. Dagegen

---

[1] KEGEL u. BRANCH, zit. nach ZONDEK: Die Hormone des Ovariums und des Hypophysenvorderlappens. S. 469. Wien 1935.

besitzen nach HAMBURGER die bei den Seminomen des Hodens ausgeschiedenen gonadotropen Wirkstoffe die Eigenschaften echter hypophysärer gonadotroper Hormone. In Übereinstimmung hiermit konnte HAMBURGER zeigen, daß das Tumorgewebe selbst im Implantationsversuch unwirksam ist.

19. Die Prolanausscheidung bei trächtigen Tieren.

Beim Menschenaffen wird in der Schwangerschaft in Analogie zu den Verhältnissen beim Menschen ebenfalls Prolan im Harn ausgeschieden, und es gelingt dementsprechend auch, wie ZONDEK[1] und ZUCKERMAN[2] u. a. zeigten, die hormonale Schwangerschaftsdiagnose aus dem Harn zu stellen. Nach den Beobachtungen von ZUCKERMAN nimmt auch beim Affen die Prolanausscheidung mit fortschreitender Schwangerschaft ab, und sie kann am Ende der Schwangerschaft negativ werden. Der früheste Termin, zu dem von ZUCKERMAN eine Schwangerschaft bei einer Schimpansin durch hormonale Diagnostik festgestellt werden konnte, war der 49. Tag nach der letzten Menstruation. Ebenso wurde auch von HAMLETT[3] beim Maccacus-Affen nur zwischen dem 19. und 25. Tage der Schwangerschaft mit dem Friedman-Test eine positive Reaktion erzielt, während dagegen während des 2.—5. Schwangerschaftsmonats von ALLEN, MADDUX und KENNEDY[4] bereits negative Reaktionen erhalten wurden.

Im Gegensatz zu diesen Befunden wird bei trächtigen Kühen, Schweinen, Elefanten, Hunden, Kaninchen und Meerschweinchen kein Prolan im Harn ausgeschieden (ZONDEK[1], EHRHARDT[5]). Ebenso enthält auch die Placenta dieser Tiere kein Prolan. Dagegen wurde bei einer trächtigen Löwin von EHRHARDT eine positive HVR. I im Harn nachgewiesen. Ebenso konnte auch UNTERBERGER[6] bei trächtigem Damwild während der Wintermonate Prolan im Blut nachweisen, während dagegen von ZONDEK bei trächtigen Rehen und Dachsen, bei denen die Entwicklung der befruchteten Eier im Gegensatz zu den Verhältnissen beim Damwild während dieser Zeit ruht, auch kein Prolan in den Wintermonaten im Blut gefunden wurde.

Eine Sonderstellung nimmt die trächtige Stute ein, bei der während eines begrenzten Intervalles der Schwangerschaft große Mengen von gonadotropen Wirkstoffen im Blut sowie im Endometrium und im Choriongewebe gefunden werden, während dagegen im Harn kein Hormon ausgeschieden wird. Diese gonadotropen Wirkstoffe unterscheiden sich jedoch in ihren Wirkungen grundlegend von denen des Prolans, wie es im Kap. III, S. 292 ausführlich behandelt werden wird.

20. Die Prolanausscheidung im Harn nach intravenöser oder parenteraler Injektion.

Die Ausscheidung von intravenös zugeführtem Prolan wurde 1930 von EHRHARDT[7] untersucht. Er fand, daß bei amenorrhoischen Frauen nach einer Transfusion von Schwangerenblut, das Prolan in Mengen von 3500—7000 ME. enthielt, bereits 15 Minuten nach der Transfusion Prolan im Harn ausgeschieden wird, und daß der in den folgenden 24 Stunden ausgeschiedene Harn eine posi-

[1] ZONDEK: Z. Gynäk. **1931**, 1.
[2] ZUCKERMAN: Amer. J. Physiol. **110**, 597 (1935).
[3] HAMLETT: Amer. J. Physiol. **118**, 664 (1937).
[4] ALLEN, MADDUX u. KENNEDY: Proc. Soc. exper. Biol. a. Med. **28**, 403 (1931).
[5] EHRHARDT: Arch. Gynäk. **148**, 235 (1932).
[6] UNTERBERGER: Z. Gynäk. **1932**, 212.
[7] EHRHARDT: Dtsch. med. Wschr. **1930**, 431.

tive HVR. II und III ergab. Nach diesem Zeitpunkt fielen dann die Hormon-reaktionen wieder negativ aus. Im strömenden Blut war das zugeführte Prolan nur innerhalb von 2—12 Stunden nach der Transfusion nachweisbar. Ähnliche Ergebnisse wurden von EHRHARDT und RUHL[1] auch bei Männern nach Trans-fusion von Schwangerenblut beobachtet. PARKES und WHITE[2] injizierten kastrierten Kaninchen die 10fache Ovulationsdosis von Prolan intravenös und fanden, daß innerhalb von 9 Stunden nach der Injektion ein Drittel der injizierten Menge wieder im Harn ausgeschieden wird. Das Maximum der Prolanausschei-dung wurde 3 Stunden nach der Injektion ermittelt.

BÜTTNER und MILLARD[3] injizierten genitalgesunden Frauen und Frauen mit glandulärer Hyperplasie Prolan in Mengen von bis zu 10000 RE. parenteral und fanden, daß 12—18% der zugeführten Hormonmengen während der fol-genden 4 Tage wieder im Harn ausgeschieden werden. Die größten Hormon-mengen konnten am 2.—3. Tage nach der Injektion nachgewiesen werden. Über ähnliche Ergebnisse haben auch FRIEDMAN und WEINSTEIN[4] berichtet.

Diese Untersuchungen zeigen also, daß das Prolan insbesondere bei intra-venöser Zufuhr verhältnismäßig schnell im Harn wieder ausgeschieden wird. Hierin unterscheidet sich das Prolan grundlegend von den gonadotropen Hor-monen aus Stutenserum, die — wie im folgenden Kapitel dargestellt werden wird — nicht im Harn ausgeschieden werden.

21. Die hormonale Diagnose der Schwangerschaft.

a) Die Schwangerschaftsdiagnose nach ASCHHEIM-ZONDEK bei der Frau.

Die unmittelbar nach der Implantation des Eies einsetzende explosionsartige Bildung von Prolan und seine Ausscheidung im Harn wurde 1928 von ASCH-HEIM und ZONDEK zur hormonalen Diagnose der Frühschwangerschaft ausgebaut. Wie in den vorausgehenden Abschnitten dargestellt wurde, beginnt die gesteigerte Prolanbildung unmittelbar nach der Implantation des Eies und erreicht bereits in den ersten Wochen der Schwangerschaft ihren Höhepunkt, so daß auch bei Verwendung von Nativharn bei infantilen Tieren eine positive HVR. II und HVR. III erzielt werden kann. Demgegenüber tritt die gesteigerte Bildung von gonadotropen Vorderlappenhormonen bei kastrierten, klimakterischen oder amenorrhoischen Frauen soweit in den Hintergrund, daß bei Verwendung von Nativharn im besten Falle eine positive HVR. I erzielt werden kann. Nur bei den seltenen Fällen von Corpus luteum-Cysten und von persistierenden Corpora lutea kann die HVR. III auch bei Verwendung von Nativharn positiv werden (EHRHARDT und KRAMANN u. a.). Durch die Heranziehung der HVR. II und III gelang es somit ASCHHEIM und ZONDEK, eine brauchbare Schwangerschafts-reaktion auszubauen, durch die die großen Schwierigkeiten, die bei der klinischen Diagnose der Frühschwangerschaft entstehen können, überwunden wurden, und die auch gegenüber den anderen biologischen Schwangerschaftsreaktionen eine souveräne Überlegenheit hinsichtlich ihrer Spezifität besitzt. Nach den Zu-sammenstellungen von ASCHHEIM wurden bei 2000 eigenen Schwangerschafts-reaktionen in 925 Fällen von ungestörter Schwangerschaft in 98% der Fälle richtige Ergebnisse erhalten, und bei 1075 Reaktionen mit dem Harn nicht-schwangerer Frauen 99,5% richtige Resultate erzielt, so daß damit die Spezifität der Reaktion 99% erreicht. CLAUBERG errechnete nach den Angaben der Lite-

[1] EHRHARDT u. RUHL: Arch. Gynäk. **154**, 293 (1933).
[2] PARKES u. WHITE: J. of Physiol. **79**, 226 (1933).
[3] BÜTTNER u. MILLARD: Z. Geburtsh. **119**, 148 (1939).
[4] FRIEDMAN u. WEINSTEIN: Endocrinology **21**, 489 (1937).

ratur über den Ausfall von 13345 Reaktionen eine Fehlerbreite von 1,75%, d. h. 98,25% richtige Ergebnisse. Diese Zahlen zeigen die für eine biologische Reaktion ungewöhnlich große Spezifität der hormonalen Schwangerschaftsdiagnose. Die besondere Bedeutung der Reaktion für die Erkennung der Frühschwangerschaft liegt weiterhin daran, daß sie bereits vor Ausbleiben der erwarteten Regel positiv werden kann, da die gesteigerte Prolanbildung unmittelbar nach der Implantation des Eies beginnt. Von der Mitte der Schwangerschaft an wird sie dagegen mit der abnehmenden Prolanbildung seitens der Placenta häufig negativ.

Für die Ausführung der Reaktion werden infantile Mäuse im Alter von etwa 4 Wochen und im Gewicht von 6—8 g verwandt, die in Serien zu je 5 Tieren behandelt werden. Jüngere Tiere sollen möglichst nicht verwandt werden, weil sie die Harninjektionen schlecht vertragen, und ältere Tiere mit einem Gewicht über 8 g können unter Umständen spontan geschlechtsreif werden. Die Tiere erhalten nach dem von den ursprünglichen Angaben abweichendem Vorgehen von Aschheim 6 Injektionen von 0,5 ccm Harn innerhalb von 2 Tagen und werden 96 Stunden nach der ersten Injektion durch Einatmen von Leuchtgas getötet. Wenn die Reaktion besonders beschleunigt durchgeführt werden soll, können 2 Serien angesetzt werden, von denen die erste nach 72 Stunden getötet wird, während die zweite — falls die erste Reaktion negativ verlaufen ist — nach 96 Stunden untersucht wird. Nach den Angaben von Lassen und Brandstrup ist die Reaktion bei 77% aller reagierenden Tiere bereits 72 Stunden nach der Injektion positiv. Am zweckmäßigsten wird Morgenharn verwandt, der am besten durch Katheterisieren gewonnen wird. Alkalisch reagierender Harn wird durch Zusatz einiger Tropfen 10proz. Essigsäure sauer gemacht. Zur Konservierung kann dem Harn, der während der Injektionsperiode im Eisschrank aufbewahrt werden soll, einige Tropfen Trikresol zugesetzt werden. Da die Tiere bei Verwendung von Nativharn infolge der Toxizität des Harnes häufig sterben, ist es zweckmäßig, den Harn nach dem Vorschlag von Zondek im Scheidetrichter 5 Minuten lang mit einer größeren Menge von Äther auszuschütteln, da hierdurch ätherlösliche toxische Substanzen und auch ein großer Teil des Follikelhormons entfernt werden, ohne daß sich die Menge des ätherunlöslichen Prolans im Harn vermindert. Zu diesem Zweck werden 30 ccm Harn mit 100 ccm Äther 5 Minuten im Scheidetrichter geschüttelt. Der Harn wird abgelassen und einige Zeit in einer Petrischale an der Luft stehengelassen, um Reste von Äther zum Verdampfen zu bringen. Hierdurch gelingt es, die Toxizität des Harnes so zu verringern, daß der Harn mit wenigen Ausnahmen vertragen wird.

Die Ablesung der Reaktion kann nach dem Töten der Tiere durch die einfache makroskopische Betrachtung der Ovarien, die am zweckmäßigsten mit einer Lupe ausgeführt wird, vorgenommen werden. Das Vorhandensein von Blutpunkten oder von Corpora lutea ist beweisend für eine positive Reaktion, wobei ein Blutpunkt oder ein Corpus luteum bei einem der Versuchstiere ausreichend ist. Der Nachweis von reifen und hyperämischen Follikeln (HVR. I) spricht gegen das Vorliegen einer intakten Frühschwangerschaft. In Zweifelsfällen ist für die Entscheidung, ob Blutpunkte oder Corpora lutea vorhanden sind, eine mikroskopische Untersuchung der in Serienschnitte zerlegten Ovarien auszuführen. Nach dem Vorschlag von Zondek kann man diesen Vorgang dadurch vereinfachen, daß man die Ovarien für $1/4$ Minute in Leitungswasser wässert, sie dann auf einen Objektträger mit einem Tropfen Glycerin bedeckt und sie nach 5—10 Minuten im Mikroskop betrachtet. Hierdurch gelingt es, das Ovarialgewebe soweit zum Abblassen zu bringen, daß die Blutpunkte besonders gut als scharf begrenzte dunkelbraun-rote Gebilde hervortreten.

b) Die beschleunigte Schwangerschaftsreaktion beim Kaninchen nach FRIEDMAN.

Die Schwangerschaftsreaktion nach ASCHHEIM-ZONDEK ist wiederholt modifiziert worden, indem man zur Testierung männliche Mäuse oder erwachsene weibliche Mäuse oder Ratten verwandte, ohne daß es jedoch gelang, die Sicherheit der Originalmethode zu erreichen und andererseits eine nennenswerte Abkürzung der Reaktion zu erzielen. Von allen diesen Reaktionen hat nur die Schwangerschaftsreaktion am Kaninchen nach FRIEDMAN eine praktische Bedeutung gewonnen, da sie eine Abkürzung der Reaktion auf 24 Stunden bei annähernd gleicher Spezifität ermöglicht. Wie in dem Abschn. 9, S. 274 dargestellt wurde, finden sich in den Ovarien von geschlechtsreifen weiblichen Kaninchen stets reife, sprungfertige Follikel, die physiologischerweise innerhalb von 8—12 Stunden nach dem Deckakt springen. Diese Ovulation kann — wie bereits ausgeführt wurde — durch eine intravenöse Injektion von gonadotropen Vorderlappenhormonen oder von Prolan innerhalb von 12 Stunden künstlich erzielt werden, so daß damit diese Reaktion zur hormonalen Schnelldiagnose der Schwangerschaft verwendbar ist. Zur Ausführung der Reaktion werden geschlechtsreife weibliche Tiere verwandt, die mindestens 4 Wochen isoliert sein müssen. Die Tiere erhalten eine intravenöse Injektion von 10 ccm Morgenharn und werden 24 Stunden später laparotomiert. Wenn eine Schwangerschaft vorliegt, so sieht man eine Rötung und Gefäßinjektion vieler Follikel, von denen ein Teil als Zeichen für die erfolgte Ruptur sich als knopfartige blutige Erhebungen über die glatte Oberfläche des Ovariums hervorhebt. Für die Diagnose der Schwangerschaft genügt bereits die Rötung und Injektion der Follikel. Ist die Reaktion nach 24 Stunden negativ, so empfiehlt es sich, sie zur Sicherheit nach 48 Stunden nochmals abzulesen.

Diese Methode hat den großen Vorteil, daß sie wesentlich kurzfristiger abläuft als die Reaktion nach ASCHHEIM und ZONDEK. Sehr störend ist aber die Notwendigkeit, daß die Tiere 4 Wochen vorher isoliert werden müssen. Weiterhin muß auch mit der Möglichkeit gerechnet werden, daß in allerdings sehr seltenen Fällen einmal eine Spontanovulation eingetreten sein kann, so daß man daher — um ganz sicher zu gehen — die Tiere vor der Harninjektion probelaparotomiert. Um die Isolierung der Tiere und die Möglichkeit einer Spontanovulation auszuschalten, haben eine Reihe von Autoren, insbesondere CLAUBERG, vorgeschlagen, die Reaktion an juvenilen Kaninchen im Gewicht von 1600—1800 g auszuführen. Bei diesen an der Schwelle der Geschlechtsreife stehenden Tieren ist die Entwicklung der Follikel genügend weit fortgeschritten, daß sie auf den Reiz der intravenösen Injektion von Schwangerenharn rupturieren, während andererseits eine Spontanovulation bei ihnen nicht vorkommt. Bei Verwendung von infantilen Kaninchen im Gewicht von unter 1200 g wird dagegen die Reaktion ungenau, da die Ansprechbarkeit der Tiere noch zu gering ist.

c) Die hormonale Diagnose der Blasenmole und des Chorionepithelioms.

Bei der Blasenmole und beim Chorionepitheliom werden — wie im Abschn. 16 dargestellt wurde — infolge der Entartung des Choriongewebes noch größere Prolanmengen als in der normalen Gravidität gebildet, so daß ZONDEK den quantitativen Hormonnachweis im Harn zur hormonalen Diagnose dieser Erkrankungen verwandte. Im Laufe der folgenden Jahre zeigte es sich jedoch, daß auch in der normalen Frühschwangerschaft während eines allerdings begrenzten Intervalles (vgl. Abschn. 11) ähnlich große Prolanmengen wie bei der Blasenmole ausgeschieden werden, und daß vor allem bei Schwangeren mit einer Hyperemesis gravidarum anhaltend so hohe Prolanmengen im Harn nachweisbar sind, daß damit — wie es im Abschn. 15 und 16 bereits ausgeführt wurde — die hormonale Diagnose der Blasenmole nicht mehr haltbar ist. Dagegen kann aber das Chorionepitheliom durch den quantitativen Hormonnachweis im Harn diagnostiziert werden. Nach dem Vorgehen von ZONDEK wird 1 ccm Frühharn mit 99 ccm Aqua dest. (Lösung A) und 1 ccm Harn mit 49 ccm Aqua dest. (Lösung B) verdünnt. Hiervon werden injiziert:

Lösung A:	**Lösung B:**
Tier 1 = 4 × 0,05 ccm	Tier 4 = 4 × 0,05 ccm
2 × 0,1 ccm = 250000 ME.	2 × 0,1 ccm = 125000 ME.
Tier 2 = 4 × 0,1 ccm	Tier 5 = 5 × 0,1 ccm
2 × 0,05 ccm = 200000 ME.	2 × 0,05 ccm = 100000 ME.
Tier 3 = 6 × 0,1 ccm = 166666 ME.	Tier 6 = 6 × 0,1 ccm = 83000 ME.
	Tier 7 = 7 × 0,15 ccm = 66660 ME.
	3 × 0,1 ccm
	Tier 8 = 6 × 0,15 ccm = 55550 ME.
	Tier 9 = 6 × 0,20 ccm = 41660 ME.
	Tier 10 = 6 × 0,30 ccm = 27770 ME.

Wenn die Schwangerschaftsreaktion von Tier 8 an positiv wird, so ist die Wahrscheinlichkeit, daß ein Chorionepitheliom vorliegt, um so größer, je höher der Hormongehalt wird, und wenn Tier 2 noch positiv ist, so kann mit Sicherheit auf das Vorliegen eines Chorionepithelioms geschlossen werden. Seltene Fälle von Fehlreaktionen sind bereits auf S. 283 beschrieben worden.

Einfacher als diese quantitative Testierung ist die Methode von CLAUBERG, der infantilen Kaninchen im Gewicht von 600—800 g an 2 aufeinanderfolgenden Tagen je 1 ccm Frühharn subcutan injiziert und die Tiere nach 48 Stunden tötet. Während bei subcutaner Injektion des Harnes von gesunden Schwangeren 75—100 ccm nötig sind, um einen Follikelsprung zu erzielen, so reichen beim Chorionepitheliom 2 ccm aus, so daß hierdurch in kurzer Zeit und in sehr einfacher Weise die hormonale Diagnose des Chorionepithelioms durchgeführt werden kann.

Die hormonale Diagnose des Chorionepithelioms durch Gewebstitration von suspektem Gewebe ist bereits im Abschn. 16 dargestellt worden. Ebenso ist auch die hormonale Diagnose des testiculären Chorionepithelioms bereits im Abschn. 18 behandelt worden.

d) Die hormonale Schwangerschaftsdiagnose bei Tieren.

Wie beim Menschen, so kann auch beim Affen die Schwangerschaft durch den Prolannachweis im Harn mit Hilfe der gleichen Technik festgestellt werden; jedoch ist auch hier die Methode nur in der Frühschwangerschaft verläßlich, da nur in der ersten Hälfte der Gravidität eine erhöhte Prolanausscheidung im Harn besteht (vgl. Abschn. 19). Dagegen wird bei trächtigen Kühen, Schweinen, Stuten, Elefanten und anderen Tieren kein Prolan im Harn ausgeschieden (vgl. Abschn. 19), so daß die Schwangerschaftsdiagnose durch den Prolannachweis im Harn nicht möglich ist.

Eine Sonderstellung nimmt dagegen — wie im folgenden Kapitel dargestellt werden wird — die trächtige Stute ein, bei der vom 41. Tage nach dem Deckakt an große Mengen von gonadotropen Wirkstoffen im Blute auftreten, ohne daß sie im Harn ausgeschieden werden. Daher kann bei der trächtigen Stute die hormonale Schwangerschaftsdiagnose durch den Nachweis von gonadotropen Wirkstoffen im Blut vom 42. Tage nach dem Bespringen an gestellt werden. Nach dem Vorgehen von ZONDEK wird das Serum zur besseren Verträglichkeit in der bereits beschriebenen Weise mit Äther ausgeschüttelt. Die Untersuchung erfolgt an 5 infantilen Mäusen im Gewicht von 6—8 g, von denen 2 Tiere 6mal

0,3 ccm, 2 Tiere 6 mal 0,4 ccm und 1 Tier 6 mal 0,5 ccm Serum erhalten. Der Nachweis eines Blutpunktes oder eines Corpus luteums bei einem Tier der Serie ist beweisend für das Vorliegen einer Schwangerschaft. Die Spezifität der Reaktion beträgt nach den Angaben von WOLTERS, SÜTTERHEIM und KRAMPE[1], PEDERSEN-BJEERGARD und PORTMANN[2], MAGNUSSON[3] u. a. etwa 98%.

III. Der gonadotrope Wirkstoff aus dem Blute trächtiger Stuten.

Die Feststellung von COLE und HART[4], daß im Blut von trächtigen Stuten während eines begrenzten Intervalls der Schwangerschaft große Mengen von gonadotropen Wirkstoffen nachweisbar sind, hat sowohl ein großes biologisches Interesse, als auch eine zunehmende praktische Bedeutung erlangt, nachdem es sich gezeigt hat, daß diese gonadotropen Wirkstoffe im Gegensatz zu den im Blut und Harn von schwangeren Frauen vorkommenden gonadotropen Stoffen die Eigenschaften von hypophysär gebildeten gonadotropen Hormonen besitzen, obgleich sie wahrscheinlich auch chorialen Ursprungs sind.

1. Das Vorkommen von gonadotropen Wirkstoffen im Blut von Stuten während der Schwangerschaft.

COLE und HART und ZONDEK[5] fanden 1930, daß im Blut von Stuten vom 39.—42. Tage nach dem Bespringen an in zunehmendem Maße gonadotrope Wirkstoffe auftreten, die bei infantilen Ratten eine Follikelreifung und eine Corpus luteum-Bildung bewirken. Wenn man nach dem Vorgehen von COLE und SAUNDERS[6] diese Bildung von gonadotropen Wirkstoffen während des weiteren Verlaufes der Schwangerschaft verfolgt, so zeigt es sich, daß bereits am 60.—70. Tage im Liter Serum mehr als 50000 RE. Follikelreifungshormon und in vereinzelten Fällen bis zu 100000 RE. enthalten sind. Bei der Umrechnung des Hormongehaltes auf den Gesamtgehalt des Blutes werden innerhalb von 12 Tagen mehr als 1 Million RE. gebildet. Bis zum 110. Tage der Schwangerschaft bleibt der Hormongehalt des Blutes annähernd in dieser Höhe konstant und fällt dann aber in wenigen Tagen zu verhältnismäßig niedrigen Werten ab. Nach dem 175. Tag der Schwangerschaft werden in der Regel keine gonadotropen Wirkstoffe mehr im Blut gefunden. In der Abb. 34 ist der zeitliche Verlauf der Hormonbildung im Blute trächtiger Stuten während der Schwanger-

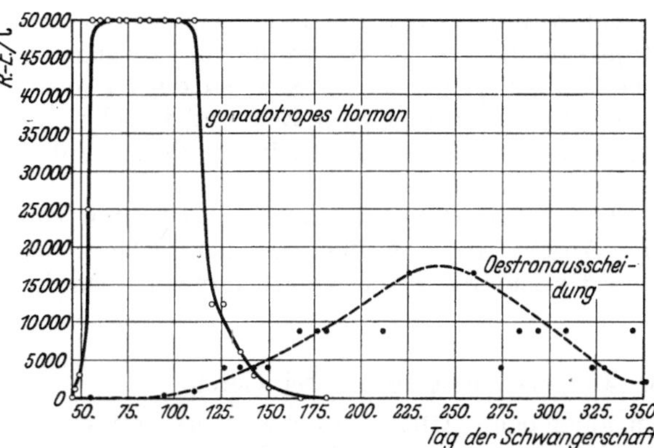

Abb. 34. Das Vorkommen von gonadotropen Wirkstoffen im Blut von trächtigen Stuten und die Oestronausscheidung im Harn während der Schwangerschaft. (Nach COLE und HART.)

[1] WOLTERS, SÜTTERHEIM u. KRAMPE: Tierärztl. Rdsch. **19**, 428 (1932).
[2] PEDERSEN-BJEERGARD u. PORTMANN: Endokrinol. **13**, 21 (1933).
[3] MAGNUSSON: Scand. Veterin. Tidskr. **1934**, 141.
[4] COLE u. HART: Amer. J. Physiol **93**, 57 (1930).
[5] ZONDEK: Klin. Wschr. **1930**, 2285.
[6] COLE u. SAUNDERS: Endocrinology **19**, 199 (1937.

schaft graphisch dargestellt, wobei die weitgehende Übereinstimmung mit dem zeitlichen Verlauf der Prolanbildung bei der schwangeren Frau (vgl. Kap. II, Abschn. 11) auffallend ist. Zeitlich zusammenfallend mit dem ersten Auftreten der gonadotropen Wirkstoffe im Blut der trächtigen Stuten kommt es zur Bildung neuer Corpora lutea im Ovarium.

2. Die Ausscheidung von gonadotropen Wirkstoffen im Harn von trächtigen Stuten.

Im Harn von trächtigen Stuten werden trotz der hohen Hormonkonzentration im Blut der Tiere keine gonadotropen Wirkstoffe gefunden, oder es lassen sich nur in vereinzelten Fällen geringe Mengen im Harn nachweisen (ZONDEK). Ebenso wird auch nach den Feststellungen von EVANS, SIMPSON und AUSTIN[1] und von CATCHPOLE, COLE und PEARSON[2] bei Affen, Pferden und bei Kaninchen nach einer intravenösen Injektion von gonadotropen Extrakten aus dem Serum trächtiger Stuten keine Hormonausscheidung im Harn gefunden. Diese fehlende Ausscheidung steht also im Gegensatz zu der schnellen Ausscheidung von intravenös zugeführten gonadotropen Vorderlappenhormonen oder von Prolan, wie sie aus den Untersuchungen von EHRHARDT, PARKES und WHITE, BÜTTNER und MILLARD und von EVANS bekannt ist. Um den Verbleib dieser intra-

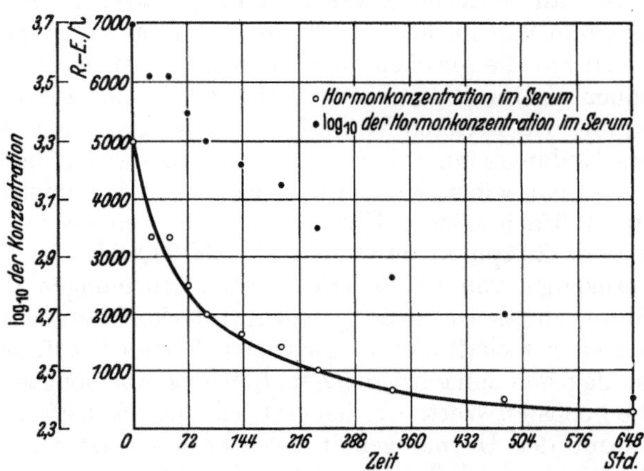

Abb. 35. Der Hormongehalt im Blut von kastrierten Pferden nach intravenöser Injektion von 90 000 RE. gonadotropen Hormons aus dem Serum trächtiger Stuten. (Nach CATCHPOLE.)

venös zugeführten gonadotropen Wirkstoffe zu verfolgen, haben CATCHPOLE, COLE und PEARSON die Hormonkonzentration des Blutes nach einer intravenösen Injektion von gonadotropen Extrakten aus dem Stutenserum bei kastrierten Pferden und Kaninchen fortlaufend verfolgt. Sie fanden, daß der Hormonspiegel im Blut von kastrierten Pferden, der unmittelbar nach einer intravenösen Injektion von 90 000 RE. etwa 5000 RE. im Liter Blut betrug, nach Ablauf von 72 Stunden auf 2500 RE. abgefallen war, und daß dann eine weitere Abnahme auf die Hälfte in je weiteren 6 Tagen erfolgte (Abb. 35). Bei Kaninchen wurde 24 Stunden nach einer intravenösen Injektion von 3000 RE. noch 1500 RE. im Blut gefunden, während in allen untersuchten Organen (Uterus, Leber, Milz und Lunge) in Gewebsmengen entsprechend 1 g keine gonadotropen Wirkstoffe nachgewiesen werden konnten. Ebenso wurden auch im Harn und in den Faeces keine gonadotropen Wirkstoffe gefunden.

Diese Versuche zeigen also, daß die gonadotropen Wirkstoffe im Blut von trächtigen Stuten im Gegensatz zu den übrigen gonadotropen Wirkstoffen nicht im Harn ausgeschieden werden, sondern daß sie wahrscheinlich in den Geweben und in der Blutbahn einem allmählichen Abbau unterliegen.

---

[1] EVANS, SIMPSON u. AUSTIN: J. of exper. Med. 58, 561 (1933).
[2] CATCHPOLE, COLE u. PEARSON: Amer. J. Physiol. 112, 21 (1935).

3. Vergleichende Untersuchungen über den Gehalt des Blutes, des Chorions, des Endometriums und der mütterlichen und der fetalen Hypophyse an gonadotropen Wirkstoffen.

Um einen Einblick in die Bildung der gonadotropen Wirkstoffe bei der trächtigen Stute zu gewinnen, haben CATCHPOLE und LYONS[1] vergleichend den Hormongehalt des Blutes, des fetalen Chorions, des mütterlichen Endometriums und der mütterlichen und der fetalen Hypophyse während der verschiedenen Phasen der Gravidität untersucht. Beim Pferd ist infolge der epithelio-chorialen Placentation eine getrennte Untersuchung von fetalem und von maternem Gewebe möglich, da der Fruchtsack bis zum 40. Tag der Schwangerschaft als frei bewegliche Blase im Uterus liegt und erst nach der 15. Woche eine Verbindung zwischen den fetalen Zellen und dem Endometrium eintritt.

CATCHPOLE und LYONS fanden nun, daß vom 39.—42. Tag der Schwangerschaft an (Fetuslänge etwa 2 cm) gleichzeitig im Blut, im mütterlichen Endometrium und im fetalen Chorion gonadotrope Wirkstoffe nachweisbar sind. Bezogen auf die gleichen Gewichtsmengen ist der Hormongehalt im Endometrium höher als im Blut, während das fetale Choriongewebe die geringste Ausbeute ergibt. Im weiteren Verlauf der Schwangerschaft steigt dann der Hormongehalt des Endometriums sehr schnell an und erreicht bereits bei einer Fetuslänge von 3,5—4 cm seinen Höhepunkt, wobei im Endometrium des fertilen Hornes eine 10—100fach höhere Hormonkonzentration als im Blut gefunden wird, das zu diesem Zeitpunkt etwa 50000—100000 RE. im Liter enthält. Bis zu einer Fetuslänge von 14 cm hält sich der Hormongehalt des Endometriums und des Blutes annähernd in der gleichen Höhe konstant, um dann im weiteren Verlauf der Schwangerschaft steil zu niedrigen Werten abzufallen. Im fetalen Choriongewebe ist dagegen zunächst die Zunahme des Hormongehaltes wesentlich geringer, und die höchsten Werte werden erst bei einer Fetuslänge von 6,3 cm gefunden. Jedoch nimmt der Hormongehalt des Chorions erst wieder bei einer Fetuslänge von 21 cm ab, so daß also das Choriongewebe bei einer Fetuslänge von 14—21 cm einen höheren Hormongehalt als das Blut und das Endometrium besitzen kann.

In der mütterlichen Hypophyse wurde von CATCHPOLE und LYONS von den frühesten Stadien der Schwangerschaft an etwa der gleiche bzw. ein etwas höherer Hormongehalt als außerhalb der Schwangerschaft gefunden, so daß also die Hypophyse auch zu einem Zeitpunkt gonadotrop wirksam ist, bevor die Überschwemmung des Blutes mit gonadotropen Wirkstoffen einsetzt. Der Hormongehalt der Hypophyse bleibt dann in den folgenden Monaten annähernd konstant, bis auf eine geringe Zunahme während des 60.—80. Tages der Schwangerschaft, die durch den hohen Hormongehalt des in der Hypophyse enthaltenen Blutes erklärt werden könnte. Die gonadotrope Wirksamkeit der Hypophyse nimmt dann erst wieder bei einer Fetuslänge von 20—35 cm ab, wenn also der Hormongehalt des Blutes und der des Endometriums bereits weitgehend abgesunken ist. Zeitlich fällt das Unwirksamwerden der Hypophyse mit der zunehmenden Oestronbildung bei der trächtigen Stute in der zweiten Hälfte der Schwangerschaft zusammen. Die fetale Hypophyse ist dagegen in allen Phasen der Schwangerschaft weitgehend gonadotrop unwirksam, ebenso wie auch in der allanto-chorialen Flüssigkeit des Fruchtsacks keine gonadotropen Wirkstoffe nachgewiesen werden konnten. Bei der hormonalen Analyse der verschiedenen Organe der trächtigen Stute fanden CATCHPOLE und LYONS, daß selbst sehr blutreiche Organe wie die Leber und die Milz einen um den hundertfach niedrigeren Hormongehalt als das Blut besitzen.

---

[1] CATCHPOLE u. LYONS: Amer J. Anat. **55**, 167 (1935).

Diese vergleichenden Untersuchungen von CATCHPOLE und LYONS zeigen also, daß das mütterliche Endometrium einen 10—100fach höheren Hormongehalt als das mütterliche Blut besitzt, und daß das Auftreten der gonadotropen Wirkstoffe im Endometrium um den 40. Tag der Schwangerschaft mit ihrem Erscheinen im Blute der trächtigen Stute zusammenfällt. Der Hormongehalt des fetalen Chorions ist dagegen besonders in den ersten Stadien der Gravidität verhältnismäßig niedrig und erreicht erst höhere Werte, wenn der Hormongehalt des Endometriums wieder abnimmt. Die mütterliche Hypophyse ist dagegen von Beginn der Schwangerschaft an etwa in dem gleichen oder in etwas höherem Ausmaß gonadotrop wirksam wie außerhalb der Schwangerschaft. Auf Grund dieser Ergebnisse ist es mehr als wahrscheinlich, daß diese in so großen Mengen im Blute der trächtigen Stute auftretenden gonadotropen Wirkstoffe in dem Endometrium und in den Chorionzellen gebildet werden. Andererseits muß aber das Blut der trächtigen Stute nach den Befunden von CATCHPOLE und LYONS zum mindesten die gleichen Mengen an hypophysär gebildeten gonadotropen Hormonen enthalten wie außerhalb der Schwangerschaft, wenn diese auch allerdings mengenmäßig gegenüber den anderen gonadotropen Wirkstoffen in den Hintergrund treten.

4. Die Wirkung der gonadotropen Extrakte aus dem Blute trächtiger Stuten bei verschiedenen Tierarten und beim Menschen.

Die Wirkung der aus dem Blute trächtiger Stuten gewonnenen gonadotropen Extrakte entspricht bei infantilen Mäusen und Ratten der der gonadotropen Vorderlappenextrakte, indem sie die für die Vorderlappenwirkung charakteristische gleichmäßige Reifung aller Follikel sowie eine Corpus luteum-Bildung bewirken. Ebenso nehmen auch die Ovarialgewichte infantiler Ratten nach den Beobachtungen von COLE und HART[1], HAMBURGER[2] u. v. a. bei Zufuhr von steigenden Dosen nach Art einer linearen Kurve kontinuierlich zu und es werden Ovarialgewichte von bis zu 300 mg beobachtet (vgl. Abb. 24, S. 260). In dieser Wirkung unterscheiden sich also die gonadotropen Wirkstoffe aus dem Stutenserum von dem aus dem Schwangerenharn gewonnenen Prolan, indem das nach der Prolanbehandlung auftretende Gewichtsplateau der Ovarien von 50—60 mg bei Verwendung von Stutenserum nicht auftritt. Bei hypophysektomierten Ratten konnte von SMITH[3] und von HAMBURGER[4] wieder eine Reifung der atrophischen Follikel sowie eine Bildung von Corpora lutea beobachtet werden, wie sie ebenfalls nicht mit den aus dem Harn schwangerer Frauen gewonnenen gonadotropen Extrakten erzielt werden kann. Auch bei infantilen Affen, deren Ovarien auf die gonadotropen Extrakte aus dem Schwangerenharn nicht ansprechen, gelingt es nach den Beobachtungen von ENGLE und HAMBURGER[5], MEYER und GUSTUS[6], von WAGENEN und COLE[7] u. v. a. nach Behandlung mit gonadotropen Extrakten aus dem Stutenserum eine Vergrößerung der Ovarien um das Zwanzigfache mit einer ausgesprochenen Follikelreifung und einer Schwellung der äußeren Sexualhaut zu erzielen.

Bei männlichen Ratten haben COLE, GILBERT und ROSS[8] durch Behandlung mit gonadotropen Extrakten aus dem Stutenserum eine Vergrößerung der Tubuli

---

[1] COLE u. HART: Amer. J. Physiol. **93**, 57 (1930).
[2] HAMBURGER: Endokrinol. **13**, 21 (1934); **17**, 8 (1936).
[3] SMITH: J. amer. med. Assoc. **1935**, 104, 553.
[4] HAMBURGER: Endokrinol. **13**, 21 (1934).
[5] ENGLE u. HAMBURGER: Proc. Soc. exper. Biol. a. Med. **31**, 1531 (1934).
[6] MEYER u. GUSTUS: Science (N. Y.) **1935**, 81, 208.
[7] WAGENEN u. COLE: Proc. Amer. J. Physiol. **1938**, 208.
[8] COLE, GILBERT u. ROSS: Amer. J. Physiol. **102**, 227 (1932).

mit einer Beschleunigung der Spermatogenese beobachtet, die gleichzeitig von einer starken Wucherung des interstitiellen Bindegewebes und einer Vergrößerung der Samenblasen um das 6—8fache begleitet war. Auch bei jungen Hähnen konnten HAMBURGER[1] und MARTINS[2] eine starke Gewichtszunahme der Hoden und ein gesteigertes Kammwachstum nachweisen, wie es mit den gonadotropen Extrakten aus dem Schwangerenharn nicht zu erzielen ist.

Diese Untersuchungen zeigen also, daß sich die gonadotropen Wirkstoffe aus dem Blute trächtiger Stuten von den gonadotropen Wirkstoffen des Schwangerenharnes (Prolan) dadurch unterscheiden, daß sie in ihrer Wirkung der der gonadotropen Vorderlappenhormone so weitgehend entsprechen, daß bisher keine gonadotrope Vorderlappenwirkung bekannt ist, die nicht mit den gonadotropen Extrakten des Stutenserums erzielt werden könnte. Als die wichtigsten Anhaltspunkte für die hypophysenartige Wirkung der gonadotropen Extrakte des Stutenserums sind also folgende Wirkungen zu nennen: die gleichmäßige Reifung aller Follikel bei infantilen Ratten und Mäusen, das kontinuierliche Ansteigen der Ovarialgewichte über die 50 bis 60 mg-Grenze nach Zufuhr von kleinen Extraktmengen, die follikelreifende Wirkung bei hypophysektomierten Ratten, die Wirksamkeit bei infantilen Affen und schließlich die Beeinflussung der Testes von Vögeln. Ein Unterschied gegenüber den gonadotropen Vorderlappenhormonen findet sich lediglich hinsichtlich der fehlenden Ausscheidung der gonadotropen Extrakte des Stutenserums im Harn. Diese hypophysenartige Wirkung der gonadotropen Extrakte des Stutenserums ist um so überraschender, als sie mit großer Wahrscheinlichkeit in dem Endometrium und in dem Choriongewebe gebildet werden.

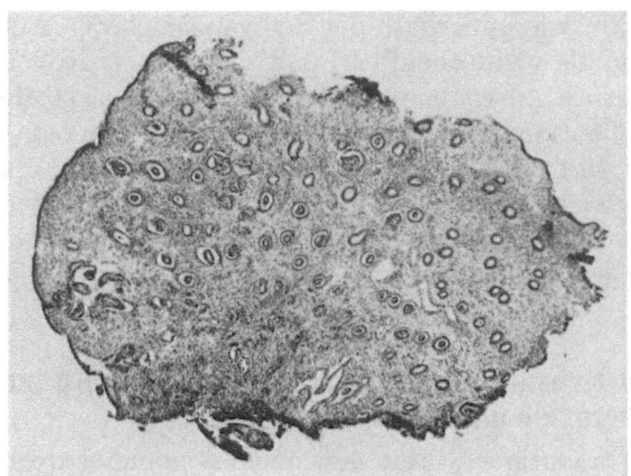

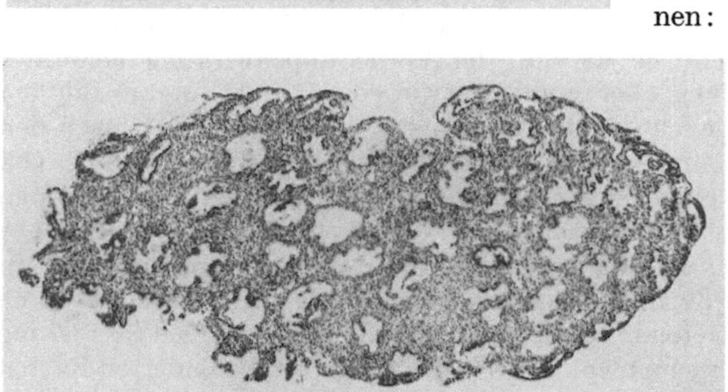

Abb. 36. Die Wirkung des gonadotropen Wirkstoffes aus Stutenserum (Anteron-Schering) auf die Uterusschleimhaut einer amenorrhoischen Frau. (Nach HOFFMANN und LAUTERWEIN.)

a) Atrophisches Endometrium vor der Behandlung. b) Schleimhaut im Stadium der Sekretion nach der Behandlung.

Wenn man nach einer Erklärung für diese unterschiedliche Wirkung der gonadotropen Extrakte des Stutenserums von dem ebenfalls chorial gebildeten Wirkstoff des Schwangerenharns suchen will, so muß berücksichtigt werden, daß die Hypophyse der trächtigen Stute sowohl vor dem Zeitpunkt des Auftretens der gonadotropen Wirkstoffe und auch noch kurze Zeit nach ihrem Ab-

[1] HAMBURGER: Endokrinol. **13**, 21 (1934).
[2] MARTINS: C. r. Soc. Biol. Paris **112**, 1255 (1935).

fall im Blut einen gleichmäßig hohen Hormongehalt besitzt, der nach den Feststellungen von CATCHPOLE und LYONS eher etwas größer zu sein scheint als außerhalb der Schwangerschaft. Im Gegensatz hierzu ist aber die Hypophyse der schwangeren Frauen weitgehend gonadotrop unwirksam. Man darf daher für die trächtige Stute annehmen, daß das Blut zum mindesten in dem gleichen Ausmaß wie außerhalb der Schwangerschaft gonadotrope Vorderlappenhormone aufweist, wenn sie auch mengenmäßig gegenüber den im Übermaß in den Chorionzellen und im Endometrium gebildeten gonadotropen Wirkstoffen weitgehend in den Hintergrund treten. Damit ist aber die Möglichkeit gegeben, daß durch diese kleinsten Mengen von gonadotropen Vorderlappenhormonen die Wirkung der chorial gebildeten Hormone so weitgehend im Sinne einer synergistischen Wirkung beeinflußt wird, daß eine echte Vorderlappenwirkung resultiert. Die Parallele hierzu findet sich in den bereits besprochenen Untersuchungen von EVANS, COLLIP, FEVOLD u. a., daß durch die Kombination von kleinsten Mengen von Vorderlappenhormonen mit dem chorial gebildeten Prolan des Schwangerenharnes eine echte Vorderlappenwirkung erzielt wird (vgl. S. 244).

Auf Grund seiner hypophysenartigen Wirkung hat der gonadotrope Wirkstoff aus dem Stutenserum in neuerer Zeit ein praktisches Interesse für die Behandlung der Amenorrhöe gewonnen, nachdem es sich gezeigt hat, daß der gonadotrope Wirkstoff aus dem Schwangerenharn (Prolan) keine follikelreifende Wirkung bei amenorrhoischen Frauen besitzt. Die bisher vorliegenden, allerdings zahlenmäßig noch sehr geringen klinischen Ergebnisse, die größtenteils mit ausländischen Handelspräparaten gewonnen wurden, sprechen dafür, daß der gonadotrope Wirkstoff aus dem Stutenserum auch bei der Frau follikelreifend wirkt. In der Abb. 36a und b ist die Wirkung des Stutenserums (Anteron-Schering) auf die Ovarien einer amenorrhoischen Frau am Bild der Uterusschleimhaut dargestellt.

5. Die Testierung der gonadotropen Wirkstoffe aus dem Blute trächtiger Stuten.

Die für die Testierung der gonadotropen Wirkstoffe aus dem Serum trächtiger Stuten in Frage kommenden Methoden sind die gleichen, wie sie für die Testierung der gonadotropen Vorderlappenhormone verwandt werden. Dementsprechend erfolgt die Testierung der gonadotropen Extrakte aus dem Stutenserum vorzugsweise an der Steigerung der Ovarialgewichte von infantilen Mäusen und Ratten oder an der Zunahme der Uterusgewichte, während die Auswertung an dem Auftreten des Schollenstadiums der Scheidenschleimhaut weniger gebräuchlich ist. Ein Unterschied findet sich lediglich hinsichtlich des Einflusses der Applikationsart. So kann nach den Beobachtungen von COLE, GILBERT und ROSS[1] und von HAMBURGER und PETERSEN-BJEERGAARD[2] durch eine einzige subcutane Injektion von Stutenserum die gleiche oder sogar eine stärkere Wirkung erzielt werden, als wenn die Gesamtdosis in mehreren Einzelinjektionen auf mehrere Tage verteilt wird, während dagegen bei der Verwendung von gonadotropen Vorderlappenhormonen oder von Prolan eine Verteilung auf mehrere Dosen wesentlich wirksamer ist als die Zufuhr der Gesamtdosis in einer Einzelinjektion. Ebenso ist auch die einmalige intravenöse Injektion annähernd gleich wirksam wie die einmalige subcutane Injektion. Diese Unterschiede werden dadurch erklärt, daß die gonadotropen Wirkstoffe des Stutenserums im Gegensatz zu den gonadotropen Vorderlappenhormonen und dem Prolan nicht im Harn ausgeschieden werden, sondern verhältnismäßig lange in der Blutbahn verbleiben.

---

[1] COLE, GILBERT u. ROSS: Amer. J. Physiol. **102**, 227 (1932).
[2] HAMBURGER u. PETERSEN-BJEERGAARD: Quart. J. Pharmacy **11**, 186 (1938).

a) Die Testierung an der Zunahme der Ovarialgewichte von infantilen Mäusen und Ratten.

Die gebräuchlichste und beste Standardisierungsmethode der gonadotropen Wirkstoffe aus dem Stutenserum ist die Testierung an der Zunahme der Ovarialgewichte von infantilen Mäusen und Ratten. COLE und SAUNDERS[1] verwenden zur Testierung 25 Tage alte weibliche Ratten, die in Gruppen zu je 8 Tieren eine subcutane Injektion erhalten. Die Tiere werden 120 Stunden nach der Injektion getötet. Die folgende Tabelle gibt die Berechnung nach Einheiten aus den erzielten Ovarialgewichten an:

$$33\text{—}41 \ \text{mg} \ = \ 6 \ \text{RE.}$$
$$42\text{—}54 \ \ ,, \ \ = \ 8 \ \ ,,$$
$$55\text{—}69 \ \ ,, \ \ = \ 12 \ \ ,,$$
$$70\text{—}100 \ \ ,, \ \ = \ 16 \ \ ,,$$

HAMBURGER und PETERSEN-BJEERGAARD[2] haben die Wirkung verschiedener gonadotroper Extrakte aus dem Stutenserum auf den Verlauf der Ovarialgewichte von infantilen Mäusen und Ratten untersucht und haben die in Abb. 37 u. 38 dargestellten Wirkungskurven erhalten. Zur Testierung wurden 21 Tage alte und 35—45 g schwere weibliche Ratten oder gleichaltrige, 6—8 g schwere weibliche Mäuse verwandt. Die Tiere wurden in Gruppen zu je 5 Ratten bzw. 10 Mäusen innerhalb von 48 Stunden mit 5 subcutanen Injektionen behandelt und 100 Stunden nach der ersten Injektion getötet. Auf Grund ihrer Befunde empfehlen HAMBURGER und PETERSEN-BJEERGAARD infantile Ratten zur Testierung zu verwenden, da die Zunahme der Ovarialgewichte gleichmäßiger als bei Mäusen verläuft. Eine Definierung nach Einheiten wird jedoch nicht angegeben.

Neuerdings haben CARTLAND und NELSON[3] eine ähnliche Auswertungsmethode angegeben, die sich an die von DEANSLY für die Testierung von gonadotropen Vorderlappenextrak-

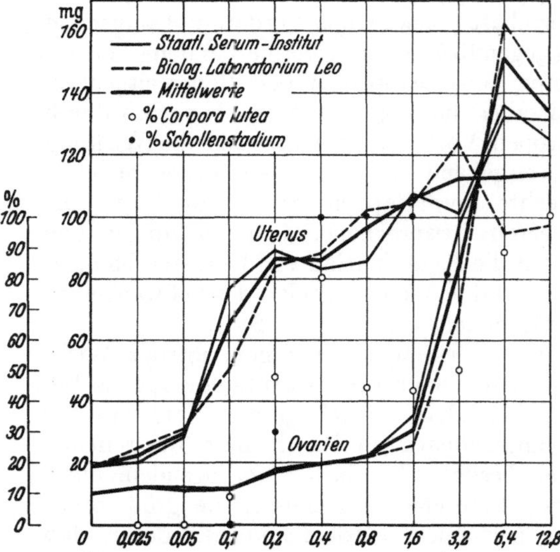

Abb. 37. Die Wirkung von gonadotropem Hormon aus dem Serum trächtiger Stuten auf die Gewichtskurven der Ovarien und der Uteri von infantilen Ratten. (Nach HAMBURGER und PEDERSEN-BJEERGARD.)

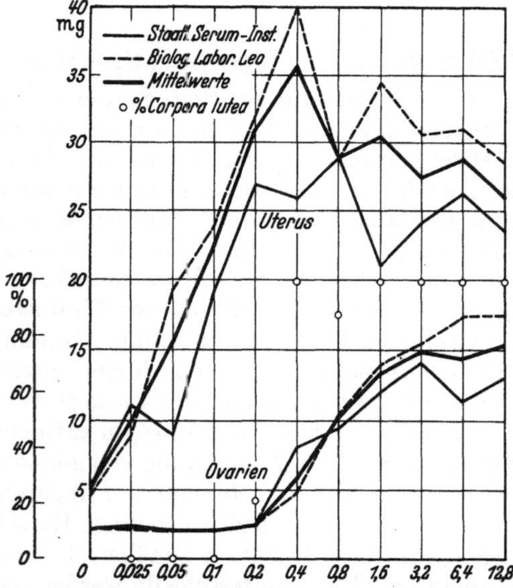

Abb. 38. Die Wirkung von gonadotropem Hormon aus dem Serum von trächtigen Stuten auf die Gewichtskurven der Ovarien und der Uteri von infantilen Mäusen. (Nach HAMBURGER und PEDERSEN-BJEERGARD.)

---

[1] COLE u. SAUNDERS: Endocrinology **19**, 200 (1935).

[2] HAMBURGER u. PETERSEN-BJEERGAARD: Quart. J. Pharmacy **10**, 662 (1937).

[3] CARTLAND u. NELSON: Amer. J. Physiol. **122**, 201 (1938).

ten ausgearbeitete Methode anlehnt. Sie fanden, daß die Gewichtskurve der Ovarien nach Zufuhr von steigenden Dosen in dem Gewichtsbereich von 35 bis 145 mg am meisten nach Art einer linearen Kurve verläuft. Sie definieren daher eine Gewichtszunahme der Ovarien von dem Ausgangswert von 10 mg auf 65 mg als die Wirkung einer RE. Zur Testierung werden ebenfalls 21 bis 23 Tage alte und 35—45 g schwere infantile Ratten verwandt. Die Tiere erhalten innerhalb von 3 Tagen 3 Einzelinjektionen und werden 100 Stunden nach der ersten Injektion getötet.

b) Die Testierung an der Gewichtszunahme der Uteri von infantilen Mäusen und Ratten.

HAMBURGER und PETERSEN-BJEERGAARD[1] haben die Wirkung der gonadotropen Extrakte aus dem Stutenserum auch an der Zunahme der Uterusgewichte von infantilen Mäusen und Ratten testiert, wobei die methodischen Einzelheiten die gleichen waren wie in den oben beschriebenen Versuchen. Die von ihnen gewonnenen Dosiswirkungskurven, die in den Abb. 37 und 38 dargestellt sind, zeigen, daß die Uteri auf wesentlich geringere Extraktmengen ansprechen als die Ovarien. So kann die maximale Steigerung der Uterusgewichte bereits mit einer Dosis erreicht werden, die noch zu keiner Zunahme der Ovarialgewichte führt. Auf Grund der erhaltenen Gewichtskurven ist nach der Auffassung von HAMBURGER eine Testierung des Stutenserums an der Zunahme der Uterusgewichte durchaus möglich, jedoch gibt er der Testierung an der Steigerung der Ovarialgewichte den Vorzug. Eine Definierung nach Einheiten wurde von den Autoren nicht gemacht.

Ebenso haben auch CARTLAND und NELSON[2] die Wirkung der gonadotropen Extrakte aus dem Stutenserum in der bereits beschriebenen Versuchsanordnung an der Zunahme der Uterusgewichte von infantilen Ratten geprüft. Sie fanden ebenfalls, daß eine Extraktmenge, die noch zu keiner Steigerung der Ovarialgewichte führt, bereits eine Zunahme der Uterusgewichte von 15 mg auf 90 mg bewirkt. Sie definieren unter den oben beschriebenen Versuchsbedingungen eine Steigerung der Uterusgewichte von 100—150% als die Wirkung einer Einheit. Verglichen mit der Testierung an der Zunahme der Ovarialgewichte entspricht 1 Ovarien-E. = 18 Uterus-E. Nach der Ansicht von CARTLAND und NELSON ist die Testierung an der Zunahme der Uterusgewichte für eine exakte Testierung weniger geeignet, dagegen aber wegen der großen Empfindlichkeit der Methode für den Nachweis kleiner Hormonmengen zu empfehlen.

c) Der internationale Standard für die Testierung des gonadotropen Wirkstoffes aus dem Serum trächtiger Stuten.

Für die Testierung des gonadotropen Wirkstoffes aus dem Serum trächtiger Stuten ist von der 3. Internationalen Konferenz zur Standardisierung von Hormonen die Schaffung eines internationalen Standardpräparates angeregt worden. Das Präparat, das von 5 verschiedenen Herstellern aus verschiedenen Ländern stammt, wird in Tabletten zu 25 mg von dem National Institute for Medical Research, London NW 3, aufbewahrt und von dort abgegeben. Die gonadotrope Wirkung einer Tablette zu 0,25 mg wird als die Wirkung einer Internationalen Einheit definiert[3]. Eine Testierung an einem bestimmten Test wird infolge der verschiedenen Testierungsmöglichkeiten nicht vorgeschrieben.

---

[1] HAMBURGER u. PETERSEN-BJEERGAARD: Quart. J. Pharmacy **10**, 662 (1937).
[2] CARTLAND u. NELSON: Amer. J. Physiol. **122**, 201 (1938).
[3] Lancet **1939**, 1106 — Endocrinology **25**, 318 (1939).

IV. Das thyreotrope Hormon des Hypophysenvorderlappens.

1. Einleitung.

Die ersten Beobachtungen über die Beziehungen zwischen dem Hypophysenvorderlappen und der Schilddrüsenfunktion wurden von ADLER[1], B. ALLEN[2] und P. E. SMITH[3] erhoben, die bei Kaulquappen nach der Hypophysektomie eine Atrophie der Schilddrüse sowie ein Ausbleiben der Metamorphose feststellten. Diesen Beobachtungen entsprechend konnte dann SMITH[4] auch bei hypophysektomierten Ratten eine Atrophie der Schilddrüse nachweisen, die durch Transplantation von Vorderlappengewebe wieder zur Rückbildung gebracht werden konnte. UHLENHUT und SCHWARTZBACH[5] haben dann 1927 durch Injektion von wäßrigen Vorderlappenextrakten bei Larven von Axolotln erstmalig eine Stimulierung der Schilddrüse mit einer Erhöhung des Follikelepithels und einer Zunahme des Kolloids nachgewiesen. Gleichzeitig wurde bei den behandelten Tieren eine vorzeitige Metamorphose sowie eine Steigerung des Sauerstoffverbrauches festgestellt (UHLENHUT und SCHWARTZBACH, CREW und WIESNER[6]). Da diese stoffwechselsteigernde und metamorphose beschleunigende Wirkung der Vorderlappenextrakte nach der Thyreodektomie ausblieb, nahmen UHLENHUT und SCHWARTZBACH an, daß im Hypophysenvorderlappen ein Stoff vorhanden sein müsse, der eine Steigerung der Schilddrüsenfunktion mit einer gesteigerten Ausschüttung von Schilddrüsenstoffen bewirken würde.

Diese Untersuchungen wurden 1929 von LOEB[7] und seiner Schule fortgeführt, die die ausgesprochenen Schilddrüsenveränderungen bei Meerschweinchen nach Zufuhr von Vorderlappenextrakten beschrieben, wie sie dann unmittelbar darauf auch von ARON[8] beobachtet wurden. In den folgenden Jahren sind diese Arbeiten in Deutschland vor allem von JANSSEN und LOESER[9], SCHITTENHELM[10], JUNKMANN und SCHOELLER[11], OEHME und PAAL[12] u. a. weitergeführt worden und haben die Darstellung eines gesonderten, spezifisch wirkenden thyreotropen Vorderlappenhormons ermöglicht.

2. Der Einfluß der Hypophysektomie auf die histologische Struktur und die biologische Funktion der Schilddrüse.

Die Entfernung der Hypophyse führt, wie bereits in den eingangs aufgeführten Arbeiten erwähnt wurde, zu einer Atrophie der Schilddrüse, die in verschieden stark ausgeprägtem Maß bei allen bisher untersuchten Tierarten nachgewiesen werden konnte. So wurden die nach der Hypophysektomie auftretenden Schilddrüsenveränderungen bei Hunden von ASCHNER[13], ASCOLI und LEGNANI[14] und von HOUSSAY, BIASOTTI und MAGDALENA[15], bei Kaninchen von SMITH und

---

[1] ADLER: Arch. Entw.mechan. **39**, 21 (1914).

[2] ALLEN, B.: Anat. Rec. **11**, 486 (1916).

[3] SMITH, P. E.: Anat. Rec. **11**, 57 (1916).

[4] SMITH: J. amer. med. Assoc. **88**, 158 (1927).

[5] UHLENHUT u. SCHWARTZBACH: Brit. J. exper. Biol. **5**, 11 (1927) — Proc. Soc. exper. Biol. a. Med. **26**, 149, 152, 153 (1928).

[6] CREW u. WIESNER: Brit. med. J. **1930**, 777.

[7] LOEB: Proc. Soc. exper. Biol. a. Med. **26**, 860 (1929) — Klin. Wschr. **1932**, 2121, 2156.

[8] ARON: C. r. Soc. Biol. Paris **102**, 682 (1929).

[9] JANSSEN u. LOESER: Naunyn-Schmiedebergs Arch. **163**, 517 (1922).

[10] SCHITTENHELM: Klin. Wschr. Nr 26, Nr 43.

[11] JUNKMANN u. SCHOELLER: Klin. Wschr. **1932**, 1176.

[12] OEHME u. PAAL: Klin. Wschr. **1932**, 1449.

[13] ASCHNER: Pflügers Arch. **146**, 1 (1912).

[14] ASCOLI u. LEGNANI: Münch. med. Wschr. **1914**.

[15] HOUSSAY, BIASOTTI u. MAGDALENA: C. r. Soc. Biol. Paris **108**, 909, 1912 (1931).

WHITE[1], bei Katzen und Meerschweinchen von ROWLANDS[2] und von McPHAIL[3], bei Ratten von SMITH[4], COLLIP[5], LOESER und THOMPSON[6] u. v. a. und von RIDDLE und von ROWLANDS bei Vögeln beschrieben.

Die bei hypophysektomierten Tieren auftretenden Schilddrüsenveränderungen werden etwa 7—10 Tage nach der Operation nachweisbar und sind — wie die Abb. 39 zeigt — vor allem durch die zunehmende Atrophie und Abplattung des Follikelepithels, die Verkleinerung der Follikel und durch das Auftreten eines sich intensiv färbenden alten Kolloids gekennzeichnet. Gleichzeitig nimmt auch die Größe und das Gewicht der Schilddrüse beträchtlich ab. Bei Hunden geht den atrophischen Veränderungen ein unmittelbar nach der Hypophysektomie auftretendes Stadium einer Aktivierung der Schilddrüse voraus.

Diese atrophischen Veränderungen der Schilddrüse sind von einer biologisch nachweisbaren Abnahme der Schilddrüsenfunktion begleitet. So ist der Grund-

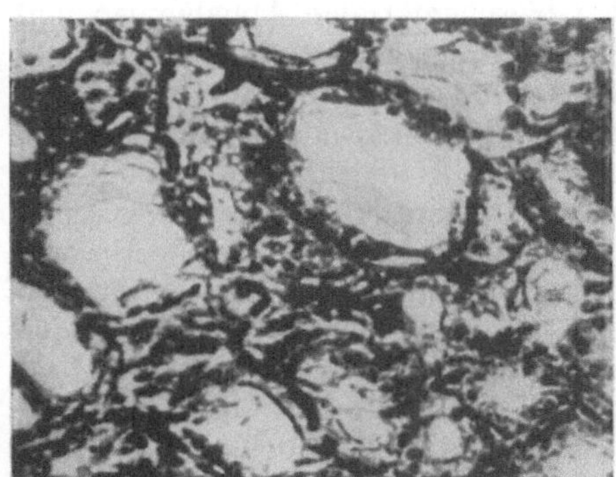 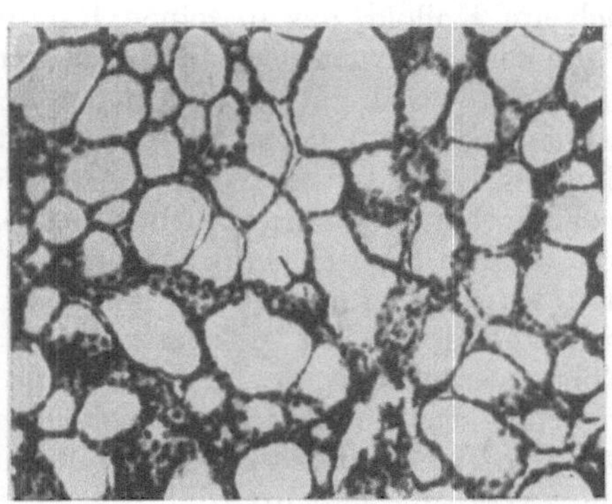

a b

Abb. 39. a) Schnitt durch die Schilddrüse einer normalen Ratte. b) Schnitt durch die Schilddrüse einer Ratte 20 Tage nach der Hypophysektomie. (Nach LOESER und THOMPSON.)

umsatz und der Sauerstoffverbrauch hypophysektomierter Ratten nach den Beobachtungen von SMITH, GREENWOOD und FÖRSTER[7], ANDERSON und COLLIP[8], SINHA[9] u. v. a. um etwa 50—70% erniedrigt. Bei Hunden nimmt der Grundumsatz nach den Messungen von HOUSSAY und ARTUNDO[10] von 804 cal/qm Oberfläche auf 702 cal/qm ab. Weiterhin ist auch der Blutjodspiegel von hypophysektomierten Hunden und Meerschweinchen nach den Beobachtungen von HOUSSAY, BIASOTTI und MAZZOCCO[11], GRAB[12] und von STURM[13] erniedrigt, während sich in dem Kolloid der atrophischen Schilddrüse ein normaler oder zum Teil ein mäßig erhöhter Jodgehalt findet (HOUSSAY).

Bei hypophysektomierten Tieren bleibt auch die normalerweise nach einer partiellen Entfernung der Schilddrüse auftretende kompensatorische Hyper-

[1] SMITH u. WHITE: J. amer. med. Assoc. 97, 1867 (1931).
[2] ROWLANDS: J. of exper. Biol. 12, 337 (1935).
[3] McPHAIL: Biol. Sci. 117, 45 (1935).
[4] SMITH: J. amer. med. Assoc. 88, 158 (1927).
[5] COLLIP: Virchows Arch. 290, 23 (1933).
[6] LOESER u. THOMPSON: Endokrinol. 14, 46 (1934).
[7] SMITH, GREENWOOD u. FÖRSTER: Amer. J. Path. 3, 669 (1927).
[8] ANDERSON u. COLLIP: J. of Physiol. 81, 11 (1934).
[9] SINHA: Quart. J. exper. Physiol. 26, 331 (1937).
[10] HOUSSAY u. ARTUNDO: C. r. Soc. Biol. Paris 114, 79 (1933).
[11] HOUSSAY, BIASOTTI u. MAZZOCCO: C. r. Soc. Biol. Paris 108, 914, 1915 (1931).
[12] GRAB: Naunyn-Schmiedebergs Arch. 167, 413 (1932).
[13] STURM: Dtsch. Arch. klin. Med. 147, 166 (1925).

trophie der zurückgebliebenen Schilddrüsenanteile nach den Beobachtungen von HOUSSAY, BIASOTTI und MAGDALENA[1] aus. Die Autoren ziehen hieraus den Schluß, daß die kompensatorische Hypertrophie der zurückgebliebenen Schilddrüsenanteile auf eine gesteigerte Bildung von thyreotropem Vorderlappenhormon zurückzuführen ist.

3. Die Wirkung von Vorderlappenextrakten auf die histologische Struktur der Schilddrüse.

Die nach einer mehrtägigen Behandlung mit Vorderlappenextrakten bei Meerschweinchen auftretenden histologischen Schilddrüsenveränderungen sind durch die Zunahme der Drüsengewichte, die Vergrößerung und Wucherung des Follikelepithels, die Zunahme der Mitosenbildungen und durch den hochgradigen Kolloidschwund gekennzeichnet. Die ersten nachweisbaren Veränderungen finden sich am Kolloid, das in seinen Randpartien bläschenförmige Abhebungen und Vakuolenbildungen zeigt, und das dann in zunehmendem Maße erweicht und verflüssigt wird. Mit der fortschreitenden Verflüssigung, die durch die Einwanderung von Phagocyten begünstigt wird, tritt eine so hochgradige Resorption des Kolloids auf, daß die Acini der zentralen Partien nahezu kein Kolloid mehr enthalten, während sich in den peripheren Teilen noch Reste von erweichtem, sich mit Eosin hellrot färbendem Kolloid finden. Diese ungleiche Resorption wurde von LOEB auf die bessere Blutversorgung der zentralen Partien zurückgeführt. Die gleichzeitig mit diesem Kolloidschwund einhergehenden Epithelveränderungen sind durch eine Vergrößerung, Mehrschichtung und Vermehrung des Follikelepithels gekennzeichnet. Die niedrigen, kubischen Zellen wandeln sich in hohe Zylinderzellen um, die Kerne werden heller und größer und zeigen eine Zunahme der Teilungsfiguren. Nach den Zählungen von RABINOWITSCH[2] nehmen die Mitosen um das 200—400fache der Norm zu, und es wurden bis zu 40000 Mitosen in der Schilddrüse eines behandelten Tieres gezählt. So entstehen Epithelleisten und -papillen, die sich polsterartig in die Acini vorwölben und ihnen eine unregelmäßige schlitzartige Struktur verleihen. Durch diese Epithelwucherungen, die ebenfalls in den zentralen Partien beginnen, nehmen die Follikel an Größe zu und verdrängen das interstitielle Bindegewebe. In den Abb. 40—43 sind die verschiedenen Stadien der Schilddrüsenaktivierung nach Zufuhr von steigenden Dosen von Vorderlappenextrakten dargestellt. WAGSCHAL[3] und KROGH, LINDBERG und OKKELS[4] haben die Aufmerksamkeit auf die hochgradige Veränderung des Golgi-Apparates gelenkt, die sich neben den beschriebenen Veränderungen in der Schilddrüse des behandelten Tieres findet. Es ist dies ein feinmaschiges, imprägnierbares Netzwerk, welches sich vorzugsweise in den Nervenzellen und den Zellen innersekretorischer Drüsen findet und dessen Struktur und Ausbreitung von dem Funktionszustand der Drüsen abhängig ist. Die Autoren beobachteten bei den behandelten Tieren eine ebenso ausgesprochene Hypertrophie des Golgi-Apparates, wie sie von OKKELS bei Basedowschilddrüsen nachgewiesen wurde, und fassen diese Veränderungen als Zeichen einer gesteigerten Zelltätigkeit auf.

Diese Schilddrüsenveränderungen sind von einer starken Zunahme der Schilddrüsengewichte begleitet, die nach den Feststellungen von LOEB und FRIEDMAN[5],

---

[1] HOUSSAY, BIASOTTI u. MAGDALENA: Rev. Soc. argent. Biol. **8**, 313 (1932).

[2] RABINOWITSCH: Amer. J. Anat. **6**, 71 (1930).

[3] WAGSCHAL: C. r. Soc. Biol. Paris **107**, 1015 (1931).

[4] KROGH, LINDBERG u. OKKELS: Acta path. scand. (Københ.) **9**, 37 (1932).

[5] LOEB u. FRIEDMAN: Proc. Soc. exper. Biol. a. Med. **28**, 14 (1931).

KRAYER[1], ROLANDS und PARKES[2], JUNKMANN und LOESER[3] u. v. a. bei Meerschweinchen nach einer 5—6tägigen Behandlung bis zu 100—150% der Kontrollgewichte beträgt. Auch bei anderen Tieren wurden entsprechende Zunahmen der Schilddrüsengewichte gefunden. Diese Wirkung auf das Gewicht der Schilddrüse, die in einem bestimmten Verhältnis zu der Größe der zugeführten

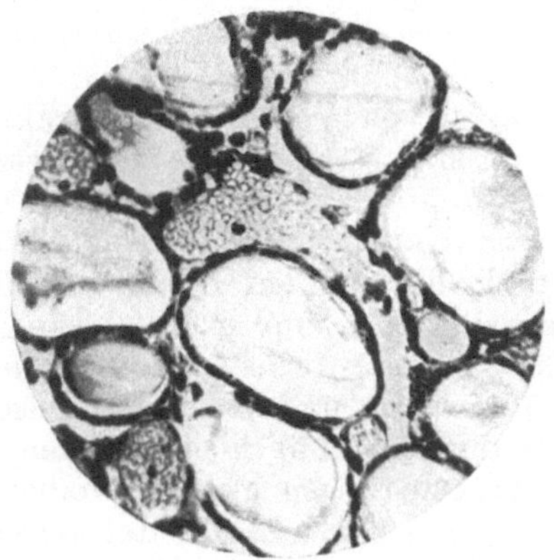

Abb. 40. Schilddrüse eines unbehandelten Meerschweinchens im Ruhestadium. Große Follikel mit niedrigem Epithel, die Zellen sind protoplasmaarm und zeigen seltene Mitosen. Reichliche Fällung mit homogenem Kolloid.

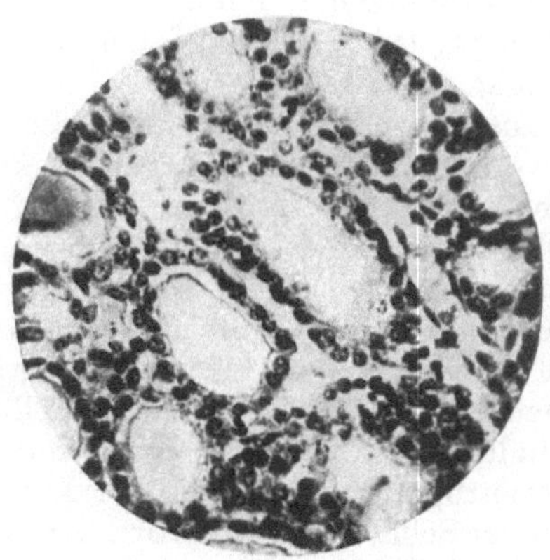

Abb. 41. In den zentralen Partien bläschenförmige Aufhellungen des Kolloids, geringe Epithelerhöhung und Protoplasmavermehrung in den Zellen. (Fraglich einfach positiv.)

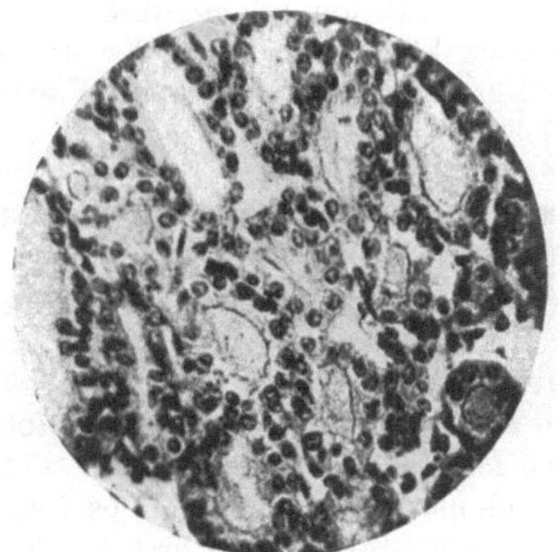

Abb. 42. Besonders in den zentralen Partien zylinderförmiges hohes Epithel, Protoplasmareichtum, Kerne nicht mehr randständig, zahlreiche Mitose. Kolloidschwund. (Zweifach positiv = 1 ME.)

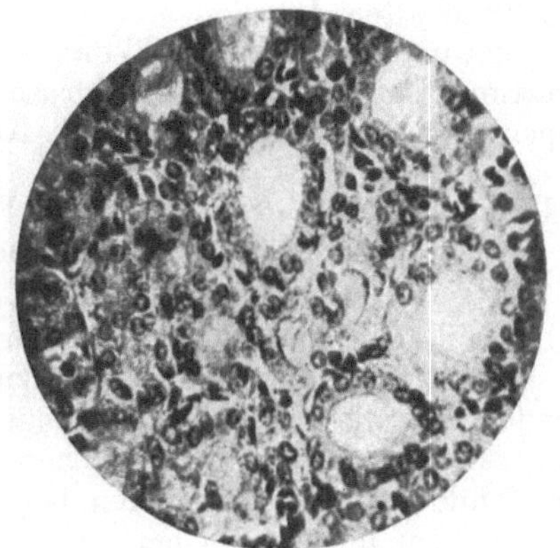

Abb. 43. Noch stärkere Veränderungen wie in Abb. 42. (Dreifach positiv.)

Abb. 40—43. Die Wirkung von thyreotropen Vorderlappenextrakten auf das histologische Bild der Meerschweinchenschilddrüse. (Nach JUNKMANN und SCHÖLLER.)

Hormonmenge steht, ist neuerdings zur Standardisierung des thyreotropen Hormons herangezogen worden. Die im Abschn. 7, S. 314 dargestellten Dosiswirkungskurven veranschaulichen den Ablauf der Gewichtszunahme der Schilddrüse nach Behandlung mit steigenden Mengen von Vorderlappenextrakten.

Die Zunahme des Schilddrüsengewichtes läßt sich mengenmäßig auch in ihrer Verteilung auf das Kolloid und das Epithel ermitteln. So hat GRAB[4] das

---

[1] KRAYER: Naunyn-Schmiedebergs Arch. **171**, 473 (1930).
[2] ROLANDS u. PARKES: J. of exper. Biol. **12**, 337 (1935).
[3] JUNKMANN u. LOESER: Naunyn-Schmiedebergs Arch. **188**, 474 (1938).
[4] GRAB: Klin. Wschr. **1933**, 1637.

Trockengewicht von Kolloid und Epithel bestimmt, indem er nach dem Vorgehen von Tatum das Kolloid aus den Schilddrüsenschnitten auswusch. Hierbei konnte er die bemerkenswerte Feststellung machen, daß das Kolloidtrockengewicht bei den behandelten und den unbehandelten Tieren annähernd gleichbleibt, während das Gewicht des Epithels außerordentlich stark zunimmt. Das Schilddrüsenkolloid nimmt also nicht, wie die histologische Untersuchung scheinbar zeigt, bei den behandelten Tieren ab, sondern es wird als frisch sezerniertes Kolloid nicht gefärbt.

Im Gegensatz zu diesen durch größere Dosen von Vorderlappenextrakten hervorgerufenen hochgradigen Veränderungen läßt sich durch eine fortgesetzte Behandlung mit kleinsten Mengen von thyreotrop wirksamen Extrakten ein völlig abweichendes Bild gewinnen, wie es von Herold[1] für die Schilddrüse von Meerschweinchen beschrieben wurde. Die Follikel werden größer und sind prall mit Kolloid gefüllt, das sich bis in die erweiterten Lymphspalten verfolgen läßt. Dieses Kolloid läßt sich färberisch als neugebildetes fuchsinophiles Kolloid differenzieren. Das Epithel der Follikel ist mäßig erhöht und hat einen kubisch-zylindrischen Charakter angenommen. Diese durch Zufuhr kleinster Mengen thyreotroper Vorderlappenextrakte erzielten Veränderungen gleichen vollkommen der Schilddrüsenstruktur, wie sie bei schwangeren Tieren beobachtet werden.

Die thyreotrope Wirkung ist weiterhin auch von dem Alter der Versuchstiere abhängig. So sprechen junge, noch vor der Geschlechtsreife stehende Tiere besser als ältere Tiere an. Aron[2] empfiehlt die Verwendung von Meerschweinchen im Alter von 3 Wochen, und Houssay, Biasotti und Mazzocco[3] sahen bei 6—7 Tage alten Hunden eine besonders starke Reaktion. Neuerdings haben Smelser und Bergman und Turner sogar Eintagsküken auf Grund der starken Reaktionsfähigkeit ihrer Schilddrüse zur Testierung der thyreotropen Vorderlappenwirkung herangezogen (vgl. Abschn. 7, S. 316).

4. Die thyreotrope Wirkung von Vorderlappenextrakten bei verschiedenen Tierarten.

Die Ansprechbarkeit der Schilddrüse auf thyreotrope Vorderlappenextrakte ist bei den einzelnen Tierarten außerordentlich unterschiedlich und es läßt sich, wie Loeb[4], Freud, Kooy und Woerd[5], Thurston[6], Loeser[7] u. a. in vergleichenden quantitativen Untersuchungen zeigen konnten, eine gewisse Reihenfolge in der Ansprechbarkeit der einzelnen Tierarten feststellen. So werden die stärksten Schilddrüsenveränderungen bei Meerschweinchen gefunden, und es folgen dann Katzen und Kaninchen, während bei Ratten und Mäusen erst bei Verwendung der 150—2000fachen für das Meerschweinchen geltenden Dosis eine thyreotrope Wirkung gefunden wird. Diese geringe Reaktionsfähigkeit der Rattenschilddrüse wird dadurch erklärt, daß die Schilddrüse bereits im Ruhestadium Zeichen einer sehr aktiven Funktion aufweist, während die Meerschweinchenschilddrüse mit ihrem gleichmäßig niedrigen Epithel eine sehr wenig aktive, dafür aber besonders gut ansprechende Drüse darstellt.

Nach den Untersuchungen von Schokaert[8] werden bei jungen Enten besonders starke Schilddrüsenveränderungen unter der Wirkung der thyreotropen

[1] Herold: Arch. Gynäk. **154**, 256 (1933).
[2] Aron: C. r. Soc. Biol. Paris **102**, 682 (1929).
[3] Houssay, Biasotti u. Mazzocco: C. r. Soc. Biol. Paris **110**, 832 (1932).
[4] Loeb: Endocrinology **16**, 129 (1932).
[5] Freud, Kooy u. Woerd: Acta breev. neerl. Physiol. etc. **3**, 125 (1933).
[6] Thurston: Arch. of Path. **15**, 66 (1933).
[7] Loeser: Naunyn-Schmiedebergs Arch. **179**, 427 (1935).
[8] Schokaert: Proc. Soc. exper. Biol. a. Med. **30**, 6 (1931).

Vorderlappenextrakte beobachtet. So tritt nach einer 2—3 wöchentlichen Behandlung eine Schilddrüsenvergrößerung um das 3—8fache der Norm und in vereinzelten Fällen sogar um das 10—60fache auf. Der Durchmesser der Follikel nimmt dabei von 50 μ auf 250 μ zu und es finden sich weiterhin die typischen Epithelwucherungen und ein hochgradiger Kolloidschwund. Ebenso beobachteten auch RIDDLE und POLHEMUS[1] bei Tauben eine sehr starke Zunahme der Schilddrüsengewichte nach Zufuhr von Vorderlappenextrakten.

5. Die thyreotrope Wirkung der Hypophysen verschiedener Tierarten.

Ebenso wie sich Unterschiede in der Ansprechbarkeit der Schilddrüse auf thyreotrope Vorderlappenextrakte bei den einzelnen Tierarten finden, so ist auch der Gehalt der Hypophyse an thyreotroper Substanz bei den verschiedenen Tierarten sehr unterschiedlich. Unter Zugrundelegung gleicher Gewichtsmengen besitzt von den kleineren Versuchstieren die Rattenhypophyse die größte thyreotrope Wirksamkeit (LOEB[2], JUNKMANN und SCHOELLER[3], LOESER[4] u. a.) und es folgen dann Kaninchen und Katze, während die Hypophyse des Meerschweinchens, dessen Schilddrüse besonders gut auf thyreotrope Wirkstoffe anspricht, einen etwa 10fach niedrigeren Hormongehalt als die der Ratte besitzt. Es besteht demnach also eine direkte Beziehung zwischen der thyreotropen Wirksamkeit der Hypophyse und dem Funktionszustand der Schilddrüse, insofern als die Ratte, deren Hypophyse die stärkste thyreotrope Wirksamkeit aufweist, auch eine sehr aktive Schilddrüse besitzt, und andererseits das Meerschweinchen mit seiner wenig aktiven Schilddrüse auch einen besonders niedrigen Gehalt an thyreotropem Hormon aufweist.

ROWLANDS[5] untersuchte vergleichend den Gehalt der Hypophyse an thyreotropem Hormon beim Pferd, Rind, Schwein, Schaf und Hund, indem er die Hypophysen bei schwach alkalischer Reaktion extrahierte und die wirksame Substanz durch Alkoholfällung gewann. Nach seinen Angaben sind in 1 g Trockensubstanz enthalten: Hund 48 MsE., Schwein 40 MsE., Kuh 20 MsE., Schaf 8 MsE. und Pferd 5 MsE. JUNKMANN und SCHOELLER konnten aus 1 kg acetongetrockneten Rinderhypophysen $^{1}/_{4}$—$^{1}/_{2}$ Million MsE. gewinnen, wobei der Hormongehalt der einzelnen Drüse 41—83 MsE. betrug. Diese quantitativen Auswertungen zeigen weiterhin, daß ein entgegengesetztes Verhältnis zwischen der gonadotropen und der thyreotropen Wirksamkeit der Hypophyse besteht, derart, daß die gonadotrop hochwirksamen Pferde- und Schafshypophysen arm an thyreotropem Hormon sind und andererseits die verhältnismäßig stark thyreotrop wirksamen Rinderhypophysen eine außerordentlich geringe gonadotrope Wirksamkeit besitzen.

6. Die biologischen Wirkungen thyreotroper Vorderlappenextrakte.

Bei der Deutung der histologischen Schilddrüsenveränderungen kann es kaum zweifelhaft sein, daß die wichtigsten Strukturveränderungen, wie die Vergrößerung und Wucherung des Follikelepithels, die vermehrten Mitosenbildungen, die Zunahme des Schilddrüsengewichtes sowie der hochgradige Schwund an färbbarem Kolloid als Ausdruck einer Stimulierung und eines erhöhten Funktionszustandes der Schilddrüse angesehen werden müssen. Es ist daher zu er-

---

[1] RIDDLE u. POLHEMUS: Proc. Soc. exper. Biol. a. Med. **30**, 6 (1931) — Amer. J. Physiol. **98**, 121 (1931).

[2] LOEB: Klin. Wschr. **1932**, 2121 u. 2156.

[3] JUNKMANN u. SCHOELLER: Klin. Wschr. **1932**, 1176.

[4] LOESER: Naunyn-Schmiedebergs Arch. **176**, 697 (1934).

[5] ROWLANDS: Amer. J. Physiol. **88**, 298 (1937).

warten, daß diese anatomisch nachweisbare Mehrleistung auch von einer biologisch feststellbaren Funktionssteigerung mit einer erhöhten Bildung von Schilddrüsenstoffen begleitet sein muß.

Es sind im wesentlichen zwei verschiedene Wege eingeschlagen worden, um die Annahme einer physiologischen Funktionssteigerung der Schilddrüse auf biologischem Wege zu beweisen. So hat eine Gruppe von Autoren eine vermehrte Bildung von Schilddrüsenstoffen durch den Nachweis der für eine Schilddrüsenwirkung charakteristischen Stoffwechsel- und Kreislauferscheinungen bei den mit thyreotropen Vorderlappenextrakten behandelten Tieren zu erbringen vermocht. Andererseits hat man versucht, im Blute der behandelten Tiere eine Zunahme von Substanzen mit schilddrüsenartiger Wirkung nachzuweisen, soweit es heute mit Hilfe von biologischen Methoden möglich ist. Beide Wege haben gezeigt, daß die histologisch nachweisbare Funktionssteigerung der Schilddrüse auch von einer biologisch erfaßbaren Mehrbildung von Schilddrüsenstoffen gefolgt ist, und daß sich die histologischen und die biologischen Wirkungen in ihrem zeitlichen Verlauf weitgehend entsprechen.

Die Bestrebungen, auf indirektem Wege eine Funktionssteigerung der Schilddrüse unter der Wirkung der thyreotropen Vorderlappenextrakte nachzuweisen, erstrecken sich in erster Linie auf die Untersuchung des Jodstoffwechsels, des Grundumsatzes, des Glykogengehaltes der Leber, des Blutacetonkörperspiegels und anderer für eine Schilddrüsenwirkung typischer Stoffwechselveränderungen.

a) Die Wirkung auf den Jodstoffwechsel.

Eine besonders große Zahl von Arbeiten ist der Untersuchung des Jodstoffwechsels gewidmet, da die Abnahme des färbbaren Schilddrüsenkolloids eine Ausschwemmung von jodhaltigen Schilddrüsenstoffen erwarten läßt. So haben LOESER[1], SCHOKAERT und FOSTER[2], GRAB[3], FOSTER, GUTMAN und GUTMAN[4], HOUSSAY, MAZZOCCO und BIASOTTI[5] u. a. gezeigt, daß der Jodgehalt der Schilddrüse von Hunden, Meerschweinchen und von Enten nach einer mehrtägigen Behandlung mit thyreotrop wirksamen Vorderlappenextrakten entsprechend der Kolloidverarmung der Schilddrüse allmählich abnimmt und im Mittel um etwa 70% gegenüber dem prozentualen Jodgehalt der Schilddrüse der Kontrolltiere vermindert ist. Nach den Angaben von LOESER nimmt der Jodgehalt der Schilddrüsen normaler Hunde von 13,7 mg% im Mittel auf 1,33 mg% im Mittel nach der Behandlung mit thyreotrop wirksamen Extrakten ab. Obgleich die Schilddrüsengewichte um mehr als das Doppelte zunehmen, ist der Gesamtjodgehalt der Schilddrüse behandelter Tiere noch um 20% gegenüber der Norm erniedrigt (LOEB, KLOSS und McKAY[6]). GRAB[7] hat die Änderungen des Jodgehaltes der Schilddrüse eingehend untersucht, indem er nach dem Vorgehen von TATUM Kolloid und Epithel der Schilddrüse trennte und den bei p_H 5 ausfallenden, säureunlöslichen und den säurelöslichen Anteil des Kolloids getrennt bestimmte. Er fand, daß sowohl der säureunlösliche und nach HARRINGTON ausschließlich wirksame Anteil als auch das säurelösliche, vorwiegend Dijodthyrosin enthaltende unwirksame Kolloid bei den behandelten Tieren um etwa 75%, bezogen auf die Einheit Trockengewicht, abnimmt. Die in dem Epithel enthaltenen

[1] LOESER: Naunyn-Schmiedebergs Arch. **163**, 530 (1931).
[2] SCHOKAERT u. FOSTER: J. of biol. Chem. **95**, 89 (1932).
[3] GRAB: Naunyn-Schmiedebergs Arch. **167**, 413 (1932).
[4] FOSTER, GUTMAN u. GUTMAN: Proc. Soc. exper. Biol. a. Med. **30**, 1028 (1933).
[5] HOUSSAY, MAZZOCCO u. BIASOTTI: C. r. Soc. Biol. Paris **111**, 82 (1932).
[6] LOEB, KLOSS u. McKAY: J. of biol. Chem. **96**, 588 (1932).
[7] GRAB: Klin. Wschr. **1933**, 1637.

geringen Mengen beider Jodfraktionen zeigen dagegen keine Abweichungen. GRAB schließt aus diesen Befunden, daß die Schilddrüse unter der Wirkung thyreotroper Extrakte wirksame Mengen von Schilddrüsenstoffen in das Blut abgibt.

Der Blutjodspiegel steigt dementsprechend unter der Wirkung des thyreotropen Hormons bei Ratten, Meerschweinchen, Hunden und auch beim Menschen langsam an und erreicht nach 3—4tägiger Behandlung seinen Höhepunkt mit einer Zunahme um das 3—4fache der Ausgangswerte (GRAB[1], SCHITTENHELM und EISLER[2], LOEB, KLOSS und McKAY[3], HOUSSAY, MAZZOCCO und BIASOTTI[4], STIMMEL, McCULLAGH und PICHA[5]). Dieser Anstieg des Blutjodspiegels, der in der Abb. 44 graphisch dargestellt ist und der sich ebenso wie beim Morbus Basedow in der Hauptsache auf den alkoholunlöslichen Anteil erstreckt (GRAB, LOEB c. s.), muß als eine spezifische Wirkung angesehen werden, da er bei thyreopriven Tieren ausbleibt. Ebenso nimmt auch die Ausscheidung im Harn

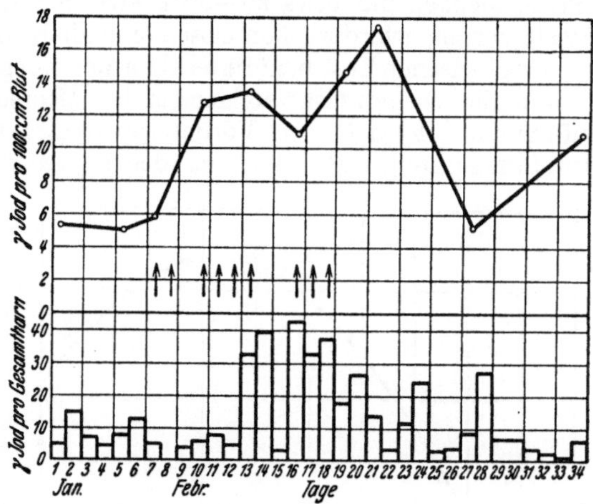

Abb. 44. Jodausscheidung im Harn nach Wirkung von täglich je 1,0 g HVL-Trockenpulver an den mit Pfeil markierten Tagen (9). Der Harn wurde täglich gesammelt und analysiert. Obere Kurve: Bewegungen der gleichzeitigen Blutjodwerte. Junger weiblicher Hund von 16 kg Gewicht. (Nach GRAB.)

zu, wenn der Blutjodspiegel seinen Höhepunkt erreicht hat, während sie dagegen beim thyreopriven Tier unverändert bleibt (GRAB).

In Übereinstimmung mit diesen Ergebnissen stehen die eingangs bereits erwähnten Befunde über die Senkung des Blutjodspiegels von hypophysektomierten Tieren.

b) Die Wirkung auf den Grundumsatz.

Ebenso wie den Änderungen des Jodstoffwechsels hat man auch dem Verhalten des Grundumsatzes unter der Einwirkung von thyreotropen Vorderlappenextrakten eine besondere Beachtung geschenkt. Die Ergebnisse der älteren vorzugsweise an Larven von Axolotln gewonnenen Befunde wurden bereits eingangs erwähnt. Später haben dann SIEBERT und SMITH[6], VERZAR und WAHL[7], SCHÖDEL[8], PETER[9], BAERLE[10], MAHAUX[11], LEDERER[12] u. a. bei Meerschweinchen und ANSELMINO und HOFFMANN[13] und ANDERSON und COLLIP[14] bei Ratten,

[1] GRAB: Naunyn-Schmiedebergs Arch. 167, 413 (1932).
[2] SCHITTENHELM u. EISLER: Klin. Wschr. 1932, 1092.
[3] LOEB, KLOSS u. McKAY: J. of biol. Chem. 96, 585 (1932).
[4] HOUSSAY, MAZZOCCO u. BIASOTTI: C. r. Soc. Biol. Paris 11, 401 (1932).
[5] STIMMEL, McCULLAGH u. PICHA: J. of Pharmacol. 57, 49 (1936).
[6] SIEBERT u. SMITH: Amer. J. Physiol. 1930, 95, 396.
[7] VERZAR u. WAHL: Biochem. Z. 240, 42 (1931).
[8] SCHÖDEL: Naunyn-Schmiedebergs Arch. 173, 314 (1933).
[9] PETER: Biochem. Z. 272, 387 (1934).
[10] BAERLE: Arch. internat. Méd. expér. 11, 763 (1936).
[11] MAHAUX: C. r. Soc. Biol. Paris 125, 379 (1937).
[12] LEDERER: Arch. internat. Méd. expér. 10, 137 (1935).
[13] ANSELMINO u. HOFFMANN: Klin. Wschr. 1933, 99.
[14] ANDERSON u. COLLIP: Proc. Soc. exper. Biol. a. Med. 30, 680 (1933).

Houssay und Artundo[1], Gaebler[2] und Zajic[3] bei Hunden und schließlich
Riddle[4] c. s. bei Tauben eine protrahiert verlaufende Steigerung des Grundumsatzes festgestellt, die bereits 20 Stunden nach der ersten Injektion beginnt,
und die am 3.—4. Behandlungstage ihren Höhepunkt erreicht. Die Zunahme
des Grundumsatzes beträgt beim Meerschweinchen nach mehrtägiger Behandlung im Mittel etwa 40—70%, während sie bei der Ratte bei Verwendung gleicher
Extraktmengen nur etwa 20—30% erreicht. Die zur Erzielung einer Grundumsatzsteigerung erforderlichen Dosen sind allerdings etwa 10—20fach größer als die
am histologischen Test benötigten Hormonmengen. In den Abb. 45 und 46 ist der
Verlauf der Grundumsatzsteigerung bei Meerschweinchen und bei Ratten nach
Zufuhr von thyreotropen Vorderlappenextrakten graphisch dargestellt. Diese
grundumsatzsteigernde Wirkung der thyreotropen Vorderlappenextrakte fehlt
bei thyreopriven Tieren, und
es wurden sogar von Schödel,
Anderson und Collip und von
Verzar gelegentlich Grund-
umsatzsenkungen festgestellt,
die auf eine Wirkung anderer
Vorderlappenwirkstoffe bezogen wurden. Bei unvoll-

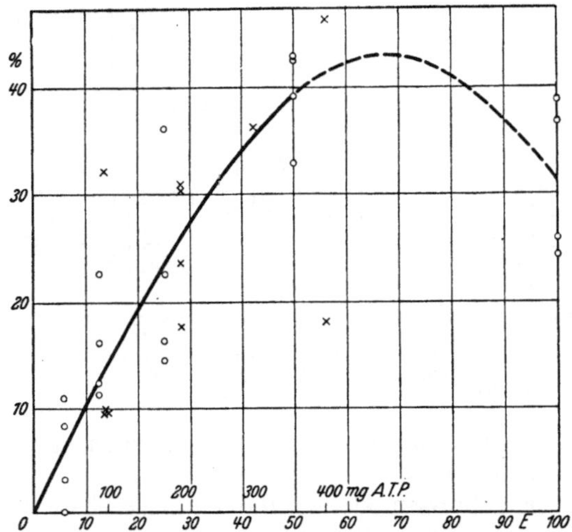

Abb. 45. Dosis-Wirkungskurve für die Gipfelwerte der Grundumsatzsteigerung beim Meerschweinchen. Abszisse: Dosen in
ME. oder in mg Acetontrockenpulver. Ordinate: Grundumsatz steigerung in Proz. der Normalwerte. Die mit Acetontrockenpulver erhaltenen Werte sind mit × bezeichnet, die
mit thyreotropem Hormon Schering erhaltenen durch o.
(Nach Schoedel.)

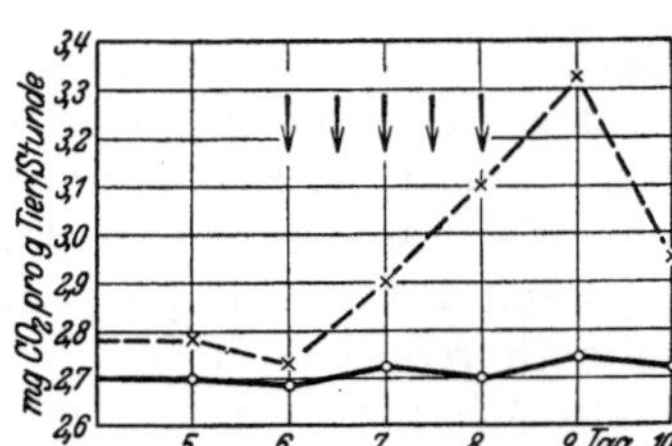

Abb. 46. Grundumsatz von Ratten nach
Injektion von 5 × 0,6 ME. thyreotropem
Hormon Schering.
(Nach Anselmino und Hoffmann.)
-------- Behandeltes Tier,
———— Kontrolltier.

ständiger Thyreodektomie wird dagegen nach Zufuhr von thyreotropen Vorderlappenextrakten noch eine beträchtliche Steigerung des Grundumsatzes beobachtet, so daß dieses Vorgehen daher zur Feststellung der Vollständigkeit einer
Thyreodektomie in vivo angewandt werden kann. Bei lang dauernder Vorderlappenbehandlung sinkt der Grundumsatz trotz fortgeführter Injektionen vom
14.—16. Behandlungstage an allmählich wieder ab (Siebert und Smith und
Anderson und Collip), da die Schilddrüsen bei anhaltender Vorderlappenbehandlung allmählich refraktär werden. Im Zusammenhang mit der Steigerung
der Verbrennungsprozesse nimmt bei den behandelten Tieren auch die Empfindlichkeit gegen einen künstlich gesetzten Sauerstoffmangel zu (Houssay und
Rietti[5]), während sie dagegen bei den behandelten thyreodektomierten Tieren
unverändert bleibt.

[1] Houssay u. Artundo: Rev. Soc. argent. Biol. 9, 161 (1933).
[2] Gaebler: Amer. J. Physiol. 110, 584 (1935).
[3] Zajic: C. r. Soc. Biol. Paris 118, 273 (1935).
[4] Riddle: Endocrinology 20, 1 (1936).
[5] Houssay u. Rietti: C. r. Soc. Biol. Paris 110, 144 (1932).

In der gleichen Weise wird auch der erniedrigte Grundumsatz von hypophysektomierten Hunden, Kaninchen und Ratten (vgl. Abschn. 2, S. 301) nach den Beobachtungen von Smith, Greenwood und Förster[1], Anderson und Collip[2], Houssay und Artundo[3] und von Sinha[4] durch Transplantation von Vorderlappengewebe oder nach Injektion von thyreotropen Vorderlappenextrakten zur Norm gesteigert. Die Ansprechbarkeit hypophysektomierter Tiere ist dabei um das 6—8fache größer als die der Normaltiere (vgl. Abschn. 7, S. 317).

Die grundumsatzsteigernde Wirkung des thyreotropen Wirkstoffs konnte auch in klinischen Untersuchungen bestätigt werden. So haben Schittenhelm und Eisler[5], Eitel und Loeser[6], Strieck[7], Sylla[8], Heymann und Mayer[9], Thompson[10] c. s., Scowen[11] u. a. durch tägliche Zufuhr von etwa 600—1000 MsE. gereinigten thyreotropen Hormons — es wurde größtenteils das Präparat der Schering AG. verwandt — vom 2.—3. Behandlungstage an eine Steigerung des Grundumsatzes auf etwa 30—40% mit einer gleichzeitigen Zunahme der Pulsfrequenz und mit Auftreten von Tremor beobachtet. Wurde die Behandlung über 2—3 Wochen hindurch fortgeführt, so sank ebenfalls der Grundumsatz wieder ab. In Fällen von Myxödem konnte dagegen keine Grundumsatzsteigerung erzielt werden.

Die spezifisch-dynamische Eiweißwirkung wird bei Gesunden nach den Feststellungen von Schittenhelm und Eisler und von Strieck nach Zufuhr von thyreotropem Hormon gesenkt, während dagegen nach den Angaben von Mahaux[12] in Fällen von erniedrigter spezifisch-dynamischer Wirkung eine Steigerung beobachtet wurde.

c) Wirkung auf den Leberglykogengehalt.

Der Glykogengehalt der Leber wird durch thyreotrope Vorderlappenextrakte in der gleichen Weise wie durch eine Thyroxinbehandlung beeinflußt. So haben Eitel und Loeser[13] und Holden[14] bei Meerschweinchen und Anselmino und Hoffmann[15], Heinemann[16] und Merten und Hinsberg[17] bei Ratten nach einer mehrtägigen Behandlung eine erhebliche Abnahme der Leberglykogenwerte gefunden (vgl. Tabelle 4), die bei Ratten den histologischen Veränderungen entsprechend protrahiert verläuft und am 3.—4. Tage ihren Höhepunkt erreicht. Eitel und Loeser beobachteten beim Meerschweinchen einen zweiphasigen Verlauf der Wirkung, indem bei einem Teil der Versuchstiere bereits 2 Stunden nach einer intraperitonealen Injektion gleichzeitig mit dem ersten Auftreten der histologischen Schilddrüsenveränderungen eine Abnahme des Leberglykogens auftrat, die 24 Stunden nach der Injektion wieder ausgeglichen war. Die erneute

[1] Smith, Greenwood u. Förster: Amer J. Path. **3**, 669 (1927).
[2] Anderson u. Collip: J. of Physiol. **81**, 11 (1934).
[3] Houssay u. Artundo: Ref. Soc. argent. Biol. **9**, 66 (1933).
[4] Sinha: Quart. J. exper. Physiol. **26**, 331 (1937).
[5] Schittenhelm u. Eisler: Klin. Wschr. **1932**, 1092.
[6] Eitel u. Loeser: Klin. Wschr. **1932**, 1748.
[7] Strieck: Verh. d. Ges. inn. Med. **1933**, 166.
[8] Sylla: Z. klin. Med. **129**, 296 (1935).
[9] Heymann u. Mayer: Z. Kinderheilk. **55**, 512 (1933).
[10] Thompson c. s.: Endocrinology **20**, 55 (1936).
[11] Scowen: Lancet **1937**, 799.
[12] Mahaux: C. r. Soc. Biol. Paris **123**, 1266 (1936).
[13] Eitel u. Loeser: Naunyn-Schmiedebergs Arch. **167**, 381 (1932).
[14] Holden: Proc. Soc. exper. Biol. a. Med. **31**, 773 (1934)
[15] Anselmino u. Hoffmann: Klin. Wschr. **1933**, 99.
[16] Heinemann: Endokrinol. **19**, 1 (1935).
[17] Merten u. Hinsberg: Klin. Wschr. **1939**, 63.

Tabelle 4. Der Einfluß des thyreotropen Hormons (Schering) auf den Glykogengehalt der Leber von Ratten. (Nach Anselmino und Hoffmann.)

Serie	Behandlung	Glykogen g%	Mittelwert g%
1	Kontrollen	3,74 3,43 3,75 3,65	3,65
2	2 MsE. thyreotropes Hormon (Schering) in 5 Injektionen während 3 Tagen	2,73 2,79 3,00	2,73
3	3 MsE. thyreotropes Hormon (Schering) in 5 Injektionen während 3 Tagen	2,99 2,29 1,94	2,41

Abnahme des Leberglykogens wurde dann am 4.—6. Behandlungstage festgestellt. Die Wirkung des gereinigten thyreotropen Hormons (Schering AG.)
auf das Leberglykogen ist an die Schilddrüse gebunden und fehlt bei thyreopriven Tieren (Eitel und Loeser).

d) Wirkung auf die Blutketonkörper.

Im engen Zusammenhang mit dieser Leberglykogenwirkung steht die ebenfalls für eine Schilddrüsenwirkung charakteristische Zunahme des Blutacetonkörperspiegels, die von Eitel, Löhr und Loeser[1] und von Anselmino und
Hoffmann[2] bei Ratten nachgewiesen wur-
de. Der Blutacetonkörpergehalt der Ratte
steigt nach Behandlung mit 180—400 E.
gereinigten thyreotropen Hormons (Schering AG.) langsam an und erreicht nach
3—4 Tagen seinen Höhepunkt mit einer
Zunahme von 3—5 mg% auf 15—20 mg%,
während er beim thyreopriven Tier ausbleibt (Abb. 47).

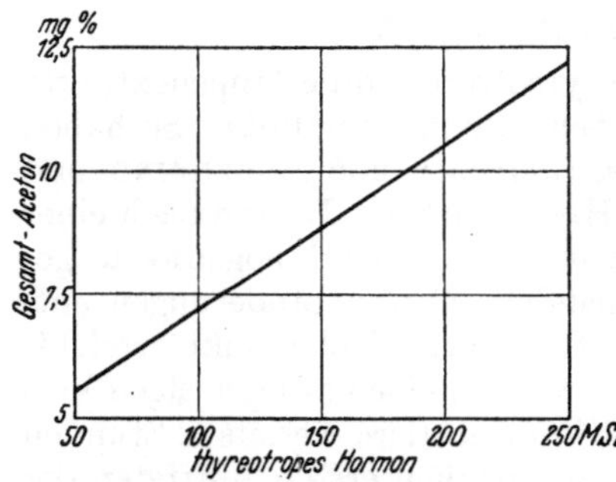

Abb. 47. Der Einfluß von thyreotropem Hormon (Schering AG.) auf den Blutketonkörpergehalt von Ratten.
(Nach Anselmino und Hoffmann.)

e) Der Einfluß auf den Blutzuckerspiegel.

Das Verhalten des Blutzuckers nach
Zufuhr von thyreotropen Extrakten wurde
von Horsters[3], Zunz und La Barre[4],
Rothschild und Staub[5], Merten und
Hinsberg[6] u. v. a. untersucht. Zunz und La Barre beobachteten bei
Hunden nach einer intravenösen Injektion von 45—70 E. gereinigten thyreo-
tropen Hormons (Schering AG.) eine Blutzuckersenkung, die bei schilddrüsen-
losen Tieren ausblieb. Ebenso fand Horsters bei Kaninchen nach Injektion
von thyreotropem Hormon eine Blutzuckersenkung, der eine kurzfristige Steige-
rung vorausging. Merten und Hinsberg beobachteten bei Kaninchen nach
Zufuhr von kleinen Dosen von thyreotropem Hormon (25 MsE. pro Kilogramm
Körpergewicht) eine geringe Senkung des Blutzuckers, während größere Dosen

[1] Eitel, Löhr u. Loeser: Naunyn Schmiedebergs Arch. 173, 205 (1933).
[2] Anselmino u. Hoffmann: Naunyn-Schmiedebergs Arch. 175, 333 (1934).
[3] Horsters: Naunyn-Schmiedebergs Arch. 169, 537 (1933).
[4] Zunz u. La Barre: Arch. internat. Physiol. 41, 538 (1935).
[5] Rothschild u. Staub: C. r. Soc. Biol. Paris 117, 262 (1934).
[6] Merten u. Hinsberg: Klin. Wschr. 1939, 901.

von gereinigtem thyreotropen Hormon (Schering AG.) sowohl zu einer Senkung als auch zu einer Zunahme des Blutzuckers führten.

ZUNZ und LA BARRE nehmen an, daß die von ihnen gefundene Blutzuckersenkung auf eine erhöhte Insulinabgabe zurückzuführen ist. Sie verbanden 2 Hunde durch eine Vena pancreatica—Vena jugularis-Anastomose und beobachteten nach Injektion von thyreotropem Hormon beim Spendertier eine Blutzuckersenkung beim Empfänger, die besonders ausgesprochen war, wenn die Nebennierenvene des Empfängers unterbunden war. In Übereinstimmung hiermit berichteten KOTSCHNEFF und LONDON[1], daß der Insulingehalt des Pankreasvenenblutes von Hunden nach Injektion von 60 E. thyreotropen Hormons von 0,5 klin. E. auf 2 klin. E. in 100 ccm Blut ansteigen soll.

f) Die Wirkung auf die Kreatininausscheidung.

Die Ausscheidung von Kreatinin wird nach den Beobachtungen von ZWARENSTEIN[2] und von PUGSLY, ANDERSON und COLLIP[3] nach Zufuhr von thyreotropen Extrakten und ähnlicherweise wie nach einer Thyroxinbehandlung gesteigert. Bei hypophysektomierten Ratten konnte COLLIP bereits nach Injektion von 1 RE. thyreotropen Hormons eine Zunahme der Kreatininausscheidung feststellen, während bei nicht hypophysektomierten Ratten die 6fach größere Dosis erforderlich war. Neuerdings berichteten auch LÜHRS und STÖTTER[4] über eine gesteigerte Ausscheidung von Kreatin und von Kreatinin unter der Wirkung des thyreotropen Hormons bei Patienten mit Muskeldystrophien.

g) Die Wirkung auf die Diurese.

TEEL[5] wies erstmalig nach, daß Hunde nach einer mehrtägigen Injektion von Vorderlappenextrakten vom 3.—5. Tage an eine Zunahme der Diurese aufweisen, die noch eine Reihe von Tagen nach der Beendigung der Behandlung nachweisbar ist. Diese Wirkung, die an Hunden ebenfalls von BARNES, REGAN und BUENO[6] und von BIASOTTI[7] bestätigt wird, fehlt bei thyreodektomierten Tieren und muß daher als eine Wirkung des thyreotropen Hormons angesehen werden.

ROTHSCHILD und STAUB[8] beobachteten ebenfalls bei Kaninchen, die 6—8 Tage mit 1000 MsE. thyreotropen Hormons täglich behandelt wurden, eine Zunahme der Diurese. Bei Mäusen wurde bereits 2—4 Stunden nach einer Injektion von 50 E. eine Steigerung der Diurese um 30% festgestellt. Die Autoren nehmen an, daß die kurzfristige Wirkung nicht über die Schilddrüse verläuft, sondern als Wirkung einer gesonderten diuretisch wirksamen Substanz angesehen werden müsse.

h) Die Kreislaufwirkungen der thyreotropen Vorderlappenextrakte.

Neben diesen Stoffwechselveränderungen werden eine Reihe von typischen Kreislaufwirkungen unter dem Einfluß thyreotroper Vorderlappenextrakte beobachtet. So berichten LOEB und FRIEDMAN[9], EITEL und LOESER[10], RIEHL,

---

[1] KOTSCHNEFF u. LONDON: Fiziol. Z. **22**, 372 (1937).

[2] ZWARENSTEIN: Biochemic. J. **27**, 1337 (1933).

[3] PUGSLY, ANDERSON u. COLLIP: Biochemic. J. **28**, 1135 (1934).

[4] LÜHRS u. STÖTTER: Dtsch. Z. Verdgs- usw. Krkh. **2**, 46 (1939).

[5] TEEL: J. amer. med. Assoc. **93**, 760.

[6] BARNES, REGAN u. BUENO: Amer. J. Physiol. **105**, 559 (1933).

[7] BIASOTTI: C. r. Soc. Biol. Paris **115**, 329 (1934).

[8] ROTHSCHILD u. STAUB: Naunyn-Schmiedebergs Arch. **178**, 189 (1935); **179**, 61 (1935).

[9] LOEB u. FRIEDMANN: Proc. Soc. exper. Biol. a. Med. **28**, 14 (1931).

[10] EITEL u. LOESER: Naunyn-Schmiedebergs Arch. **167**, 381 (1932); **173**, 62 (1933).

OESTERREICHER und REISS[1] u. a. über eine Zunahme der Pulsfrequenz mit Änderungen des Elektrokardiogramms. FERANINI[2] konnte bei Meerschweinchen, die mit thyreotropen Hormonen behandelt worden waren, eine Zunahme der Schlagfrequenz des isolierten Sinusknotens feststellen. Das Herzgewicht von Meerschweinchen steigt nach den Untersuchungen von LEDERER[3] nach einer 18tägigen Behandlung mit 50 MsE. täglich von 324 mg/100 g Körpergewicht auf 507 mg an.

Weiterhin wurde von SCHOKAERT[4] bei jungen Enten ein zunehmender *Exophthalmus* festgestellt, der nach den Angaben von LOEB und FRIEDMAN[5], MARINE und ROSEN[6], LOESER[7] u. a. auch bei Meerschweinchen auftritt. Die Tiere zeigen außerdem eine hochgradige Abmagerung und eine Verminderung ihres Haarkleides.

i) Nachweis einer Zunahme von Schilddrüsenhormon im Blut unter der Wirkung thyreotroper Vorderlappenextrakte.

Die Arbeiten, die den direkten Nachweis einer gesteigerten Schilddrüsenfunktion zu erbringen versuchen, haben mit Hilfe von Schilddrüsentesten wie der REID HUNTschen Reaktion oder des Kaulquappenmetamorphose-Testes, Stoffe mit schilddrüsenartiger Wirkung im Blute von Tieren nach der Behandlung mit thyreotropen Vorderlappenextrakten nachzuweisen versucht. UHLENHUT und SCHWARZBACH und CREW und WIESNER hatten, wie bereits eingangs erwähnt wurde, gezeigt, daß die Metamorphose von Kaulquappen und von Larven von Axolotlen durch Injektion von thyreotropen Vorderlappenextrakten beschleunigt wird. Weiterhin fanden EISLER, HENNING und SCHITTENHELM[8], GRAB[9], PAAL[10] u. a., daß auch die REID HUNTsche Reaktion positiv ausfällt, wenn die Tiere mit thyreotropen Vorderlappenextrakten vorbehandelt wurden. Da diese Wirkungen bei beiden Testmethoden nach der Thyreodektomie fehlten, schlossen die Autoren auf eine gesteigerte Bildung von Schilddrüsenstoffen unter der Wirkung des thyreotropen Hormons.

GRAB[11] hat dann mit Hilfe dieser beiden Reaktionen den Nachweis einer vermehrten Bildung von Schilddrüsenstoffen im Blut der behandelten Tiere auf direktem Wege zu erbringen versucht. Er behandelte Hunde mit thyreotropen Vorderlappenextrakten und verfütterte das Blut dieser Tiere, das am 4. Behandlungstage entnommen und schonend getrocknet wurde, an Mäuse und an Kaulquappen. Bei dieser Versuchsanordnung kann eine direkte Übertragung des injizierten thyreotropen Hormons mit dem verfütterten Blut ausgeschlossen werden, da das thyreotrope Hormon bei peroraler Zufuhr gestört wird. GRAB fand nun bei den mit Blut gefütterten Tieren, daß sowohl die REID HUNTsche Reaktion bei Mäusen als auch der Metamorphosetest positiv ausfiel, während dagegen die Verfütterung von Blut, das den in der gleichen Weise vorbehandelten thyreopriven Tieren entnommen war, ebenso wie die Verfütterung von Normalblut unwirksam war. Aus dem positiven Ausfall dieser beiden Testmethoden,

---

[1] RIEHL, OESTERREICHER u. REISS: Endokrinol. **18**, 88 (1936).
[2] FERANINI: Arch. internat. Pharmacodynamie **54**, 229 (1936).
[3] LEDERER: Arch. internat. Méd. expér. **10**, 137 (1935).
[4] SCHOKAERT: Proc. Soc. exper. Biol. a. Med. **30**, 6 (1930).
[5] LOEB u. FRIEDMANN: Proc. Soc. exper. Biol. a. Med. **28**, 14 (1931).
[6] MARINE u. ROSEN: Proc. Soc. exper. Biol. a. Med. **30**, 901 (1933).
[7] LOESER: Naunyn-Schmiedebergs Arch. **167**, 394 (1932).
[8] EISLER, HENNING u. SCHITTENHELM: Z. exper. Med. **86**, 331 (1933).
[9] GRAB: Klin. Wschr. **1932**, 1215.
[10] PAAL: Klin Wschr. **1931**, 2172.
[11] GRAB: Naunyn-Schmiedebergs Arch. **168**, 715 (1932).

die allerdings im einzelnen keine spezifischen Teste darstellen, glaubt GRAB im Zusammenhang mit den übrigen Wirkungen der thyreotropen Vorderlappenextrakte den Nachweis erbracht zu haben, daß der Gehalt des Blutes an Stoffen mit schilddrüsenartiger Wirkung nach der Behandlung mit thyreotropen Vorderlappenextrakten vermehrt ist.

HOLMQUIST[1] und ZUNZ und LA BARRE[2] haben den Thyroxingehalt im Blut von Hunden und Meerschweinchen nach intravenöser Injektion von thyreotropen Vorderlappenextrakten mit Hilfe der von EULER beschriebenen Methode der Methylenblauentfärbung durch das atmende Froschmuskelgewebe zu ermitteln versucht. Sie fanden hierbei, daß das Blut der behandelten Tiere eine 3—4fach schnellere Oxydation des Methylenblaus bewirkt, als das der unbehandelten Kontrollen und schließen hieraus auf eine Zunahme an Schilddrüsenhormon im Blut der behandelten Tiere.

Somit lassen sich also unter der Wirkung der thyreotropen Vorderlappenextrakte zahlreiche für eine gesteigerte Schilddrüsenwirkung charakteristische Stoffwechsel- und Kreislaufsymptome nachweisen, von denen als die wichtigsten die Zunahme des Blutjodspiegels und die des Grundumsatzes, die Leberglykogenabnahme, die gesteigerte Blutacetonkörperbildung, die Zunahme der Pulsfrequenz und der Exophthalmus sowie schließlich der positive Ausfall der direkten und indirekten REID HUNTschen Reaktion zu nennen sind. Diese Untersuchungen zeigen also, daß der bereits beschriebenen anatomisch nachweisbaren Stimulierung der Schilddrüse auch eine physiologische Mehrleistung mit einer gesteigerten Bildung von wirksamen Schilddrüsenstoffen entspricht.

7. Die Standardisierung thyreotroper Vorderlappenextrakte.

Die Mehrzahl der älteren Arbeiten, die mit Extrakten verschiedenster Herstellung und Herkunft ausgeführt wurden, haben zunächst wenig Nachdruck auf die Berücksichtigung quantitativer Verhältnisse gelegt. Es bedeutete daher einen wesentlichen Fortschritt, daß JUNKMANN und SCHÖLLER[3] 1932 eine Standardisierung der thyreotropen Vorderlappenwirkung vorschlugen, wobei sie die histologischen Schilddrüsenveränderungen als Grundlage für die Testierung benutzten. In den folgenden Jahren sind dann eine Reihe von weiteren Testierungsmethoden ausgearbeitet worden, indem neben dem histologischen Test entweder die Gewichtszunahme der Schilddrüse oder aber typische Stoffwechselveränderungen als Maßstab für die Wirkung der thyreotropen Extrakte dienten.

a) Die Standardisierung am histologischen Schilddrüsentest.

JUNKMANN und SCHÖLLER verwenden für die Standardisierung am histologischen Test junge Meerschweinchen im Gewicht von 100—150 g, die sich als besonders geeignet erweisen, weil sie einmal am stärksten auf thyreotrope Substanzen ansprechen, und weil sie andererseits wegen ihrer regelmäßigen Schilddrüsenstruktur mit dem niedrigen Follikelepithel und der gleichmäßigen Kolloidverteilung eine sichere Beurteilung einer thyreotropen Wirkung erlauben. Die Tiere erhalten zur Ausschaltung einer alimentären Beeinflussung der Schilddrüsenstruktur 2 Wochen vor Versuchsbeginn eine „Ruhekost", wobei die von OEHME, PAAL und KLEINE[4] angegebene Fütterung, die aus einer Verabreichung von Hafer, Weizen, Mais, Rüben und Heu besteht, empfohlen werden kann. Außerdem müssen die Tiere 2—3 Wochen unter konstanten Licht- und Tem-

[1] HOLMQUIST: Acta aurophysiol 1, 9 (1934).
[2] ZUNZ u. LA BARRE: C. r. Soc. Biol. Paris 118, 1622 (1935).
[3] JUNKMANN u. SCHÖLLER: Klin. Wschr. 1932, 1176.
[4] OEHME, PAAL u. KLEINE: Klin. Wschr. 1932, H. 35.

peraturbedingungen gehalten werden. Zur Auswertung werden die Tiere 3 Tage lang mit 3 subcutanen Einzelinjektionen behandelt und am 4. Tage durch Einatmen von Leuchtgas oder von Chloroform getötet. Für jede Auswertung werden 2 Tiere verwandt. Extrakte unbekannter Dosierung werden in 5 Fraktionen im Verhältmis 1 : 4 ausgewertet, während bei der Testierung von Extrakten bekannter Wirkung im Verhältnis 1 : 2 : 4 : 16 abgestuft wird.

JUNKMANN und SCHÖLLER bezeichnen die Tagesmenge thyreotroper Substanz als eine Meerschweinchen-Einheit (MsE.), die bei einem von 2 Tieren bei 3tägiger Behandlung am 4. Tage in den peripheren Partien eine beginnende und in den zentralen Teilen eine ausgesprochene Epithelwucherung mit Auftreten von zylinderförmigen Zellen, Mitosenbildungen und eine beginnende Kolloidabnahme bewirkt, wie sie in der Abb. 42 dargestellt wird. Bei Anwendung der doppelten Extraktmenge (= 2 MsE.) findet sich bereits eine stärkere Erhöhung des Epithels mit Mehrschichtungen und mit einem stärkeren Kolloidschwund (vgl. Abb. 43). Nach Injektion von 4—8 MsE. treten dann die eingangs beschriebenen hochgradigen Schilddrüsenveränderungen auf. In den Abb. 40—43 ist die Wirkung von steigenden Dosen von thyreotropen Extrakten auf das histologische Bild der Schilddrüse dargestellt, aus denen die Einheitenberechnung abgeleitet wird.

HEIL und LAQUEUR[1] verwenden zur Testierung 250—300 g schwere Meerschweinchen, die an 2 Tagen täglich eine intraperitoneale Injektion erhalten und 24 Stunden nach der letzten Injektion getötet werden. Die Autoren unterscheiden 6 verschiedene Stadien der Schilddrüsenproliferation und bezeichnen den 4. Teil derjenigen Menge, die den näher gekennzeichneten Wirkungsgrad 4 besitzt, als eine Einheit. Diese Einheit entspricht etwa der von JUNKMANN und SCHÖLLER gegebenen Definition.

Eine von KIPPEN und LOEB[2] angegebene Testierungsmethode, die auf einer Zählung der nach Zufuhr von thyreotropem Hormon in der Schilddrüse auftretenden Mitosen beruht, ist für eine quantitative Auswertung weniger geeignet.

b) Die Standardisierung an der Zunahme der Schilddrüsengewichte.

ROWLANDS und PARKES[3] haben 1935 eine Testierung der thyreotropen Wirkung an der Zunahme der Schilddrüsengewichte empfohlen. Sie gehen davon aus, daß zwischen der Zunahme der Schilddrüsengewichte und einer gegebenen Dosis ein bestimmtes Verhältnis besteht, das durch eine nach Art einer Hyperbel verlaufenden Dosiswirkungskurve charakterisiert ist.

Da das Gewicht der Schilddrüse von dem Körpergewicht abhängig ist (vgl. Abb. 48), verwenden die Autoren Meerschweinchen im Gewicht von 200 g, die in Gruppen zu je 10 Tieren 5 Tage lang täglich eine Einzelinjektion erhalten und 24 Stunden nach der letzten Injektion getötet werden. Die herauspräparierten Schilddrüsen werden über Nacht in BOUINscher Lösung fixiert und anschließend einer Behandlung in aufsteigenden Alkoholreihen unterworfen. Sie werden dann aus dem 70proz. Alkohol nach dem Abwaschen mit Filtrierpapier

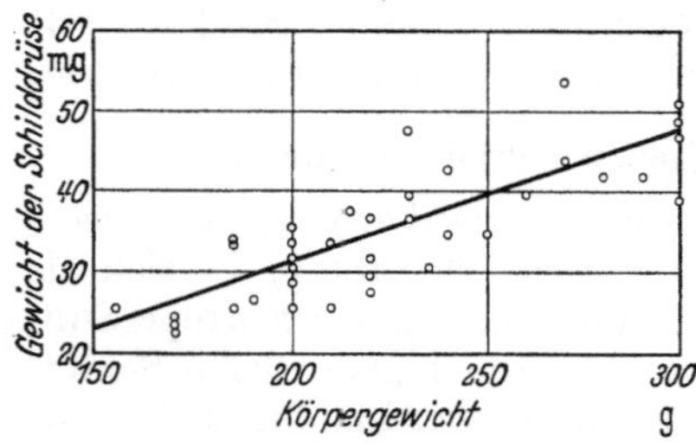

Abb. 48. Der Einfluß des Körpergewichtes auf das Gewicht der Schilddrüse.
(Nach ROWLANDS und PARKES.)

[1] HEIL u. LAQUEUR: Acta brev. neerl. Physiol. etc. 3, 111 (1933).
[2] KIPPEN u. LOEB: J. Pharmacie 54, 256 (1935).
[3] ROWLANDS u. PARKES: J. of exper. Biol. 12, 337 (1935).

auf der Torsionswaage gewogen. Das Schilddrüsengewicht pro 100 g Körpergewicht wird als Ordinate und der Logarithmus der Dosis als Abszisse auf ein

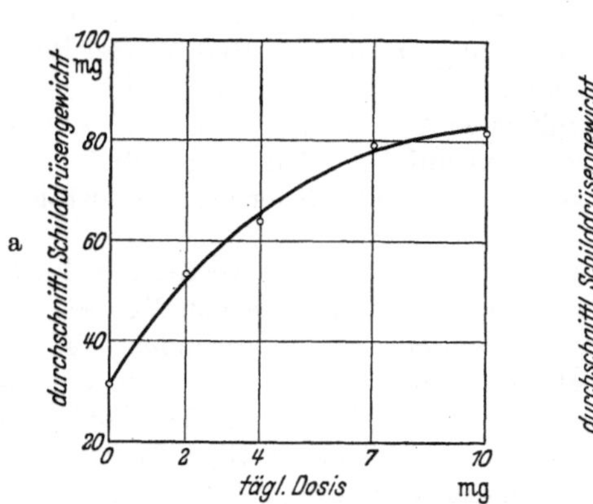
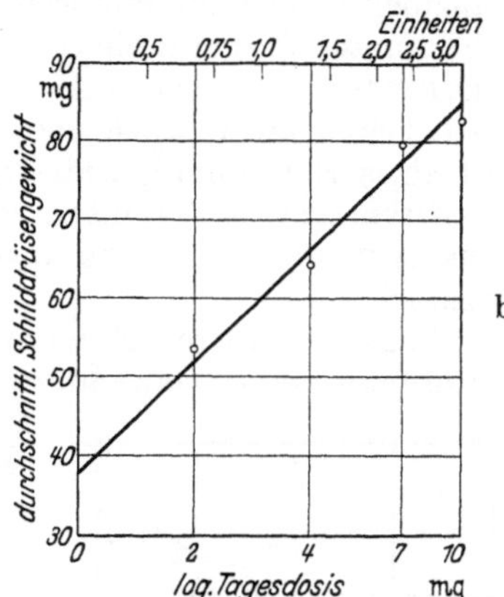

Abb. 49a u. b. Dosiswirkungskurven für die Standardisierung des thyreotropen Hormons.
(Nach ROWLANDS und PARKES.)

Koordinatensystem aufgetragen, wodurch eine steil ansteigende, geradlinige Eichkurve gewonnen wird, wie sie in der Abb. 49a und b dargestellt ist.

ROWLANDS und PARKES bezeichnen die Tagesdosis, die das normale Schilddrüsengewicht der Testtiere von seinem mittleren Ausgangswert von 30 mg auf 60 mg steigert, als 1 MsE. Die Auswertung einer unbekannten Substanz soll in 2 Dosierungen vorgenommen werden, und ihre Wirkung ist gleichzeitig mit der eines bekannten, haltbaren Standardpulvers zu vergleichen.

Die Einheit von ROWLANDS und PARKES entspricht etwa 2,7 E. nach der Definition von JUNKMANN und SCHÖLLER. Die Fehlergrenze der Methode beträgt bei Verwendung von 10 Tieren 15% und bei Benutzung von 5 Tieren 25%.

JUNKMANN und LOESER[1] haben die Brauchbarkeit der Methode von ROWLANDS und PARKES untersucht und eine Reihe von Änderungen vorgeschlagen. Sie verwenden 150 bis 200 g schwere Meerschweinchen, die

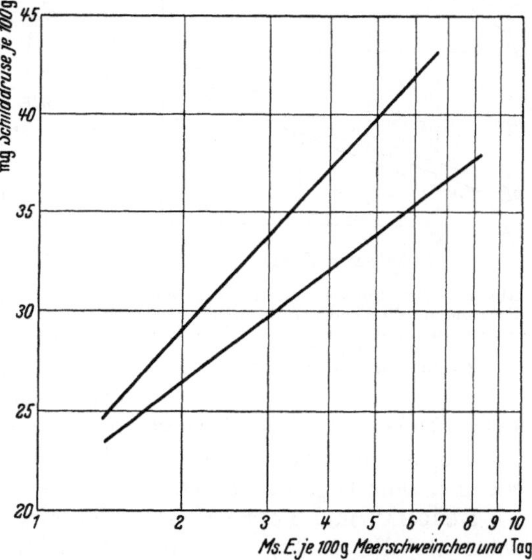

Abb. 50. Beziehung des Schilddrüsengewichts zur Gabe von thyreotropem Hormon. Die obere Kurve stellt die Schilddrüsengewichte, die sich bei Berechnung auf das Gewicht der Tiere am Versuchsende ergeben, dar; die untere Kurve wird bei Berechnung der Schilddrüsengewichte auf das Anfangsgewicht der Versuchstiere erhalten.
(Nach JUNKMANN und LOESER.)

an 4 Tagen 4 subcutane Einzelinjektionen erhalten und am 5. Tage getötet werden. Die Schilddrüsen werden in unfixiertem Zustand gewogen. Wenn das Schilddrüsengewicht pro 100 g Körpergewicht als Ordinate und der Logarithmus der Dosis als Abszisse aufgetragen wird, so entsteht eine steil aufsteigende geradlinige Eichkurve

---

[1] JUNKMANN u. LOESER: Arch. f. exper. Path. **188**, 474 (1938).

(Abb. 50), die für ein Standardpräparat in Freiburg flacher als in Berlin verlief. Es ist daher nötig, jeweils für das verwendete Tiermaterial eine eigene Eichkurve anzulegen oder zu mindestens bei vergleichenden Auswertungen neben dem unbekannten Präparat ein Standardpräparat zu verwenden. Die individuelle Tiervariation betrug an beiden Untersuchungsorten etwa 16,5%. Bei Benutzung von 5—10 Tieren pro Gruppe und unter Zuhilfenahme einer Eichkurve konnte der Wert eines Hormonpräparates mit einer Genauigkeit von ±27% bestimmt werden. JUNKMANN und LOESER schlagen auf Grund ihrer Ergebnisse vor, die von JUNKMANN und SCHÖLLER angegebene Standardisierung am histologischen Test beizubehalten.

Neuerdings haben auch BERGMAN und TURNER[1] eine Testierung des thyreotropen Hormons an der Gewichtszunahme der Schilddrüse von Meerschweinchen ausgearbeitet. Sie verwenden 140—170 g schwere männliche Tiere, die in Gruppen zu je 10 Tieren 5 Tage lang 5 Einzelinjektionen erhalten. Die Tiere werden 24 Stunden nach der letzten Injektion getötet, und die herauspräparierten Schilddrüsen werden gewogen. Bei diesem Vorgehen erhielten sie eine Dosiswirkungskurve, die den Einfluß von steigenden Dosen von thyreotropem Hormon auf die Gewichtszunahme der Schilddrüse darstellt, und die gleichzeitig auch die Schwankungsbreite der Methode wiedergibt. BERGMAN und TURNER definieren eine Gewichtszunahme von 50% als die Wirkung einer MsE.

In jüngster Zeit haben SMELSER[2] und BERGMAN und TURNER[1] eine Standardisierung des thyreotropen Hormons an der Gewichtszunahme der Schilddrüse von Eintagsküken ausgearbeitet. Diese besonders von BERGMAN und TURNER empfohlene Methode hat den Vorteil, daß die Auswertung an männlichen Eintagsküken, die in großen Mengen zu einem niedrigen Preis zur Verfügung stehen, den Nachweis von sehr kleinen Hormonmengen ermöglicht. Daher ist diese Methode neuerdings mit Erfolg für biologische Untersuchungen verwandt worden, in denen die zur Verfügung stehenden Hormonmengen sehr begrenzt waren.

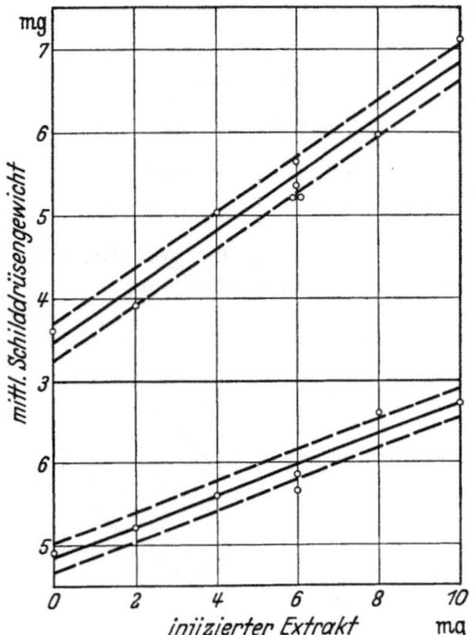

Abb. 51. Der Einfluß von thyreotropem Hormon auf die Schilddrüsengewichte von weiblichen (unten) und von männlichen (oben) Eintagsküken. (Nach BERGMAN und TURNER.)

BERGMAN und TURNER verwenden ebenso wie SMELSER Küken beiderlei Geschlechts, die am Tage nach dem Ausbrüten in den Versuch genommen werden. Die Tiere erhalten 4 subcutane Injektionen und werden am 5. Tage getötet. Für jede Auswertung werden 20 Tiere verwandt. Die Schilddrüsen werden mit Hilfe eines Binokular-Mikroskopes herauspräpariert und gewogen. BERGMAN und TURNER fanden, daß die Schilddrüsengewichte unbehandelter weiblicher Tiere im Mittel 4,82 mg und die der männlichen Tiere 3,39 mg betragen. Verfolgt man getrennt bei männlichen und bei weiblichen Tieren die Zunahme der Schilddrüsengewichte nach Zufuhr von steigenden Dosen von thyreotropem Hormon, so zeigt es sich, daß die Reaktionsfähigkeit der männlichen Tiere etwa doppelt so groß ist wie die der weiblichen Küken. In der Abb. 51 sind die an

<hr>

[1] BERGMAN u. TURNER: Endocrinology **24**, 656 (1939).
[2] SMELSER: Endocrinology **23**, 429 (1938).

weiblichen und an männlichen Tieren gewonnenen Dosiswirkungskurven zugleich mit der Schwankungsbreite der Methode dargestellt. Auf Grund dieser Feststellungen sind männliche Tiere für die Auswertung geeigneter als weibliche. BERGMAN und TURNER definieren eine Küken-Einheit (KE.) als diejenige Menge thyreotropen Hormons, die bei 20 männlichen Eintagsküken nach einer 4 tägigen Behandlung am 5. Tage eine mittlere Gewichtszunahme der Schilddrüsen von 50% bewirkt. Beim Vergleich mit der Gewichtszunahme der Schilddrüse vom Meerschweinchen ist nur der 4. Teil der Hormonmenge erforderlich, um bei männlichen Küken eine gleich große Gewichtszunahme zu erzielen.

SMELSER behandelt die Tiere 5 Tage lang, da das Optimum der Wirkung nach seinen Feststellungen erst am 5. Tage erreicht wird. Beim Vergleich der Zunahme der Schilddrüsengewichte von Meerschweinchen ist der Kükentest 10—11 fach empfindlicher. Bei der histologischen Untersuchung der Schilddrüsen lassen sich beim Kükentest noch mit weniger als einem Viertel der für das Meerschweinchen ermittelten Minimaldosis hyperplastische Veränderungen der Schilddrüse feststellen. Weiterhin konnte SMELSER zeigen, daß Extrakte aus der Leber, aus Urin und aus Blut, die in der gleichen Weise wie die Vorderlappenextrakte verarbeitet worden waren, keinen Einfluß auf das Schilddrüsengewicht von Küken besitzen, so daß die Schilddrüsenreaktion als eine spezifische Wirkung angesehen wird.

c) Die Standardisierung an Stoffwechseltesten.

ANDERSON und COLLIP[1] haben eine Standardisierung des thyreotropen Hormons an der Wirkung auf den Grundumsatz von hypophysektomierten Ratten empfohlen, die 10—14 Tage nach der Hypophysektomie einen sehr konstanten Grundumsatz aufweisen, der im Mittel um 75% gegenüber der Norm vermindert ist. Die Reaktionsfähigkeit der Tiere ist sehr groß und übertrifft die der Normaltiere um das 8 fache. ANDERSON und COLLIP verwenden für die Testierung 100 g schwere Ratten, die die auszuwertenden Extrakte innerhalb von 4 Tagen bei 2 täglichen Einzelinjektionen erhalten. Die Autoren bezeichnen diejenige Hormonmenge, die eine Steigerung des Grundumsatzes um 20% bewirkt, als eine RE. Diese Einheit entspricht der von JUNKMANN und SCHÖLLER für Meerschweinchen angegebenen Definition.

Eine ähnliche Testierungsmethode hat SCHÖDEL[2] angegeben. Er behandelte 300—500 g schwere männliche Meerschweinchen 3 Tage lang mit 3 intraperitonealen Injektionen und fand bei dieser Behandlung eine Grundumsatzsteigerung von bis zu 43%, die am 2.—3. Behandlungstage ihren Höhepunkt fand (vgl. Abb. 45). Diese Methode hat gegenüber der Testierung an hypophysektomierten Ratten den Nachteil, daß eine Grundumsatzsteigerung von 20% beim Vergleich mit der histologischen Testierung erst durch die 20 fach größere Hormonmenge erzielt wird, und daß weiterhin die normale Streuungsbreite der Grundumsatzwerte nichthypophysektomierter Tiere sehr groß ist. Daher ist diese Methode für eine quantitative Testierung weniger geeignet.

Neuerdings empfehlen CUYLER, STIMMEL und McCULLAGH[3] die Veränderungen des Jodgehaltes der Schilddrüse von jungen Meerschweinchen als einen zuverlässigen Maßstab für die thyreotrope Vorderlappenwirkung. So beträgt der mittlere Jodgehalt pro 100 mg Schilddrüse in Mikrogramm normalerweise 25,5 γ und sinkt nach Injektion von 1 mg thyreotroper Substanz auf 8,8, nach Injektion von 2 mg auf 5,2 und nach Injektion von 4 mg auf 2,4 ab. Diese Abnahme des Jodspiegels verläuft der Gewichtszunahme der Schilddrüsen parallel.

---

[1] ANDERSON u. COLLIP: J. of Physiol. **82**, 11 (1934).
[2] SCHÖDEL: J. of Pharmacol. **58**, 286 (1936).
[3] CUYLER, STIMMEL u. McCULLAGH: J. of Pharmacol. **58**, 286 (1936).

d) Beurteilung der Testmethoden.

Von den Testmethoden, die nichthypophysektomierte Tiere zur Auswertung verwenden, ist die Standardisierung des thyreotropen Hormons am histologischen Schilddrüsentest am häufigsten angewandt worden und ist auch — das gilt besonders für die Methode von JUNKMANN und SCHÖLLER — am besten ausgearbeitet. Dagegen ist die Testierung des thyreotropen Hormons an der Gewichtszunahme der Schilddrüse mehr für eine schnelle orientierende Auswertung geeignet, da sie eine histologische Untersuchung nicht erforderlich macht. Allerdings wird für diese Testierung ein sehr großes Tiermaterial benötigt, und die Schwankungsbreite der Methode ist verhältnismäßig groß; andererseits ist auch die Empfindlichkeit dieses Testes geringer als die des histologischen Testes. Für Untersuchungen, in denen die zur Verfügung stehenden Hormonmengen sehr gering sind, wie z. B. in der Hypophyse kleinerer Versuchstiere, ist die Auswertung an den Schilddrüsengewichten vom Eintagsküken infolge der starken Reaktionsfähigkeit dieser Tiere zu empfehlen. Die Stoffwechselteste haben dagegen infolge der großen Schwankungsbreite der Werte und der methodischen Schwierigkeiten nur wenig Anwendung gefunden.

Gegenüber diesen Standardisierungen hat die Auswertung des thyreotropen Hormons an hypophysektomierten Tieren den großen Vorteil, daß unspezifische Beeinflussungen der Schilddrüsenstruktur in Wegfall geraten, wie sie beim Normaltier durch den Eiweißgehalt und durch die Verunreinigungen der Extrakte, durch entzündliche Reaktionen an den Injektionsstellen, durch Änderungen der Ernährungsbedingungen usw. bedingt werden können.

Allerdings ist in jüngster Zeit die Testierung des thyreotropen Hormons an der Grundumsatzsteigerung von hypophysektomierten Ratten nach dem Vorgehen von COLLIP dadurch sehr in Frage gestellt, daß von RIDDLE[1] und von O'DONNOVAN und COLLIP[2] aus Vorderlappen eine kurzfristig wirkende, grundumsatzsteigernde Fraktion gewonnen worden ist, deren Wirkung nicht auf dem Wege über die Schilddrüse verläuft, und die nach der Ansicht von COLLIP in der Pars intermedia gebildet wird. Daher ist die Testierung an den histologischen Schilddrüsenveränderungen hypophysektomierter Tiere vorzuziehen, auch wenn bisher noch keine quantitativen Methoden ausgearbeitet worden sind. Dieses Vorgehen ist vor allem für den Nachweis des thyreotropen Hormons in Extrakten, die aus Körperflüssigkeiten gewonnen sind, und die unkontrollierbare Mengen von Ballaststoffen enthalten, sehr zu empfehlen. Allerdings besteht der Nachteil dieser Testierung darin, daß hypophysektomierte Tiere in der Regel nicht in genügenden Mengen für Reihenversuche zur Verfügung stehen, und daß sie weiterhin sehr anfällig sind. Daher wird auch heute die Standardisierung von thyreotropen Extrakten aus der Drüse nahezu ausnahmslos an nichthypophysektomierten Tieren durchgeführt, und es hat sich hierbei immer wieder gezeigt, daß eine Standardisierung mit ausreichender Genauigkeit möglich ist.

Eine internationale Regelung über die Standardisierung des thyreotropen Hormons ist angestrebt.

8. Die Darstellungsmethoden des thyreotropen Hormons.

Das thyreotrope Hormon entspricht in seinen physikalisch-chemischen Eigenschaften weitgehend den für die übrigen Vorderlappenhormone angegebenen Eigenschaften. So ist die wirksame Substanz nach den Feststellungen von

---

[1] RIDDLE: Endocrinology **20**, 1 (1936).
[2] O'DONNOVAN u. COLLIP: Endocrinology **23**, 718 (1939).

Loeser[1], Junkmann und Schöller[2] gut löslich in Wasser, verdünnten Säuren und Alkalien und in wäßrigen Alkohol- und Acetonlösungen. Dagegen ist sie unlöslich in allen organischen Lösungsmitteln wie Äther, Chloroform, Pyridin und absolutem Alkohol und Aceton. In wäßriger Lösung wird sie durch Zusatz von Alkohol oder Aceton bis zu einer Konzentration von 80% als feiner weißer Niederschlag ausgefällt und läßt sich nach dem Dekantieren des Alkohols durch wäßrige Extraktion aus dem Niederschlag herauslösen.

Mit den gebräuchlichen Eiweißfällungsmitteln gibt die wirksame Substanz Eiweißreaktionen, jedoch wird sie nicht durch Sulfosalicylsäure oder durch Kochen mit Essigsäure ausgefällt. Sie steht somit den Albuminosen oder Peptonen nahe. Durch eiweißundurchlässige Kollodiumfilter ist das thyreotrope Hormon entgegen den Angaben von Reiss[3] nicht ultrafiltrabel (Junkmann und Schöller[2], Anselmino und Hoffmann[4], Merten und Hinsberg[5]) und gehört somit in die Gruppe der nicht ultrafiltrierenden Wirkstoffe des Hypophysenvorderlappens.

Der thyreotrope Wirkstoff ist weiterhin durch seine hohe Thermolabilität ausgezeichnet, indem er bereits durch kurzfristiges Erhitzen bei 60° zerstört wird. In gereinigtem Zustand verträgt er dagegen ein Erhitzen im Hochvakuum auf 140° (Junkmann und Schöller[6]). In wäßriger Lösung geht die Wirksamkeit in kurzer Zeit verloren. Dagegen ist der thyreotrope Wirkstoff als Trockenpulver lange haltbar, wenn durch eine Behandlung im Hochvakuum unter gleichzeitigem Erhitzen die letzten Reste von Wasser entzogen sind (Junkmann).

Auf Grund dieser Eigenschaften hat Loeser[7] folgendes Darstellungsverfahren ausgearbeitet:

Acetongetrocknete Hypophysenvorderlappen werden 12 Stunden mit der 10fachen Menge 1,25proz. Ammoniaklösung extrahiert. Der nichtlösliche Anteil wird abzentrifugiert und noch 2mal in der gleichen Weise behandelt. Sodann wird zu den vereinigten Extrakten stufenweise soviel 20proz. Trichloressigsäure zugesetzt, bis in einer kleinen abzentrifugierten Probe bei weiterem Zusatz keine Fällung mehr auftritt. Der Niederschlag wird noch 2mal mit einer 5proz. Trichloressigsäurelösung gewaschen und wird dann verworfen. Die vereinigten Trichloressigsäurelösungen werden mit der 12fachen Menge Aceton versetzt. Der ausfallende Niederschlag wird mit reinem Aceton gewaschen und getrocknet, wobei die Ausbeutung aus 10 g Acetontrockenpulver 150 mg beträgt. Zur weiteren Reinigung werden 100 mg des Trockenpulvers 30 Minuten mit 20 ccm Methanol geschüttelt. Der unlösliche Anteil wird noch mehrmals mit kleinen Mengen von Methanol extrahiert und nach dem Lösen in einer kleinen Menge Wassers erneut mit der 10fachen Menge Aceton umgefällt. Der jetzt entstehende hochwirksame Niederschlag wird im Vakuum über Phosphorpentoxyd getrocknet.

Diese Methode wird von Loeser ebenfalls zur Darstellung des thyreotropen Hormons aus Blut und Harn verwandt: Das Blut wird in der 10fachen Menge Aceton aufgenommen, und der abzentrifugierte Niederschlag wird nach dem Trocknen 2mal je 12 Stunden mit einer 1,25proz. Ammoniaklösung extrahiert. Die Extrakte werden dann zur weiteren Ausfällung des Eiweißes wie vor-

[1] Loeser: Naunyn-Schmiedebergs Arch. **166**, 693 (1932).
[2] Junkmann u. Schöller: Klin. Wschr. **1932**, 1176.
[3] Reiss: Klin. Wschr. **1939**, 57.
[4] Anselmino u. Hoffmann: Klin. Wschr. **1933**, 1345.
[5] Merten u. Hinsberg: Klin. Wschr. **1939**, 901.
[6] Junkmann u. Schöller: Abderhaldens Handb. d. biol. Arbeitsmeth. Lief. 456 (1936).
[7] Loeser: Arch. f. exper. Path. **166**, 393 (1932).

stehend beschrieben mit einer 20proz. Trichloressigsäure behandelt. Der Niederschlag wird abzentrifugiert, und die Lösung wird mit der 10 fachen Menge Aceton versetzt und 10 Stunden im Eisschrank stehengelassen. Der sich bildende Niederschlag wird getrocknet und zur Auswertung in Kochsalzlösungen gelöst.

Eine ähnliche, von FELLINGER[1] angewandte Methode zur Gewinnung von thyreotropem Hormon aus Blut (und auch aus Harn) besteht darin, daß das Blut zunächst mit Aceton bis zu einer 40proz. Konzentration versetzt wird; der sich bildende Niederschlag wird abzentrifugiert und verworfen. Es wird dann weiter Aceton zugesetzt, bis die Konzentration 85% erreicht, und der das thyreotrope Hormon enthaltende Niederschlag wird abzentrifugiert. Er wird nochmals mit reinem Aceton gewaschen, getrocknet und mit schwachsaurem Wasser (p_H 6) zur Auswertung extrahiert.

Eine weitere Methode zur Darstellung des thyreotropen Hormons aus der Drüse, die einen sehr hohen Reinheitsgrad ergibt, haben JUNKMANN und SCHÖLLER[2] ausgearbeitet:

1 kg acetongetrocknete, pulverisierte Rindervorderlappen werden mit 10 l 0,25proz. Essigsäure 24 Stunden in der Schüttelmaschine extrahiert. Der Rückstand wird in derselben Weise noch 2mal behandelt, wobei für die letzte Extraktion nur 5 l Lösung verwendet werden. Die nach dem Abzentrifugieren erhaltenen Extrakte werden bei niedriger Temperatur durch 1 Volumen gesättigte wäßrige Pikrinsäurelösung unter Rühren ausgefällt. Der entstehende Niederschlag wird nach dem Dekantieren mit einer kleinen Menge gesättigter Pikrinsäurelösung gewaschen. Der Niederschlag wird anschließend in 1 l Wasser aufgeschwemmt, indem er durch tropfenweisen Zusatz von konzentriertem Ammoniak bei neutraler Reaktion zur Lösung gebracht wird. Anschließend wird die Lösung mit dem 4—5fachen Volumen Aceton versetzt und der entstehende Niederschlag wird abgesaugt. Er wird mit Aceton gewaschen und getrocknet.

Das Pulver wird anschließend in 1 l Wasser unter Zusatz einer zur Lösung nötigen Menge Salzsäure in Lösung gebracht. Dann gibt man vorsichtig unter Rühren tropfenweise $^n/_{10}$ Natronlauge zu, bis eine maximale Flockung erreicht wird und in einem Probefiltrat auf vorsichtigen Laugenzusatz eine weitere Fällung ausbleibt.

Nach kurzem Stehen wird der Niederschlag sofort abfiltriert und anschließend in 500 ccm Wasser aufgenommen. Es wird nochmals, wie oben angegeben, zur Lösung des Niederschlages Salzsäure zugegeben und wiederum durch Lauge gefällt. Die vereinigten Filtrate werden nach Ansäuern mit Essigsäure wiederum mit Pikrinsäure gefällt und der Niederschlag wird wie oben zerlegt. Nach Zerlegung mit saurem Alkohol erhält man Substanzen mit etwa 20 MsE. pro Milligramm, während die Acetonfällung aus ammoniakalischer Lösung Präparate liefert, die nur etwa 10 MsE. pro Milligramm besitzen. Die Gesamtausbeute pro Kilogramm Vorderlappen beträgt 12—28 g. Die reinsten Präparate, die jedoch nicht immer darstellbar waren, enthielten 120 MsE. pro Milligramm.

COLLIP und ANDERSON[3] haben folgende Methode zur Gewinnung eines gereinigten thyreotropen Hormons angegeben:

„Die vereinigten Filtrate, die aus der Ca 3 $(PO_4)_2$-Adsorption in dem Q-Prozeß für die Gewinnung des Wachstumshormons erhalten wurden, werden konzentriert und mit Ammoniumsulfat gesättigt. Der Niederschlag wird in destilliertem Wasser aufgenommen und erneut mit Ammoniumsulfat ausgefällt. Es wird zu der neutralen wäßrigen Lösung Alkohol

[1] FELLINGER: Wien. Arch. inn. Med. **29**, 375 (1936).
[2] JUNKMANN u. SCHÖLLER: Abderhaldens Handb. d. biol. Arbeitsmeth. Lief. 456 (1936).
[3] COLLIP u. ANDERSON: J. of Physiol. **82**, 11 (1934) — J. of the Mount Sinai Hosp. **1**, 28 (1934).

bis zu einer 70proz. Konzentration zugesetzt. Der entstehende Niederschlag wird auf einem Filter abgesaugt und mit destilliertem Wasser extrahiert. Es wird das gleiche Volumen Aceton zugegeben, und der Niederschlag wird auf einem Filter gesammelt und mit destilliertem Wasser extrahiert. Diese Lösung stellt das Endprodukt dar, jedoch kann für die weitere Reinigung und die weitere Abtrennung von Verunreinigungen mit dem corticotropen Prinzip eine wiederholte Fällung aus 50% Aceton angeschlossen werden.

Eine ausgezeichnete Gewinnung von thyreotropem Hormon, das noch gewisse Mengen corticotropen Hormons enthält, kann durch die weitere Aufarbeitung der kombinierten Präparate aus dem obigen Prozeß durch Konzentration und Ausfällung aus 90% Alkohol erreicht werden."

Diese Arbeiten über die Gewinnung gereinigter thyreotroper Präparate haben die Frage nach der Abtrennung des thyreotropen Hormons von den anderen Vorderlappenhormonen aufgeworfen. So geben JUNKMANN und SCHÖLLER an, daß ihre gereinigten thyreotropen Präparate kein Follikelreifungshormon und kein Wachstums- und Lactationshormon enthalten. Die von ANDERSON und COLLIP gewonnenen thyreotropen Fraktionen enthalten ebenfalls keine nachweisbaren Mengen von gonadotropen Hormonen und von Lactations- und Wachstumshormon. Von den corticotropen Hormonen wird das thyreotrope Hormon durch seine Nichtultrafiltrierbarkeit abgetrennt. Die corticotrop wirksamen Ultrafiltrate enthalten nach ANSELMINO und HOFFMANN[1], JUNKMANN und SCHÖLLER[2] und MERTEN und HINSBERG[3] kein thyreotropes Hormon, ebenso wie auch andererseits die corticotropen Extrakte verschiedenster Herstellung keine thyreotrope Wirkung besitzen (vgl. Kap. V).

Diese Ergebnisse zeigen im Verein mit den biologischen Untersuchungen, daß der thyreotrope Wirkstoff des Hypophysenvorderlappens als ein spezifisch wirkendes selbständiges Hormon angesehen werden darf.

9. Der Einfluß des Körperwachstums auf den Gehalt der Hypophyse an thyreotropem Hormon.

Der Einfluß des Körperwachstums auf die thyreotrope Wirksamkeit der Hypophyse wurde von TURNER und CUPPS[4] und von REECE und TURNER[5] bei Ratten und bei Rindern untersucht. So fanden TURNER und CUPPS, daß bei jugendlichen wachsenden Ratten ein steiler Anstieg des Hormongehaltes in der Hypophyse erfolgt, indem der Hormongehalt bei männlichen Tieren von 141 KE. pro Gramm Drüse bei einem Körpergewicht von 75,9 g auf 332,8 E. bei einem Körpergewicht von 129 g und auf 345 E. bei einem Gewicht von 174 g ansteigt (vgl. Abb. 52). Dann erfolgt aber wieder ein ebenso steiler Abfall des Hormongehaltes zu verhältnismäßig niedrigen Werten. Bei weiblichen Ratten ist dieser Anstieg im Wachstumsalter nicht in so starkem Maße ausgeprägt wie bei männlichen Tieren. Die gleichen Ergebnisse wurden von REECE und TURNER auch bei jungen, heranwachsenden Rindern erhoben, bei denen die größte Hormonkonzentration in der Hypophyse im Alter von 10 Monaten gefunden wurde.

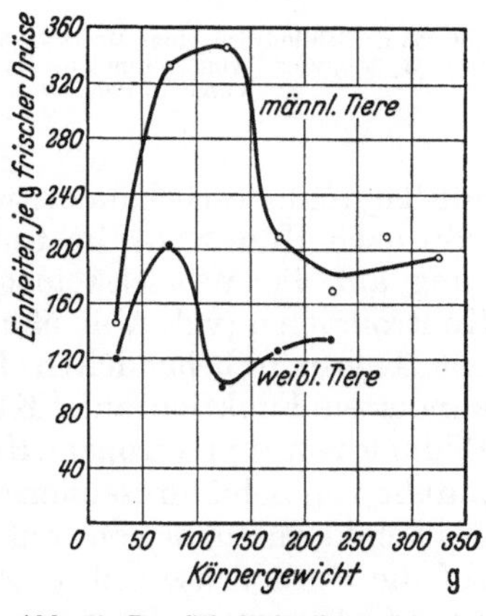

Abb. 52. Der Gehalt der Rattenhypophyse an thyreotropem Hormon in Abhängigkeit vom Körperwachstum. (Nach TURNER und CUPPS.)

o——o männliche Tiere,
•——• weibliche Tiere.

[1] ANSELMINO u. HOFFMANN: Arch. Gynäk. 157, 86 (1934).
[2] JUNKMANN u. SCHÖLLER: Klin. Wschr. 1932, 1176.
[3] MERTEN u. HINSBERG: Klin. Wschr. 1939, 901.
[4] TURNER u. CUPPS: Endocrinology 24, 650 (1939).
[5] REECE u. TURNER: Univ. of Missouri, College of Agriculture. Res. Bull. 266 (1937).

Diese Untersuchungen, die die gesteigerte Bildung von thyreotropem Hormon während der Periode des größten Körperwachstums in klarer Form erweisen, stehen mit unseren Ansichten über die Bedeutung der Schilddrüse für die Wachstumsvorgänge und mit der wachstumsfördernden Wirkung des Schilddrüsenhormons durchaus in Einklang.

10. Der Einfluß der Schilddrüsenfunktion auf den Gehalt der Hypophyse an thyreotropem Hormon.

Die Bildung von thyreotropem Hormon in der Hypophyse wird durch die Schilddrüsenfunktion in ähnlicher Weise beeinflußt, wie die gonadotropen Funktionen durch die Keimdrüsen gesteuert werden.

So haben KUSCHINSKY[1] und HOHLWEG und JUNKMANN[2] gezeigt, daß die Hypophysen von normalen und von schilddrüsenlosen Ratten, die längere Zeit

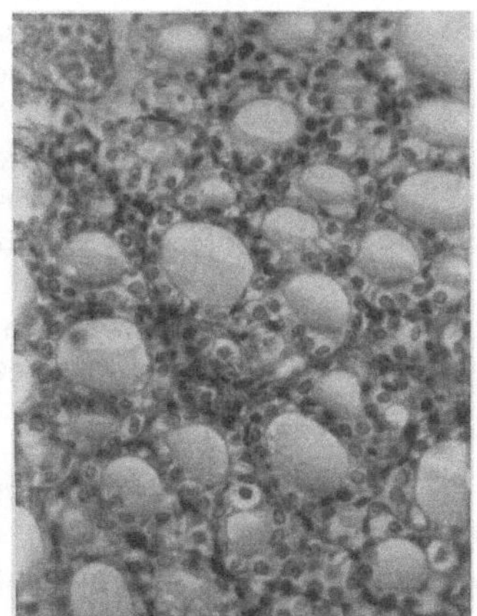 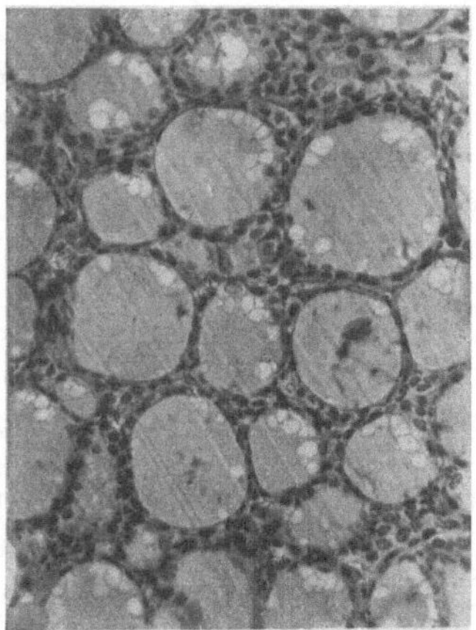

Abb. 53 a. Schilddrüse eines Meerschweinchens, das vier Hypophysen von normalen Ratten erhielt. Vergr. 1 : 160.

Abb. 53 b. Schilddrüse eines Meerschweinchens, das vier Hypophysen von mit Thyroxin vorbehandelten Tieren erhielt. Vergr. 1 : 160.

(Nach G. KUSCHINSKY.)

mit Thyroxin vorbehandelt worden waren (14 Tage lang täglich 0,025 mg Thyroxin nach HOHLWEG), im Implantationsversuch eine geringere thyreotrope Wirkung auf die Meerschweinchenschilddrüse besitzen als die der unbehandelten Kontrollratten (vgl. Abb. 53 a und b). Gleichzeitig wiesen die Schilddrüsen dieser mit Thyroxin behandelten Ratten im histologischen Bild Zeichen einer verminderten Funktion auf. KUSCHINSKY schließt aus diesen Versuchen, daß die Bildung von thyreotropem Hormon in der Hypophyse durch eine vorausgehende Zufuhr von Schilddrüsenhormon gehemmt wird. Neben dieser direkten Wirkung des Schilddrüsenhormons auf die Hypophyse soll gleichzeitig auch eine Wirkung auf die Schilddrüse selbst bestehen, da nach den Untersuchungen von LOEB[3], ARON[4], HOUSSAY, BIASOTTI und MAGDALENA[5] und von LOESER die Wirkung von injiziertem thyreotropem Hormon durch eine gleichzeitige oder vorausgehende Injektion von Thyroxin oder von Dijodthyrosin gehemmt oder aufgehoben wird. So kann nach den Untersuchungen von LOESER bei Meerschwein-

[1] KUSCHINSKY: Naunyn-Schmiedebergs Arch. **170**, 510 (1933).
[2] HOHLWEG u. JUNKMANN: Pflügers Arch. **232**, 148 (1933).
[3] LOEB: Klin. Wschr. **1932**, 2156.
[4] ARON: C. r. Soc. Biol. Paris **104**, 96 (1930).
[5] HOUSSAY, BIASOTTI u. MAGDALENA: C. r. Soc. Biol. Paris **110**, 834 (1932).

chen durch eine 6tägige Vorbehandlung mit 1 mg Thyroxin täglich die Wirkung von 10 MsE. thyreotropem Hormon, das am 5. und 6. Behandlungstag injiziert wurde, aufgehoben werden.

In der gleichen Versuchsanordnung hat KUSCHINSKY nachgewiesen, daß die bei Ratten nach großen Gaben von Jod (17 Tage 50 mg NaJ täglich) auftretende Hyperplasie der Schilddrüse mit einer vermehrten Bildung von thyreotropem Hormon in der Hypophyse einhergeht, indem die Hypophysen der mit Jod vorbehandelten normalen und schilddrüsenlosen Ratten stärker thyreotrop wirksam waren, als die der Kontrolltiere. In Übereinstimmung hiermit konnte LOESER zeigen, daß diese nach Verfütterung von großen Joddosen auftretende Aktivierung der Schilddrüse auf dem Wege über eine Stimulierung der Hypophyse verläuft, da sie bei hypophysektomierten Ratten ausbleibt. Weiterhin hat dann LOESER in der gleichen Versuchsanordnung gezeigt, daß auch die nach Zufuhr kleiner Jodmengen (0,114—1,83 mg Jod in 13 Tagen) auftretende Ruhigstellung der Schilddrüse von Ratten mit einer herabgesetzten Bildung von thyreotropem Hormon in der Hypophyse einhergeht. Aus diesen Versuchen schließt LOESER in Übereinstimmung mit KUSCHINSKY, daß durch Zufuhr von Jod eine Umstellung in der sekretorischen Tätigkeit der Hypophyse erzielt wird, die je nach der Menge der Joddosen verringert oder vermehrt ist. Gleichzeitig besteht aber auch in der Analogie zu den oben besprochenen Versuchen eine direkte Wirkung auf die Schilddrüse selbst, da auch die Wirkung von injiziertem thyreotropem Hormon auf das histologische Bild der Schilddrüse durch eine gleichzeitige Verfütterung von kleinen Joddosen gehemmt oder aufgehoben werden kann (SILBERBERG[1]). Ebenso wird auch nach den Beobachtungen von SIEBERT und THURSTON[2] und von OKKELS und KROGH[3] eine Hemmung der grundumsatzsteigernden Wirkung des thyreotropen Hormons beobachtet.

Die Untersuchungen über den Einfluß der Thyreodektomie auf die Bildung des thyreotropen Hormons in der Hypophyse haben dagegen kein einheitliches Bild erbracht. So fanden HOHLWEG und JUNKMANN[4] und HOUSSAY, NOVELLI und SAMMARTINO[5], daß die thyreotrope Wirksamkeit der Hypophyse von thyreodektomierten weiblichen Ratten und Meerschweinschen 2—3 Wochen nach der Operation nicht in nachweisbarem Maße gegenüber der der nichtoperierten Kontrollen verändert ist, obwohl sich in der Hypophyse dieser Tiere eindeutige histologische Veränderungen mit dem Auftreten der für die Thyreodektomie charakteristischen „Thyreodektomiezellen" fanden. Ebenso konnten HOUSSAY[6] und ZAIKO und IKONEN[7] bei parabiotisch vereinigten Mäusen nach der Thyreodektomie des einen Partners bei dem anderen keine Zeichen einer Schilddrüsenaktivierung feststellen. Dagegen berichtete allerdings ZECKWER[8], daß die Hypophysen von Ratten, die im jugendlichen Alter thyreodektomiert wurden, im Implantationsversuch zwar keine stärkere thyreotrope Wirkung, bezogen auf die gleiche Gewebsmenge, entfalten, daß aber der absolute Gehalt der Hypophyse an thyreotropem Hormon infolge der nach der Thyreodektomie auftretenden Gewichtszunahme der Hypophyse erhöht ist. Ebenso geben CHAN und VAN DYKE[9] an, daß die Hypophysen von weiblichen

---

[1] SILBERBERG: Proc. Soc. exper. Biol. a. Med. **27**, 166 (1929).
[2] SIEBERT u. THURSTON: J. of Pharmacol. **46**, 293 (1932).
[3] OKKELS u. KROGH: Verh. 14. internat. Kongr. Physiol. **1932**, 197.
[4] HOHLWEG u. JUNKMANN: Pflügers Arch. **232**, 148 (1933).
[5] HOUSSSA, NOVELLI u. SAMMARTINO: C. r. Soc. Biol. Paris **111**, 830 (1932).
[6] HOUSSAY: Rev. Soc. argent. Biol. **8**, 411 (1932).
[7] ZAIKO u. IKONEN: Fiziol. Z. **17**, 846 (1934).
[8] ZECKWER: Amer. J. Physiol. **117**, 518 (1936).
[9] CHAN u. VAN DYKE: Proc. Soc. exper. Biol. a. Med. **32**, 484 (1934).

Kaninchen 3 Monate nach der Thyreodektomie einen höheren Gehalt an thyreotropem Hormon enthalten als die nichtoperierten Kontrollen, während dagegen aber bei den thyreodektomierten männlichen Tieren keine Änderung im Hormongehalt der Hypophyse gefunden wurde. Wenn somit nach den Ergebnissen dieser Untersuchungen angenommen werden darf, daß sich bei thyreodektomierten Tieren keine größeren Änderungen in dem Hormongehalt der Hypophyse finden, so geht aber aus den bereits erwähnten Untersuchungen von Houssay, Biasotti und Magdalena hervor, daß die Angabe von thyreotropem Hormon aus der Hypophyse nach der Thyreodektomie in ähnlicher Weise gesteigert ist, wie es für die Sekretion von gonadotropen Hormonen im Anschluß an die Kastration nachgewiesen worden ist. Die Autoren konnten zeigen, daß die nach einer einseitigen Thyreodektomie eintretende Hypertrophie der zurückgelassenen Schilddrüse ausbleibt, wenn die Tiere gleichzeitig hypophysektomiert werden. Sie schließen aus diesen Versuchen, daß diese kompensatorische Hypertrophie der Schilddrüse auf eine gesteigerte Sekretion von thyreotropem Hormon zurückzuführen ist.

Diese Untersuchungen zeigen also, daß die Bildung von thyreotropem Hormon in der Hypophyse durch den Funktionszustand der Schilddrüsen weitgehend beeinflußt wird. Dieser gegenseitige Regulationsmechanismus ist dadurch charakterisiert, daß mit der Abnahme der Schilddrüsenfunktion eine gesteigerte Bildung von thyreotropem Hormon in der Hypophyse erfolgt, und daß andererseits ein experimenteller Hyperthyreodismus zu einer Abnahme der thyreotropen Wirksamkeit der Hypophyse führt. Es ist dies die gleiche Beziehung, die auch für die Regulation der gonadotropen Funktion der Hypophyse durch die Keimdrüsen erwiesen ist.

11. Der Einfluß der Keimdrüsenfunktion auf den Gehalt der Hypophyse an thyreotropem Hormon.

Die Bildung von thyreotropem Hormon in der Hypophyse wird durch die Keimdrüsen weitgehend beeinflußt. So enthält die Hypophyse von männlichen Tieren einen bedeutend höheren Hormongehalt als die weiblicher Tiere. Diese geschlechtsbedingten Unterschiede sind nach den Feststellungen von Turner und Cupps[1] bei Ratten während der in der Wachstumsperiode auftretenden Zunahme der Hormonbildung in besonders starkem Maße ausgeprägt, indem die Hypophyse von männlichen Ratten bei einem Körpergewicht von 129 g im Mittel 322 KE. pro Gramm Drüse enthält, während die weiblicher Ratten von gleichem Gewicht nur einen Gehalt von 208 E. aufweist (vgl. Abb. 52). Ebenso berichtete auch McQueen-Williams[2], daß die Hypophysen männlicher Ratten 7—9fach wirksamer sind als die entsprechenden Gewichtsmengen der Hypophyse weiblicher Tiere. In Übereinstimmung hiermit fanden auch Reece und Turner in der Hypophyse männlicher Rinder im Alter von 11—23 Monaten einen Gehalt von 35,02 MsE. pro Gramm Drüse und in der von gleichaltrigen weiblichen Rindern nur 24,59 E.

Auch durch die Kastration wird die thyreotrope Wirksamkeit der Hypophyse beeinflußt. So fanden Reece und Turner bei 10—23 Monate alten männlichen Rindern einen mittleren Gehalt von 35,02 MsE. pro Gramm Drüse und bei den gleichaltrigen Kastraten nur 16,30 E. Dagegen tritt aber unmittelbar nach der Kastration, wie Loeser[3] bei jungen weiblichen Meerschweinchen zeigte, eine

[1] Turner u. Cupps: Endocrinology **24**, 650 (1939).
[2] McQueen-Williams: Proc. Soc. exper. Biol. a. Med. **32**, 1050 (1935).
[3] Loeser: Naunyn-Schmiedebergs Arch. **184**, 30 (1936).

Zunahme des Hormongehaltes in der Hypophyse auf, und auch die Schilddrüsen der kastrierten Tiere zeigen die typischen Charakteristica einer Aktivierung. Auch bei ausgewachsenen weiblichen Ratten steigt der Hormongehalt der Hypophyse nach den Feststellungen von GUMBRECHT und LOESER[1] von 6—12 MsE. auf 7—14 E. am 14. Tage nach der Kastration und auf 8—17 E. am 28. Tage nach der Kastration an. Mit diesen experimentellen Feststellungen lassen sich die Befunde von ARON und BENOIT über die erhöhte Ausscheidung von thyreotropem Hormon im Harn von kastrierten Ratten und die entsprechenden Ergebnisse von GUMPRECHT über die erhöhte Ausscheidung von thyreotropem Hormon im Harn von klimakterischen Frauen in Einklang bringen (vgl. Abschn. 17, S. 332). Diese Befunde zeigen also, daß der Ausfall der Keimdrüsenfunktion zu einer erhöhten Bildung von thyreotropem Hormon in der Hypophyse führt, ebenso wie in der gleichen Weise auch eine gesteigerte Bildung von gonadotropen Hormonen und von Lactationshormon auftritt.

In diesem Zusammenhang ist es von Interesse, daß auch die Reaktionsfähigkeit kastrierter weiblicher Ratten auf thyreotrope Vorderlappenextrakte nach den Beobachtungen von FREUD, KOOY und WOERD[2], KOOY[3] und von GUMPRECHT und LOESER vermindert ist. Während von GUMPRECHT und LOESER bei nichtkastrierten weiblichen Ratten bereits nach Injektion von 3 MsE. thyreotropen Hormons eine beginnende Wirkung auf die Schilddrüse festgestellt wurde, waren bei den kastrierten Tieren 10 MsE. noch unwirksam. Diese Befunde stehen mit den bereits erwähnten Feststellungen in Einklang, daß die Reaktionsfähigkeit der Schilddrüse auf thyreotropes Hormon um so geringer ist, je höher die thyreotrope Wirksamkeit der Hypophyse ist.

In ähnlicher Weise wie durch die Kastration kann auch durch Zufuhr von weiblichen Keimdrüsenhormonen ein Einfluß auf die thyreotrope Wirksamkeit der Hypophyse erzielt werden. So fanden GUMPRECHT und LOESER, daß bei weiblichen Ratten nach einer 14tägigen Behandlung mit täglich 1000 i.E. Oestradiolbenzoat eine Abnahme des Hormongehaltes der Hypophyse von 6—12 MsE. auf 3 E. und weniger erreicht werden kann, und daß gleichzeitig auch die Schilddrüsen der behandelten Tiere im histologischen Bild eine Ruhigstellung zeigen. Ebenso gelingt es auch, die nach der Kastration auftretende Zunahme der thyreotropen Wirksamkeit der Hypophyse durch eine nach der Operation durchgeführte Behandlung mit Follikelhormon zu verhindern. Bei männlichen Ratten wurde dagegen keine Wirkung auf den Hormongehalt der Hypophyse erzielt, ebenso wie auch eine Behandlung mit Progesteron bei weiblichen Tieren unwirksam war.

12. Der Einfluß der Schwangerschaft und der Lactation auf den Gehalt der Hypophyse an thyreotropem Hormon.

REECE und TURNER[4] und TURNER und CUPPS[5] haben in ausgedehnten Untersuchungen den Einfluß der Schwangerschaft auf die thyreotrope Wirksamkeit der Hypophyse bei Kühen und bei Ratten untersucht. Nach der Feststellung von REECE und TURNER beträgt der mittlere Gehalt der Hypophyse an thyreotropem Hormon bei 12 nichtschwangeren Kühen 24,59 MsE. und steigt in der Frühschwangerschaft auf 42,99 E. (14 Tiere) an, um dann in der Spätschwangerschaft wieder auf 31,98 E. (6 Tiere) abzufallen. Ebenso wurde

---

[1] GUMBRECHT u. LOESER: Naunyn-Schmiedebergs Arch. **189**, 23 (1938).
[2] FREUD, KOOY u. WOERD: Acta brev. neerl. Physiol. etc. **3**, 125 (1933).
[3] KOOY: Nederl. Tijdschr. Geneesk. **730** (1934).
[4] REECE u. TURNER: Univ. Miss. Coll. of Agricult. Res. Bull. **266** (1937).
[5] TURNER u. CUPPS: Endocrinology **24**, 650 (1939).

auch von TURNER und CUPPS bei Ratten während der Schwangerschaft eine
Zunahme der thyreotropen Wirksamkeit gefunden, die am 16. Tage der Schwangerschaft mit einer Steigerung von 50 KE. auf 160 KE. pro Milligramm Drüse
ihren Höhepunkt erreicht (vgl. Abb. 54). In Übereinstimmung mit diesen Ergebnissen haben auch BATES, RIDDLE und LAHR[1] bei Kühen in der ersten Hälfte
der Schwangerschaft einen erhöhten Gehalt an thyreotropem Hormon gefunden,
während dagegen SAXTON und LOEB[2] bei schwangeren Frauen ein Gleichbleiben
des Hormongehaltes feststellten. Diese Versuche sprechen in ihrer Gesamtheit
dafür, daß besonders in der Frühschwangerschaft eine Zunahme der thyreotropen
Wirksamkeit der Hypophyse erfolgt, die mit der während der Schwangerschaft
auftretenden Vergrößerung und Aktivierung der Schilddrüse in Einklang steht.

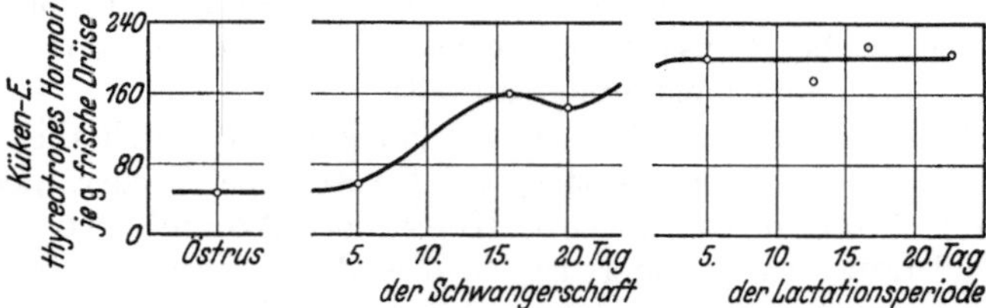

Abb. 54. Der Einfluß der Schwangerschaft und der Lactation auf den Gehalt der Rattenhypophyse an thyreotropem Hormon. (Nach REECE und TURNER).

Während der Lactationsperiode wurde von TURNER und CUPPS bei Ratten
eine weitere Zunahme der thyreotropen Wirksamkeit der Hypophyse gefunden,
indem der Hormongehalt von 130 KE. am Ende der Schwangerschaft auf 204 KE.
pro Milligramm Drüse ansteigt (vgl. Abb. 54). Ebenso haben REECE und TURNER
bei 84 milchgebenden Kühen einen um 31% höheren Hormongehalt als bei
trockenen Tieren gefunden. Diese Befunde über den erhöhten Gehalt der Hypophyse von lactierenden Tieren an thyreotropem Hormon sind von besonderem
Interesse im Hinblick auf die lactationssteigernde Wirkung des Schilddrüsenhormons.

13. Der Einfluß des thyreotropen Hormons auf die Nebennierenrinde.

Unter der Wirkung des thyreotropen Hormons tritt in der gleichen Weise
wie nach einer Verfütterung von Schilddrüsensubstanz eine Hypertrophie der
Nebennierenrinde und insbesondere der Zona fasciculata auf, wie sie vor allem
bei Meerschweinchen von ÖHME, PAAL und KLEINE[3], ROWLANDS und PARKES[4],
LOESER[5], HOLMQUIST[6], SCOWEN und SPENCE[7] u. v. a. beobachtet wurde. Nach
den Feststellungen von LOESER wird die Hypertrophie der Rinde von jungen
Meerschweinchen, die täglich 100 MsE. von gereinigtem thyreotropem Hormon
(Schering AG.) erhielten, am 5. Tage nachweisbar und erreicht zwischen dem
10. und 12. Tag ihren Höhepunkt mit einer Zunahme von 160—195%. Bei
thyreodektomierten Tieren fehlt diese Wirkung, während dagegen bei Verwendung von ungereinigten Vorderlappenextrakten, die noch das corticotrope Hormon enthalten, auch bei thyreodektomierten Tieren eine bereits frühzeitig auftretende direkte Wirkung auf die Nebennierenrinde nachweisbar ist (LOESER,

[1] BATES, RIDDLE u. LAHR: Amer. J. Physiol. **113**, 259 (1935).
[2] SAXTON u. LOEB: Anat. Rec. **69**, 261 (1937).
[3] ÖHME, PAAL u. KLEINE: Klin. Wschr. **1932**, 1549.
[4] ROWLANDS u. PARKES: Biochemic. J. **28**, 1829 (1934).
[5] LOESER: Naunyn-Schmiedebergs Arch. **173**, 62 (1933); **176**, 729 (1934).
[6] HOLMQUIST: Klin. Wschr. **1934**, 664.
[7] SCOWEN u. SPENCE: Brit. med. J. **1936**, 3852, 805.

Jores und Boecker[1]). Die weitere Abgrenzung dieser indirekten Beeinflussung der Nebennierenrinde durch das thyreotrope Hormon gegenüber der Wirkung des corticotropen Hormons ist im Abschn. 8, S. 321 dieses Kapitels dargestellt.

Die Wirkung des Schilddrüsenhormons und des thyreotropen Hormons auf die Nebennierenrinde ist als eine indirekte Wirkung anzusehen, da sie nach den Befunden von Smith, Greenwood und Forster[2] und von Kaden, Öhme und Weber[3] auf dem Wege über die Hypophyse verläuft. So gelingt es nach den Beobachtungen von Kaden c. s. bei hypophysektomierten Meerschweinchen nicht durch eine 11tägige Behandlung mit $200\,\gamma$ Thyroxin pro 100 g Körpergewicht eine Beeinflussung der Nebennierenrinde zu erzielen, während dagegen bereits beim Normaltier nach Zufuhr von $0{,}5\,\gamma$ Thyroxin täglich eine Vergrößerung der Nebenniere auftritt. Die Autoren schließen aus diesen Ergebnissen, daß die Thyroxinwirkung auf die Nebennierenrinde auf dem Wege über die Hypophyse verläuft, und daß sie möglicherweise auf einer Ausschüttung von corticotropem Vorderlappenhormon beruht. Mit diesen Befunden stehen die obigen Ergebnisse durchaus in Einklang, daß gereinigte thyreotrope Extrakte bei thyreodektomierten Tieren keine Wirkung auf die Nebennierenrinde besitzen, während dagegen ungereinigte Extrakte, die noch den corticotropen Wirkstoff enthalten, auch bei thyreodektomierten Tieren eine Rindenhypertrophie bewirken. Demnach ist also die Wirkung des thyreotropen Hormons auf die Nebennierenrinde sowohl an die Anwesenheit der Schilddrüse als auch der Hypophyse gebunden und unterscheidet sich hier grundlegend von der des corticotropen Vorderlappenhormons, das auch beim thyreodektomierten und beim hypophysektomierten Tier eine direkte Stimulierung der Nebennierenrinde bewirkt.

Andererseits beeinflußt auch die Nebennierenrinde die thyreotrope Wirksamkeit der Hypophyse. So ist der Gehalt der Hypophyse an thyreotropem Hormon bei nebennierenlosen Ratten und Meerschweinchen nach den Feststellungen von Jores[4] und von Schulze und Mellinghoff[5] bis auf die Hälfte der Kontrollwerte erniedrigt, und die Schilddrüse dieser Tiere ist im histologischen Bild inaktiv. Diese Abnahme des Hormongehaltes läßt sich durch Zufuhr von Rindenhormon, Ascorbinsäure und Adrenalin wieder ausgleichen. Andererseits gelingt es bei nichtoperierten Meerschweinchen durch eine 3tägige Behandlung mit Rindenhormon und Ascorbinsäure eine Zunahme der thyreotropen Wirksamkeit der Hypophyse mit einer gleichzeitigen Aktivierung der Schilddrüse zu erzielen (Schulze und Mellinghoff).

14. Der Einfluß von Vitaminen auf die thyreotrope Wirksamkeit der Hypophyse.

Die Bedeutung des Vitaminhaushaltes für die thyreotrope Wirksamkeit der Hypophyse und für den Ablauf der thyreotropen Vorderlappenwirkung ist in neuerer Zeit von einer Reihe von Autoren untersucht worden, wobei jedoch in manchen Punkten uneinheitliche Ergebnisse erzielt worden sind.

Schulze und Hundhausen[6] berichteten, daß eine lang dauernde Vitamin A-freie Ernährung bei Ratten zu einer Zunahme des thyreotropen Hormons in der Hypophyse um etwa 30—40% führt, und daß gleichzeitig auch die Schild-

[1] Loeser, Jores u. Boecker: Z. exper. Med. **100**, 332 (1937).
[2] Smith, Greenwood u. Forster: Amer. J. Path. **3**, 669 (1927).
[3] Kaden, Öhme u. Weber: Naunyn-Schmiedebergs Arch. **184**, 543 (1937).
[4] Jores: Z exper. Med. **102**, 285 (1938).
[5] Schulze u. Mellinghoff: Z. exper. Med. **105**, 532 (1939).
[6] Schulze u. Hundhausen: Naunyn-Schmiedebergs Arch. **192**, 43 (1939).

drüsen dieser Tiere Zeichen einer Funktionssteigerung aufweisen. Andererseits konnten sie durch eine gesteigerte Zufuhr von Vitamin A bei normal ernährten Ratten eine Abnahme der thyreotropen Wirksamkeit der Hypophyse nachweisen, die gleichzeitig auch von einer Ruhigstellung der Schilddrüse begleitet war. Die Autoren schließen aus diesen Versuchen auf einen Antagonismus zwischen dem Vitamin A und der thyreotropen Funktion der Hypophyse derart, daß die A-Avitaminose zu einer gesteigerten Bildung von thyreotropem Hormon und die künstliche Zufuhr von Vitamin A zu einer Abnahme des Hormongehaltes in der Hypophyse führt. In Übereinstimmung hiermit fanden ELMER, GIEDOSZ und SCHEPS[1] und FELLINGER und HOCHSTÄDT[2], daß die thyreotrope Wirkung von Vorderlappenextrakten bei Meerschweinchen durch eine gleichzeitige Behandlung mit hohen Dosen von Vitamin A gehemmt wird. Nach den Untersuchungen von SCHNEIDER[3] hat dagegen die gleichzeitige Zufuhr von Vitamin A keinen Einfluß auf den Ablauf der thyreotropen Wirkung von Vorderlappenextrakten.

Der Entzug von Vitamin B_1 führt nach den Feststellungen von HUNDHAUSEN und SCHULZE[4] bei Ratten zu einer Abnahme des thyreotropen Hormons in der Hypophyse, die etwa 40—50% erreicht. Gleichzeitig ist auch die Schilddrüse der Tiere ruhiggestellt. Diese Veränderungen sind, wie die Autoren zeigen konnten, nicht durch die mit der vitaminfreien Ernährung verbundenen herabgesetzten Nahrungsaufnahme bedingt. Vitamin B_1-frei ernährte Tiere sprechen nach den Untersuchungen von SCHNEIDER[5] in normaler Weise auf thyreotrope Vorderlappenextrakte an, und ebenso hat auch die gleichzeitige Zufuhr von Vitamin B_1 bei Normaltieren keinen Einfluß auf den Ablauf der thyreotropen Vorderlappenwirkung auf die histologische Struktur der Schilddrüse (GENTZEN und MOHR[6]). Bei Vitamin B_2-frei ernährten Tieren wurden von SCHULZE und HUNDHAUSEN keine Änderungen in dem Gehalt der Hypophyse an thyreotropem Hormon gefunden, ebenso wie auch die Reaktionsfähigkeit der Schilddrüse auf thyreotrope Vorderlappenextrakte durch eine gleichzeitige Zufuhr von Vitamin B_2 nicht beeinflußt wird (ELMER[7] c. s.).

Der Vitamin C-Mangel hat nach den Untersuchungen von SCHULZE und LINNEMANN[8] keinen Einfluß auf den Hormongehalt der Hypophyse, obwohl die Schilddrüse bei einem Teil der an Skorbut leidenden Tiere histologisch Zeichen einer gesteigerten Aktivität aufwies. Ebenso beeinflußt auch die gleichzeitige Zufuhr von Ascorbinsäure nach den Feststellungen von SCHNEIDER und WIEDMANN[9] und von SCHÖBER[10] den Ablauf der thyreotropen Vorderlappenwirkung bei Meerschweinchen nicht, während dagegen von TEERBRÜGGEN[11] und von STURM, SCHMIDT und BECK[12] eine Hemmung der thyreotropen Vorderlappenwirkung am histologischen Test beobachtet wurde.

Bei der E-Avitaminose finden sich nach den Feststellungen von BOMSKOV und SCHNEIDER[13] keine Änderungen in dem Hormongehalt der Hypophyse von

---

[1] ELMER, GIEDOSZ u. SCHEPS: C. r. Soc. Biol. Paris **120**, 560 (1935).
[2] FELLINGER u. HOCHSTÄDT: Wien. klin. Wschr. **1936**, 1339.
[3] SCHNEIDER: Dtsch. Z. Chir. **242**, 189 (1934).
[4] HUNDHAUSEN u. SCHULZE: Naunyn-Schmiedebergs Arch. **191**, 570 (1938).
[5] SCHNEIDER: Klin. Wschr. **1938**, 542.
[6] GENTZEN u. MOHR: Naunyn-Schmiedebergs Arch. **192**, 664 (1939).
[7] ELMER c. s.: C. r. Soc. Biol. Paris **129**, 343 (1938).
[8] SCHULZE u. LINNEMANN: Naunyn-Schmiedebergs Arch. **189**, 448 (1938).
[9] SCHNEIDER u. WIEDMANN: Klin. Wschr. **1935**, 1454.
[10] SCHÖBER: Endokrinol. **22**, 24 (1939).
[11] TEERBRÜGGEN: Virchovs Arch. **298**, 646 (1937).
[12] STURM, SCHMIDT u. BECK: Endokrinol. **21**, 1 (1938).
[13] BOMSKOV u. SCHNEIDER: Naunyn-Schmiedebergs Arch. **191**, 715 (1938).

Ratten, während dagegen die Schilddrüse der Tiere ruhiggestellt wird. Ebenso wird auch die thyreotrope Wirksamkeit von Vorderlappenextrakten bei Meerschweinchen durch gleichzeitige Gaben von Vitamin E nicht in nennenswertem Maße beeinflußt.

15. Thyreotrope Wirkung und Nervensystem.

Die Wirkung thyreotroper Vorderlappenextrakte auf die Schilddrüse ist entgegen den Angaben von ARON und DOBRZANIECKI[1] unabhängig von nervösen Impulsen. So konnte KRAYER[2] nachweisen, daß die thyreotrope Vorderlappenwirkung bei Meerschweinchen und Kaninchen nach der Durchtrennung des Halssympathicus in der gleichen Weise wie bei den Kontrolltieren auftritt und damit nicht auf dem Wege über das Nervensystem verläuft.

Mit diesen Befunden stimmen auch die Beobachtungen von EITEL, KREBS und LOESER[3] überein, die an in vitro überlebenden Schilddrüsenschnitten nach Zusatz von thyreotropem Hormon eine echte thyreotrope Wirkung feststellten. Ebenso fanden PAAL[4], ANDERSON und ALT[5], ZANZANECKI und RAPPORT[6] u. a. eine Zunahme des Sauerstoffverbrauchs von Schilddrüsengewebe in vitro nach Zusatz von thyreotropem Hormon. Weiterhin berichteten auch HOUSSAY, BIASOTTI und MAGDALENA[7] und MARINE und ROSEN[8], daß Autotransplantate von Schilddrüsen junger Meerschweinchen eine ausgesprochene thyreotrope Wirkung aufweisen, wenn die Tiere mit thyreotropem Hormon behandelt werden. Die Einheilungstendenz der Transplantate wird nach den Beobachtungen von SILBERBERG[9] und von EITEL[10] durch Behandlung der Tiere mit thyreotropem Hormon gefördert.

16. Die neuro-hormonale Regulation der thyreotropen Vorderlappenfunktion.

Die Bildung des thyreotropen Hormons in der Hypophyse wird außer der bereits geschilderten hormonalen Beeinflussung durch andere innersekretorische Drüsen, wie durch die Schilddrüse, die Keimdrüsen und durch die Nebennierenrinde, in geringem Ausmaß auch durch nervöse Impulse gesteuert. So fanden WESTMAN und JAKOBSOHN[11] bei Ratten, daß die Durchtrennung des Hypophysenstieles und die damit verbundene Ausschaltung der durch den Stiel zur Hypophyse verlaufenden Nervenbahnen bei einem Teil der Tiere zum Auftreten von geringgradigen atrophischen Veränderungen der Schilddrüse führt. Während in der gleichen Versuchsanordnung nach der Durchtrennung des Hypophysenstieles eine Atrophie der Keimdrüsen auftritt, die der nach der Hypophysektomie einsetzenden Rückbildung der Gonaden entspricht, hat die Ausschaltung der durch den Stiel zur Hypophyse verlaufenden sympathischen Nervenbahnen einen wesentlich geringeren Einfluß auf die Schilddrüsenstruktur und damit auch auf die Sekretion des thyreotropen Hormons. Dementsprechend konnte UOTILA[12] zeigen, daß die nach einer unvollständigen Thyreodektomie auftretende reaktive Hyper-

[1] ARON u. DOBRZANIECKI: C. r. Soc. Biol. Paris **104**, 1323 (1930).
[2] KRAYER: Naunyn-Schmiedebergs Arch. **171**, 473 (1933).
[3] EITEL, KREBS u. LOESER: Klin. Wschr. **1933**, 615.
[4] PAAL: Klin. Wschr. **1934**, 207.
[5] ANDERSON u. ALT: Amer. J. Physiol. **119**, 67 (1937).
[6] ZANZANECKI u. RAPPORT: Endocrinology **22**, 73 (1938).
[7] HOUSSAY, BIASOTTI u. MAGDALENA: C. r. Soc. Biol. Paris **110**, 834 (1932).
[8] MARINE u. ROSEN: Amer. J. Physiol. **107**, 677 (1934).
[9] SILBERBERG: Arch. of Path. **17**, 381 (1934).
[10] EITEL: Dtsch. Z. Chir. **247**, 647 (1936).
[11] WESTMAN u. JAKOBSOHN: Acta path. scand. (Københ.) **15**, 435 (1938).
[12] UOTILA: Endocrinology **26**, 129 (1940).

trophie der zurückgelassenen Drüsenanteile, die durch eine gesteigerte Ausschüttung von thyreotropem Hormon aus der Hypophyse bedingt wird (vgl. Abschn. 10, S. 324), auch nach der Stieldurchtrennung auftritt, während sie dagegen bei hypophysektomierten Tieren vermißt wird. Auch diese Versuche zeigen, daß die thyreotrope Vorderlappenfunktion vorwiegend hormonal gesteuert wird.

WOLF und GREEP[1] haben nachweisen können, daß die bei Ratten nach einer Kälteeinwirkung auftretende reaktive Hypertrophie der Schilddrüse bei hypophysektomierten Tieren ausbleibt, und daß also die durch den Kältereiz ausgelösten nervösen Impulse auf dem Wege über die Hypophyse verlaufen müssen. UOTILA[2], der diese Versuche bestätigte, konnte weiterhin zeigen, daß die Durchtrennung des Hypophysenstieles die nach einer Kälteeinwirkung auftretende Schilddrüsenhypertrophie verhindert, und daß also die zur Ausschüttung des thyreotropen Hormons führenden Kältereize auf dem Wege über die durch den Hypophysenstiel verlaufenden sympathischen Bahnen geleitet werden.

17. Der Nachweis von thyreotropem Hormon im Blut und Harn.

ARON und KLEINE[3] und VAN CAULERT, ARON und STAHL[4] untersuchten das Vorkommen von thyreotropem Hormon im Blut und Harn, indem sie jungen, 150—200 g schweren Meerschweinchen an 3 Tagen je 5 ccm Nativharn bzw. 5 ccm Serum von Normalpersonen intraperitoneal injizierten. Sie erhielten hierbei schwach positive Reaktionen am histologischen Schilddrüsentest und schließen hieraus, daß normalerweise kleine Mengen von thyreotropem Hormon im Blut und Harn von Normalpersonen nachweisbar sind. NIELSON[5] konnte ebenfalls bei Kaninchen durch eine intravenöse Injektion von Nativharn von gesunden Versuchspersonen eine thyreotrope Wirkung erzielen, die auch von LOESER[6] bestätigt wird. Auch von FELLINGER[7] wurde im menschlichen Blut mit Hilfe fraktionierter Alkoholfällungen thyreotropes Hormon nachgewiesen, worüber im folgenden noch näher berichtet werden wird. Dagegen haben aber JUNKMANN und SCHÖLLER[8] mit Hilfe von Anreicherungsverfahren keine thyreotrop wirksamen Substanzen im Harn nachweisen können, ebenso wie auch DEL CASTILLO und MAGDALENA[9], GIEDOSZ[10], KENDALL und CUTTING[11], HERTZ und OASTLER[12] u. a. bei Verwendung von Harnextrakten gesunder Personen größtenteils negative Ergebnisse erhielten. In einem Teil der Untersuchungen wurden unspezifische, durch Verunreinigung der Extrakte bedingte Schilddrüsenreaktionen beobachtet, die nach DEL CASTILLO auch mit dem Serum von hypophysektomierten Hunden in 3 von 10 Fällen nachgewiesen werden konnten.

Bei Basedowkranken fanden ARON, CAULERT und STAHL[13] in allen untersuchten Fällen eine Abnahme bzw. ein Fehlen des thyreotropen Hormons im Blut und Harn und konnten in einem Falle nach der operativen Behandlung

---

[1] WOLF u. GREEP: Proc. Soc. exper. Biol. a. Med. **36**, 856 (1937).
[2] UOTILA: Endocrinology **25**, 57 (1939; **25**, H. 3 (1939).
[3] ARON u. KLEINE: C. r. Soc. Biol. Paris **103**, 703 (1930).
[4] VAN CAULERT, ARON u. STAHL: C. r. Soc. Biol. Paris **107**, 64 (1931).
[5] NIELSON: Klin. Wschr. **1933**, 508.
[6] LOESER: Naunyn-Schmiedebergs Arch. **170**, 695 (1934).
[7] FELLINGER: Wien. Arch. inn. Med. **29**, 375 (1936).
[8] JUNKMANN u. SCHÖLLER: Klin. Wschr. **1932**, 1176.
[9] DEL CASTILLO u. MAGDALENA: C. r. Soc. Biol. Paris **108**, 817 (1933).
[10] GIEDOSZ: Klin. Wschr. **1934**, 1507.
[11] KENDALL u. CUTTING: Endocrinology **23**, 439 (1938).
[12] HERTZ u. OASTLER: Endocrinology **20**, 520 (1936).
[13] ARON, CAULERT u. STAHL: C. r. Soc. Biol. Paris **107**, 64 (1931).

und der klinischen Besserung wieder thyreotropes Hormon im Harn nachweisen. Umgekehrt haben ARON und Mitarbeiter in 7 von 8 Myxödemfällen und in 3 Fällen von kongenitalem Myxödem eine erhöhte Hormonausscheidung im Harn feststellen, die in einigen Fällen nach der Thyroxinbehandlung wieder zur Norm absank. Dagegen war die Hormonausscheidung in einem Falle von Myxödem mit hypophysären Symptomen gegenüber der Norm verringert.

Ebenso konnten KROGH und OKKELS[1] in Alkoholfällungen entsprechend 2150—5600 ccm Harn von Basedowkranken kein thyreotropes Hormon am Meerschweinchentest nachweisen. Die gleichen negativen Ergebnisse wurden auch von SMITH und MOORE[2], ANTOGNETTI und GERIOLA[3] und von KENDALL und CUTTING[4] erhoben. FELLINGER[5] hat eine vergleichende Auswertung von thyreotropem Hormon im Blut von gesunden Normalpersonen und von Basedow- und Myxödemkranken ausgeführt, indem er die Extrakte durch fraktionierte Alkoholfällungen reinigte und sie an 150—200 g schweren Meerschweinchen auswertete. Die histologischen Reaktionen wurden nach 5 Wirkungsgraden eingeteilt. Bei der Auswertung des Blutes von 21 Normalfällen wurde 2 mal die Reaktion I, 10 mal die Reaktion II, 8 mal die Reaktion III und 1 mal die Reaktion IV gefunden, während dagegen bei der Auswertung von 48 Fällen von Basedowkranken 16 mal die Reaktion 0, 23 mal die Reaktion I, 7 mal die Reaktion II und 2 mal die Reaktion III festgestellt wurde. Die Wirksamkeit des Blutes von Basedowkranken ist also deutlich vermindert, und es konnte andererseits nach der Operation wieder eine Zunahme der Wirksamkeit beobachtet werden. In Übereinstimmung mit den Ergebnissen von ARON konnte in 4 untersuchten Fällen von Hypothyreoidismus eine stärkere thyreotrope Wirksamkeit des Blutes nachgewiesen werden. Ebenso haben KENDALL und CUTTING[4] in 7 von 8 Fällen von klinischen Thyreodektomien bis zu 2 Jahren nach dem Eingriff eine erhöhte Ausscheidung von thyreotropem Hormon mit Hilfe von fraktionierten Alkoholfällungsmethoden nachgewiesen, während dagegen in 19 Fällen von Kretinismus oder von Myxödem nur in 3 Fällen thyreotropes Hormon im Harn gefunden wurde. Neuerdings berichtete auch BASTENIE[6] über den Nachweis von thyreotropem Hormon im Harn von Myxödemkranken, während bei gesunden Kontrollpersonen kein Hormon gefunden wurde.

Eine besondere Erwähnung bedürfen die Versuche von HERTZ und OASTLER[7], die zur Testierung hypophysektomierte Ratten verwandten, um unspezifische, durch die Verunreinigung der Extrakte bedingte Schilddrüsenveränderungen ausschließen zu können. Die Tiere erhielten 5 Tage lang täglich 2 mal 5 ccm Harn bzw. 1—2 ccm Serum intramuskulär injiziert. HERTZ und OASTLER konnten bei diesem Vorgehen in Übereinstimmung mit den obengenannten Autoren mit dem Serum von 9 Fällen von Myxödem und in 8 Fällen mit dem Harn der Patienten eine positive Reaktion erzielen, während dagegen die entsprechenden Versuche mit dem Harn und Blut von gesunden Kontrollpersonen und von Basedowkranken negativ ausfielen.

Aus diesen Untersuchungen, die noch eine Reihe von Widersprüchen aufweisen und die einer Überprüfung an hypophysektomierten Tieren bedürfen, würde also in Übereinstimmung mit den im vorausgegangenen Kapitel be-

---

[1] KROGH u. OKKELS: C. r. Soc. Biol. Paris **113**, 638 (1933).
[2] SMITH u. MOORE: Proc. Soc. exper. Biol. a. Med. **30**, 735 (1933).
[3] ANTOGNETTI u. GERIOLA: Endocrinologia **11**, 395 (1935).
[4] KENDALL u. CUTTING: Endocrinology **23**, 493 (1938).
[5] FELLINGER: Wien. Arch. inn. Med. **29**, 375 (1936).
[6] BASTENIE: Arch. internat. Méd. expér. **14**, 111 (1939).
[7] HERTZ u. OASTLER: Endocrinology **20**, 520 (1936).

sprochenen experimentellen Untersuchungen hervorgehen, daß eine gesteigerte Schilddrüsentätigkeit mit einer verminderten Ausscheidung und andererseits eine herabgesetzte Schilddrüsenfunktion mit einer erhöhten Bildung von thyreotropem Hormon einhergehen würde.

Niteszu und Timus[1] konnten bei einem Falle von Akromegalie mit basedowähnlichen Symptomen thyreotropes Hormon im Harn nachweisen, während die entsprechenden Auswertungen des Harnes gesunder Kontrollpersonen negative Ergebnisse zeigten. Gumbrecht[2] berichtet weiterhin über eine erhöhte Ausscheidung von thyreotropem Hormon im Harn von klimakterischen Frauen.

Im Schwangerenharn wird nach den Untersuchungen von Junkmann und Schöller[3], Anselmino, Hoffmann und Herold[4], Greep[5], Bonilla und Kramann[6] u. a. kein thyreotropes Hormon ausgeschieden. So haben Anselmino, Hoffmann und Herold und Bonilla und Kramann gezeigt, daß die durch Alkoholfällung aus Schwangerenharn gewonnenen Extrakte selbst in einer Gesamtmenge entsprechend 100—300 ccm Harn bei männlichen Meerschweinchen thyreotrop unwirksam sind. Dagegen ist aber nach den Untersuchungen von Bonilla und Kramann in Alkoholfällungen aus dem Harn von Schwangeren mit Hyperemesis gravidarum und von Eklamptischen in Mengen entsprechend 100 ccm Harn thyreotropes Hormon nachweisbar.

Im Liquor lassen sich nach den Untersuchungen von Schittenhelm und Eisler[7] geringe Mengen von thyreotropem Hormon nachweisen.

18. Die mutmaßliche Bildungsstätte des thyreotropen Hormons.

Es lassen sich heute nur unsichere Schlüsse über die Frage ziehen, welche Zellen im Vorderlappen als die mutmaßlichen Bildungsstätten des thyreotropen Hormons angesehen werden dürfen. Ph. E. Smith[8] fand, daß die Rückbildung der nach der Hypophysektomie auftretenden Schilddrüsenatrophie von Froschlarven nur durch Transplantation der an basophilen Zellen reichen zentralen Vorderlappenpartien erreicht werden kann und nimmt daher an, daß diese Zellen das thyreotrope Hormon bilden. Gegen diese Auffassung läßt sich aber einwenden, daß beim basophilen Vorderlappenadenom Cushings eher atrophische Schilddrüsenveränderungen beobachtet werden, während umgekehrt die bei Akromegalen häufiger anzutreffenden hyperthyreotischen Symptome (Oehme[9], Berblinger[10]) an die eosinophilen Zellen als Bildungsstätte des thyreotropen Hormons denken lassen (Berblinger).

V. Das corticotrope Hormon des Hypophysenvorderlappens.

1. Einleitung.

Eine große Reihe von klinischen und von pathologisch-anatomischen Beobachtungen haben seit langem auf die engen Beziehungen, die zwischen dem Hypophysenvorderlappen und der Nebennierenrinde bestehen, hingewiesen. Es sei hierbei an die Hypertrophie der Nebennierenrinde bei der Akromegalie und

---

[1] Niteszu u. Timus: Zit. Ber. Physiol. **106**, 248 (1938).
[2] Gumbrecht: Münch. med. Wschr. **1935**, 1375.
[3] Junkmann u. Schöller: Klin. Wschr. **1932**, 1176.
[4] Anselmino, Hoffmann u. Herold: Klin. Wschr. **1934**, 45.
[5] Greep: Amer. J. Physiol. **110**, 692 (1935).
[6] Bonilla u. Kramann: Mschr. Geburtsh. **105**, 8 (1936).
[7] Schittenhelm u. Eisler: Z. exper. Med. **95**, 121 (1935).
[8] Smith, Ph. E.: Harvey Lecture **1929**, 129.
[9] Oehme: Dtsch. med. Wschr. **1931**, Nr 44.
[10] Berblinger: Med. Klin. **1933**, Nr 25.

bei den basophilen Adenomen des Vorderlappens und andererseits an die im Gefolge der hypophysären Kachexie auftretende Atrophie der Nebennierenrinde erinnert, wie sie seit den ersten Beobachtungen von Cushing, Bauer, Berblinger, Kraus, v. Bergmann u. v. a. immer wieder beschrieben worden sind. Die ersten experimentellen Anhaltspunkte über diese Zusammenhänge wurden von P. E. Smith[1] erhoben, der 1927 bei Ratten nach der Hypophysektomie eine Atrophie der Nebennierenrinde beobachtete, die vor allem durch den Schwund der Zona fasciculata und in geringem Ausmaß der Zona reticularis gekennzeichnet war. Diese atrophischen Veränderungen konnten von Smith durch Implantation von Vorderlappengewebe wieder zur Rückbildung gebracht werden. Evans, Meyer und Simpson[2] zeigten dann 1932, daß auch wäßrige Vorderlappenextrakte, die frei von gonadotropen Hormonen waren, die gleiche restituierende Wirkung auf die atrophische Rinde hypophysektomierter Ratten besitzen.

Ausgehend von diesen Arbeiten haben 1933 unabhängig voneinander Collip, Anderson und Thompson[3] und Anselmino, Hoffmann und Herold[4] den Nachweis eines von den bekannten Vorderlappenhormonen trennbaren corticotropen Wirkstoffes erbracht. Collip konnte in Weiterführung der Arbeiten von Smith und Evans zeigen, daß Vorderlappenextrakte, deren Herstellung im einzelnen nicht näher angegeben wurde, die aber keine gonadotrope und thyreotrope Wirkung besaßen und die frei von Wachstums- und Lactationshormon waren, die Restitution der atrophischen Rinde von hypophysektomierten Ratten bewirkten. Anselmino, Hoffmann und Herold, die normale, nichthypophysektomierte Mäuse und Ratten als Testtiere benutzten, konnten mit Hilfe einer noch zu beschreibenden Methode einen von allen bekannten Vorderlappenhormonen freien Extrakt gewinnen, der beim Normaltier zu einer Hypertrophie der Nebennierenrinde, insbesondere der Zona fasciculata führte. Die wirksame Substanz wurde 1933 von Collip als das adrenalotrope Hormon und von Anselmino und Hoffmann als das corticotrope Hormon des Hypophysenvorderlappens bezeichnet.

In unmittelbarem Anschluß an diese Mitteilungen wurde auch von Emery und Atwell[5], Houssay[6], Jores[7], Loeser[8] u. v. a. über eine Stimulierung der Nebennierenrinde nach Zufuhr von Gesamtvorderlappenextrakten berichtet, wobei auch größtenteils als Test die Hypertrophie der Rinde von nichthypophysektomierten Tieren benutzt wurde.

2. Der Einfluß der Hypophysektomie auf die histologische Struktur der Nebennierenrinde.

Die nach der Hypophysektomie auftretende Atrophie der Nebennierenrinde, die 1927 erstmalig von Smith[1] bei Ratten beschrieben wurde, konnte in den folgenden Jahren von einer großen Reihe von Autoren bei allen untersuchten Tierarten bestätigt werden. Die Rückbildung erstreckt sich nach den übereinstimmenden Angaben aller Untersucher in erster Linie auf die Zona fasciculata, die sich bis auf ein Sechstel der ursprünglichen Breite verkleinert und in ge-

---

[1] Smith, P. E.: J. amer. med. Assoc. **88**, 158 (1927).
[2] Evans, Meyer u. Simpson: Science (N. Y.) **75**, 442 (1932).
[3] Collip, Anderson u. Thompson: Lancet **1933**.
[4] Anselmino, Hoffmann u. Herold: Klin. Wschr. **1933**, 1944 — Verh. med. Ges. Düsseldorf 16. 5. 33.
[5] Emery u. Atwell: Proc. Soc. exper. Biol. a. Med. **31**, 200 (1933).
[6] Houssay: Prensa méd. argent. **1933**, Nr 29.
[7] Jores: Klin. Wschr. **1933**, 1989.
[8] Loeser: Naunyn-Schmiedebergs Arch. **173**, 62 (1933).

ringerem Ausmaß auch auf die Zona reticularis, die beide — wie die Abb. 55a bis c zeigt — zu einer schmalen Schicht verschmelzen. Die Zellen der beiden Schichten zeigen typische Degenerationserscheinungen mit Vakuolenbildung und Schrumpfung des Protoplasmaleibes, und es finden sich in gehäuftem Maße Pigmentzellen mit gelblich-bräunlichen Granula. Gleichzeitig nimmt der Lipoid-gehalt der Zona fasciculata stark ab. Dagegen werden an der äußersten Rindenschicht, der Zona glomerulosa, nach der Hypophysektomie keine degenerativen Veränderungen gefunden, sondern es läßt sich eher eine geringe Verbreiterung der Schicht um 2—3 Zellenreihen feststellen.

Die nach der Hypophysektomie auftretende Atrophie der Nebennierenrinde findet weiterhin ihren Ausdruck in der starken Gewichtsabnahme der Nebennieren. So verringert sich das Gewicht der Nebennieren von männlichen Ratten

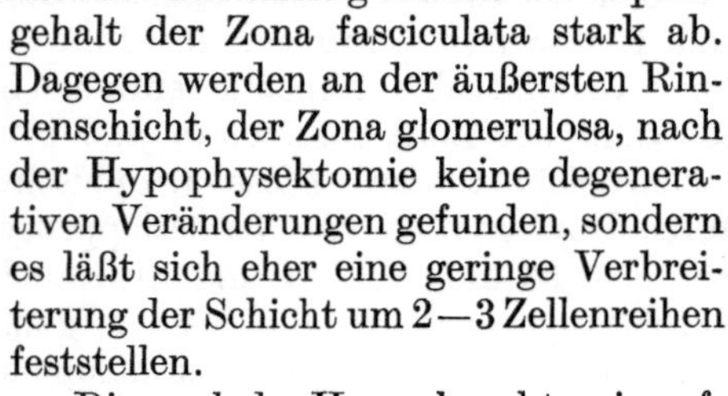

Abb. 55a. Schnitt durch die Nebennierenrinde einer vor 125 Tagen hypophysektomierten weiblichen Ratte. Hämatoxylin-Eosin-Färbung (45fache Vergrößerung).

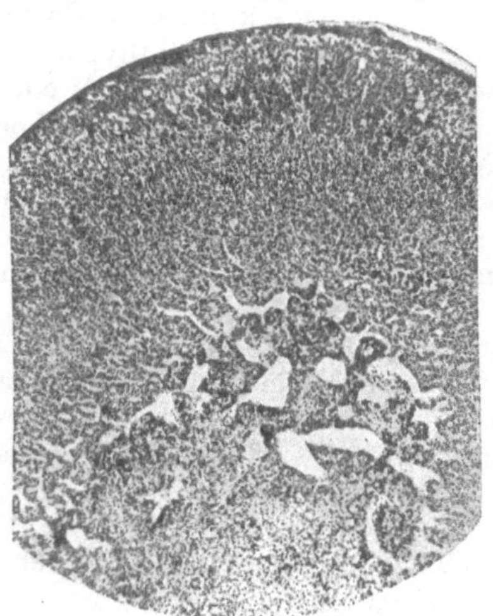

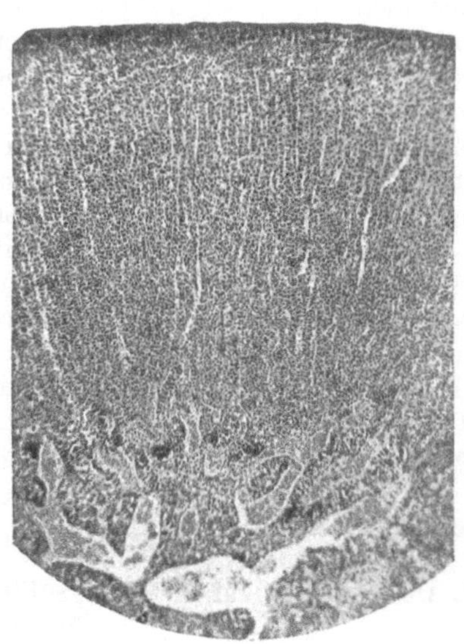

Abb. 55b. Schnitt durch die Nebenniere einer unbehandelten gleichaltrigen Kontrollratte. Hämatoxylin-Eosin-Färbung (45fache Vergrößerung.)

Abb. 55c. Schnitt durch die Nebenniere einer mit corticotropem Hormon behandelten Ratte. Hämatoxylin-Eosin-Färbung (45fache Vergrößerung).

Abb. 55a—c. Der Einfluß der Hypophysektomie und der Zufuhr von corticotropem Hormon auf die Nebennierenrinde von Ratten. (Nach Anselmino, Herold und Hoffmann.)

nach den Feststellungen von Cutuly[1] innerhalb von 30 Tagen nach der Hypophysektomie von 23,07 mg auf 7,8 mg im Mittel und bei weiblichen Tieren von 37,06 mg auf 10,24 mg. Bei Hunden wird die Breite der Nebennierenrinde nach der Hypophysektomie entsprechend den Messungen von Houssay und Sammartino[2] von 1333 μmm auf 901 μmm verringert, wobei die Größe der Zona fasciculata von 1111 auf 673 μmm abnimmt, während die Zona glomerulosa von 210 auf 220 μmm zunimmt.

---

[1] Cutuly: Anat. Rec. **66**, 119 (1936).
[2] Houssay u. Sammartino: C. r. Soc. Biol. Paris **114**, 717 (1933).

3. Die Wirkung des corticotropen Hormons auf die Nebennierenrinde und die Testmethoden zum Nachweis des corticotropen Hormons.

a) Die Verwendung von hypophysektomierten Ratten.

Die ursprünglich von SMITH angegebene und auch von COLLIP verwandte Testmethode geht davon aus, daß die bei Ratten nach der Hypophysektomie auftretende Atrophie der Nebennierenrinde durch Zufuhr von Vorderlappenextrakten wieder aufgehoben werden kann. Für die Testierung werden ausgewachsene Ratten beiderlei Geschlechtes verwandt, die 10—14 Tage nach der Operation in den Versuch genommen werden. Zur Kontrolle wird bei Versuchsbeginn die linke Nebenniere exstirpiert und gewogen. Die normalerweise nach einer einseitigen Nebennierenentfernung auftretende kompensatorische Hypertrophie der anderen Nebenniere bleibt beim hypophysektomierten Tier aus. Die Extrakte werden den Tieren 6 Tage lang 2mal täglich injiziert, und die Tiere werden am 7. Tage getötet. In späteren Untersuchungen hat COLLIP[1] eine 10tägige Behandlungsdauer gewählt und bezeichnet bei diesem Vorgehen die kleinste Extraktmenge, die eine 50proz. Gewichtssteigerung der Nebennieren bewirkt, als die Wirkung einer Einheit. In der Abb. 56

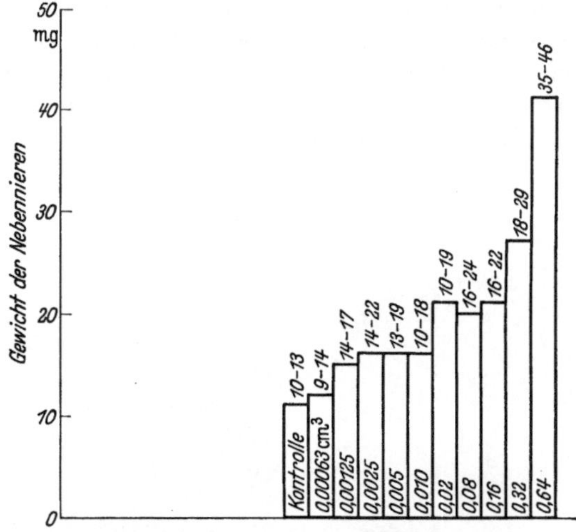

Abb. 56. Der Einfluß von steigenden Mengen von Hypophysenvorderlappenextrakten auf das Gewicht der Nebennieren von hypophysektomierten Ratten. (Nach COLLIP.)

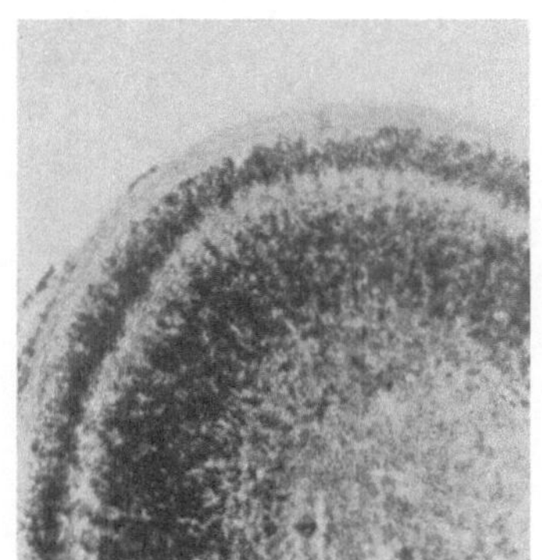

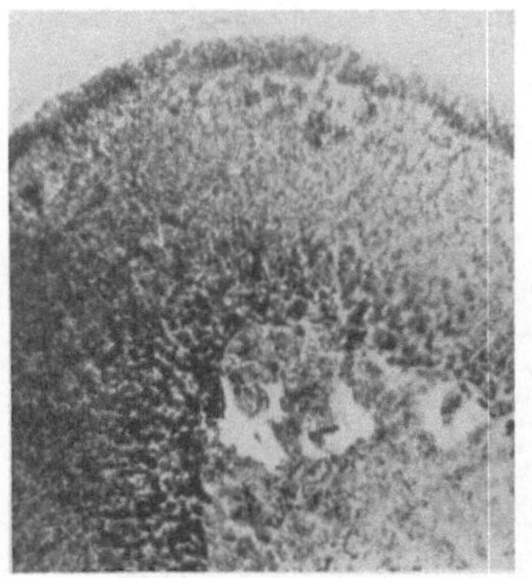

Abb. 57. Der Einfluß von corticotropem Hormon auf die sudanophobe Zone von hypophysektomierten Ratten. a) Rechte Nebenniere vor der Behandlung, b) linke Nebenniere nach 8tägiger Behandlung. (Nach REISS, BALINT, ÖSTERREICHER und ARONSON.)

ist die Wirkung steigender Dosen von corticotrop wirksamen Extrakten auf das Gewicht der Nebenniere von hypophysektomierten Ratten dargestellt.

REISS, BALINT, ÖSTERREICHER und ARONSON[2] haben 1936 eine Testmethode ausgearbeitet, die davon ausgeht, daß die bei Ratten nach der Hypophysektomie

---

[1] COLLIP: Edinburgh med. J. **95**, 782 (1938).
[2] REISS, BALINT, ÖSTERREICHER u. ARONSON: Endokrinol. **18**, 1 (1936).

in der Zona fasciculata auftretende lipoidfreie sudanophobe Schicht durch Zufuhr von Vorderlappenextrakten wieder zum Verschwinden gebracht werden konnte (vgl. Abb. 57). Das Verhalten dieser sudanophoben Schicht, deren Auftreten unabhängig von der Funktion der Keimdrüsen und der Schilddrüsen ist, und die auch nicht durch unspezifische Faktoren beeinflußt wird, soll eine genauere quantitative Auswertung ermöglichen als die gewichtsmäßige Testierung bei hypophysektomierten oder bei normalen Tieren. Die Autoren bezeichnen die Wirkung der kleinsten Extraktmenge als eine Einheit, die die sudanophobe Zone bei 2 von 3 hypophysektomierten Ratten im Gewicht von 80—120 g zum Verschwinden bringt, wobei der zu untersuchende Extrakt innerhalb von 8 Tagen in 16 Einzelinjektionen injiziert wird.

b) Die Verwendung von nicht hypophysektomierten Mäusen und Ratten.

ANSELMINO, HOFFMANN und HEROLD[1] verwandten zunächst als Testtiere ausgewachsene 16—17 g schwere männliche Mäuse. Bei männlichen Mäusen besteht die Nebennierenrinde aus der unter der Kapsel gelegenen Zona glomerulosa und aus der Zona fasciculata, während die Zona reticularis bei männlichen Tieren mit Be-

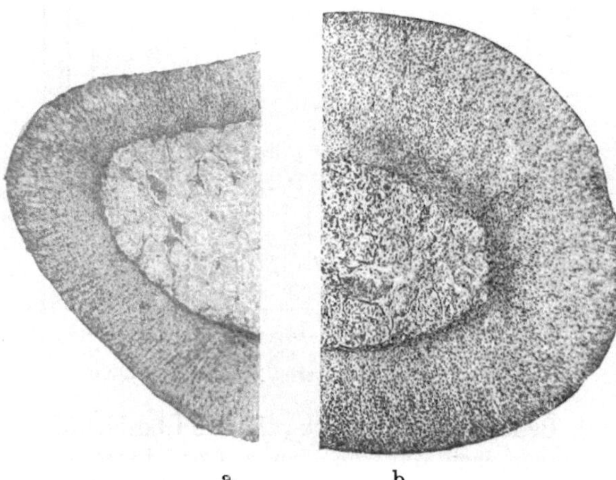

a b

Abb. 58. Schnitte durch die Nebenniere erwachsener männlicher Mäuse. a) Unbehandeltes Kontrolltier, b) mit corticotropem Hormon behandeltes Tier. Hämatoxylin-Eosin-Färbung (45fache Vergrößerung).
(Nach ANSELMINO, HEROLD und HOFFMANN.)

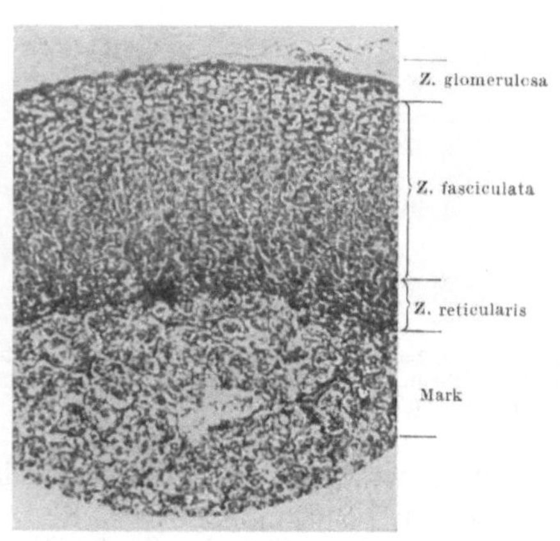

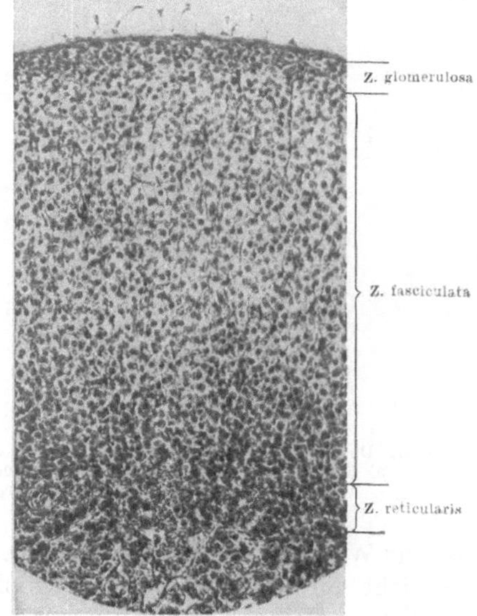

Abb. 59a. Nebennierenrinde einer unbehandelten infantilen, kastrierten weiblichen Maus.

Abb. 59b. Nebennierenrinde einer mit corticotropem Hormon behandelten infantilen, kastrierten weiblichen Maus.
(Nach ANSELMINO, HOFFMANN und HEROLD.)

---

[1] ANSELMINO, HOFFMANN u. HEROLD: Arch. Gynäk. **157**, 86 (1934).

ginn der Geschlechtsreife und bei weiblichen Tieren im Laufe der Geschlechtsreife unter dem Einfluß der Keimdrüsenhormone verschwindet (NÜRNBERGER,
POLL u. a.), so daß damit eine indirekte Beeinflussung der Rinde durch die
gonadotropen Hormone, die die Zona reticularis betreffen würde, ausgeschlossen
werden kann. Die Tiere
werden 4 Tage lang mit 4
subcutanen Einzelinjektionen behandelt und am
5. Tage getötet. Bei der histologischen Untersuchung
der Nebennieren der mit
Vorderlappenextrakten behandelten Tiere wurde eine
ausgesprochene Hypertrophie der Nebennierenrinde
gefunden, die vor allem
durch die Verbreiterung der
Zona fasciculata um das
1,5—2fache ihrer ursprünglichen Größe gekennzeichnet war. Aber auch die Zona
glomerulosa, die normalerweise aus einer 2—3reihigen
Zellschicht besteht, war 5
bis 7 zellreihig geworden und
hob sich durch ihre dicht
gedrängten mitosenhaltigen
Kerne scharf von der Zona
fasciculata ab. Die Zellen
beider Schichten waren vergrößert und es fanden sich
in gehäuftem Maße Kernteilungsfiguren, die darauf
schließen lassen, daß die
Verbreiterung der Rindenschichten nicht nur auf einer
Vergrößerung, sondern auch
auf einer Vermehrung der
Zellen beruht. Weiterhin fiel
die starke Ausbildung der
Capillaren auf. In den Abb.
58 und 59 sind die Nebennieren von behandelten ausgewachsenen männlichen
Mäusen und die von kastrier

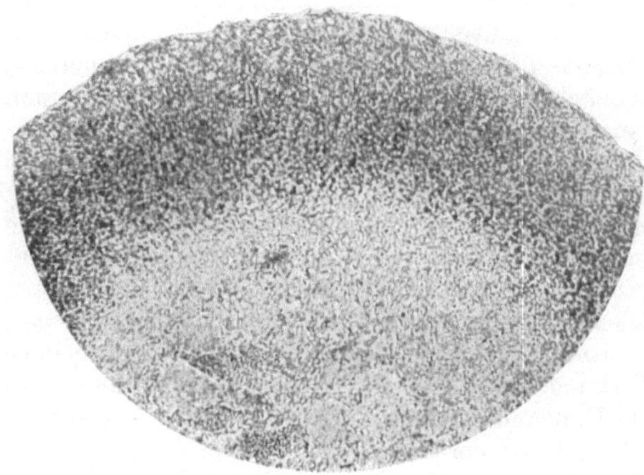

Abb. 60a. Schnitt durch die Nebenniere einer unbehandelten, infantilen
weiblichen Maus. Fettfärbung. (Vergrößerung 120fach.)

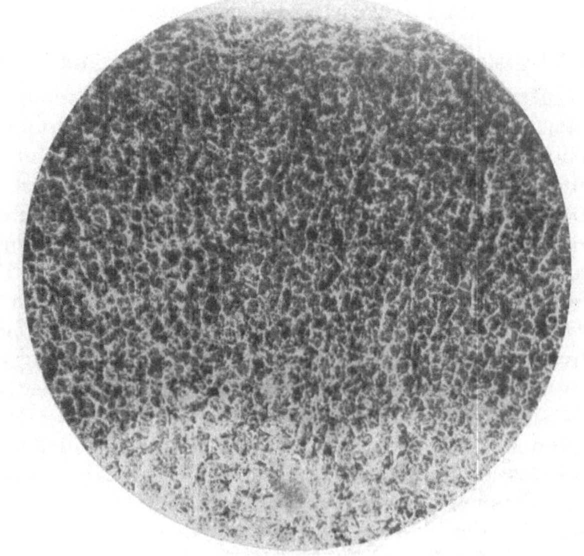

Abb. 60b. Schnitt durch die Nebenniere einer mit corticotropem Hormon behandelten infantilen weiblichen Maus. Fettfärbung. (Gleiche
Vergrößerung wie Abb. 60a.)
(Nach ANSELMINO, HOFFMANN und HEROLD.)

ten infantilen Mäusen zusammen mit den Nebennieren der unbehandelten Kontrolltiere dargestellt. Bei Anwendung von Fettfärbungen ergab sich eine sehr eindrucksvolle Veränderung in der Fettverteilung der Nebennierenrinde. So wird bei
den behandelten Tieren — wie die Abb. 60 zeigt — als eine charakteristische
Erscheinung die ausgesprochene Ansammlung von Lipoiden besonders in der
Zona fasciculata und in geringerem Maße auch in der normalerweise nahezu
fettfreien Zona glomerulosa beobachtet, so daß das Mark von einem hellrot

leuchtenden Band umfaßt wird. Dagegen wurde die Zona reticularis, die bei der Maus mit Beginn der Geschlechtsreife unter dem Einfluß der Keimdrüsenhormone verschwindet, durch die Behandlung mit Vorderlappenextrakten nicht beeinflußt, wie die Versuche an infantilen kastrierten Mäusen ergaben, deren gut erhaltene Zona reticularis unverändert bleibt (vgl. Abb. 59).

Diese zunächst mit rohen Vorderlappenextrakten erzielten Veränderungen konnten in der gleichen Weise auch mit gereinigten eiweißfreien Fraktionen beobachtet werden, die das corticotrope Hormon frei von thyreotropen und gonadotropen Hormonen enthielten (vgl. Abschn. 4, S. 340). ANSELMINO und HOFFMANN bezeichneten die Wirkung derjenigen Menge als eine Einheit, die bei einer Serie von 4 ausgewachsenen männlichen Mäusen oder bei 4 infantilen männlichen Ratten im histologischen Schnitt eine Zunahme der Rindenbreite von 50% oder eine Gewichtszunahme der Nebennieren von 50% gegenüber den unbehandelten Kontrolltieren bewirkt. Die Tiere werden 4 Tage lang mit 4täglichen Injektionen behandelt und am 5. Tage getötet.

JORES und BECK[1] definieren die Wirkung derjenigen Extraktmenge als die Wirkung einer Einheit, die bei 5 männlichen Mäusen eine Gewichtszunahme der Nebennierenrinde um 50% bewirkt. MOON-EVANS[2] empfehlen für die Auswertung von corticotropem Hormon sowohl die Verwendung von hypophysektomierten ausgewachsenen Ratten als auch von normalen infantilen männlichen Tieren. Sie bezeichnen die Wirkung derjenigen Extraktmenge als eine Einheit, die bei einer Serie von 5 infantilen männlichen Ratten nach einer 3tägigen Behandlung am 4. Tage eine Gewichtszunahme der Nebenniere um 50% bewirkt.

c) Vergleichende Testierung an normalen und an hypophysektomierten Tieren.

MILLER und RIDDLE[3] haben vor kurzem eine vergleichende Testierung des corticotropen Hormons an normalen und an hypophysektomierten Tieren vorgenommen. Sie untersuchten zunächst den Einfluß von Vorderlappenextrakten mit verschiedenem Reinheitsgrad auf das Nebennierengewicht von infantilen männlichen Ratten und von $2^1/_2$ Monate alten Tauben, die sich wegen des gleichmäßigen Gewichtes ihrer Nebennieren besonders gut zur Testierung des corticotropen Hormons eignen sollen. Die bei beiden Tierarten erzielten Gewichtssteigerungen der Nebennieren hielten sich in den gleichen Grenzen. In einer zweiten Versuchsserie wurden daraufhin die gleichen Extrakte auch bei hypophysektomierten Tauben ausgewertet, und es zeigte sich hierbei, daß bei hypophysektomierten Tauben die gleiche Zunahme der Nebennierengewichte auftritt, wie sie bei nichthypophysektomierten Tauben oder bei infantilen Ratten erhalten worden war. MILLER und RIDDLE schließen aus diesen Untersuchungen, daß das Ausmaß der Stimulierung der Nebennierenrinde bei allen drei Arten von Versuchstieren gleichmäßig verläuft, und daß nichthypophysektomierte Tiere für die Testierung des corticotropen Hormons durchaus verwendbar sind (vgl. den folgenden Abschnitt).

d) Beurteilung der Testmethoden.

Die Verwendung von hypophysektomierten Ratten hat zweifellos den Vorteil, daß die atrophische Nebennierenrinde dieser Tiere in geringerem Maße auf unspezifische Faktoren anspricht als die normaler nichthypophysektomierter Tiere. Andererseits haben aber die Schwierigkeiten in der Ausführung der Hypophysektomie eine allgemeine Verwendung dieser Testmethode zu Reihen-

[1] JORES u. BECK: Z. exper. Med. **97**, 332 (1936).
[2] MOON-EVANS: Proc. Soc. exper. Biol. a. Med. **35**, 649 (1936).
[3] MILLER u. RIDDLE: Proc. Soc. exper. Biol. a. Med. **41**, 518 (1939).

versuchen verhindert, und die überwiegende Mehrzahl der Autoren hat — wie in den folgenden Abschnitten noch ausgeführt werden wird — die nichthypophysektomierte männliche Maus oder Ratte zum Studium der corticotropen Wirkung benutzt. Es hat sich bei diesen Untersuchungen gezeigt, daß am Normaltier in einwandfreier Weise eine corticotrope Wirkung erzielt werden kann, und daß auch quantitative Unterschiede erfaßbar sind, besonders wenn gereinigte Extrakte verwandt werden. Die vergleichenden Auswertungen von MILLER und RIDDLE an nichthypophysektomierten und an hypophysektomierten Tieren haben den gleichmäßigen Verlauf der Stimulierung der Nebennierenrinde bei den beiden Arten der Testierung in jüngster Zeit nochmals bestätigt. Daher ist die Testierung von corticotropen Extrakten aus der Drüse von der überwiegenden Mehrzahl der Autoren an normalen Mäusen oder Ratten vorgenommen worden. Es treffen somit für die Testierung des corticotropen Hormons die gleichen Voraussetzungen wie für die des thyreotropen Hormons zu, das heute allgemein an nichthypophysektomierten Tieren testiert wird, obwohl auch die Schilddrüse ebenso wie die Nebennierenrinde auf unspezifische Faktoren ansprechen kann, die aber bei Verwendung von Drüsenextrakten keine Rolle spielen. Dagegen ist allerdings für die Testierung einer corticotropen Wirkung in ungereinigten Extrakten aus Körperflüssigkeiten, die große Mengen von Ballaststoffen enthalten können, eine Verwendung von hypophysektomierten Tieren ratsam, um unspezifische Reaktionen der Nebenniere auszuschließen.

Für beide Testmethoden ist es im Interesse einer exakten Standardisierung wünschenswert, daß die Extrakte frei von thyreotropem Hormon und bis zu einem gewissen Grade auch frei von gonadotropen Hormonen sind, um eine indirekte Beeinflussung der Nebennierenrinde durch die Schilddrüsen und durch die Keimdrüsen, die allerdings bei männlichen Tieren nicht besteht, zu vermeiden. Die Reaktionsfähigkeit der Maus und der Ratte auf das thyreotrope Hormon ist allerdings so gering, daß praktisch eine indirekte Beeinflussung der Nebennierenrinde, wie sie vor allem beim Meerschweinchen nach Zufuhr von größeren Dosen von gereinigten thyreotropen Extrakten (ÖHME, PAAL und KLEINE[1], ROWLANDS und PARKES[2], LOESER[3] u. a.) oder nach einer Thyroxinbehandlung beobachtet wird, nicht auftritt. Diese indirekte Wirkung der Schilddrüse auf die Nebennierenrinde, die auf dem Wege über die Hypophyse verläuft und die auf einer reaktiven Ausschüttung von corticotropem Hormon beruht, wird im Abschn. 7, S. 343 näher dargestellt. Schließlich sei noch betont, daß die Feststellung einer Rindenhypertrophie im histologischen Schnitt der einfachen Wägung der Nebennieren vorzuziehen ist, da bei der allerdings umständlicheren histologischen Untersuchung Fehlerquellen, die durch die gleichzeitige Vergrößerung des Nebennierenmarkes bedingt werden können (vgl. Kap. III, Kap. VIII) vermieden werden.

4. Die Darstellungsmethoden des corticotropen Hormons.

Die ersten Methoden zur Darstellung und zur Trennung des corticotropen Hormons von anderen Vorderlappenhormonen wurde 1933 von ANSELMINO, HOFFMANN und HEROLD[4] und nach einem im einzelnen nicht näher beschriebenen Verfahren auch von COLLIP, ANDERSON und THOMPSON[5] mitgeteilt. Die

---

[1] ÖHME, PAAL u. KLEINE: Klin. Wschr. **1932**, 1449.

[2] ROWLANDS u. PARKES: Biochemic. J. **28**, 1829 (1934).

[3] LOESER: Naunyn-Schmiedebergs Arch. **176**, 729 (1934).

[4] ANSELMINO, HOFFMANN u. HEROLD: Klin. Wschr. **1933**, 1944 — Arch. Gynäk. **157**, 86 (1934).

[5] COLLIP, ANDERSON u. THOMPSON: Lancet **1933**, 12. August.

wirksame Substanz ist wie alle Vorderlappenhormone gut wasserlöslich und unlöslich in Lipoidlösungsmitteln wie Äther, Benzol und reinem Aceton oder Alkohol. Sie wird aus wäßrigen Lösungen durch Zusatz von Alkohol oder von Aceton bis zu einer 80proz. Konzentration ausgefällt. Aus dieser Fällung wird die wirksame Substanz nach dem Dekantieren und Absaugen des Alkohols auf einem gehärteten Filter durch einfache wäßrige Extraktion wiedergewonnen.

Eine weitere Reinigung und Isolierung des corticotropen Hormons kann in sehr einfacher Weise nach dem Vorgehen von ANSELMINO, HOFFMANN und HEROLD dadurch erzielt werden, daß der wäßrige Extrakt aus acetongetrockneten Drüsen oder aus der wäßrigen Extraktion einer Alkoholfällung durch ein 8proz. Eisessigkollodium-Ultrafilter ultrafiltriert wird. Bei diesem Vorgehen wird ein Porzellanfilter von birnenartiger Form (Staatl. Porzellanmanufaktur, Berlin) in eine 8proz. Eisessigkollodiumlösung (Schering AG., Berlin) eingetaucht, und das Filter wird, nachdem das überschüssige Collodium durch leichtes Drehen des Filters abgelaufen ist, sofort in fließendem Wasser gewässert und bis zu seiner Verwendung im Wasser gehalten, um eine Änderung der Porengröße durch den Trocknungsprozeß zu vermeiden. Das so hergestellte Filter wird in einen passenden Glasbecher, welcher den Vorderlappenextrakt enthält, eingebracht und wird zur Ultrafiltration an die Wasserstrahlpumpe angeschlossen. Die Ultrafiltration kann bei neutraler oder bei schwach saurer Reaktion (p_H 5,5) erfolgen. Die wirksame Substanz findet sich mit mäßigem Wirkungsverlust in eiweißfreier Lösung im Ultrafiltrat und ist damit von der Gruppe der nichtultrafiltrablen Vorderlappenhormone (gonadotrope Hormone, thyreotropes und parathyreotropes Hormon, Lactations- und Wachstumshormon) abgetrennt. Das Ultrafiltrat enthält von den auf innersekretorische Drüsen wirkenden Hormonen nur den ebenfalls ultrafiltrablen pankreatropen Faktor. Von diesen läßt sich das corticotrope Hormon durch seine auffällige hohe Thermostabilität abgrenzen, indem es, wie auch COLLIP bestätigt, ein 5 Minuten langes Erhitzen auf 100° ohne Wirkungsverlust verträgt, während die pankreatrope Substanz wie die Mehrzahl der Vorderlappenhormone bereits durch kurzfristiges Erhitzen auf 80° zerstört wird. Durch diesen technisch einfachen Vorgang der Ultrafiltration kann somit eine Isolierung des corticotropen Hormons von der Mehrzahl der anderen Vorderlappenhormone erreicht werden, und die wirksame Substanz wird gleichzeitig in gereinigter Form in eiweißfreier Lösung gewonnen. HOLDER[1] verwendet zur Ultrafiltration die Schleicher & Schüller-Filter Nr. $4^1/_2$, die mit einer 3proz. Eisessigkollodiumlösung überzogen werden. Bei der Ultrafiltration eines angesäuerten Vorderlappenextraktes (p_H 5,2) findet sich die wirksame Substanz im Ultrafiltrat.

Die von COLLIP[2] angegebene Methode der isoelektrischen Fällung des corticotropen Hormons geht davon aus, daß zunächst die wäßrige Extraktion aus acetongetrockneten Vorderlappen mit Ammoniumsulfat gesättigt wird. Der ausfallende Niederschlag wird dann mit 1proz. Ammoniaklösung extrahiert und zur Entfernung des Ammoniumsulfates dialysiert. Anschließend wird die wirksame Substanz durch Zusatz der 10fachen Menge Alkohols ausgefällt und aus dem Niederschlag mit einer 0,05proz. Natronlaugelösung extrahiert. Der Extrakt wird jetzt durch Zusatz von verdünnter Essigsäure auf p_H 6 eingestellt und eine Reihe von Tagen bei einer Temperatur von 1° stehengelassen. Der ausfallende Niederschlag wird nun bei schwach alkalischer Reaktion extrahiert

---

[1] HOLDER: Thèse présenté à la Fac. des sciences de l'Univers. de Genève 1937.
[2] COLLIP: J. Mount Sinai Hosp. **1**, 28 (1934).

und in der bereits beschriebenen Weise an hypophysektomierten Tieren ausgewertet. Die zur Erzielung einer corticotropen Wirkung erforderlichen Extraktmengen zeigen keine Wirkung auf die Schilddrüse von hypophysektomierten Ratten und enthalten ebenfalls keine gonadotropen Hormone und kein Lactations- und Wachstumshormon.

Später hat COLLIP[1] folgendes Verfahren empfohlen: Acetongetrocknete Vorderlappen von Schafen, Rindern oder Schweinen werden mit dem mehrfachen Volumen verdünnter Natronlauge (p_H 10) 2—4 Stunden lang bei Zimmertemperatur extrahiert. Der Extrakt wird dann auf p_H 5 angesäuert, wobei die wirksame Substanz sowohl im Niederschlag als auch im Filtrat vorhanden ist. Aus dem Niederschlag kann sie durch Extraktion mit einer 80proz. Alkohollösung bei saurer Reaktion (p_H 2,5) extrahiert werden. Die Filtrate werden dann vereinigt und auf ein p_H von 7—8 eingestellt.

Neuerdings hat LYONS[2] aus dem EVANSschen Institut eine Methode zur Gewinnung von hochgereinigtem corticotropem Hormon beschrieben. Das Prinzip der Methode beruht darauf, daß die wirksame Substanz zunächst durch wiederholte fraktionierte Acetonfällungen gereinigt und dann durch Säurezusatz bei p_H 6,5 nach Art einer isoelektrischen Fällung ausgefällt wird: Es werden 1 kg frische Hypophysen von Schafen mit 4 l Aceton und 100 ccm 35proz. HCl versetzt; der entstehende Niederschlag wird verworfen, und es werden zu dem Extrakt nochmals 5 l Aceton zugesetzt. Der jetzt entstehende Niederschlag wird in Wasser gelöst und nochmals durch Zusatz der 8fachen Menge Aceton ausgefällt. Er wird dann wieder in 200 ccm Wasser gelöst und es werden zunächst 100 ccm Ammoniumhydroxyd (28% NH_3) und 2 Stunden später 600 ccm Aceton zugesetzt. Der ausfallende Niederschlag wird wieder verworfen und es werden dann 900 ccm Aceton und 10 ccm 35proz. HCl zugegeben. Der jetzt entstehende Niederschlag wird wieder in Wasser gelöst und durch Zusatz von $n/_1$ HCl auf p_H 6,5 gebracht. Der ausfallende Niederschlag wird abzentrifugiert und zur Auswertung in Wasser gelöst.

Die Auswertung dieses Extraktes wurde sowohl an hypophysektomierten als auch an normalen infantilen männlichen Ratten vorgenommen und ergab in 12 mg Substanz eine Einheit nach der Definition von MOON-EVANS. Die Extrakte waren frei von Wachstumshormonen, sie besaßen keine gonadotrope und thyreotrope Wirkung und enthielten nur geringe Mengen von Lactationshormon.

Diese Untersuchungen zeigen also, daß die corticotrope Vorderlappenwirkung mit hoher Wahrscheinlichkeit auf ein selbständiges spezifisch wirkendes Vorderlappenhormon zurückzuführen ist. Wenn BOMSKOV[3] in seinem Buch „Methodik der Hormonforschung" noch 1939 den Standpunkt vertritt, daß die Existenz eines gesonderten corticotropen Hormons noch offen bleiben müsse, solange eine indirekte Wirkung über eine Stimulierung der Schilddrüsen durch das thyreotrope Vorderlappenhormon nicht ausgeschlossen werden könne, so bedeutet dies eine Unkenntnis der von den verschiedensten Seiten durchgeführten Untersuchungen über die Isolierung des thyreotropen und des corticotropen Hormons. Abgesehen hiervon ist die Wirkung des thyreotropen Hormons auf die Nebennierenrinde an die Gegenwart der Hypophyse gebunden und fehlt dementsprechend beim hypophysektomierten Tier (vgl. Abschn. 7, S. 343).

---

[1] COLLIP: Edinburgh med. J. **95**, 782 (1938).
[2] LYONS: Proc. Soc. exper. Biol. a. Med. **35**, 645 (1937).
[3] BOMSKOV: Georg Thieme, Leipzig 1939.

5. Der Einfluß der Nebennierenrinde auf die corticotrope Wirksamkeit der Hypophyse.

Der Einfluß der Nebennierenrindenfunktion auf die Bildung von corticotropem Hormon in der Hypophyse geht aus den Beobachtungen von COLLIP, ANDERSON und THOMPSON[1] und von SHUMAKER und FIROR[2] hervor, daß die normalerweise nach einer einseitigen Entfernung der Nebenniere auftretende Hypertrophie der zurückgebliebenen Nebenniere bei hypophysektomierten Tieren ausbleibt. Diese kompensatorische Hypertrophie, die nach den Feststellungen von McKAY und McKAY[3] innerhalb von 10 Tagen zu einer Gewichtssteigerung der Nebennieren um 70% führt, wird daher als Folge einer gesteigerten Ausschüttung von corticotropen Wirkstoffen im Anschluß an die einseitige Nebennierenentfernung angesehen. Wenn dagegen den Tieren nach einer einseitigen Adrenalektomie Nebennierenrindenhormon zugeführt wird, so bleibt nach den Untersuchungen von INGLE und KENDALL[4] und von McKAY und McKAY[3] auch beim Normaltier die kompensatorische Hypertrophie der zurückgebliebenen Rinde aus oder sie ist nur gering. Die Autoren schließen aus diesen Befunden, daß die nach der einseitigen Adrenalektomie einsetzende gesteigerte Abgabe von corticotropem Hormon aus der Hypophyse durch Zufuhr von Rindenhormon verhindert werden kann. Ebenso wird auch die nach der doppelseitigen Nebennierenentfernung auftretende kompensatorische Hypertrophie des akzessorischen Rindengewebes bei der Ratte als Folge einer erhöhten Abgabe von corticotropem Hormon angesehen, da die gleichzeitig mit der doppelseitigen Adrenalektomie vorgenommene Hypophysektomie die Überlebensdauer von nebennierenlosen Ratten nach den Beobachtungen von SHUMAKER und FIROR sehr stark verkürzt.

Diese Versuche zeigen also, daß die Entfernung der Nebenniere zu einer ähnlichen gesteigerten Ausschüttung von corticotropem Hormon führt, wie beispielsweise die Kastration von einer erhöhten Bildung von gonadotropen Hormonen gefolgt ist.

6. Der Einfluß der Keimdrüsen auf die corticotrope Wirksamkeit der Hypophyse.

EMERY und WINTER[5] untersuchten den Einfluß der Keimdrüsenfunktion auf die corticotrope Wirksamkeit der Hypophyse und fanden, daß die Hypophysen von weiblichen Ratten und Meerschweinchen einen höheren Gehalt an corticotropem Hormon besitzen als die der männlichen Tiere. Mit diesen Befunden läßt sich möglicherweise auch das höhere Gewicht der Nebennieren von weiblichen Tieren erklären, das nach den Angaben von CUTULY[6] bei weiblichen ausgewachsenen Ratten im Mittel 37,06 mg beträgt, während das der männlichen Tiere nur 23,07 mg erreicht. In diesem Zusammenhang sind auch die Befunde von WYMAN und TUM SUDEN[7] von Interesse, daß Nebennierentransplantate, deren Einheilungstendenz durch Zufuhr von corticotropem Hormon gefördert werden kann, bei weiblichen Tieren in 71% und bei männlichen Tieren nur in 20% einheilen. Weiterhin geht der Einfluß der Keimdrüsenhormone auf die corticotrope Wirksamkeit der Hypophyse aus den Untersuchungen von SELYE und COLLIP[8] hervor, die bei Ratten nach einer längeren Oestron-

---

[1] COLLIP, ANDERSON u. THOMPSON: Lancet **1933**, 12. August.
[2] SHUMAKER u. FIROR: Endocrinology **18**, 672 (1934).
[3] McKAY u. McKAY: Endocrinology **23**, 237 (1938).
[4] INGLE u. KENDALL: Science **86**, 245 (1937).
[5] EMERY u. WINTER: Anat. Rec. **60**, 381 (1934).
[6] CUTULY: Anat. Rec. **66**, 119 (1936).
[7] WYMAN u. TUM SUDEN: Science (N. Y.) **85**, 589 (1937).
[8] SELYE u. COLLIP: Endocrinology **20**, 607 (1936).

behandlung eine beträchtliche Vergrößerung der Nebennieren beobachteten, die dagegen bei hypophysektomierten Tieren nicht beobachtet werden konnte. Die Autoren schließen aus diesen Befunden, daß unter der Oestronwirkung eine gesteigerte Bildung von corticotropem Hormon erfolgt. Die Kastration hat dagegen nach den Feststellungen von EMERY und WINTER nur eine sehr geringe Verminderung der corticotropen Wirksamkeit der Hypophyse zur Folge.

7. Der Einfluß der Schilddrüse auf die corticotrope Wirksamkeit der Hypophyse.

Auch die Schilddrüse hat einen Einfluß auf die Nebennierenrinde und auf die Bildung von corticotropem Hormon in der Hypophyse. So wurde von SMITH, GREENWOOD und FORSTER[1], OEHME, PAAL und KLEINE[2], LOESER[3], ROWLANDS und PARKES[4], HOLMQUIST[5], SCOVEN und SPENCE[6] nach Zufuhr von Schilddrüsenhormon und von thyreotrop wirksamen Vorderlappenextrakten bei Ratten und Meerschweinchen eine Hypertrophie der Nebennierenrinde festgestellt, die vor allem durch die Verbreiterung der Zona fasciculata gekennzeichnet ist. LOESER konnte bei Meerschweinchen nach einer 5 tägigen Behandlung mit gereinigtem thyreotropem Hormon (Schering AG.) eine Vergrößerung der Nebenniere erzielen, die am 10.—12. Tag ihren Höhepunkt mit einer Zunahme der Drüsengewichte um 160—195% erreichte. Bei thyreodektomierten Meerschweinchen wurde dagegen keine Einwirkung auf die Nebenniere beobachtet, während dagegen nach Injektion von ungereinigten Vorderlappenextrakten, die neben dem thyreotropen Hormon auch das corticotrope Hormon enthielten, eine bereits frühzeitig auftretende Hypertrophie der Nebennierenrinde festgestellt wurde (LOESER, JORES und BOECKER). Die Wirkung des thyreotropen Hormons auf die Nebennierenrinde ist demnach also an die Gegenwart der Schilddrüse gebunden.

Weitere Untersuchungen haben dann gezeigt, daß die Wirkung des Schilddrüsenhormons und die des thyreotropen Hormons auf die Nebennierenrinde als eine indirekte Wirkung anzusehen ist, da sie nach den Befunden von SMITH, GREENWOOD und FORSTER und von KADEN, OEHME und WEBER[7] auf dem Wege über die Hypophyse verläuft. So gelingt es nach den Beobachtungen von KADEN, OEHME und WEBER nicht, bei hypophysektomierten Meerschweinchen durch eine 11 tägige Behandlung mit 200 γ Thyroxin pro 100 g Körpergewicht eine Beeinflussung der Nebenniere zu erzielen, während dagegen beim Normaltier bereits nach Zufuhr von 0,5 γ Thyroxin täglich eine Vergrößerung der Nebenniere auftritt. Die Autoren schließen aus diesen Befunden, daß die Thyroxinwirkung auf die Nebennierenrinde auf dem Wege über die Hypophyse verläuft, und daß sie möglicherweise auf einer Ausschüttung von corticotropem Vorderlappenhormon beruht.

Demnach ist also die Wirkung des thyreotropen Hormons auf die Nebennierenrinde sowohl an die Anwesenheit der Schilddrüse als auch der Hypophyse gebunden und unterscheidet sich somit grundlegend von der des corticotropen Vorderlappenhormons, das auch beim thyreodektomierten und beim hypophysektomierten Tier eine direkte Stimulierung der Nebennierenrinde bewirkt.

---

[1] SMITH, GREENWOOD u. FORSTER: Amer. J. Path. **3**, 669 (1927).
[2] OEHME, PAAL u. KLEINE: Klin. Wschr. **1932**, 1549.
[3] LOESER: Naunyn-Schmiedebergs Arch. **173**, 62 (1933; **176**, 729 (1934).
[4] ROWLANDS u. PARKES: Biochemic. J. **28**, 1829 (1934).
[5] HOLMQUIST: Klin. Wschr. **1934**, 664.
[6] SCOVEN u. SPENCE: Brit. med. J. **1936**, 805 3852.
[7] KADEN, OEHME u. WEBER: Naunyn-Schmiedebergs Arch. **184**, 543 (1937).

8. Die Wirkung des corticotropen Hormons bei verschiedenen Tierarten.

In den letzten Jahren ist die Wirkung des corticotropen Hormons bei den verschiedenen Tierarten untersucht worden, wobei größtenteils nichthypophysektomierte Tiere verwandt wurden. Diese Untersuchungen ergaben eine eindeutige Stimulierung der Nebennierenrinde bei Ratten und Mäusen (SHUMAKER, HARRIS und WARFIELD[1], McQUEEN-WILLIAMS[2], BIERRING[3], FREEDGOOD[4]), bei Meerschweinchen und Kaninchen (GEYER[5], ANSELMINO, HEROLD und HOFF-MANN[6], LOESER[7], SCHENK[8], GATTANEO[9], GUYÉNOT, PONSE und DOTTRENS[10], HOLDER[11]), bei Hunden (HOUSSAY, BIASOTTI und SAMMARTINO[12]), bei Tauben (RIDDLE[13], LYONS[14]) und bei Kaulquappen (ATWELL[15]). Die Unterschiede in der Ansprechbarkeit der einzelnen Tierarten erwiesen sich als unbedeutend, ebenso wie auch die beobachteten Veränderungen übereinstimmend durch die Hypertrophie der Zona fasciculata und zum Teil auch der Zona glomerulosa charakterisiert sind.

Im Gegensatz zu den Befunden der obengenannten Autoren vermissen ELMER, GIEDOSZ und SCHEPS[16] bei Ratten und Mäusen eine Beeinflussung der Nebennierenrinde nach Behandlung mit Vorderlappenextrakten und beobachteten lediglich bei Meerschweinchen eine Rindenhypertrophie, die sie als eine indirekte Wirkung über eine Stimulierung der Schilddrüsen ansprechen (vgl. hierzu Abschnitt 7, S. 343).

9. Das Vorkommen von corticotropem Hormon in Körperflüssigkeiten.

Das corticotrope Hormon konnte von ANSELMINO, HOFFMANN und HEROLD[17] im Schwangerenharn mit Hilfe der beschriebenen Alkoholfällungsmethode nachgewiesen werden ,jedoch bedürften diese Befunde einer Bestätigung an hypophysektomierten Tieren (vgl. Abschn. 3, S. 339).

Ebenso beobachteten SCHENK[8], SUAREZ LOPEZ[18], SAVONNA[19], PITZORNO und SERRA[20] eine Stimulierung der Nebennierenrinde bei weiblichen Mäusen, Ratten und Meerschweinchen unter der Wirkung des aus Schwangerenharn gewonnenen gonadotropen Hormons, wobei jedoch die Möglichkeit einer indirekten Beeinflussung der Rinde durch eine Stimulierung der Keimdrüsen nicht ausgeschlossen worden ist. JORES[21] berichtet über eine Zunahme von corticotropem Hormon im Serum von 6 Fällen von basophilen Adenomen des Vorderlappens und im

---

[1] SHUMAKER, HARRIS u. WARFIELD: Endocrinology 18, 676 (1934).
[2] McQUEEN-WILLIAMS: Proc. Soc. exper. Biol. a. Med. 32, 296 (1934).
[3] BIERRING: Endocrinology 20, 159 (1936).
[4] FREEDGOOD: Boll. Soc. ital. Biol. sper. 9, 268 (1934).
[5] GEYER: Bull. Histol. appl. 12, 269 (1935).
[6] ANSELMINO, HEROLD u. HOFFMANN: Arch. Gynäk. 155, 36 (1933).
[7] LOESER: Naunyn-Schmiedebergs Arch. 173, 62 (1933); 176, 729 (1934).
[8] SCHENK: Arch. Gynäk. 155, 36 (1933).
[9] GATTANEO: Boll. Soc. piemont. Chir. 4, 1715 (1934).
[10] GUYÉNOT, PONSE u. DOTTRENS: Arch. Anat. Hist. Embryol. 20, 15 (1935).
[11] HOLDER: Thèse présenté à la Fac. des sciences de l'Univers. de Genève 1937.
[12] HOUSSAY, BIASOTTI u. SAMMARTINO: C. r. Soc. Biol. Paris 114, 714, 717 (1935).
[13] RIDDLE: Proc. Soc. exper. Biol. a. Med. 32, 509 (1934).
[14] LYONS: Proc. Soc. exper. Biol. a. Med. 35, 645 (1937).
[15] ATWELL: Anat. Rec. 62, 361 (1935).
[16] ELMER, GIEDOSZ u. SCHEPS: C. r. Soc. Biol. Paris 125, 1082 (1935).
[17] ANSELMINO, HOFFMANN u. HEROLD: Z. exper. Med. 94, 323 (1934).
[18] SUAREZ LOPEZ: Rev. españ. Biol. 2, 123 (1933).
[19] SAVONNA: Riv. ital. Ginec. 18, 286 (1935).
[20] PITZORNO u. SERRA: Riv. Pat. sper. 5, 101 (1936).
[21] JORES: Klin. Wschr. 1936, 841.

Serum von Kranken mit essentieller Hypertonie. Neuerdings fand BERGFELD[1] bei Verwendung von hypophysektomierten Testtieren in 7 von 15 Fällen von essentieller Hypertonie eine Zunahme des corticotropen Hormons im Blut.

10. Allgemeine Wirkungen des corticotropen Hormons.

In einer Reihe von Arbeiten konnte gezeigt werden, daß unter der Wirkung des corticotropen Hormons eine erhöhte Cortinbildung in der Nebennierenrinde und insbesondere in der atrophischen Rinde hypophysektomierter Tiere erfolgt.

So berichtete PERLA[2], daß hypophysektomierte Ratten eine ähnlich verminderte Resistenz gegen eine Vergiftung mit Histamin, Toxinen oder mit Bakterien wie nebennierenlose Tiere aufweisen, und daß durch Zufuhr von corticotropem Hormon wieder eine Resistenzsteigerung erzielt werden kann. So steigt die letale Histamindosis bei hypophysektomierten Ratten nach der Behandlung von 200—400 mg/kg Körpergewicht auf 700—800 mg/kg an. GOMEZ und TURNER[3] fanden, daß beim Meerschweinchen, die nach dem Wurf hypophysektomiert wurden, nur dann durch Behandlung mit hochgereinigtem Lactationshormon wieder eine Lactation ausgelöst werden kann, wenn gleichzeitig entweder Cortin zugeführt wird, oder aber wenn die Atrophie der Nebennierenrinde durch Zufuhr von corticotropem Hormon aufgehoben wird. DAVIDSON und MOON[4] beobachteten bei infantilen kastrierten Ratten ein Wachstum der akzessorischen Genitalorgane, insbesondere der Prostata, wie es auch unter der Corticosteronwirkung als Folge einer Bildung von Androsteron aus Corticosteron gefunden wird. Diese Wirkung des corticotropen Hormons wird nach DAVIDSON[5] vermißt, wenn bei den hypophysektomierten kastrierten Ratten gleichzeitig auch die Nebennieren entfernt werden.

Weiterhin sind in den letzten Jahren eine große Reihe von Stoffwechselwirkungen von corticotrop wirksamen Extrakten beschrieben worden, die auf eine gesteigerte Bildung von Nebennierenrindenhormon hindeuten. Jedoch sind die verwandten Fraktionen noch nicht genügend von anderen stoffwechselwirksamen Vorderlappenfraktionen gereinigt, als daß die beschriebenen Wirkungen in jeder Weise als spezifisch für eine Nebennierenrindenwirkung angesehen werden dürfen.

11. Die neuro-hormonale Regulation der corticotropen Vorderlappenfunktion.

Während eine hormonale Beeinflussung der corticotropen Vorderlappenfunktion durch eine Reihe von innersekretorischen Drüsen wie die Keimdrüsen, die Schilddrüsen und auch die Nebennierenrinde selbst nachgewiesen werden konnte (vgl. Abschn. 5—7), ist die Bedeutung nervöser Impulse für die Bildung von corticotropem Hormon in der Hypophyse nach den bisher vorliegenden Ergebnissen offenbar sehr gering. WESTMAN und JACOBSOHN[6] und BROOK[7] untersuchten den Einfluß der Hypophysenstieldurchtrennung und der Ausschaltung der durch den Stiel zur Hypophyse verlaufenden sympathischen Nervenbahnen auf die Nebenniere von Ratten. Sie stellten hierbei fest, daß dieser Eingriff keinen Einfluß auf die histologische Struktur der Nebennierenrinde besitzt, während dagegen die Schilddrüsen der Tiere eine geringgradige und die Keim-

[1] BERGFELD: Dtsch. Arch. klin. Med. **182**, 101 (1938).
[2] PERLA: Proc. Soc. exper. Biol. a. Med. **34**, 404 (1936); **35**, 365 (1936).
[3] GOMEZ u. TURNER: Proc. Soc. exper. Biol. a. Med. **35**, 281 (1937).
[4] DAVIDSON u. MOON: Proc. Soc. exper. Biol. a. Med. **35**, 281 (1937).
[5] DAVIDSON: Proc. Soc. exper. Biol. a. Med. **36**, 703 (1937).
[6] WESTMAN u. JACOBSOHN: Acta path. scand. (Københ.) **15**, 435 (1938).
[7] BROOK: Amer. J. Physiol. **102**, 157 (1938).

drüsen eine hochgradige Atrophie aufweisen, und gleichzeitig auch die gesamte Regulation der gonadotropen Vorderlappenfunktion stillgelegt ist. Uotila[1], der diese Befunde bestätigte, zeigte weiterhin, daß auch der Ablauf der nach einer Kälteeinwirkung eintretenden Hypertrophie der Nebennierenrinde durch die Stieldurchtrennung nicht beeinflußt wird, während dagegen die Hypertrophie der Schilddrüse bei den stieldurchtrennten Tieren ausbleibt.

Diese Versuche machen es wahrscheinlich, daß die Regulation der corticotropen Vorderlappenfunktion in erster Linie hormonal gesteuert wird, und daß sie weitgehender unabhängig von nervösen Impulsen zu sein scheint als die Bildung des thyreotropen und gonadotropen Vorderlappenhormons.

VI. Der pankreatrope Wirkstoff des Hypophysenvorderlappens.

1. Einleitung.

Die Klinik der hypophysären Erkrankungen hat keine eindeutigen direkten Beziehungen des Hypophysenvorderlappens zum Pankreas erbracht, wenn man von vereinzelten Beobachtungen über das Auftreten multipler Adenome der LANGERHANSschen Inseln bei Hypophysentumoren (LLOYD) absieht. Insbesondere werden nach den Untersuchungen von SMITH, HOUSSAY, KÖSTER, COLLIP u. a. bei Hunden und Ratten nach der Hypophysektomie jegliche degenerativen Veränderungen an den LANGERHANSschen Inseln vermißt, obwohl das Pankreasgewicht bei hypophysektomierten Tieren erheblich verringert ist (RIDDLE u. a.). Dagegen fanden v. BAKAY, KRICHEWSKY und ADAMS und WORD, daß bei hypophysektomierten Hunden, Ratten und Molchen mehrere Monate nach dem Eingriff in Zusammenhang mit den zunehmenden hypoglykämischen Symptomen eine Vergrößerung der LANGERHANSschen Inseln auftritt, und daß sich diese Veränderungen durch Zufuhr von Vorderlappenextrakten wieder zur Rückbildung bringen lassen.

2. Die Wirkung von Vorderlappenextrakten auf die histologische Struktur des Pankreas bei verschiedenen Tierarten.

Die Wirkung von Vorderlappenextrakten auf die histologische Struktur des Pankreas wurde 1933 von ANSELMINO, HEROLD und HOFFMANN[2] untersucht. Sie fanden bei männlichen ausgewachsenen Ratten nach einer mehrtägigen Behandlung mit wäßrigen Extrakten aus acetongetrockneten Vorderlappen eine eindeutige Vergrößerung der LANGERHANSschen Inseln mit einer gesteigerten Bildung von neuen Inseln, die zum Teil erst aus 2—3reihigen Zellbalken von zylindrischem Epithel bestanden, und bei denen es noch nicht zu einer kreisförmigen Anordnung gekommen war. Die vergrößerten Inseln ließen eine deutliche Zellvermehrung mit einer Vergrößerung des Protoplasmaleibes und einer gesteigerten Kernteilung erkennen. Weiterhin wurde festgestellt, daß durch Verschmelzung von vergrößerten Inselpartien Rieseninseln entstehen, wie sie bei den unbehandelten Kontrolltieren nur äußerst selten beobachtet wurden. Diese Veränderungen, die von einer ausgesprochenen Hyperämie begleitet waren, überschreiten, wie die Abb. 61 und 62 zeigen, das Maß der normalen Schwankungsbreite der LANGERHANSschen Inseln an Zahl und Größe so weit, daß auch trotz der fehlenden degenerativen Veränderungen des Inselapparates von hypophysektomierten Tieren eine pankreatrope Wirkung der Vorderlappenextrakte offensichtlich ist. Auch das exkretorische Drüsenparenchym wies bei den be-

---

[1] Uotila: Endocrinology **25**, 605 (1939).
[2] ANSELMINO, HEROLD u. HOFFMANN: Klin. Wschr. **1933**, 1245.

handelten Tieren Veränderungen auf, die durch die Vergrößerung der Epithelien der Drüsenacini und durch eine starke Hyperämie gekennzeichnet waren.

Entsprechende Pankreasveränderungen konnten später von ANSELMINO, HEROLD und HOFFMANN[1] auch bei Hunden, Katzen, Kaninchen und Meerschweinchen nachgewiesen werden. Sie treten bei Kaninchen und bei Meerschweinchen in ähnlich ausgesprochener Form wie bei der Ratte auf, während dagegen beim Hund und bei der Katze nur eine Bildung neuer Inseln ohne Vergrößerung der bestehenden Inseln gefunden wurde. Dagegen konnten bei Mäusen, Tauben und Hühnern infolge der großen Variation der Zahl und der Größe der Inseln bei den Kontrolltieren keine eindeutigen Pankreasveränderungen nachgewiesen werden.

Die für die Ratte beschriebenen Pankreasveränderungen wurden in der folgenden Zeit ebenfalls von BIERRING[2], PICINELLI[3], CHRZANOWSKI u. GRZYCKI[4], FICHERA[5], ROUSSAY und MOSINGER[6] und von RICHARDSON und YOUNG[7] beobachtet. Insbesondere hat BIERRING die pankreatrope Wirkung von Vorder-

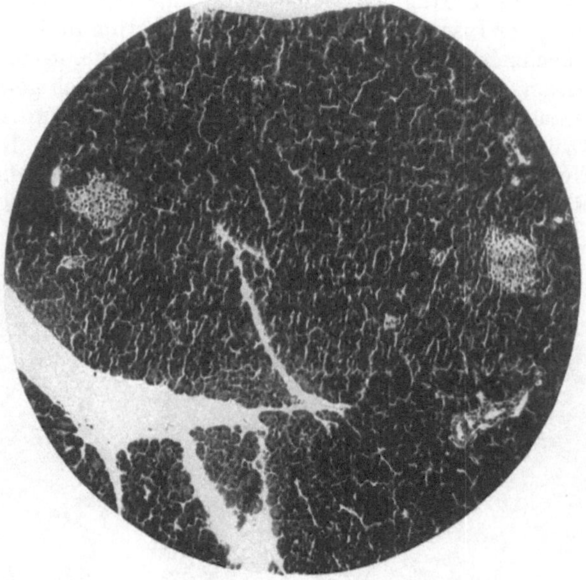

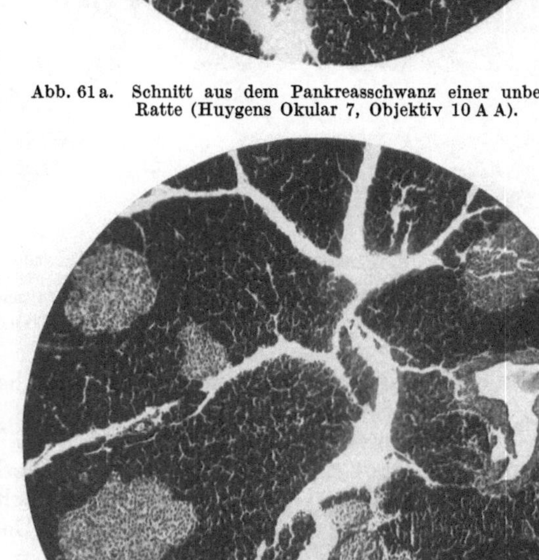

Abb. 61a. Schnitt aus dem Pankreasschwanz einer unbehandelten Ratte (Huygens Okular 7, Objektiv 10 A A).

Abb. 61b. Schnitt aus dem Pankreasschwanz einer mit Hypophysenvorderlappenextrakten behandelten Ratte (Huygens Okular 7, Objektiv 10 A A).

(Nach ANSELMINO, HEROLD und HOFFMANN.)

[1] ANSELMINO, HEROLD u. HOFFMANN: Z. exper. Med. 97, 329 (1935).

[2] BIERRING: Bull. Histol. appl. 297 (1934) — Verh. nord. Ges. inn. Med. 1935, 575.

[3] PICINELLI: Atti Soc. ital. Ostetr. 32, 398 (1936).

[4] CHRZANOWSKI u. GRZYCKI: Klin. Wschr. 1937, 488.

[5] FICHERA: Pathologica (Genova) 30, 286 (1938).

[6] ROUSSAY u. MOSINGER: C. r. Soc. Biol. Paris 126, 1064 (1938).

[7] RICHARDSON u. YOUNG: J. of Physiol. 91, 352 (1937).

lappenextrakten in ausgedehnten Untersuchungen geprüft, indem er 22 Ratten während verschiedener Zeiten mit Vorderlappenextrakten behandelte. Beim Vergleich mit einer gleich großen Zahl von unbehandelten Kontrolltieren wurde nach einer 8 tägigen Behandlung eine starke Hyperämie sowie eine Vergrößerung der Inseln mit infiltrativem Wachstum in das Drüsenparenchym festgestellt. Gleichzeitig beobachtete BIERRING auch eine gesteigerte Bildung neuer kleinster Inseln, die bei den Kontrolltieren in wesentlich geringerem Ausmaß nachweisbar waren, und die nach der Ansicht von BIERRING durch Umwandlung aus dem Drüsenparenchym entstehen. Ein besonderes Interesse verdienen auch die Untersuchungen von RICHARDSON und YOUNG, die im DALEschen Institut bei Ratten die Vergrößerung der LANGERHANSschen Inseln durch direkte Messung

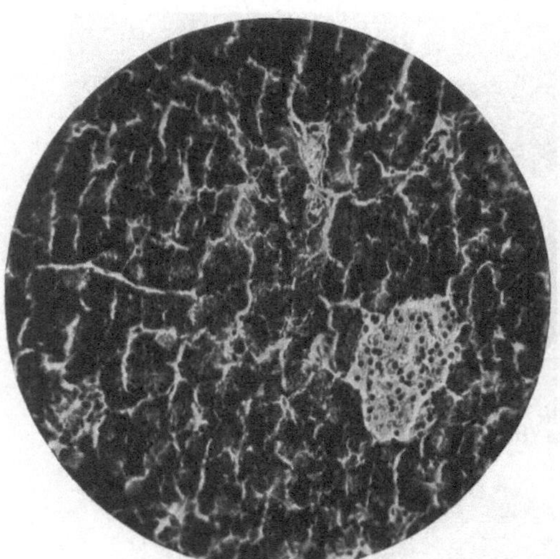 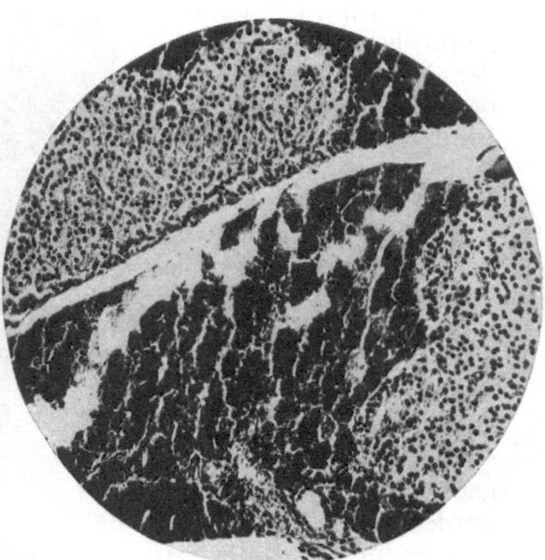

Abb. 62a. Schnitt aus dem Pankreasschwanz einer unbehandelten Ratte; stärkere Vergrößerung (Huygens Okular 7, Objektiv 20° C).

Abb. 62b. Schnitt aus dem Pankreasschwanz einer mit Hypophysenvorderlappenextrakten behandelten Ratte (Huygens Okular 7, Objektiv 20° C).

(Nach ANSELMINO, HEROLD und HOFFMANN.)

mittels Projektion auf Millimeterpapier bestimmt haben. Sie fanden, daß das Verhältnis $\dfrac{\text{Inselgewebe} \times 100}{\text{Drüsengewebe}}$ bei 10 Kontrolltieren zwischen 0,9 und 1,5 mit einem Mittel von 1,1 $\pm$ 0,06 schwankt, während das Verhältnis bei 11 Ratten, die 2—3 Wochen mit frischen Vorderlappenextrakten behandelt worden waren, 0,75 bis 4,5 mit einem Mittel von 2,2 $\pm$ 0,35 betrug. Da sich aber gleichzeitig entsprechend den Angaben von ANSELMINO, HEROLD und HOFFMANN auch das Drüsengewebe vergrößert hatte, so wird die tatsächliche Größenzunahme der LANGERHANSschen Inseln von den Autoren auf mehr als 100% veranschlagt. Bei Verwendung von wäßrigen Extrakten aus acetongetrockneten Vorderlappen stieg der Index dagegen nur auf 1,5 $\pm$ 0,20 an (Abb. 63). RICHARDSON und YOUNG stellen abschließend fest, daß „eine bedeutende absolute Zunahme in der Menge des Inselgewebes eingetreten ist". MARKES und YOUNG[1] berichten weiterhin, daß der Insulingehalt des Pankreas der über 2 Wochen mit Vorderlappen behandelten Ratten um mehr als das Doppelte so hoch ist wie der der unbehandelten Kontrolltiere. Sie schließen hieraus, daß das unter dem Einfluß der Vorderlappenbehandlung neugebildete Inselgewebe funktionell aktiv ist.

---

[1] MARKES u. YOUNG: Chemist a. Druggist India **58**, 652 (1939) — Lancet **1940 I**.

In jüngster Zeit hat GÜTHERT[1] eine eingehende histologische Untersuchung des Inselapparates von männlichen Ratten vorgenommen, die 3 Tage lang mit Extrakten aus acetongetrockneten Vorderlappen behandelt wurden. Bei der Ausmessung von je 450—500 Inseln pro Tier wurde eine Zunahme der kleinen Inseln mit einer Größenordnung von 0—50 μ gefunden, deren Zahl im Mittel von 4,7 auf 7,1 bei den behandelnden Tieren zugenommen hatte. Die Zahl der mittelgroßen Inseln (50—100 und 100—150 μ) war dagegen unverändert, während die Zahl der großen Inseln (300—400 μ) bei den behandelten Tieren sogar etwas geringer war als bei den Kontrollen. Die Messung der Kerngröße ergab bei je 400 Messungen pro Tier einen mittleren Wert für die Kerngröße von 125 für die unbehandelten Kontrollen und einen Wert von 158 bei den behandelten

Tieren. Bei der Zählung der Mitosen wurde in 1000 Inseln von 4 unbehandelten Tieren nur eine sichere sowie eine fragliche Mitose gefunden, während bei den behandelten 4 Tieren in 1000 Inseln 7 Mitosen nachgewiesen werden konnten. Nach einer gleichzeitigen Injektion von Colchicin wurden in 750 Inseln von 3 nicht mit Vorderlappenextrakten behandelten Tieren 10 Mitosen festgestellt, während in 750 Inseln mit Vorderlappenextrakten behandelten Tieren 127 Mitosen gezählt wurden. GÜTHERT stellt abschließend fest, daß bei Ratten nach Zufuhr von Vorderlappenextrakten außer einer geringen Zunahme von kleinen Inseln eine eindeutige Kernvergrößerung und eine beträchtliche Zunahme der Mitosen in den LANGERHANSschen Inseln auftritt, wie sie in ähnlicher Weise auch an der Schilddrüse nach Behandlung mit thyreotropem Hormon gefunden wurden. Diese Befunde stellen nach der Auffassung von GÜTHERT einen objektiven Beweis dafür dar, daß

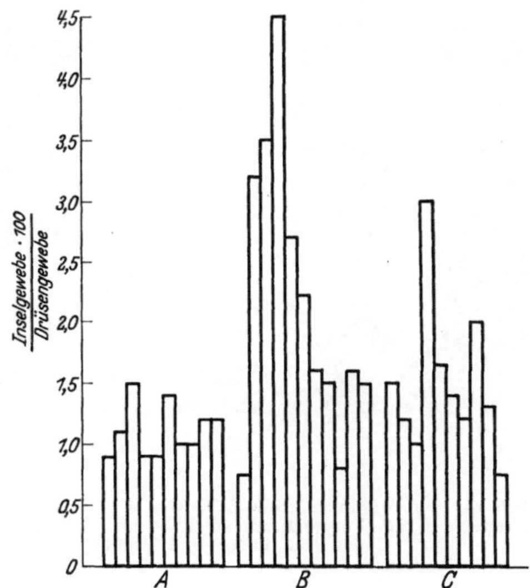

Abb. 63. Der Quotient $\dfrac{\text{Inselgewebe} \times 100}{\text{Drüsengewebe}}$ bei Ratten nach Injektion von Vorderlappenextrakten. (Nach RICHARDSON und YOUNG.)

A. Kontrolltiere (1,1 ± 0,06). *B.* Nach Injektion von wässerigen Extrakten aus frischem Vorderlappen (2,2 ± 0,35). *C.* Nach Injektion von wässerigen Extrakten aus acetongetrocknetem Vorderlappen (1,5 ± 0,20).

unter der Vorderlappenwirkung eine histologisch nachweisbare Aktivierung des Inselapparates entstanden ist.

Im Gegensatz zu den obengenannten Autoren konnte SANTO[2] in ausgedehnten Untersuchungen keine Veränderung an den LANGERHANSschen Inseln von Ratten nach einer mehrtägigen Vorderlappenbehandlung feststellen und bestreitet daher die Annahme einer pankreatropen Vorderlappenwirkung, ebenso wie auch ELMER, GIDOSZ und SCHEPS[3] über negative Ergebnisse berichteten. Für die Bewertung der Befunde von ELMER c. s. muß allerdings berücksichtigt werden, daß die Autoren auch die bei Ratten nach einer Vorderlappenbehandlung auftretende und von einer überaus großen Reihe von Auroren bestätigte Hypertrophie der Nebennierenrinde vermissen, so daß man annehmen darf, daß die von ihnen verwandten Extrakte glandotrop unwirksam gewesen sind.

[1] GÜTHERT: Virchows Arch. **307**, 175 (1940).
[2] SANTO: Z. exper. Path. u. Ther. **68**, 317 (1937).
[3] ELMER, GIDOSZ u. SCHEPS: C. r. Soc. Biol. Paris **124**, 823 (1937).

Auch bei Hunden konnten Young[1] und Richardson[2] in Übereinstimmung mit den Feststellungen von Anselmino und Hoffmann nach einer kurzfristigen Behandlung mit gleichbleibenden kleinen Mengen von Vorderlappenextrakten eine Vermehrung der Langerhansschen Zellen in Zahl und Größe nachweisen. Die Autoren betonen vor allem, daß in den Langerhansschen Inseln der behandelten Tiere eine ungewöhnlich große Zahl von Mitosen zu finden ist (vgl. Abb. 64), die bei den unbehandelten Tieren vermißt wird. Ebenso berichten auch Ham und Haist[3] über das Auftreten von vermehrten Zellteilungsfiguren in den Langerhansschen Inseln von Hunden, die 2—11 Tage lang mit Vorderlappenextrakten behandelt wurden. Die Autoren sehen hierin den Ausdruck einer pankreatropen Vorderlappenwirkung. Die bei den behandelten Tieren eintretenden Veränderungen des Blutzuckers werden in dem folgenden Abschnitt besprochen werden. Werden dagegen die Tiere über längere Zeit mit steigenden und größeren Mengen von Vorderlappenextrakten behandelt, so treten nach den Beobachtungen von Richardson u. a. bei einem Teil der Tiere allmählich schwere degenerative Veränderungen an den Langerhansschen Inseln sowie gleichzeitig ein permanenter Diabetes auf. Diese Befunde sind in dem von Anselmino bearbeiteten Abschnitt über die diabetogene Wirkung von Vorderlappenextrakten näher behandelt.

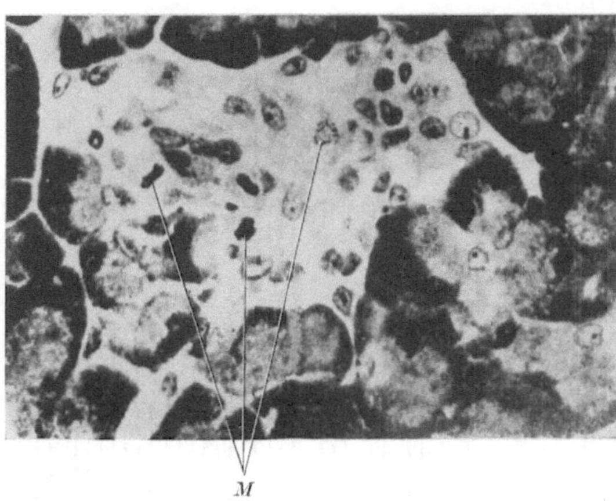

Abb. 64. Ungewöhnlich große Zahl von Mitosen (M) im Pankreas eines mit Vorderlappenextrakten behandelten Hundes. (Nach Richardson und Young.)

Bei Meerschweinchen wurde von Bierring[4], Guyénot c. s.[5] und von de Donna[6] einer Hypertrophie und Hyperplasie der Langerhansschen Inseln nach Injektion von Vorderlappenextrakten gefunden. Weiterhin stellten Kemp und Marx[7] fest, daß die atrophischen Langerhansschen Inseln von Mäusen mit erblichem hypophysärem Zwergwuchs durch eine 111 tägige Behandlung mit wachstumshormonhaltigen Vorderlappenextrakten wieder zur Norm vergrößert werden, und daß die Zahl der Inseln zugenommen hat. Schließlich berichteten Adams und Ward[8] über die Wirkung einer 14 tägigen Behandlung mit Vorderlappenextrakten auf das Pankreas von Molchen, die sich besonders für das Studium der Langerhansschen Inseln eignen sollen. Sie fanden bei den behandelten Tieren eine mittlere Zunahme der Pankreasgewichte von 3,17 auf 4,52 mg, und die Zahl der Inseln im Pankreas war von 14,1 auf 27,8 angestiegen. Bei Berechnung der Inselzahl pro Milligramm Gewebe wurde eine Zunahme von 3,8 auf 6,18 gefunden, während die Größe der Kerne in μ

---

[1] Young: Proc. roy. Soc. Med. 31, 1305 (1938); New England J. Med. 221 635 (1939).
[2] Richardson: Proc. roy. Soc. Lond. B. 128, 153 (1939).
[3] Ham u. Haist: Nature (Lond.) 1939, 835.
[4] Bierring: Bull. histol. appl. 1934, 297.
[5] Guyénot c. s.: Rev. suisse Zool. 40, 217 (1933).
[6] de Donna: Gynecologia 4, 403 (1938).
[7] Kemp u. Marx: Acta path. scand. (Københ.) 14, 197 (1937).
[8] Adams u. Ward: Endocrinology 20, 496 (1936).

Tabelle 5. Der Einfluß von Vorderlappenextrakten auf das Pankreasgewicht und die Zahl der Pankreasinseln von Molchen. (Nach ADAMS und WARD.)

		Normals	Normals with 14 Injections of Phyone
Body weight (mg.)	Av. Range No.	2,18 1,3—3,05 15	2,45 1,18—3,4 15
Pancreas weight (mg.).	Av. Range No.	3,71 ± 0,17 2,2—5,6 15	4,52 ± 0,22 2,8—7,0 15
Number islets in pancreas	Av. Range No.	14,1 ± 0,50 10—18 10	27,8 ± 1,03 20—44 10
Number islets per mg. pancreas . . .		3,80	6,18
Size of islet nuclei (μ)	Av. Range No.	10,13 ± 0,18 9,03—12,35 15	8,37 ± 0,18 7,04—10,88 14

von 10,13 auf 8,37 abgenommen hatte (Tabelle 5). Bei Tauben konnte RIDDLE[1] die nach der Hypophysektomie auftretende Abnahme der Pankreasgewichte durch Zufuhr von Vorderlappenextrakte wieder ausgleichen und darüber hinaus auch eine Gewichtszunahme über die Norm erzielen, wobei die Pankreasgewichte hypophysektomierter Tauben von 6 g auf über 18 g angestiegen waren. Histologische Untersuchungen wurden von RIDDLE jedoch nicht ausgeführt.

3. Die Blutzuckerwirkungen pankreatroper Vorderlappenfraktionen.

Eine diesen histologischen Veränderungen entsprechende Blutzuckersenkung wurde 1933 von HOFFMANN und ANSELMINO[2] bei Verwendung gereinigter pankreatroper Fraktionen nachgewiesen. Die Autoren konnten aus dem blutzuckersteigernden Gesamtextrakt aus Vorderlappen durch Ultrafiltration bei p_H 5,4

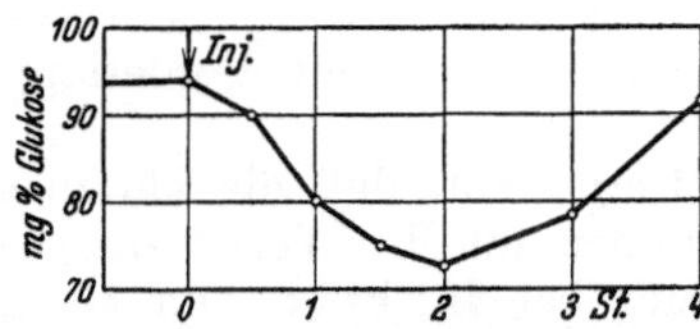

Abb. 65a. Die Wirkung des pankreatropen Wirkstoffes, der durch Ultrafiltration bei p_H 5,4 gewonnen wurde, auf den Blutzucker eines Hundes.

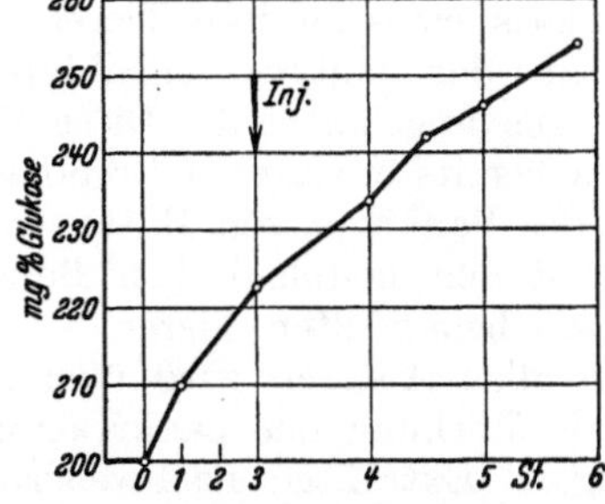

Abb. 65b. Die Wirkung des pankreatropen Wirkstoffes auf den Blutzucker des gleichen Hundes, 3 Tage nach der Pankreatektomie.

(Nach HOFFMANN und ANSELMINO.)

eine pankreatrop wirksame Fraktion abtrennen, die bei Hunden und bei Kaninchen eine mäßige, protrahiert verlaufende Blutzuckersenkung bewirkt, deren Maximum 3—5 Stunden nach der Injektion erreicht ist. In der Abb. 65a ist die bei Hunden auftretende Blutzuckersenkung dargestellt. Bei pankreatektomierten Hunden fehlt dagegen diese Wirkung (vgl. Abb. 65b). Weiterhin wurde im kurzfristigen Versuch der Ablauf der alimentären Hyperglykämie sowie die Adrenalinhyperglykämie unter der Wirkung der pankreatropen Fraktionen abgeschwächt. Die

---

[1] RIDDLE: Sci. Monthly **47**, 97 (1938).
[2] HOFFMANN u. ANSELMINO: Klin. Wschr. **1933**, 1436.

blutzuckersenkende Wirkung von pankreatropen Fraktionen wurde außer von BIERRING neuerdings auch von ANTOGNETTI und SCOPINARI[1] bei Hunden nach Injektion von Vorderlappenextrakten beobachtet, die durch Ultrafiltration bei p_H 5,3 gewonnen worden war. ANTOGNETTI und SCOPINARI stellten ebenfalls fest, daß die blutzuckersenkende Wirkung ihrer Extrakte an die Anwesenheit des Pankreas gebunden ist und dementsprechend bei pankreatektomierten Hunden fehlt. Ähnliche Befunde wurden neuerdings auch von COLLIP[2] erhoben, der aus dem blutzuckersteigernden Gesamtextrakt nach einer nicht näher beschriebenen Methode eine in mäßigen Grenzen blutzuckersenkend wirkende Fraktion gewinnen konnte, deren Wirkung nach der Annahme von COLLIP auf einer Stimulierung der LANGERHANSschen Inseln beruht.

Die von den einzelnen Autoren beobachtete protrahiert verlaufende blutzuckersenkende Wirkung der pankreatropen Fraktionen ist verhältnismäßig gering und wird nach den Untersuchungen von ZUNZ und LA BARRE[3] und von ANSELMINO und HOFFMANN[4] offenbar durch eine Gegenregulation von seiten des Nebennierenmarkes teilweise ausgeglichen. Nach den Befunden dieser Autoren wird die Wirkung einer pankreatropen Fraktion, die beim nicht operierten, narkotisierten Hunde nur eine Blutzuckersenkung von 10—20 mg bewirkt, im Parallelversuch beim gleichen Tier nach der Unterbindung der Nebennierenvenen so verstärkt, daß eine Blutzuckersenkung von 45—50 mg resultiert, während dagegen die durch Erhitzen inaktivierte pankreatropene Fraktionen unter den gleichen Versuchsbedingungen beim operierten Tier sogar eine geringe Steigerung des Blutzuckers bedingen.

ZUNZ und LA BARRE haben dann einen weiteren sehr überzeugenden Beweis für die pankreatropene Wirkung von Vorderlappenextrakten erbracht. Sie zeigten zunächst, daß bei Hunden nach Injektion einer nach dem Vorgehen von ANSELMINO und HOFFMANN hergestellten, gereinigten pankreatropen Fraktion eine lang dauernde Blutzuckersenkung auftritt. Wird dann das Pankreasvenenblut der behandelten Tiere durch eine Anastomose der V. pankreatico-duodenalis in die V. jugularis eines zweiten Tieres geleitet, so sinkt auch bei diesem der Blutzucker ab; das Pankreasvenenblut der behandelten Tiere weist somit einen erhöhten Insulingehalt auf. Diese Feststellung steht in guter Übereinstimmung mit den bereits erwähnten Ergebnissen von YOUNG über den erhöhten Insulingehalt des Pankreas von Ratten nach Behandlung mit Vorderlappenextrakten sowie mit den histologischen Befunden am Pankreas von mit Vorderlappenextrakten behandelten Tieren.

Von allen Autoren wird übereinstimmend festgestellt, daß die blutzuckersenkende Wirkung der pankreatropenen Fraktionen nur bei Verwendung von gereinigten Extrakten nachweisbar ist, während bei Injektion von Gesamtextrakten, die noch alle Wirkstoffe des Hypophysenvorderlappens enthalten, nach einer 2—3tägigen Latenzperiode ein diabetischer Zustand resultiert. Diese diabetogene Wirkung von Vorderlappenextrakten ist in dem von ANSELMINO bearbeiteten Abschnitt — auf den verwiesen wird — behandelt. In diesem Zusammenhang ist es aber von besonderem Interesse, daß sich dieser Diabetes trotz weiter fortgeführter Behandlung mit gleichbleibenden Mengen von Vorderlappenextrakten vom 9.—12. Behandlungstage an wieder zurückbilden kann, und daß der Blutzucker dann zur Norm und zu subnormalen Werten absinkt. Dieses

---

[1] ANTOGNETTI u. SCOPINARI: Endocrinologia **14**, 153 (1939).

[2] COLLIP: Med. Leav. **1938**, 1939.

[3] ZUNZ u. LA BARRE: C. r. Soc. Biol. Paris **119**, 1174 (1935) — Internat. Physiol. Kongr. Leningrad 1935.

[4] ANSELMINO u. HOFFMANN: Naunyn-Schmiedebergs Arch. **674** (1936).

Refraktärstadium wird nach den bereits erwähnten histologischen Untersuchungen von RICHARDSON und YOUNG auf die zunehmende Stimulierung der LANGERHANSSchen Inseln beim Hunde zurückgeführt. In Übereinstimmung hiermit berichten SHIPNER und SOSKINS[1], daß in diesem Refraktärstadium bei Hunden durch weitere Injektion von Vorderlappenextrakten sogar eine Blutzuckersenkung auftritt. Werden die Tiere aber in diesem Stadium pankreatektomiert, so gewinnen die Extrakte ihre ursprüngliche blutzuckersteigernde Wirkung wieder. SHIPNER und SOSKINS schließen hieraus, daß das Auftreten der Refraktärphase und der Hypoglykämie auf eine Stimulierung der LANGERHANSSchen Inseln zurückzuführen ist. Wenn dagegen bei Beginn des Refraktärstadiums die injizierten Mengen von Vorderlappenextrakten ständig gesteigert werden, so resultiert nach den Beobachtungen von YOUNG u. a. ein permanenter Diabetes, der nach den bereits erwähnten Ergebnissen von RICHARDSON und YOUNG mit einer Degeneration der LANGERHANSSchen Inseln verbunden ist. Diese diabetogene Wirkung von Vorderlappenextrakten ist ebenfalls in dem von ANSELMINO bearbeiteten Teil näher behandelt.

4. Die Abgrenzung des pankreatropen Wirkstoffes von anderen Vorderlappenhormonen.

Die bei den verschiedenen Versuchstieren nachweisbaren Pankreasveränderungen sowie die bei normalen und bei pankreatektomierten Hunden erzielten Blutzuckerwirkungen lassen die Frage auftauchen, inwieweit diese Erscheinungen als Wirkung eines gesonderten Wirkstoffes im Hypophysenvorderlappen anzusehen sind. ANSELMINO und HOFFMANN[2] konnten am histologischen Test und an der Blutzuckerkurve nachweisen, daß es durch Ultrafiltration von Vorderlappenextrakten bei p_H 5,4 gelingt, eine pankreatrop wirksame Fraktion im Ultrafiltrat zu gewinnen, wie es auch von CHRZANOWSKI und GRZYCKI[3] und von ANTOGNETTI und SCOPINARI[4] bestätigt wurde. Auf diese Weise läßt sich die wirksame Substanz von den nicht ultrafiltrierenden Vorderlappenhormonen abgrenzen. Das Ultrafiltrat enthält den pankreatropen Wirkstoff in eiweißfreier Lösung, und es hat keine Wirkung auf die Schilddrüse und die Nebenschilddrüse, ebenso wie auch die Follikelreifung unbeeinflußt bleibt. Am Kropfdrüsentest sind die Ultrafiltrate ebenfalls unwirksam. Dagegen ist in dem Ultrafiltrat noch das corticotrope Hormon enthalten, das sich von dem pankreatropen Wirkstoff durch seine hohe Thermostabilität unterscheidet, indem es im Gegensatz zum pankreatropen Wirkstoff ein Erhitzen auf 100° auf die Dauer von 5 Minuten verträgt.

Wenn sich somit der pankreatrope Wirkstoff von der Mehrzahl der Vorderlappenhormone abgrenzen läßt, so muß die Frage, ob es sich um ein gesondertes Vorderlappenhormon handelt, solange noch unbeantwortet bleiben, bis eine weitere Reinigung und Abgrenzung durchgeführt ist.

5. Die Darstellungsverfahren des pankreatropen Wirkstoffes.

Die hervorstechendste Eigenschaft des pankreatropen Wirkstoffes ist seine große Unbeständigkeit, indem der wirksame Faktor nach den Feststellungen von ANSELMINO und HOFFMANN sowohl beim Lagern in Form eines Trockenpulvers als auch in wäßrigen Lösungen schneller als die anderen Wirkstoffe des

---

[1] SHIPNER u. SOSKINS: Amer. J. Physiol. **97**, 91 (1934).
[2] ANSELMINO u. HOFFMANN: Klin. Wschr. **1933**.
[3] CHRZANOWSKI u. GRZYCKI: Klin. Wschr. **1937**, 488.
[4] ANTOGNETTI u. SCOPINARI: Endocrinologia **14**, 153 (1939).

Vorderlappens seine Wirksamkeit verliert, und daß er sich weiterhin durch eine hohe Thermolabilität und durch eine große Empfindlichkeit gegen Behandlung mit Säuren und Alkalien auszeichnet. Diese Eigenschaften erschweren das Arbeiten mit dem pankreatropen Wirkstoff sowie die Gewinnung von gereinigten Fraktionen außerordentlich und können zu negativen Ergebnissen Anlaß geben.

Für die Darstellung von pankreatropen Fraktionen ist es weiterhin von besonderer Wichtigkeit, daß die Drüsen möglichst unmittelbar nach dem Töten der Tiere herauspräpariert und in Aceton aufgenommen werden. So weist auch BIERRING[1] darauf hin, daß die Hypophysen in weniger als einer halben Stunde nach dem Schlachten der Tiere eingefroren werden müssen, um wirksame Extrakte zu gewinnen; anderenfalls erhält man unwirksame Extrakte. Daher können für die Gewinnung von pankreatrop wirksamen Fraktionen keine Hypophysen verwandt werden, deren Herauspräparieren — wie es in der Regel durch die Händler geschieht — erst mehrere Stunden nach dem Töten erfolgt ist. Das gleiche gilt auch für die Verwendung von Handelspräparaten unbekannter Gewinnung.

Der pankreatrope Wirkstoff entspricht im übrigen in seinen physikalisch-chemischen Eigenschaften weitgehend denen der anderen Wirkstoffe des Hypophysenvorderlappens. So wird er aus wäßrigen Lösungen durch Zusatz der 5—6fachen Menge Alkohol oder Aceton ausgefällt, er ist unlöslich in lipoiden Lösungsmitteln. Gereinigte pankreatrope Fraktionen können in eiweißfreier Form für biologische Versuche aus Drüsenextrakten und aus Blut und Harn dadurch gewonnen werden, daß die wirksame Substanz durch Zusatz der 8- bis 9fachen Menge absoluten Alkohols ausgefällt wird. Der entstehende Niederschlag wird nach 24stündigem Stehen im Eisschrank mit Wasser extrahiert und der nicht lösliche Anteil wird verworfen. Zur weiteren Reinigung kann der lösliche Anteil in der noch zu beschreibenden Weise bei schwach-saurer Reaktion ultrafiltriert werden. Die eiweißfreien Ultrafiltrate müssen alle 2—3 Tage frisch hergestellt werden und während dieser Zeit im Eisschrank aufbewahrt werden.

Der pankreatrope Wirkstoff ist mit einem mäßigen Wirksamkeitsverlust durch eine 8proz. Eisessig-Kollodiummembran bei schwach saurer Reaktion ultrafiltrabel. Zur Ultrafiltration werden zu 100 ccm eines wäßrigen Extraktes aus acetongetrocknetem Hypophysenvorderlappen 20 ccm einer $^{n}/_{100}$-Natrium-Acetatlösung zugesetzt, die aus 10 Teilen $^{n}/_{1}$-Essigsäure und 8 Teilen $^{n}/_{1}$-Natronlauge hergestellt wird und die eine Reaktion von p_H 5,4 aufweist (vgl. Kap. V).

6. Das Vorkommen des pankreatropen Wirkstoffes im Blut und Harn.

Im Harn von schwangeren und nichtschwangeren Frauen sowie im Harn von Diabetikern konnte von ANSELMINO und HOFFMANN[2] mit der oben beschriebenen Alkoholfällungsmethode eine pankreatrop wirksame Fraktion gewonnen werden. Dagegen erwies sich das ebenfalls aus Schwangerenharn gewonnene und gereinigte Prolan als pankreatrop unwirksam. Ebenso konnte aus dem Blut gesunder Frauen mit Hilfe der Ultrafiltrationsmethode ein pankreatrop wirksamer Extrakt gewonnen werden. Neuerdings haben auch PICINELLI[3] und DE BOISSEZON[4] über den Nachweis eines pankreatropen Wirkstoffes im Schwangerenharn berichtet.

[1] BIERRING: Bull. histol. appl. **297** (1934) — Verh. nord. Ges. inn. Med. **1935**, 575.
[2] ANSELMINO u. HOFFMANN: Klin. Wschr. **1936**, 999.
[3] PICINELLI: Atti Soc. ital. Ostetr. **32**, 398 (1936).
[4] DE BOISSEZON: C. r. Soc. Biol. Paris **127**, 276 (1938).

VII. Der parathyreotrope Wirkstoff des Hypophysenvorderlappens.

1. Einleitung.

Eine Reihe von pathologisch-anatomischen Beobachtungen bei hypophysären Erkrankungen weisen auf eine Beziehung zwischen dem Hypophysenvorderlappen und den Nebenschilddrüsen hin. So beschrieb ERDHEIM[1] 1903 eine Vergrößerung der Epithelkörperchen mit Auftreten von adenomartigen Wucherungen bei einer Akromegalie, und in der folgenden Zeit wurden entsprechende Fälle von CLAUDE und BAUDOUIN[2], REINHARD und CREUZFELD[3], BALLET und LAVASTINE[4], JOSEPHSON[5], ERDHEIM[6], CHUSHING und DAVIDOFF[7] u. v. a. beobachtet. Auch bei den basophilen Adenomen des Hypophysenvorderlappens wurden von CUSHING[8] in 4 von 6 Fällen eine Vergrößerung der Epithelkörperchen mit Auftreten von osteoporotischen Knochenveränderungen gefunden, die als Folge eines Hyperparathyreodismus gedeutet wurden. In neuerer Zeit sind eine Reihe von weiteren derartigen Beobachtungen bei den basophilen Adenomen des Vorderlappens mitgeteilt worden. So berichtete HOFF[9] 1934 über einen Fall von Ostitis fibrosa, bei dem die Sektion eine generalisierte Hyperplasie der Nebenschilddrüsen und ein basophiles Adenom im Hypophysenvorderlappen ergab. Schließlich beobachtete LLOYD[10] auch bei einem Hauptzellenadenom des Vorderlappens Wucherungen der Epithelkörperchen.

2. Der Einfluß der Hypophysektomie auf die histologische Struktur der Nebenschilddrüsen.

Diesen klinischen Beobachtungen entsprechende histologische Veränderungen der Nebenschilddrüsen wurden auch bei hypophysektomierten Tieren nachgewiesen. So beobachtete SMITH[11] bei hypophysektomierten Ratten atrophische Veränderungen an den Nebenschilddrüsen, wie sie auch von KÖSTER[12] bei hypophysektomierten Hunden beschrieben wurden. Insbesondere haben dann HOUSSAY und BIASOTTI[13] und HOUSSAY und SAMMARTINO[14] über ausführliche histologische Untersuchungen der Epithelkörperchen von hypophysektomierten Hunden berichtet. Sie fanden bei 66% der hypophysektomierten Tiere deutliche atrophische und degenerative Veränderungen an den Nebenschilddrüsen, während bei den Kontrolltieren nur in 10% geringgradige atrophische Veränderungen festgestellt wurden. Nach den Beobachtungen von HOUSSAY tritt bereits 5 Tage nach der Hypophysektomie ein Protoplasmaschwund in den Zellen auf, die Zellen erscheinen kleiner und weisen eine unscharfe Begrenzung auf. Gleichzeitig geht der gleichmäßig epitheliale Bau der Drüse verloren und es bildet sich eine trabeculäre und strangförmige Anordnung der Zellen aus (Abb. 66 und 67). In besonders ausgesprochener Form war diese Atrophie der Nebenschilddrüsen bei

---

[1] ERDHEIM: Zieglers Beiträge **33**, 158 (1903).
[2] CLAUDE u. BAUDOUIN: C. r. Soc. Biol. Paris **71**, 75 (1911).
[3] REINHARD u. CREUZFELD: Zieglers Beiträge **56**, 465 (1913).
[4] BALLET u. LAVASTINE: Revue neur. **12**, 793 (1904).
[5] JOSEPHSON: Zit. nach HOUSSAY u. SAMMARTINO S. 3.
[6] ERDHEIM: Virchows Arch. **281**, 297 (1931).
[7] CHUSHING u. DAVIDOFF: Monogr. Rockefeller Inst. med. Res. **1927**, 22.
[8] CUSHING: Arch. int. Med. **51**, 487 (1933).
[9] HOFF: Verh. Ges. inn. Med. **1934**, 441.
[10] LLOYD: Bull. Hopkins Hosp. **45**, 1 (1929).
[11] SMITH: J. amer. med. Assoc. **88**, 158 (1927).
[12] KÖSTER: Pflügers Arch. **224**, 212 (1930).
[13] HOUSSAY u. BIASOTTI: Pflügers Arch. **227**, 664 (1931).
[14] HOUSSAY u. SAMMARTINO: Zieglers Beitr. **93**, 405 (1934).

hypophysektomierten Hunden nachweisbar, denen gleichzeitig auch das Pankreas mitentfernt worden war. Neuerdings beobachtete auch VERNETTI[1] bei hypo-

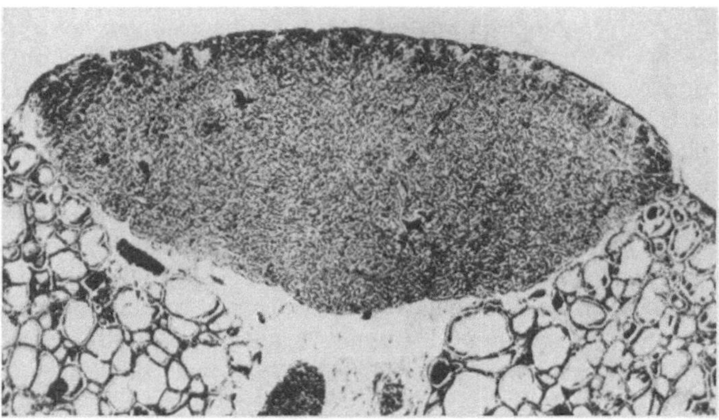

Abb. 66. Epithelkörperchen eines normalen Kontrollhundes. Vergr. 1:42. (Nach HOUSSAY und SAMMARTINO.)

physektomierten Hunden eine Atrophie der Nebenschilddrüsen mit Auftreten von Bindegewebshyperplasien und schließt aus diesen Veränderungen, daß der Hypophysenvorderlappen eine parathyreotrope Funktion besitzen müsse.

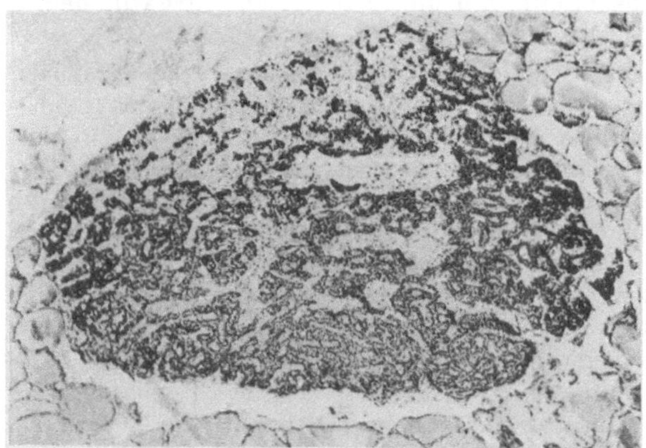

Abb. 67. Epithelkörperchen des Hundes (Nr. 272), ohne Hypophysis: Veränderungen starken Grades. Vergr. 1:42. (Nach HOUSSAY und SAMMARTINO.)

HOUSSAY, der diese nach der Hypophysektomie auftretenden Veränderungen als Zeichen einer fortschreitenden Atrophie mit langsamem Zellverfall gedeutet hat, nimmt auf Grund dieser Befunde und der im folgenden zu beschreibenden parathyreotropen Wirkung von Vorderlappenextrakten in seinem 1938 auf dem Physiologenkongreß gehaltenen Referat[2] „die Existenz eines parathyreotropen Hormons als wahrscheinlich" an.

3. Der Einfluß der Hypophysektomie auf den Kalkstoffwechsel.

Mit den Beobachtungen über das Auftreten atrophischer Veränderungen an den Epithelkörperchen hypophysektomierter Tiere stehen auch die Veränderungen des Kalkstoffwechsels nach der Hypophysektomie in Einklang. So berichteten KÖSTER und GEESINK[3] über eine geringe Abnahme des Blutkalkspiegels bei hypophysektomierten Hunden, die auch von RIDDLE[4] bei Tauben und von HOGBEN, CHARLES und SLOME[5] und von SCHAPIRO und ZWARENSTEIN[6] bei hypo-

[1] VERNETTI: Ormoni 1, 737 (1939).
[2] Internat. Kongr. f. Physiol. Zürich, Kongreßber. I 1938.
[3] KÖSTER u. GEESINK: Pflügers Arch. 222, 296 (1924).
[4] RIDDLE: Yearbook Carnegie Inst. of Washington 35, 49 (1936).
[5] HOGBEN, CHARLES u. SLOME: J. of exper. Biol. 8, 345 (1931).
[6] SCHAPIRO u. ZWARENSTEIN: J. of exper. Biol. 10, 186 (1933).

physektomierten Fröschen bestätigt wurde. Ebenso berichtete neuerdings auch VERNETTI[1] über eine geringe Senkung des Blutkalkspiegels bei hypophysektomierten Hunden mit gleichzeitigem Auftreten von atrophischen Veränderungen in den Nebenschilddrüsen. GEGERLY[2] beobachtet ebenfalls bei hypophysektomierten Hunden eine Abnahme des Blutkalkspiegels, die sich nach Ablauf von 3 bis 5 Monaten nach der Operation wieder ausgeglichen hatte. Nach einer intravenösen Injektion von Kalk wurde bei den hypophysektomierten Tieren in Analogie zu den Verhältnissen bei der parathyreopriven Tetanie ein langsameres Absinken des Blutkalkspiegels als bei den entsprechenden Kontrolluntersuchungen vor der Operation festgestellt. Aus diesen Befunden schließt GEGERLY, daß nach der Hypophysektomie eine Inaktivität der Epithelkörperchen entstanden ist. Dagegen sind die Angaben der HOUSSAYschen Schule nicht ganz einheitlich, insofern als MAZZOCCO bei hypophysektomierten Hunden eine geringe Abnahme des Blutkalkspiegels feststellte, während dagegen GERSCHMANN keine Abweichungen nachweisen konnte, obwohl sich histologisch degenerative Veränderungen an den Epithelkörperchen dieser Tiere fanden. Neuerdings berichteten auch ANDERSON und OASTLER[3], daß der Blutkalkspiegel von hypophysektomierten Ratten unverändert ist. Sie glauben hieraus schließen zu dürfen, daß der Hypophysenvorderlappen keinen Einfluß auf die Epithelkörperchen besitzt. Nach den Beobachtungen von SPERANSKAYA-STEPANOVA[4] ist der Blutkalkspiegel von hypophysektomierten Hunden zwar unverändert, jedoch traten bei den hypophysektomierten Tieren nach der gleichzeitigen Entfernung der Epithelkörperchen und dem Entzug von Kalksalzen mit der Nahrung die tetanischen Anfälle bereits nach 17—20 Stunden auf, während sie bei den nichthypophysektomierten Kontrolltieren erst nach 3—4 Tagen manifest wurden.

PERLA und SANDBERG[5] untersuchten den Einfluß der Hypophysektomie auf den Kalkhaushalt von Ratten, indem sie vor und nach der Operation in einer 7 tägigen Versuchsperiode die Kalkausscheidung im Harn und in den Faeces bei einer konstanten Einfuhr von 110 mg Ca täglich bestimmten. Sie fanden bei diesem Vorgehen, daß vor der Hypophysektomie im Mittel täglich 107 mg Ca in den Faeces und 0,3 mg im Harn ausgeschieden wurden, so daß die Kalkbilanz mit 2,7 mg positiv war. Dagegen wurden aber während der 3. Woche nach der Hypophysektomie 112 mg Ca in den Faeces und 1,1 mg im Harn nachgewiesen, so daß damit die Kalkbilanz mit 3,1 mg negativ geworden war. Weitere Bilanzversuche von PERLA und SANDBERG sind in der Tabelle 6 wiedergegeben. In Übereinstimmung mit diesen Befunden berichtet auch COLLIP[6], daß die Kalkbilanz von hypophysektomierten Ratten negativ wird. Diese Versuche

Tabelle 6. **Der Einfluß der Hypophysektomie auf den Kalkhaushalt von Ratten.** Mittelwerte aus täglichen Bestimmungen. (Nach PERLA und SANDBERG.)

| Behandlung | Versuchsperiode | Einfuhr | Ausfuhr | | Retention |
| | | | Harn | Faeces | |
		mg	mg	mg	mg
Kontrollen	16. Nov. —17. Jan.	138	0,3	121	**17,2**
Hypophysekt. 18. Januar	23. Jan. —11. Febr. 12. Febr.—15. April	112 159	1,2 1,8	108 154	**2,5** **3,4**

[1] VERNETTI: Ormoni **1**, 737 (1939).
[2] GEGERLY: Pflügers Arch. **1941**, 244, 353.
[3] ANDERSON u. OASTLER: Amer. J. Physiol. **92**, 124 (1938)
[4] SPERANSKAYA-STEPANOVA: Arch. biol. Nauk. **40**, 69 (1937).
[5] PERLA u. SANDBERG: Endocrinology **20**, 481 (1936).
[6] COLLIP: J. of Mount Sinai Hosp. **1**, 28 (1934).

zeigen also, daß bei hypophysektomierten Tieren eine Störung im Kalkstoffwechsel besteht, die dadurch gekennzeichnet ist, daß die Tiere nachweisbare Kalkverluste erleiden.

Schließlich wären in diesem Zusammenhang noch die mannigfaltigen tiefgreifenden Störungen im Kalkgehalt der Knochen und der Zähne von hypophysektomierten Tieren zu erwähnen, die nach der Ansicht von COLLIP[1] keine Zweifel daran lassen, „daß der Hypophysenvorderlappen eine sehr bedeutende Rolle für den Kalkstoffwechsel zu spielen hat". So gibt COLLIP[2] an, daß diejenige Menge von Nebenschilddrüsenhormon, die bei der normalen Ratte zu einer Knochenapposition und zur Osteoblastenbildung führt, bei hypophysektomierten Ratten eine Knochenresorption bewirkt, so daß nach der Auffassung von COLLIP auch die Knochenumbildung von der Hypophyse beeinflußt wird.

4. Die Wirkung von Vorderlappenextrakten auf die histologische Struktur der Nebenschilddrüsen.

Die Wirkung von Vorderlappenextrakten auf die histologische Struktur der Nebenschilddrüsen wurde 1933 von ANSELMINO, HOFFMANN und HEROLD[3] untersucht. Sie beobachteten bei ausgewachsenen männlichen Ratten nach einer

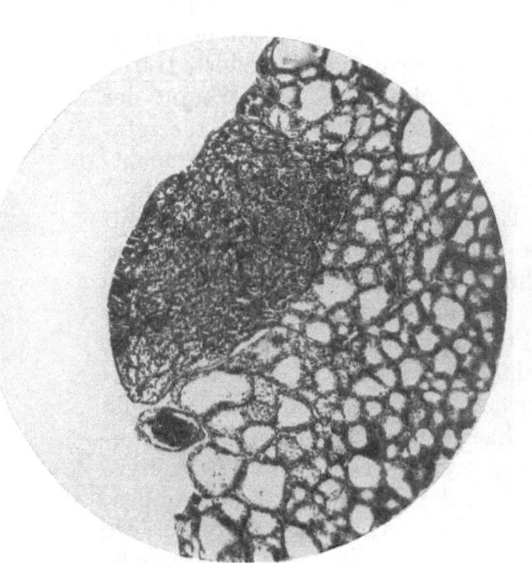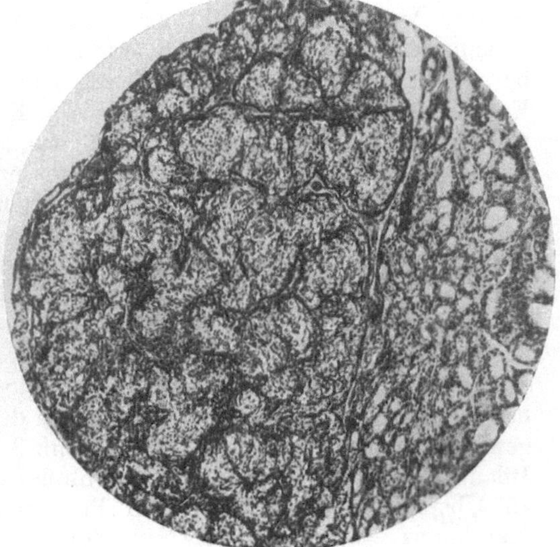

Abb. 68a. Schnitt durch das Epithelkörperchen einer unbehandelten Ratte. (Huygens Okular 7, Objektiv A. 8.)

Abb. 68b. Schnitt durch das Epithelkörperchen einer mit Hypophysenvorderlappenhormon behandelten Ratte bei gleicher Vergrößerung wie Abb. 68a. (Huygens Okular 7, Obj. A. 8.)

(Nach ANSELMINO, HOFFMANN und HEROLD.)

mehrtägigen Behandlung mit wäßrigen Vorderlappenextrakten eine Vergrößerung der Epithelkörperchen bis auf das Doppelte der Kontrollen, wie sie in der Abb. 68a und b dargestellt ist. Bei der histologischen Untersuchung wurde festgestellt, daß bei den behandelten Tieren die hellen Hauptzellen, die normalerweise gegenüber den dunklen Hauptzellen in den Hintergrund treten, die Hauptmasse des epithelialen Anteils ausmachen, und daß das Epithelkörperchenparenchym fast ausschließlich aus hellen Hauptzellen besteht, während die dunklen Haupt-

[1] COLLIP: Medical. Leaves 1938, 38.
[2] COLLIP: J. of Mount Sinai Hosp. 1, 28 (1934).
[3] ANSELMINO, HOFFMANN u. HEROLD: Klin. Wschr. 1933, 1944; 1934, 45.

zellen nur noch in geringen Mengen in den peripheren Partien gefunden werden. Diese in vermehrtem Maße auftretenden hellen Hauptzellen, die sich durch die Vergrößerung ihres Protoplasmaleibes besonders hervorheben, zeigen weiterhin eine ausgesprochene adenomartige Anordnung (Abb. 69). Dagegen fehlen bei den behandelten Tieren die oxiphilen Zellen, die sich normalerweise in geringen Mengen an der Peripherie finden, nahezu vollkommen. Schließlich wurde bei den behandelten Tieren eine starke Hyperämie festgestellt. Diese Veränderungen wurden von ANSELMINO, HOFFMANN und HEROLD im Zusammenhang mit entsprechenden Veränderungen im Kalkstoffwechsel als Ausdruck einer Stimulierung der Nebenschilddrüsen angesehen.

Diese Auffassung wurde 1934 auch von HERTZ und KRANES[1] vertreten, die bei Kaninchen nach einer mehrtägigen Behandlung mit Vorderlappenextrakten eine Hypertrophie und Hyperplasie der Epithelkörperchen feststellten. Die Epithelkörperchen waren bei den behandelten Tieren nach den Beobachtungen von HERTZ und KRANES vergrößert und stärker durchblutet. Bei der histologischen Untersuchung wurde eine Zunahme und eine Vergrößerung der Zellen

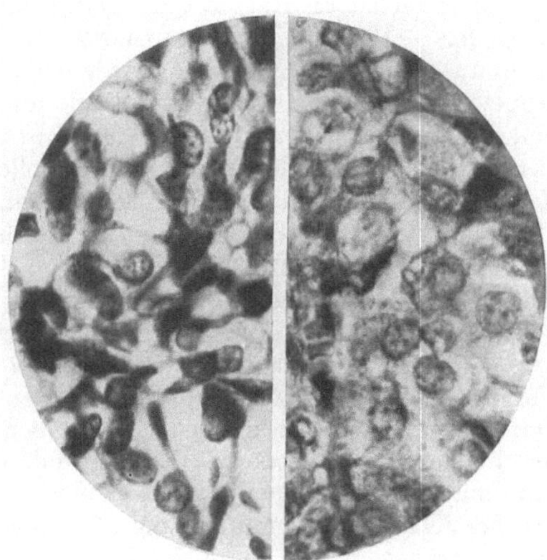

Abb. 69. Schnitt durch Rattenepithelkörperchen. Okular 4. Homogen-Immersion Zeiß. Links unbehandeltes Tier; Überwiegen der dunklen Hauptzellen. Rechts mit Vorderlappen behandeltes Tier; Überwiegen der hellen Hauptzellen. (Nach ANSELMINO, HEROLD und HOFFMANN.)

mit Auftreten von Vacuolen sowie eine Vergrößerung der Alveolen gefunden. Die von den Autoren ausgeführten und in der Tabelle 7 wiedergegebenen Zellmessungen geben ein anschauliches Bild von dem nach der Behandlung auftretenden Zellwachstum. Die in der gleichen Weise mit erhitzten Vorderlappenextrakten und mit Extrakten aus Hirn und Muskulatur durchgeführten Versuche verliefen negativ. Neuerdings berichteten dann auch KEMP und MARX[2], daß Vorderlappenextrakte, die nach einer Methode zur Gewinnung von Wachstumshormon hergestellt worden waren, bei Mäusen mit erblichem hypophysärem Zwergwuchs die Entwicklung der Nebenschilddrüsen stimulieren. HAM und HAIST[3] beobachteten an dem Epithelkörperchen von Hunden nach einer 2- bis 11tägigen Behandlung mit Vorderlappenextrakten ein Auftreten von vermehrten

Tabelle 7. Der Einfluß von Vorderlappenextrakten auf die Alveolar- und Zellgröße der Nebenschilddrüsen von Kaninchen. (Nach HERTZ und KRANES.)

Behandlung	Tier Nr.	Alveolargröße mm/100	Zellgröße mm/100
Kontrollen	606	$7 \times 7/ 70 \times 77$	$4{,}2 \times 5{,}6/7{,}0 \times 8{,}4$
	700	$7 \times 28/ 56 \times 70$	$5{,}6 \times 7 /5{,}6 \times 9{,}8$
	622	$7 \times 14/ 42 \times 49$	$4{,}2 \times 8{,}4/5{,}6 \times 9{,}8$
Nach Behandlung mit HVL.-Extrakten	699	$28 \times 35/ 42 \times 560$	$8{,}4 \times 14 /9 \times 16{,}8$
	624	$11 \times 14/140 \times 230$	$5{,}6 \times 12{,}6/7 \times 14$
	683	$21 \times 21/196 \times 350$	$7 \times 7 /5{,}6 \times 14$

[1] HERTZ u. KRANES: Endocrinology 18, 350 (1934).
[2] KEMP u. MARX: Acta path. scand. (Københ.) 14, 197 (1937).
[3] HAM u. HAIST: Nature (Lond.) 1939, 835.

Zellteilungsfiguren und schließen hieraus auf eine parathyreotrope Vorderlappenwirkung. STONDITSKY[1] transplantierte die Hypophysen von Hühnern auf 7 bis 8 Tage alte Hühnerembryonen und untersuchte die Nebenschilddrüsen der Tiere. Er fand bei den behandelten Tieren eine Vergrößerung der Nebenschilddrüsen um das $1^1/_2$—2fache der unbehandelten Kontrollen und bei der histologischen Untersuchung Zeichen einer Funktionssteigerung der Epithelkörperchen.

Die zunächst an Ratten durchgeführten Untersuchungen wurden später von ANSELMINO, HEROLD und HOFFMANN[2] auch auf eine Reihe von weiteren Tierarten ausgedehnt. Bei Hunden wurde nach Zufuhr von parathyreotropen Vorderlappenextrakten eine starke Hyperämie mit einer Zunahme von oxyphilen Zellen und von großen hellen Hauptzellen beobachtet, die in follikelartigen Bildungen zusammenlagen und deren Lumina mit kolloidähnlichen Massen ausgefüllt waren. Es sind dies die gegensätzlichen Veränderungen, wie sie in den bereits erwähnten Untersuchungen von HOUSSAY an den Epithelkörperchen von hypophysektomierten Hunden beobachtet wurden. Eine Vergrößerung der Epithelkörperchen, wie sie bei Ratten nachgewiesen werden konnte, wurde dagegen bei Hunden vermißt. Ähnliche Veränderungen wie bei Hunden wurden auch bei Katzen nachgewiesen. Bei Kaninchen war ebenso wie bei der Ratte eine beträchtliche Vergrößerung der Epithelkörperchen offensichtlich, wie sie bereits von HERTZ und KRANES beschrieben wurde. Auch hier stand die Vermehrung der vergrößerten hellen Hauptzellen im Vordergrund, die auch hier in adenomartiger Anordnung zusammenlagen. Bei Meerschweinchen wurden ähnliche Veränderungen wie bei Kaninchen gefunden, die allerdings aber nicht in so ausgeprägter Form zutage traten.

5. Die Wirkung von parathyreotropen Vorderlappenextrakten auf den Kalkstoffwechsel.

Die unter der Vorderlappenwirkung auftretende histologisch nachweisbare Stimulierung der Nebenschilddrüsen läßt entsprechende Veränderungen im Kalkstoffwechsel der behandelten Tiere erwarten. So haben HOFFMANN und ANSELMINO[3] (1933) gezeigt, daß bei Hunden nach Injektion von Vorderlappenextrakten, die sich am histologischen Test als wirksam erwiesen hatten, eine protrahiert verlaufende Steigerung des Blutkalkspiegels auftritt, wie sie in der Abb. 70 dargestellt ist. Ebenso wird auch bei Ratten eine Steigerung des Blutkalkspiegels beobachtet, die — wie die Tabelle 8a und 8b

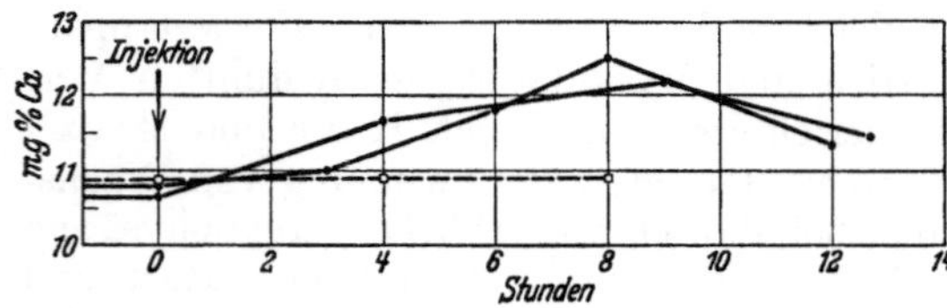

Abb. 70. Blut-Calciumwerte von Hunden nach Injektion von Hypophysenvorderlappenfraktionen. (Nach HOFFMANN und ANSELMINO.)

———— nach Injektion von Fraktionen entsprechend 3 g Vorderlappen, — — — nach Injektion einer gleichen, $^1/_2$ Stunde gekochten Lösung.

zeigt — bei parathyreodektomierten Tieren ausbleibt. Demnach verläuft die Vorderlappenwirkung auf den Blutkalkspiegel auf dem Wege über die Nebenschilddrüsen und beruht auf einer gesteigerten Ausschüttung von Nebenschilddrüsenhormon.

Diese Steigerung des Blutkalkspiegels, die bereits früher von PUTNAM, BENE-

[1] STONDITSKY: C. r. Acad. Sci. Paris U. R. S. S. **20**, 497 (1938) — Ber. Physiol. **116**, 443 (1940).

[2] ANSELMINO, HEROLD u. HOFFMANN: Z. exper. Med. **97**, 51 (1935).

[3] HOFFMANN u. ANSELMINO: Klin. Wschr. **1933**, 44.

DIKT und TEEL[1] bei Hunden nach Zufuhr von wachstumshormonhaltigen Vorderlappenaxtrakten beschrieben worden ist, wurde neuerdings auch von SCHAPIRO[2] bei Katzen, von PIROLLI[3] bei Kaninchen, von PUGSLEY und ANDERSON[4] und von FRIEDGOOD[5] bei Meerschweinchen und Ratten und von RIDDLE bei Tauben nachgewiesen, wobei die von FRIEDGOOD beobachtete Steigerung des Blutkalkspiegels als Ausdruck einer Stimulierung der Nebenschilddrüsen angesehen

Tabelle 8a. Blutkalkwerte in mg% bei Ratten nach Injektion von Vorderlappenextrakten. (Nach HOFFMANN und ANSELMINO.)

	Stunden nach der Injektion						
	0	2	3	4	6	10	15
Kontrolltiere	10,8	—	—	—	—	—	—
	10,7	—	—	—	—	—	—
	10,2	—	—	—	—	—	—
	10,6	—	—	—	—	—	—
	10,9	—	—	—	—	—	—
	10,3	—	—	—	—	—	—
	10,6	—	—	—	—	—	—
	10,4	—	—	—	—	—	—
Nach Injektion von 200 mg HVL.	—	11,0	11,8	12,1	12,3	10,8	10,20
	—	10,4	11,6	11,8	12,0	10,9	10,45
	—	—	12,2	11,7	11,7	—	—
	—	—	—	12,0	—	—	—
Mittelwerte:	10,6	10,7	11,87	11,9	12,0	10,85	10,32

Tabelle 8b. Blutkalkwerte in mg% bei parathyreopriven Ratten nach Injektion von Vorderlappenextrakten.

	Stunden nach der Injektion		
	0	3	4
Parathyreoprive Tiere (Kontrollen)	9,1	—	—
	9,3	—	—
	11,23	—	—
	9,8	—	—
	9,47	—	—
	8,05	—	—
	8,89	—	—
	8,40	—	—
	8,63	—	—
Parathyreoprive Tiere nach Injektion von 250 mg HVL.	—	8,9	9,7
	—	9,4	9,5
	—	9,2	—
Mittelwerte:	9,20	9,18	9,6

wird. Neuerdings konnte auch BEROVITSCH[6] nachweisen, daß die bei Hunden nach Zufuhr von Vorderlappenextrakten auftretende Steigerung des Blutkalkspiegels bei parathyreodektomierten Hunden ausbleibt und demnach an die Nebenschilddrüsen gebunden ist. Dagegen konnten GERSHMANN und MARENZI[7]

[1] PUTNAM, BENEDIKT u. TEEL: Arch. Surg. 18, 1708 (1928).
[2] SCHAPIRO: Quart. J. Pharmacy 7, 223 (1934).
[3] PIROLLI: Fisiol. e Med. 5, 489 (1934).
[4] PUGSLEY u. ANDERSON: Amer. J. Physiol. 109, 85 (1934).
[5] FRIEDGOOD: Endocrinology 20, 159 (1936) — Amer. J. Physiol. 118, 588 (1936).
[6] BEROVITSCH: Bull. Sect. Endocrin. Soc. roum. Neur. etc. 4, 446 (1938).
[7] GERSHMANN u. MARENZI: C. r. Soc. Biol. Paris 120, 817 (1935).

und HOUSSAY und SAMMARTINO[1] bei Hunden keine Veränderungen des Blutkalkspiegels nach Zufuhr von Vorderlappenextrakten nachweisen, und HOGBEN und CHARLES[2] beobachteten bei Kaninchen sogar eine Senkung des Blutkalkspiegels.

Auch bei hypophysektomierten Tieren konnte nach Zufuhr von Vorderlappenextrakten eine Steigerung des Blutkalkspiegels nachgewiesen werden. So geben SCHAPIRO und ZWARENSTEIN[3], CHARLES[4] und HOGBEN, CHARLES und SLOME[5] an, daß der bei Fröschen nach der Hypophysektomie von 9 mg% auf 6,9 mg% abgesunkene Blutkalkspiegel durch Zufuhr von Vorderlappenextrakten wieder zur Norm gesteigert wird. Ebenso berichten auch PUGSLEY und ANDERSON[6], daß die negative Kalkbilanz von kalkarm ernährten hypophysektomierten Ratten durch Zufuhr von Vorderlappenextrakten wieder positiv gestaltet werden kann.

6. Die Testierung der parathyreotropen Vorderlappenwirkung.

Auf Grund der vergleichenden histolcgischen Untersuchungen bei verschiedenen Tierarten wird die Ratte als das geeigneteste Testtier für den Nachweis einer parathyreotropen Vorderlappenwirkung von ANSELMINO und HOFFMANN empfohlen, weil bei der Ratte, ähnlich wie auch beim Kaninchen, die stärksten morphologischen Veränderungen mit einer gleichzeitigen Vergrößerung der Nebenschilddrüsen auftreten, und die Ratte andererseits gegenüber dem von HERTZ und KRANES zur Testierung verwandten Kaninchen als das geeignetere Laboratoriumstier für Reihenuntersuchungen anzusehen ist.

Zur Testierung werden am zweckmäßigsten männliche ausgewachsene Ratten verwandt, die 4 Tage lang mit 4 subcutanen Einzelinjektionen behandelt und am 5. Tage getötet werden. Die zur Erzielung einer parathyreotropen Wirkung erforderlichen Extraktmengen sind größer als die für die Auslösung einer gonadotropen oder thyreotropen Reaktion benötigten Dosen. In der Regel müssen täglich Extraktmengen entsprechend 20—50 mg acetongetrockneter Rindervorderlappen injiziert werden.

7. Die Darstellungsmethoden des parathyreotropen Wirkstoffs.

Der parathreotrope Wirkstoff entspricht nach den Feststellungen von ANSELMINO, HOFFMANN und HEROLD[7] in seinen physikalisch-chemischen Eigenschaften weitgehend denen der anderen Wirkstoffe des Hypophysenvorderlappens. So ist die wirksame Substanz gut wasserlöslich und wird aus wäßrigen Lösungen durch Zusatz der 5—6fachen Menge von absolutem Alkohol oder von Aceton ausgefällt. Sie ist unlöslich in Äther, Benzol und in reinem Alkohol und Aceton. Ihre Haltbarkeit in Form von Trockenpräparaten sowie in wäßrigen Lösungen ist begrenzt. Bei der Ultrafiltration durch ein 8proz. Eisessigkollodium-Ultrafilter erweist sich der parathyreotrope Faktor als nicht ultrafiltrabel und gehört somit in die Gruppe der nicht ultrafiltrablen Wirkstoffe des Vorderlappens.

Da bisher eine Abgrenzung der parathyreotropen Wirkung gegen die anderer Vorderlappenhormone nicht durchgeführt worden ist, so muß die Frage eines gesonderten parathyreotropen Vorderlappenhormons zunächst noch offen bleiben, wenn auch nach der bereits erwähnten Auffassung von HOUSSAY die Existenz eines parathyreotropen Hormons als wahrscheinlich anzunehmen ist.

---

[1] HOUSSAY u. SAMMARTINO: Beitr. path. Anat. **93**, 405 (1934).
[2] HOGBEN u. CHARLES: J. of exper. Biol. **10**, 186 (1933).
[3] SCHAPIRO u. ZWARENSTEIN: J. of exper. Biol. **10**, 186 (1933).
[4] CHARLES: Proc. roy. Soc. Lond. B **107**. 504 (1931).
[5] HOGBEN, CHARLES u. SLOME: J. of exper. Biol. **8**, 345 (1931).
[6] PUGSLEY u. ANDERSON: Amer. J. Physiol. **109**, 85 (1934).
[7] ANSELMINO, HOFFMANN u. HEROLD: Klin. Wschr. **1934**, 45.

8. Die Ausscheidung des parathyreotropen Wirkstoffes im Harn.

Der parathyreotrope Wirkstoff wird nach den Feststellungen von Anselmino, Hoffmann und Herold[1], von Hertz und Kranes[2] und von Milco[3] in größeren Mengen im Schwangerenharn ausgeschieden und kann hieraus durch Alkoholfällung gewonnen werden. Quantitative Auswertungen stehen bisher jedoch noch aus. Weiterhin berichteten dann Hertz und Albright[4], daß der parathyreotrope Wirkstoff in Fällen von generalisierter Hyperplasie der Nebenschilddrüse im Harn ausgeschieden wird und durch Injektion von Nativharn am Kaninchentest nachweisbar ist, während dagegen in Fällen von isolierten Adenomen in einem der Epithelkörperchen keine parathyreotrope Substanz im Harn ausgeschieden wird. Auf diese Weise soll die biologische Abgrenzung einer hypophysär bedingten Adenombildung der Nebenschilddrüsen von den primären, isoliert auftretenden Adenomen der Epithelkörperchen nicht hypophysärer Genese möglich sein.

VIII. Die Wirkung des Hypophysenvorderlappens auf das Nebennierenmark.

Während die Nebennierenrinde nach der Hypophysektomie in ausgesprochenem Maße atrophisch wird, lassen sich nach den Untersuchungen von Smith, Houssay und Sammartino u. v. a. bei Hunden und Ratten nach der Hypophysektomie keine nennenswerten strukturellen Veränderungen im Sinne einer Atrophie nachweisen. Nach den Messungen von Cutuly[5] tritt allerdings bei Ratten nach der Hypophysektomie eine geringgradige Verkleinerung des Nebennierenmarkes auf, die auch von Smith und von Moeller-Christensen festgestellt wurde. So nimmt das Gewicht des Markes bei weiblichen Ratten nach der Hypophysektomie von $3{,}44 \pm 0{,}66$ mg auf $1{,}96 \pm 1{,}29$ mg und bei männlichen Tieren von 2,53 auf 2,0 mg ab. Der Adrenalingehalt des Markes von hypophysektomierten Hunden steigt dagegen nach den Untersuchungen von Houssay und Mazzocco[6] von 2,1 mg pro Gramm Nebenniere auf 2,74 mg im Mittel an, wobei allerdings berücksichtigt werden muß, daß der Markanteil der Nebenniere von hypophysektomierten Tieren infolge der weitgehenden Atrophie der Rinde prozentual bedeutend größer wird, und daß also der relative Adrenalingehalt keinen brauchbaren Maßstab für den wirklichen Adrenalingehalt nach der Hypophysektomie darstellt.

Emery und Atwell[7] haben 1933 die Wirkung von Vorderlappenextrakten auf das Nebennierenmark untersucht. Sie fanden, daß das Gewicht des Markes von kastrierten männlichen Ratten nach einer 10tägigen Behandlung um 17 bis 52% und bei nichtkastrierten Tieren um 12,9% gegenüber dem der nicht behandelten Kontrollen ansteigt. Anselmino, Herold und Hoffmann[8] untersuchten dann 1934 den Einfluß von Vorderlappenextrakten auf die feinere histologische Struktur des Nebennierenmarkes. Sie fanden, daß bei Mäusen und bei Ratten nach einer Injektion von wäßrigen Vorderlappenextrakten eine

---

[1] Anselmino, Hoffmann u. Herold: Klin. Wschr. **1934**, 45.

[2] Hertz u. Kranes: Endocrinology **18**, 350 (1934).

[3] Milco: Bull. Sect. Endocrin. Soc. roum. Neur. etc. **6**, 71 (1940).

[4] Hertz u. Albright: Proc. Ass. Am. Physicians Mai 1934.

[5] Cutuly: Anat. Rec. **66**, 119 (1936).

[6] Houssay u. Mazzocco: C. r. Soc. Biol Paris **114**, 722 (1933).

[7] Emery u. Atwell: Anat. Rec. **58**, 19 (1933).

[8] Anselmino, Herold u. Hoffmann: Arch. Gynäk. **158**, 531 (1934) — Klin. Wschr. **1934**, 1724.

Abnahme der chromierbaren Substanzen bis zu einem so weitgehenden Schwund auftritt, daß der Protoplasmaleib der Zellen hell erscheint. Gleichzeitig treten große Vakuolen auf, die häufig die ganze Zelle einnehmen und die die ganze Marksubstanz durchsetzen (Abb. 71). Außerdem findet sich eine ausgesprochene Hyperämie des Markes. Diese histologischen Veränderungen treten 2 Stunden nach der Injektion auf und sind 6—9 Stunden später in stärkstem Maße ausgesprochen, um sich dann nach 28—48 Stunden wieder zurückzubilden. In Kontrollversuchen konnte gezeigt werden, daß die in der gleichen Weise hergestellten wäßrigen Extrakte aus acetongetrockneter Leber, Niere und aus Skelet- und Herzmuskeln auch zum Auftreten von Vakuolen führen, ohne daß aber eine Abnahme der Chromierbarkeit eintritt. Auch ist der zeitliche Ablauf dieser Wirkung insofern ein anderer, als die ersten Veränderungen bereits $^1/_2$ Stunde nach der Injektion auftreten und nach 2 Stunden wieder abgeklungen sind. Die Autoren glauben daher eine unspezifische Wirkung ausschließen zu können und fassen die Abnahme der Chromierbarkeit und das Auftreten der Vakuolen als Zeichen einer erhöhten Adrenalinabgabe auf.

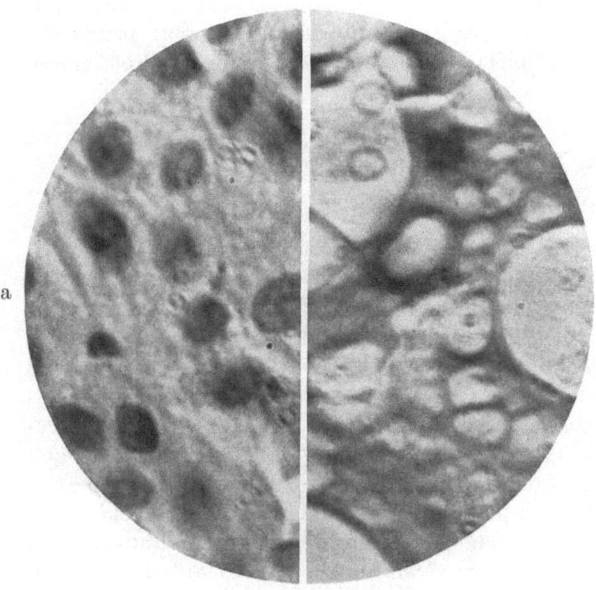

Abb. 71. a) Schnitt durch das Nebennierenmark einer unbehandelten Ratte (Chromreaktion, Hämalaunfärbung. Immersion, Contax mikro). Chromreiches Mark ohne Vakuolen. b) Ratte, 12 Stunden nach Injektion eines Extraktes aus 500 mg HVL.-Schwund der Chromsubstanz, Vakuolenbildung.
(Nach Anselmino, Herold und Hoffmann.)

Bierring[1] untersuchte den Einfluß einer lang dauernden Behandlung mit Vorderlappenextrakten auf das histologische Bild des Nebennierenmarkes von Ratten. Er beobachtete bei den Tieren, die über einen Intervall von 8 Tagen bis zu 9 Monaten behandelt worden waren, eine Hyperplasie des Markes mit einer ausgesprochenen Zunahme der Chromierbarkeit, durch die das Mark ein dunkles Aussehen gewonnen hatte. Die normalerweise scharfe Abgrenzung von Mark und Rinde war aufgehoben, und es wurde stellenweise ein Eindringen von Markzellen in die Zona reticularis der Rinde festgestellt. Die Veränderungen, die gleichzeitig von einer starken Hyperämie begleitet waren, wurden von Bierring als Ausdruck einer Stimulierung des Nebennierenmarkes aufgefaßt. Ebenso haben auch Kemp und Marx[2] den Einfluß einer langdauernden Behandlung mit Vorderlappenextrakten, die nach den Methoden zur Gewinnung von Wachstumshormon und von Lactationshormon verarbeitet worden waren, bei Mäusen mit erblichem hypophysärem Zwergwuchs untersucht. Sie fanden, daß die wachstumshormonhaltigen Extrakte zu einer starken Hypertrophie des vor der Behandlung normal erscheinenden Markes führen, so daß die Rinde, die durch die Extrakte nicht beeinflußt wurde, schmäler als die der unbehandelten Kontrollen

---

[1] Bierring: Bull. Histol. appl. **12**, 269 (1935).
[2] Kemp u. Marx: Acta path. scand. (Københ.) **14**, 197 (1937).

geworden war. Der laktationshormonhaltige Extrakt hatte dagegen keine Wirkung auf das Nebennierenmark. Schließlich erwähnt Davidson[1], daß das Nebennierenmark von hypophysektomierten Ratten nach einer 3 tägigen Behandlung mit corticotrop wirksamen Vorderlappenextrakten in seiner histologischen Struktur wieder dem Bild des normalen Nebennierenmarkes gleicht, und daß insbesondere die bei hypophysektomierten Tieren auftretenden Vakuolen nicht mehr nachweisbar sind.

Eine besondere Erwähnung verdienen die neueren Versuche von Collip[2] (1940) über den Einfluß von Vorderlappenextrakten auf das Nebennierenmark von hypophysektomierten Ratten im langfristigen Versuch. Er beobachtete bei diesen Tieren nach einer 16 tägigen Behandlung mit Extrakten aus Rinderhypophysen eine Zunahme und eine Vergrößerung der dunklen Zellen (vgl. Abb. 72 und 73), wie sie

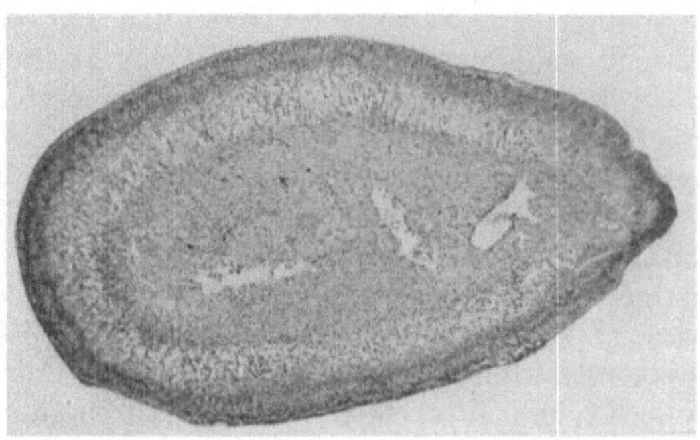

Abb. 72. Vergrößerung des Nebennierenmarkes einer hypophysektomierten Ratte nach 16 tägiger Behandlung mit nebennierenmarkwirksamen Vorderlappenextrakten (schwache Vergrößerung von Abb. 73 a). Atrophie der Nebennierenrinde. (Nach Collip.)

bei unbehandelten normalen oder hypophysektomierten Ratten niemals angetroffen wird. Weiterhin zeichneten sich diese Zellen durch ihren besonders großen Protoplasmaleib aus, der sich in ausgesprochenem Maße mit Eosin

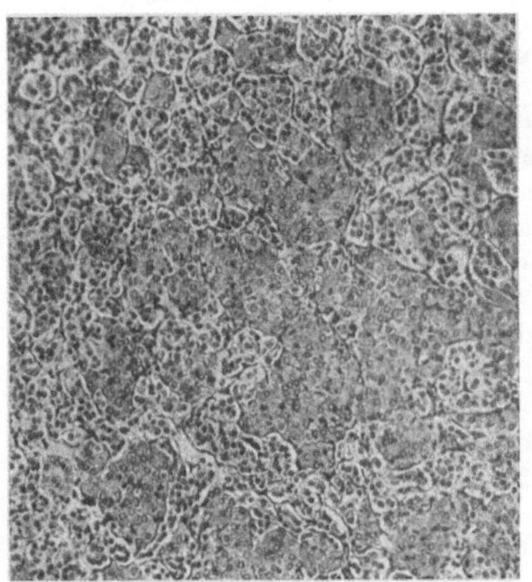

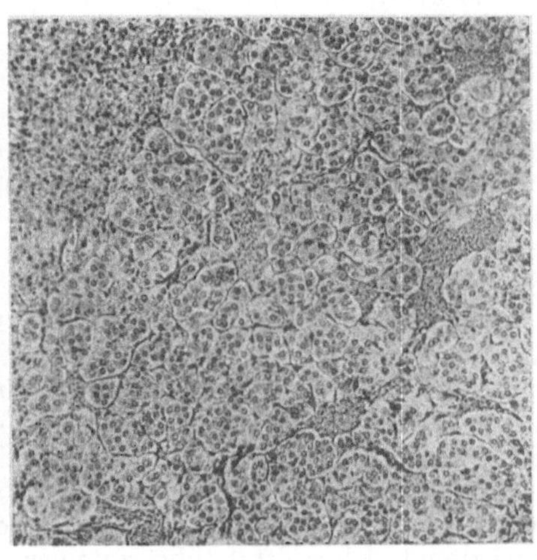

Abb. 73a. Nebennierenmark einer hypophysektomierten Ratte nach 16 tägiger Behandlung mit nebennierenmarkwirksamen Vorderlappenextrakten. Vergrößerung und Hypertrophie der dunklen Zellen, Rinde atrophisch.

Abb. 73b. Normales Bild des Nebennierenmarkes einer hypophysektomierten Ratte.

(Nach Collip.)

färbte. Collip nimmt auf Grund dieser Versuche an, daß „die Hypophyse einen Wirkstoff (Medullotrophic principle) enthält, der einen spezifischen Einfluß auf die Markzellen besitzt". Die von Collip beobachteten Veränderungen

---

[1] Davidson: Proc. Soc. exper. Biol. a. Med. **36**, 703 (1937).
[2] Collip: Canad. med. Assoc. J. **42**, 2 1940) — Amer. J. Obstetr. **39**, 187 (1940).

gleichen also denen auch von BIERRING in langfristigen Versuchen beschriebenen Veränderungen, so daß man — wie ANSELMINO, HEROLD und HOFFMANN bereits früher vermuteten — annehmen darf, daß die Vorderlappenwirkung auf das Nebennierenmark zeitlich zweiphasig verläuft. Weiterhin stellte COLLIP in Bestätigung der Angaben von ANSELMINO, HEROLD und HOFFMANN (vgl. S. 366) fest, daß die markwirksamen Vorderlappenextrakte keinen Einfluß auf die atrophische Nebennierenrinde von hypophysektomierten Ratten besitzen, während andererseits die von ihm hergestellten gereinigten corticotropen Fraktionen keinen Einfluß auf das Nebennierenmark der Versuchstiere ausüben. Außerdem waren die markwirksamen Fraktionen frei von gonadotropen und thyreotropen Hormon sowie von Wachstumshormon.

Mit den Feststellungen von ANSELMINO, HEROLD und HOFFMANN über die Abnahme der chromierbaren Substanzen im Nebennierenmark nach einer kurzfristigen Vorderlappenbehandlung stimmen die Ergebnisse von HOUSSAY, BIASOTTI, MAZZOCCO und SAMMARTINO[1] über die bei Hunden nach Zufuhr von Vorderlappenextrakten auftretende Abnahme des Adrenalingehaltes überein. So fanden HOUSSAY und Mitarbeiter, daß der Adrenalingehalt des Nebennierenmarkes von Hunden nach einer 2tägigen Behandlung mit Vorderlappenextrakten von 2,26 mg auf 1,59 mg im Mittel abnimmt, und daß sich ebenso wie der absolute Adrenalingehalt auch der relative Adrenalingehalt entsprechend vermindert (Tabelle 7).

Tabelle 7. Der Einfluß von Vorderlappenextrakten auf den Adrenalingehalt des Nebennierenmarkes von Hunden. (Nach HOUSSAY, BIASOTTI und MAZZOCCO.)

Behandlung	Gewicht der N.N.	Gesamt-adrenalingehalt	Adrenalingehalt pro g
10 Kontrolltiere	1,06 g	2,26 mg	2,23 mg
6 Tiere nach 2tägiger Behandlung	1,02 g	1,59 mg	1,59 mg
10 Tiere nach 7tägiger Behandlung	1,4 g	2,30 mg	1,70 mg

Weiterhin sind in diesem Zusammenhang auch die Untersuchungen von LUCKE[2] über das Auftreten von kurzfristig verlaufenden Steigerungen des Blutzuckers nach Injektion von Vorderlappenextrakten von besonderem Interesse. Diese als kontrainsuläre Wirkung bezeichnete Blutzuckersteigerung ist nach den Feststellungen von LUCKE als Folge einer erhöhten Adrenalinausschüttung unter der Vorderlappenwirkung anzusehen.

ANSELMINO, HEROLD und HOFFMANN haben versucht, einen Einblick in den Wirkungsmechanismus der adrenalotropen Substanz zu gewinnen, indem sie den wirksamen Faktor von anderen Wirkstoffen des Vorderlappens abzugrenzen suchten. Bei diesen Arbeiten stellten sie fest, daß die wirksame Substanz im Gegensatz zu dem die Nebennierenrinde stimulierenden corticotropen Hormon nicht ultrafiltrabel ist, so daß damit also die Möglichkeit gegeben ist, Mark und Rinde unabhängig voneinander zu beeinflussen. Das das corticotrope Hormon enthaltende Ultrafiltrat führt zu einer Verbreiterung der Rinde ohne einen Einfluß auf das Mark zu besitzen, während andererseits der nicht ultrafiltrable Anteil nach mehrmaligem Waschen soweit von dem corticotropen Hormon gereinigt werden kann, daß eine ausschließliche Wirkung auf das Mark resultiert. Diese getrennte Beeinflussung von Mark und Rinde wurde neuerdings — wie bereits erwähnt — durch die Untersuchungen von COLLIP (1940) bei hypophysektomierten Ratten bestätigt. Eine ähnliche getrennte Beeinflussung von Mark und Rinde haben auch KEMP und MARX beschrieben. Sie fanden, daß wachstumshormon-

---

[1] HOUSSAY, BIASOTTI, MAZZOCCO u. SAMMARTINO: C. r. Soc. Biol. Paris **114**, 737 (1933).
[2] LUCKE: Erg. inn. Med. **46**, 94 (1934). (Zusammenfassung.)

haltige Extrakte bei Mäusen zu einer Hypertrophie des Markes führen, während die Rinde schmäler als bei den unbehandelten Kontrollen war, und daß andererseits laktationshormonhaltige Extrakte eine Verbreiterung der Rinde ohne Veränderungen des Markes bewirken.

Weiterhin konnten ANSELMINO, HEROLD und HOFFMANN nachweisen, daß das gereinigte thyreotrope Hormon (Schering A.-G.) keinen Einfluß auf das histologische Bild des Nebennierenmarkes besitzt, wie es auch von KEMP und MARX mit einem thyreotropen Präparat anderer Herstellung beobachtet wurde. Diese Befunde stehen in Übereinstimmung mit den Ergebnissen von HOLMQUIST und von LOESER, daß das thyreotrope Hormon den Adrenalingehalt des Blutes nicht beeinflußt. Weiterhin konnte festgestellt werden, daß auch bei kastrierten Ratten eine normale Reaktion des Markes nach Injektion von Vorderlappenextrakten auftritt, so daß also die adrenalotrope Wirkung nicht an die Keimdrüsen gebunden ist. In Übereinstimmung hiermit berichtete neuerdings auch COLLIP, daß gereinigte thyreotrop und gonadotrop wirksame Fraktionen keinen Einfluß auf das Nebennierenmark von hypophysektomierten Ratten besitzen.

Diese Versuche lassen — wie ANSELMINO, HEROLD und HOFFMANN ausdrücklich betont haben — die Annahme eines gesonderten adrenalotropen Wirkstoffes nicht zu, da die Möglichkeit einer indirekten Beeinflussung des Markes durch andere Wirkstoffe des Vorderlappens noch nicht ausgeschlossen werden kann. Wenn somit auch die Frage eines gesonderten adrenalotropen Wirkstoffes offen gehalten werden muß, so kann andererseits die Tatsache, daß Vorderlappenextrakte einen Einfluß auf das Nebennierenmark besitzen, nach den histologischen Ergebnissen von ANSELMINO, HEROLD und HOFFMANN, BIERRING, KEMP und MARX, DAVIDSON und von COLLIP und nach den biologischen Ergebnissen von HOUSSAY und seinen Mitarbeitern nicht in Abrede gestellt werden, auch wenn sich bei den hypophysektomierten Tieren außer einer geringen Verschmälerung des Markes keine histologischen Veränderungen im Sinne einer Atrophie finden.

IX. Die Wirkung des Hypophysenvorderlappens auf den Thymus (das sog. „thymotrope Hormon").

Der Einfluß des Hypophysenvorderlappens auf den Thymus wurde in jüngster Zeit von BOMSKOV und SLADOVIC[1] untersucht. Die Autoren berichten, daß sie mit einem Verfahren, das nicht näher beschrieben wird, aus Hypophysen eine thymotrop wirksame Fraktion gewinnen konnten, die identisch mit einem von ihnen angenommenen „diabetogenem Hormon", dem Wachstumshormon und dem Kohlehydratstoffwechselhormon sei. Als Test benutzten sie den von ANSELMINO und HOFFMANN zur Testierung des Kohlehydratstoffwechselhormons angegebenen Test, der auf der leberglykogenvermindernden Wirkung von Vorderlappenextrakten im kurzfristigen Versuch beruht, und verwenden auch die von ANSELMINO und HOFFMANN angegebene Definierung der wirksamen Substanz nach Einheiten. BOMSKOV und SLADOVIC berichten weiterhin, daß dieses nicht näher beschriebene „thymotrope Hormon" die gleiche Wirkung besitzt wie ein aus Thymus gewonnenes Lipoid, und daß weiterhin die wirksame Fraktion bei Tieren, denen der Thymus durch Röntgenbestrahlung ausgeschaltet ist, unwirksam ist. Als die charakteristische Wirkung des Hormons wird die Beeinflussung des Kohlehydratstoffwechsels in den Vordergrund gestellt, die ihren Ausdruck in dem von ANSELMINO und HOFFMANN als Wirkung des Kohlehydrat-

---

[1] BOMSKOV u. SLADOVIC: Dtsch. med. Wschr. **1940**, 589.

stoffwechselhormons beschriebenen Glykogenschwund der Leber im kurzfristigen Versuch findet. Daher werden diese Zusammenhänge in der Abhandlung von ANSELMINO über das Kohlehydratstoffwechselhormon des Hypophysenvorderlappens noch eingehender behandelt werden.

X. Das Lactationshormon des Hypophysenvorderlappens.

1. Die laktogene Wirkung von Hypophysenvorderlappenextrakten.

Die ersten Beobachtungen über eine Beziehung des Hypophysenvorderlappens zur Lactation wurden 1929 von GRÜTER und STRICKER[1] gemacht. Sie zeigten, daß pseudoschwangere Kaninchen, deren Brustdrüsen durch eine sterile Bespringung zur Proliferation gebracht worden waren, nach einer mehrtägigen Behandlung mit Vorderlappenextrakten eine zunehmende Lactation aufwiesen. Da diese Wirkung bei infantilen und bei männlichen Tieren ausblieb, schlossen GRÜTER und STRICKER, daß die Brustdrüsen zunächst unter der Einwirkung der Keimdrüsenhormone entwickelt und lactationsbereit sein müssen, bevor sie auf die laktogene Wirkung der Vorderlappenextrakte ansprechen können. Unabhängig von diesen Untersuchungen beobachtete auch PARKES[2] das Auftreten einer Lactation bei Kaninchen, die am Ende der Pseudoschwangerschaft mit Vorderlappenextrakten behandelt worden waren, und EHRHARDT[3] konnte auch bei Rhesusaffen durch eine 4wöchentliche Behandlung mit Vorderlappenextrakten eine Schwellung der Brustdrüsen mit einer Sekretion von Kollostralmilch erzielen. Unmittelbar darauf haben dann EVANS und SIMPSON[4] und CORNER[5] über eine Brustdrüsenhypertrophie und das Auftreten einer Lactation bei ausgewachsenen Ratten und Kaninchen nach Behandlung mit Vorderlappenextrakten berichtet.

Diese Befunde wurden in der folgenden Zeit von RIDDLE, BATES und DYKSHORN[6], ASDELL und SALISBURRY[7], NELSON und PFIFFNER[8], NELSON und SMELSER[9], ANSELMINO, HEROLD und HOFFMANN[10], GARDNER, GOMEZ und TURNER[11], PALLOT[12], EHRHARDT[13], FREDERISKON[14] u. a. bei Kaninchen und Meerschweinchen, die in der Regel einer Vorbehandlung mit Follikel und Corpus luteum unterworfen worden waren, bestätigt und erweitert. In den Abb. 74—77 ist die laktogene Wirkung von Vorderlappenextrakten bei kastrierten männlichen Kaninchen dargestellt, deren Brustdrüsen durch eine vorausgegangene Behandlung mit weiblichen Keimdrüsenhormonen zur Entwicklung gebracht worden waren. Bei geschlechtsreifen Hunden haben GARDNER und TURNER[15], LYONS, CHAIKOFF und REICHERT[16], GAEBLER[17], ANSELMINO und HOFFMANN[18] und HOUSSAY[19] durch eine

---

[1] GRÜTER u. STRICKER: Klin. Wschr. **1929**, 23, 122.
[2] PARKES: Proc. Roy. Soc. Lond. **104**, 189 (1929).
[3] EHRHARDT: Endokrinol. **1929**, H. 3.
[4] EVANS u. SIMPSON: Proc. Soc. exper. Biol. a. Med. **26**, 598 (1929).
[5] CORNER: Amer. J. Physiol. **95**, 43 (1930).
[6] RIDDLE, BATES u. DYKSHORN: Proc. Soc. exper. Biol. a. Med. **29**, 1211 (1932).
[7] ASDELL u. SALISBURRY: Amer. J. Physiol. **103**, 595 (1933).
[8] NELSON u. PFIFFNER: Proc. Soc. exper. Biol. a. Med. **28**, 1 (1930).
[9] NELSON u. SMELSER: Amer. J. Physiol. **103**, 374 (1933).
[10] ANSELMINO, HEROLD u. HOFFMANN: Zbl. Gynäk. **1935**, 963.
[11] GARDNER, GOMEZ u. TURNER: Amer. J. Physiol. **112**, 673 (1935).
[12] PALLOT: Bull. Histol. appl. **13**, 90 (1936).
[13] EHRHARDT: Münch. med. Wschr. **1936**, 1163.
[14] FREDERIKSON: Acta obstetr. scand. (Stockh.) **19**, Suppl. I (1939).
[15] GARDNER u. TURNER: M. Agr. Exp. Sta. Res. Bul. **196** (1933).
[16] LYONS, CHAIKOFF u. REICHERT: Proc. Soc. exper. Biol. a. Med. **31**, 303 (1933).
[17] GAEBLER: J. of exper. Med. **57**, 349 (1933).
[18] ANSELMINO u. HOFFMANN: Zbl. Gynäk. **1934**, 2717.
[19] HOUSSYA: C. r. Soc. Biol. Paris **120**, 502 (1935).

fortgeführte Vorderlappenbehandlung eine Lactation erzeugen können, wenn die Brustdrüsen der Tiere in genügendem Maße entwickelt waren. Auch bei infantilen Affen gelingt es, wie ALLEN, GARDNER und DIDDLE[1] zeigten, nach einer vorausgehenden Follikelhormonzufuhr durch Behandlung mit Vorderlappenextrakten eine Lactation auszulösen.

Diese experimentellen Ergebnisse haben bereits sehr frühzeitig Veranlassung gegeben, die laktogene Wirkung von Vorderlappenextrakten auch bei Haustieren

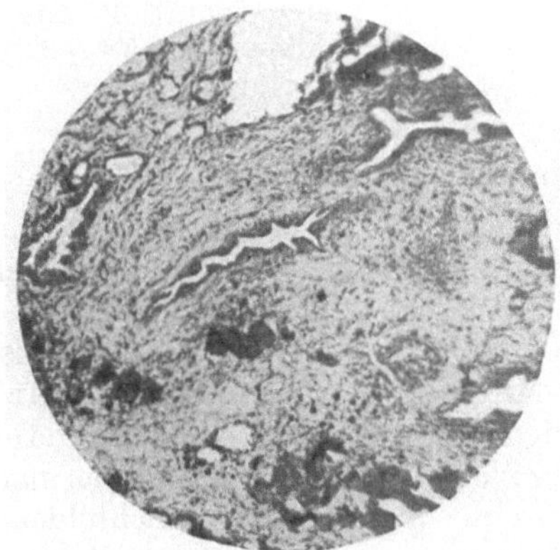

Abb. 74. Schnitt durch die Brustdrüse eines unbehandelten männlichen, kastrierten Kaninchens. Hämatoxylin-Eosin-Färbung. Obj. A, Huygens Okular 7. Rudimentäre Milchgangsanlage.

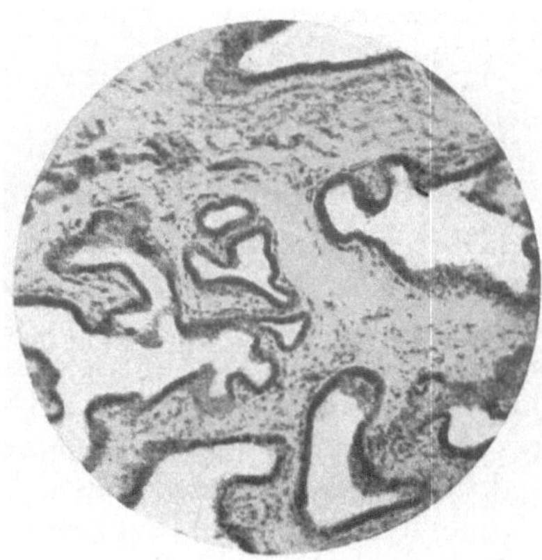

Abb. 75. Schnitt durch die Brustdrüse des gleichen Tieres nach 25tägiger Follikelhormonbehandlung. Hämatoxylin-Eosin-Färbung. Obj. A, Huygens Okular 7. Entwicklung des Milchgangsystems unter der Wirkung des Follikelhormons.

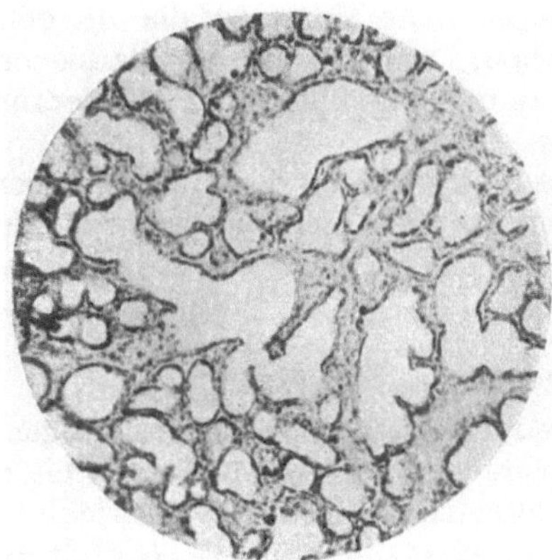

Abb. 76. Schnitt durch die Brustdrüse des gleichen Tieres nach anschließender 6tägiger Behandlung mit Corpus luteum-Hormon. Hämatoxylin-Eosin. Obj. A, Huygens Okular 7. Ausgedehnte Alveolarbildung unter der kombinierten Wirkung des Follikel- und des Corpus luteum-Hormons.

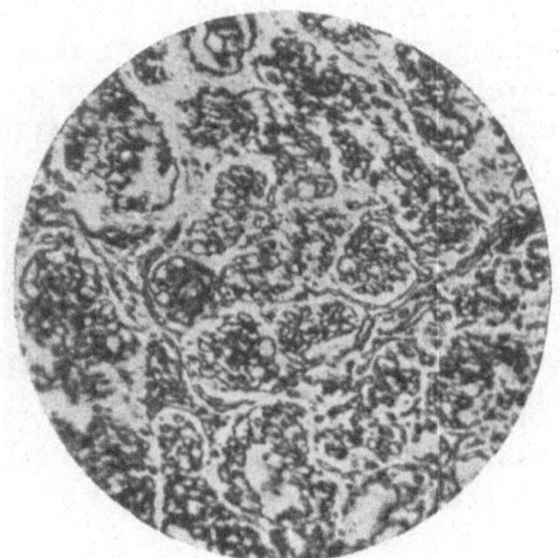

Abb. 77. Schnitt durch die Brustdrüse des gleichen (männlichen) Tieres nach anschließender 5tägiger Behandlung mit Lactationshormon aus dem Hypophysenvorderlappen. Hämatoxylin-Eosin-Färbung. Obj. A. Huygens Okular 7. Volle Milchsekretion des vorbehandelten Tieres unter der Wirkung des Lactationshormons.

Abb. 74—77. Erzeugung einer Lactation bei einem männlichen kastrierten Kaninchen durch Behandlung mit Keimdrüsenhormonen und mit Lactationshormon. (Nach ANSELMINO, HEROLD und HOFFMANN.)

zu prüfen und sie zur Steigerung der Lactation zu verwerten. So haben GRÜTER und STRICKER[2] gezeigt, daß die Milchsekretion von Kühen und Schweinen mit normalen und auch mit herabgesetzten Milchmengen durch eine mehrtägige

---

[1] ALLEN, GARDNER u. DIDDLE: Endocrinology 19, 305 (1935).
[2] GRÜTER u. STRICKER: Arch. Frauenkde u. Konstit.forsch. 16, 287 (1931).

Vorderlappenbehandlung um 25—50% gesteigert werden kann. STOCKLHAUSER und DAMM[1] gelang es, den physiologischen Milchrückgang bei Kühen durch Zufuhr von Vorderlappenextrakten so zu beeinflussen, daß die Milchmengen wieder von $^1/_2$—1 l auf 4—5 l anstiegen. Über entsprechende Ergebnisse bei Kühen haben später auch ASIMOFF und KROUZE[2] und FOLLEY und YOUNG[3] berichtet. Bei Ziegen konnte ASDELL[4] die in Rückbildung begriffene Lactation wieder steigern, und es gelang weiterhin EVANS[5], CATCHPOLE, LYONS und REGAN[6] sowie DE FREMERY[7] bei virginellen geschlechtsreifen Ziegen und Kühen durch Injektion von Vorderlappenextrakten künstlich die erste Lactation auszulösen und bei virginellen Ziegen Milchmengen von 4—6 engl. Pfund zu erzielen (EVANS).

2. Der Einfluß der Hypophysektomie auf die Lactation.

In Übereinstimmung mit diesen Ergebnissen über die lactationsauslösende Wirkung der Vorderlappenextrakte konnte von einer Reihe von Autoren nachgewiesen werden, daß die Hypophysektomie bei laktierenden Tieren zu einem sofortigen Stillstand der Milchsekretion führt. So haben ALLEN und WHILES[8], COLLIP, SELYE und THOMSON[9], HOUSSAY[10], McPHAIL[11], NELSON und GAUNT[12], GOMEZ und TURNER[13] und FREDERIKSON[14] zeigen können, daß die Milchsekretion von laktierenden Hunden, Katzen, Meerschweinchen, Ratten und Mäusen nach der Hypophysektomie in kürzester Zeit erlischt, und daß das milchbildende Epithel atrophisch wird. Nach den Beobachtungen von COLLIP tritt allerdings bei Ratten, die während der zweiten Hälfte der Schwangerschaft (10.—16. Tag) hypophysektomiert werden, nach dem Wurf vorübergehend eine Lactation auf, die aber bereits nach 26 Stunden wieder erlischt. Nach der Ansicht von COLLIP soll diese vorübergehende Lactation durch mechanische Momente, die mit dem Füllungszustand des Uterus in Beziehung stehen, ausgelöst werden, da sie bei gleichzeitiger operativer Entleerung des Uterus und anschließender Wiederauffüllung mit Paraffin verhindert werden kann.

Die nach der Hypophysektomie auftretende Rückbildung der Milchsekretion kann durch eine gleichzeitige Zufuhr von Rohextrakten aus Hypophysenvorderlappen verhindert werden, so daß das Wachstum der Jungtiere in normaler Weise vor sich geht.

3. Der Wirkungsmechanismus des Lactationshormons.

Diese Arbeiten, die den eindeutigen Beweis für die ausgesprochene laktogene Wirksamkeit des Hypophysenvorderlappens erbracht haben, bestätigten weiterhin die Annahme von GRÜTER und STRICKER, daß eine ausreichende Entwicklung des Brustdrüsengewebes als die wichtigste Voraussetzung für die Entfaltung

---

[1] STOCKLHAUSER u. DAMM: Milchwirtsch. Forsch. **13**, 448 (1932).

[2] ASIMOFF u. KROUZE: J. Dairy Sci. **20**, 289 (1937).

[3] FOLLEY u. YOUNG: Chemist a. Druggist India **56**, 96 (1937).

[4] ASDELL: Amer. J. Physiol. **100**, 137 (1932).

[5] EVANS: Proc. Soc. exper. Biol. a. Med. **30**, 1370 (1933).

[6] CATCHPOLE, LYONS u. REGAN: Proc. Soc. exper. Biol. a. Med. **31**, 301 (1933).

[7] DE FREMERY: J. Physiol. et Path. gén. **87**, 50 (1932).

[8] ALLEN u. WHILES: J. Physiol. et Path. gén. **75**, 23 (1932).

[9] COLLIP, SELYE u. THOMSON: Proc. Soc. exper. Biol. a. Med. **30**, 1913 (1933); **31**, 82 (1933).

[10] HOUSSAY: C. r. Soc. Biol. Paris **120**, 496 (1935).

[11] McPHAIL: Proc. roy. Soc. Lond. B **117**, 45 (1935).

[12] NELSON u. GAUNT: Proc. Soc. exper. Biol. a. Med. **34**, 671 (1936).

[13] GOMEZ u. TURNER: Proc. Soc. exper. Biol. a. Med. **34**, 404 (1936).

[14] FREDERIKSON: Acta obstetr. scand. (Stockh.) **19**, Suppl. I (1939).

der laktogenen Vorderlappenwirkung anzusehen ist. Solange das Brustdrüsen-
gewebe nicht in genügendem Maße ausgebildet ist, gelingt es auch nicht eine
Milchsekretion durch Zufuhr von Vorderlappenextrakten zu erzielen, wie die
Versuche an unvorbehandelten männlichen oder an infantilen kastrierten Tieren
zeigen. Diese vorausgehende Entwicklung der Brustdrüsen kann bei Verwendung
von Vorderlappenrohextrakten durch die in ihnen enthaltenen gonadotropen
Hormone erreicht werden, die eine ausreichende Stimulierung der Ovarien bewirken, oder aber es muß eine Behandlung mit weiblichen Keimdrüsenhormonen
vorausgeschickt werden. So gelingt es, bei allen Tierarten — wie die Abb. 75—76
zeigen — durch eine 10—12tägige Behandlung mit Follikelhormon in der un-
entwickelten Brustdrüse infantiler oder männlicher Tiere ein ausgiebiges Wachstum der Milchgänge und eine beginnende Alveolarbildung zu erzielen, die insbesondere bei Kaninchen durch eine anschließende kombinierte Behandlung mit
Follikel- und Corpus luteum-Hormon in noch weitaus stärkerem Maße erreicht
werden kann. Nach den Feststellungen von GARDNER, GOMEZ und TURNER[1]
genügt es allerdings bei kastrierten weiblichen oder bei männlichen Kaninchen
die Entwicklung der Brustdrüsen durch eine 10tägige Behandlung mit Follikelhormon bis zur Ausbildung des Milchgangsystems und zum Auftreten von alveolar-
artigen Sprossungen einzuleiten, um eine Milchbildung nach Zufuhr von Vorderlappenextrakten zu erzielen, so daß also eine volle Entwicklung der Alveolaranlage noch nicht einmal erforderlich ist. Während somit die weiblichen Keimdrüsenhormone den Wachstumsfaktor für die Brustdrüsen darstellen, ohne selbst
eine laktogene Wirkung auszuüben, so besitzen die laktogenen Vorderlappenextrakte eine ausgesprochene sekretorische Wirksamkeit auf das Brustdrüsen-
gewebe, ohne ihrerseits einen Einfluß auf das Wachstum der Brustdrüse auszuüben.

In ähnlicher Weise wie die laktogene Vorderlappenwirkung an die Entwicklung des Brustdrüsengewebes gebunden ist, so ist sie andererseits auch
— wie neuere hypophysektomierten Tieren durchgeführte Untersuchungen
zeigen — von dem Gesamtstoffwechsel des Organismus und insbesondere von
den mit der Nebennierenrinde in Verbindung stehenden Stoffwechselfunktionen
abhängig. So gelingt es nach den Untersuchungen von GOMEZ und TURNER[2]
und von NELSON und GAUNT[3] nicht, die bei laktierenden Meerschweinchen nach
der Hypophysektomie eintretende Rückbildung der Milchsekretion durch Zufuhr von hochgereinigtem Lactationshormon zu verhindern, während dagegen
aber bei Verwendung von Vorderlappenrohextrakten, die die gesamten Wirkstoffe des Vorderlappens enthalten, in normaler Weise eine Milchsekretion auf-
recht erhalten werden kann. Wenn dagegen aber gleichzeitig mit dem gereinigten
Lactationshormon auch corticotropes Vorderlappenhormon zugeführt wird, oder
aber wenn die Tiere zusätzlich Nebennierenrindenhormon oder Kochsalz- und
Traubenzuckergaben erhalten, so konnte bei hypophysektomierten Tieren wieder
eine Milchsekretion erzielt werden. Während also durch die Zufuhr von weniger
gereinigten Vorderlappenextrakten die bei hypophysektomierten Tieren auftretenden Störungen im Stoffwechsel und in der Funktion der innersekretorischen
Drüsen, insbesondere der Nebennierenrinde, in genügendem Maße behoben werden,
um eine Lactation zu ermöglichen, so ist es bei Verwendung von gereinigtem
Lactationshormon, das die übrigen Wirkstoffe des Vorderlappens nicht mehr
enthält, erforderlich gleichzeitig Nebennierenrindenhormon oder aber Kochsalz
und Traubenzucker zu verabreichen, um die Schwere der allgemeinen Stoff-

---

[1] GARDNER, GOMEZ u. TURNER: Amer. J. Physiol. **112**, 673 (1935).
[2] GOMEZ u. TURNER: Proc. Soc. exper. Biol. a. Med. **34**, 404 (1936); **35**, 365 (1936).
[3] NELSON u. GAUNT: Proc. Soc. exper. Biol. a. Med. **34**, 671 (1936; **36**, 136 (1937).

wechselstörungen so zu beeinflussen, daß eine Lactation ermöglicht wird. Diese Versuche weisen in Übereinstimmung mit den Untersuchungen von CARR, GAUNT und TOBIN, SCHULTZE u. v. a. über das Versiegen der Milchsekretion nach der Adrenalektomie auf die Bedeutung der Nebennierenrinde für die Aufrechterhaltung der Lactation hin. Neuerdings berichtete allerdings FREDRIKSON[1], daß bei Kaninchen, die am Ende der Schwangerschaft hypophysektomiert wurden und die 4—40 Tage später ein von corticotropem Hormon freies Lactationshormon erhalten hatten, wieder eine Lactation erzielt werden kann, selbst wenn die Brustdrüse während des behandlungsfreien Intervalls in der Rückbildung begriffen war.

GOMEZ und TURNER[2] haben in ähnlicher Weise auch die Bedeutung der Schilddrüsenfunktion für die Lactation untersucht, indem sie die durch die Hypophysektomie bei laktierenden Meerschweinchen entstehende Schilddrüsenatrophie und die damit in Verbindung stehenden Stoffwechselstörungen durch Zufuhr von Thyroxin ausglichen. Sie konnten zeigen, daß die Lactation auch bei den mit Thyroxin behandelten hypophysektomierten Meerschweinchen durch Zufuhr von gereinigtem Lactationshormon nicht aufrechterhalten werden kann, wie es durch eine gleichzeitige Behandlung mit Nebennierenrindenhormon gelungen war. Diese Versuche sprechen also dafür, die Schilddrüse nicht in dem Maße wie die Nebennierenrinde für die Entstehung der Lactation notwendig ist. Diese Feststellung deckt sich mit den experimentellen Beobachtungen, daß eine während der Schwangerschaft ausgeführte Thyreodektomie die Lactation zwar einschränkt, daß die Tiere aber noch über eine genügende Milchsekretion verfügen, um ihre Jungen ernähren zu können.

Diese Untersuchungen zeigen also in ihrer Gesamtheit, daß die Wirkung des Lactationshormons nicht nur von dem Vorhandensein eines sekretionsfähigen Brustdrüsengewebes abhängig ist, sondern daß sie auch — wie die Versuche an hypophysektomierten Tieren zeigen — weitgehend von der Funktion der innersekretorischen Drüsen und von den mit ihnen in Verbindung stehenden Stoffwechselfunktionen abhängig ist, deren normaler Ablauf eine weitere Voraussetzung für die Ausbildung einer Milchsekretion unter der Wirkung des Lactationshormons darstellt. Somit übt der Hypophysenvorderlappen neben seiner sekretorischen Wirkung auf das Brustdrüsenepithel auch durch die Steuerung der innersekretorischen Drüsen und durch seine Wirkung auf den Gesamtstoffwechsel indirekt einen weiteren Einfluß auf die Milchsekretion aus.

Nachdem somit der Mechanismus der laktogenen Vorderlappenwirkung in ausreichendem Maße geklärt werden konnte, haben die weiteren biologischen Untersuchungen und die Fortschritte der chemischen Darstellung der wirksamen Substanz gezeigt, daß es sich um ein gesondertes spezifisch wirkendes Hormon, das Lactationshormon des Hypophysenvorderlappens, handelt. Das Lactationshormon wird nach dem Vorschlag von RIDDLE als Prolaktin, nach TURNER als Galaktin und nach LYONS als Mammotropin bezeichnet.

4. Die Testierung des Lactationshormons.

a) Der Kropfdrüsentest von Tauben.

Einen bedeutenden Fortschritt für die Untersuchungen über die laktogene Wirkung des Hypophysenvorderlappens und für die Isolierung der wirksamen Substanz bedeutete die Auffindung des Kropfdrüsentestes bei der Taube durch

---

[1] FREDRIKSON: Acta obstetr. scand. (Stockh.) **19**, Suppl. I (1939).
[2] GOMEZ u. TURNER: Univ. of Missouri Res. Bull. **259** (1937).

RIDDLE. Diese Testmethode hat gegenüber der Testierung an der Brustdrüse von Säugetieren den großen Vorteil, daß alle Maßnahmen für eine vorbereitende Entwicklung der Brustdrüse in Wegfall geraten, und daß auch eine genauere quantitative Auswertung als an der Brustdrüse von Säugetieren möglich ist.

RIDDLE und BRAUCHER[1] gingen von der Beobachtung aus, daß die Kropfdrüsen von infantilen und auch von erwachsenen, nichtbrütenden Tauben nach einer mehrtägigen Behandlung mit Vorderlappenextrakten die gleichen charakteristischen Veränderungen wie am Ende der Brutzeit und während der Fütterungsperiode zeigen. Die Kropfdrüse dieser Tiere — normalerweise eine papier-

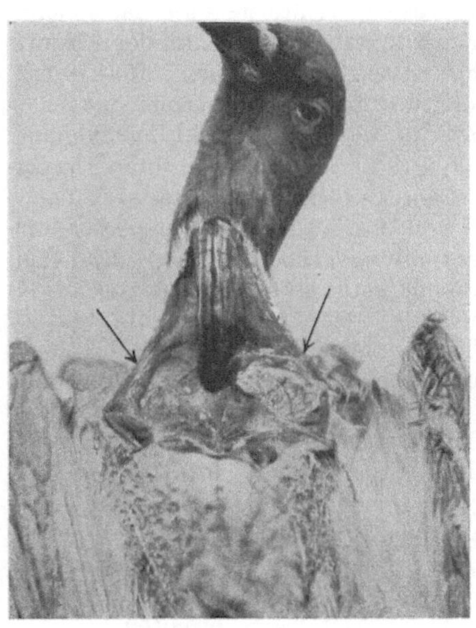

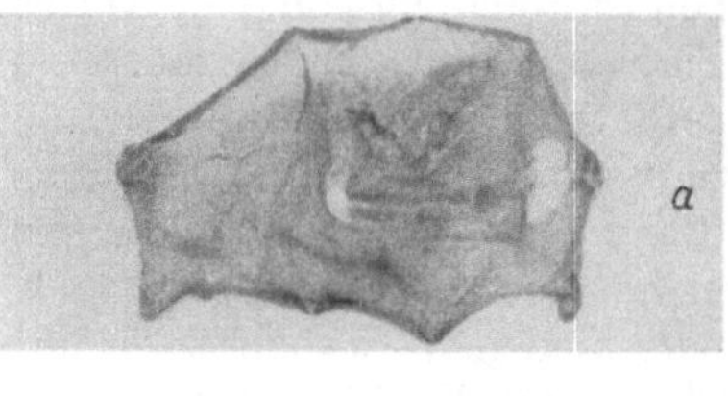

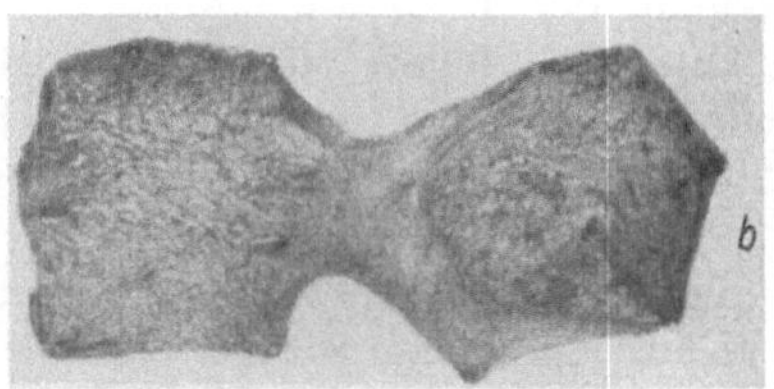

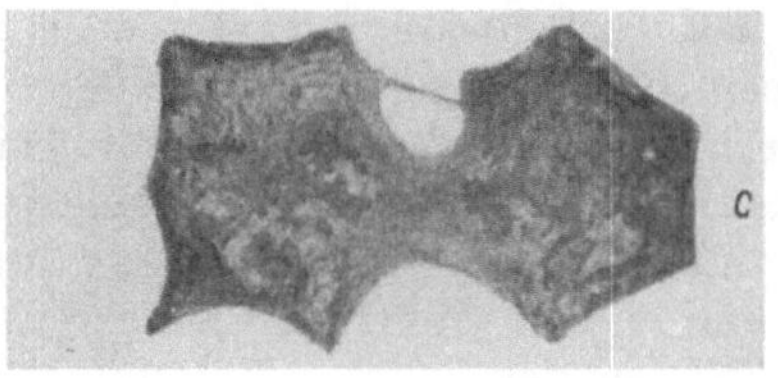

Abb. 78. Kropfdrüsen einer behandelten Taube in situ nach Eröffnung des Kropfes. Man sieht im Bild rechts die weißlichen, bröckligen Auflagerungen auf der Drüse.

Abb. 79. a) Kropf eines unbehandelten Tieres, b) Kropf einer Taube nach Behandlung mit 250 mg HVL. an 7 Tagen, c) Kropf einer Taube nach Behandlung mit 500 mg HVL. an 7 Tagen.

(Nach ANSELMINO und HOFFMANN.)

dünne Membran — wird durch die Proliferation der Mucosa hochgradig verdickt, succulent und hyperämisch und ist mit einer dickflüssigen milchigen Masse, der sog. Kropfmilch, bedeckt, die unter physiologischen Bedingungen der Ernährung der Jungen dient. Die Abb. 78 zeigt die Lage der aufgeschnittenen Kropfdrüsen bei der Taube und die Abb. 79 die verschiedenen Stadien der Kropfdrüsenentwicklung nach Behandlung mit Vorderlappenextrakten. Die unter der Vorderlappenwirkung auftretende Kropfdrüsenreaktion ist weitgehendst unabhängig von der Funktion der innersekretorischen Drüsen und wird nach den Untersuchungen von RIDDLE und DYKSHORN[2] auch bei hypophysektomierten, bei kastrierten und auch bei thyreodektomierten und bei adrenalektomierten Tauben in der gleichen Weise gefunden.

Mit Hilfe der Kropfdrüsenreaktion sind bisher drei verschiedene Testierungsmethoden ausgearbeitet worden, die im folgenden aufgeführt werden.

---

[1] RIDDLE u. BRAUCHER: Amer. J. Physiol. **97**, 617 (1931).
[2] RIDDLE u. DYKSHORN: Proc. Soc. exper. Biol. a. Med. **29**, 1223 (1932).

α) Die Testierung des Lactationshormons nach RIDDLE, BATES und DYKSHORN.

Die Testierung des Lactationshormons erfolgt nach dem Vorschlag von RIDDLE, BATES und DYKSHORN[1] an dem Gewicht der Kropfdrüsen. Es werden am zweckmäßigsten ausgewachsene Tauben im Alter von 2—3 Monaten verwandt, die eine 3—4fach stärkere Reaktion zeigen als jüngere, 6—8 Wochen alte Tauben. Das Geschlecht der Tiere hat keinen Einfluß auf den Ablauf der Reaktion, so daß also weibliche und männliche Tiere gleichmäßig verwandt werden können. Dagegen dürfen sich die Tiere nicht in der Brut- oder der Fütterungsperiode befinden. Das Gewicht der Kropfdrüsen von unbehandelten Tauben ist abhängig von dem Körpergewicht, indem es proportional dem Gewicht der Tiere zunimmt. Daher müssen die Kropfdrüsengewichte stets auf das gleiche Körpergewicht bezogen werden, und zwar betragen die Gewichte der Kropfdrüsen von unbehandelten Tieren der verschiedensten Taubenrassen 230—270 mg pro 100 g Körpergewicht. Von großer Bedeutung für die Testierung des Lactationshormons sind weiterhin auch die Unterschiede in der Reaktionsfähigkeit der verschiedenen Taubenrassen untereinander. So betragen die größten Unterschiede in der Reaktionsfähigkeit der einzelnen Taubenrassen unter sich nach den Untersuchungen von BATES, RIDDLE und LAHR[2] nach Zufuhr kleinerer Hormonmengen bis zu 500% und bei Verwendung größerer Dosen sogar bis zu 2000%. Diese Unterschiede, die vor allem bei Verabreichungen größerer Hormonmengen besonders stark in Erscheinung treten, beruhen darauf, daß sich die Kopfdrüsengewichte bestimmter Taubenrassen nur auf das 2—3fache der Kontrollgewichte steigern lassen, während bei anderen eine Zunahme auf das 8—11fache erreicht wird. Innerhalb der gleichen Taubenrassen betragen die größten Schwankungsbreiten bis zu 600% (BATES[3]). Der Ablauf der Kropfdrüsenreaktion wird weiterhin auch durch die Art der Injektion stark beeinflußt. So erhielten BATES und RIDDLE bei 4tägiger Behandlung mit 1 mg Trockenprolaktin täglich folgende Kropfdrüsenreaktionen: intravenöse Injektion 1 E., intramuskuläre Injektion 2,4 E., intracutane Injektion 9,8 E., subcutane Injektion 11,6 E. Wird die tägliche Dosis auf 3 tägliche Injektionen verteilt, so wurden bei der intramuskulären Injektion 11 E. statt 2,4 E. erhalten.

Für die Testierung verwenden BATES, RIDDLE und DYKSHORN 2—3 Monate alte männliche und weibliche Tauben, die in Gruppen zu je 10—20 Tieren an 4 aufeinander folgenden Tagen 4 Einzelinjektionen in den Brustmuskel erhalten. Am 5. Tage werden die Tiere getötet und ihre Kropfdrüsen werden herauspräpariert. Zu diesem Zweck werden die Kropfdrüsen in der Mittellinie aufgeschnitten und der Inhalt wird einschließlich der Kropfmilch abgewaschen. Sodann wird beiderseits nur das Drüsengewebe herausgeschnitten und von dem an der Außenseite befindlichen Gewebe freipräpariert, während die übrigen kein Drüsengewebe enthaltenden Partien der Brustdrüsen nicht gewogen werden. Bei diesem Vorgehen fanden RIDDLE, BATES und DYKSHORN, daß bei den behandelten Tieren zwischen dem Kropfdrüsengewicht und dem Logarithmus der Dosis ein lineares Verhältnis besteht, wie es durch die Dosiswirkungskurve in der Abb. 80 dargestellt wird. Als eine TE. wird die Gesamtdosis bezeichnet, die die Kropfdrüsengewichte über die obere Grenze der normalen Schwankungsbreite steigert. In der in der Abbildung dargestellten Auswertungskurve sind bei Verwendung von 150 g schweren Tauben in 1,6 mg eine TE. enthalten (Kropfdrüsengewicht 400 mg).

---

[1] RIDDLE, BATES u. DYKSHORN: Amer. J. Physiol. **105**, 191 (1933).
[2] BATES, RIDDLE u. LAHR: Amer. J. Physiol. **116**, 7 (1936).
[3] BATES: Cold Spring Harbour Symposium on quant. Biol. **10**, 191 (1937).

Die Auswertung des Lactationshormons am Kropfdrüsentest bietet noch den
weiteren Vorteil, daß man nach dem Vorgehen von RIDDLE und BATES[1] gleichzeitig an demselben Tier auch eine Auswertung der betreffenden Extrakte auf
eine thyreotrope und eine gonadotrope Wirkung vornehmen kann, da die Taube
auch ein sehr empfindlich reagierendes Testtier für diese Hormone darstellt.

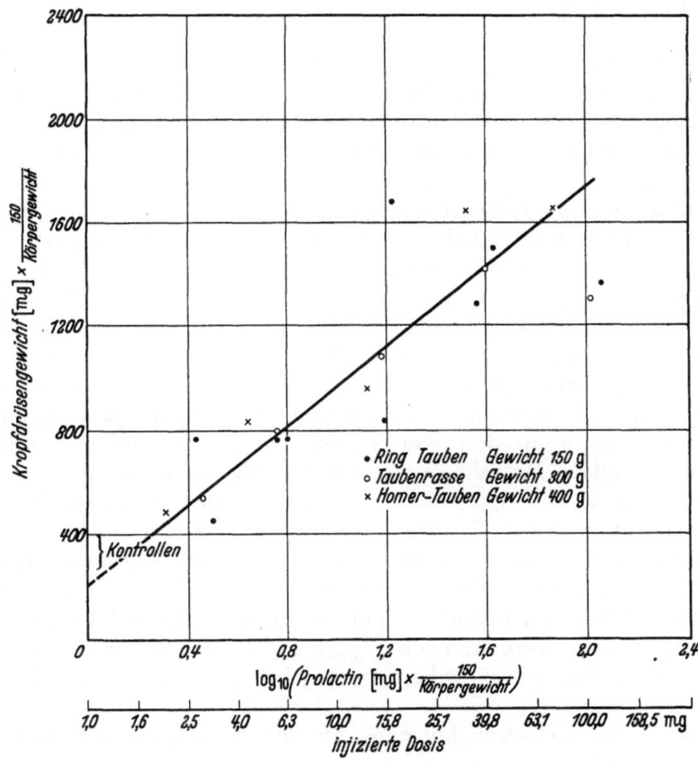

Abb. 80. Dosiswirkungskurve für die Testierung des Lactationshormons nach BATES, RIDDLE und DYKSHORN.

β) Die Testierung des Lactationshormons nach McSHAN und TURNER.

An Stelle der gewichtsmäßigen Testierung empfehlen McSHAN und TURNER[2]
eine quantitative Auswertung des Lactationshormons durch die Bestimmung
der geringsten wirksamen Dosis, die
eine beginnende Proliferation der Kropfdrüse — kenntlich an dem Auftreten
von Quersträngen und von Läppchen-
bildungen des Epithels — bewirkt. Die
Autoren verwenden 300 g schwere Tauben, die in Gruppen zu je 20 Tieren
4 Tage lang 4 intrapectorale Injektionen
erhalten und am 5. Tage getötet werden.
Diejenige Gesamtdosis, die bei 50% der
Versuchstiere die oben gekennzeichneten
Veränderungen bewirkt, wird als eine

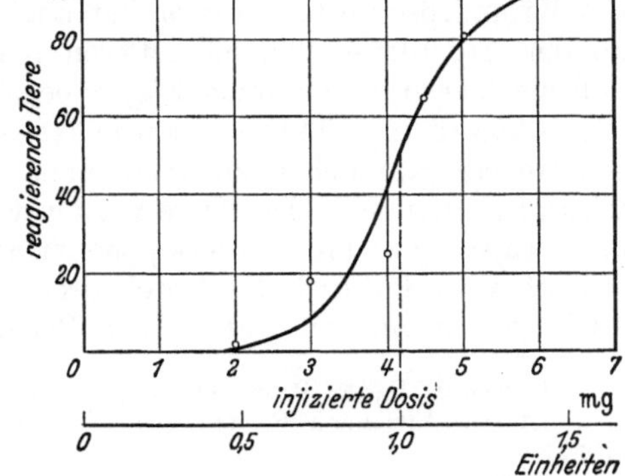

Abb. 81. Dosiswirkungskurve für die Testierung des
Lactationshormons nach McSHAN und TURNER.

[1] RIDDLE u. BATES: Amer. J. Physiol.
113, 259 (1935).

[2] McSHAN u. TURNER: Proc. Soc. exper.
Biol. a. Med. **34**, 50 (1936).

TE. bezeichnet. Mit Hilfe dieses Vorgehens soll sich — wie die Abb. 81 zeigt — in sehr einfacher Weise eine quantitative Standardisierung des Lactationshormons durchführen lassen, die nach der Ansicht der Autoren genauere Resultate ergibt wie die Wiegung der Kropfdrüsen. Nach der Ansicht von RIDDLE und BATES ist diese Methode 6—8fach weniger empfindlich als die gewichtsmäßige Testierung (vgl. Abschn. 4c, S. 377).

γ) Die Testierung des Lactationshormons nach LYONS und PAGE.

Einen großen Fortschritt für den Nachweis und für die Testierung von kleinsten Mengen von Lactationshormon bedeutete die Feststellung von LYONS und PAGE[1], daß bei intradermaler Injektion in die über der Kropfdrüse gelegene Haut bei einmaliger Injektion noch $^1/_{100}$—$^1/_{1000}$ der bei intrapectoraler Injektion wirksamer Hormonmenge nachgewiesen werden kann (vgl. Abschn. 4c, S. 377). Bei diesem Vorgehen tritt eine lokal auf die Injektionsstelle begrenzte Kropfdrüsenreaktion auf, während die andere Kropfdrüse unverändert bleibt. Der Test hat abgesehen von seiner außerordentlich großen Empfindlichkeit den weiteren Vorteil, daß die Tiere bereits 48 Stunden nach der einmaligen intradermalen Injektion getötet werden. Dieser Test, der für genauere quantitative Auswertungen weniger zu empfehlen ist, eignet sich besonders für den Nachweis kleinster Mengen von Lactationshormon, wie sie in den Hypophysen der kleineren Laboratoriumstiere sowie in den Körperflüssigkeiten vorkommen. Allerdings müssen hierfür gereinigte Extrakte verwandt werden, da sonst durch entzündliche Veränderungen in der Umgebung der Kropfdrüse die Präparierung der Drüsen und die Ablesung der Reaktion erschwert wird.

Die Empfindlichkeit dieser Testmethode kann nach den Angaben von LYONS[2] noch dadurch erhöht werden, daß die Extrakte auf 4 Tage und 4 Injektionen verteilt injiziert werden. Hierdurch gelingt es, wenn die Tiere 96 Stunden nach der 1. Injektion getötet werden, noch $^1/_{10\,000}$ der Dosis nachzuweisen, die bei intrapectoraler Injektion einer Einheit entspricht (vgl. Abschn. 4c, S. 377).

b) Die Testierung des Lactationshormons an der Brustdrüse von Säugetieren.

Gegenüber der Testierung des Lactationshormons an der Kropfdrüse der Taube hat die Auswertung an der Brustdrüse von Säugetieren den Nachteil, daß, abgesehen von der Notwendigkeit einer vorausgehenden Entwicklung der Brustdrüsen, auch eine quantitative Auswertung dadurch sehr erschwert ist, daß die gebildeten Milchmengen durch die histologische Untersuchung der Brustdrüsen nicht exakt gemessen werden können. Außerdem sind die für diese Testierung erforderlichen Hormonmengen unverhältnismäßig größer als bei Verwendung des Kropfdrüsentestes. Daher hat auch die Testierung des Lactationshormons an der Brustdrüse von Säugetieren praktisch keine Bedeutung gewonnen, so daß sie hier nur in kurzen Zügen behandelt werden soll.

GARDNER und TURNER[3] sowie NELSON[4] empfehlen zur Testierung pseudoschwangere Kaninchen zu verwenden, deren Brustdrüsen eine optimale Entwicklung aufweisen. Die Tiere werden vom 14. Tage der Pseudoschwangerschaft an 6 Tage lang mit Vorderlappenextrakten behandelt. Der Grad der Milchsekretion wird durch die histologische Untersuchung der Brustdrüsen festgestellt, wobei eine zu Anfang der Behandlung entnommene Brustdrüsenpartie

---

[1] LYONS u. PAGE: Proc. Soc. exper. Biol. a. Med. **32**, 1049 (1935).

[2] LYONS: Zit. nach BATES: Cold Spring Harbour Symposium on quant. Biol. **5** 191, (1937).

[3] GARDNER u. TURNER: Res. Bull. agricult. Exper. Stat. Univ. Missouri **169**, 1 (1933).

[4] NELSON: Physiologic. Rev. **16**, 488 (1936).

als Kontrolle dient. Beim Vergleich mit der Testierung am Kropfdrüsenteste sind 60—120 TE. erforderlich (vgl. Abschn. 4c, S. 377), um beim Kaninchen eine pralle Füllung aller Milchgänge mit Milch zu erzielen (1 KanE.). LYONS und CATCHPOLE[1] verwendeten bei ihren früheren Untersuchungen Meerschweinchen, die im Oestrus kastriert wurden, und konnten bereits 24 Stunden nach einer Injektion von Vorderlappenextrakten Milch aus der Brustdrüse auspressen. Nach den Erfahrungen von GARDNER und TURNER und von NELSON[2] ist diese Testmethode jedoch abzulehnen, da bei Meerschweinchen nach der Kastration im Oestrus auch eine spontane Milchsekretion beobachtet wird.

c) Quantitativer Vergleich der verschiedenen Testmethoden.

Wenn man die im vorstehenden beschriebenen Testmethoden, die an der Brustdrüse von Säugetieren oder an der Kropfdrüse von Tauben ausgearbeitet wurden, in quantitativer Hinsicht vergleicht, so ergibt sich nach BATES[3] folgendes quantitatives Verhältnis unter Zugrundelegung der Einheit von RIDDLE, BATES und DYKSHORN:

Testierung an der Brustdrüse von Kaninchen nach GARDNER und TURNER .	60—120
Testierung an der Brustdrüse von Meerschweinchen nach LYONS	30—60
Testierung an der Kropfdrüse von Tauben nach McSHAN und TURNER . .	6—8
Testierung an der Kropfdrüse von Tauben nach RIDDLE, BATES und DYKS-HORN	1
Testierung an der Kropfdrüse von Tauben bei Injektion in die Haut über der Kropfdrüse und 48stündiger Versuchsdauer (LYONS)	0,01—0,001
Testierung an der Kropfdrüse von Tauben bei Injektion in die Haut über der Kropfdrüse und 96stündiger Versuchsdauer (LYONS)	0,0001

d) Der internationale Standard für das Lactationshormon.

Für die Testierung des Lactationshormons ist von der III. Internationalen Konferenz zur Standardisierung von Hormonen die Schaffung eines internationalen Standardpräparates angeregt worden[4]. Das Präparat, das von 9 verschiedenen Herstellern aus 5 verschiedenen Ländern stammt, wird in Tabletten zu 10 mg von dem National Institute for Medical Research, London NW 3, aufbewahrt und wird von dort abgegeben. Die Wirkung einer Tablette zu 0,1 mg wird als die Wirkung einer Internationalen Einheit definiert. Für die Testierung wird die Methode von RIDDLE und BATES empfohlen. Die Wirkung einer Internationalen Einheit entspricht etwa der von RIDDLE und BATES angegebenen Einheit.

5. Die Darstellungsverfahren des Lactationshormons.

RIDDLE, BATES und DYKSHORN[5] haben 1933 unter Verwendung des Taubentestes erstmalig ein Verfahren zur Darstellung von Lactationshormon ausgearbeitet, das auf dem Prinzip einer isoelektrischen Fällung der wirksamen Substanz aufgebaut ist:

Acetongetrocknete Hypophysenvorderlappen von Rindern werden einer 3maligen Extraktion mit Salzsäurelösungen bei einem p_H von 1,5—2 unterworfen. Jede Extraktion dauert 48 Stunden. Die Extrakte werden dann vereinigt und es wird so viel Natronlauge zugesetzt, bis eine optimale Fällung auftritt. Dies ist der Fall bei p_H 6,5, dem isoelektrischen Punkt der wirksamen

---

[1] LYONS u. CATCHPOLE: Proc. Soc. exper. Biol. a. Med. **31**, 399 (1933).
[2] NELSON: Anat. Rec. **60**, 69 (1934).
[3] BATES: Cold Spring Harbour Symp. on quant Biol. **5**, 191 (1937).
[4] Lancet **1939**, 1106.
[5] RIDDLE, BATES u. DYKSHORN: Amer. J. Physiol. **105**, 191 (1933).

Substanz. Der Niederschlag, der das Lactationshormon enthält, wird abzentrifugiert und zur weiteren Reinigung mehrfach mit verdünnten Salzsäurelösungen von p_H 6,5 gewaschen. Zur Auswertung wird er in schwach alkalischen Lösungen aufgenommen und die Lösung wird neutralisiert. Diese Extrakte, die keine gonadotrope oder thyreotrope Wirkung besitzen, sind bereits in Mengen von 4 mg am Kropftest wirksam.

Neuerdings haben BATES und RIDDLE[1] ihre ursprüngliche Herstellungsmethode verbessert:

Es werden frische Rinderhypophysen in der 2—4fachen Menge 70% Äthylalkohols aufgenommen, und es wird so viel $^n/_1$-Natronlauge zugesetzt, daß eine Reaktion von p_H 9—9,5 entsteht, wobei Phenolphthalein als Indicator dient. Nach einstündigem Rühren wird der unlösliche Anteil abzentrifugiert und noch 3—4mal in der gleichen Weise extrahiert. Die vereinigten Extrakte werden durch Zusatz von Salzsäure auf p_H 6—6,5 eingestellt, und es wird so viel Äthylalkohol zugegeben, daß die Konzentration 86% übersteigt. Der ausfallende Niederschlag wird gesammelt und mit Äthylalkohol getrocknet.

Zur Trennung des Lactationshormons von dem gonadotropen und dem thyreotropen Hormon wird der Niederschlag wieder in verdünnter Natronlauge gelöst, und es wird so viel Schwefelsäure zugesetzt, bis die Reaktion ein p_H von 3—4 erreicht. Der ausfallende Niederschlag enthält das Lactationshormon, das bei dieser Reaktion im Gegensatz zu dem gonadotropen und dem thyreotropen Hormon in Gegenwart von Sulfaten unlöslich ist. Der Niederschlag wird nochmals mit verdünnter Natronlauge gelöst und der ganze Vorgang wird zur weiteren Gewinnung von Lactationshormon noch mehrmals wiederholt.

Ein ähnliches Verfahren zur Gewinnung von gereinigtem Lactationshormon, das ebenfalls auf dem Prinzip einer isoelektrischen Fällung beruht, haben GARDNER und TURNER[2] und MCSHAN und TURNER[3] angegeben.

Ein weiteres Verfahren, das von LYONS und CATCHPOLE[4] angegeben und auch von ANSELMINO und HOFFMANN[5] verwandt wurde, geht zunächst davon aus, daß die acetongetrockneten Drüsen 3mal mit einer 66proz. Aceton-Salzsäurelösung mit einem p_H von 1,5—2 extrahiert werden. Die Extrakte werden vereinigt und die Acetonkonzentration wird auf 83% erhöht. Es fällt beim Stehenlassen ein weißer Niederschlag aus, der verworfen wird. Die Acetonkonzentration wird dann auf 90—92% erhöht, wodurch wiederum ein feiner Niederschlag auftritt. Dieser wird nach dem Abzentrifugieren durch Waschen mit Äther und mit reinem Aceton getrocknet und unter Luft- und Lichtabschluß aufbewahrt. Die Ausbeute beträgt aus 10 g Trockendrüse etwa 500 mg Rohhormon.

Das Lactationshormon ultrafiltriert nach den Feststellungen von ANSELMINO und HOFFMANN[5] nicht durch 8% Eisessig-Kollodiummembranen und gehört in die Gruppe der nicht ultrafiltrablen Vorderlappenhormone.

Neuerdings hat LYONS[6] eine verbesserte Methode zur Gewinnung eines sehr reinen Lactationshormons angegeben. 1 kg frische Hypophysen von Schafen werden mit 4 l Aceton und 100 ccm 35proz. HCl versetzt und zerrieben. Der unlösliche Anteil wird abzentrifugiert und verworfen, und es werden zu dem Extrakt 5 l Aceton zugesetzt. Die Lösung bleibt über Nacht bei niedriger Tem-

---

[1] BATES u. RIDDLE: J. of Pharmacol. **55**, 365 (1935).
[2] GARDNER u. TURNER: Mo. Agr. exp. Sta. Res. Bull. **196** (1935).
[3] MCSHAN u. TURNER: Proc. Soc. exper. Biol. a. Med. **32**, 1655 (1935).
[4] LYONS u. CATCHPOLE: Proc. Soc. exper. Biol. a. Med. **31**, 299 (1933).
[5] ANSELMINO u. HOFFMANN: Zbl. Gynäk. **1934**, 2770.
[6] LYONS: Proc. Soc. exper. Biol. a. Med. **35**, 645 (1937).

peratur stehen. Der sich bildende Niederschlag wird in 200 ccm 50 proz. Acetons gelöst und durch weiteren Zusatz von 800 ccm Aceton erneut ausgefällt. Anschließend wird die Fällung in 200 ccm Wasser und 100 ccm Ammoniumhydroxyd (28 proz. NH_3) gelöst und für 3 Stunden stehen gelassen. Es werden dann 2 Volumen Aceton zugesetzt und nach dem Abzentrifugieren des sich bildenden unwirksamen Niederschlages nochmals 1 Volumen Aceton und 10 ccm 35 proz. HCl zugegeben. Der jetzt entstehende Niederschlag wird in 200 ccm schwacher Natronlauge gelöst und durch Zusatz von $n/_1$-HCl auf p_H 6,5 gebracht. Der ausfallende Niederschlag, der den größten Teil des corticotropen Hormons enthält, wird verworfen und es wird weiter Salzsäure bis zu einer Reaktion von p_H 5,5 zugegeben. Die Lösung wird bei niedriger Temperatur stehen gelassen und der sich bildende Niederschlag wird abzentrifugiert. Er enthält das Lactationshormon. Die überstehende Lösung wird wieder alkalisch gemacht und nochmals durch Zugabe von Salzsäure auf p_H 5,5 eingestellt. Der sich bildende Niederschlag enthält noch weitere Mengen von Lactationshormon. Dieser Vorgang wird noch 2 mal wiederholt und die Niederschläge werden gesammelt.

Die so hergestellten Extrakte sind bei der intradermalen Injektion über der Kropfdrüse in Mengen von 0,05—0,1 γ wirksam. Sie enthalten keine gonadotropen Hormone und kein thyreotropes Hormon.

Aus dieser Fraktion haben dann WHITE, CATCHPOLE und LONG[1] unter Verwendung des zur Krystallisation des Insulins benutzten Verfahrens ein in zylindrischen Stäbchen krystallisierendes Protein gewonnen, dessen Elementaranalyse sie durchführten. Das Präparat, das frei von den übrigen Vorderlappenhormonen war, enthielt 51,11% C, 6,76% H, 14,38% N und 17,7% S. Die Xantoprotein- und die Millons- und Hopkinsreaktion fiel positiv aus.

Diese Ergebnisse zeigen im Verein mit den biologischen Untersuchungen, daß das Lactationshormon mit hoher Wahrscheinlichkeit als ein von allen anderen Vorderlappenhormonen abgrenzbares selbständiges Hormon angesehen werden darf.

6. Der Gehalt der Hypophyse an Lactationshormon bei den verschiedenen Tierarten.

REECE und TURNER[2] haben in umfangreichen Untersuchungen den Gehalt der Hypophyse an Lactationshormon bei den verschiedenen Tierarten mit Hilfe der intradermalen Injektionsmethode über der Kropfdrüse untersucht. Sie fanden, daß der Hormongehalt der Hypophyse bezogen auf die gleiche Gewichtsmenge in der Reihenfolge Katze, Maus, Kaninchen, Ratte, Meerschweinchen und Rind ansteigt. In der Tabelle 8 sind die von REECE und TURNER ermittelten Werte für den Gesamtgehalt der Hypophyse und für den Hormongehalt bezogen auf 1 mg Hypophysengewebe wiedergegeben. BATES und RIDDLE[3] fanden, daß im Gramm frischen Hypophysenvorderlappen von Rindern und Schafen 30—40 TE. enthalten sind, während die Ausbeute aus den Vorderlappen von Schweinen nur 1,5 E. betrug. Nach neueren Untersuchungen von CHANCE[4] enthalten die Hypophysen von Schafen und Rindern die größten Mengen von Lactationshormon, während sich beim Menschen nur 40% und beim Pferd und Schwein nur 4—5% dieser Mengen finden.

---

[1] WHITE, CATCHPOLE u. LONG: Science (N. Y.) **1937**, 82.

[2] REECE u. TURNER: Univ. Missouri, Coll. Agricult. Res. Bull **266** (1937).

[3] BATES u. RIDDLE: Zit. nach RIDDLE u. BATES: Sex a. Internal Secretion. Baltimore 1939.

[4] CHANCE: J. Endocrin. **1**, 239 (1939).

Tabelle 8. Der Gehalt der Hypophyse von Laboratoriumstieren an Lactationshormon. (Nach Reece und Turner.)

Sex	No. of animals	Average body weight when sacrificed (gm)	Average pituitary weight (mg)	Bird units per pituitary gland	Bird units per mg. pituitary tissue	Bird units per 100 gms. body weight
			Mice			
F	24	19	1,0	0,25	0,250	1,32
			Rats			
F	10	76	3,3	0,94	0,284	1,24
F	14	128	5,3	1,98	0,373	1,54
F	21	176	8,9	4,29	0,482	2,43
F	10	220	10,1	4,76	0,471	2,16
F	4	271	11,5	4,03	0,350	1,48
M	10	84	2,0	0,30	0,150	0,35
M	7	143	4,2	0,82	0,195	0,57
M	44	177	5,0	0,84	0,168	0,47
M	21	221	5,5	0,89	0,161	0,40
M	26	270	6,9	0,99	0,143	0,36
M	14	318	8,1	1,31	0,161	0,41
			Guinea Pigs			
F	7	112	4,1	0,89	0,217	0,79
F	11	335	9,0	4,68	0,520	1,40
M	15	156	5,7	1,81	0,317	1,16
M	16	243	6,4	2,23	0,348	0,91
M	4	504	12,8	10,73	0,838	2,12
M	3	779	17,2	15,92	0,925	2,04
			Rabbits			
F	3	2822	22,1	9,29	0,420	0,32
F	2	656	9,3	1,31	0,140	0,19
M	1	2951	21,9	1,63	0,074	0,05
M	3	547	6,5	1,42	0,218	0,25
			Cats			
F	12	1858	20,0	1,31	0,065	0,07
F	1	2043	34,6	7,75	0,224	0,38
M	7	2233	23,8	0,89	0,037	0,03

7. Der Einfluß der Keimdrüsenfunktion auf den Gehalt des Hypophysenvorderlappens an Lactationshormon.

Der Einfluß der Sexualfunktion auf den Gehalt der Hypophyse an Lactationshormon wurde zuerst von Bates, Riddle und Lahr[1] untersucht. Aus ihren Ergebnissen, die in der Tabelle 9 wiedergegeben sind, geht hervor, daß die laktogene Wirkung der Hypophyse von Kälbern wesentlich geringer ist als die

Tabelle 9. Der Gehalt der Rinderhypophyse an Lactationshormon in Abhängigkeit vom Alter und von der Geschlechtsfunktion. (Nach Bates, Riddle und Lahr.)

Herkunft der Drüsen	Zahl der untersuchten Drüsen	Gesamtgehalt an Prolaktin	Prolaktingehalt pro Drüse
Embryonen	1500 * ?	19000 TE.	14 ? TE.
Kälber	350	3100 TE.	9 TE.
Stiere.	200	9000 TE.	45 TE.
Bullen	175	8800 TE.	50 TE.
Nichtschwangere Kühe	170	8000 TE.	47 TE.
Frühschwangere Kühe	115	9600 TE.	85 TE.
Spätschwangere Kühe	140	12400 TE.	89 TE.

---

[1] Bates, Riddle u. Lahr: Amer. J. Physiol. **113**, 259 (1935).
* Einschließlich Hypophysenhinterlappen.

von geschlechtsreifen Tieren, und daß bei Kühen und Bullen ebenso wie auch bei Stieren annähernd die gleiche Hormonkonzentration gefunden wird. Auffällig ist dagegen die hohe laktogene Wirksamkeit der Hypophyse von Embryonen, die von REECE und TURNER[1] nicht bestätigt wird.

REECE und TURNER[1] haben den Einfluß der Geschlechtsreife bei männlichen und bei weiblichen Tieren der verschiedensten Tierarten untersucht und hierbei Ergebnisse erhalten, die von den von RIDDLE erhobenen Befunden abweichen. Sie fanden, daß bei juvenilen männlichen Tieren mit Eintritt der Geschlechtsreife eine Zunahme des Hormongehalts in der Hypophyse auftritt, die etwa der Gewichtszunahme der Hypophyse parallel geht, so daß also der relative Hormongehalt der Hypophyse unverändert bleibt. Bei weiblichen Tieren wurde dagegen mit Eintritt der Geschlechtsreife gleichzeitig auch eine beträchtliche Zunahme des Hormongehaltes bezogen auf die Gewichtseinheit Vorderlappengewebe gefunden, so daß also weibliche geschlechtsreife Tiere bei allen Tierarten einen etwa 2—3fach größeren Hormongehalt besitzen als männliche Tiere. Die Abb. 82 zeigt in anschaulicher Weise den Einfluß der Geschlechtsreife auf den Gehalt der Hypophyse an Lactationshormon bei männlichen und weiblichen Ratten.

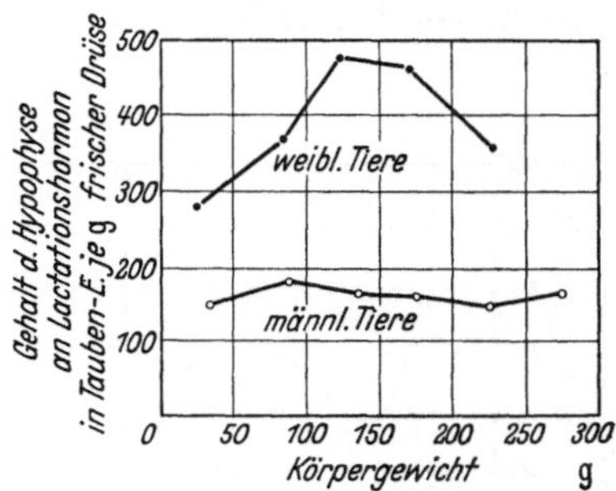

Abb. 82. Der Einfluß der Geschlechtsreife auf den Gehalt der Hypophyse an Lactationshormon bei männlichen und weiblichen Ratten. (Nach REECE und TURNER.)

Während des Sexualcyclus ist der Hormongehalt der Hypophyse nach den Feststellungen von REECE und TURNER[1] periodischen Schwankungen unterworfen. So beträgt der Hormongehalt der Hypophyse von Ratten im Oestrus 4,83 TE. und sinkt im Metoestrus auf 3,36 E. ab, um dann im Dioestrus wieder auf 3,85 E. und im Prooestrus auf 4,42 E. anzusteigen (vgl. Abb. 83). Entsprechende Änderungen des Hormongehaltes wurden auch bei Katzen beobachtet, die während des Oestrus einen 6fach höheren Hormongehalt aufweisen als im Anoestrus. Nach den Angaben von BURROWS und BYERLY[2] und von KOCH[3] wird bei Hühnern während der Brutperiode ein größerer Gehalt an Lactationshormon gefunden als während der Legezeit. Ebenso haben auch Hühnerrassen, die zur Brütigkeit neigen, einen besonders hohen Hormongehalt.

Die Kastration führt bei weiblichen Ratten nach der Feststellung von REECE und TURNER[1] zunächst zu einer Zunahme des absoluten und des relativen Hormongehaltes der Hypophyse, indem der Hormongehalt pro Milligramm Gewebe von 0,275 TE. auf 0,453 E. am 18. Tage nach der Kastration ansteigt und dann aber auf unternormale Werte absinkt, um am 60. Tage nach der Kastration nur noch 0,118 E. zu betragen. Bei männlichen Tieren hat dagegen die Kastration — offenbar infolge des geringen Hormongehaltes der Hypophyse von männlichen Tieren — nur einen sehr geringen Einfluß, indem der relative Gehalt an Lactationshormon von 0,181 E. auf 0,100 E. am 60. Tage nach der Kastration absinkt. In Übereinstimmung mit diesen Ergebnissen finden REECE und TURNER bei 11—23 Monate alten männlichen Rindern einen Gehalt von 297,2 TE. im Gramm Hypophysengewebe und bei den gleichaltrigen Kastraten nur 188,4 E. Diese Ergebnisse stehen allerdings im Widerspruch mit den bereits erwähnten Befunden von RIDDLE.

---

[1] REECE u. TURNER: Univ. Missouri Coll. Agricult. Res. Bull. **266** (1937).
[2] BURROWS u. BYERLY: Proc. Soc. exper. Biol. a. Med. **34**, 841 (1936).
[3] KOCH: Züchtungskde **14**, 413 (1939).

REECE und TURNER untersuchten weiterhin den Einfluß der weiblichen Keimdrüsenhormone auf die laktogene Wirkung der Hypophyse. Sie fanden, daß sowohl bei normalen als auch bei kastrierten weiblichen und männlichen Ratten nach Zufuhr von Oestron eine Zunahme von Lactationshormon in der Hypophyse eintritt, die in einer gewissen Abhängigkeit von der Größe der zugeführten Hormondosis steht. Das Corpus luteum-Hormon hat dagegen keinen nachweisbaren Einfluß auf die laktogene Wirkung der Hypophyse. WIEGAND[1] konnte dann zeigen, daß die Hypophysen von infantilen weiblichen Ratten, deren Keimdrüsen durch eine 12—15tägige Prolanbehandlung stimuliert worden waren, einen 2—3fach höheren Gehalt an Lactationshormon aufwiesen als die der unbehandelten Kontrollen.

8. Der Einfluß der Schwangerschaft und der Lactation auf den Gehalt des Hypophysenvorderlappens an Lactationshormon.

Während der Trächtigkeit steigt der Gehalt der Hypophyse an Lactationshormon bei Kühen nach den Untersuchungen von BATES, RIDDLE und LAHR[2] von 47 TE. pro Gramm Drüse auf 84 E. in der Frühschwangerschaft und auf 89 E. am Ende der Tragzeit an. Ebenso geben auch REECE und TURNER[3] an, daß der Hormongehalt der Hypophyse von trächtigen Kühen um etwa 64% erhöht ist. Bei trächtigen Ratten ist dagegen der Hormongehalt der Hypophyse am Ende der Schwangerschaft nach den Feststellungen von WIEGAND[4] nicht oder nur in geringem Grade erhöht. Ebenso fanden REECE und TURNER[3], die

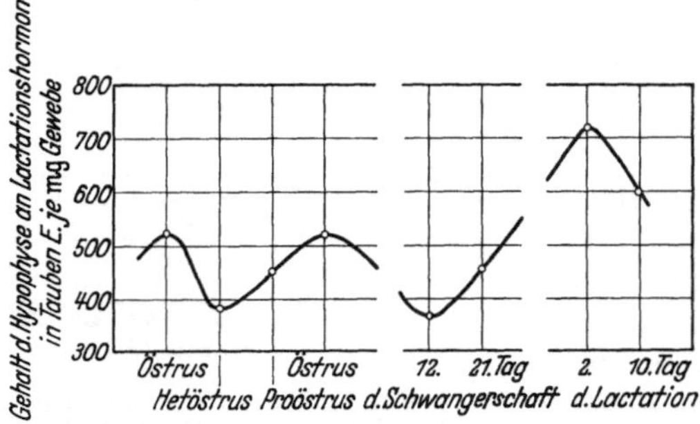

Abb. 83. Der Einfluß des Cyclus der Schwangerschaft und der Lactationsperiode auf den Gehalt der Hypophyse von Ratten an Lactationshormon. (Nach REECE und TURNER.)

den Hormongehalt der Rattenhypophyse während des ganzen Verlaufs der Schwangerschaft untersuchten, daß er zunächst bis zum 12. Tage der Schwangerschaft von 4,29 TE. pro Drüse während des Oestrus auf 2,9 E. absinkt und dann am 21. Tage wieder auf 3,5 E. ansteigt (Abb. 83).

Während der Lactationsperiode tritt nach den Feststellungen von REECE und TURNER und von WIEGAND eine starke Zunahme der laktogenen Wirkung der Rattenhypophyse auf, die etwa 48 Stunden nach dem Wurf ihren Höhepunkt mit einer Zunahme von etwa 100% erreicht. Im weiteren Verlauf der Lactationsperiode sinkt dann allerdings der Hormonspiegel wieder etwas ab. So fanden REECE und TURNER bei säugenden Ratten 48 Stunden nach dem Wurf eine Zunahme des Hormongehaltes von 3,5 TE. pro Drüse auf 7,72 E. und bis zum 10. Tage wieder eine Abnahme bis auf 5,86 E. Von besonderem Interesse sind auch die Untersuchungen von REECE und TURNER bei Kühen. Sie fanden, daß die Hypophyse von „Fleischkühen" einen geringeren Gehalt an Lactationshormon besitzt als die von Milchkühen. So betrug der Hormongehalt der Hypophyse von Fleischkühen 780,2 TE. pro Gramm Drüse und der von Milchkühen 1034,7 E. Dagegen wurden aber bei milchgebenden und bei trocken stehenden Kühen beider Kategorien keine Unterschiede in der laktogenen Wirksamkeit der Hypophyse festgestellt.

[1] WIEGAND: Arch. Gynäk. **165**, 149 (1938).
[2] BATES, RIDDLE u. LAHR: Amer. J. Physiol. **113**, 259 (1935).
[3] REECE u. TURNER: Univ. Missouri Coll. Agricult. Res. Bull. **266** (1937).
[4] WIEGAND: Zbl. Gynäk. **1937** (1887).

9. Der Einfluß der Keimdrüsenhormone auf die laktogene Wirkung der Hypophyse von laktierenden Tieren.

WIEGAND[1] untersuchte die Wirkung des Follikelhormons auf den Hormongehalt der Hypophyse von laktierenden Ratten und stellte hierbei fest, daß die normalerweise nach dem Wurf eintretende Zunahme von Lactationshormon in der Hypophyse durch eine gleichzeitige Zufuhr von Follikelhormon in Mengen von 1 mg täglich verhindert werden kann. Diese Befunde stehen in Übereinstimmung mit den Feststellungen zahlreicher Autoren, daß das Auftreten der Lactation beim Menschen und bei Tieren durch Zufuhr von Follikelhormon nach dem Partus verhindert werden kann, und sie bestätigen gleichzeitig die alte klinische Erfahrung, daß die Lactation nach der Geburt durch den Abfall der placentar gebildeten Keimdrüsenhormone im Blute der Schwangeren ausgelöst wird.

Im Zusammenhang mit diesen Arbeiten seien auch die Untersuchungen von SELYE, COLLIP und THOMPSON[2] erwähnt. Die Autoren beobachteten bei infantilen Ratten, die über mehrere Wochen mit gonadotropen Extrakten aus Schwangerenharn behandelt worden waren, gleichzeitig mit der Vergrößerung der Ovarien auch eine Proliferation der Brustdrüsen, ohne daß jedoch Zeichen für eine Lactation bestanden. Wurden aber bei diesen Tieren die hochgradig luteinisierten Ovarien entfernt, so trat 36—48 Stunden später eine ausgiebige Milchsekretion auf. Wenn dagegen gleichzeitig mit der Kastration die Hypophyse entfernt wurde, so blieb auch diese nach der Kastration auftretende Milchbildung aus. Auch diese Versuche sprechen also dafür, daß die Ausschüttung von Lactationshormon durch den Wegfall der hemmenden Wirkung der Keimdrüsenhormone erfolgt. Dementsprechend konnte WIEGAND[3] in der gleichen Versuchsanordnung nachweisen, daß die Hypophysen der mit Prolan behandelten Ratten vor der Kastration einen 2—3fach höheren Hormongehalt als die der Kontrollratten aufwiesen, und daß bereits 36 Stunden nach der Kastration wieder eine entsprechend große Abnahme des Hormongehaltes in der Hypophyse eingetreten war, die zeitlich mit dem Auftreten der Milchsekretion zusammenfiel.

10. Der Mechanismus der lactationshemmenden Wirkung der Keimdrüsenhormone.

Um einen Einblick in den Mechanismus der lactationshemmenden Wirkung der Keimdrüsenhormone zu gewinnen, haben ANSELMINO, HEROLD, HOFFMANN und PENCHARZ[4] in der oben beschriebenen Versuchsanordnung von SELYE[2] den Einfluß des Follikelhormons und des Corpus luteum-Hormons auf die nach der Kastration auftretende Milchsekretion untersucht. Es zeigte sich hierbei, daß es durch Injektion von Follikelhormon, das nach der Kastration in Mengen von 20—4000 IE. täglich injiziert wurde, nicht gelingt, die nach der Kastration einsetzende Ausschüttung von Lactationshormon und das Auftreten einer Milchbildung zu verhindern. In der gleichen Weise war auch das synthetisch gewonnene Progesteron unwirksam.

Auch in einer anderen Versuchsanordnung wurde von ANSELMINO und HOFFMANN[5] nachgewiesen, daß das Follikelhormon bei kastrierten Tieren keine lactationshemmende Wirkung besitzt. Wenn laktierende Ratten unmittelbar nach

---

[1] WIEGAND: Zbl. Gynäk. **1937**, 1887.
[2] SELYE, COLLIP u. THOMPSON: Proc. Soc. exper. Biol. a. Med. **30**, 588 (1933).
[3] WIEGAND: Arch. Gynäk. **165**, 149 (1938).
[4] ANSELMINO, HEROLD, HOFFMANN u. PENCHARZ: Zbl. Gynäk. **1936**, 7.
[5] ANSELMINO u. HOFFMANN: Z. Gynäk. **1936**, 51.

dem Wurf fortlaufend mit 1000 IE. Follikelhormon täglich behandelt werden, so kommt es, wie von zahlreichen Autoren gezeigt werden konnte, zum Stillstand der Lactation. Wenn diese Versuche aber an laktierenden Tieren wiederholt werden, die unmittelbar nach dem Wurf kastriert wurden, so hat die Zufuhr von Follikelhormon keinen Einfluß auf die Lactation. Die Entwicklung der Jungen geht in durchaus normaler Weise wie bei den nichtkastrierten Kontrolltieren vor sich. REECE und TURNER[1], HUJII[2] und FOLLEY und KON[3] haben diese Versuche neuerdings bestätigt. REECE und TURNER konnten dann weiterhin nachweisen, daß andererseits bei kastrierten laktierten Ratten durch Zufuhr von Corpus luteum-Hormon eine Hemmung der Lactation erzielt wird, und daß die Hypophyse dieser Tiere im Gegensatz zu den in der gleichen Weise mit Follikelhormon behandelten Tieren nur eine sehr geringe laktogene Wirkung besitzt.

Diese Versuche zeigen also, daß die lactationshemmende Wirkung des Follikelhormons bei laktierenden Tieren keine direkte Wirkung darstellt, sondern daß sie auf dem Wege über die Ovarien verläuft. Inwieweit hierbei das Corpus luteum-Hormon oder eine indirekte Luteinisierung der Ovarien unter der Wirkung des Follikelhormons eine Rolle spielen, ist noch ungeklärt.

11. Der Einfluß der Schilddrüse und der Nebennierenrinde auf den Gehalt der Hypophyse an Lactationshormon.

REECE und TURNER[1] untersuchten den Einfluß des Thyroxins auf den Gehalt der Hypophyse an Lactationshormon bei männlichen Ratten, die an je 7 aufeinanderfolgenden Tagen 0,01, 0,02 und 0,03 mg Thyroxin erhielten. Das mittlere Hypophysengewicht dieser Tiere betrug 4 mg gegenüber 4,9 mg bei den unbehandelten Kontrollen. Der Gehalt der Hypophyse an Lactationshormon war bei den behandelten Tieren von 0,86 TE. auf 0,39 E. und bei Berechnung auf 1 mg Vorderlappengewebe von 0,17 TE. auf 0,097 E. abgesunken. Kleinere Thyroxindosen (14 Tage lang 0,01 mg täglich) waren dagegen unwirksam.

Diese Befunde, die mit den Beobachtungen über die lactationsvermindernde Wirkung großer Thyroxindosen übereinstimmen, zeigen also, daß auch die Schilddrüse die laktogene Wirksamkeit der Hypophyse beeinflußt, wenn auch an und für sich die Schilddrüse nicht notwendig für die Auslösung der Lactation durch das Lactationshormon ist (vgl. Abschn. 3, S. 372), da auch bei Tieren, die in der Schwangerschaft thyreodektomiert werden, eine — wenn auch abgeschwächte — Lactation auftritt.

Untersuchungen über den Einfluß der Nebennierenrinde auf die laktogene Wirksamkeit der Hypophyse liegen bisher nicht vor. Jedoch besitzt die Nebennierenrinde — wie im Abschn. 3, S. 371 dargestellt wurde — insofern eine ausschlaggebende Bedeutung für die Lactation, als der normale Ablauf der von der Nebennierenrinde regulierten Stoffwechselfunktionen die Voraussetzung für die Milchsekretion unter der Wirkung des Lactationshormons darstellt.

12. Der Einfluß des Saugreizes auf den Gehalt der Hypophyse an Lactationshormon.

Der Einfluß des Saugaktes auf die laktogene Wirksamkeit der Hypophyse wurde von REECE und TURNER[4] untersucht. Sie fanden, daß die Hypophysen

---

[1] REECE u. TURNER: Univ. Missouri Coll. Agricult. Res. Bull. **266** (1937).
[2] HUJII: Mitt. jap. Ges. f. Gynäk. **33**, 24 (1938).
[3] FOLLEY u. KON: Proc. roy. Soc. Lond. B **124**, 476 (1938).
[4] REECE u. TURNER: Proc. Soc. exper. Biol. a. Med. **35**, 365 (1937).

von Ratten, die ihre Jungen 2 Tage lang nach dem Wurf gesäugt hatten, im Mittel 3,06 TE. · Lactationshormon enthielten, während die Hypophysen von Ratten, bei denen die Jungen während der letzten 25 Stunden von den Müttern getrennt worden waren, 9,2 TE. enthielten. Aus diesen Befunden schließen die Autoren in Analogie zu den entsprechenden klinischen Erfahrungen über den Einfluß des Saugreizes auf die Milchsekretion, daß das Fehlen des Saugreizes eine verringerte Abgabe von Lactationshormon aus der Hypophyse und damit eine Hormonspeicherung zur Folge hat.

13. Die neuro-hormonale Regulation der Lactation durch den Hypophysenvorderlappen.

Die Auslösung der Lactation nach der Geburt erfolgt — wie in den vorausgegangenen Abschnitten dargestellt worden ist — auf hormonalem Wege durch den Abfall der placentar gebildeten Keimdrüsenhormone und durch die hiermit verbundene Ausschüttung von Lactationshormon aus der Hypophyse. Während somit das Einschießen der Milch nach der Geburt einen reinen hormonalen Vorgang darstellt, wird die weitere Bildung von Lactationshormon und damit auch die Aufrechterhaltung der Milchsekretion durch den Saugreiz und die hiermit verbundenen nervösen Impulse bedingt. So ist aus zahlreichen klinischen Beobachtungen und experimentellen Untersuchungen, die in diesen Rahmen nicht behandelt werden können, bekannt, daß der Saugreiz als einer der wichtigsten Faktoren für die Milchsekretion anzusehen ist, und daß die Lactation nach dem Aufhören des Saugreizes unmittelbar zum Stillstand kommt.

Die Bedeutung der durch den Saugreiz ausgelösten nervösen Impulse konnte in neuerer Zeit in besonders anschaulicher Weise durch Versuche von INGELBRECHT[1] dargestellt werden. Er durchtrennte bei Ratten am 2. Tage nach dem Wurf das Rückenmark zwischen dem letzten dorsalen und dem ersten lumbalen Wirbel, so daß die Nervenbahnen für die 6 unteren Brustdrüsen unterbrochen wurden. Wenn nun die Jungtiere gezwungen wurden, nur an diesen 6 unteren Brustdrüsen zu saugen, dadurch daß die 6 oberen abgedeckt wurden, so gingen sie an Milchmangel zugrunde. Wurden aber 2 von den 6 oberen Brustdrüsen freigelassen, so konnte durch den Saugakt an diesen beiden nicht in ihren nervösen Verbindungen gestörten Brustdrüsen die gesamte Milchsekretion an allen 12 Brustdrüsen aufrechterhalten werden.

HEROLD[2] konnte dann nachweisen, daß die Durchtrennung des Hypophysenstieles von laktierenden Ratten und die damit verbundene Ausschaltung der durch den Stiel zur Hypophyse verlaufenden Bahnen zu einem Aufhören der Lactation führt, obgleich der Saugakt weiter ausgeübt wird. Mit diesen Beobachtungen lassen sich auch die bereits erwähnten Befunde von REECE und TURNER über die Speicherung von Lactationshormon in der Hypophyse von Ratten nach dem Aufhören des Saugreizes und die Wiederabnahme des Hormongehaltes nach der Wiederaufnahme des Säugens in Einklang bringen.

Diese Versuche zeigen also, daß die Auslösung der Lactation nach der Geburt als ein rein hormonaler Vorgang anzusehen ist, indem durch die Abnahme der Keimdrüsenhormone im Blut eine Ausschüttung von Lactationshormon erfolgt, während dann aber die weitere Bildung von Lactationshormon und die Aufrechterhaltung der Milchsekretion durch die von dem Saugreiz ausgelösten und zur Hypophyse verlaufenden nervösen Impulse erfolgt.

---

[1] INGELBRECHT: C. r. Soc. Biol. Paris **120**, 1369 (1935).
[2] HEROLD: Arch. Gynäk. **168**, 534 (1939).

14. Lactationshormon und Mutterinstinkt.

Die ersten Beobachtungen über die künstliche Auslösung des Mutterinstinktes unter der Wirkung von Vorderlappenextrakten wurden 1929 von EHRHARDT[1] gemacht. Er beobachtete, daß eine Rhesusäffin, die 4 Wochen lang mit Vorderlappenextrakten behandelt worden war, und bei der durch die Behandlung eine Schwellung der Brustdrüsen mit einer Sekretion von Kollostralmilch aufgetreten war, ein neugeborenes Meerschweinchen wie zum Säugen an die Brust legte und das Tier vor den Angriffen der Stallgefährten schützte. Dieser bei einer anderen Tierart künstlich erzielte Mutterinstinkt hörte nach Abschluß der Behandlung wieder auf und das Meerschweinchen wurde von seinem früheren Beschützer umgebracht.

RIDDLE, BATES und LAHR[2] haben dann versucht, durch Behandlung mit Lactationshormon künstlich eine Brütigkeit und eine Entwicklung des Mutterinstinktes zu erzielen, indem sie davon ausgingen, daß die unter der Wirkung des Lactationshormons auftretende Entwicklung der Kropfdrüsen den physiologischerweise am Ende der Brutperiode auftretenden Veränderungen entspricht. Sie konnten nun zeigen, daß bei Hennen, die zum Brüten neigen, auch außerhalb der Brutzeit eine Brütigkeit mit Nestbau und Klucken durch Behandlung mit Lactationshormon erzielt werden konnte, das frei von gonadotropem und von thyreotropem Hormon war. Gleichzeitig hörte die Legetätigkeit auf, und die Ovarien und die Ovidukte atrophierten in der gleichen Weise wie in der physiologischen Brutperiode. Dagegen konnten die Autoren durch Behandlung der Tiere mit thyreotropem oder mit gonadotropen Hormonen keine künstliche Brütigkeit erzielen, ebenso wie auch die entsprechenden Versuche mit weiblichen Keimdrüsenhormonen ergebnislos ausfielen.

In der gleichen Weise gelang es RIDDLE, BATES und LAHR[3], auch bei erwachsenen virginellen Ratten und ebenso bei infantilen Ratten, die zunächst durch eine 5tägige Behandlung mit gonadotropen Vorderlappenextrakten künstlich geschlechtsreif gemacht waren, eine Entwicklung des Mutterinstinktes durch eine 5—12tägige Behandlung mit gereinigtem Lactationshormon zu erzielen. Die Tiere bauten Nester, sie nahmen neugeborene Ratten an und pflegten ihre Schützlinge.

RIDDLE schließt aus diesen Untersuchungen, daß das Lactationshormon den Mutterinstinkt weckt, der weder durch die Keimdrüsenhormone noch durch andere Vorderlappenhormone künstlich ausgelöst werden kann. Diese Ansicht wird auch durch die bereits erwähnten Befunde über den erhöhten Gehalt der Hypophyse an Lactationshormon von Vogelrassen, die zur Brütigkeit neigen, unterstützt. Allerdings zeigten nun LEBLOND und NELSON[4], daß Mäuse, die in der 2. Hälfte der Schwangerschaft hypophysektomiert worden waren, einen — wenn auch allerdings abgeschwächten — Mutterinstinkt zeigten, so daß hierbei nach ihrer Ansicht außer hormonalen Reizen auch nervöse Impulse eine Rolle spielen.

15. Die Ausscheidung von Lactationshormon im Harn von Wöchnerinnen unter normalen und pathologischen Bedingungen.

LYONS und PAGE[5] konnten 1935 mit der von ihnen angegebenen Verfeinerung der Testmethode durch die Injektion der Extrakte in die über den Kropfdrüsen

---

[1] EHRHARDT: Endokrinol. **1929**, H. 3.
[2] RIDDLE, BATES u. LAHR: Amer. J. Physiol. **111**, 352 (1935).
[3] RIDDLE, BATES u. LAHR: Amer. J. Physiol. **113**, 109 (1935).
[4] LEBLOND u. NELSON: Amer. J. Physiol. **120**, 167 (1937).
[5] LYONS u. PAGE: Proc. Soc. exper. Biol. a. Med. **32**, 1049 (1936).

gelegene Haut erstmalig das Lactationshormon im Harn von Wöchnerinnen nachweisen. Über ähnliche Befunde berichteten in der folgenden Zeit ebenfalls EHRHARDT[1], HOFFMANN[2], TESAURO[3], LIARD[4] und LESSMANN[5]. Nach den Feststellungen von HOFFMANN läßt sich am Ende der Schwangerschaft in Harnextrakten entsprechend zwei Fünftel der Gesamtausscheidung noch kein Lactationshormon nachweisen. Die Hormonausscheidung beginnt am 2.—3. Wochenbettstage und erreicht dann mit dem Einschießen der Milch und der maximalen Ausbildung der Lactation ihren Höhepunkt (vgl. Abb. 84). Über ähnliche Befunde berichtete neuerdings auch LESSMANN. Diese Ergebnisse stehen mit den Feststellungen über den erhöhten Hormongehalt der Hypophyse von laktierenden Tieren in Einklang.

In diesem Zusammenhang sind die Untersuchungen von LYONS[6] von Interesse, daß auch bei Neugeborenen in den ersten Lebenstagen Lactationshormon im Harn ausgeschieden wird, und daß sich auch besonders bei den Kindern, die eine Brustdrüsenschwellung mit Bildung von Hexenmilch zeigen, verhältnismäßig große Mengen von Lactationshormon im Harn nachweisen lassen. LYONS schließt aus diesen Untersuchungen, daß der Abfall des Oestronspiegels im kindlichen Blut nach der Abnabelung in der gleichen Weise wie bei der Mutter eine Ausschüttung von Lactationshormon und damit eine Milchbildung bewirkt.

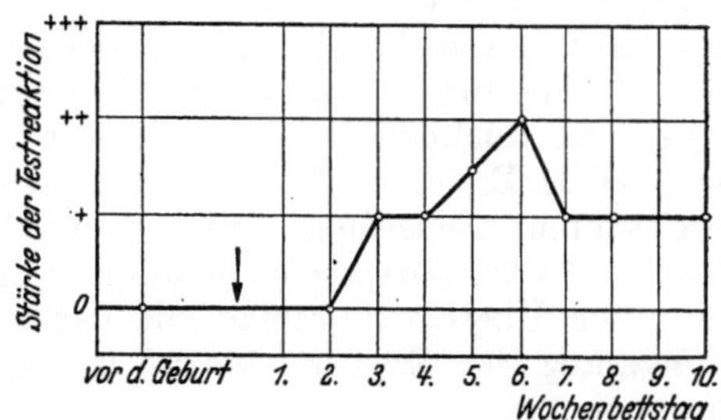

Abb. 84. Die Ausscheidung von Lactationshormon im Harn von gesunden Wöchnerinnen in Harnmengen entsprechend $^1/_5$ der Tagesausscheidung. (Schematische Darstellung nach HOFFMANN.)

Bei Frauen mit einer Hypogalaktie wurde von HOFFMANN[7] in 7 von 8 Fällen kein Lactationshormon oder aber bedeutend geringere Hormonmengen im Harn gefunden, als bei Frauen mit einer ausreichenden Milchbildung. Diese Ergebnisse sprechen dafür, daß die Hypogalaktie der Frau neben anderen Ursachen als ein weiteres klinisches Symptom der hypophysären Insuffizienz angesehen werden kann.

16. Das Vorkommen von Lactationshormon im Blut.

Während der Schwangerschaft und in der Stillperiode werden auch im Blut nachweisbare Mengen von Lactationshormon gefunden. So berichten TURNER und GOMEZ[8], daß im Blut von milchgebenden Kühen und von schwangeren und säugenden Kaninchen Lactationshormon nachweisbar ist. Ebenso konnte auch LEBLOND[9] aus dem Blute einer säugenden Stute verhältnismäßig große Mengen von Lactationshormon gewinnen. Nach den Feststellungen von TESAURO[3] läßt sich auch bei Wöchnerinnen am 5.—6. Tage nach der Geburt in 6—10 ccm Plasma Lactationshormon nachweisen.

---

[1] EHRHARDT: Münch. med. Wschr. 1936, 1163.
[2] HOFFMANN: Zbl. Gynäk. 1936, 3882.
[3] TESAURO: Pediatria Riv. 44, 665 (1936).
[4] LIARD: C. r. Soc. Biol. Paris 126, 512 (1937).
[5] LESSMANN: Z.-Geburtsh. 119, 271 (1939).
[6] LYONS: Proc. Soc. exper. Biol. a. Med. 37, 207 (1937).
[7] HOFFMANN: Zbl. Gynäk. 1937, 35.
[8] TURNER u. GOMEZ: Mo. Agr. Exp. Sta. Res. Bul. 1935, 369.
[9] LEBLOND: C. r. Soc. Biol. Paris 1937, 124, 1062.

EHRHARDT[1] berichtete kürzlich über das Vorkommen von Lactationshormon im Blute von Frauen während der verschiedenen Phasen des Sexualcyclus und konnte während der Zeit der Ovulation und der Menstruation eine Zunahme von Lactationshormon nachweisen.

KELLER[2] konnte durch Transplantation von Placentargewebe in den Flugmuskel in Mengen von 200—300 mg bei Tauben eine positive Kropfdrüsenreaktion erzielen, während von MUGNAI[3] über negative Ergebnisse berichtet wurde.

17. Der Einfluß des Lactationshormons auf die Milchsekretion von Wöchnerinnen.

Die ersten therapeutischen Versuche mit dem Lactationshormon wurden von KURZROCK, BATES, RIDDLE und MILLER[4] unternommen, die bei 29 Frauen, die zwischen dem 5. und 10. Wochenbettstage eine ungenügende Lactation aufwiesen, in 21 Fällen durch Zufuhr von 200—250 TE. Prolaktin eine Zunahme der Milchsekretion um mehr als 100 g erzielen konnten. HOFFMANN[5] konnte ebenfalls bei Wöchnerinnen, bei denen die Lactation nach dem Einschießen der Milch wieder in Rückbildung begriffen war, in der Hälfte der Fälle durch Injektion von 250 E. Prolaktin (SQUIBB) eine vorübergehende Zunahme der Milchsekretion beobachten. Neuerdings berichteten auch EHRHARDT[6], ROSS[7], KENNY c. s.[8] und KAYSER[9] über entsprechende klinische Ergebnisse. Diese Beobachtungen stehen in guter Übereinstimmung mit den eingangs erwähnten Befunden über die Steigerung des Milchertrags bei Haustieren nach Behandlung mit Lactationshormon.

In neuer Zeit wurde von einer Reihe von Autoren (EHRHARDT, KELLER, PREISSECKER, AIGNER u. a.) über günstige klinische Erfahrungen mit einer lactationshormonhaltigen Salbe sowie mit lactationshormonhaltigen Zäpfchen (PREISSECKER) mittels rectaler Applikation berichtet.

18. Die Wirkung des Lactationshormons auf die Keimdrüsen.

Die im Hinblick auf die Entstehung der Lactationsamenorrhöe beim Menschen wichtige Frage der Einwirkung des Lactationshormons auf die Keimdrüsen wurde von RIDDLE und BATES[10] und von BATES, RIDDLE und LAHR[11] untersucht. Sie fanden, daß eine Behandlung mit gereinigtem Laktationshormon, das frei von gonadotropem und von thyreotropem Hormon war und das auch kein Wachstumshormon enthielt, bei Tauben zu einer Atrophie der Ovarien und der Ovidukte führt, wie sie auch während der normalen Brutperiode beobachtet wird. Die Ovarialgewichte der Tiere nahmen nach einer 10 tägigen Behandlung um etwa 50—60% und die der Ovidukte um 30—90% ab. Ebenso waren auch die Hodengewichte von erwachsenen Tauben nach der Behandlung um 90% erniedrigt und entsprachen damit dem Gewicht der Hoden von hypophysektomierten Tauben, die um etwa 87% gegenüber dem der nicht operierten Kontrollen herabgesetzt waren.

---

[1] EHRHARDT: Endokrinol. **22**, 19 (1939).

[2] KELLER: Zbl. Gynäk. **1939**, 2341.

[3] MUGNAI: Riv. ital. Ginec. **22**, 549 (1939).

[4] KURZROCK, BATES, RIDDLE u. MILLER: Endocrinology **18**, 18 (1934).

[5] HOFFMANN: Mschr. Geburtsh. **101**, 219 (1936).

[6] EHRHARDT: Münch. med. Wschr. **1936**, 1163.

[7] ROSS: Endocrinology **22**, 429 (1938).

[8] KENNY c. s.: Lancet **1939**, 828.

[9] KAYSER: Acta med. scand. (Stockh.) **96**, H. 1—2 (1940).

[10] RIDDLE u. BATES: Endocrinology **17**, 689 (1933).

[11] BATES, RIDDLE und LAHR: Amer. J. Physiol. **111**, 361 (1935).

Bei Ratten wurde von den Autoren nur eine teilweise Hemmung des Brunstcyclus mit einem Persistieren von Corpora lutea beobachtet, während dagegen bei männlichen Ratten keine Einwirkung auf die Struktur des Testes erzielt werden konnte (LAHR und RIDDLE[1]). In Übereinstimmung mit diesen Befunden berichtete ENGELHARDT[2], daß bei Kaninchen nach einer 7tägigen Behandlung mit Lactationshormon, daß keine oder nur sehr geringe Beimengungen von gonadotropen Hormonen enthielt, eine diffuse Luteinisierung des Ovarialstromas mit einer prägradiven Umwandlung der Uterusschleimhaut eingetreten war, ohne daß sich aber gesprungene Follikel oder Corpora lutea nachweisen ließen.

In diesem Zusammenhang sei auf den von EVANS und anderen nachgewiesenen sog. antagonistischen gonadotropen Faktor hingewiesen, der ebenfalls, wie es im Kap. I dargestellt worden ist, eine Hemmung der Ovarialfunktionen bewirkt. Inwieweit dieser Faktor mit dem Lactationshormon identisch ist, und andererseits die oben beschriebenen Hemmungswirkungen tatsächlich eine Prolaktinwirkung darstellen, wie es von RIDDLE angenommen wird, ist noch ungeklärt, um so mehr, als von NATHANSON und FEVOLD[3] eine ähnliche Hemmung der Keimdrüsenfunktion unter der Wirkung eines lactationshormonfreien Luteinisierungshormons festgestellt worden ist.

19. Stoffwechselwirkungen des Lactationshormons.

Nach den Untersuchungen von RIDDLE, SMITH, BATES, MORAN und LAHR[4] wird bei Tauben nach Zufuhr von gereinigtem Lactationshormon, das frei von gonadotropem und von thyreotropem Hormon ist, eine Zunahme der Verbrennungsprozesse um bis zu 30% beobachtet, die auch bei thyreodektomierten Tauben nachgewiesen werden konnte. In Kombination mit thyreotropem Hormon wurde eine stärkere calorische Wirkung erzielt, als es durch die Addition beider Wirkungen zu erklären wäre. RIDDLE schließt aus diesen Untersuchungen, daß das Prolaktin eine von der Wirkung des thyreotropen Hormons abgrenzbare Steigerung der Verbrennungsprozesse bewirkt. Ebenso wurde von RIDDLE[5] eine Blutzuckersteigerung bei Tauben und bei Kaninchen nach Zufuhr von gereinigtem Lactationshormon beobachtet, die als eine Prolaktinwirkung angesprochen wurde.

Es muß aber sehr fraglich erscheinen, ob es sich bei allen diesen Stoffwechselwirkungen um eine ausschließliche Wirkung des Lactationshormons und nicht um Verunreinigungen des Präparates mit anderen Vorderlappenhormonen handelt.

20. Untersuchungen über die Bildungsstätte des Lactationshormons in der Hypophyse.

SCHOOLEY und RIDDLE[6] untersuchten das histologische Bild der Hypophyse von Tauben während aller Phasen ihrer Geschlechtsfunktion. Sie fanden hierbei, daß gleichzeitig mit der Entwicklung der Kropfdrüse während der Brut- und der Fütterungsperiode eine Zunahme der eosinophilen Zellen in der Hypophyse erfolgt, und daß diese an eosinophilen Zellen reichen Hypophysenvorderlappen auch eine erhöhte laktogene Wirkung besitzen. Ebenso berichteten auch AZIMOV und ALTMAN[7], daß die an basophilen Zellen reichen zentralen Partien der Rinder-

---

[1] LAHR u. RIDDLE: Proc. Soc. exper. Biol. s. Med. **34**, 880 (1938).
[2] ENGELHARDT: Klin. Wschr. **1936**, 424.
[3] NATHANSON u. FEVOLD: Endocrinology **22**, 86 (1938).
[4] RIDDLE, SMITH, BATES, MORAN u. LAHR: Endocrinology **20**, 1 (1936).
[5] RIDDLE: Ann. Rep. of Dep. of Gen. Carnegie Inst. of Washington **34**, 48 (1935).
[6] SCHOOLEY u. RIDDLE: Amer. J. Anat. **62**, 313 (1928).
[7] AZIMOV u. ALTMAN: C. r. Acad. Sci. U.d.R.SS. **20**, 621 (1938).

hypophyse eine geringere laktogene Wirkung ausüben, als die an eosinophilen Zellen reichen Randpartien. Aus diesen Befunden schließen die Autoren übereinstimmend, daß das Lactationshormon in den eosinophilen Zellen des Hypophysenvorderlappens gebildet wird.

XI. Der das Brustdrüsenwachstum stimulierende Wirkstoff der Hypophyse.

GOMEZ, TURNER und REECE[1] berichteten 1937 über den Nachweis eines die Brustdrüsenentwicklung stimulierenden Faktors in der Hypophyse von schwangeren und von mit Follikelhormon vorbehandelten nicht schwangeren Tieren, der die rudimentäre Brustdrüse infantiler kastrierter Tiere zu einer ähnlich ausgeprägten Entwicklung bringt, wie sie unter der Wirkung der Keimdrüsenhormone oder der Keimdrüsen selbst erfolgt. Dieser wachstumsfördernde Faktor unterscheidet sich in seiner Wirkung von der des Lactationshormons des Hypophysenvorderlappens darin, daß er keine laktogene Wirkung besitzt, während andererseits das Lactationshormon keinen Einfluß auf die Entwicklung der Brustdrüse besitzt, so daß seine laktogene Wirkung an eine volle Entwicklung der Brustdrüse gebunden ist. GOMEZ und TURNER bezeichneten diesen Wirkstoff, den sie in späteren Untersuchungen noch weiter von dem Lactationshormon abgrenzen konnten als das „Mammogenic hormon".

Der Ausgangspunkt für die Auffindung dieses Wirkstoffes bildete die Beobachtung von SELYE, COLLIP und THOMPSON[2], GOMEZ und TURNER[3], LYONS und PENCHARZ[4], NELSON und TOBIN[5], ASTWOOD[6] u. v. a., daß die nach einer Behandlung mit Follikel- und mit Corpus luteum-Hormon auftretende Brustdrüsenentwicklung bei den verschiedenen Tierarten ausbleibt, wenn die Tiere vor der Behandlung hypophysektomiert werden. Die Wirkung der Keimdrüsenhormone auf die Brustdrüsen muß also nach diesen Beobachtungen auf dem Wege über die Hypophyse verlaufen. Aus diesen Befunden, die allerdings von FREUD und DE JONGH[7] und von FREDRIKSON[8] bei hypophysektomierten Ratten und Kaninchen nicht bestätigt wurden, schlossen GOMEZ, TURNER und REECE, daß unter der Wirkung der Keimdrüsenhormone in der Hypophyse ein wachstumsfördernder Stoff für die Brustdrüsen gebildet werden müsse. Zum Beweis für diese Hypothese implantierten sie zunächst hypophysektomierten männlichen Meerschweinchen 20 Tage lang täglich eine Hypophyse von weiblichen Ratten, die 10—20 Tage lang täglich 100 E. Oestron in öliger Lösung erhalten hatten. Bei den transplantierten männlichen Tieren trat nach der Behandlung eine vollkommene Entwicklung der bisher rudimentären Brustdrüsen mit der Entwicklung einer Alveolaranlage auf, während dagegen bei den hypophysektomierten Kontrolltieren, denen in der gleichen Weise die Hypophysen von nicht mit Follikelhormon vorbehandelten Ratten transplantiert worden waren, keine Beeinflussung der Brustdrüsenstruktur festgestellt werden konnte. Weiterhin haben GOMEZ und TURNER[9] gezeigt, daß dieser das Brustdrüsenwachstum stimulierende Faktor auch in der Hypophyse von schwangeren Tieren enthalten ist. Sie konnten bei

[1] GOMEZ, TURNER u. REECE: Proc. Soc. exper. Biol. a. Med. **36**, 286 (1937).
[2] SELYE, COLLIP u. THOMPSON: Proc. Soc. exper. Biol. a. Med. **32**, 1377 (1935).
[3] GOMEZ u. TURNER: Proc. Soc. exper. Biol. a. Med. **34**, 404 (1936).
[4] LYONS u. PENCHARZ: Proc. Soc. exper. Biol. a. Med. **33**, 589 (1936).
[5] NELSON u. TOBIN: Anat. Rec. **67**, Suppl. 111 (1936).
[6] ASTWOOD: Amer. J. Anat. **61**, 373 (1937).
[7] FREUD u. DE JONGH: Acta brev. neerl. Physiol. etc. **3**, 160 (1935).
[8] FREDRIKSON: Acta obstetr. scand. (Stockh.) **19**, Suppl. I (1939).
[9] GOMEZ u. TURNER: Proc. Soc. exper. Biol. a. Med. **37**, 607 (1938).

infantilen kastrierten Kaninchen durch eine tägliche Transplantation von 20 bis 50 mg von frischen oder von acetongetrockneten Hypophysen von trächtigen Tieren eine volle Entwicklung der bisher rudimentären Brustdrüsen erzielen, wie sie für das Ende der Schwangerschaft charakteristisch ist. Dagegen waren die Hypophysen von nicht schwangeren Tieren unwirksam. Während also in der Schwangerschaft — zu einem Zeitpunkt der höchsten Follikelhormonbildung — der Wachstumsstoff für die Brustdrüsen vorhanden ist, und dieser Faktor andererseits in der Hypophyse von nicht schwangeren Tieren vermißt wird, ergab die gleichzeitig vorgenommene Auswertung von Lactationshormon, daß die wachstumsunwirksamen Hypophysen der nicht schwangeren Kühe einen beträchtlichen Gehalt an Lactationshormon besitzen, der dem der schwangeren Tiere nicht nachsteht. Auch hieraus schließen GOMEZ und TURNER, daß diese beiden in ihrer Wirkung grundlegend unterschiedlichen Stoffe nicht identisch sein können.

LEWIS, TURNER und GOMEZ[1] haben neuerdings eine Testierungsmethode für diesen Wachstumsfaktor der Brustdrüse ausgearbeitet. Sie verwenden zur Testierung männliche, 10—25 g schwere Mäuse, die für die Testierung infolge ihrer rudimentären Brustdrüse besonders geeignet sind. Die Tiere stehen im Beginn der Pubertät, die jedoch keinen Einfluß auf die Struktur der Brustdrüse besitzt. Es ist daher nicht erforderlich, diese Tiere zu kastrieren, da die Injektion der in den Vorderlappenextrakten enthaltenen gonadotropen Hormone und die hiermit verbundene Stimulierung des Testes keinen Einfluß auf die Brustdrüsenstruktur besitzt. Zur Testierung wird ein wäßriger Extrakt aus frischen Hypophysen verwandt, dem zur Konservierung einige Tropfen Phenol zugesetzt werden. Mit diesen Extrakten werden die ersten Veränderungen bei täglicher subcutaner Injektion nach einer 6tägigen Injektionsbehandlung erzielt. Die Tiere werden am 7. Tag getötet. Die gesamte Extraktmenge, die innerhalb dieser Zeit bei 50 $\pm$ 10% einer Serie von 10 Mäusen ein eindeutiges Wachstum der Brustdrüsen bewirkt, wird als 1 ME. bezeichnet.

Weiterhin haben LEWIS und TURNER[2] die physikalisch-chemischen Eigenschaften des wirksamen Faktors näher untersucht. Sie fanden, daß bei der sonst üblichen Konservierung der Hypophysen durch Aufbewahren der Drüsen in reinem Aceton und Äther bereits 60% der wirksamen Substanz im Aceton und Äther enthalten ist. Durch Extraktion mit heißem Äther und Alkohol im Verhältnis 1:3 gelingt eine nahezu vollständige Extraktion. Der wirksame Faktor ist also wasserlöslich und auch im Gegensatz zu der Mehrzahl der übrigen Wirkstoffe des Hypophysenvorderlappens löslich in lipoiden Lösungsmitteln.

Diese Untersuchungen von TURNER und seinen Mitarbeitern zeigen also — wenn sie sich weiterhin bestätigen sollten —, daß die Wirkung der Keimdrüsenhormone auf die Brustdrüse auf dem Wege über die Hypophyse verläuft, und daß die Keimdrüsenhormone in der Hypophyse die Bildung eines das Brustdrüsenwachstum stimulierenden Faktors bedingen, der in nachweisbaren Mengen während der Schwangerschaft oder nach einer Follikelhormonbehandlung in der Hypophyse gefunden wird. Es darf daher auch angenommen werden, daß dieser Faktor besonders für das Brustdrüsenwachstum in der Schwangerschaft bedeutungsvoll ist. Durch diese Zwischenschaltung der Hypophyse in der Wirkung der Keimdrüsenhormone auf die Brustdrüse findet die bekannte und bisher nur schwer erklärbare klinische Beobachtung ihre Aufklärung, daß bei einer Reihe von Schwangeren das Brustdrüsenwachstum sehr gering ist oder ausbleibt, obgleich bei diesen Frauen reichlichste Mengen von Follikelhormon in der Placenta gebildet werden.

[1] LEWIS, TURNER u. GOMEZ: Endocrinology 24, 157 (1939).
[2] LEWIS u. TURNER: Proc. Soc. exper. Biol. a. Med. 39, 455 (1938).

Sachverzeichnis.

Inhalt der Ergänzungsbände 1—9.

I. Namenverzeichnis.

II. Sachverzeichnis.